JN190179

# diFiore
# 人体組織図譜

**原書第13版**

## 相磯 貞和 [訳]

# ATLAS OF HISTOLOGY
with Functional Correlations **Thirteenth Edition**

*Victor P. Eroschenko*

南江堂

# diFiore 人体組織図譜
## 原書第13版

# ATLAS OF HISTOLOGY
## with Functional Correlations
### Thirteenth Edition

Victor P. Eroschenko, PhD

Professor Emeritus of Anatomy
WWAMI Medical Program
University of Idaho
Moscow, Idaho

本書は Wolters Kluwer Health 社の "Atlas of histology with functional correlations, 13th edition" を邦訳したものです.

本書では正しい適応および副作用, 投薬計画を掲載していますが, これらは変更されることがあります. 利用にあたっては, 医薬品のパッケージに記載されている製造販売者による情報をご確認ください. 著者, 編集者, 出版者, および販売者は, 本書の情報を適用することで生じた過失またはいかなる問題に対しても責任を負わないものとし, 出版物の内容については明示または黙示を問わず, 一切の保証も行いません. 著者, 編集者, 翻訳者, 出版者, および販売者は, 出版物の使用によって発生した人または資産に対するいかなる損害または障害にも法的責任を負いかねます.

Japanese version
Copyright © 2025 by Nankodo Co.,Ltd.
Authorized translated by Sadakazu Aiso
Published by Nankodo Co.,Ltd.,Tokyo, 2025
Printed and Bound in Japan
This edition is published by arrangement with Wolters Kluwer Health Inc., USA
Not for resale outside Japan

非常に大切な人たちに本書を捧げます

*Cassidy*
*Declan*
*Beckett*
*Ian*
*McKenzie*
*Sarah*
*Shannon*

*Diane*
*Kathryn*
*Tatiana*
*Sharon*

*Todd*
*Joshua*
*Shaun*

とくに
*Elke*

# 第13版の序

『Atlas of Histology with Functional Correlations』（旧称『diFiore's Atlas of Histology with Functional Correlations』）の第13版では，医学，獣医学，歯学，病理学，さらに生物科学を学ぶ学生のために，これまで以上に充実した組織学のアトラスを提供しています．

これまで同様，レビュアーから寄せられた多くのコメントが，本書の内容やイラストの改善に大いに役立ちました．そうした提案を取り入れつつ，本書の特徴である，鮮やかで詳細な細胞，組織，臓器のイラストを引き続き掲載しています．また，多数の顕微鏡写真を新たに追加しました．これらの写真は主に光学顕微鏡で撮影されていますが，光学顕微鏡では捉えきれない構造の詳細を示すために，透過型および走査型電子顕微鏡の画像も使用しています．

科学研究の進歩に伴い，細胞やその内部構造，分子の機能に関する新しい知見が次々と明らかになっています．そのため，現代における組織学の学びは，単に構造を認識するだけでなく，臓器が生物の恒常性を維持するためにどのように機能しているのかを深く理解することが求められています．

## 第13版の主な改訂点

- テキストを全体的に見直し，より簡潔でわかりやすくなるように改訂しました．
- 空白部分を減らし，テキストや画像を新たに配置しました．
- 第2章から第22章にかけて，それぞれ8点以上の画像を追加し，カラフルなイラストや組織学写真を補足しました．
- 各章末に5問のレビュー問題と正解の解説を新たに掲載しました．
- 細胞，組織，臓器の構造と機能の相関について，重要な最新情報を簡潔にまとめた形式で掲載しました．
- 前版のリードイラストを各章に分散させ，関連するトピックごとに配置しました．

## 謝 辞

これまでの版で画像を提供してくださった方々に心より感謝申し上げます．第13版では，提供者の名前と所属機関を明記させていただきました．皆さまのご協力と寛大さに深く感謝いたします．

また，Wolters Kluwer 社のスタッフの皆さまにも感謝の意を表します．特に，長年本書の編集を担当いただいているクリスタル・テイラー氏には大変お世話になりました．また，フリーランス編集者のケリー・ホーヴァス氏とは3度目の共同作業となりましたが，彼女のプロフェッショナルな編集技術と作品への献身に感謝しています．その他，本版の制作に関わってくださった全ての方々に，心から感謝申し上げます．

## 追 悼

本書の執筆を引き継いでから約30年間，医学イラストレーターのE.ローランド・ブラウン博士と共に，このアトラスを作り上げてきました．博士が描いた細胞や組織の美しいカラーイラストは，本書を組織学を学ぶ学生たちにとって唯一無二の存在にしてきました．

第13版の準備中，博士が逝去されたとの知らせを受けました．その才能豊かなアーティストの死は医学イラスト界にとって大きな損失であり，私個人にとっても大切な友人を失っ

た深い悲しみです．彼がこれまでの版で描いた美しい組織学のイラストは，これからも世界中の学生たちに愛され続けるでしょう．彼の才能を失ったことを心より悼みます．

Victor P. Eroschenko, PhD
解剖学名誉教授
アイダホ州イーグル
2016 年 11 月

# 訳者の序

　動きのない組織切片の観察を数多く重ねることは，組織の観察に不慣れな学習者にとって時としてつらく感じられることもあります．しかし，人体の正常組織に関する知識は，それぞれの組織が持つ機能を理解するために必要であるだけでなく，病的状態での組織所見（病理学的所見）の把握の基本でもあり，医学医療を志す者にとって組織学を学ぶことは必須です．

　そのような状況に対して，描かれた組織図とそれについての簡潔かつ明瞭な解説で構成された本書は，初版より広く世界で広く受け入れられ版を重ねてきました．組織図は本書の特徴であり，実際の組織写真では得られない人体組織の理想的な形態を描き表したものです．この組織図で組織の特徴をすべて備えた状況を画像として把握するこが出来た読者は，さらにその組織の顕微鏡写真を見ることによって，実際に見られる組織の状態を図と比較することが可能となり，組織の写真の理解が深められます．このように，本書は手で描かれた組織図譜と組織の顕微鏡写真を集めた組織図譜の両面の性格を兼ね備えている点で，類書にないユニークな特徴を持っていると言えます．更に図・写真について述べられている説明は，組織の形態の特徴のみならず，その機能にも簡潔に言及しており，これを読むことによって形態と機能の両面を念頭に組織を観察する作業を進めることが出来るようになっています．

　今回の版ではこのような本書の特徴を生かしつつ，さらに各章末には多数の組織写真が補足の写真として加えられるとともに，読者の理解を確認する設問が新しく加えられました．また記述は前版から全般的に大きく書き換えられ，組織の機能的な側面の記載がアップデートされて，この面での充実も図られています．このような原著での大幅な変更に伴い，この版の翻訳にあたって記述を全面的に見直し，従来よりもさらに平易で理解しやすい記述へと変更致しました．読者の方々には，このような本書の特徴を理解され，信頼できる学習のパートナーとして人体組織の理解を深めるために役立てていただきたいと願っています．

　最後になりますが，本書の制作に当たり多大なご努力を注がれた南江堂教科書編集部の方々，特に辛抱強く訳者の作業ペースに合わせてくださった松本岳氏に感謝申し上げます．

2025 年 2 月

相磯貞和

# レビュー担当者

## 教員

**Rebecca Brown**
LeMoyne College
Syracuse, New York

**Raymond Coleman**
Cornell University
Ithaca, New York

**John Kmetz**
University of Texas at San Antonio
San Antonio, Texas

**Regina Munro**
Chandler-Gilbert Community College
Chandler, Arizona

**Holly Ressetar**
West Virginia University School of Medicine
Morgantown, West Virginia

## 学生

**Josh Agranat**
Boston University School of Medicine
Boston, Massachusetts

**Cheri Dijamco**
University of Texas Health Science Center at San Antonio
San Antonio, Texas

**Reza Khorasanee**
University of Oxford
Oxford, United Kingdom

**Jason Lipof**
George Washington University Medical School
Washington, District of Columbia

**Tina Lu**
University of California San Diego School of Medicine
San Diego, California

**Andrew Mendelson**
Lake Erie College of Osteopathic Medicine
Erie, Pennsylvania

**Nicholas Pettit**
American Association of Colleges of Osteopathic Medicine
Chevy Chase, Maryland

**Hope Taitt**
SUNY Downstate Medical Center
Brooklyn, New York

**Jennifer Townsend**
University of California San Francisco
San Francisco, California

**Samuel Windham**
University of Missouri School of Medicine
Columbia, Missouri

# 目　次

## 第3章　細胞と細胞周期 ‥‥‥‥‥‥‥‥‥‥‥‥‥‥‥‥‥‥‥‥‥ 38

# 第Ⅲ部　組　織

## 第4章　上皮組織 ‥‥‥‥‥‥‥‥‥‥‥‥‥‥‥‥‥‥‥‥‥‥‥‥ 44

### 第1項　上皮組織の分類　44

### 第2項　腺組織の分類　60

## 第5章　結合組織 ······································ 73

## 第6章　造血組織 ······································ 94

### 第1項　血　液　94

## 第7章　骨組織：軟骨と骨 ･･････････････････････････････････････ 118

## 第8章　筋組織 ························································· 154

## 第9章　神経組織 ······················································· 179

# 第IV部　器官系

## 第10章　循環器系 ┄┄┄┄┄┄┄┄┄┄┄┄┄┄┄┄┄┄┄┄┄┄┄ 224

## 第 13 章　消化器系 I：口腔と大唾液腺　297

## 第 16 章　消化器系Ⅳ：付属器官(肝臓，胆囊，膵臓) ················ 380

## 第 19 章　内分泌系 ······················································· 459

## 第 20 章 男性生殖器系 489

### 第 1 項 精 巣 489

### 第 2 項 付属生殖腺 507

## 第 22 章　特殊感覚器系 ……………………………………………… 569

# はじめに

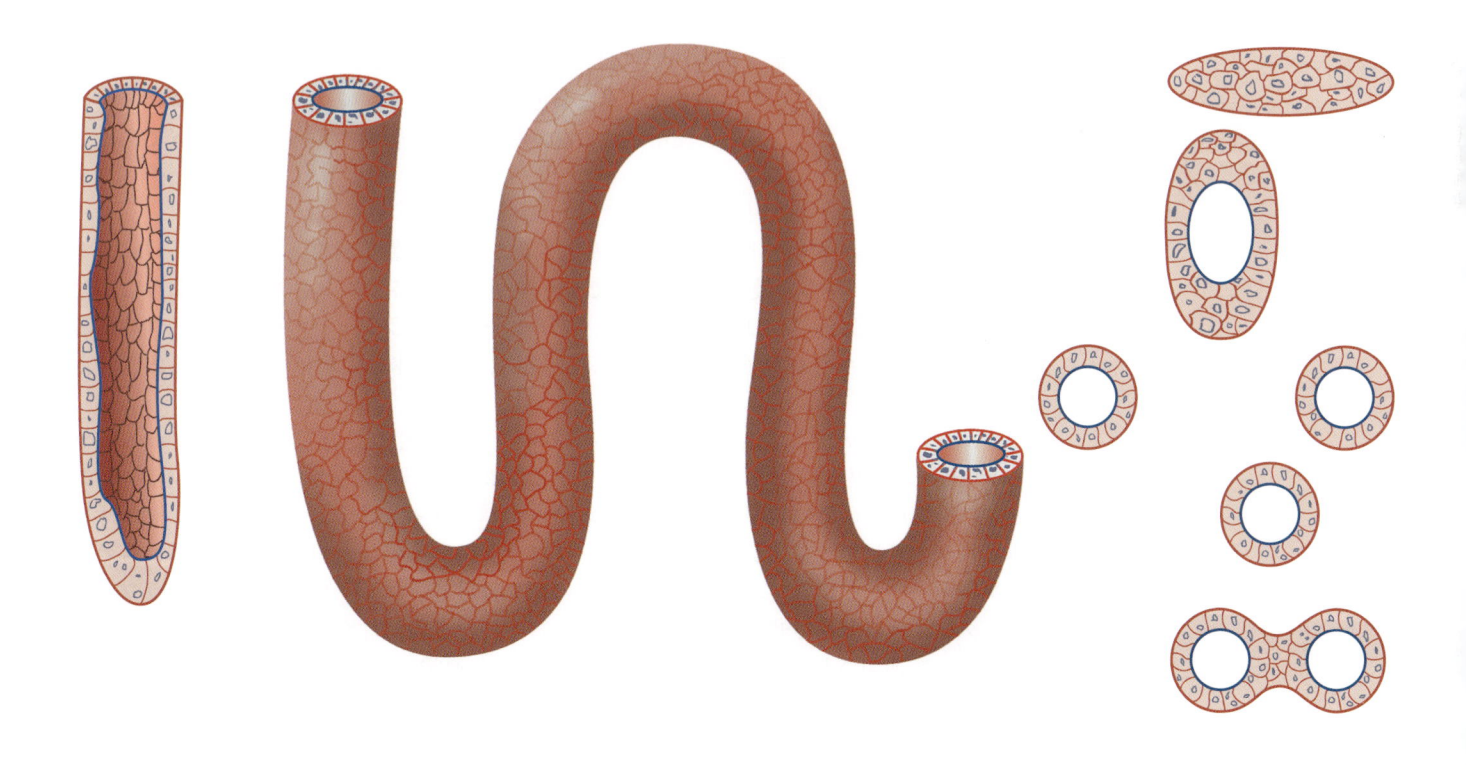

## 第 1 項 • 組織切片の作成と切片の染色

### 組織切片の作成：光学顕微鏡

組織学は，光学顕微鏡の助けを借りて学ぶ，視覚的で非常に色彩に富んだ学問である．この項では，顕微鏡で観察するための組織切片の作成方法と，切片の画像を撮影するために使用される種々の染色法について簡潔に説明する．本書に掲載されている図のほとんどは，以下に説明するさまざまな方法で作成された組織切片を撮影したものである．

### 固 定

組織学的観察に用いる組織や臓器の切片を保存するために，最初に組織片を種々の化学物質で固定する．**固定**によって標本の構造と分子の組成は永久に保存される．光学顕微鏡の使用のためには，組織標本の小片を固定液に浸漬し，それによって標本が固くなり，標本から切片を作製するために組織を薄切することが可能となるとともに，細胞内の**高分子の架橋**がおこる．この過程によって，細胞の変性はおさえられ，細胞および組織の構造が維持され，切片を構成する物質の局在を示すさまざまな染色法を行ないやすくする．光学顕微鏡を用いた観察のためにもっとも一般的に使用される固定剤は，中性緩衝**ホルムアルデヒド**である．

### 固定後

通常は一晩かけて組織を固定した後，固定された試料を濃度が 50 ％の**アルコール**（エタノール）中に入れ，さらに濃度を 100 ％まで少しずつ上げた各アルコール液中に順番に移して組織中の水分を除去（脱水）する．その後，アルコールと**パラフィン**の両方と混和性のある透徹剤といわれる**キシレン**液中に数回移して，組織内の液体を完全にキシレンにおきかえる．

アルコールを除いてキシレンを十分に浸透させた後に，組織を加熱溶融されているパラフィン（ワックス）内に入れる．溶融したパラフィン液を十分に浸透させた後に，パラフィンとともに組織片を金属の鋳型の中に移す．鋳型内のパラフィンは冷えると固化し，試験片を包みこむ．こうしてできあがったパラフィンブロックは，その後，組織片の大きさに合わせて形を整え，**マイクロトーム**と呼ばれる装置に取り付ける．マイクロトームは，パラフィンブロックを正確に前進させ，事前に決められた特定の厚さの切片がつくられるように鋼製ナイフによって薄切される．組織学的観察のためには，通常，5〜10 μm の厚さの切片が作製される．こうしてつくられた薄切パラフィン切片は集められ，温水槽に浮かべて切片のしわをのばして平らにして，スライドガラスの上に載せる．試料を付着させるために，スライドガラスは付着剤のうすい層でおおわれ，オーブンで乾燥させたものを使う．

### 切片の染色

　　特定の細胞小器官，さまざまな細胞の種類，線維，組織，器官を染める染色法が多数存在している．スライドガラス上に載せられたうすいパラフィン切片は無色である．そのため，与えられた標本の構造の詳細をみるためには，切片を染色する必要がある．切片にある試料を染色するためには，最初にパラフィンを**キシレン**などの溶媒で溶解し，濃度を少しずつ下げた一連の**アルコール**溶液に順番に移して行くことによって，切片を再水和する必要がある．次に，水和された切片は，さまざまな水溶性染色液で染色することよって，試料に存在するさまざまな成分を選択的に染色し，異なる細胞および組織の成分のあいだの視覚的な区別を可能にすることができる．染色を終えた後，試料を再び脱水し，キシレン中に浸漬し，その後，適切な封入剤を試料の上に載せ，さらにスライド上の試料の上にうすい保護ガラスのカバーグラスをかぶせる．それによってつくられたプレパラートにおいて，スライドグラスに載せられた試料を通過する光を介して，その試料を光顕微鏡でみることが可能となる．

　　組織切片作製に用いられる染色法の多くは，酸性化合物や塩基性化合物としてはたらく．試料中の構造で塩基性染色液によって染色されるものを**好塩基性**，酸性染色液によって染色されるものを**好酸性**と呼ぶ．組織切片に使用されるもっとも一般的な染色法は，**ヘマトキシリン-エオジン染色**である．

## 組織切片の作製：その他の方法

### 凍結切片の手順

　　パラフィン切片のほかに，手術中に採取した標本を迅速に顕微鏡で検査するために組織を最初に凍結させる方法もある．このような方法は凍結切片作成法と呼ばれているが，凍結切片はホルマリン固定パラフィン包埋切片に比べて質は劣っている．凍結切片は，**クリオスタット**と呼ばれる冷凍庫の中にあるマイクロトームによって作製される．生体から取り出された組織は，金属片の上に置かれ，ゲル状の包埋剤に埋めこまれ，約−20℃から−30℃までの温度で凍結される．とくに，脂肪や脂質が豊富な組織には，このような低温が必要である．試料のブロックはクリオスタットの試料ホルダーに固定され，切断され，厚さ5〜10 μm の凍結切片となる．低温で切断された個々の凍結切片は，拾われてスライドガラス上に載せられた後に，染色される．組織を凍結することで，化学的な固定が不要になり，処理は短時間で済み，ほとんどの酵素や免疫学的な機能を維持することができる．また，温度に敏感な分子や脂溶性の分子を調べる場合や，組織の迅速な分析が必要な場合にも，この方法は用いられる．クリオスタットによる切片作成は，パラフィン切片作成と同様に回転式ミクロトームを用いて行なう．

　　回転式ミクロトームのほかに，非回転式，スライド式あるいは滑走式と呼ばれるミクロトームもある．このような装置では，組織試料をホルダーに入れ，ナイフの上を前後に移動させる．滑走式ミクロトームは，たとえば，脳，腎臓，その他の生体組織の病理組織学的検査のための切片など，おもにパラフィンに包埋された組織や臓器の大きな試料から切片をつくるために使用される．滑走式ミクロトームの典型的な切片の厚さは1〜60 μm である．切片作成後は，さまざまな種類の染色を行なうための通常の処理を行なう．

### 透過型電子顕微鏡と走査型電子顕微鏡

　　**透過型電子顕微鏡**（**TEM**）で組織切片を観察すると，より高い倍率と高い解像度で観察することができる．固定液や試料の処理手順は，光学顕微鏡を用いた組織検査のための標本作製とは異なる．採取する標本は，あらかじめ生体内で固定液を灌流しておくか，急速に固定するために生体から取り出して小さく切り，直接固定液に浸す．さらに，電子顕微鏡用試料に用いられるおもな固定液は冷やされた緩衝**グルタルアルデヒド**溶液で，最初にこの溶液に試料を浸漬する．グルタルアルデヒド固定の後，試料は何回か緩衝液で洗浄されてから，リ

ン脂質と反応する**四酸化オスミウム**で後固定される．四酸化オスミウムは重金属であるため，細胞や組織に電子密度を付与する．これにより，透過型電子顕微鏡で観察するための画像形成が可能となる．固定と後固定の後，組織はエポキシ樹脂に埋めこまれる．その後に，エポキシ樹脂は重合して硬いプラスチックの組織ブロックを形成する．このプラスチックブロックをトリミングし，ウルトラミクロトームと呼ばれる特殊な装置で，ダイヤモンドナイフや特殊なガラスナイフを用いて超薄切片を切り出す．切り出された超薄切片は小さな銅製のメッシュ板の上に集められ，**酢酸ウラニルとクエン酸鉛**で染色される．透過型電子顕微鏡を用いることにより，電子線が染色された極薄の試料を通過し，高解像度でコントラストの高い白黒画像がスクリーンに映し出されて記録される．

　超薄切片を用いる透過型電子顕微鏡とは対照的に，**走査型電子顕微鏡(SEM)**では，より大きな固体の組織片を用いて，試料表面の三次元像をみることができる．採取した組織は，透過型電子顕微鏡と同じ固定液(冷緩衝グルタルアルデヒド溶液)で固定し，アセトンまたはエタノール中に浸漬することによって脱水した後，**臨界点**で乾燥させる．乾燥させた試料は，接着剤で金属片の上に載せ，**金パラジウム**を蒸着してコーティングする．

　作製した試料を走査型電子顕微鏡で観察する際には，電子線は試料を通過せず，試料の表面に沿って走査される．試料の表面で反射した電子は，検出器で集められ，試料表面の白黒の立体画像として表される．

　このアトラスには，透過型電子顕微鏡と走査型電子顕微鏡を用いて得られた画像が多数収録されている．

# 第2項・組織切片の解釈

## 種々の染色法による組織切片所見

　組織切片の観察のためには，その細胞，組織，器官に特徴的な形態をいろいろな染色法で選択的に染めることが必要である．もっとも多く使われている染色法はヘマトキシリン-エオジン染色(H&E染色)である．本書においてもっとも多く用いられている染色法もH&E染色である．さらにそれぞれの細胞や組織，器官の特徴的な形態を表わすために，その他の染色法も利用されている．下記に示したのは組織切片に使用する染色法と，その特徴である．図1-1から図1-9は，このアトラスのために用意された組織標本を作成するために使用された9種類の染色法の説明と，それぞれの染色の特徴を示している．

ヘマトキシリン-エオジン染色
・核は青く染まる
・細胞質はピンク色ないし赤色に染まる
・コラーゲン線維はピンク色に染まる
・筋線維もピンク色に染まる

**図1-1 ■ 腎小体とさまざまな尿細管がみられる腎臓皮質**

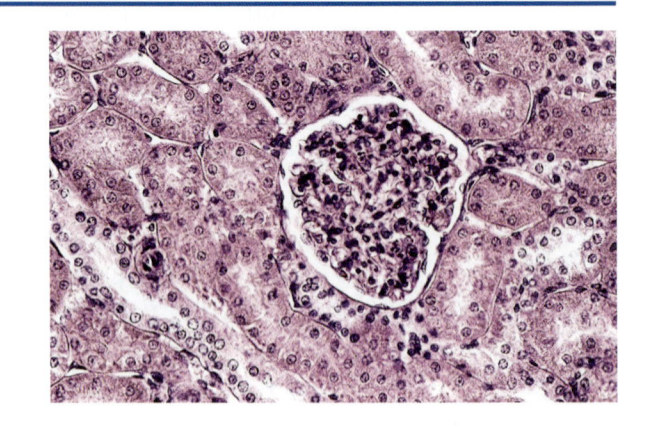

マッソンの三色染色
- 核は黒ないし青黒色に染まる
- 筋線維は赤く染まる
- コラーゲン線維や粘液は緑ないし青色に染まる
- ほとんどの細胞の細胞質はピンク色に染まる

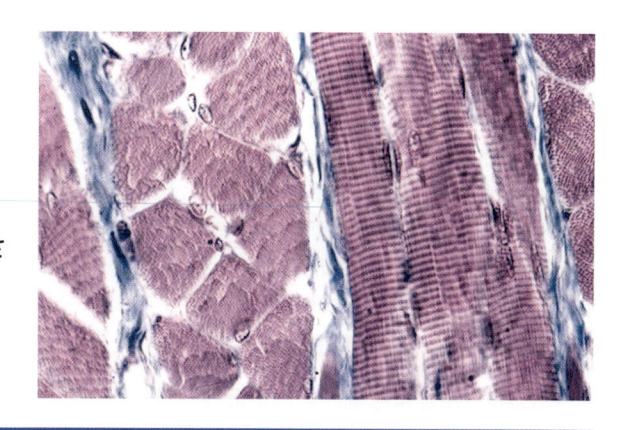

図1-2 ■ 骨格筋の縦断面および横断面とその周囲の青色に染色された結合組織

過ヨウ素酸-シッフ染色（PAS染色）
- グリコゲンは深紅ないし赤紫色に染まる
- 消化管や呼吸上皮の杯細胞は赤紫色に染まる
- 腎臓の尿細管にみられる基底膜や刷子縁はピンク色に染まる

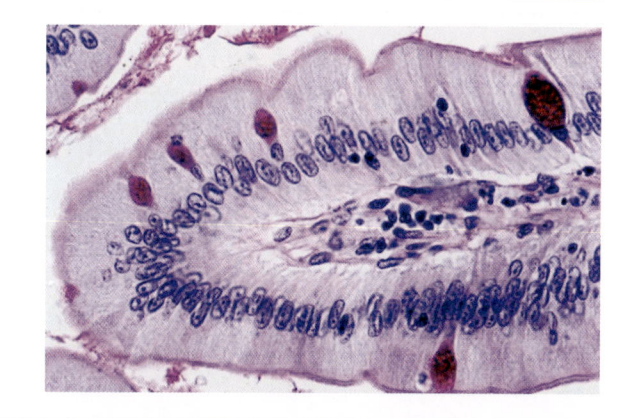

図1-3 ■ 刷子縁，円柱上皮，杯細胞を有する小腸の絨毛

弾性染色
- 弾性線維は黒く染まる
- 核は灰色に染まる
- それ以外はピンク色に染まる

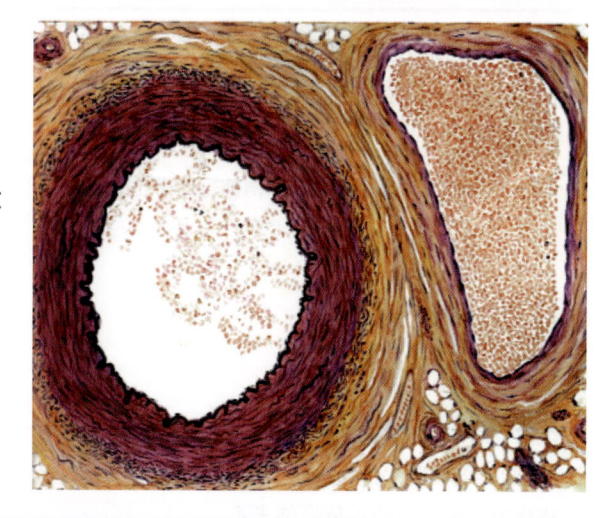

図1-4 ■ 暗色染色の弾性線維とピンク色の平滑筋の存在を示す大動脈壁の断面図

マロリー-アザン染色
- 線維性の結合組織や粘液，硝子様軟骨は深青色に染まる
- 赤血球は赤色ないし橙色に染まる
- 肝臓や腎臓の細胞質はピンク色に染まる
- 核は赤く染まる

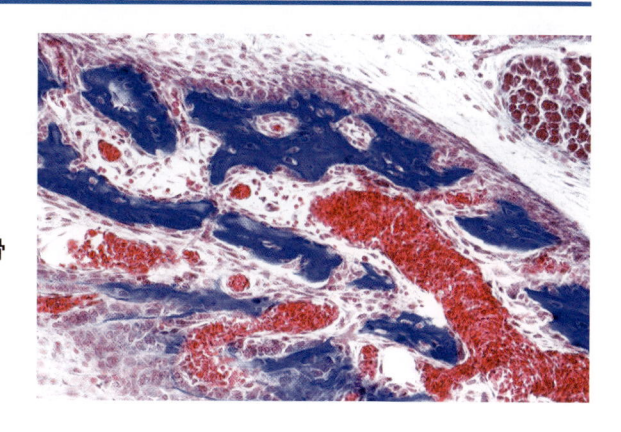

図1-5 ■ 青色の結合組織，赤血球，血球のある血管を示す頭蓋骨の膜内骨化

ライト/ギムザ染色
・赤血球の細胞質はピンク色に染まる
・リンパ球の核は暗い青紫色に染まり，細胞質は淡い青色に染まる
・単球の細胞質は淡い青色に染まり，核は青色に染まる
・好中球の核は暗青色に染まる
・好酸球の核は暗青色に染まり，顆粒は明るいピンク色に染まる
・好塩基球の核は暗青色ないし紫色に染まり，細胞質は淡い青色，顆粒は暗い紫色に染まる
・血小板は淡い青色に染まる

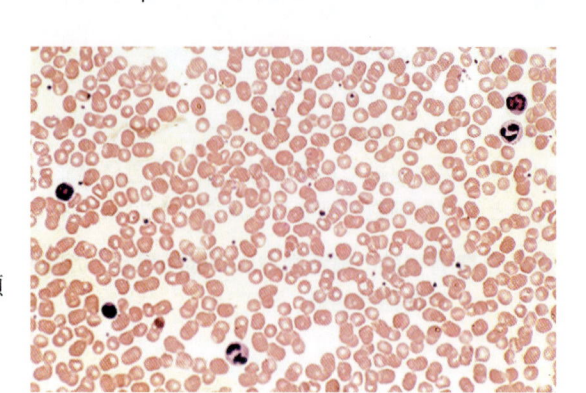

**図1-6** ■ **さまざまな細胞と血小板がみられる血液塗抹標本**

カハールとデル・リオ・オルテガ法（銀・金染色）
・有髄線維，無髄線維，神経線維は青黒く染まる
・全体の背景はほぼ無色である
・グリア細胞は黒く染まる
・方法によっては最終的に黒色，茶色，金色に染められる

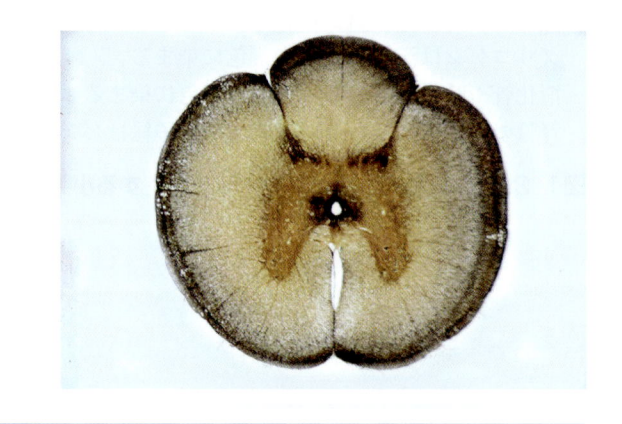

**図1-7** ■ **灰白質と白質を示す脊髄の断面図**

四酸化オスミウム染色
・脂質は全体的に黒く染まる
・髄鞘の脂質は黒く染まる

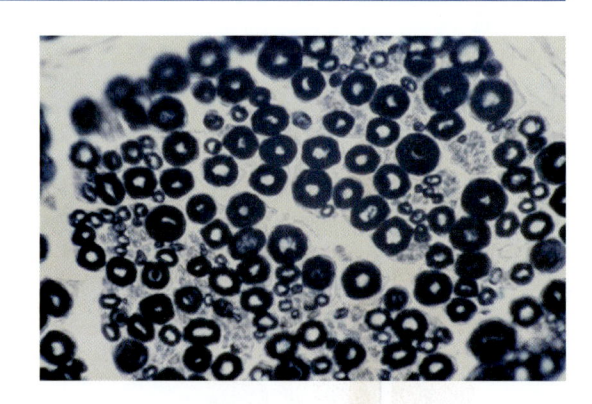

**図1-8** ■ **軸索の髄鞘を示す末梢神経の断面図**

鉄ヘマトキシリン-アルシアンブルー染色
・結合組織線維は濃青色に染まる
・平滑筋は明るいピンク色に染まる
・核は濃い色に染まり，細胞質は明るいピンク色に染まる

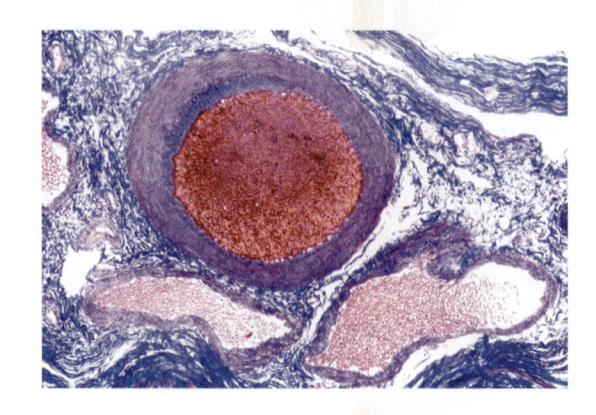

**図1-9** ■ **血球と周囲の結合組織を示す小動脈と小静脈**

## 組織所見の解釈

　組織学を学ぶ学生にとって最大の難題は，二次元の組織切片から表現されている実際の三次元の構造を解釈することである．**組織切片** histologic section は，固定された組織や器官のうすい平らなスライスをスライドグラス上に貼りつけて染色されたものである．このようなスライスは，通常，細胞，線維あるいは管状構造のさまざまな断面で構成されている．その結果，それらの形，大きさ，あるいは重なり具合の様子のみえ方は切片の断面によってさまざまである．**線維性**構造は充実性で結合組織や神経，筋組織にみられるのに対して，**管状構**造は中が空いており，血管，リンパ管や分泌腺導管，さまざまな分泌腺などでみられる．

　組織や器官の中では，これらの細胞，線維，管がさまざまな立体的な位置関係で位置し，三次元構造をつくっている．他方，組織切片は奥行きの浅い世界であり，しかも，切片の方向は組織中の構造物を正確に横断あるいは縦断しているとはかぎらない．そのため，切片上の細胞，線維成分，管の形は，どういう角度で切れているかによって所見が異なり，三次元構造を理解することは難しい作業である．スライドグラス上の切片から，正しい三次元構造をあたまに描き，解釈できるようになることが，組織学の理解と習得の重要な目標となる．図 1-10 と図 1-11 は，切片の方向によって細胞や管の形態がどのように変わるのかを示している．図 1-12 は，高度に錯綜した管状構造で充たされている器官の，実際の組織切片である．この切片では，このような精巣の管状構造の外観が，異なる断面でみるとどのように異なってみえるかを示している．

### 図1-10　まるい物体（固いゆで卵）を通る断面図

　組織切片において三次元構造の細胞がどのように異なってみえるかを示すために，ゆで卵の縦断と横断の切片をつくった．ゆで卵は，黄身の部分を細胞の核に，周囲の白身の部分を細胞質にみたてられるので，細胞の断面を示す好例である．これらの構造を包んでいるのは，

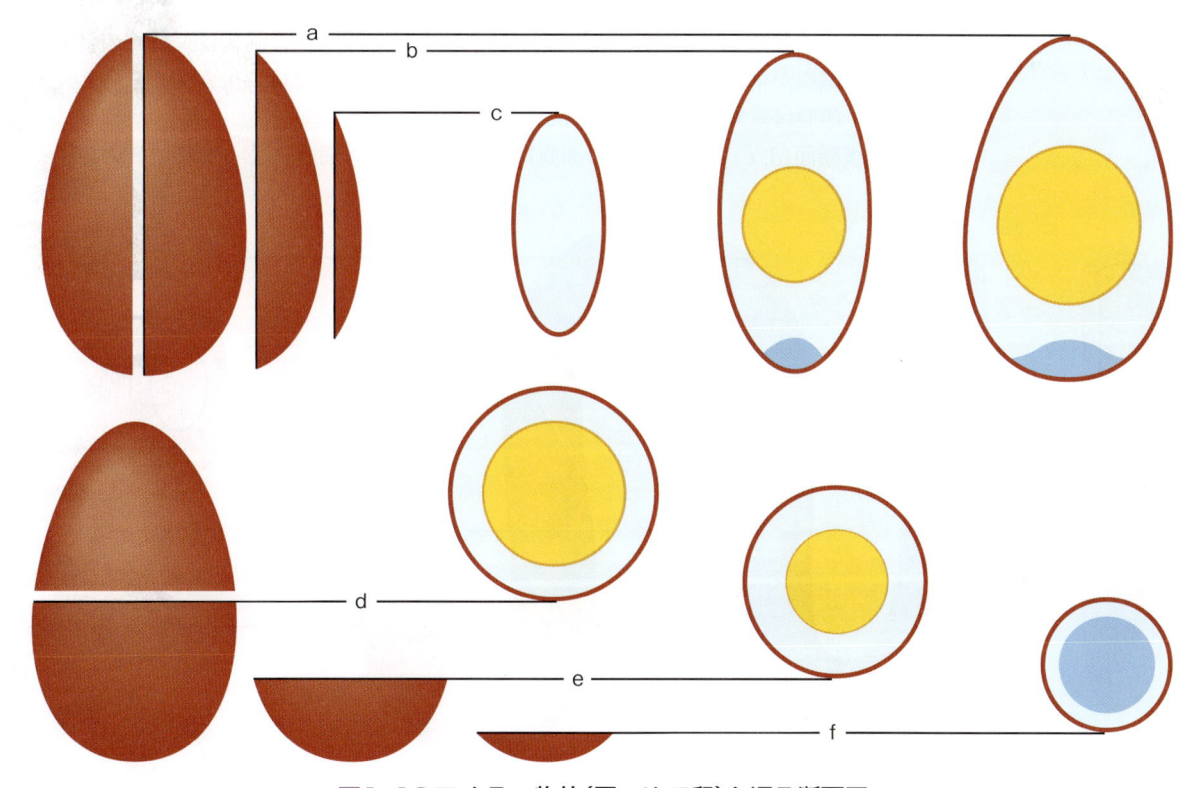

図1-10 ■ まるい物体（固いゆで卵）を通る断面図

柔らかい卵膜と硬い殻(赤色)である．卵の端の青で示したまるい部分は気室である．

　　正中 midline で**縦断** longitudinal(a)または**横断切片** transverse plane(d)をつくると，切片像は図に示したように，ゆで卵の形と大きさを正しく反映する．また，この二つの断面では，卵の内容物の形，大きさ，分布状態が明らかである．

　　しかし，**縦断**(b)と**横断**(e)の図に示されるように，正中からはずれた断面では，卵の外形こそ示しているが，断面が**周辺部**に偏っているために，内容物の大きさや分布が正しく示されず，さらに卵の大きさが小さくみえる．

　　**接平面状切片** tangential plane(c, f)とは，卵のごく表層の部分をかするように切った切片のことである．このような切片により，卵は卵円形(c)か小円形(f)の物体であるとの情報が得られる．卵黄はこの断面には存在していないので，どちらの切片でもみとめられない．つまり，このような接平面状に切られた切片では，卵の大きさや内容物とその分布を正しく理解するための十分な情報が得られない．

　　このように，組織切片において個々の形や大きさなどはどの方向に切断されているかによって変わってくる．ある細胞は核の中心を完全に切断し，細胞の大部分を占めているが，そのほかの細胞では核の一部と大きな細胞質が観察される．さらに別の細胞では細胞質がはっきりみられ，核はみられない．これらの違いは切片がどのように核を横切るかによってみえ方が異なることが原因である．これらの細胞や管構造のみえ方の違いを知ることは，組織切片をよりよく理解するために重要である．

## 図1-11　管腔構造の断面図

　　組織切片では管状の構造物がしばしばみられる．管は横断されたときが一番わかりやすい．しかし，別の角度で切られた場合，まずその三次元構造をあたまに描いて，はじめて管腔構造と認識することができる．そこで，血管や導管あるいは腺の断面が切片上でどのようにみえるかを理解するため，単層上皮細胞からなる屈曲した管が縦，横，斜めに切れたときの断面を示した．

　　管を中央で**縦断**(a)した場合，断面は U 字型を呈する．管の両側は，背丈の低い立方ないし円形の細胞が単層に並んで内腔を囲むが，U 字型の底部では，管が曲がろうとするところなので，細胞は重層のようにみえる．

　　管の**横断面**(d, e)では，単層の細胞は環を形づくる．細胞によって細胞質の様子が違うの

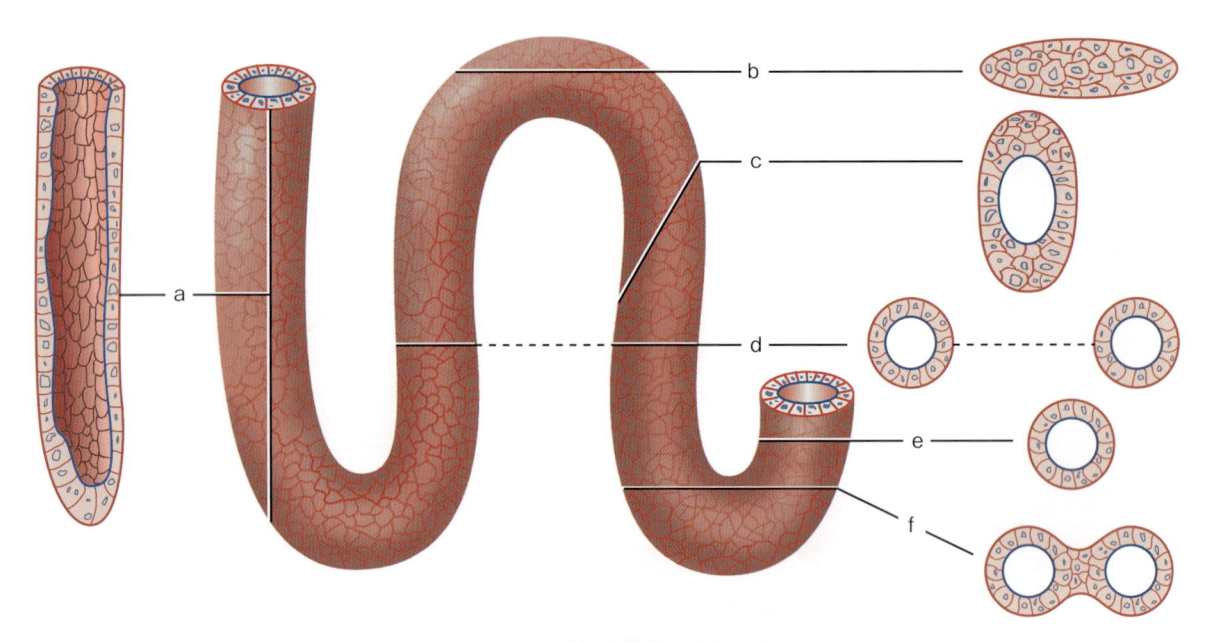

**図1-11 ■ 管腔構造の断面図**

は，それぞれの細胞がどの断面で切れているのかによるのである．管のまっすぐな部分の横断は単一の断面像(e)となる．この断面像が二つにみえるのは，並走する 2 本の管があるか，湾曲した 1 本の管が 2 度切れているからである(d)．

　管を**接平面状**に切ると(b)，単層の壁をもつ管腔構造のはずが多数の長円形の細胞のかたまりとしてみえ，管には似ても似つかない．これはカーブした管の一番外側をかすって切っているので，断面に管腔が含まれないためである．管を**斜めに切った場合の断面**(c)は，同じ単層の細胞の壁をもつ管でありながら細胞は細長く，中心部に長円形の内腔があり，まわりの細胞は重層にみえる．

　管が強く折れ曲がるところで**横断**されると(f)，湾曲の一番内側の細胞層をかすって切ることになるので，多数の細胞の集団で連結する二つの円構造(f)になる．このような管の切片にはまるい内腔がみられ，管を垂直に切断した構造が示される．

　図 1-12 は，精巣の断面図である．精巣は，多数の複雑にねじれた管状構造で充たされている．この図を注意深く観察すると，個々の管状構造が，管の断面の向きによってどのように形状や外観が変化するかがわかる．筋線維，結合組織線維，神経線維などの非管腔構造でも同様の変化がおこり得る．

## 図1-12　管腔構造のさまざまな断面：精細管

　精巣や腎臓のような器官は，複雑に曲がりくねった（迂曲する）管によって占められている．このような器官の組織切片をみると，これらの管がさまざまな方向で切られているため，非常に変化に富む断面の形がみられる．迂曲する管が組織スライド上でどのようにみえるかを示すために，精巣の標本を観察してみよう．精巣には多数の高度に迂曲する精細管があり，これらの管は重層性の精上皮で囲まれている．

　精細管の**縦断面**(1)は，細長い内腔をもつ長くのびた管にみえる．精細管の**横断面**(2)はまるい管になる．同様に，精細管の**湾曲部を横断**すると(3, 5)，二つの長円形の管をすきまのない細胞集団がつないでいる．管が**斜断**されると(4)，長円形の内腔を多層の細胞が囲む長円形の輪郭になる．

　**接平面状の断面**(6)では，精細管の端を切り取っている．断面が管腔の下部を通っているので，結果として多数の細胞の長円形の集団になり，管にはみえない．

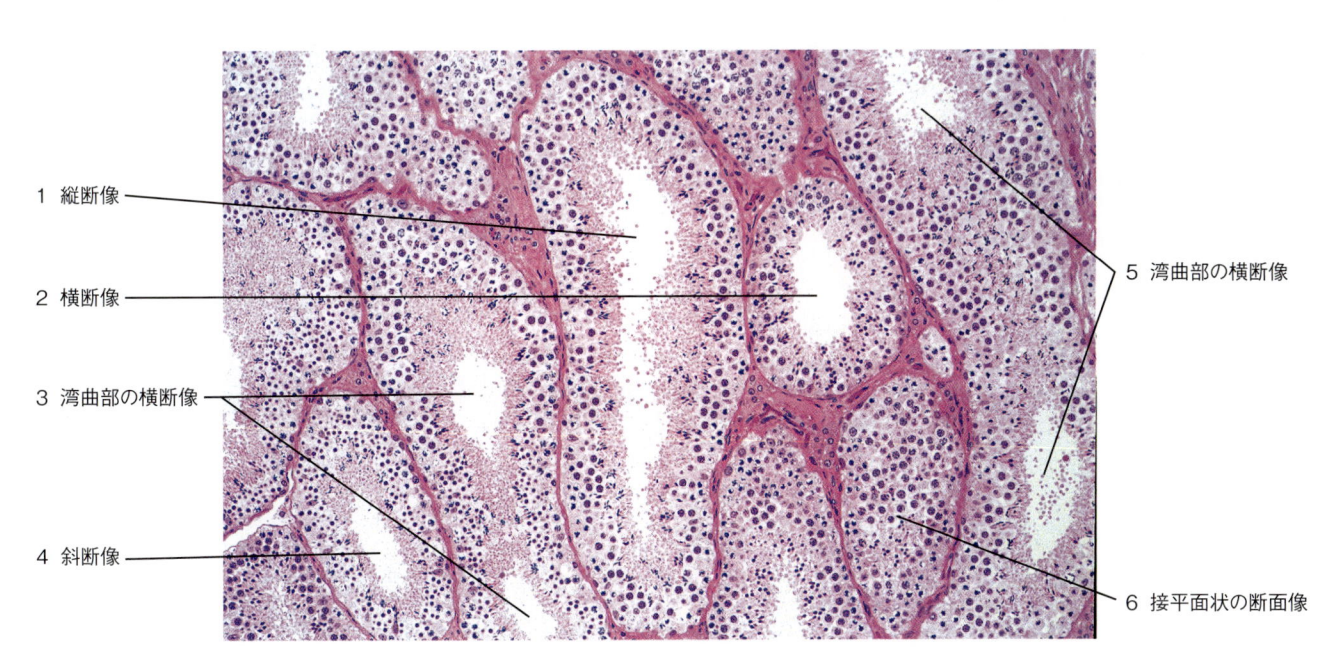

1　縦断像
2　横断像
3　湾曲部の横断像
4　斜断像
5　湾曲部の横断像
6　接平面状の断面像

**図1-12** ■ **管腔構造のさまざまな断面：精細管**（プラスチック包埋切片，ヘマトキシリン-エオジン染色，×30）

# 細胞と
# 細胞質

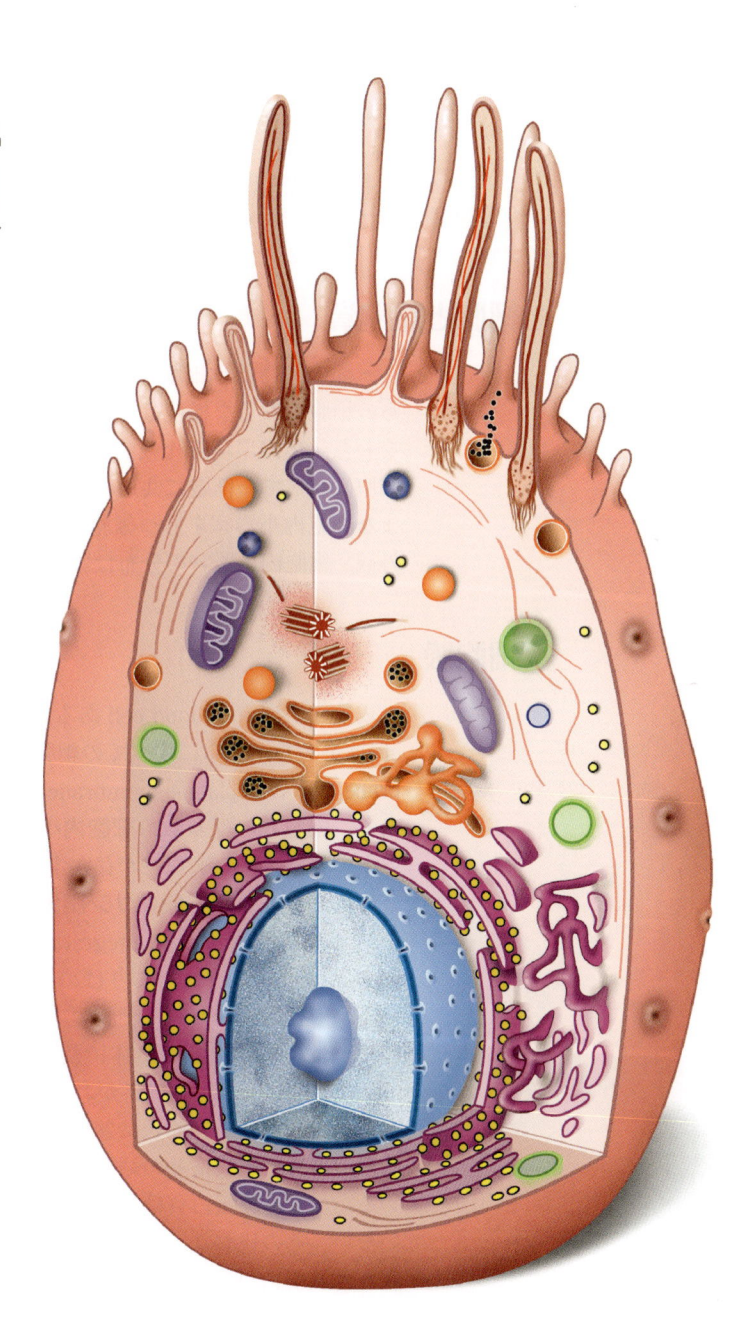

# 光学顕微鏡と電子顕微鏡

組織学 histology，すなわち顕微解剖学は視覚的で色彩に富んだ科学である．初期の顕微鏡の光源は太陽光であった．現代の顕微鏡では，電気の照明がおもな光源である．

もっとも単純な光学顕微鏡を用いて哺乳類細胞の観察を行なうと，細胞膜に囲まれた細胞質と核がみえた．顕微鏡が進化するにつれて，組織化学的手法，免疫細胞化学的手法，染色法により，細胞の細胞質にはさまざまな種類の**オルガネラ** organelle と呼ばれる細胞内小器官が多数存在することが明らかとなった．組織学の多くの知見は光学顕微鏡を用いた組織切片を観察することで得られたのだが，その解像力は制限されており，さらなる知見を得るためには分解能をあげることが必要であった．

透過型電子顕微鏡の出現により，組織学者は細胞，細胞膜，さまざまな種類の細胞の細胞質に存在する無数の細胞内小器官の超微細構造を描写することが可能となった．

## 細胞と細胞質

一部の生物は単細胞であるが，他の生物は多数の細胞および細胞型を含んでいる．これらの細胞のおもな機能は，生物の適切な**ホメオスタシス** homeostasis を維持することで，すなわち，体内環境を比較的恒常な状態に維持することである．この機能を遂行するために，細胞はすべての細胞に共通の，特定の構造的特徴を細胞質にもっている．その結果，さまざまな細胞内小器官をもつ細胞として一般化して図示することができる．しかし，細胞の数，外観，細胞内小器官の分布は細胞の種類とその機能に依存している．

## 細胞膜

成熟赤血球 red blood cell あるいは erythrocyte を除いて，哺乳類のすべての細胞は**核** nucleus をもち，さらにすべての細胞は，内的環境と外的環境との境界となる**細胞膜** cell membrane あるいは plasma membrane におおわれている．細胞膜の内がわは**細胞質** cytoplasm であり，細胞質には多数の**細胞内小器官**（**オルガネラ** organelle），微小管，マイクロフィラメント，膜結合性分泌顆粒が存在する．

細胞をおおう細胞膜は**リン脂質二重層** phospholipid bilayer からなる．リン脂質二重層の中に，**内在性膜蛋白質** integral membrane protein と**表在性膜蛋白質** peripheral membrane protein が埋めこまれ，ちりばめられている．それらは細胞膜の全質量のほぼ半分を占めている．内在性膜蛋白質は細胞膜のリン脂質二重層の中に組みこまれている．内在性膜蛋白質の中には厚い細胞膜の全体に及ぶものがあり，これらは**膜貫通蛋白質** transmembrane protein と呼ばれ，細胞膜の外がわの面と内がわの面に突き出ている．膜蛋白質は，脂質二重層を通過させる分子の輸送に参加するほか，さまざまなホルモンの膜受容体として機能や，細胞膜の内部細胞骨格との結合とその保持，特定の酵素としての活性，などの役割を果たしている．表在性膜蛋白質はリン脂質二重層内に入りこむことはなく，細胞膜内に埋めこまれていない．その代わり，表在性膜蛋白質は細胞膜の外表面や内がわの面に結合している．ある表在性膜蛋白質は細胞骨格の**マイクロフィラメント** microfilament にしっかりと固定されて

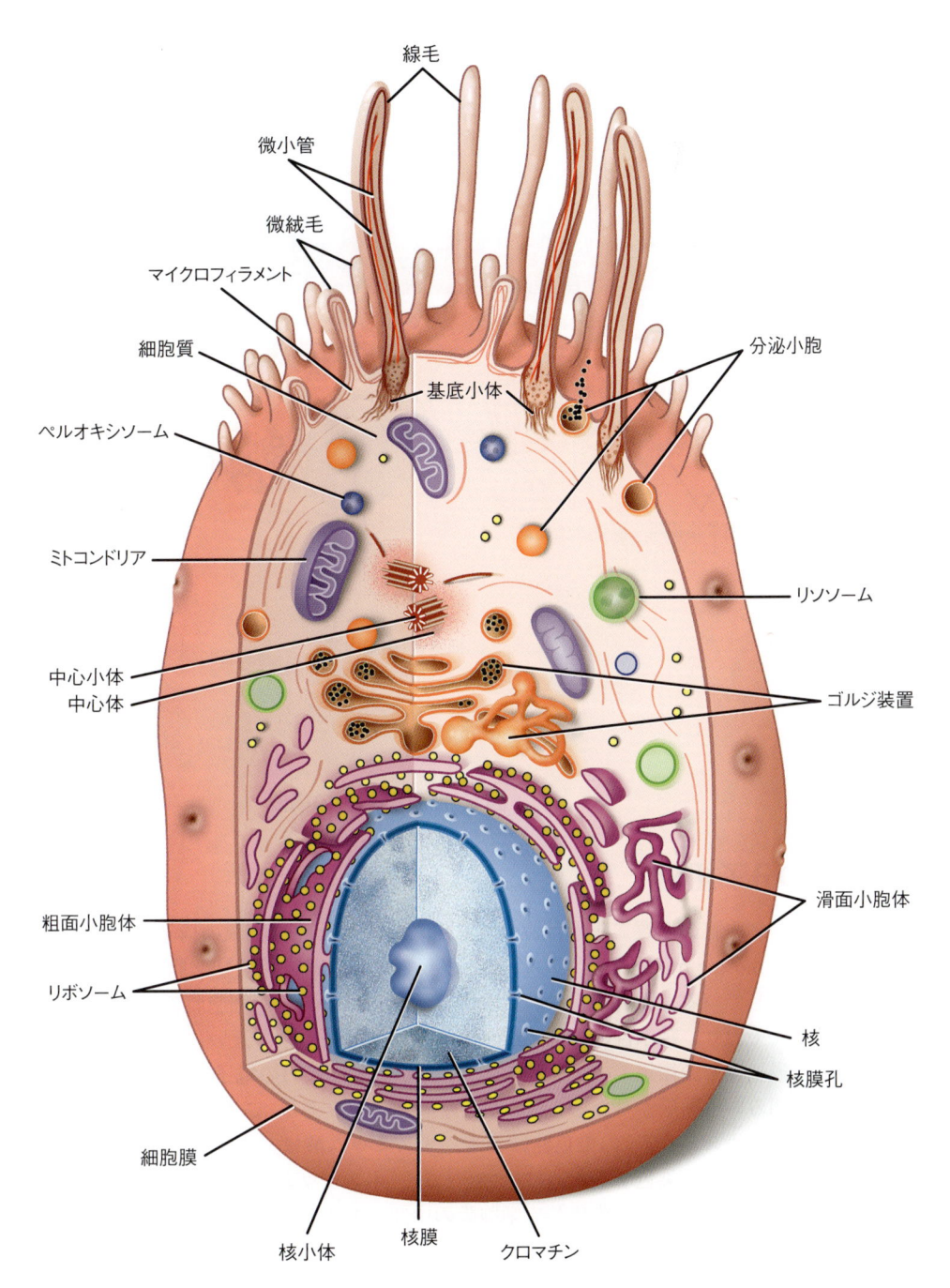

線毛

微小管

微絨毛

マイクロフィラメント

細胞質

基底小体

ペルオキシソーム

ミトコンドリア

中心小体
中心体

粗面小胞体

リボソーム

細胞膜

核小体　　核膜　　クロマチン

分泌小胞

リソソーム

ゴルジ装置

滑面小胞体

核

核膜孔

**図 2-1 ■ 細胞とその細胞質，細胞内小器官の模式図**

　いる．細胞膜の中には**コレステロール** cholesterol も存在する．コレステロールは細胞膜を安定化し，細胞膜を固定し，リン脂質二重層の流動性を調整する．
　ある種の分化した細胞の細胞膜の外がわの面に，**糖衣** glycocalyx と呼ばれる細胞外層が存在する．糖衣は細胞の内在性膜蛋白質と結合している炭水化物分子でつくられており，細胞の外がわの面から突き出ている．糖衣は，小腸の吸収性細胞や腎臓の近位の尿細管にある微絨毛にみられる．切片が過ヨウ素酸－シッフで染色するか，電子顕微鏡で観察しないかぎり，通常の組織学的染色では糖衣をみることはできない．糖衣は細胞認識や細胞間の結合において，あるいは血中ホルモンの受容体もしくは結合領域として重要な役割を果たしている．

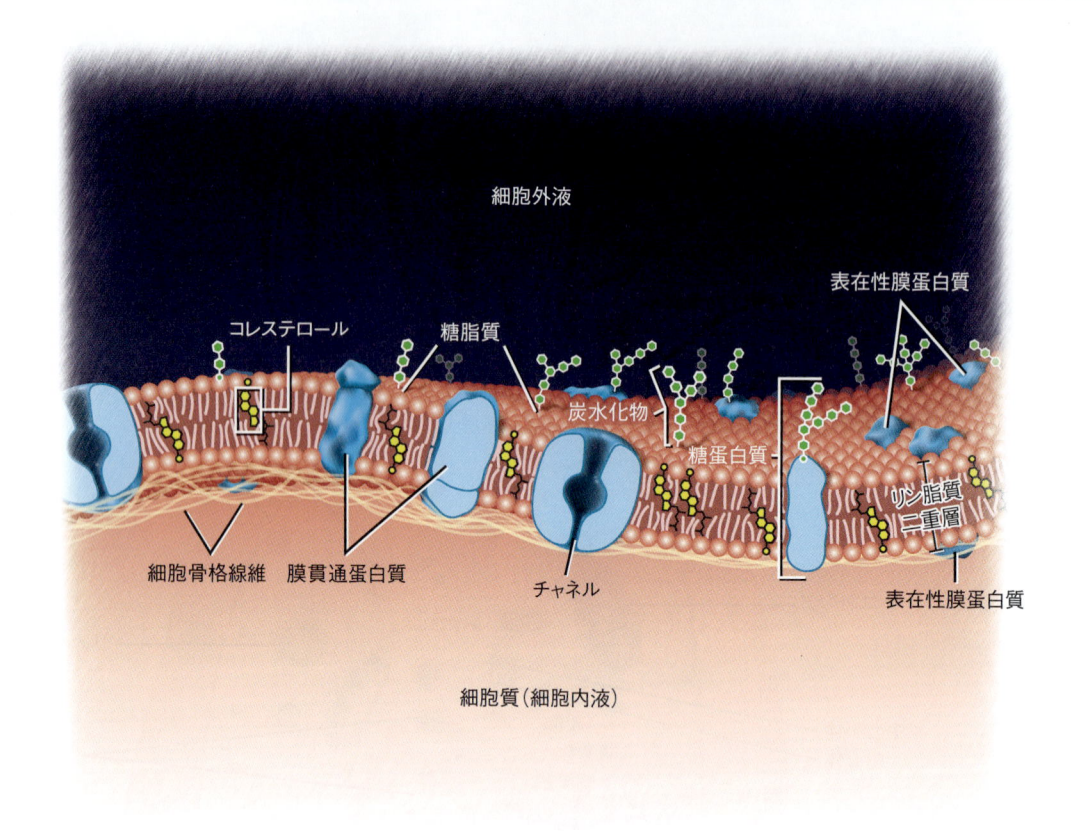

**図 2-2 ■ 細胞膜の構成**

## 細胞膜の分子組織

　細胞膜の脂質二重層は流動性をもち，そのため細胞膜の構造は，**流動モザイクモデル** fluid mosaic model としての特徴をもっている．細胞膜のリン脂質分子は二重層をつくって配列している．脂質二重層の**親水性の頭部** polar head が細胞膜の外がわの面と内がわの面に並んでおり，**疎水性の尾部** nonpolar tail は細胞膜の中で互いに向かい合っている．ただし，透過型電子顕微鏡での細胞膜の像は，外がわと内がわの電子密度の高い層と，電子密度の低い，明るい中間層からなる3層の明瞭な層としてみえる．このようにみえるのはオスミウム酸(四酸化オスミウム)の染色性による．オスミウム酸は，電子顕微鏡による観察において，組織を固定し，染色するために用いられる．オスミウム酸は細胞膜の脂質の親水性の頭部に結合し，それらを濃く染色し，細胞膜の中間にある疎水性の尾部を染色しない．

## 細胞膜の透過性と膜輸送

　細胞膜のリン脂質二重層は特定の物質に対して透過性をもち，その他の物質は通さない．細胞膜のこのような特性を**選択的透過性** selective permeability という．選択的透過性は細胞の外的環境と内的環境とのあいだに重要な障壁をつくり，一定の細胞内環境を維持する．
　リン脂質二重層は酸素，二酸化炭素，水，ステロイド，脂溶性の物質などを通過させる．グルコース，イオン，蛋白質のような物質は細胞膜を通過することができず，特定の**輸送機構** transport mechanism によってのみ通過することができる．これらの物質のいくつかは，分子ポンプを使って内在性膜蛋白質を通過するか，もしくは特定の分子だけが通過することのできるチャネル蛋白質を通過する．**エンドサイトーシス(飲食作用)** endocytosis と呼ばれる過程では，分子や固体の取り込みと輸送が行なわれ，細胞膜をこえて細胞内に入る．一方，細胞質からの細胞膜をこえた物質の外界への放出過程は**エクソサイトーシス(開口分泌)**

exocytosis と呼ばれる.

　**ピノサイトーシス（飲作用）**pinocytosis とは，細胞が細胞外液中の小分子，つまり液体を取り込む過程である．**ファゴサイトーシス（食作用）**phagocytosis とは，特殊な細胞によるバクテリア，衰弱した細胞，細胞の破片のような大粒子の摂取をいう．そのような細胞の例としては，血液中の好中球，結合組織中のマクロファージ，単球がある．**受容体依存性エンドサイトーシス** receptor-mediated endocytosis は，飲作用もしくは食作用による選択性の高い形式である．この過程において，細胞外液中の特定の分子は細胞膜上の受容体と結合し，その後に細胞内に取り込まれる．これらの受容体は細胞膜上に集まり，そこで細胞膜は湾入して**クラスリン** clathrin と呼ばれる表在性膜蛋白質でおおわれたくぼみ（**被覆小窩** cated pit）を形成する．その後，クラスリン分子は被覆小胞から分離し，リサイクルされて細胞膜に戻り，新しい被覆小窩を形成する．受容体依存性エンドサイトーシスの例として，低密度リポ蛋白質とインスリンの血中からの取り込みがあげられる.

## 細胞内小器官

　細胞質には多数の細胞内小器官があり，細胞のホメオスタシスと生存を維持するために不可欠な代謝機能を担っている．細胞膜と同様の膜構造が核，ミトコンドリア，小胞体，ゴルジ装置，リソソーム，ペルオキシソームを取り囲んでいる．膜に包まれていない細胞内小器官としては，リボソーム，基底小体，中心小体，中心体がある.

### ミトコンドリア

　**ミトコンドリア** mitochondria は，円形，長円形もしくは細長い構造をしている．ミトコンドリアの数は細胞の機能に依存する．ミトコンドリアは外膜と内膜からつくられている．無数のひだのある内膜を**クリスタ** crista と呼ぶ．クリスタには，エネルギー分子である**アデノシン三リン酸（ATP）**を生成する呼吸鎖の酵素が存在している．蛋白質を分泌する細胞では，クリスタはミトコンドリアの内部へ**棚状**に陥入している．副腎皮質や精巣の間質細胞のようなステロイド分泌細胞では，ミトコンドリアのクリスタは**管状**であり，ステロイド合成酵素がここに含まれている.

## 機能との関連 2-1 ■ ミトコンドリア

　ミトコンドリアは高エネルギー分子である**アデノシン三リン酸（ATP）**の大部分を産生し，細胞の発電所であると考えられている．ミトコンドリア内のクリスタがミトコンドリア内膜の表面積を増大させている．クリスタは **ATP 合成酵素**など，細胞呼吸（酸化的リン酸化）や ATP 産生に関与する酵素の大部分を含んでいる．ATP は，さまざまな代謝細胞の活動に関与する化学的エネルギーである.

　細胞内のミトコンドリアの数は細胞が必要としているエネルギー量に密接に関係している．したがって，骨格筋や心筋細胞のように，持続して高いエネルギー需要の

ある細胞では，多数のミトコンドリアが存在している．その一方，エネルギー需要の低い細胞ではミトコンドリアの数は少ない．また，高エネルギー細胞のミトコンドリアは数多くの密に詰まったクリスタをもち，低エネルギー細胞のミトコンドリアのクリスタはあまり発達していない．クリスタのまわりは無構造な**ミトコンドリアマトリックス** mitochondrial matrix であり，そこには酵素，リボソーム，および他の細胞質オルガネラとは異なり**ミトコンドリア DNA** と呼ばれる小さな環状 DNA 分子が含まれている．新しいミトコンドリアは，成長と分裂によって既存のミトコンドリアからつくられる.

### 粗面小胞体と滑面小胞体

　細胞質の**小胞体** endoplasmic reticulum（ER）は，小胞や相互に接続した**槽** cisterna と呼ばれる扁平な管がつくる網状組織である．小胞体には粗面小胞体と滑面小胞体があり，どちらが優位に存在するか，またこれらがどのように分布するかは細胞の機能に依存する．

　**粗面小胞体** rough endoplasmic reticulum（RER）は相互に接続した多数の扁平な小胞体槽が特徴的であり，暗染される**リボソーム** ribosome と呼ばれる顆粒によって，その細胞質がわの表面がおおわれている．リボソームの存在により粗面小胞体を識別することができる．粗面小胞体は核膜外膜からのびて細胞質全体へと拡がる．その一方，**滑面小胞体** smooth endoplasmic reticulum は，粗面小胞体よりも少なく，リボソームを欠いており，互いに吻合した管からつくられている．ほとんどの細胞において，滑面小胞体は，細胞内で量的に豊富な粗面小胞体とつながっている．

## 機能との関連 2-2 ■ 粗面小胞体と滑面小胞体

### 粗面小胞体

　膵腺房細胞や唾液腺細胞のように，分泌を目的として大量の蛋白質を合成する細胞では，扁平な槽が多数積み重なった，高度に発達した**粗面小胞体**が存在する．このように，粗面小胞体のおもな機能は**蛋白質合成**である．細胞外に輸送される蛋白質，もしくはリソソームのような細胞内小器官に納められる蛋白質は，粗面小胞体の表面に付着したリボソームによって合成される．さらに，**内在性膜蛋白質**と**リン脂質分子**も粗面小胞体によって合成され，細胞膜に挿入される．対照的に，細胞質，核，ミトコンドリアが利用する蛋白質は細胞質内に散在する**遊離型リボソーム**によって合成される．

### 滑面小胞体

　**滑面小胞体**は粗面小胞体に連続しているが，その膜にはリボソームがない．その機能は粗面小胞体とは全く異なり，蛋白質合成に関与しない．滑面小胞体は**リン脂質**（細胞膜を構成する），**コレステロール**，そしてエストロゲン，テストステロン，副腎皮質ステロイドなどの**ステロイドホルモン**を合成する細胞に豊富にみられる．肝細胞が有害な薬物や化学物質にさらされたとき，滑面小胞体は急増し，化学物質を不活性化，すなわち**解毒**する．同様に，肝細胞では，滑面小胞体はグリコーゲンをグルコースに変換する**炭水化物代謝**に関与している．骨格筋および心筋にも，**筋小胞体**と呼ばれる滑面小胞体の広範なネットワークがみとめられ，そのおもな機能は，筋収縮と次の筋収縮のあいだに**カルシウムを貯蔵**し，それを筋収縮を誘起するために放出する．

### ゴルジ装置

　**ゴルジ装置** Golgi apparatus は滑らかで扁平な膜性の槽が積み重なった構造をしている．ゴルジ装置の嚢は小胞体の嚢とは分かれている．ほとんどの細胞において，ゴルジ装置には二つの異なる面がある．ゴルジ装置の近傍において，小胞体で新しく合成された蛋白質を含む多数の小さな小胞が出芽し，さらなるプロセシングをうけるためゴルジ装置に運ばれる．輸送されてくる小胞にもっとも近いゴルジ装置槽は凹面，すなわち**シス** cis **面**を形成している．ゴルジ装置の反対がわが凸面，すなわち**トランス** trans **面**である．小胞体からの小胞は細胞質を通り，ゴルジ装置のシス面に輸送され，細胞質の他の領域に蛋白質を輸送するためにトランス面から出芽する．

## 機能との関連 2-3 ■ ゴルジ装置

**ゴルジ装置**は成熟赤血球を除くほとんどの細胞に存在するが，その大きさと発達の程度は細胞の機能によって異なり，**分泌細胞**においてもっとも高度に発達している．粗面小胞体槽によって合成された新しい蛋白質のほとんどは細胞質から，粗面小胞体に面しているゴルジ装置の**シス面へ輸送小胞**に入れられて輸送される．ゴルジ装置槽には，細胞内の異なる目的のために，蛋白質を修飾し，選別し，パッキングするためのさまざまな種類の酵素が存在する．異なるゴルジ装置槽を通過するにしたがって，糖は，**糖蛋白質**や**糖脂質**を形成するために，蛋白質や脂質に付加される．脂質もリポ蛋白質を形成するために蛋白質に付加される．分泌分子が出口，つまりゴルジ装置槽のトランス面に近づくにつれて，膜結合型の小胞としてさらに修飾され，選別され，納められ，最終的にゴルジ装置槽から分離される．それらの中には**リソソーム**となり細胞質にとどまる分泌小胞もある．他には細胞膜に移動し，細胞膜に組みこまれ，蛋白質やリン脂質は膜となるものもある．その他の分泌顆粒は分泌物で充たされた小胞となり，細胞外へ輸送される（**エクソサイトーシス**）．

### リボソーム

**リボソーム** ribosome は細胞の細胞質にみられる膜に囲まれていない小さい電子密度の高い顆粒である．**遊離型リボソーム** free ribosome と小胞体囊にみられる**結合型リボソーム** attached ribosome が存在する．リボソームは**蛋白質合成** protein synthesis に重要な役割を果たし，蛋白質分泌細胞の細胞質で非常に豊富に存在する．リボソームは**遺伝情報** coded genetic message を解読（すなわち翻訳）するために不可欠である．遊離型リボソームは細胞質内で使用される蛋白質の合成を行なう．一方，小胞体に結合するリボソームは，細胞内のリソソームとして蓄えられる蛋白質，もしくは分泌物として細胞から放出される蛋白質を合成する．リボソームのサブユニットと関連蛋白質は，最初に核小体で合成され，次に核膜孔を通って細胞質に輸送される．

### リソソーム

**リソソーム** lysosome は**酸性加水分解酵素** acid hydrolase と呼ばれるさまざまな加水分解酵素や消化酵素を含んでいる細胞内小器官である．リソソーム加水分解酵素は，粗面小胞体で合成され，ゴルジ装置に運ばれ，そこで修飾され，膜結合リソソーム内に収納される．その形と大きさは多様である．リソソームが細胞質や細胞含有物を消化することを防ぐため，膜によってリソソームの溶解酵素は細胞質からへだてられている．リソソームのおもな機能は細胞内に取り込んだ物質の**細胞内消化** intracellular digestion（すなわち**食作用** phagocytosis）である．リソソームは，貪食された微生物，細胞の破片，細胞，および古くなった，あるいは過剰な小胞体やミトコンドリアなどの細胞内小器官を消化する．細胞内消化の過程で，まず膜が消化されるべき物質を取り囲む．次に，リソソームの膜が摂取物質を囲んだ膜と融合し，リソソームの加水分解酵素が形成された小胞に放出される．リソソームの内容物が消化された後，消化されなかった破片は，**残余小体** residual body と呼ばれる大きな膜結合小胞内に保持される．リソソームは，組織マクロファージや好中球などの食作用のある特定の白血球に非常に豊富に存在している．

### ペルオキシソーム

**ペルオキシソーム** peroxisome はリソソームのようにみえる細胞内小器官であるが，リソソームより小さい．ペルオキシソームはほぼすべての細胞にみられ，いくつかの種類の**オキシダーゼ** oxidase を含んでいる．オキシダーゼは，さまざまな有機物を酸化して強い細胞毒性のある**過酸化水素**を産生する．またペルオキシソームは，過剰の過酸化水素を水と酸素分子に分解する**カタラーゼ** catalase という酵素も含んでいる．過酸化水素の分解も同じペルオ

キシソーム内で行なわれるので、ペルオキシソームはこの細胞傷害性物質から細胞の他の領域を保護している。ペルオキシソームは肝臓や腎臓の細胞に豊富に存在しているが、それらの臓器では多くの毒性物質を体から除去している。肝臓や腎臓では、毒性物質を解毒し、アルコールを分解し、さまざまな化合物を代謝している。

## 細胞骨格

**細胞骨格** cytoskeleton は微小なフィラメント蛋白質からなり、細胞質に広く分布している線維性蛋白質であり、細胞の構造の骨組みとしての役割を担っている。マイクロフィラメント、中間径フィラメント、微小管の3種類の線維性蛋白質が細胞の細胞骨格を構成している。

### マイクロフィラメント、中間径フィラメント、微小管

**マイクロフィラメント** microfilament は細胞骨格の中でもっとも細い線維である。蛋白質である**アクチン** actin からなり、細胞膜の周辺領域でもっともよくみられる。この構造蛋白質は細胞を形づくり、細胞運動や細胞質の細胞内小器官の移動に関与している。マイクロフィラメントは細胞内に広く分布し、細胞間結合のつなぎ目の役割を果たしている。また、マイクロフィラメントは微絨毛の**芯** core、細胞膜の下にある**終末扇** terminal web を形成している。筋組織において、アクチンフィラメントは細胞の大部分を占め、筋収縮を促すために、**ミオシン**蛋白質と結合している。

**中間径フィラメント** intermediate filament は、その名前が示すように、マイクロフィラメントよりも太く、また安定している。中間径フィラメントを形成するさまざまな細胞骨格蛋白質が知られている。中間径フィラメントは細胞の種類により異なり、分布も細胞により特徴的である。上皮細胞は中間径フィラメントである**ケラチン** keratin を含んでいる。皮膚細胞では、中間径フィラメントは細胞間結合部の**デスモソーム** desmosome や**ヘミデスモソーム** hemidesmosome までのびていて、そこで細胞の形態と隣接する細胞との結合を維持する役目を担っている。**ビメンチン** vimentin は多くの間葉細胞でみられる。**デスミン** desmin は平滑筋と横紋筋の両方に存在する。**ニューロフィラメント** neurofilament 蛋白質は神経細胞と、それらの突起にみられる。**グリア線維** glial filament は神経系の星状膠細胞に存在する。**ラミン** lamin は核膜の内がわにみられる。

**微小管** microtubule は成熟赤血球を除くほぼすべての細胞種に存在する。微小管は細胞骨格の中でもっとも太い構造であり、中空の、分岐のない円柱状の構造で、$\alpha$, $\beta$ **チュブリン** $\alpha$ and $\beta$ tubulin のサブユニットからなる。すべての微小管は微小管形成中心である細胞質の**中心体** centrosome でつくられる。中心体は1対の**中心小体** centriole から構成されている。中心体において、チュブリンのサブユニットは重合し、中心小体から放射状にのびる。微小管は細胞の構造を決定するとともに、ニューロンにおける軸索輸送など、細胞内小器官や分泌顆粒の細胞内運動において役割を担っている。微小管はまた、細胞の有糸分裂に不可欠であり、有糸分裂では、複製された染色体を分離し、有糸分裂中の細胞の再構築の役割を担う紡錘体を形成する。微小管は**線毛** cilium と**鞭毛** flagellum のおもな構造であり、細胞運動に関係する。微小管はまた、線毛の中心小体および基底小体の基本構造を形成する。

## 中心体と中心小体

**中心体**は細胞質の核の近くの領域である。中心体はおもな**微小管形成中心** microtubule organizing center（MTOC）であり、新しい微小管と有糸分裂紡錘体を生成するための場所である。中心体は、**中心小体**と呼ばれる互いに垂直に位置する二つの小さな円筒形の構造とそれを囲む基質で構成されている。中心小体は9組の3連結合微小管が均等に円形または環状に並んだ構造である。

有糸分裂前に，中心体の中心小体は複製され，2 対となる．有糸分裂のあいだ，それぞれの対は細胞の反対の極へ移動し，娘細胞への染色体の分配を調整する**紡錘体** mitotic spindle のための微小管形成中心となる．細胞膜の下で，中心小体は**基底小体** basal body の形成を誘導し，線毛と鞭毛の微小管の形成を制御している．

## 細胞質内封入体

**細胞質内封入体** cytoplasmic inclusion は特定の細胞の細胞質に蓄積する一時的な構造である．**脂質** lipid，**グリコゲン** glycogen，**結晶** crystal，**色素** pigment もしくは代謝副産物が封入されている．

## 核，核膜および核膜孔

**核** nucleus は細胞でもっとも大きい細胞内小器官である．ほとんどの細胞は単核であるが，多核の細胞もある．骨格筋細胞は多核であるのに対して，哺乳類の成熟赤血球は核をもたない，すなわち無核である．

核は**染色質** chromatin，**核小体** nucleolus，**核基質** nuclear matrix からなる．核は細胞の遺伝物質である**デオキシリボ核酸** deoxyribonucleic acid（**DNA**）を含んでいる．**核膜** nuclear envelope と呼ばれる二重膜が核を取り囲んでいるが，核小体は膜で囲まれてはいない．核膜の外膜と内膜は脂質二重層の細胞膜と似た構造をもつ．核膜の外膜にはリボソームが多数付着していて，細胞質の粗面小胞体に続いている．内膜はリボソームを欠いており，核クロマチンと接触している．

核外周部位では一定の間隔で核膜の外膜と内膜は融合し，多数の**核膜孔** nuclear pore を形成している．核膜孔は代謝産物，高分子，リボソームサブユニットの核–細胞質間の移動を調整する機能をもつ．

---

## 機能との関連 2-4 ■ 線毛と微絨毛

### 線　毛

**線毛** cilium は細胞の運動装置であり，呼吸器官，卵管，精巣輸出管の内がわをおおっている．線毛は細胞膜下にある**基底小体** basal body に挿入されている．線毛のおもな機能は液体，細胞もしくは粒状物質を移動させることである．肺において，線毛は気道の粒状物質や粘液を取り除く．卵管において，線毛は卵子や精子を移動させ，精巣において，線毛は成熟した精子を精巣上体へ運ぶ．

線毛の運動性は線毛の芯にある隣接する 2 連結（ダブレット）微小管の滑走によっておこる．線毛には 9 組の 2 連結（ダブレット）微小管があり，そのおのおのが A 小管と B 小管という 2 本の微小管からなる．A 小管から 2 本の腕状の枝がのびており，そこには ATP 分解酵素活性をもつ**運動蛋白質** motor protein であるダイニ

ン dynein が含まれている．この蛋白質は ATP の加水分解エネルギーを利用して線毛を動かす．ダブレットの一方からのびたダイニンのアーム状の延長部は，隣接する対のもう一方のダブレットのサブファイバー B 部分に一時的に付いたり離れたりして，対となっている 2 本のダブレットのあいだで滑走する力を発生させる．隣接するダブレットのあいだで発生するこの前後方向によって，線毛運動性が生み出されている．

### 微絨毛

線毛とは対照的に，**微絨毛** microvillus は運動性をもたない．微絨毛は小腸や腎臓の上皮細胞の表面において，高度に発達している．微絨毛のおもな機能は，小腸の消化管での栄養物，あるいは腎臓での糸球体濾過液の吸収である．

## 図 2-3　線毛上皮細胞と非線毛上皮細胞の内部構造と外側面

　　精巣輸出管の線毛をもつ上皮細胞と線毛のない上皮細胞を低倍率で示した電子顕微鏡写真である．多数の**線毛**(2)が細胞の上端部の**基底小体**(8)に結合し，そこから**管腔内**(1)へのびている．線毛とは対照的に，線毛をもたない細胞の**微絨毛**(7)は短く，内部構造は線毛とは異なっている（詳細と比較については図 2-7 を参照せよ）．

　　隣接する上皮細胞の上端部に存在する濃染された構造は，細胞どうしを密に結合させている**接着複合帯** junctional complex(3, 9)である．明瞭な**細胞膜**(10)によって個々の細胞の区別を容易にしている．これらの細胞の細胞質には多数の細長い，あるいは棒状の**ミトコンドリア**(4, 11)や明染される多数の**小胞**(6)がみとめられる．おのおのの細胞は，さまざまな形の**核**(12)をもっていて，核の辺縁には暗染されている**染色質**（**クロマチン**）(5)が分散して並んでいる．

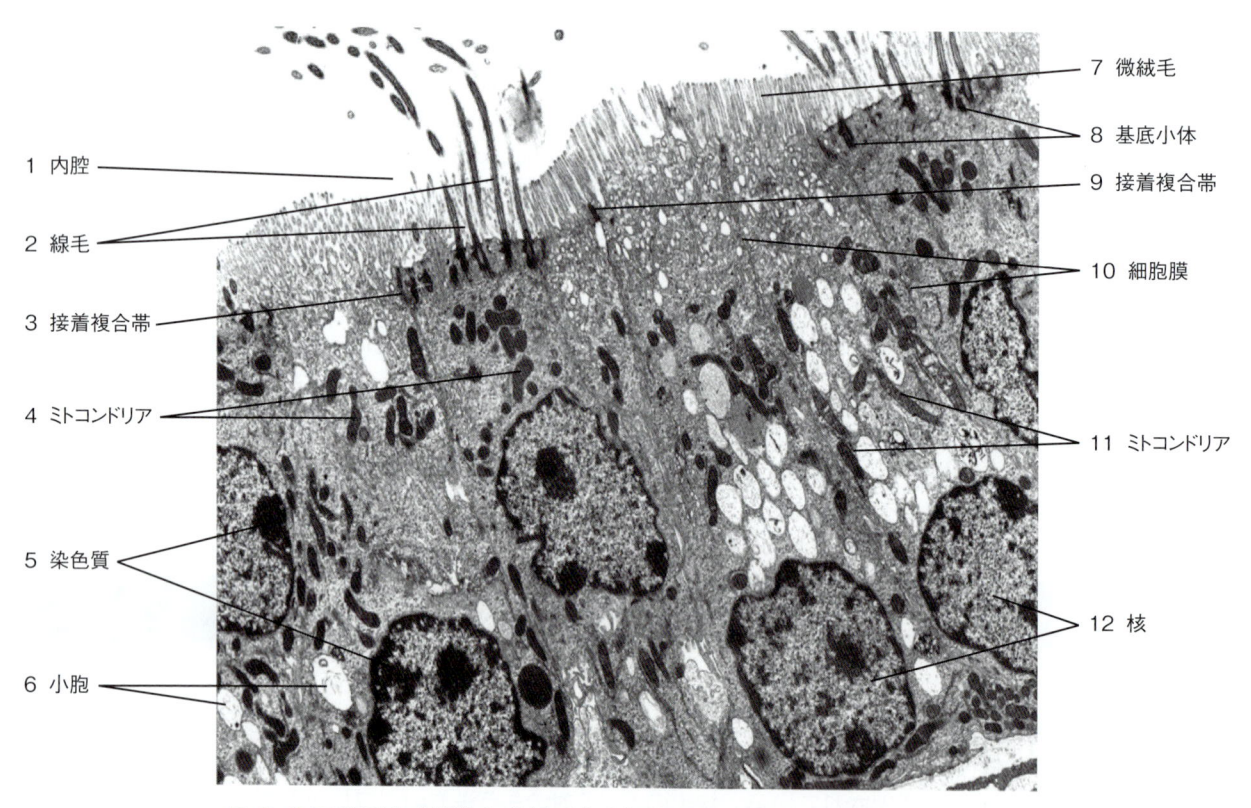

1　内腔
2　線毛
3　接着複合帯
4　ミトコンドリア
5　染色質
6　小胞

7　微絨毛
8　基底小体
9　接着複合帯
10　細胞膜
11　ミトコンドリア
12　核

図 2-3 ■ **線毛上皮細胞と非線毛上皮細胞の内部構造と外側面**（×10,600）

## 図 2-4　上皮細胞間の接着複合体

　　二つの隣接する上皮細胞のあいだの接着複合体を示した高倍率の電子顕微鏡写真である. 細胞の上部において, 隣の細胞の細胞膜と**閉鎖帯**(**密着結合**)(2a)を形成し結合している. 閉鎖帯は細胞のまわりをベルトのように囲んでいる. 閉鎖帯の下方に**接着帯**(**接着結合**)(2b)と呼ばれる結合部がある. 接着帯は双方の細胞の細胞膜の内がわにある蛋白質の緻密な層が特徴的であり, それぞれの細胞で細胞骨格線維と結合している. 膜貫通接着蛋白質を伴う小さな細胞間隙が二つの細胞膜をへだてている. この接着の型式も細胞のまわりをベルトのように囲んでいる. 接着帯の下方に**デスモソーム**(2c)がある. デスモソームは細胞のまわりを取り囲んでおらず, ボタン状の構造で細胞にランダムに分布している. それぞれのデスモソームの細胞質がわに付着蛋白質からなる密な領域が存在する. 膜貫通糖蛋白質が細胞間隙に及び, 互いの細胞を結合している.

　　それぞれの細胞に明瞭な**細胞膜**(3), 多数の**ミトコンドリア**(1)の横断面, さまざまな構造の**小胞**(6)が細胞質に存在することがわかる. 細胞の頂部に微小管の芯を伴う**線毛**(5)と**微絨毛**(4)の断面がみえる.

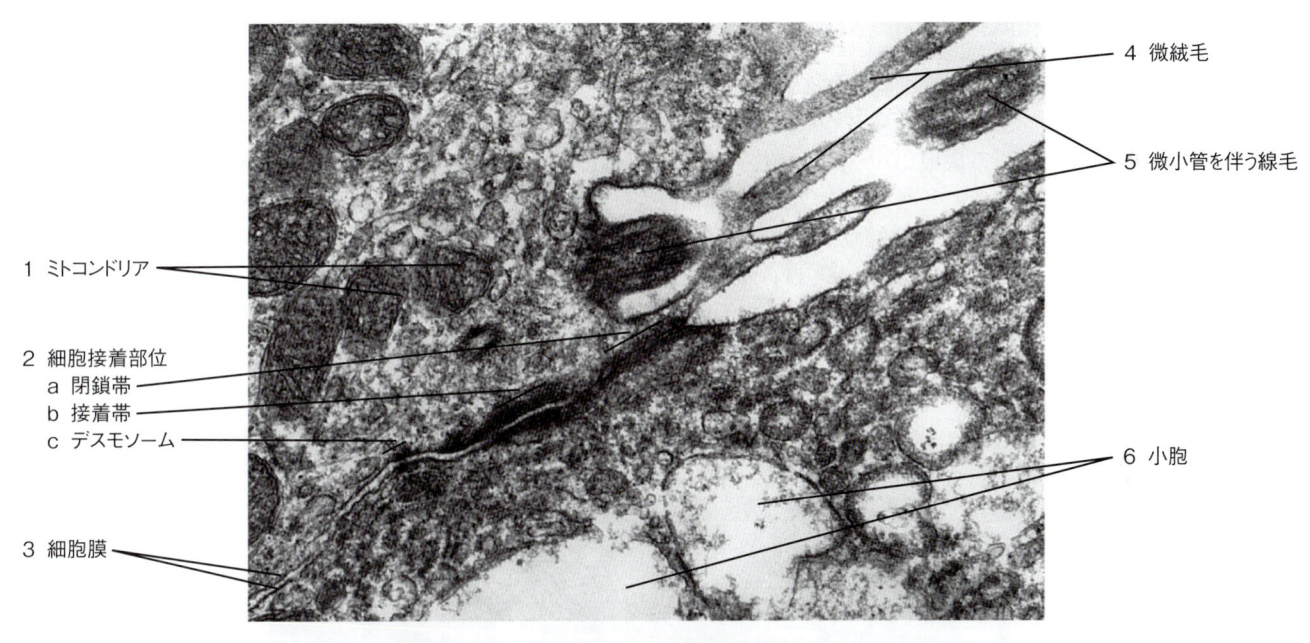

1　ミトコンドリア
2　細胞接着部位
　a　閉鎖帯
　b　接着帯
　c　デスモソーム
3　細胞膜
4　微絨毛
5　微小管を伴う線毛
6　小胞

**図 2-4 ■ 上皮細胞間の接着複合体**(×31,200)

## 機能との関連 2-5 ■ 接着複合体

　接着複合体は, その形態や存在している位置により機能は異なる. 胃, 腸, 膀胱をおおう上皮において, **閉鎖帯** zonulae occludente, すなわち密着結合(タイトジャンクション)は上皮細胞のもっとも管腔側にあり, 老廃物や有害物質が細胞間を通って血流へ侵入することを防いでおり, 細胞は上皮バリアを形成している. 閉鎖帯は**クローディン** claudin と呼ばれる**膜貫通蛋白質** transmembrane protein からなり, この分子が隣接する細胞の細胞膜外がわの面と結合している. 同様に, **接着帯** zonula adherens の膜貫通蛋白質は細胞骨格蛋白質と結合し, それによって隣の細胞とのあいだでしっかりとした帯状の上皮バリアが形成されている. 接着帯(接着結合)では, 膜貫通蛋白質が細胞骨格に付くことで隣接する細胞と結合しており, 上皮細胞の分離を防いでいる. 接着帯には**アクチン線維**が付いている. **デスモソーム** desmosome は斑状の構造で, 皮膚の上皮や心筋で

## 機能との関連 2-5 ■ 接着複合体（続き）

もっともよくみられるものである．これらの組織では，細胞が大きな力学的ストレスにさらされており，デスモソームは皮膚細胞の分離を防ぎ，心収縮時の強い力で心筋線維が引き裂かれることを防いでいる．デスモソームが**中間径フィラメント**と結合することで，隣接する細胞間での強力な接着が得られている．

　他の接着複合体として**ヘミデスモソーム** hemidesmosome と**ギャップ結合** gap junction がある．ヘミデスモソームはデスモソームの半分であり，上皮細胞の基底に存在し，その場所で結合組織と強く接着し，皮膚の基底板にみられるように上皮が下にある結合組織から剥が

れることを防いでいる．ヘミデスモソームは上皮細胞を基底膜および隣接する細胞外結合組織に固定している．

　**ギャップ結合**も斑点状の構造をしている．ギャップ結合部の細胞膜は近接しており，**コネクソン** connexon と呼ばれるきわめて小さな流路が隣接する細胞間を接続している．分子，イオン，および低抵抗の電気的変化のコミュニケーションが，コネクソンを通じて隣接する細胞間で行なわれる．心筋細胞と神経細胞は，隣接する細胞間または軸索を介しての迅速な刺激伝達によって正常機能の同期と調整が行なわれることが必要であり，このような流体のチャネルの存在は不可欠である．

## 図 2-5　上皮細胞の基底領域

　　　上皮細胞の基底領域を示した中倍率の電子顕微鏡写真である．ここで留意すべきは，細胞の基底領域が，基底板と呼ばれる電子密度が中程度のうすい層と結合していることである．**基底板**(3)の深層に細網線維の**結合組織**(2)の層がある．基底板は電子顕微鏡でのみ観察できる．基底板と結合組織の細網線維は基底膜として光学顕微鏡で観察することができる．

　　　上皮細胞の下方に，**核**(4)と散在した**染色質**(5)を伴う細長い紡錘状の**線維芽細胞** fibroblast(4)があり，自らが産生した結合組織線維(2)に取り囲まれている．上皮細胞の細胞質にも，**核**(8)，散在した**染色質**(9)，濃くまるい**核小体**(7)がみえる．隣接する細胞では小胞体(11)，細長い**ミトコンドリア**(14)，さまざまな**暗調小体** dense body(6)がみられる．個々の上皮細胞のあいだには明瞭な**細胞膜**(1, 10)が存在する．ここではヘミデスモソームは示されていないが，細胞の基底膜はヘミデスモソームにより基底板(3)に結合している．

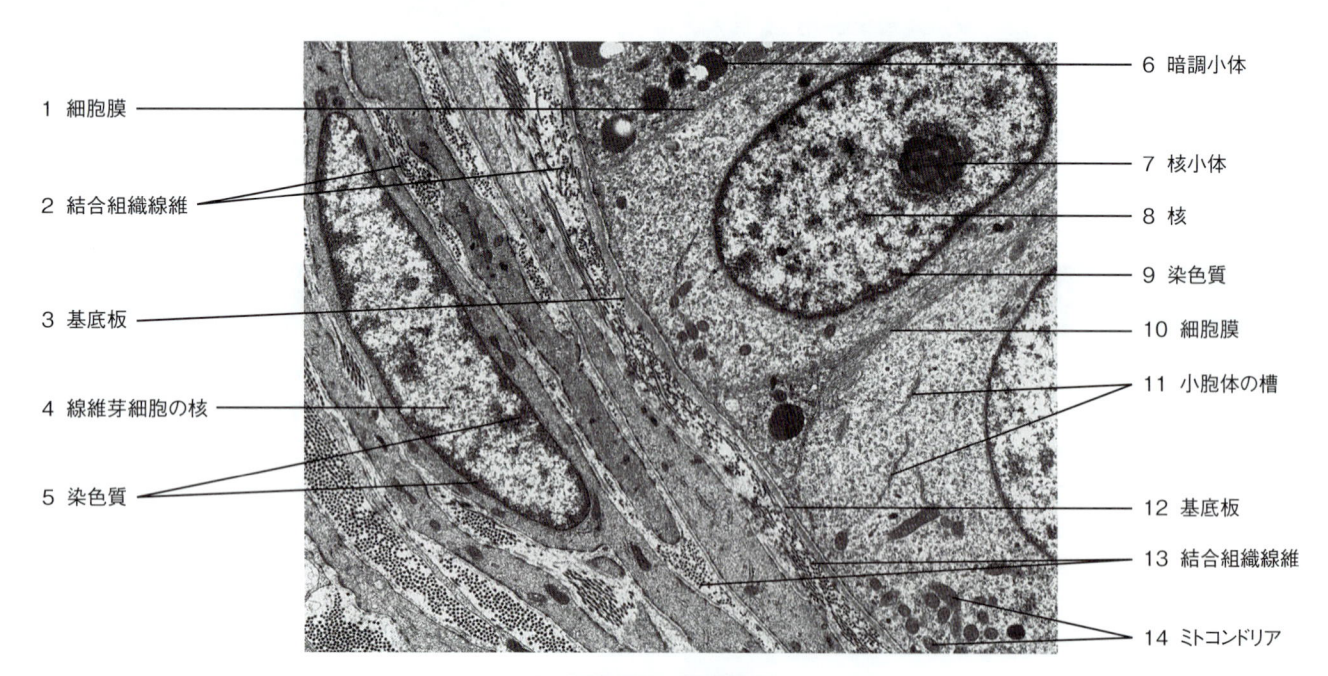

　　　図 2-5 ■ 上皮細胞の基底領域(×9,500)

## 図2-6　イオン輸送細胞の基底領域

　　腎臓の遠位曲尿細管の細胞の基底領域を示した中倍率の電子顕微鏡写真である．上皮細胞の基底領域とは対照的に，遠位曲尿細管の細胞の基底領域は多数の**基底膜陥入**(5)が特徴的である．これら陥入は，隣接する細胞の陥入とともに，多数の**基底膜の相互嵌合**(10)を形成している．**ミトコンドリア**(4, 9)が細胞膜の陥入のあいだに存在している．

　　**核**(1)の一部が散在した**染色質**(8)とともに示されている．核を二重膜からなる核膜(2)が取り囲んでいる．**核膜**(2)の外層と内層は**核膜孔**(3)で融合している．

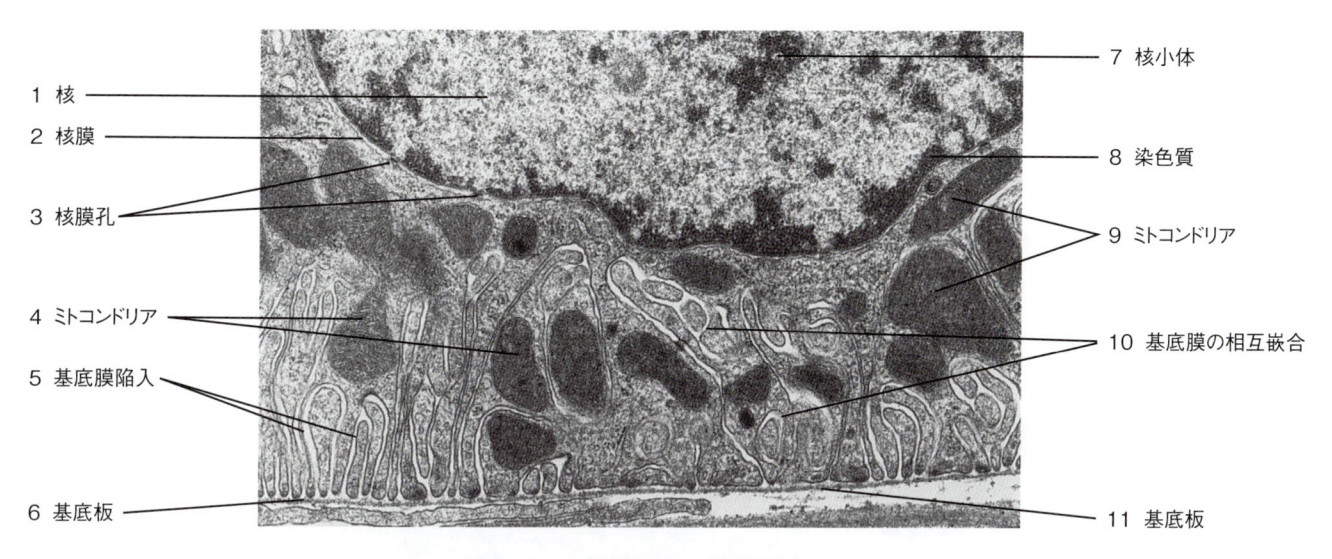

1 核
2 核膜
3 核膜孔
4 ミトコンドリア
5 基底膜陥入
6 基底板

7 核小体
8 染色質
9 ミトコンドリア
10 基底膜の相互嵌合
11 基底板

**図2-6 ■ イオン輸送細胞の基底領域**(×16,600)

## 機能との関連 2-6 ■ 細胞の基底陥入領域

　細胞膜の基底と側面の深い**陥入** infolding は電子顕微鏡でのみ観察できる．この陥入は，おもに細胞膜をこえて**イオン** ion を輸送する機能をもつ特定の細胞にみられる．腎臓の尿細管部の細胞(とくに，近位曲尿細管と遠位曲尿細管)は糸球体濾液から有用成分，つまり栄養成分を吸収し，体内に保持する．同時に，これらの細胞は尿素や薬物代謝産物のような毒性代謝物や不要な代謝物を排出する．

　これらの細胞は多数のイオンを細胞膜をこえて輸送するので，多くのエネルギーが必要であり，そのエネルギーは細胞の陥入した基底領域や側壁の細胞膜に埋めこまれた**Na$^+$/K$^+$ATPaseポンプ** Na$^+$/K$^+$ATPase pump(**ナトリウムポンプ**)によりつくられている．この重要な機能を遂行するために，基底貫入領域にある多数の細長いミトコンドリアが，膜輸送を行なうポンプがはたらくためのエネルギー源(ATP)を細胞に絶え間なく供給している．同様の細胞膜の陥入は唾液腺の線条部にもみられる．唾液腺では唾液が産生され，さらに唾液は導管の中を移動する過程で，さまざまなイオンが選択的に細胞膜をこえて輸送されることで調製される．

## 図 2-7 線毛と微絨毛

　線毛と微絨毛の超微細構造の違いを示した高倍率の電子顕微鏡写真である．**線毛**(1)と**微絨毛**(2)はどちらも体の特定の細胞の先端面から突き出ている．線毛(1)は縦方向に均一に並んだ**微小管**(3)の芯をもち，長く，運動性のある構造である．線毛の芯は外がわに9本の2連結合（ダブレット）微小管と，中心に2本の単管（シングレット）微小管をもつ．線毛は細胞先端部の**基底小体**(4)に結合しており，そこからのびたものである．9本の2連結合微小管の代わりに，基底小体では9本の3連結合微小管が存在し，中央の単管微小管は存在しない．

　線毛とは対照的に，微絨毛は短く，細く，密の状態で指状に突出しており，細胞の表面積を著しく増加させている．微絨毛は非運動性で，アクチンと呼ばれる細いマイクロフィラメントの芯をもつ．アクチンフィラメントは微絨毛から細胞質の上端部までのびていて，編目状のアクチンフィラメントである終末扇を形成している．

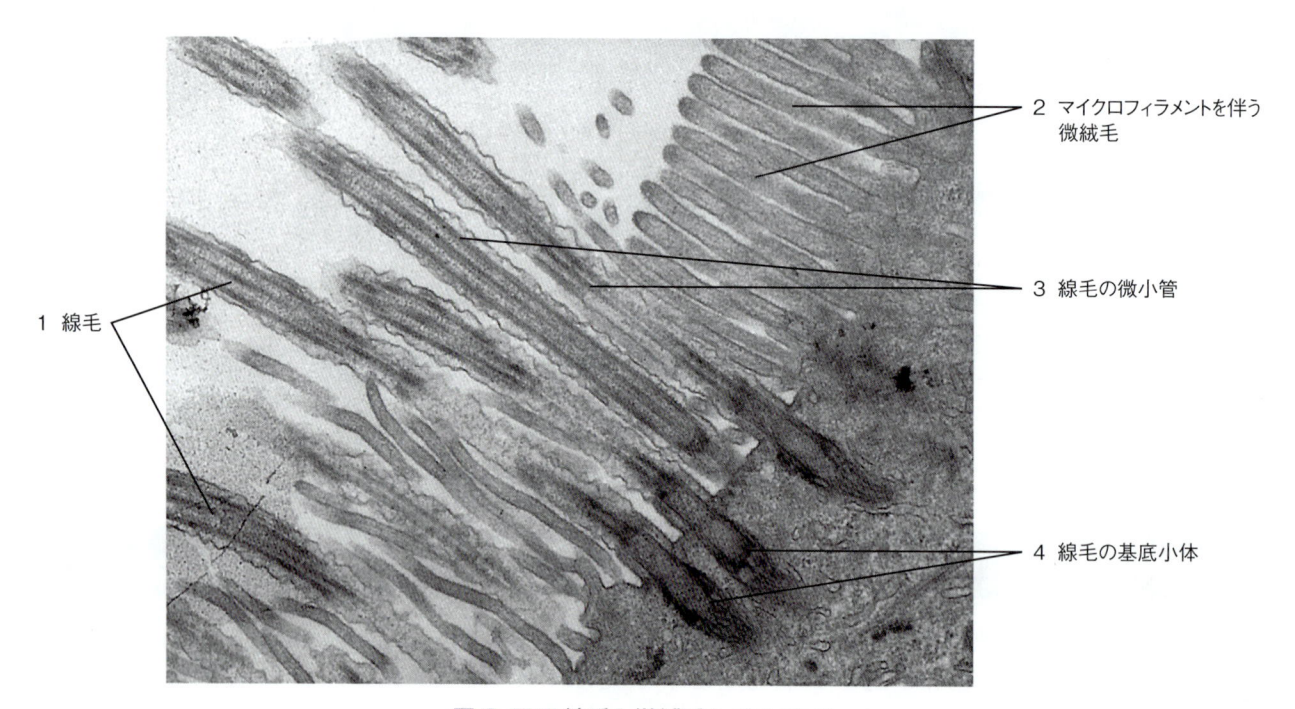

1　線毛

2　マイクロフィラメントを伴う微絨毛

3　線毛の微小管

4　線毛の基底小体

**図 2-7 ■ 線毛と微絨毛**(×20,000)

## 図 2-8　核膜と核膜孔

核(8)の一部と，**外膜**(3a)と**内膜**(3b)からなる**核膜**(3)の詳細を示した高倍率の電子顕微鏡写真である．二つの膜(3a, 3b)のあいだは核膜内腔である．外膜(3a)は**細胞質**(4)と接触しており，内膜(3b)は**染色質**(7)と接触している．核膜は**粗面小胞体**(1)へ続いており，外膜(3a)には通常，リボソームが点在している．核膜(3)の外膜と内膜は融合して多数の**核膜孔**(2, 6)を形成している．

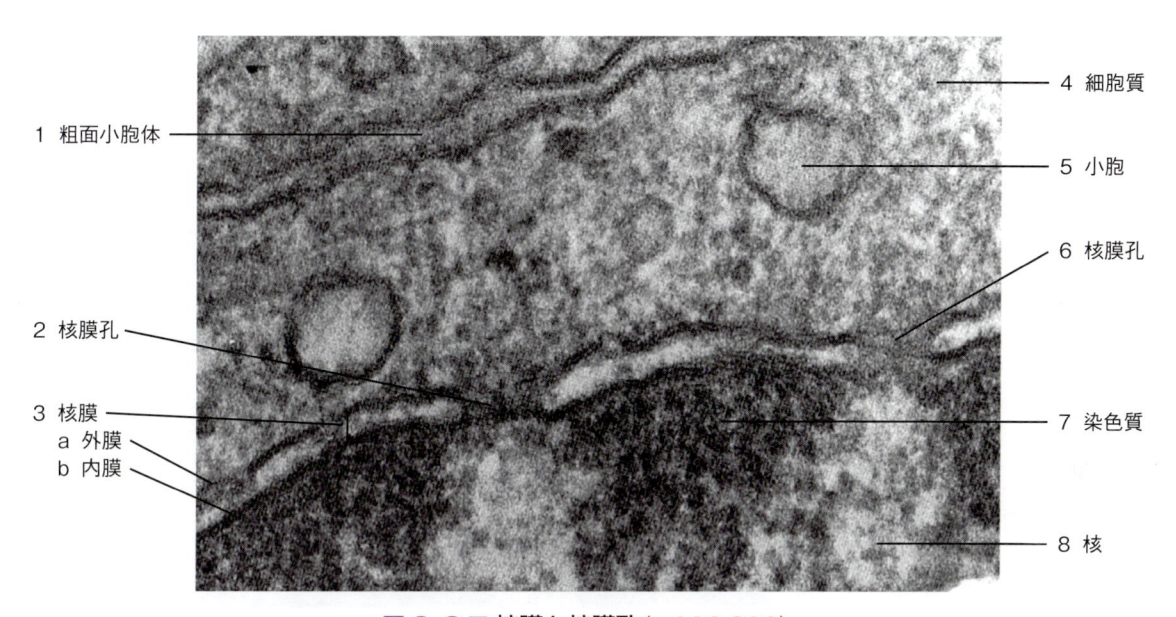

1　粗面小胞体
2　核膜孔
3　核膜
　a　外膜
　b　内膜

4　細胞質
5　小胞
6　核膜孔
7　染色質
8　核

図 2-8 ■ 核膜と核膜孔（×110,000）

## 機能との関連 2-7 ■ 核，核小体，核膜孔

核は遺伝情報を保存し処理するコントロールセンターである．核は蛋白質の合成を通じて，すべての細胞活動を指揮し，最終的におのおのの細胞の構造や機能の特徴を制御する．細胞の遺伝物質である**デオキシリボ核酸**（**DNA**）は染色質として観察することができる．細胞で蛋白質産生が行なわれないとき，DNA は濃縮せず，染色されない．

**核小体**は濃染される核内の非膜性の構造である．一つ，もしくは複数の核小体が細胞に存在する．核小体の機能はリボソームの合成，修飾，組み立てである．核小体に

おいて，**リボソームリボ核酸**（**rRNA**）が産生され，リボソームのサブユニットを形成するために蛋白質と結合する．これらリボソームのサブユニットは，核膜孔を通過し，細胞質へ移動し，完全なリボソームを形成する．そのため，核小体は大量の蛋白質を合成する細胞では顕著である．

**核膜孔**は核と細胞質とのあいだの高分子の輸送を制御している．核膜孔は細胞膜と同様に，選択的透過性を示す．つまり，高分子の中には能動輸送機構を通して核膜孔を通過するものがある．

## 図2-9　ミトコンドリア

　　ミトコンドリア(1, 4)の超微細構造を**縦断面**(1)と**横断面**(4)で示した高倍率の電子顕微鏡写真である．ここで留意すべきは，ミトコンドリア(1, 4)も二重膜をもつことである．**ミトコンドリア外膜**(5, 9)は平滑でミトコンドリア全体を取り囲んでいる．ミトコンドリア内膜は高度に折りたたまれており，ミトコンドリアのマトリックスを取り囲んでいる．内膜はミトコンドリアの内部に突き出しており，**クリスタ**(6)と呼ばれる多数の棚状の構造を形成している．ミトコンドリアマトリックスは濃染される顆粒を含んでいる．**細胞質**(8)には，さまざまな大きさの小胞(7)，**粗面小胞体**(2)の断面，遊離型**リボソーム**(3)もみえる．通常，棚状のクリスタ(6)をもつミトコンドリアは，蛋白質分泌細胞や筋細胞でみられる．

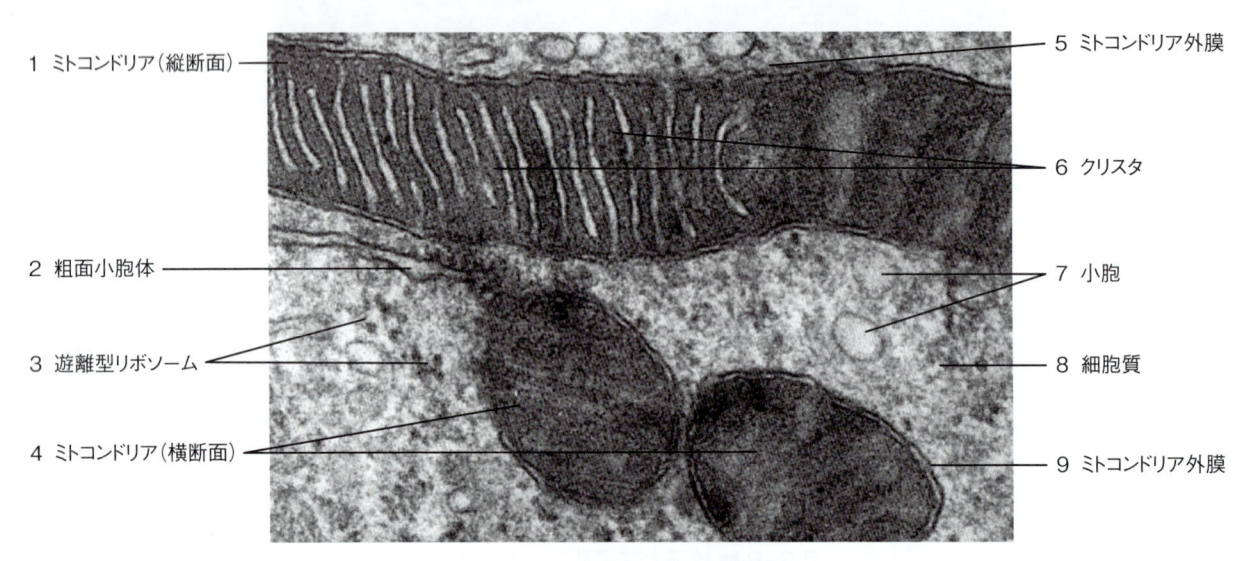

1　ミトコンドリア（縦断面）
2　粗面小胞体
3　遊離型リボソーム
4　ミトコンドリア（横断面）
5　ミトコンドリア外膜
6　クリスタ
7　小胞
8　細胞質
9　ミトコンドリア外膜

**図2-9■ミトコンドリア（縦断面と横断面）（×49,500）**

## 図2-10　粗面小胞体

　　細胞の細胞質の**粗面小胞体**(3)を示した高倍率の電子顕微鏡写真である．粗面小胞体は，**槽** cisternae(3)と呼ばれる膜性の小胞が積み重なった層からなる．粗面小胞体において，リ

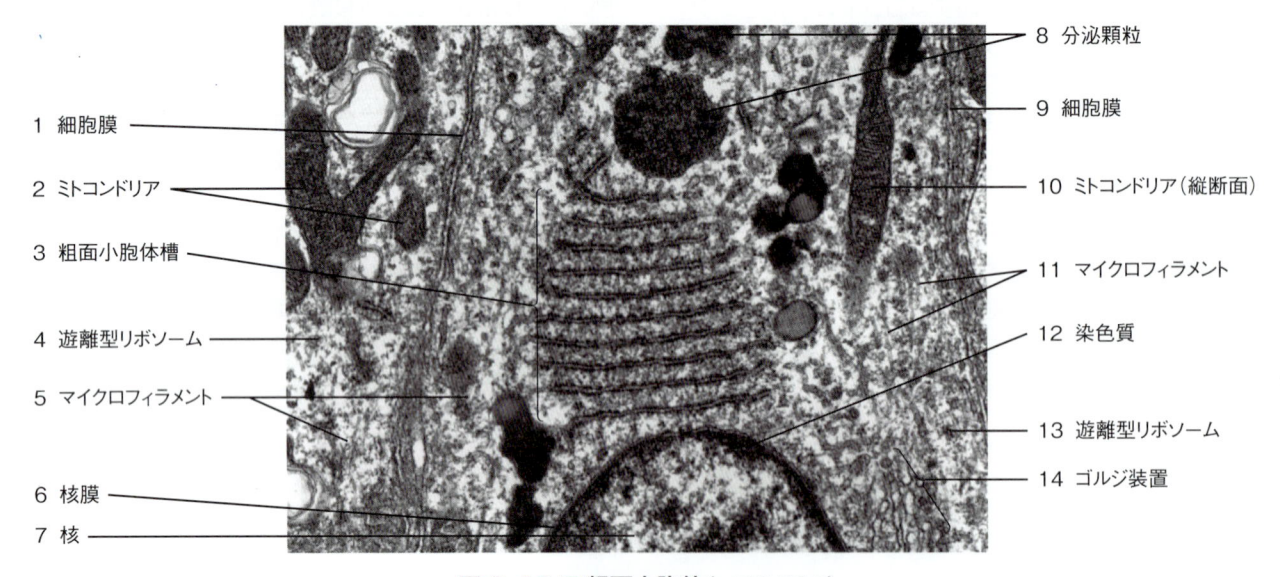

1　細胞膜
2　ミトコンドリア
3　粗面小胞体槽
4　遊離型リボソーム
5　マイクロフィラメント
6　核膜
7　核
8　分泌顆粒
9　細胞膜
10　ミトコンドリア（縦断面）
11　マイクロフィラメント
12　染色質
13　遊離型リボソーム
14　ゴルジ装置

**図2-10■粗面小胞体（×32,000）**

ボソームは膜の外表に付着している．細胞質には**遊離型リボソーム**(4, 13)も存在し，あるリボソームは他のリボソームと結合して，**ポリリボソーム** polyribosome(4, 13)と呼ばれるリボソームのクラスターを形成する．細胞質には多数の**ミトコンドリア**(2, 10)の縦断面(10)と**横断面**(2)，**分泌顆粒** dense secretory glanule(8)，**マイクロフィラメント**(5, 11)も存在する．図の右下に，平滑な槽と小胞が結合した**ゴルジ装置**(14)がみえる．隣接する細胞の**細胞膜**(1, 9)，**核膜**(6)，**核**(7)の一部，**染色質**(12)も観察できる．

## 図 2-11　滑面小胞体

　　隣接する二つの細胞の**滑面小胞体**(2)の構造を示した高倍率の電子顕微鏡写真である．滑面小胞体(2)はリボソームを欠いており，表面の滑らかな相互に吻合した管からなる．この写真では，滑面小胞体の管(2)は，おもに横断面として観察される．他の断面では，滑面小胞体は扁平な小胞として観察される．この写真で示されているように，滑面小胞体が**粗面小胞体槽**(7)に連続している細胞もある．

　　この写真では，二つの細胞の**細胞膜**(6, 11)，**細胞膜相互嵌合** cell membrane interdigitation (10)，細胞膜間の**細胞外基質** extracellular matrix(9)もみられる．**核**(4, 5)，**核膜**(8)，**染色質**(3)，**ミトコンドリア**(1)の横断面も観察することができる．これらの細胞のミトコンドリアは管状のクリスタをもち，この細胞は蛋白質以外の物質を合成することを示している．

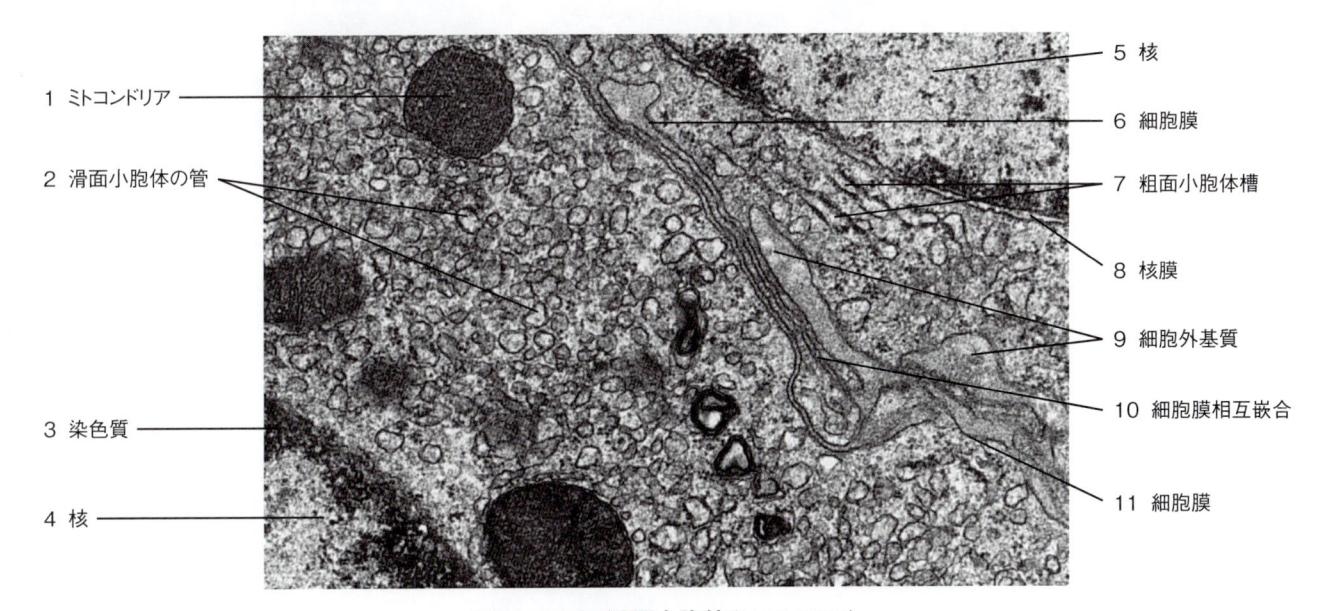

1 ミトコンドリア
2 滑面小胞体の管
3 染色質
4 核

5 核
6 細胞膜
7 粗面小胞体槽
8 核膜
9 細胞外基質
10 細胞膜相互嵌合
11 細胞膜

**図 2-11 ■滑面小胞体**(×11,500)

## 図2-12　ゴルジ装置

　　ゴルジ装置(2)の構成要素を示した高倍率の電子顕微鏡写真である．ゴルジ装置は膜結合性の**ゴルジ装置槽**(2)からなり，槽の末端付近には多数の膜構造の**ゴルジ小胞 Golgi vesicle**(1)を伴う．ゴルジ装置は通常，三日月形を示す．ゴルジ装置の凸面は**シス面**(3)と呼ばれており，一方，凹面は**トランス面**(9)と呼ばれている．写真は精巣の精細管のゴルジ装置(2)を示しており，そこでは精子細胞から精子へと変わる．この段階では，ゴルジ装置(2)は分泌物を電子密度の高い**先体顆粒 acrosome granule**(7)へと凝集している．先体顆粒(7)は先体小胞(8)内に位置し，精子細胞の前極で**核膜**(6)に付着している．写真の左がわの**細胞質**(11)に，**粗面小胞体槽**(4)と**遊離型リボソーム**(5)がある．**細胞膜**(10)が細胞を取り囲んでいる．

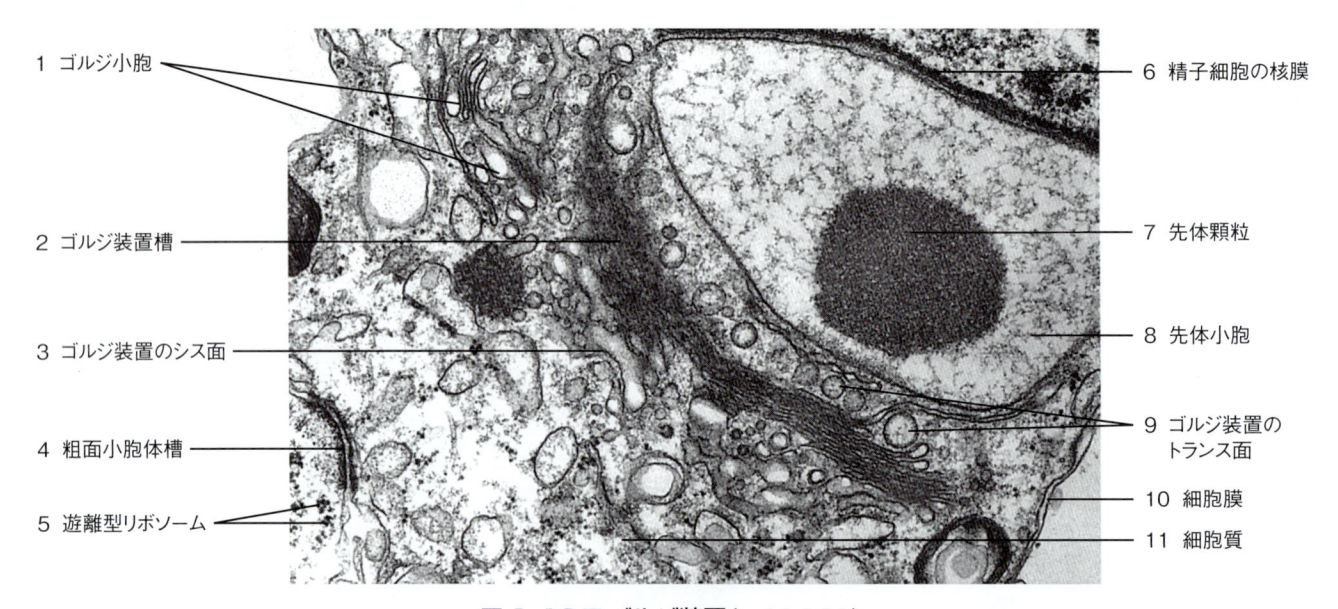

1　ゴルジ小胞
2　ゴルジ装置槽
3　ゴルジ装置のシス面
4　粗面小胞体槽
5　遊離型リボソーム
6　精子細胞の核膜
7　先体顆粒
8　先体小胞
9　ゴルジ装置の
　　トランス面
10　細胞膜
11　細胞質

図2-12 ■ **ゴルジ装置**(×23,000)

## 図2-13　組織マクロファージの細胞質内にあるリソームと残余小体

　　組織マクロファージの細胞質にある多数の高密度染色**リソーム**(3)が中倍率の電子顕微鏡写真で示されている．リソーム(3)は，サイズ，外観，密度，および内容物に大きなばらつきがある．細胞質には，脂質様の物質と膜で囲まれた高密度の未消化物質からなる**残余小体**(1, 4)のようにみえるものがある．リソームで消化されている物質と残余小体を区別することは，しばしば非常に困難である．細胞質にはさまざまな断面を示す多数の**ミトコンドリア**(2)もみとめられる．ミトコンドリアと多様な大きさのリソームの大きさの違いにも注目してほしい．左隅には，隣接する細胞の細胞質の一部がみえる．

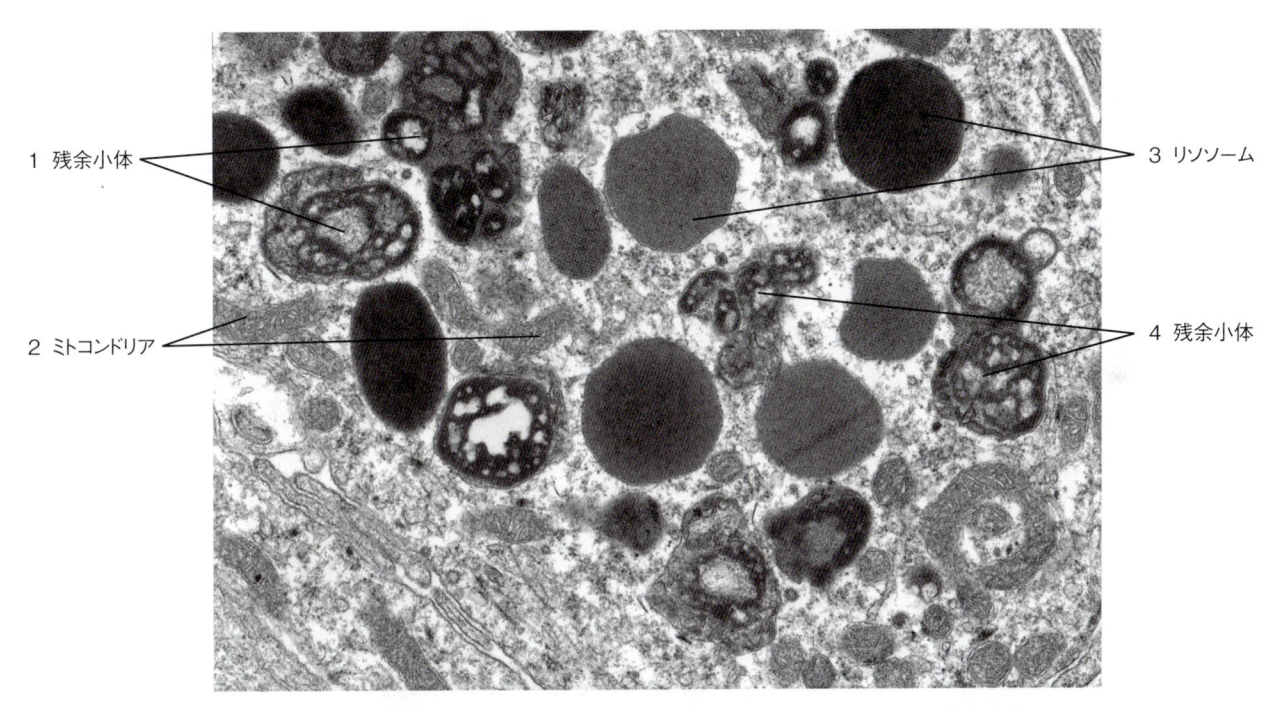

1　残余小体　　　　3　リソーム

2　ミトコンドリア　　4　残余小体

**図2-13 ■ 組織マクロファージの細胞質内にあるリソームと残余小体**

# 第 2 章 まとめ

### 光学顕微鏡と電子顕微鏡

### 細胞と細胞質

- 細胞は生体の適切なホメオスタシスを維持する
- いくつかの構造上の特徴はすべての細胞に共通である

### 細胞膜

- リン脂質二重層と内在性膜蛋白質(膜貫通蛋白質)からつくられている
- 表在性膜蛋白質は細胞膜外表面と内がわの表面に存在する
- 表在性膜蛋白質は細胞骨格のマイクロフィラメントに結合してつなぎとめられている
- 膜貫通蛋白質は細胞膜の脂質二重層内にある
- 膜貫通蛋白質は脂質二重層をこえて分子を輸送する
- 細胞膜内のコレステロールは細胞膜を安定化する
- 炭水化物の糖衣が特殊な吸収細胞の細胞表面(微絨毛)をおおっている
- 糖衣は細胞の認識,細胞間接着結合,受容体結合部位において重要である

### 細胞膜の分子組織

- 脂質二重層には流動性があり,流動モザイクモデルの特徴をもっている
- リン脂質は極性の頭部を外がわの面と内がわの面に向けて分布する二重層を形成している
- 非極性の尾部は膜の中央に分布している

### 細胞膜の透過性と膜輸送

- 細胞膜は選択的透過性を示し,細胞の内部環境と外部環境のあいだの境界となる
- 酸素,二酸化炭素,水,ステロイド,脂溶性の物質に透過性をもつ
- 高分子は特定の輸送機構によって細胞に入る
- エンドサイトーシス(飲食作用)は細胞外物質の細胞内への摂取である

- エクソサイトーシス(開口分泌)は細胞からの物質の放出である
- ピノサイトーシス(飲作用)は細胞外液の細胞内への摂取である
- ファゴサイトーシス(食作用)は大きな固体粒状物質の細胞内への摂取である
- 受容体依存性エンドサイトーシスは,細胞膜の受容体を介したピノサイトーシスもしくはファゴサイトーシスであり,クラスリン被覆ピットの形成が関与する
- 低密度リポ蛋白質とインスリンの取り込みが受容体依存性エンドサイトーシスの例としてあげられる

### 細胞内小器官

- 膜結合性:核,ミトコンドリア,小胞体,ゴルジ装置,リソソーム,ペルオキシソーム
- 非膜結合性:リボソーム,基底小体,中心体

### ミトコンドリア

- 膜に囲まれている
- 蛋白質分泌細胞における棚状のクリスタと,ステロイド分泌細胞における管状のクリスタがある
- すべての細胞に存在し(成熟赤血球を除く),とくに代謝が活発な細胞に多く存在する
- 高エネルギー分子のATPを産生する
- クリスタにはATP産生のための呼吸鎖酵素が含まれている
- マトリックスには酵素,リボソーム,環状のミトコンドリアDNAが含まれている
- 既存のミトコンドリアから成長と分裂によって新しいミトコンドリアが生じる

### 粗面小胞体

- リボソームでおおわれ,相互接続した槽である
- 蛋白質を合成する細胞では高度に発達している
- 細胞外への輸送やリソソームのための蛋白質を合成する
- 細胞膜の内在性膜蛋白質とリン脂質を合成する
- 遊離型リボソームは細胞質の蛋白質を合成する

## 滑面小胞体

- リボソームを欠いた相互に吻合した管から構成されている
- リン脂質，コレステロール，ステロイドホルモンを合成する細胞でみられる
- 肝細胞において，有害な化学物質を不活性化し解毒するため増加している
- 肝細胞においては，炭水化物代謝に関与し，グリコゲンをグルコースに変換する
- 骨格筋線維や心筋線維において，カルシウムを貯蔵し放出する

## ゴルジ装置

- すべての細胞に存在する（成熟赤血球を除く）
- 湾曲し積み重ねられた槽からなり，その凸面がシス面である
- 凹面がトランス面である
- 新たに合成された蛋白質は輸送小胞の中に入ってゴルジ装置へ運ばれる
- 糖蛋白質，糖脂質，リポ蛋白質を形成するために，糖を蛋白質と脂質に付加する
- 分泌顆粒は細胞外への輸送あるいはリソソームの形成のために修飾され，選別され，膜の中に詰めこまれる
- その他の蛋白質やリン脂質は細胞膜に組みこまれる

## リボソーム

- 遊離型リボソームと結合型リボソーム（小胞体に結合）がある
- 蛋白質を合成する細胞では非常に豊富にある
- 蛋白質合成においてはアミノ酸配列を決定するために，核からの遺伝情報を翻訳する
- 遊離型リボソームは細胞自身が使用する蛋白質を合成する
- 結合型リボソームは細胞外へ輸送されるか，もしくはリソソームが使用する蛋白質を合成する
- リボソームのサブユニットは，核小体で合成され，核膜孔を介して細胞質に輸送される

## リソソーム

- 膜結合型小胞は加水分解酵素や酸性加水分解酵素と呼ばれる消化酵素で充たされている
- 粗面小胞体で合成され，ゴルジ装置で内容物がつめこまれる
- 細胞に対しての障害を防ぐために，膜によって細胞質から分離されている
- 細胞内消化，すなわちファゴサイトーシスにおいてはたらく
- 微生物，細胞残屑，傷んだ細胞，細胞内小器官を消化する
- 残余小体がファゴサイトーシス後にみられる
- 組織マクロファージや好中球に非常に豊富に存在する

## ペルオキシソーム

- 細胞毒性のある過酸化水素を産生するオキシダーゼを含む
- 過剰の過酸化水素を除去するカタラーゼを含む
- 多くの毒性物質を取り除く，肝臓や腎臓の細胞に豊富である
- 解毒，アルコールの分解，脂肪酸の酸化，化合物の代謝を行なう

# 細胞骨格

## マイクロフィラメント

- 細胞骨格の中でもっとも細い
- 蛋白質であるアクチンからできており，細胞と細胞内小器官の運動にたずさわっている
- 細胞内に広く分布し，細胞間結合のつなぎ目となる
- 微絨毛の芯と細胞の先端部の終末網を形成する
- アクチンとミオシンの相互作用により筋収縮を行なう

## 中間径フィラメント

- マイクロフィラメントより太い
- 上皮細胞はケラチンを含む
- 皮膚細胞では，端末部はデスモソームまたはヘミデスモソームで終わる
- ビメンチンは間葉細胞でみられる
- デスミンは平滑筋と骨格筋でみられる
- グリア線維は神経系の星状膠細胞でみられる
- ラミンは核膜でみられる

## 微小管

- 細胞骨格の中でもっとも太く，赤血球を除くほとんどすべての細胞に存在する
- $\alpha$ および $\beta$ チュブリンによって構成されている
- 中心体でつくられる
- 細胞の形状を決定し，細胞内輸送にかかわる
- 細胞の有糸分裂の際に紡錘体を形成し，複製された染色体を分離する
- 線毛，鞭毛，中心小体，基底小体に存在する

## 中心体と中心小体

- 中心体は核の近傍に存在し，二つの中心小体をもつ
- おもな微小管形成中心と有糸分裂の際の紡錘体の構成要素である
- 中心小体は互いに垂直であり，9組の3連結(トリプレット)微小管を含む
- 有糸分裂の前に，中心小体は複製される
- 有糸分裂のあいだ，中心小体は紡錘体を形成して染色体の分布を制御する
- 中心小体は線毛や鞭毛の基底小体や微小管の形成を誘導する

## 細胞質内封入体

- 脂質，グリコゲン，結晶，色素等の一時的な構造である

## 核と核膜

- 核は染色質，核小体，核基質，細胞DNAを含む
- 核膜と呼ばれる二重膜が核を取り囲んでいる
- 核小体は膜に結合していない
- 核の外膜はリボソームを含み，粗面小胞体と連続している
- 核膜孔が核膜に存在する
- 核膜孔は核と細胞質のあいだの物質の移動を制御する

## 細胞の表面

### 接着複合体

- 閉鎖帯(密着結合)は効果的な上皮バリアを形成する
- 膜貫通蛋白質であるクローディンが隣接する細胞の外膜と結合し，閉鎖帯を形成する
- 接着帯(接着結合)において，膜貫通蛋白質は細胞骨格に結合するとともに，隣接する細胞とも結合する
- アクチンフィラメントは接着帯に結合している
- デスモソームはボタン状の構造で，皮膚や心筋細胞で顕著である
- デスモソームは隣接する細胞との細胞間隙へ膜貫通蛋白質をのばすことで細胞を支える
- デスモソームは中間径フィラメントと結合している
- ヘミデスモソームは，皮膚の基底層にみられるように，結合組織層からの分離を防ぐために上皮細胞の基部に存在している
- ギャップ結合はコネクソンと呼ばれる液体のチャネルを有するボタン状の構造である
- イオンや化合物はコネクソンを通じて細胞から細胞へと拡散する
- ギャップ結合は細胞間の迅速な情報伝達を可能にする

## 細胞の基底陥入領域

- 細胞の底面と側面の陥入した細胞膜は，イオンを輸送する役割を担っている
- 腎臓と唾液腺細胞でみられる
- $Na^+/K^+$ ATPase(ナトリウムポンプ)が陥入した細胞膜に埋めこまれている
- 陥入に存在する多数の細長いミトコンドリアがイオン輸送に必要なATPを供給している

## 線　毛

- 基底小体に挿入されている運動性をもつ細胞上端面の変形構造
- 呼吸器系器官，卵管，精巣輸出管の管腔の内がわをおおっている
- 運動性は2連結(ダブレット)微小管の滑走によっておこる
- 運動蛋白質であるダイニンがATPを使って線毛を動かす

## 微絨毛

- 非運動性である
- 小腸や腎臓でよく発達している
- おもな機能は小腸からの栄養物や糸球体濾過物質の吸収である

## 第 **2** 章　復習問題

## 問　題

次の問題について，もっとも適切な答えを選びなさい．

1. 細胞間において化学物質の通過を防ぐのは次のどの接着複合体か？
   A. デスモソーム
   B. ヘミデスモソーム
   C. ギャップ結合
   D. 接着帯（接着結合）
   E. 閉鎖帯（密着結合）

2. 細胞間の迅速なコミュニケーションは，どの接着複合体によって提供されるか？
   A. デスモソーム
   B. ヘミデスモソーム
   C. 閉鎖帯
   D. ギャップ結合
   E. 接着帯

3. どの細胞小器官が運動蛋白質であるダイニンを含んでいるか？
   A. 中心体
   B. ミトコンドリア
   C. 線毛
   D. 微絨毛
   E. 中心小体

4. 核内外への高分子の輸送を制御するものはどれか？
   A. 核膜孔
   B. 核小体
   C. 核膜
   D. 核染色質
   E. 核周囲の細胞質

5. 細胞内の主要な微小管形成中心は次のどれか？
   A. 中心小体
   B. 紡錘体
   C. 線毛
   D. 中心体
   E. 基底小体

## 解　答

1. 正解：E. 閉鎖帯（密着結合）．これの構造は細胞の上端部領域に位置し，消化器系器官の上皮で重要な役割を果たし，毒性化学物質の細胞間の通過を防ぐ．
2. 正解：D. ギャップ結合．接着複合体のうち，斑点状のギャップ結合には，隣り合う細胞を接続し，それらのあいだのコミュニケーションを可能にする小さなチャネル（コネクソン）が存在している．このような結合は，心筋細胞や神経細胞における細胞間の迅速なコミュニケーションに不可欠である．
3. 正解：C. 線毛. 運動蛋白質であるダイニンは ATP-ase 活性をもち，ATP の加水分解によって得られたエネルギーを用いて線毛を動かす．
4. 正解：A. 核膜孔. さまざまな細胞の核では，核膜孔をもつ選択的透過性膜が取り囲んでいる．核膜孔は，核と細胞質のあいだの分子の輸送を制御する．
5. 正解：D. 中心体. すべての微小管は，中心体と呼ばれる細胞質の微小管形成中心からつくられている．

# 顕微鏡写真による補足

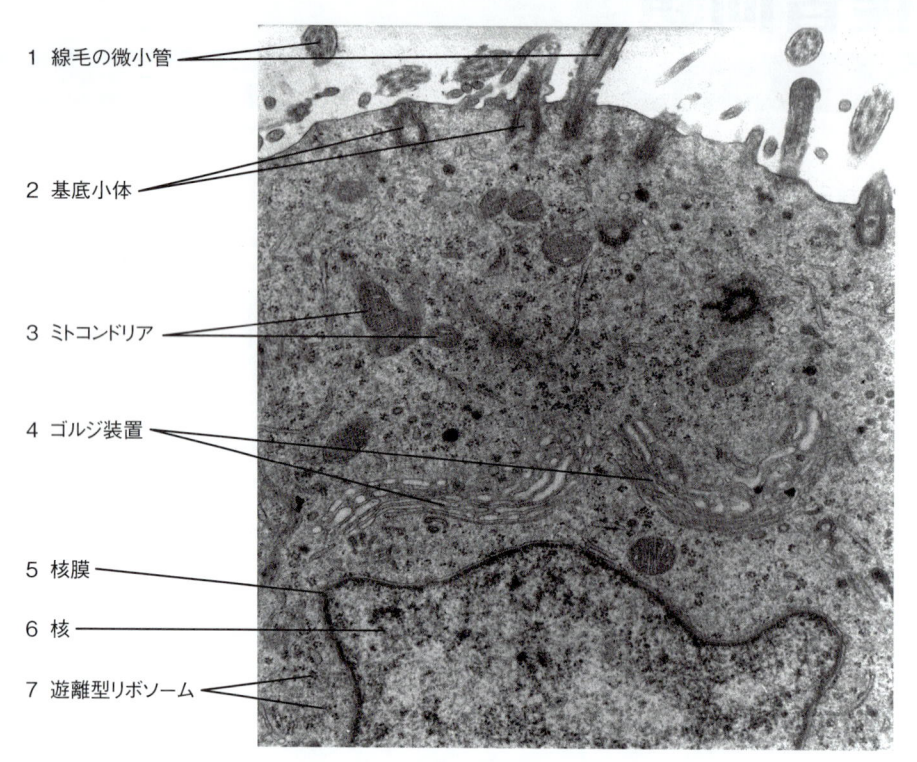

1 線毛の微小管
2 基底小体
3 ミトコンドリア
4 ゴルジ装置
5 核膜
6 核
7 遊離型リボソーム

**図2-14 ■ 鳥類の卵管線毛細胞の細胞質の内容物と細胞内小器官(×15,000)**

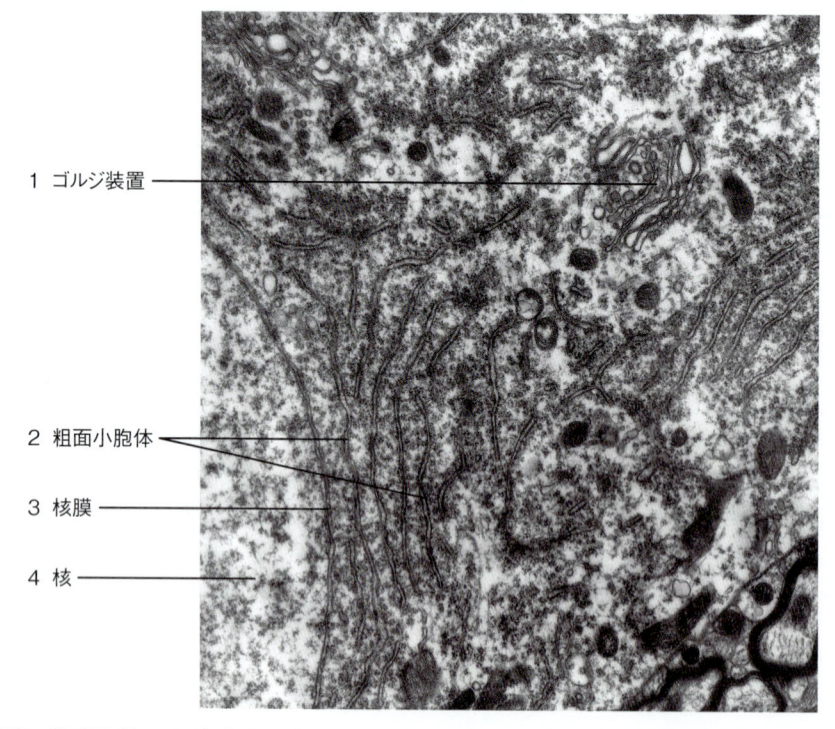

1 ゴルジ装置
2 粗面小胞体
3 核膜
4 核

**図2-15 ■ げっ歯類の脊髄細胞と細胞内小器官(×10,000) [Mark De Santis 名誉教授(WWMI Medical Program, University of Idaho, Idaho 州 Moscow 市)のご厚意による]**

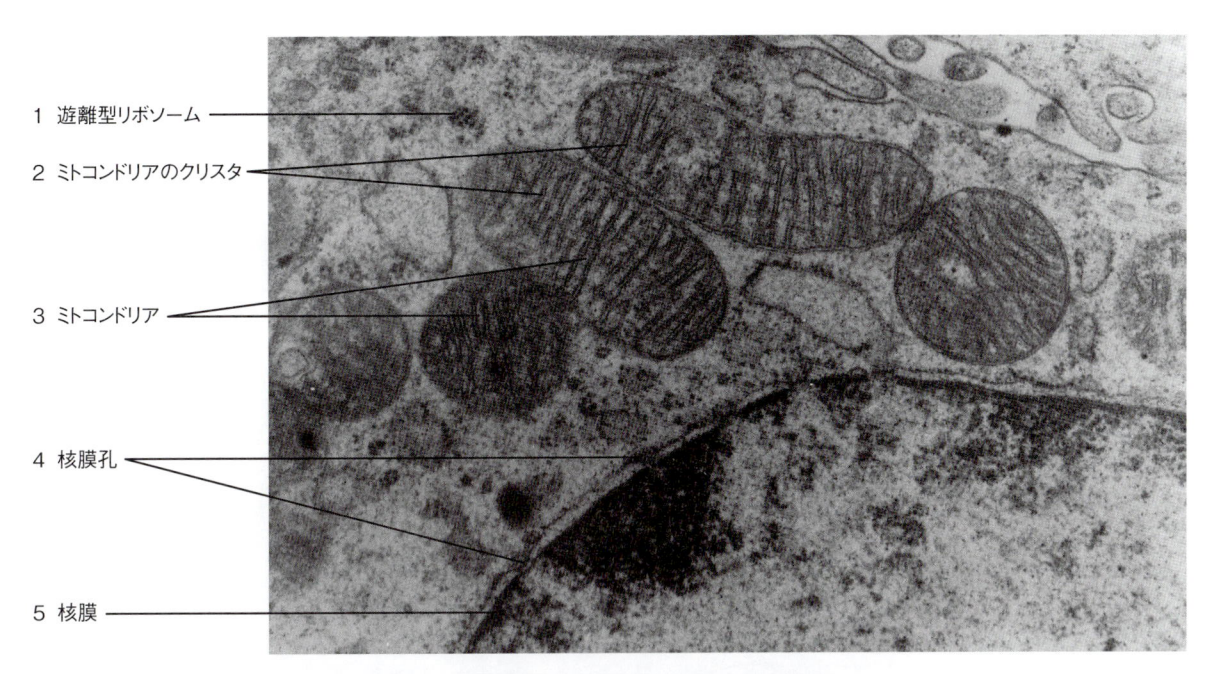

1　遊離型リボソーム
2　ミトコンドリアのクリスタ
3　ミトコンドリア
4　核膜孔
5　核膜

図2-16 ■ 核とそれに隣接する細胞内小器官の断面図（×45,000）

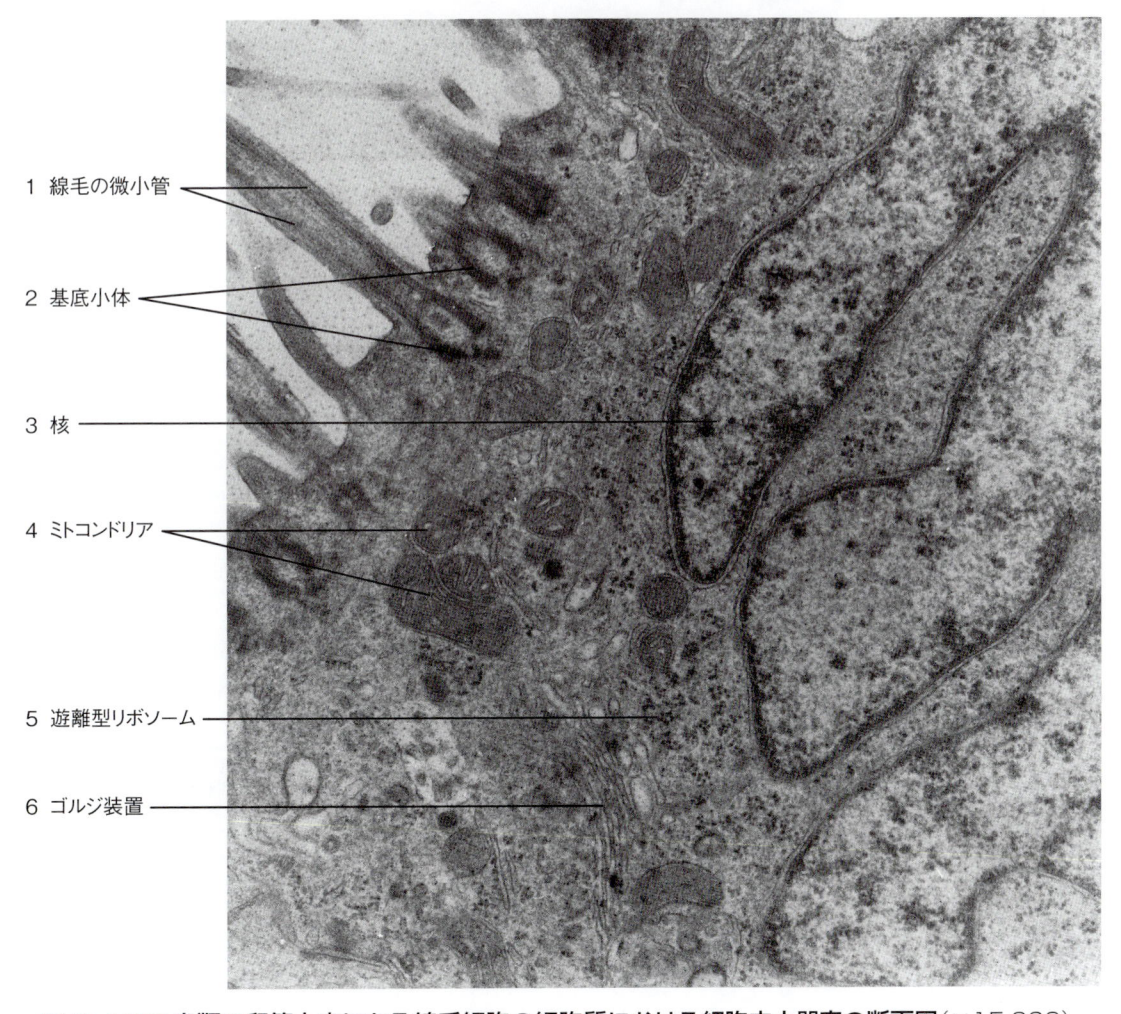

1　線毛の微小管
2　基底小体
3　核
4　ミトコンドリア
5　遊離型リボソーム
6　ゴルジ装置

図2-17 ■ 鳥類の卵管上皮にある線毛細胞の細胞質における細胞内小器官の断面図（×15,000）

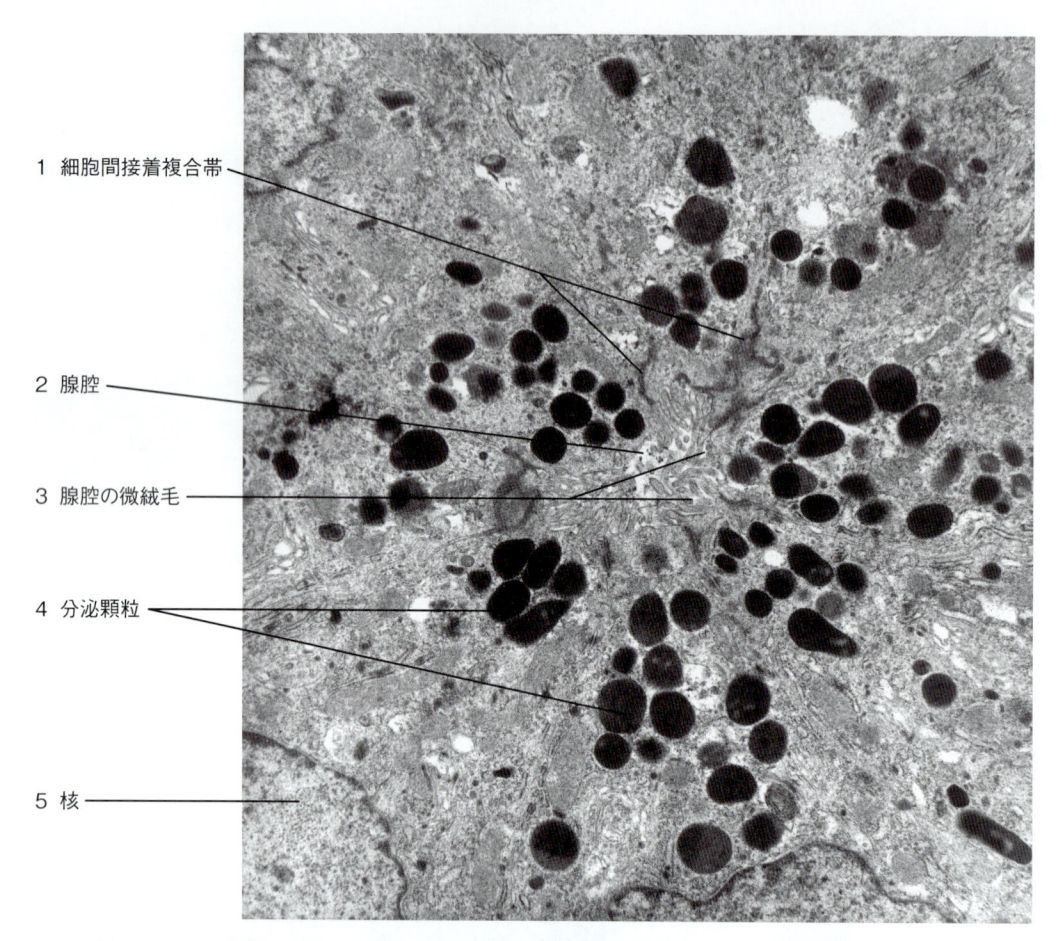

1　細胞間接着複合帯

2　腺腔

3　腺腔の微絨毛

4　分泌顆粒

5　核

**図 2-18** ■ **鳥類の卵管. 腺の上端領域に密な分泌顆粒をもつ分泌細胞**（×5,500）

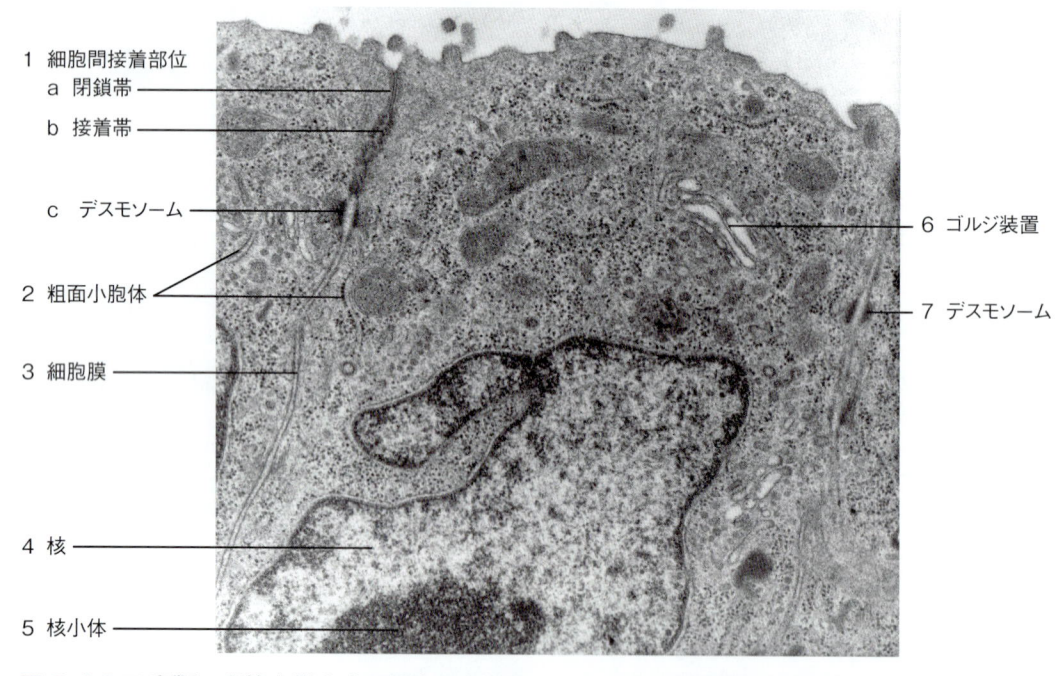

1　細胞間接着部位
　a　閉鎖帯
　b　接着帯

　c　デスモソーム

2　粗面小胞体

3　細胞膜

4　核

5　核小体

6　ゴルジ装置

7　デスモソーム

**図 2-19** ■ **鳥類の卵管内膜上皮の細胞の上端部. さまざまな細胞質小器官がみえる**（×15,000）

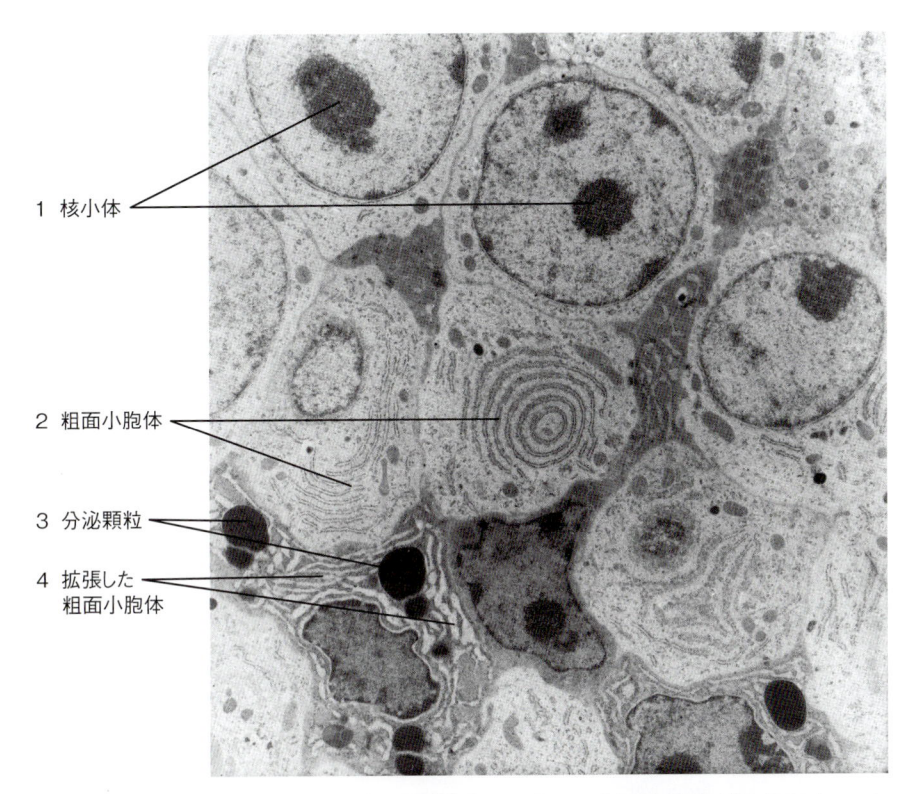

図 2-20 ■ 鳥類卵管由来の分泌上皮の横断面．発達した粗面小胞体がみえる（×5,000）

1　核小体

2　粗面小胞体

3　分泌顆粒

4　拡張した
　　粗面小胞体

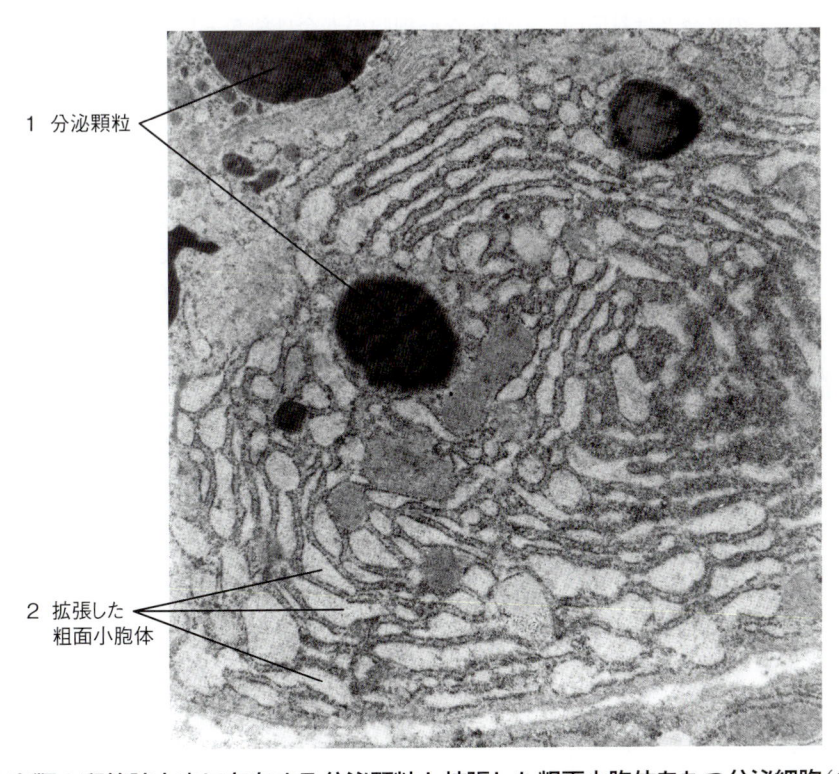

1　分泌顆粒

2　拡張した
　　粗面小胞体

図 2-21 ■ 鳥類の卵管腺上皮に存在する分泌顆粒と拡張した粗面小胞体をもつ分泌細胞（×45,000）

# 第 3 章 細胞と細胞周期

胚の発生過程では，細胞は分裂して増殖し，新しい細胞，組織，器官を形成する．しかし成体では，すべての細胞がさらに分裂して増殖する能力を保持しているわけではない．そのため，分裂して増殖する能力の有無に基づいて，細胞は異なった集団に分類される．

## 成体の細胞

### 永久細胞

神経系の神経細胞や筋肉系(骨格筋，心筋)の筋肉細胞は，胎児期には分裂を繰り返している．しかし，これらの細胞は生後に臓器を形成すると，それ以上分裂する能力はなくなり，もしもそれらの細胞が傷ついたり破壊されたりしても新しい細胞におきかえることができない．

### 安定細胞

**肝臓**などの臓器では，通常の状態であれば，生後は細胞は比較的安定しており，入れかわりの速度も遅い．しかし，肝臓において手術的に一部が切除されたり，有害物質によって損傷をうけると，肝細胞は再生能力を発揮する．肝細胞は，臓器の正常な機能を維持するために，再生し，増殖し，失われた細胞にとってかわる．細胞の更新が連続している臓器の細胞の寿命とは対照的に，健常な肝細胞の寿命は約5ヵ月である．

### 不安定細胞

この種の細胞は，体内のさまざまな組織や器官において，失われた細胞や消耗した細胞におきかわるために継続的に分裂している．**皮膚の細胞**や**消化管上皮(口腔，食道，胃，小腸，大腸)の細胞**は絶えず分裂している．同様に，多数の**血液細胞**は寿命が短く，古くなった細胞とおきかわるためにさまざまな骨の赤色骨髄において絶えず再生されている．また，**精巣の生殖細胞(精祖細胞)**は絶えず分裂を続け，新しい精子をつくっている．

## 細胞周期：間期と有糸分裂

最初の細胞分裂から次の細胞分裂の開始までが**細胞周期** cell cycle にあたる．その期間に，細胞の遺伝子内容が複製され，二つの同一の娘細胞がつくり出されることで，細胞の複製が行なわれる．細胞周期は，**間期** interphase と**有糸分裂**(M 期)mitosis の二つの主要な段階に分けられる．間期は，細胞の大きさや内容物が増加するいくつかの異なる段階によって構成される長い期間である．さらにこの時期に，DNA，中心小体，および染色体が複製され，細胞は分裂(すなわち有糸分裂)の準備をする．有糸分裂においては，四つの明確な段階が組織学的に認識できる．

### 前　期

有糸分裂の最初の長期にわたる段階で，**染色体** chromosome が凝縮し，組織学的にみえ

るようになる．それぞれの染色体は，遺伝的に同一の 2 本の姉妹**染色分体** chromatids からなり，それらは**セントロメア** centromere と呼ばれる結合領域で結合している．染色体の凝縮に伴い，核膜と核小体が消失（断片化）し，細胞内で断片だけがみえるようになる．**中心体** centrosome は二つに分かれる．**中心小体** centrioles はそれぞれ細胞の反対がわの極に移動して，**微小管** microtubule からなる**紡錘体** mitotic spindle を形成する（図 3-1A）．紡錘体は染色体に向かって成長を続け，その一部は，セントロメアの両がわに現れる**動原体**と呼ばれる板状の蛋白質複合体に付着する．**動原体微小管** kinetochore microtubules は，最終的に染色体を細胞の中央に整列させる．動原体で染色体に結合しなかった微小管は**極微小管** polar microtubules となる．

## 中　期

　この短い段階では，染色体は高度に凝縮する．染色体は，両端にある紡錘体の極から放射状にのびる紡錘体の**微小管**が動原体に接着することにより，細胞の赤道に沿って配列することになる．動原体微小管は，染色体を細胞の中央部へ移動させ，その結果，**赤道板** equatorial plate が形成される（図 3-1A, B）．

## 後　期

　この時期には，酵素のはたらきにより染色分体の対がセントロメアで分離し，それぞれの染色分体が独立した染色体になる．これらの染色体は，セントロメアに付着している動原体微小管の短縮によって引き離されて，細胞の反対がわの極への移動を開始する．移動中の染色体は，細胞内で V 字型を呈している．後期の終わりに近づくと，細胞の赤道部に細胞膜の**溝** cleavage furrow が現れ，細胞が分裂する領域が示される（図 3-1C）．

## 終　期

　終期は有糸分裂の最終段階にあたる．終期には，染色体が紡錘体の反対がわへの移動を完了し，染色体の凝縮がほどけ，間期の細胞の染色質（クロマチン）の状態になる．また，**核小体** nucleolus が再び出現し，粗面小胞体が新しい**核膜** nuclear envelope を形成し始める．細胞質には**アクチン** actin フィラメントで構成された**収縮環** contractile ring が形成され，この場所が細胞の分離によって娘細胞になるための分裂部位となる．その後，結合していた娘細胞が**切り離される**．このように細胞質が二つの遺伝的に同じ細胞に分割される過程を**細胞質分裂** cytokinesis と呼ぶ（図 3-1D, E）．

## 間　期

　有糸分裂が完了し，細胞は新たな間期の開始の準備が整う．染色体はほどけて，核の中の**染色質** chromatin としてみえるようになっている．細胞分裂の結果としては，親細胞と同じ遺伝子内容をもつ二つの新しい細胞がつくられる（図 3-1E）．

# 減数分裂

　減数分裂は，**男性**と**女性**の**生殖細胞** germ cell に限定された特別な形式の細胞分裂である．この細胞分裂では，染色体数が**二倍体** diploid（染色体数 46 本）から**一倍体** haploid（染色体数 23 本）に減少した卵子と精子がつくられる．

　減数分裂では，1 回の DNA 複製の後，2 回の細胞分裂が繰り返される．これにより，減数分裂に入ったすべての細胞から一倍体細胞が確実に生み出される．精子による卵子の受精の際には，遺伝子の組み換えが行なわれ，完全な染色体数ができあがることにより，子孫の成育能力を確実なものとされる．減数分裂のプロセスに関する詳細は，第 20 章と第 21 章に述べられている．

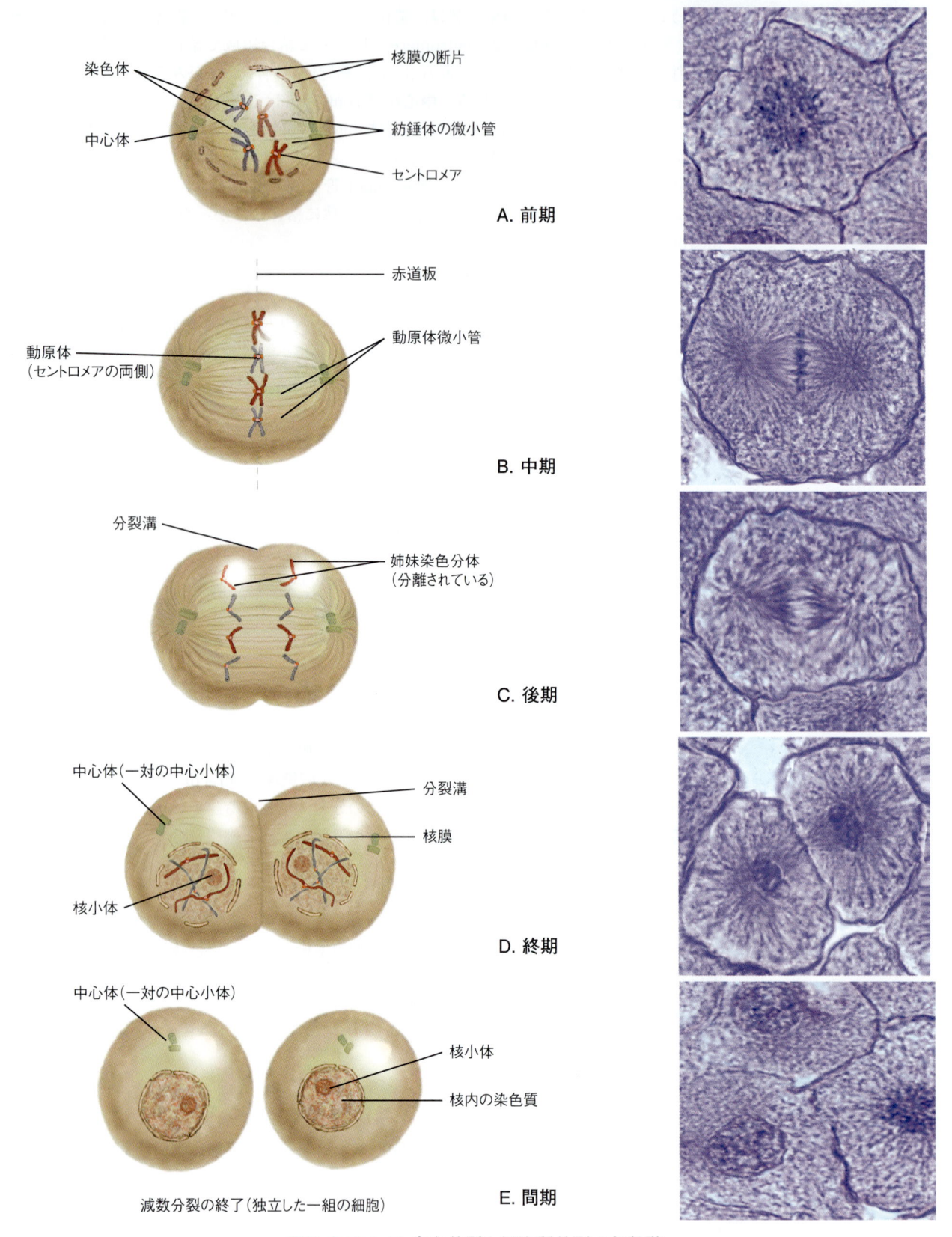

A. 前期

赤道板

B. 中期

C. 後期

D. 終期

減数分裂の終了（独立した一組の細胞）

E. 間期

図3-1 ■ A–E. 有糸分裂と細胞質分裂の各段階

# 第 3 章　まとめ

## 細胞と細胞周期

### 成体の細胞

- 永久細胞――神経細胞や筋肉細胞は損傷してもおきかえられない
- 安定細胞――肝臓の細胞は，除去された細胞，あるいは損傷した細胞とおきかわるために増殖することができる
- 不安定細胞――皮膚，消化管，赤血球，精巣の生殖細胞などは常に新しい細胞がつくられている

### 細胞周期：間期と有糸分裂

- 間期と有糸分裂に分かれる
- 間期は長期にわたり，細胞の内容を複製するいくつかの時期から構成される
- 有糸分裂は，四つの時期（前期，中期，後期，終期）から構成される

### 前　期

- 染色体が凝縮して 2 本の同じ姉妹染色分体を形成する
- 染色分体はセントロメアで結合する
- 核膜と核小体が消失する
- 中心体が分裂し，中心小体がそれぞれ細胞の反対がわの極に移動する
- 中心小体が紡錘体の微小管を形成する
- 微小管は染色体の動原体に付着し，染色体を細胞の中央部に移動させる

### 中　期

- 染色体が高度に凝縮する
- 動原体微小管が細胞の赤道に沿って染色体を配列させる
- 赤道板が形成される

### 後　期

- 酵素のはたらきによって染色分体の対がセントロメアで分離し，染色体になる
- 染色体は動原体微小管の短縮により，細胞の対側の極に移動する
- 移動中の染色体は細胞内で V 字型になっている
- 細胞の赤道部に分裂溝ができる

### 終　期

- 有糸分裂の最終段階
- 染色体が互いに紡錘体の反対がわに移動し終わる
- 染色体の凝縮がほどけ，間期の細胞にみられる染色質（クロマチン）の状態になる
- 核小体が再び出現し，核膜が形成される
- 収縮環が娘細胞に分裂する場所となる
- 細胞質分裂は，有糸分裂において遺伝的に同一の細胞に分割することである

## 減数分裂

- 雌雄の生殖細胞に限定された特殊な細胞分裂
- 染色体数が一倍体（23 本）の卵子・精子がつくられる
- 精子による卵子の受精時に遺伝子の組み換えが行なわれる

## 第 3 章　復習問題

### 問　題

次の問題について，もっとも適切な答えを選びなさい．

1. 細胞周期の最終の段階は？
   A．終期
   B．間期
   C．後期
   D．前期
   E．中期

2. 収縮環と細胞質分裂がみられる時期は？
   A．間期（初期段階）
   B．終期
   C．赤道板形成
   D．紡錘体の形成
   E．中心体の分裂

3. 分裂溝が形成される時期は？
   A．間期
   B．終期

   C．後期
   D．中期
   E．前期

4. 動原体は以下の場所にある
   A．紡錘体の中
   B．染色体上
   C．セントロメアの両がわ
   D．中心体の上
   E．核膜上

5. 有糸分裂の際，染色体を引き離すものは？
   A．中心小体
   B．動原体微小管
   C．分裂溝
   D．セントロメア
   E．有糸分裂紡錘体

### 解　答

1. 正解：A．終期．この段階では，染色体は凝縮して染色質になる．核小体が再び現れ，新しい核膜が形成される．

2. 正解：B．終期．この段階では，結合した細胞が分裂する．細胞質分裂は，遺伝的に同一の二つの細胞が生じる過程である．

3. 正解：C．後期．細胞分裂の後期の終わりごろに，染色体が移動することによって，細胞が分裂する場所を示す分裂溝がはっきりしてくる．

4. 正解：A．紡錘体．紡錘体の微小管は，動原体と呼ばれる板状の蛋白質複合体に付着する．

5. 正解：B．動原体微小管．動原体微小管が短くなると，進行中の有糸分裂の経過の中で染色体が細胞の対側の極に向かって引き離される．

# 組　織

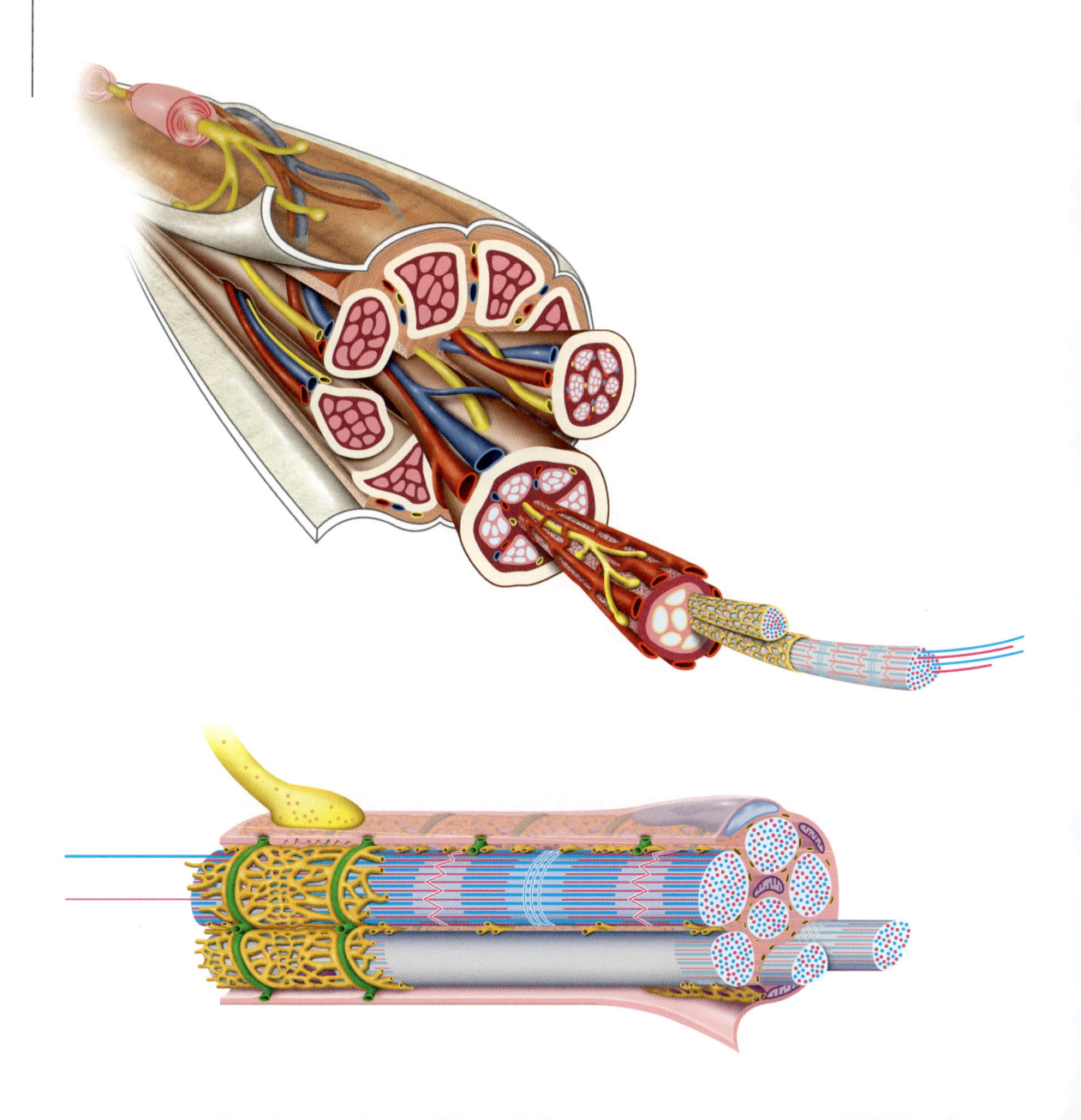

# 第 4 章　上皮組織

## 第 1 項・上皮組織の分類

### 上皮の分布

　生体をつくる基本的な四つの組織は上皮組織，結合組織，筋組織，神経組織である．これらの組織は互いに密接な関係をもって存在し，機能している．

　**上皮組織** epithelial tissue または**上皮** epithelium は生体の**外部表面**や**体内体腔**，**臓器表面**などをおおい，またさまざまな**器官**や**腺**を形成し，その**導管**の内腔をおおっている．上皮細胞は単細胞の層でも複数細胞の層においても互いに接触している．上皮の形態はそれがおおっている器官において場所や機能にしたがって異なる．たとえば，生体の外表をおおう保護層としてはたらく上皮は，内臓やその導管をおおっている上皮とは異なる．いくつかの特定の器官では，上皮にも特定の名前をがついている．たとえば，すべての血管やリンパ管の内部をおおっている上皮は**内皮** endothelium と呼ばれる．腹腔，心膜腔，胸膜腔をおおう上皮は**中皮** mesothelium と呼ばれる．ほとんどの場合，内皮も中皮もうすい単層扁平上皮である．

　上皮は体のほとんどの部位で**無血管**であり，内耳を除いて直接血液が供給されることはない．ただし，内耳の**血管条** stria vascularis と呼ばれる部分には豊富な**毛細血管網** capillary network があり，血管性上皮となっていて，他の非血管性上皮とは対照的である．上皮に直接血液が供給されない場所では，酸素，栄養分，および代謝物は，下層の結合組織にある毛細血管から上皮へと**拡散**する．他の基本的な組織とは対照的に，上皮細胞は高い**細胞分裂率**を示し，継続的に新しい細胞がつくられ，古くなった細胞と入れかわる．

　図 4-1 には，特定の器官にみられるさまざまな型の上皮を示した．

### 上皮の分類

　上皮は**細胞層の数や形態**，または**表層細胞**の構造によって分類される．**基底膜** basement membrane は細胞のないうすい層の領域で，上皮とその下に拡がる**結合組織** connective tissue をへだてていて，光学顕微鏡で観察できる．1 層の細胞からなる上皮は**単層上皮** simple epithelium，多数の細胞層からなる上皮は**重層上皮** stratified epithelium と呼ばれる．単層で，すべての細胞が基底膜に足をつけているが，表面にまで達していない細胞が含まれる場合は，**多列上皮** pseudostratified epithelium と呼ばれる．表層の細胞が平たい細胞からなる上皮は**扁平上皮** squamous epithelium と呼ばれる．表層細胞がまるい，もしくは高さと幅が同じくらいの場合は**立方上皮** cuboidal epithelium，幅よりも丈が高い細胞の場合は**円柱上皮** columnar epithelium と呼ばれる．

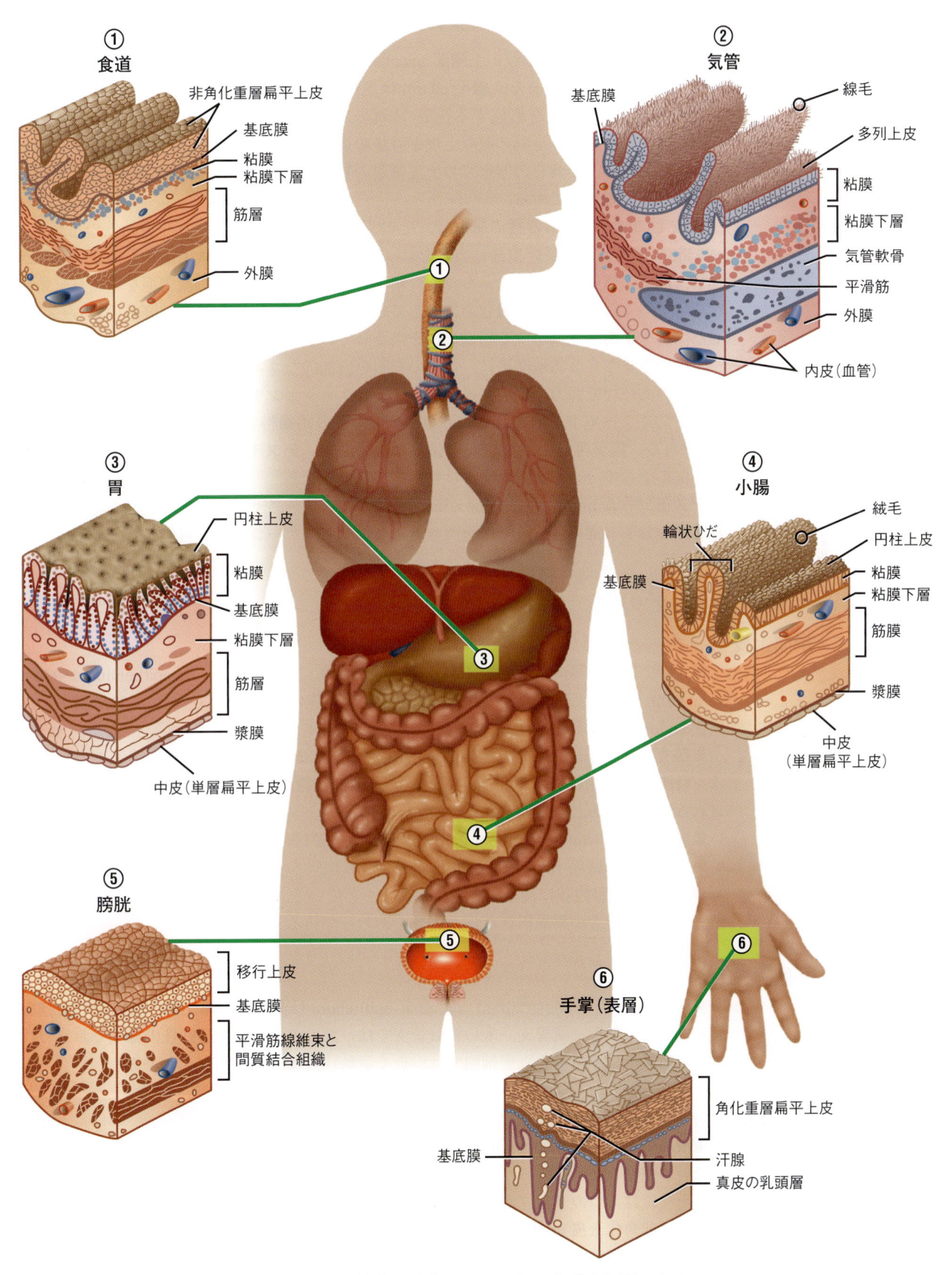

**図 4-1** ■ 特定の器官にみられるさまざまな型の上皮

## 上皮細胞表面の特殊な分化と上皮細胞間の接着複合体

　　器官によっては，上皮細胞の**上端面**apical surface の細胞膜に特殊な変形がみられる．線毛，不動毛，微絨毛などである．**線毛**cilium は運動能をもち，**卵管**，**子宮**，**精巣輸出管**の上皮や呼吸器系の**気道上皮**を構成する特定の細胞にみられる．**微絨毛**microvillus は運動能をもたない微小な突起で，小腸の吸収上皮や腎臓の近位尿細管の上皮など，すべての吸収細胞の表面にみられる．これらの器官での上皮細胞の特殊な形態の機能は，消化の過程で液体や栄養分を吸収することである．

　　微絨毛に加えて，ある種の細胞は，その表面から内腔へとのびる非運動性の**不動毛**stereocilium と呼ばれる長い頂部の突起をもっている．不動毛は，微絨毛よりも長く，**精巣上体**，**精管**，**内耳の感覚器官**などにみられる．精巣上体では，不動毛は細胞表面を増やし，精巣の精細管でつくられた精液の**吸収**を促進している．内耳では，聴覚系と前庭系のどちらにも存在し，**音**や**平衡感覚**に対する感覚機能を果たしている．

　　上皮のさまざまな特殊構造は，個々の細胞を機能的なユニットとして結合させ，隣接する細胞とのあいだで強力な接着と迅速なコミュニケーションを実現する．上皮細胞間の物質の侵入を防ぐシールドを形成しているのが，先端部の**閉鎖帯（密着結合）（タイトジャンクション）**である．**接着帯**は上皮細胞間を強力に接着させ，**デスモソーム**desmosome は強力な結合部位によって，せん断応力をうけた細胞を安定させる．一部の上皮細胞の基底部では，**ヘミデスモソーム**hemidesmosome が細胞を基底膜に接着させ，**ギャップ結合**gap junction は細胞間の分子の選択的拡散や細胞間の迅速なコミュニケーションを可能にしている．

## 上皮の各型とその例

### 単層上皮

　　消化管，肺，心臓の外表面をおおう**単層扁平上皮**simple squamous epithelium は**中皮**mesothelium と呼ばれる．一方，心臓，血管，リンパ管の内腔をおおっている単層扁平上皮は**内皮**endothelium と呼ばれる．

　　**単層立方上皮**simple cuboidal epithelium はさまざまな器官の細い排出導管の内腔面にある．腎臓の近位尿細管では単層立方上皮の上端面は**微絨毛**をもつ**刷子縁**brush border と呼ばれる構造でおおわれている．

　　**単層円柱上皮**simple columnar epithelium は**消化管**（胃，小腸，大腸，胆嚢）の内腔をおおっている．小腸の**絨毛**villus をおおう単層円柱吸収細胞もまた**微絨毛**（刷子縁とも呼ばれる）をもつ．絨毛は小腸内腔に突き出す指状の構造をしている．尿管と女性生殖器の子宮内腔では，運動性の**線毛**をもつ単層円柱上皮が内腔をおおっている．

### 多列円柱上皮

　　**多列円柱上皮**pseudostratified columnar epithelium は**気道**や**精巣上体**，**輸精管**の内腔をおおっている．気管，気管支，太い細気管支では一部の表層細胞が運動性の線毛でおおわれており，精巣上体や精管の表層細胞では，長く運動性のない**不動毛**が存在する．

### 重層上皮

　　**重層扁平上皮**stratified squamous epithelium は複数の細胞層からなる．基底層の細胞は立方ないし円柱状をしているが，これらの細胞は表層へと移動するにつれて扁平になる．重層扁平上皮には二つのタイプがある．

　　一つは**非角化上皮**nonkeratinized epithelium で，その表層細胞は生きており，口腔，咽頭，食道，腟，肛門管など湿った内腔をおおっている．もう一つは皮膚をおおう**角化上皮**keratinized epithelium で，その表層はケラチン keratin が細胞内に充満して死んだ角化細胞からな

る．手掌や足底をおおう上皮は，死んだ角化細胞がとくに厚く重なったものであり，表皮の剥離に対して抵抗している．

　**重層立方上皮** stratified cuboidal epithelium と**重層円柱上皮** stratified columnar epithelium は膵臓や唾液腺，汗腺といった太い**排出導管**のようなかぎられた部分にみられる．これらの導管は二層以上の細胞層をもつ上皮でできている．

　**移行上皮** transitional epithelium は**泌尿器系**の大小の腎杯，腎盂，尿管，膀胱をおおっている．この種の上皮は伸縮の程度によって重層扁平上皮のような形から，重層立方上皮のような形に変形することができる．すなわち，移行上皮が**収縮**した状態では表層細胞は**ドーム型**になり，**伸展**した状態では**扁平**になり他の器官の重層上皮に似る．

## 基底膜/基底板

　上皮細胞とその下の結合組織のあいだには，**基底膜**または**基底板** basal lamina と呼ばれる支持的な非細胞層がある．基底膜と基底板という用語は，文献上では一貫性がなく使われており，互換性がある．基底膜は，最初に光学顕微鏡でさまざまな組織染色法を用いてみとめられ，記載された．透過型電子顕微鏡（TEM）の登場により，基底膜は**基底板**と**網状板** reticular lamina という二つの主要な構成要素から構成されていることが明らかになっている．基底板は微細な線維からなり，上皮細胞の基底極と直接接触している．網状板は基底板の下に位置し，コラーゲン線維で形成されており，基底板よりも広がっている．この層は基底板を支え，結合組織と連続している．

### 図 4-2　単層扁平上皮：腹膜中皮の表面

　単層扁平上皮 simple squamous epithelium を観察するため，腸間膜の小片を固定し，硝酸銀液で処理したのち，ヘマトキシリンで染色している．単層扁平上皮（**腹膜中皮** mesothelium）は扁平な細胞が互いにすきまなくつながって，細胞 1 層の厚みのシートを形成している．不規則な**細胞境界**(1)が銀の沈着によって明瞭にみえ，独特のモザイク模様を形成している．灰青色に染められた**核** nucleus(2)が黄色から褐色に着色した**細胞質** cytoplasm(3)の中央に位置している．

　単層扁平上皮は，気体や液体が受動的に通過できる膜として，胸膜腔，心膜腔および腹膜腔の表面をおおっている．

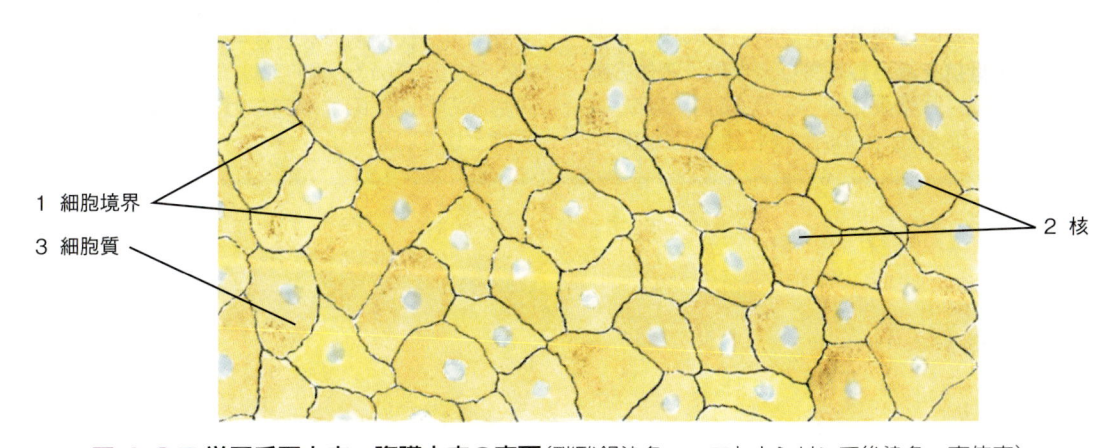

1 細胞境界
3 細胞質
2 核

図 4-2 ■ **単層扁平上皮：腹膜中皮の表面**（硝酸銀染色，ヘマトキシリンで後染色，高倍率）

## 機能との関連 4-1 ■ 基底膜／基底板

基底膜／基底板は，さまざまな組織で重要な役割を果たしている．その役割としては，上皮細胞をその下の結合組織に結合し，支持し，接着させること，結合組織から上皮細胞へ移動する分子を選択すること，細胞の分化，再生，組織の修復や創傷治癒のための表面を提供することなどがある．

### 図4-3 単層扁平上皮：小腸周囲の腹腔中皮

　胸腔や腹腔の表面をおおう単層扁平上皮は中皮と呼ばれる．小腸壁の横断像には，長円形の明瞭な核をもつ紡錘状の細胞で形成されたうすい層である**中皮**(1)が描かれている．うすい**基底膜** basement membrane(2)は中皮(1)の直下に観察される．表面から観察すると，これらの細胞の配置は図4-2に似た様相を示す．

　中皮(1)とその下層の不規則な**結合組織** connective tissue(5)が腹腔膜の漿膜を形成している．**漿膜**は，外筋層と呼ばれる**平滑筋線維** smooth muscle fiber(6)の層と接している(図4-1 ③，④)．この図では平滑筋線維束(6)の横断面が示されている．結合組織中には，**内皮** endothelium(4)と呼ばれる単層扁平上皮で裏打ちされた**小血管**(4)があり，多数の**脂肪細胞** fat (adipose) cell(3)も存在する．

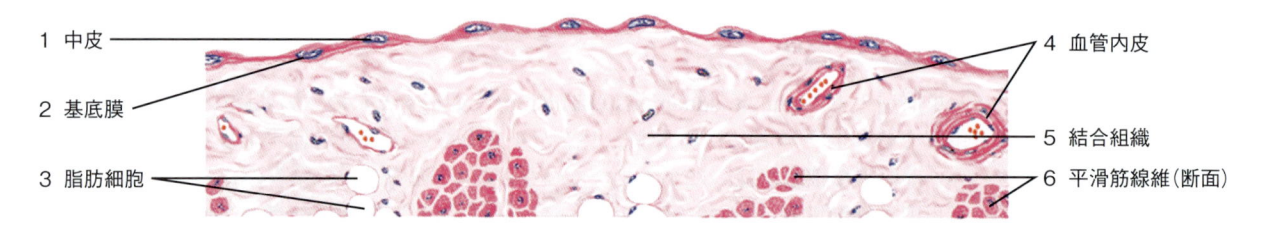

1 中皮　　　　　　　　　　　　　　　　　　　4 血管内皮
2 基底膜　　　　　　　　　　　　　　　　　　5 結合組織
3 脂肪細胞　　　　　　　　　　　　　　　　　6 平滑筋線維（断面）

**図4-3 ■ 単層扁平上皮：小腸を囲む腹膜中皮**（ヘマトキシリン−エオジン染色，高倍率）

## 機能との関連 4-2 ■ 単層扁平上皮

　腹膜の単層扁平上皮は，**潤滑液**を産生して内臓の諸器官のあいだの**摩擦抵抗を減らし**ており，また，液体の輸送にも役立っている．脈管系では，この種の上皮または内皮は，**受動輸送** passive transport によって，液体，栄養物質，代謝物質などを毛細血管壁を通して周囲の細胞へ供給している．肺では，単層扁平上皮が毛細血管と肺胞とのあいだの効率的な**ガス交換** gas exchange を可能としている．

## 図 4-4　腎皮質のさまざまな上皮型

　　この高倍率写真では，腎臓の皮質（末梢領域）のさまざまな上皮が観察できる．**単層扁平上皮** simple squamous epithelium（1）は**ボーマン囊** Bowman's capsule（5）の内腔をおおっている．ボーマン囊が包んでいるのは血液を濾過する**毛細血管** blood capillary（3）の集まった**糸球体** glomerulus（2）であるが，この毛細血管（3）および他のすべての**血管**（8）の内腔は**内皮** endothelium（4, 9）と呼ばれる特殊な種類の単層扁平上皮でおおわれている．周囲の**曲尿細管** convoluted tubule（7）の内腔は**単層立方上皮** simple cuboidal epithelium（6）である．皮質において，ボーマン囊（5），曲尿細管（7），および血管（8）を取り囲んでいる青く染まった線維は，**結合組織**（10）のコラーゲン線維である．

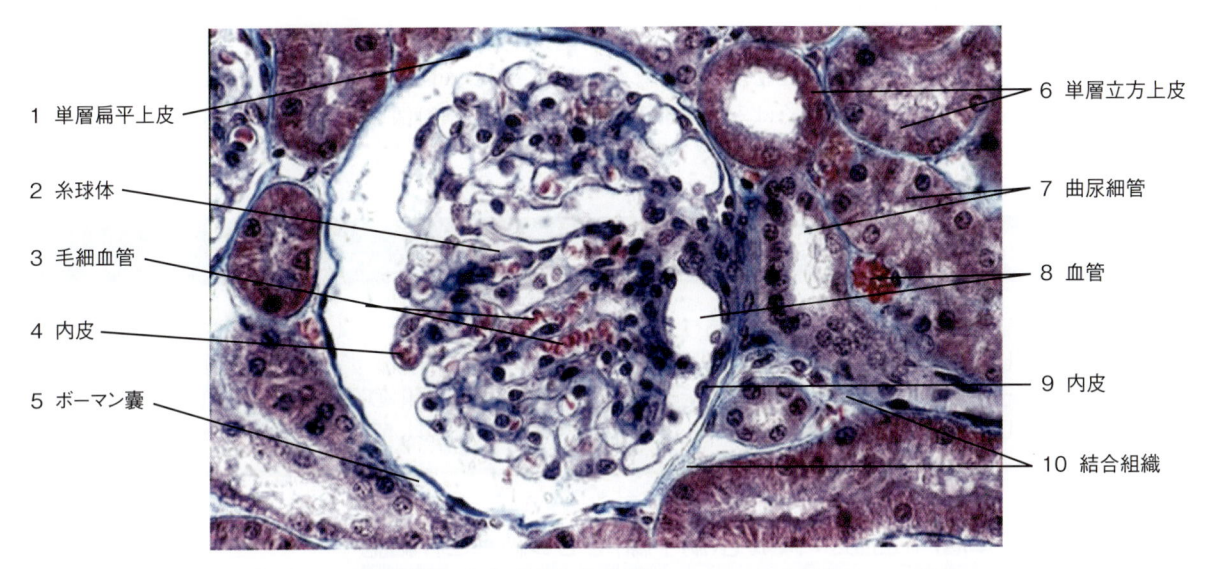

1　単層扁平上皮
2　糸球体
3　毛細血管
4　内皮
5　ボーマン囊

6　単層立方上皮
7　曲尿細管
8　血管
9　内皮
10　結合組織

**図 4-4 ■ 腎皮質のさまざまな上皮型**（マッソンの三色染色，×120）

## 図 4-5　単層円柱上皮：胃の表面

　　胃粘膜の表面は背の高い**単層円柱上皮** simple columnar epithelium（1）でおおわれており，この図では単層円柱上皮の**細胞の上端部** apical cytoplasm（1a）が明るく，**基底核** basal nucle-

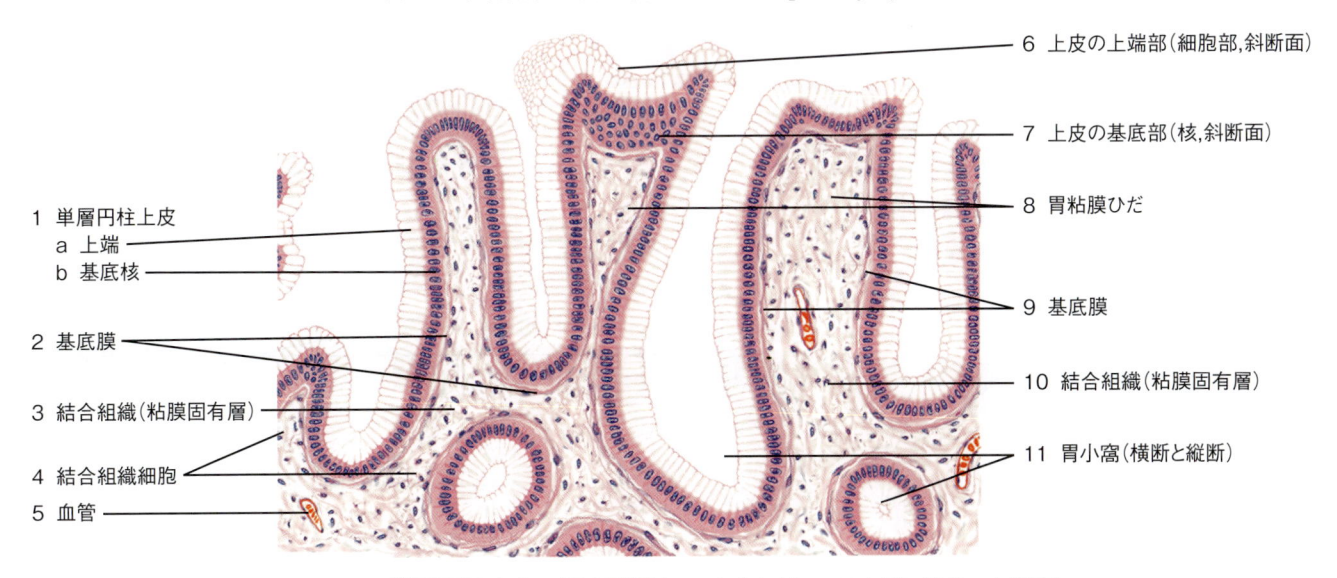

1　単層円柱上皮
　a　上端
　b　基底核
2　基底膜
3　結合組織（粘膜固有層）
4　結合組織細胞
5　血管

6　上皮の上端部（細胞部,斜断面）
7　上皮の基底部（核,斜断面）
8　胃粘膜ひだ
9　基底膜
10　結合組織（粘膜固有層）
11　胃小窩（横断と縦断）

**図 4-5 ■ 単層円柱上皮：胃の表面**（ヘマトキシリン-エオジン染色，中倍率）

us(1b)が暗く染色されている．この上皮細胞は互いに密に接着し，一列に並んでいる．表面の上皮は，下層の**胃粘膜固有層**と呼ばれる**結合組織**(3, 10)の細胞やコラーゲン線維とのあいだは，うすい結合組織の層である**基底膜** basement membrane(2, 9)がへだてている．内皮によって内腔をおおわれた**小血管**(5)は結合組織(3, 10)中に存在する．

　場所によっては上皮が横や斜めに切れている．表面の近くで切れると，上皮の上端部(6)が核のぬけた多角形の層のようにみえる．上皮細胞の**基底部**(7)で横に切れると，核が重層上皮のようにみえる．

　胃の表層細胞は粘膜を保護する粘液を分泌する．これらの細胞の細胞質が明るくぬけてみえるのは，組織を通常の方法で処理しているためである．細胞の上端部(1a)を充たしていた**ムチン前駆体小滴** mucigen droplet が標本作製過程でぬけ落ちてしまっている．基底部の顆粒状の細胞質(1b)がやや好酸性に染まっている．

　胃の中に何もない状態では，胃壁に多くの**胃粘膜ひだ**(8)がみられるが，胃が液体や固体で充たされるとひだはみられなくなる．胃の表面上皮が粘膜の下層に向かってのびてつくられた数多くのくぼみは**胃小窩**(11)と呼ばれ，横断像も縦断像もみられる．

## 機能との関連 4-3 ■ 単層立方上皮と単層円柱上皮

　**単層立方上皮**は器官にある腺の導管の内腔にあり，そこを**保護**，強化している．腎臓ではこの種の上皮が物質輸送や濾過された分子の吸収，濾過液への物質の能動輸送，などを行なっている．

　胃の表面をおおっている**単層円柱上皮**では上皮細胞が**粘液** mucus を分泌する．胃の表面をおおっている粘液は，食べ物の消化の過程で分泌される腐蝕性の胃酸から胃の表面を保護している．

### 図 4-6　小腸絨毛の単層円柱上皮：微絨毛(刷子縁)をもつ細胞と杯細胞

　横断面と縦断面で示された図で示されるように，腸の**絨毛** villus(1)は単層円柱上皮でおおわれている．この上皮には微絨毛(刷子縁)(5, 7)をもつ円柱細胞と卵型の**杯細胞** goblet cell

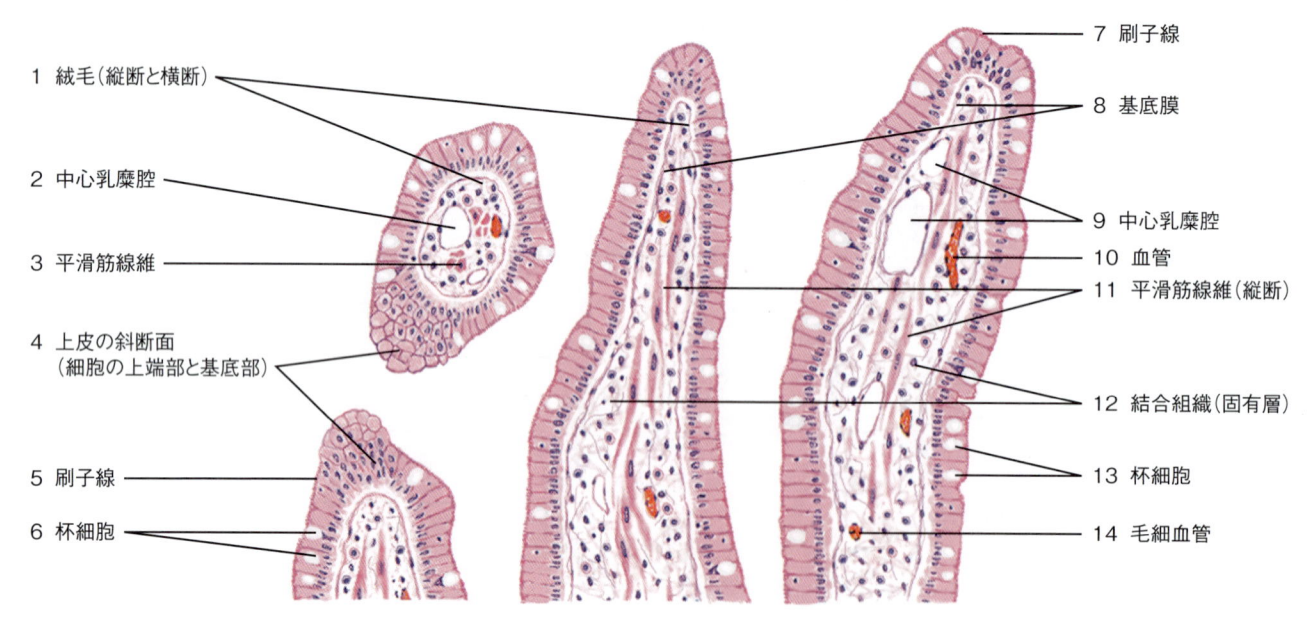

1 絨毛(縦断と横断)
2 中心乳糜腔
3 平滑筋線維
4 上皮の斜断面（細胞の上端部と基底部）
5 刷子縁
6 杯細胞

7 刷子縁
8 基底膜
9 中心乳糜腔
10 血管
11 平滑筋線維(縦断)
12 結合組織(固有層)
13 杯細胞
14 毛細血管

図 4-6 ■ 小腸絨毛の単層円柱上皮：微絨毛(刷子縁)をもつ細胞と杯細胞(ヘマトキシリン-エオジン染色，中倍率)

(6, 13)の2種類がある．**刷子縁**(5, 7)は円柱細胞の管腔側自由縁の赤みがかった層で，ここには垂直の線条がかすかにみえる．これは円柱上皮の上端部の微絨毛である．

淡染性の杯細胞(6, 13)は円柱上皮のあいだに散在している．通常の組織標本作製過程で粘液が流失するため，杯細胞の細胞質はほとんど染まらず，明るくぬけてみえる．本来はムチン前駆体小滴が**細胞の上端部**(4)を占めているため，核は細胞の基底部(4)に押しやられている．

絨毛の先端部の上皮が斜めに切れている部位では，円柱細胞の上端部では核のぬけた細胞がモザイク状にみえ(4)，一方，基底部では重層上皮のようにみえる．

この図では上皮のすぐ下層にある**基底膜**(8)がはっきりみえる．結合組織（**粘膜固有層**）lamina propria(12)には**中心乳糜腔** central lacteal(2, 9)という非常にうすい上皮をもつ空のリンパ管と内皮で管腔がおおわれた多くの**血管** blood vessel(10)や**毛細血管** capillary(14)が存在する．**平滑筋線維** smooth muscle fiber(3, 11)が絨毛内にのびており，この図では横断面(3)，縦断面(11)でみられる．

高倍率で観察すると，粘膜固有層には形質細胞やリンパ球，マクロファージ，線維芽細胞などの多くの結合組織細胞がみられる．

## 機能との関連 4-4 ■ 小腸と腎臓の刷子縁をもつ上皮

小腸上皮の主要な機能は**吸収** absorption である．この機能は，指状にのびて吸収表面積が増加している**絨毛**の存在によって高められている．絨毛は，**刷子縁** brush border と呼ばれる**微絨毛**でおおわれている．微絨毛は，腸内の内容物から栄養分や水分を吸収する．また，腸上皮には**粘液**を分泌する多数の**杯細胞**があり，消化の過程で胃から小腸に入る腐食性の消化液から腸上皮を**保護し**ている．

腎臓における尿の生成には，濾過，吸収，分泌の過程がある．腎臓の近位尿細管の単層立方上皮も発達した**刷子縁**でおおわれている．この微絨毛のおもな機能は，尿細管を通過する濾過液から栄養物質や水分を**吸収**することである．

## 図 4-7　多列線毛円柱上皮：気道－気管

多列線毛円柱上皮 pseudostratified columnar ciliated epithelium は気管やさまざまな太さの気管支のような上気道に特徴的にみられる．この種の上皮は細胞が多層となっているようにみえる．連続切片で調べると，すべての細胞が基底膜(4, 13)に接しているが，細胞の形と背丈が違うため，すべてが管腔側の自由表面に達しているわけではないことがわかる．このような特徴から，この種の上皮は重層上皮ではなく多列上皮と呼ばれる．

ところどころにみられる明るい卵形の杯細胞 goblet cell(3, 11)を除き，すべての細胞は上端部が運動能をもつ多数の線毛 cilium(1, 8)でおおわれている．各線毛は細胞内の中心小体と同一の形状をした基底小体 basal body(9)からのびている．基底小体は細胞の上端細胞膜の直下に存在し，互いに隣接しているため，ときに連続した暗い膜のようにみえる．

多列上皮において上皮深部にある核は，背丈の低い基底細胞 basal cell(12)や，それらと背丈が高い細胞との中間の背丈の細胞のものである．これらより表面がわにある卵形の核は円柱線毛上皮(1, 8)のものである．濃染する小さなまるい核をもち，そのまわりに細胞質がみえない細胞は，結合組織(5)から上皮に遊走してきたリンパ球 lymphocyte(2, 10)である．

明瞭な基底膜(4, 13)が多列上皮とその下の結合組織(5)とをへだてている．結合組織中ではっきりみられるのは線維芽細胞 fibrocyte(5a)，コラーゲン線維 collagen fiber(5b)，まばらなリンパ球と血管(14)である．結合組織の深部には漿液性腺房 serous acinus(7, 15)と粘液性腺房 mucous acinus(6)をもつ腺がみられ，これらの腺は気道を潤す分泌液を産生する．

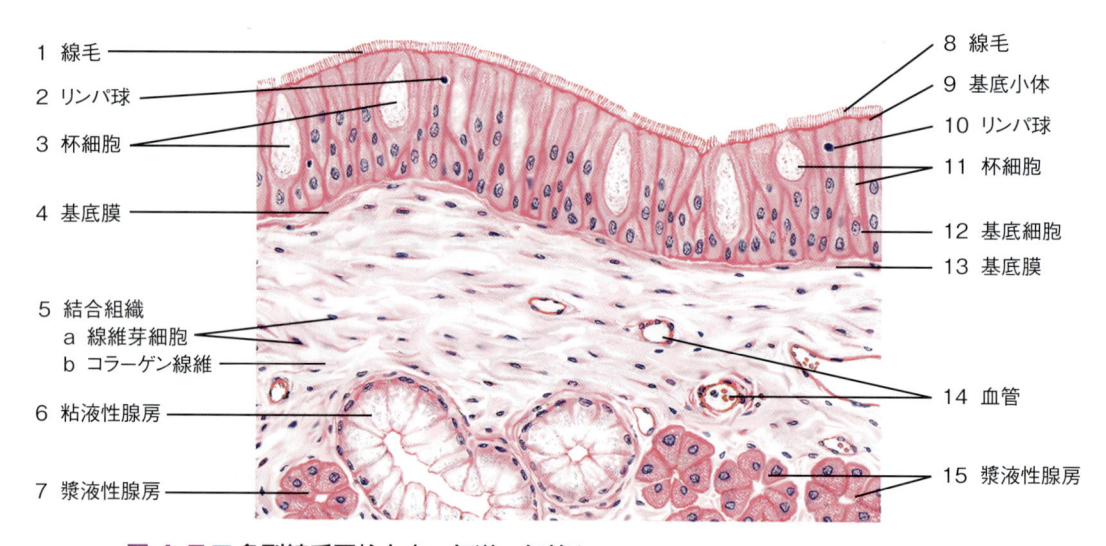

1　線毛
2　リンパ球
3　杯細胞
4　基底膜
5　結合組織
　a　線維芽細胞
　b　コラーゲン線維
6　粘液性腺房
7　漿液性腺房

8　線毛
9　基底小体
10　リンパ球
11　杯細胞
12　基底細胞
13　基底膜
14　血管
15　漿液性腺房

図 4-7 ■ 多列線毛円柱上皮：気道－気管(ヘマトキシリン-エオジン染色，高倍率)

## 機能との関連 4-5 ■ 線毛ないし不動毛をもつ上皮

気管や気管支では，多列上皮に杯細胞と線毛細胞の両者が存在する．線毛細胞の線毛は運動性があり，吸気を浄化し，細胞表面を粘液や粒子を口腔まで運び，これらは飲み込んだり吐き出される．

卵管の単層円柱細胞にも運動性のある線毛があり，卵子と精子が細胞表面で動くのを助ける．精巣輸出管では，精子を線毛細胞が精巣から精巣上体へ輸送する．

精巣上体および精管の内腔は，顕著な不動毛をもつ多列上皮でおおわれている．この不動毛は長く非運動性の構造であり，その構造は運動性がある線毛とは大きく異なっている．不動毛のおもな機能は，微絨毛の機能と同様で，精巣の細胞で産生された精液を精巣上体や精管で吸収することである．不動毛は内耳にも存在するが，その機能は全く異なり，ここでは聴覚や平衡感覚などの感覚機能での役割を果たしている．

## 図4-8　移行上皮：膀胱(弛緩状態)

　　**移行上皮** transitional epithelium(1)がみられるのは尿路系にかぎられる．腎杯，腎盂，尿管，膀胱の内腔は移行上皮でおおわれている．この種の重層上皮は数層の似たような形態の細胞によって構成されている．空の膀胱では，上皮細胞は立方体のようにみえ，内腔に向かって盛り上がっており，しばしば傘細胞またはドーム細胞と呼ばれる．上皮は，尿が蓄積したときや排尿するときの“のび縮み”に応じて常に形態を変える．

　　弛緩して縮んでいるときは，**表層細胞** surface cell(7)は立方状で内腔にふくらんでいる．表層細胞の中にはしばしば**二核細胞** binucleate(two nuclei)cell(6)がみられる．

　　移行上皮(1)の下には**結合組織**(3, 8)の層があり，主として**線維芽細胞** fibroblast(8a)と**コラーゲン線維** collagen fiber(8b)から構成されている．移行上皮(1)と結合組織(3, 8)のあいだにうすい**基底膜**(2)がみられる．上皮の基底面は結合組織の乳頭による入りこみがなく，平らな境界を描いている．結合組織中には**細静脈** venule(4, 11)とさまざまな太さの**細動脈** arteriole(9)がみえる．結合組織の深部には**平滑筋線維** smooth muscle fiber(5, 10)があり，縦断(10)や横断(5)の面がみえる．膀胱の筋層は結合組織(3, 8)のさらに深くに存在する．

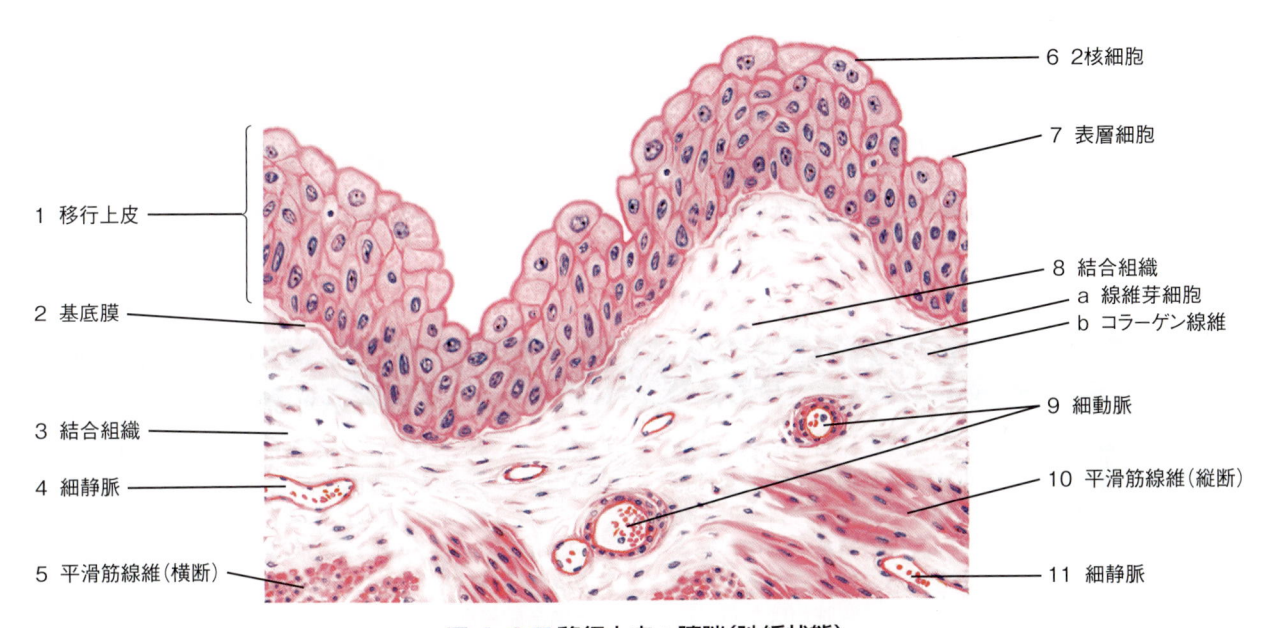

1　移行上皮
2　基底膜
3　結合組織
4　細静脈
5　平滑筋線維(横断)

6　2核細胞
7　表層細胞
8　結合組織
　a　線維芽細胞
　b　コラーゲン線維
9　細動脈
10　平滑筋線維(縦断)
11　細静脈

**図4-8 ■ 移行上皮：膀胱(弛緩状態)**

## 図4-9　移行上皮：膀胱（伸展状態）

　　膀胱に尿が溜まると**移行上皮**（1）が形状をかえる．膀胱の容積が増えると**表層細胞 surface cell**（5）が平たくなり表面積を増やすため，細胞層の数が減ったようにみえる．この伸展状態では，移行上皮（1）は重層扁平上皮のようにみえる．また，膀胱壁のひだがみられなくなり，**基底膜**（2）は平坦になる．空の膀胱（図4-8）と同様に，下層には**細静脈**（3）や**細動脈**（7）のある**結合組織**（6）が拡がり，さらにその下には縦横に切れた**平滑筋線維束**（4,8）が観察できる［移行上皮と食道の重層扁平上皮（図4-10）とを比較せよ］．

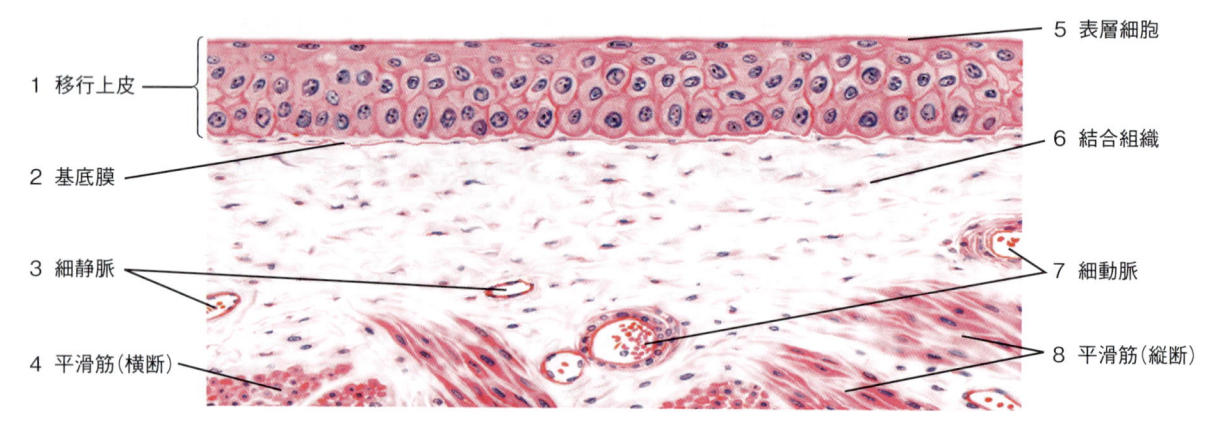

1　移行上皮
2　基底膜
3　細静脈
4　平滑筋（横断）

5　表層細胞
6　結合組織
7　細動脈
8　平滑筋（縦断）

**図4-9 ■ 移行上皮：膀胱（伸展状態）**（ヘマトキシリン-エオジン染色，高倍率）

---

## 機能との関連 4-6　■　移行上皮

　泌尿器系の器官（腎杯，腎盂，尿管，膀腔）において上皮の細胞間が解離することなく尿を蓄積し，排泄することができるのは**移行上皮**のおかげである．移行上皮の細胞膜には**プラーク** plaque と呼ばれる特有の領域があるため，この細胞は形状を変化させることができる．このプラークと呼ばれる領域はさまざまに膀胱がはたらく際の蝶番のように機能する．膀胱が空の状態ではプラークは不規則な辺縁部に織りこまれるが，伸展状態ではプラークは拡げられて細胞が伸張し平坦になる．さらにプラークは水分や塩，低張圧の尿を透過しないため，移行上皮は低浸透圧で細胞傷害性のある尿に対して膀胱中の尿と結合組織間の**浸透圧バリア**としての役割を果たす．

## 図4-10　非角化重層扁平上皮：食道

　　重層扁平上皮は，核をもつ生きた扁平の細胞からなる多数の細胞層からできている．上皮の厚さは体内の場所によって異なり，細胞の配列もさまざまである．この図は食道の湿った**非角化重層扁平上皮** nonkeratinized stratified squamous epithelium（1）の例で，口腔，腟，肛門管にもみられる．

　　立方ないし丈の低い円柱の**基底細胞**（5）が重層上皮の基底部をつくっている．細胞質のほとんどを顆粒状や長円形で染色質の豊富な核が占めている．上皮の中間層の細胞は**多面体型** polyhedral（4）で，丸型ないし卵型の核をもち，細胞質や細胞膜がよりはっきりみえる．上皮の深部の細胞と基底細胞では**有糸分裂** mitosis（6）がよく観察できる．細胞とその核は表層へと移行するにしたがって扁平になるため，多面体細胞の上には数層の**扁平細胞** squamous cell（3）が拡がっている．

　　うすい**基底膜**（7）が上皮（1）とその下の**結合組織**の固有層（2）を分けている．結合組織の**乳頭** papilla（10）が上皮の下面に入りこんで，特徴的な波状の境界線を示している．結合組織（2）には**コラーゲン線維**（11），**線維細胞**（9），**毛細血管**（12），および**細動脈**（8）がみえる．

　　角質層と呼ばれる最外層の重層扁平上皮にさらに大きな摩擦が加わる場合，図4-11に示した手掌の表皮のように厚く角化する．

　　結合組織の乳頭が入りこんでいないうすい重層扁平上皮の例として，眼球の角膜上皮があげられる．この上皮層の下面は平坦である．角膜上皮の細胞層は数層を数えるだけであるが，それでも，基底部の円柱細胞，多面体細胞，そして角膜の最表層には扁平細胞という特徴的な配列がきちんとみられる．

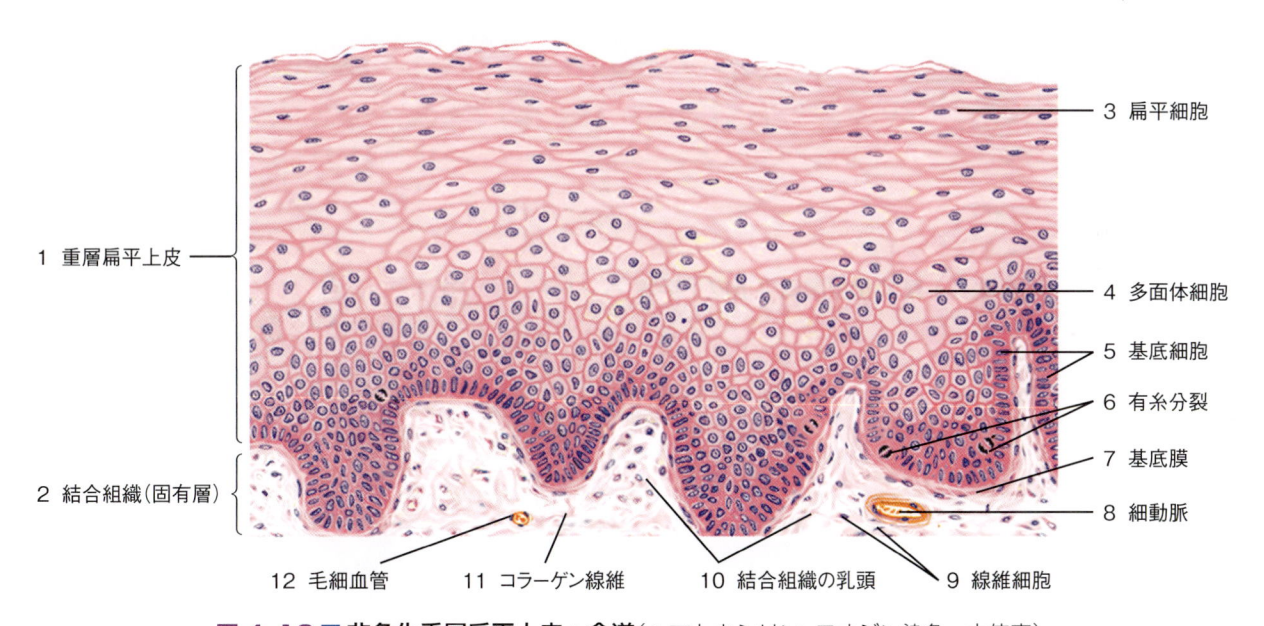

図4-10 ■ **非角化重層扁平上皮：食道**（ヘマトキシリン-エオジン染色，中倍率）

## 図4-11　角化重層扁平上皮：手掌

　　皮膚は**角化重層扁平上皮** stratified squamous keratinized epithelium（1）でおおわれている．皮膚の最外層は**角質層** stratum corneum（5）と呼ばれる死んだ細胞からできている．手掌と足底では角質層（5）が特別に厚いが，他の体部ではこの層はずっとうすい．角質層（5）の下には，角質層（5）へと変化する別の細胞の層がある．

　　中倍率で示したこの写真は角化重層扁平上皮（1）を構成する細胞層を示している．すなわち，**顆粒層** stratum granulosum（6），**有棘層** stratum spinosum（7），そして基底細胞からなる**基底層** stratum basale（8）である．上皮は密なコラーゲン線維と線維芽細胞からなる**結合組織**（3）に接している．上皮の下面には結合組織の乳頭（2）が侵入し，特徴的な波形の構造をつくっている．**汗腺**の**導管**（4）が深部から結合組織と上皮を貫いて走行している．

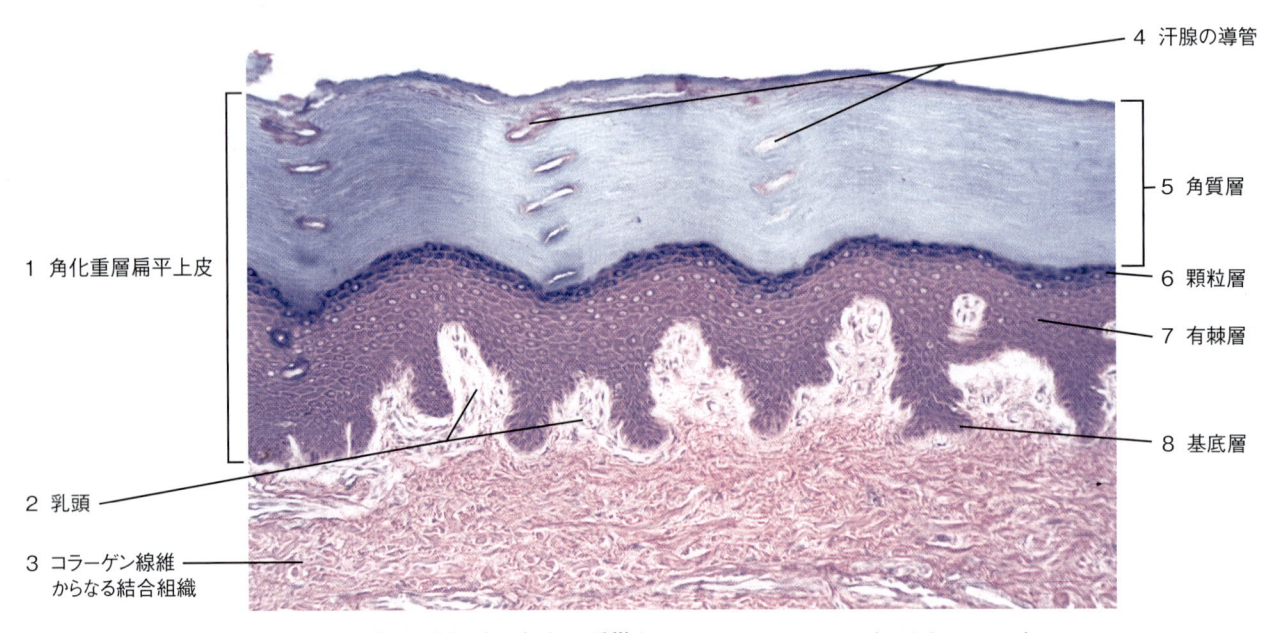

4　汗腺の導管

5　角質層

6　顆粒層

7　有棘層

8　基底層

1　角化重層扁平上皮

2　乳頭

3　コラーゲン線維
　　からなる結合組織

図4-11 ■ **角化重層扁平上皮：手掌**（ヘマトキシリン-エオジン染色，×40）

## 図 4-12　重層立方上皮：唾液腺の導管

　　体内で重層立方上皮がみられるのは特定の器官にかぎられている．この種の上皮は唾液腺と膵臓にある比較的太い導管に存在している．この図は唾液腺にみられる太い導管を高倍率で示した顕微鏡写真である．2 層の立方細胞が**重層立方上皮**(1)を形成しているのがわかる．導管のまわりには**結合組織**(2, 7)のコラーゲン線維と**血管**(3, 5)がみえる．血管の内腔は**内皮**endothelium(4, 6)と呼ばれる単層扁平上皮でおおわれている．

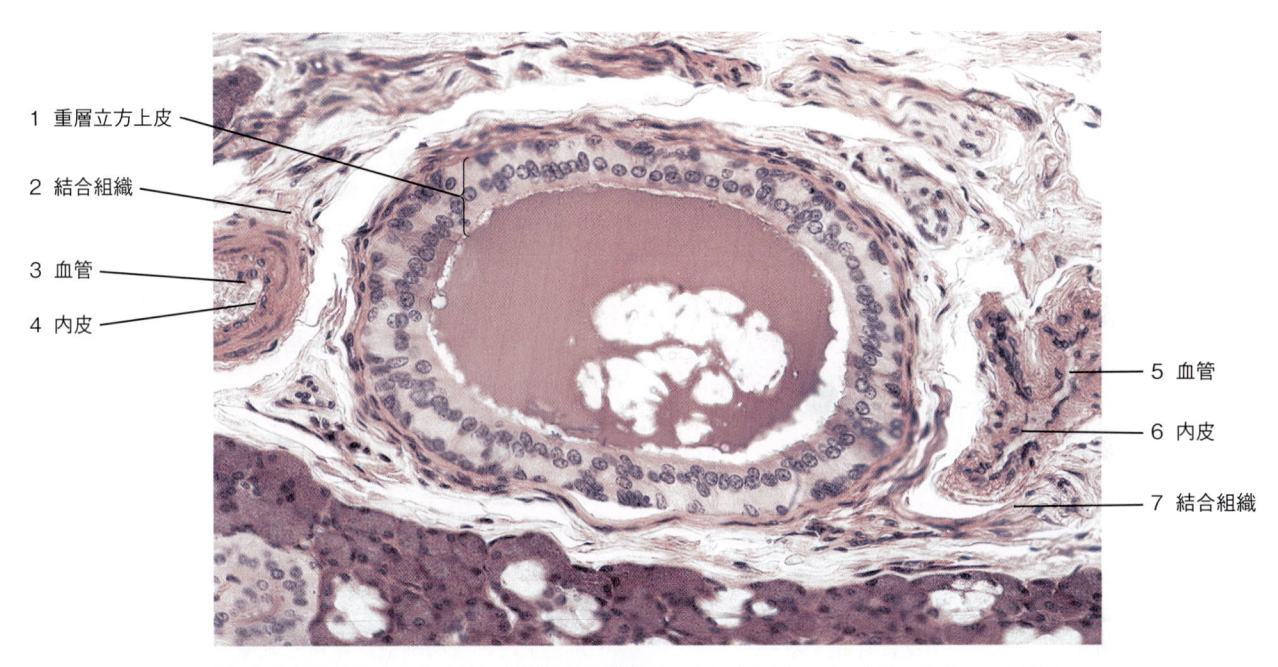

1　重層立方上皮
2　結合組織
3　血管
4　内皮
5　血管
6　内皮
7　結合組織

図 4-12 ■ **重層立方上皮：唾液腺の導管**(ヘマトキシリン-エオジン染色，×100)

# 第 4 章 まとめ

## 第 1 項　上皮組織の分類

### 上皮組織

#### おもな特徴

- 層をつくる細胞の数と細胞の形態によって分類される
- 基底膜によって上皮と結合組織が隔てられる
- ほとんどの上皮には血管はないが，内耳の上皮には血管がある
- 上皮細胞に対しての栄養の供給と代謝物の除去は隣接する毛細血管とのあいだでの拡散によって行なわれる
- 線毛，微絨毛，不動毛などの細胞表面の修飾がある
- 細胞側面には，閉鎖帯，接着帯，デスモソーム，ギャップジャンクション，基底部ではヘミデスモソームなどの表面の修飾がある

#### 上皮の各型とその例

##### ◆単層扁平上皮
- 単層の平たい細胞で，内皮や中皮に存在する
- 中皮は消化器や肺，心臓の外表をおおっている
- 内皮は心腔，血管，リンパ管の内腔をおおっている
- 濾過，拡散，輸送，分泌，摩擦減少などの機能をもつ

##### ◆単層立方上皮
- まるい細胞でできた単層の上皮である
- 細い導管や尿細管の内腔をおおっている
- 導管の保護；尿細管における濾過された分子の輸送と吸収を行なっている

##### ◆単層円柱上皮
- 背の高い細胞で，微絨毛をもつものがある
- 消化管の内腔をおおっている
- 胃の粘膜を保護する粘液を分泌している
- 小腸においては栄養を吸収している

##### ◆多列円柱上皮，線毛ないし不動毛をもつ上皮
- すべての細胞は基底膜と接しているが，細胞の上部は内腔の表面には達していないものもある
- 線毛細胞は粘液を分泌する杯細胞のあいだに点在している
- 気管支において，線毛細胞は細胞表面で微粒子を輸送し，吸気を浄化する
- 女性生殖器，精巣輸出管において，線毛細胞の表面をそれぞれ卵子や精子を運ぶ
- 精巣上体や輸精管では，不動毛が精液を吸収する
- 内耳では不動毛が聴覚や平衡感覚などの感覚についての機能を発揮している

##### ◆重層上皮
- 複数の細胞層からできており，表面の細胞層で上皮の型が決まる
- 非角化扁平上皮の表層細胞は生きた細胞である
- 非角化扁平上皮は食道や腟，肛門管，口腔において湿った保護層を形成している
- 角化上皮の表層細胞は死んだ細胞である
- 角化上皮は摩擦による損傷や細菌の侵入，乾燥を防ぐ
- 立方上皮はさまざまな太い分泌導管の内腔をおおっている
- 立方上皮は導管を保護している

##### ◆移行上皮
- おもに腎杯，腎盂，尿管，膀胱に存在する
- 体液の貯留による伸展で形状を変化させる
- 表層細胞にあるプラーク構造は，内腔の液の貯留により細胞が伸展し形を変える際に役立っている
- 伸縮によっても細胞間の接着は壊れない
- 高浸透圧にある尿から上皮下の組織を保護する浸透圧バリアを形成している

# 第4章　復習問題：第1項

## 問　題

次の問題について，もっとも適切な答えを選びなさい．

1. 上皮の直下にあるものは？
   A．血管
   B．筋組織
   C．基底膜
   D．神経組織
   E．結合組織

2. 擦り傷や細菌の侵入から皮膚を保護する上皮は？
   A．多列上皮
   B．角化重層扁平上皮
   C．線条縁をもつ上皮
   D．非角化重層扁平上皮
   E．重層円柱上皮

3. 細胞がその表面に物質を運ぶのにもっとも適した構造の変化は？
   A．微絨毛
   B．不動毛
   C．線毛
   D．刷子縁
   E．マイクロフィラメント

4. 臓器の膨張を可能にする上皮は？
   A．移行上皮
   B．扁平上皮
   C．立方上皮
   D．円柱上皮
   E．多列上皮

5. 基底膜/基底板の機能は？
   A．細胞の先端領域に閉鎖帯を形成する
   B．上皮細胞による水分や栄養分の吸収を促進する
   C．細胞を結合組織に付着させるためにヘミデスモソームを形成する
   D．上皮細胞に付着し，上皮細胞を支持する
   E．上皮細胞においてデスモソームを形成する

## 解　答

1. 正解：C．基底膜．この膜は，適切な化学物質で染色すると，光学顕微鏡でみることができる．透過型電子顕微鏡では，基底膜は基底板と網状板から構成されている．
2. 正解：B．角化重層扁平上皮．上皮表面のケラチンは，擦り傷や細菌の侵入を防ぐ保護シールドを形成している．
3. 正解：C．線毛．線毛は，気道，卵管，精巣輸出管などの内腔をおおう細胞にある運動性のある構造で，細胞表面で物質を移動させることができる．
4. 正解：A．移行上皮．この種類の上皮は，膀胱など泌尿器系器官の内腔をおおっている．膀胱が尿で充たされ始めると，移行上皮は排泄するまで尿をより多く容れるために膀胱を膨張させることができる．
5. 正解：D．上皮細胞に付着して支持する．

## 第2項・腺組織の分類

　体内にはさまざまな腺組織がある．腺組織は**外分泌系**と**内分泌系**に分けられる．これらの腺は，表面から下層にのびる上皮細胞から発達する．**外分泌腺** exocrine gland は**導管**によって表面の上皮とつながっており，産生した分泌物は導管内に送られることによって外界に分泌されるが，**内分泌腺** endocrine gland は表面の上皮との接続はなく，分泌物は周囲ののの結合組織内毛細血管に直接送られる．

### 外分泌腺

　外分泌腺は**単一細胞性** unicellular と**多細胞性** multicellular に分けられる．単一細胞性の腺は1個の細胞から構成されている．小腸，大腸および気道の上皮にあり粘液を分泌する**杯細胞**が典型的な単一細胞性の腺である．多細胞性の腺は，**分泌部** secretory portion（分泌物を産生放出する上皮細胞からつくられている腺の終末部）と上皮でおおわれた**導管部** ductal portion（分泌物を腺の外へ運び出す管状部）から構成されている．太い導管は通常，重層の立方上皮ないし円柱上皮でおおわれている．

#### 単一外分泌腺と複合外分泌腺

　多細胞性の外分泌腺は導管の構造によって単一腺と複合腺の2種類に大別される．枝分かれしない1本の導管からなる場合を**単一腺** simple exocrine gland という．導管はまっすぐなことも，ねじれていることもある．腺の終末部まで管状になっている場合は，**管状腺** tubular gland という．

　分泌部に続く導管が枝分かれを繰り返している腺が**複合腺** compound exocrine gland である．さらに腺分泌部の形がフラスコ状であるか管状であるかによってそれぞれ**房状腺** acinar （alveolar）gland，**管状腺** tubular gland と呼ぶ．外分泌腺の中には，管状と房状の分泌部が混在しているものもある．このような腺を**管状房状腺** tubuloacinar gland という．

　外分泌腺は腺細胞が産生する分泌物の種類によっても分類されている．**粘液腺** mucous gland は，器官の上皮表面を保護し滑りをよくする粘稠な**粘液**を産生する．**漿液腺** serous gland は水のように粘性の低い分泌物を産生するが，この分泌物は酵素に富むことが多い．生体内には粘液分泌細胞と漿液分泌細胞の両方が混在する腺があり，これを（漿液粘液性）**混合腺** mixed (seromucous) gland という．

#### 部分分泌腺と全分泌腺

　外分泌腺は，分泌物の放出方式によっても分類することができる．膵臓のような**部分分泌腺** merocrine gland では，開口分泌によって分泌物が放出され，分泌物以外の細胞成分は失われない．体内にある外分泌腺のほとんどが，この方式の分泌を行なう．**全分泌腺** holocrine gland では，細胞そのものが分泌物となる．皮脂腺がこのタイプの腺で，細胞内に脂質を溜めこんだ腺細胞が死んで変性して**皮脂**となる．他の種類の腺として，細胞の一部が分泌物として放出される離出分泌腺が考えられていた．しかし，かつて離出分泌腺として分類されていた腺のほとんどが，現在では部分分泌腺であると考えられている．

### 内分泌細胞，組織，腺

　内分泌腺は，外分泌腺と違って分泌物を放出するための導管をもっていない．内分泌腺は導管がない代わりに高度に血管分布をうけているのが特徴で，腺細胞のまわりは豊富な毛細血管網 capillary network で取り囲まれている．分泌細胞と毛細血管が近接しているため，放

　　出された分泌物は血流中に効率よく取り込まれ，体循環によって離れた部位の標的器官に運ばれる．

　　内分泌腺は，次のように三つに分類される．

### 内分泌腺細胞

　　消化器（**腸内分泌細胞** enteroendocrine cell），呼吸器，膵管などのさまざまな器官に散在する**個々の細胞**（**単細胞腺** unicellular gland）も内分泌腺の一つと考えられる．これらの散在する個々の内分泌細胞は，まとめて**びまん性神経内分泌系** diffuse neuroendocrine system（**DNES**）を構成する．これらの細胞は，中枢神経系（CNS）の神経分泌細胞に類似したホルモンを産生・放出することから，神経内分泌系と考えられている．

### 内分泌腺組織

　　膵臓や男女の生殖器などの特定の器官では，内分泌細胞が外分泌腺と一緒に混ざって集塊としてみとめられる．**内分泌腺組織** endocrine tissue は毛細血管網に囲まれているが，外分泌腺の細胞は導管につながっている．

### 主要内分泌器官

　　生体内の**おもな内分泌器官** major endocrine organ としては，**下垂体**，**甲状腺**，**副甲状腺**，**副腎**などがある．これらの器官のおもな機能は，必要に応じて特定のホルモンを合成，貯蔵，全身循環に放出することである．

### 図4-13　単一不分岐管状腺：腸腺

　　導管がない単一不分岐管状腺の典型例は，**大腸**（A, B）と**直腸**にある**腸腺**（**リーベルキューン陰窩**）intestinal gland（crypt of Lieberkühn）である．腸の**表面上皮**と**腸腺**の内面は多数の単一細胞腺である杯細胞でおおわれている．小腸にも同様の杯細胞を含む腸腺がみられるが，丈が低い．

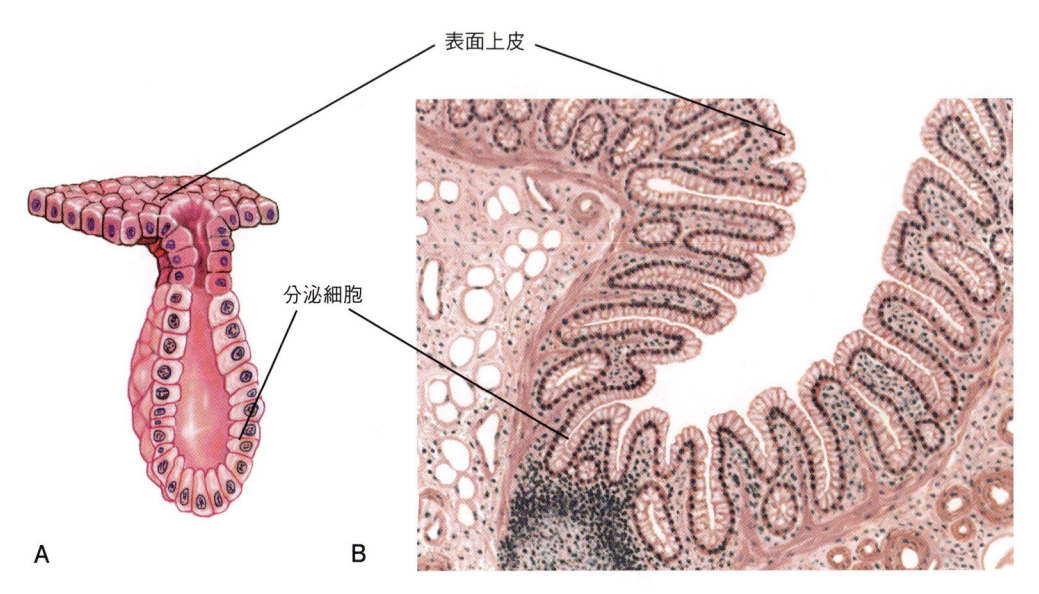

表面上皮

分泌細胞

A　　　　　B

**図4-13 ■ 単一不分岐管状腺：腸腺　　(A)腺の模式図　　(B)大腸の横断面**（ヘマトキシリン–エオジン染色，中倍率）

## 図4-14 単一分岐管状腺：胃腺

導管がない管状腺で，少数の管に分岐する単一分岐管状腺が胃にみられる**胃腺** gastric gland(A, B)である．胃底部や胃体部は，塩酸や蛋白質分解酵素ペプシンの前駆体を分泌するために特化した円柱上皮によっておおわれている．

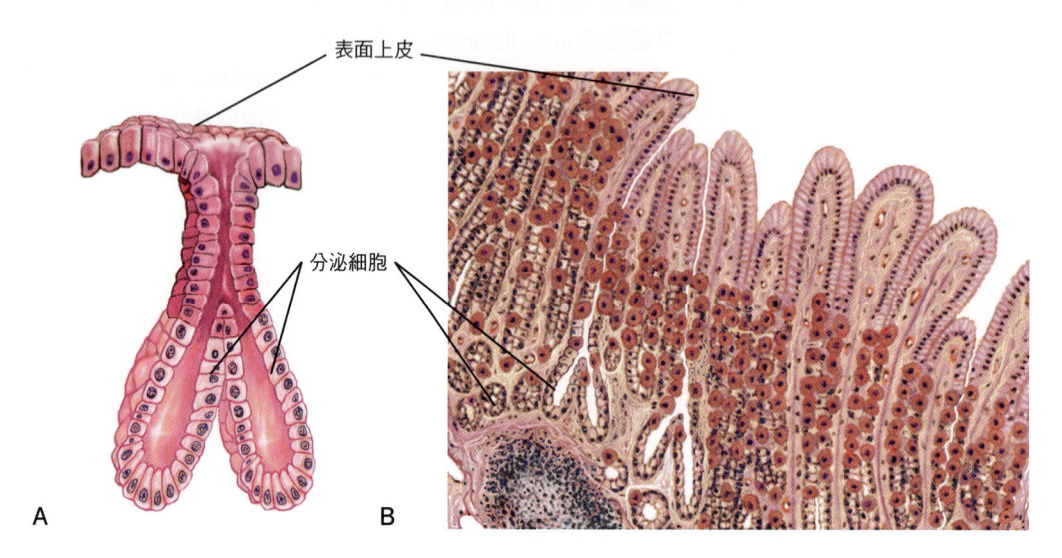

図4-14 ■ 単一分岐管状腺：胃腺　(A)腺の模式図　(B)胃の横断面(ヘマトキシリン-エオジン染色，低倍率)

## 図4-15 らせん状の管状腺：汗腺

皮膚にみられる皮脂腺は，枝分かれがないらせん状の長い管状腺(A, B)である．

腺の**分泌細胞** secretory cell が産生した分泌物は**導管** excretory duct によって皮膚表面に運ばれる．腺の分泌部の単層上皮から，導管での重層立方上皮へと変化することに注目してほしい．

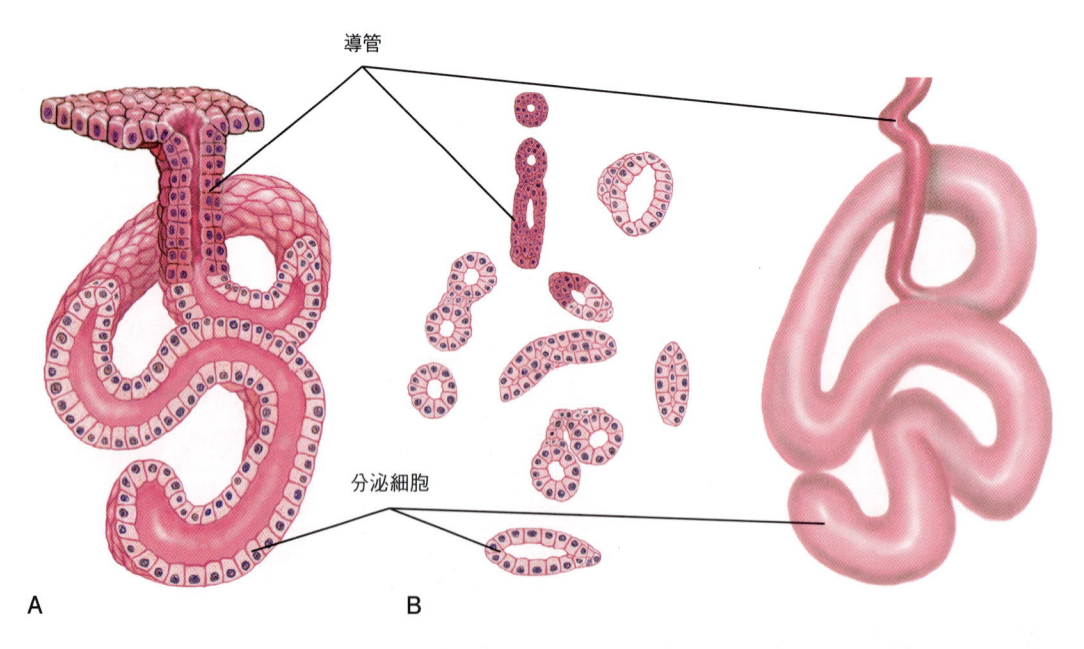

図4-15 ■ らせん状の管状腺：汗腺　(A)腺の模式図　(B)横断面とらせん状の汗腺の三次元構造
（ヘマトキシリン-エオジン染色，中倍率）

## 図4-16　複合房状腺：乳腺

　　乳腺は**複合房状腺** compound acinar（alveolar）gland の一例である（A, B）．授乳期の乳腺では**腺房**が大きくなり，拡張した内腔は乳汁で充たされる．腺房の内容を排出するのは**導管**である．導管の内腔にも分泌物が含まれており，重層上皮でおおわれている．

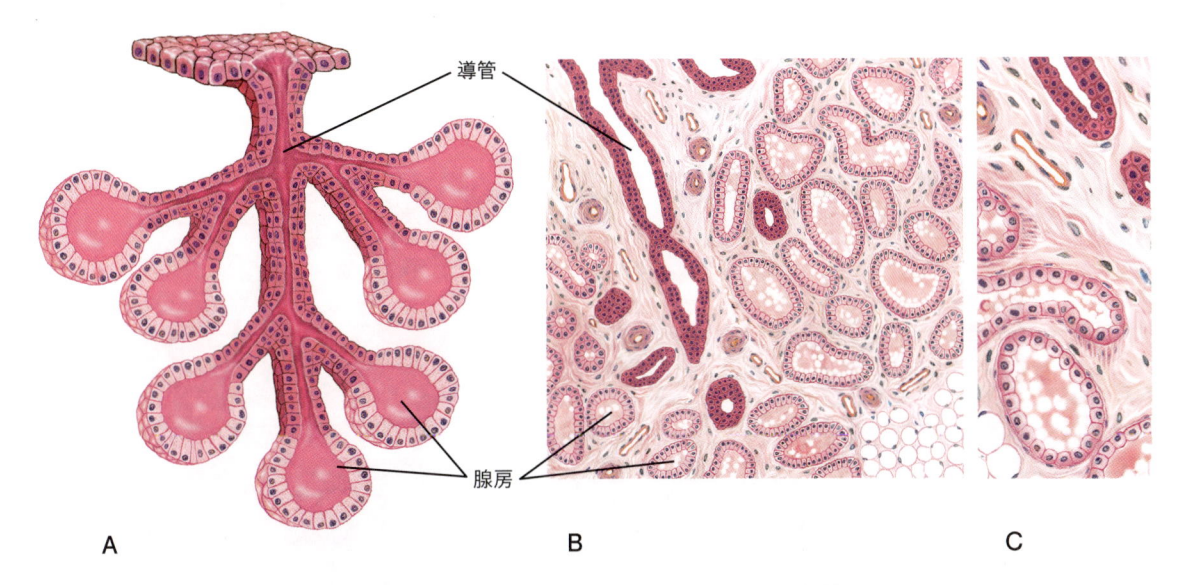

**A**　　　　　　　　　　　　　**B**　　　　　　　　　　　　　**C**

**図4-16 ■ 複合房状腺：乳腺　（A）腺の模式図　（B, C）授乳期の乳腺**
[ヘマトキシリン-エオジン染色，（B）低倍率　（C）中倍率]

## 図4-17　複合管状房状腺：唾液腺

　　**複合管状房状腺** compound tubuloacinar gland（A, B）の典型例は唾液腺（耳下腺，顎下腺，舌下腺）である．腺は**分泌性腺房部** secretory acinar element と**分泌性導管部** secretory tubular element からなる．また，顎下腺と舌下腺は漿液性と粘液性の両方の型の腺房から構成されている．これらの腺房の詳細と比較については，第13章に記述してある．**導管**は立方，円柱ないし重層上皮でおおわれており，どこに分布するかによって名称がつけられている．

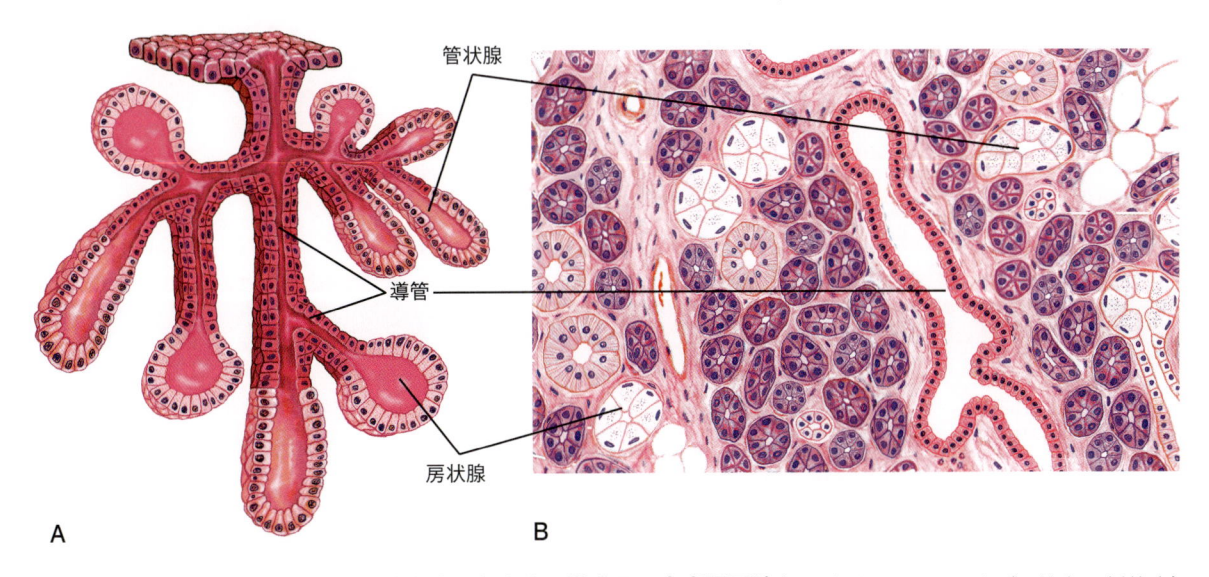

**A**　　　　　　　　　　　　　**B**

**図4-17 ■ 単一不分岐管状腺：唾液腺　（A）腺の模式図　（B）顎下腺**（ヘマトキシリン-エオジン染色，低倍率）

## 図 4-18　複合管状房状腺：顎下腺

　　写真は顎下腺の複合管状房状腺の分泌部を示している．切片では，ぶどうの房のような**分泌性腺房部**(1)がまるくみえており，長くのびる**分泌性導管部**(7)と見分けることができる．切れ方によっては腺房部にも導管部にも内容物のない内腔がみえる．唾液腺の混合腺であり，明るくみえる**粘液性細胞** mucous cell(4)と濃染する**漿液性細胞** serous cell(5)から構成されている．腺の分泌物を排出するのは**導管**(3, 6, 8)である．細い導管は単層立方上皮でおおわれ，まわりを**結合組織**(2)が囲んでいる．結合組織は腺組織のすべての部分を取り囲んでいる．

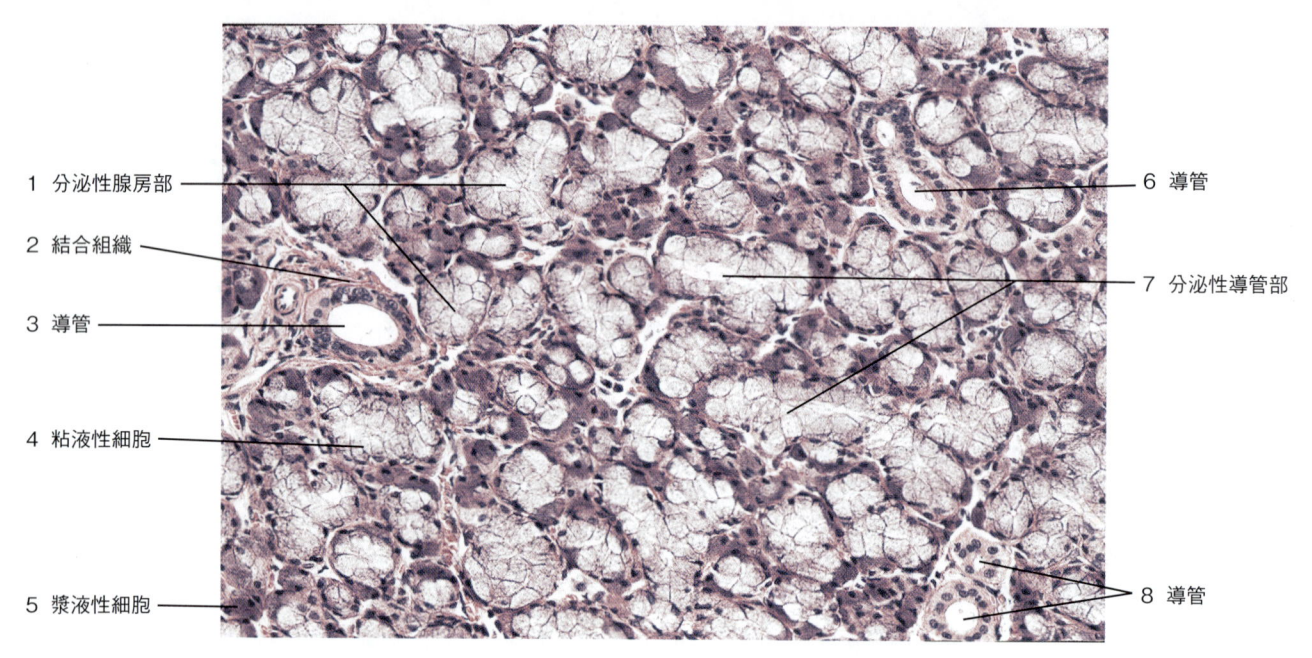

1　分泌性腺房部
2　結合組織
3　導管
4　粘液性細胞
5　漿液性細胞
6　導管
7　分泌性導管部
8　導管

図 4-18 ■ **複合管状房状腺：顎下腺**(ヘマトキシリン-エオジン染色，×64)

## 図 4-19 内分泌腺：膵島

内分泌腺の一例として膵臓の膵島を示している。膵臓は**外分泌部** exocrine portion と**内分泌部** endocrine portion の両者からなる混合腺である。内分泌腺である膵島のまわりを外分泌腺の腺房が取り囲んでいる(A, B)。その他の内分泌器官(腺)の構造と機能については、詳細な解説と図が第 19 章で述べられている。

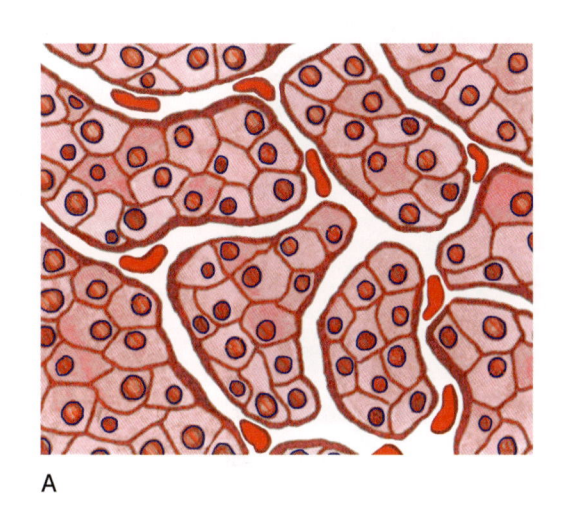

A

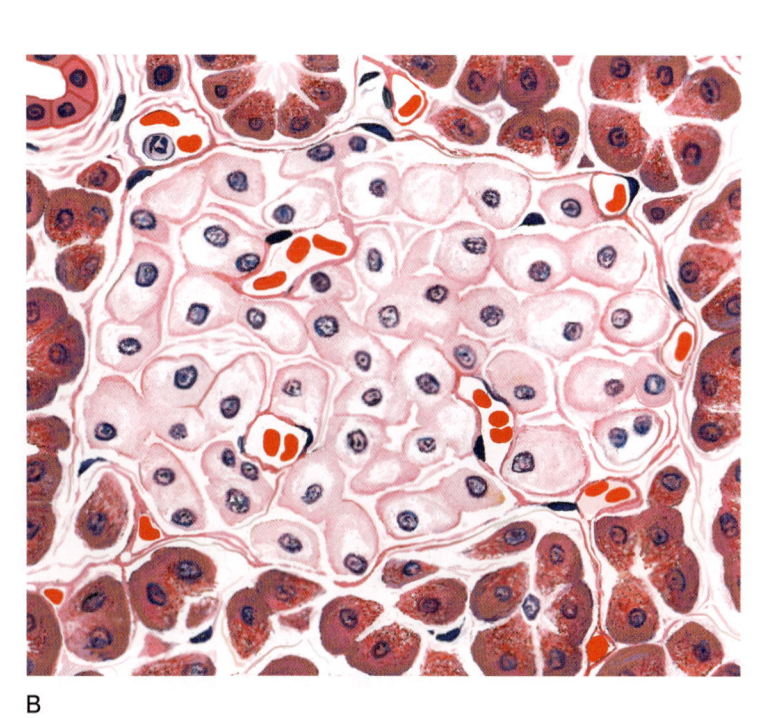

B

**図 4-19** ■ **内分泌腺：膵島　(A)膵島の模式図　(B)膵島内分泌腺と膵島外分泌腺の高倍率像**
(ヘマトキシリン–エオジン染色，高倍率)

## 図 4-20　膵臓の内分泌腺と外分泌腺

　　　写真は膵臓が混合腺であることを示している．単層立方上皮と結合組織でおおわれている**膵外分泌部** exocrine pancreas(3)には，分泌物を運ぶ**導管** excretory duct(1)と数多くの腺房がみられる．**膵内分泌部** endocrine pancreas(5)は膵外分泌部(3)とうすい**結合組織性被膜** connective tissue capsule(4)でへだてられ，膵島と呼ばれる．膵島内分泌腺(5)には導管がないが，血管が張り巡らされ，すべての分泌物は内分泌腺から**毛細血管**(2)を通って分泌される．

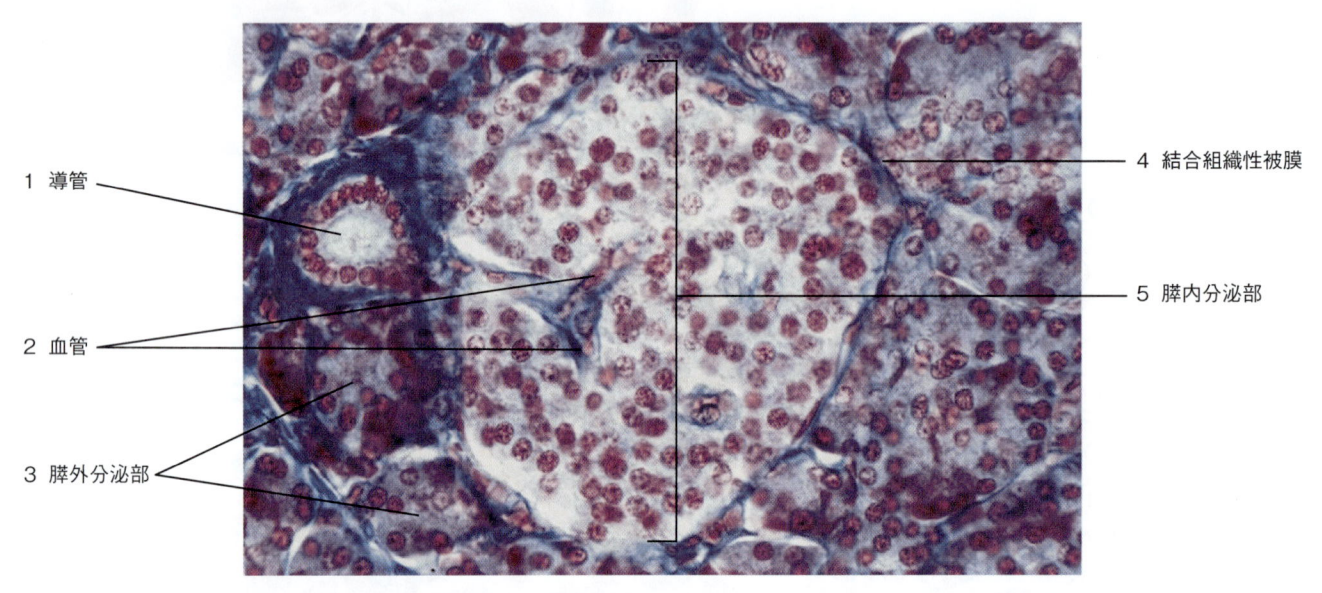

1　導管

2　血管

3　膵外分泌部

4　結合組織性被膜

5　膵内分泌部

図 4-20 ■ **膵臓の内分泌腺と外分泌腺**(マロリー–アザン染色，×100)

# 第 4 章 まとめ

## 第2項 腺組織の分類

### 腺組織

#### 外分泌腺

- 単一細胞性または多細胞性である
- 多細胞性の腺は分泌部と導管部からなる
- 分泌物は体表または管腔臓器に運ばれる
- 単一管状腺は不分岐腺であり，腸腺にみられる
- 汗腺にはらせん状の管状腺がみられる
- 複合腺には繰り返し分岐している管状部と房(胞)状部とが混在している
- 複合房状腺は乳腺にみられる
- 複合管状房状腺は唾液腺にみられる
- 粘液腺は器官の内表面を滑らかにし，保護する分泌物を産生する
- 漿液腺は酵素を含む水様性分泌物を産生する
- 混合腺は粘液性細胞と漿液性細胞の両者を含む
- 膵臓のような部分分泌腺では細胞は失われない
- 皮膚の皮脂腺のような全分泌腺では細胞成分を含めて分泌する

#### 内分泌細胞，内分泌組織，内分泌腺

- びまん性神経内分泌系(DNS)：消化器や呼吸器において内分泌腺としての個々の細胞
- 内分泌組織：膵臓や生殖器における外分泌腺と混在しながら，へだてられた形で存在する内分泌組織
- 主要な内分泌器官：下垂体，甲状腺，副腎など
- 導管をもたず，血管に富む
- 分泌物は血流(毛細血管)に入り，全身に行きわたる

第 **4** 章 **復習問題：第2項**

## 問 題

次の問題について，もっとも適切な答えを選びなさい.

1. 外分泌腺を表層の上皮につなげているのは？
   A．血管
   B．結合組織
   C．導管
   D．管状腺
   E．隣接する腺

2. 単細胞の内分泌腺が存在するのは？
   A．下垂体
   B．甲状腺
   C．乳腺
   D．消化器系器官
   E．膀胱

3. 内分泌細胞と外分泌細胞の両方を含むのは？
   A．下垂体
   B．唾液腺
   C．膵臓
   D．汗腺
   E．皮脂腺

4. 全分泌腺の例は：
   A．皮脂腺
   B．汗腺
   C．唾液腺
   D．膵臓
   E．乳腺

5. 管状房状腺がみられるのは？
   A．汗腺
   B．胃
   C．乳腺
   D．膵臓
   E．唾液腺

## 解 答

1. 正解：C．導管．導管は，外分泌腺と上皮表面をつなげ，分泌物を排出する.
2. 正解：D．消化器系器官．消化管内腔表層には，消化の過程で重要な役割を果たす多数の個別で単細胞の内分泌腺が存在する.
3. 正解：C．膵臓．膵臓には，内分泌細胞と外分泌細胞の2種類の細胞があり，内分泌細胞は外分泌細胞に囲まれて独立した島のようになっている.
4. 正解：A．皮脂腺．皮脂腺では，細胞は変性し，全分泌の一部となる.
5. 正解：E．唾液腺．唾液腺は，管状腺と房状腺の両方の構造をもっている.

# 顕微鏡写真による補足

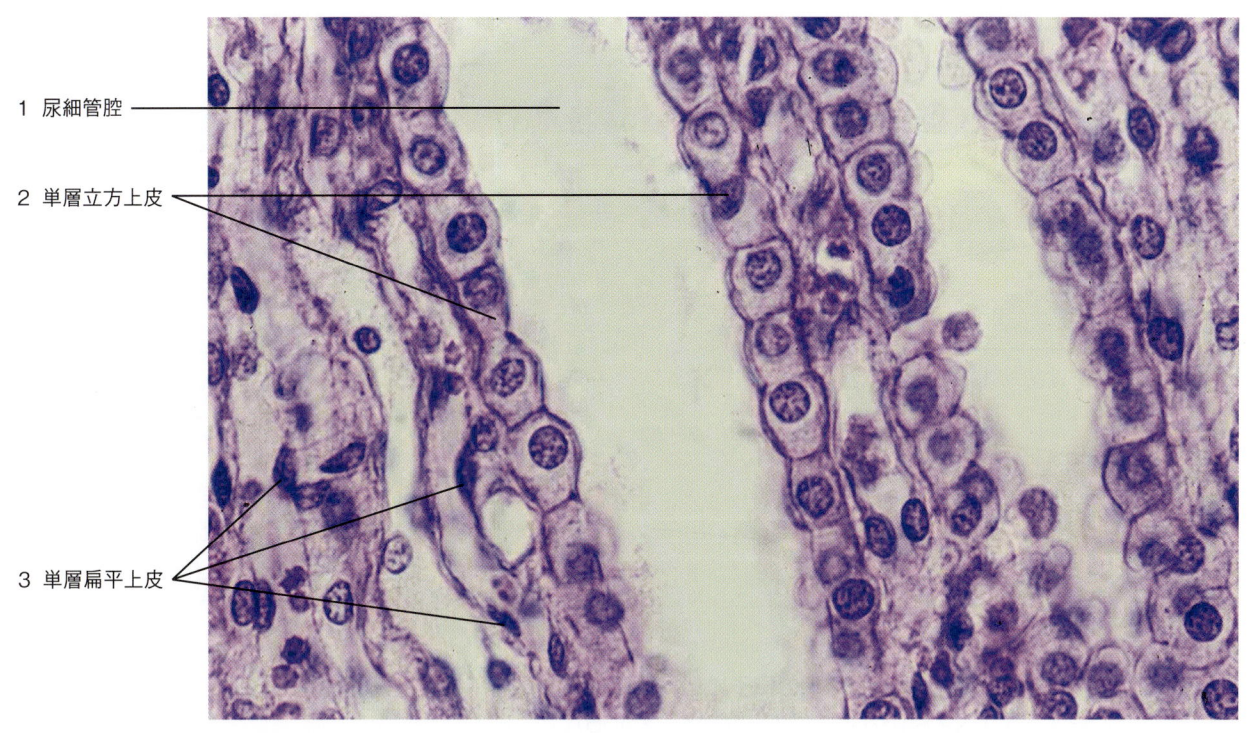

1 尿細管腔

2 単層立方上皮

3 単層扁平上皮

**図 4-21** ■ **げっ歯類の腎臓内の尿細管にある単層立方上皮と単層扁平上皮**（ヘマトキシリン-エオジン染色，×165）

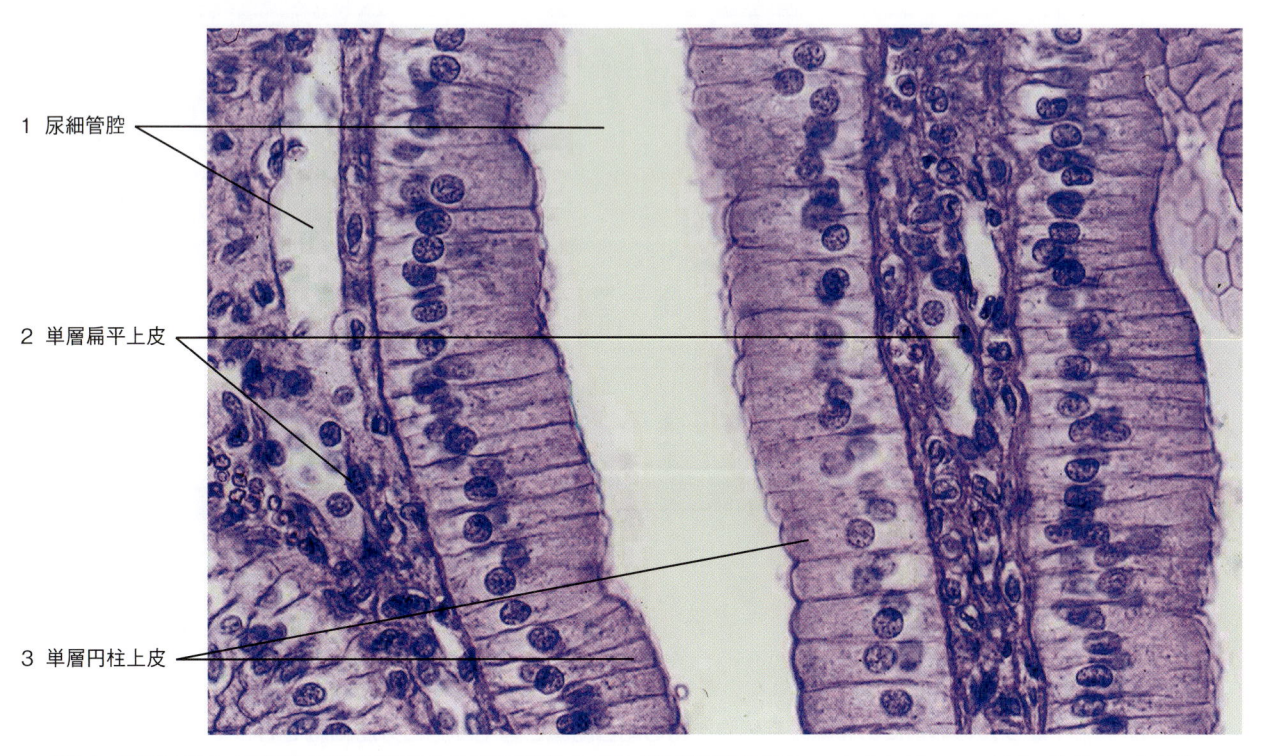

1 尿細管腔

2 単層扁平上皮

3 単層円柱上皮

**図 4-22** ■ **サルの腎臓の乳頭部にある単層円柱上皮と単層扁平上皮**（ヘマトキシリン-エオジン染色，×165）

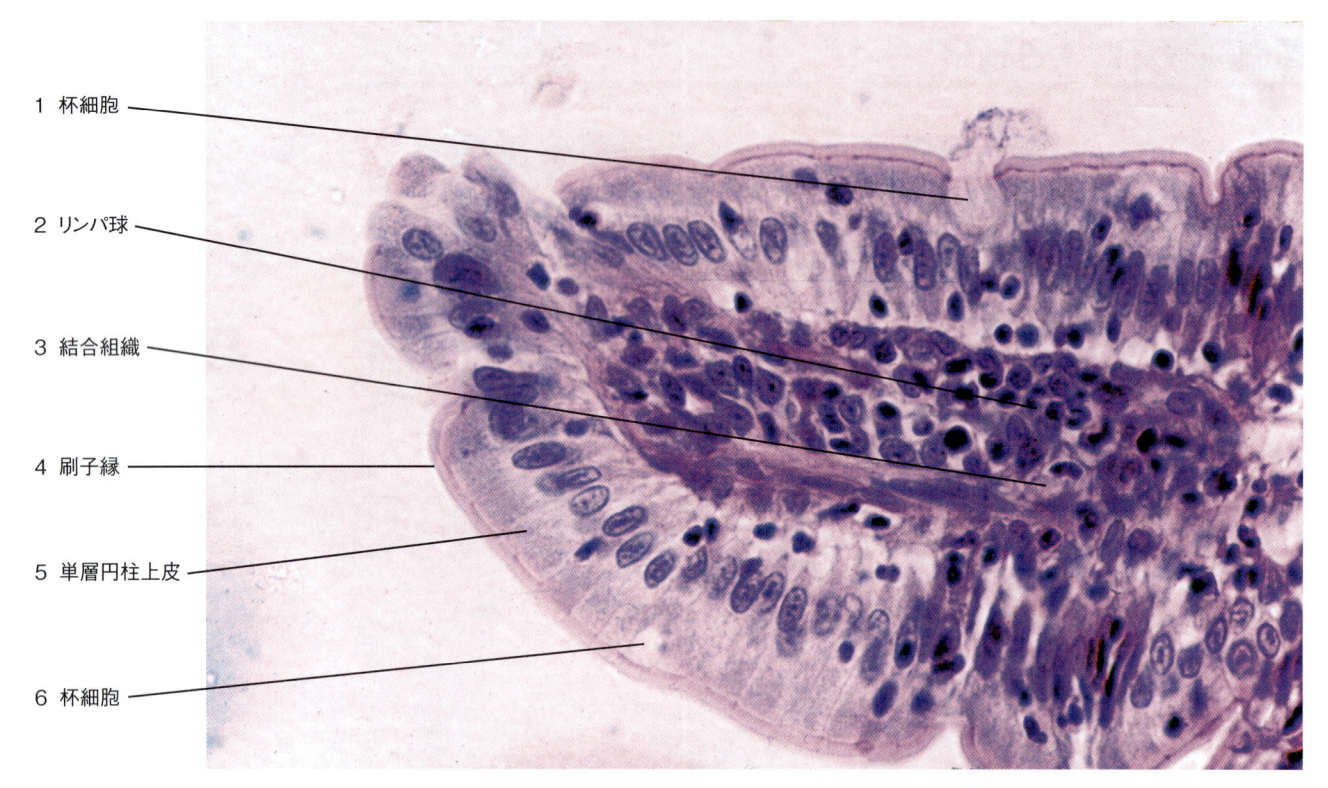

1 杯細胞
2 リンパ球
3 結合組織
4 刷子縁
5 単層円柱上皮
6 杯細胞

**図 4-23** ■ げっ歯類の腸絨毛の刷子縁と杯細胞をもつ単層円柱上皮と結合組織内にあるリンパ球
（ヘマトキシリン-エオジン染色，×205）

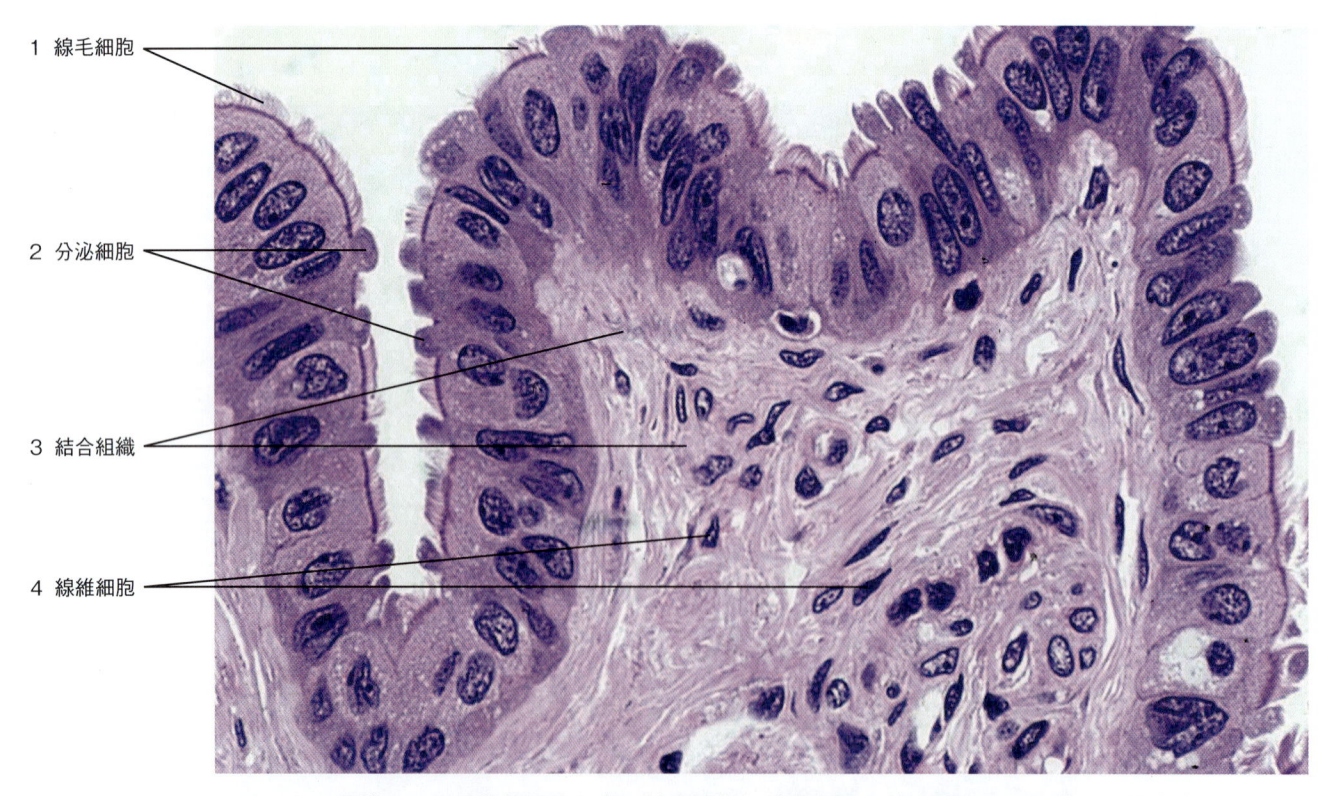

1 線毛細胞
2 分泌細胞
3 結合組織
4 線維細胞

**図 4-24** ■ サルの卵管にある線維芽細胞を含む結合組織と線毛細胞と分泌細胞をもつ単層円柱上皮
（ヘマトキシリン-エオジン染色，×205）

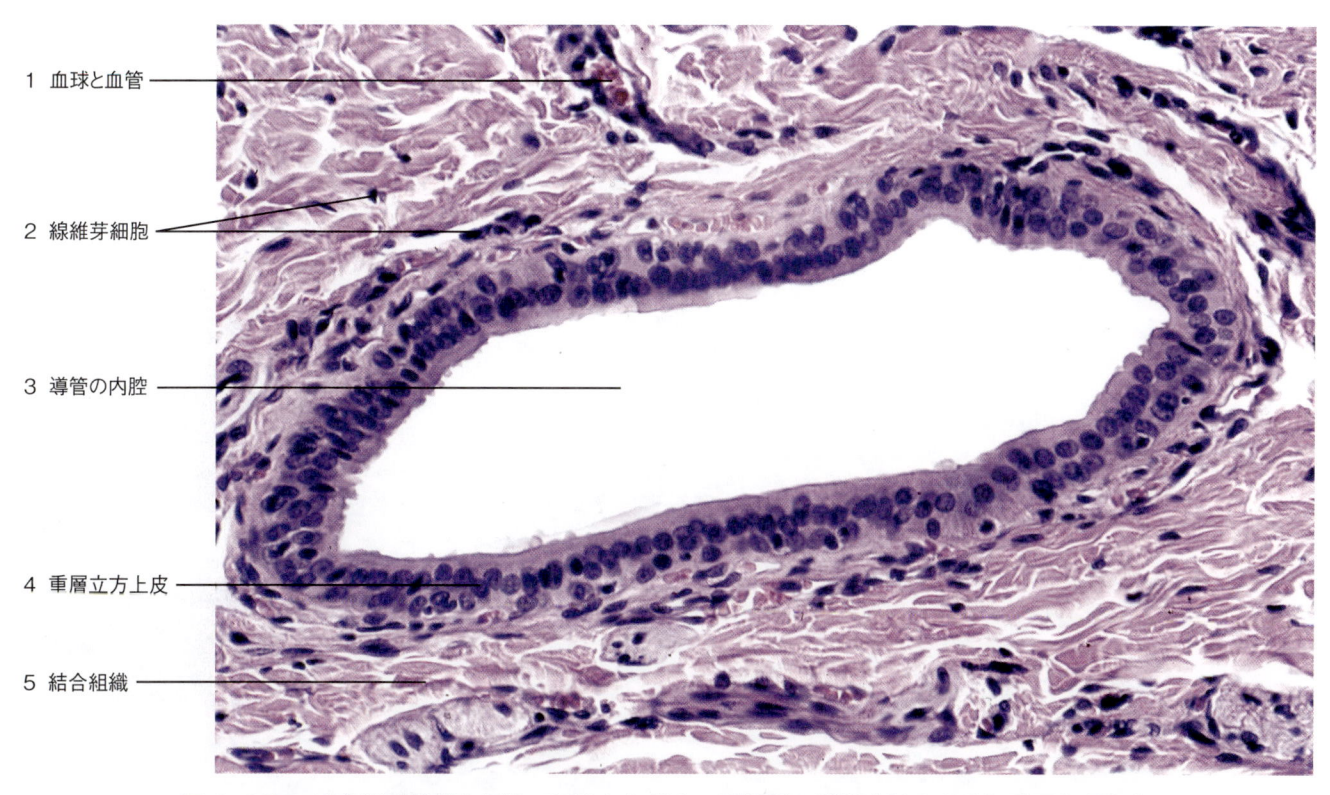

1　血球と血管

2　線維芽細胞

3　導管の内腔

4　重層立方上皮

5　結合組織

**図 4-25 ■ 結合組織線維と細胞で囲まれたサルの唾液腺の導管内腔をおおう重層立方上皮**

（ヘマトキシリン‒エオジン染色，×165）

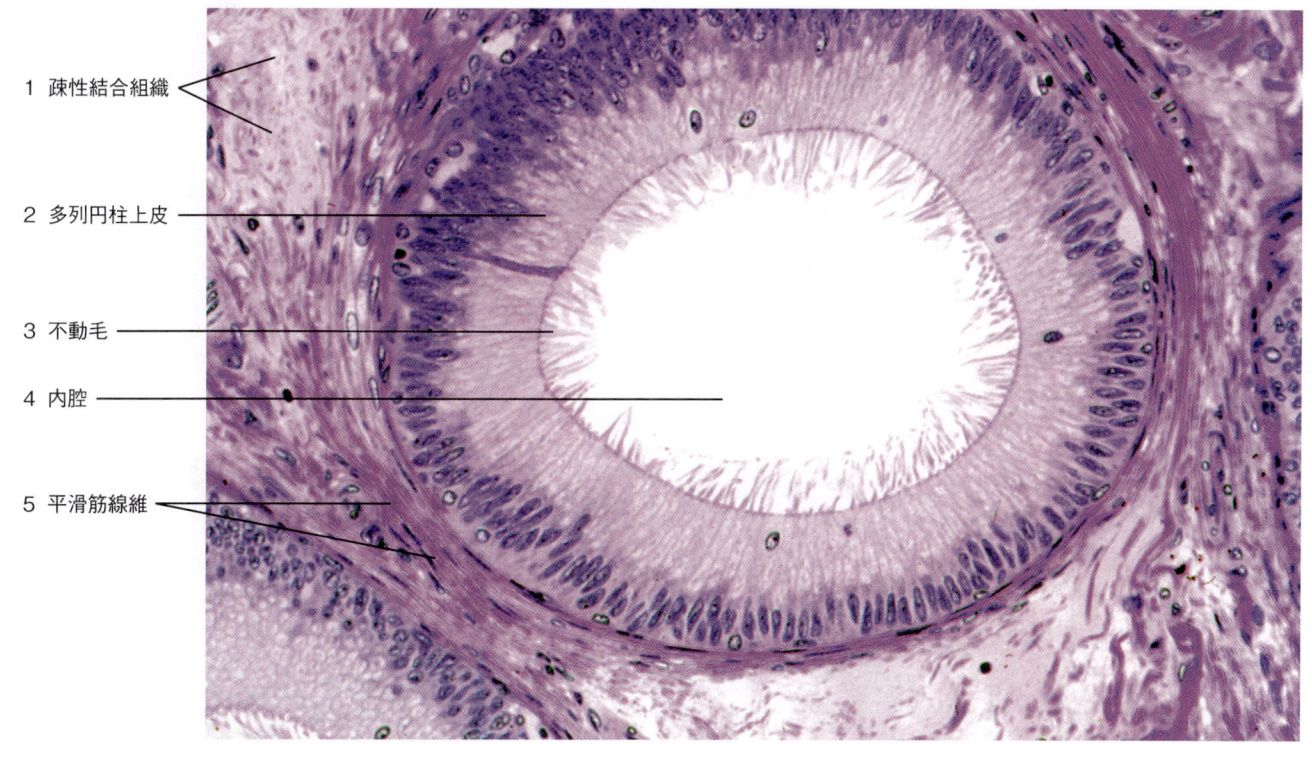

1　疎性結合組織

2　多列円柱上皮

3　不動毛

4　内腔

5　平滑筋線維

**図 4-26 ■ サルの精巣上体にある平滑筋線維で囲まれた不動毛をもつ多列円柱上皮**

（ヘマトキシリン‒エオジン染色，×200）

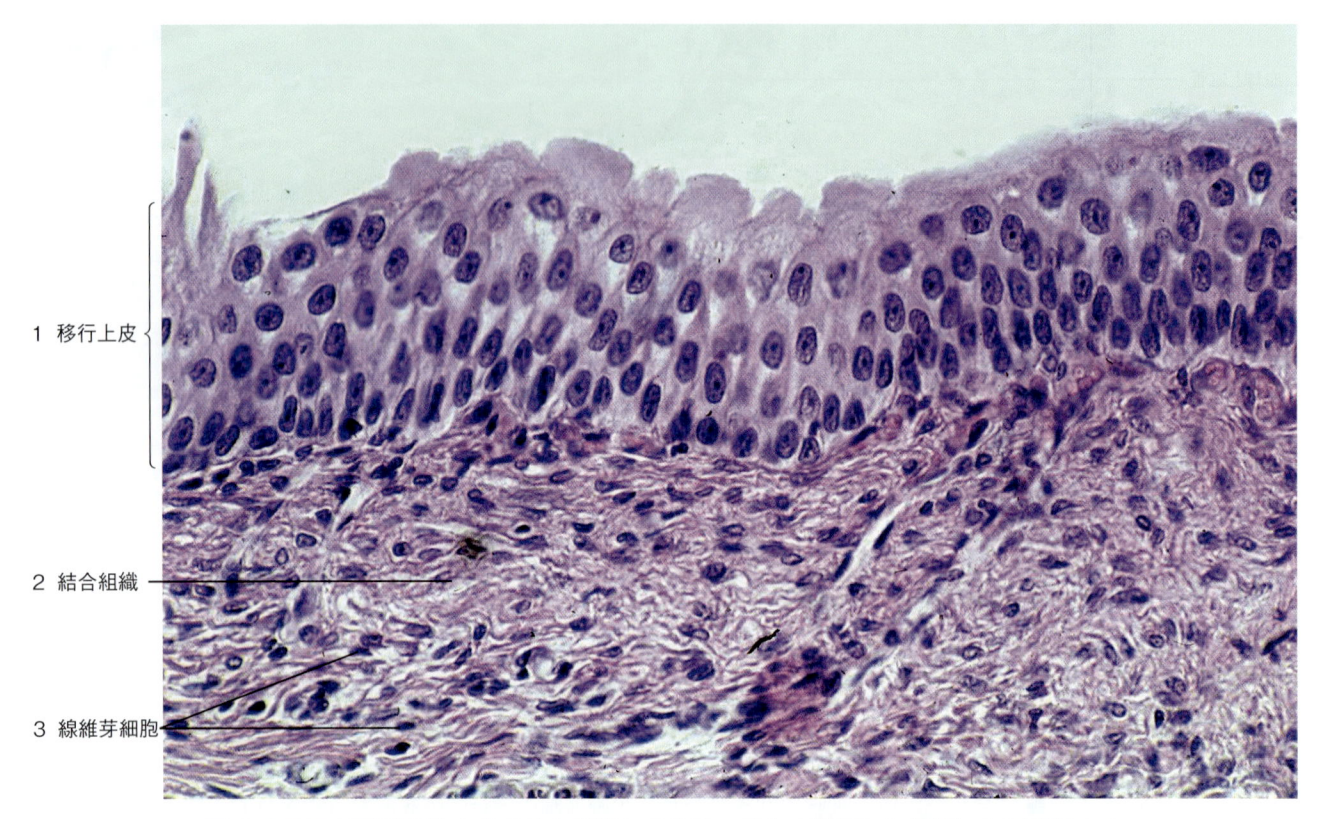

1 移行上皮

2 結合組織

3 線維芽細胞

**図4-27** ■ 線維芽細胞を含む結合組織をおおう，サルの弛緩した膀胱にある移行上皮
（ヘマトキシリン-エオジン染色，×205）

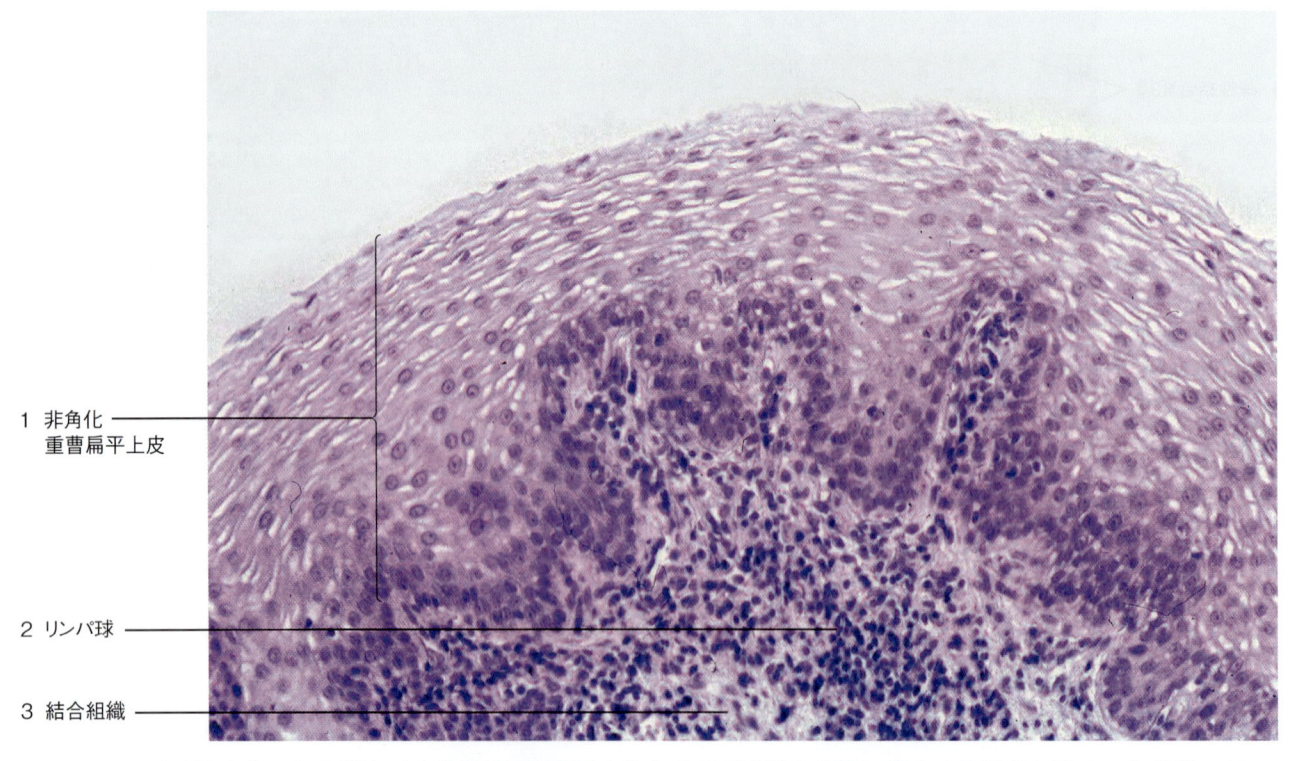

1 非角化
　重曹扁平上皮

2 リンパ球

3 結合組織

**図4-28** ■ サル腔上皮にある（湿った）非角化重層扁平上皮とその下の結合組織に存在する暗色に染まった多数のリンパ球（ヘマトキシリン-エオジン染色，×165）

結合組織は胎生期に**軟骨**，**骨**，**血液**などに分化する胎児性の**間葉細胞** mesenchyme cell から発生した組織である．間葉細胞はさまざまな細胞に分化することができることから，**幹細胞** stem cell の役目を果たすことができる．血液とリンパ液を除けば，**結合組織** connective tissue はさまざまな**細胞** cell と**細胞外マトリックス** extracellular matrix とも呼ばれる**細胞間質** extracellular material から構成される．細胞間質は，蛋白質の線維（**コラーゲン線維**，**細網線維**，**弾性線維**）と**基質** ground substance と**組織液** tissue fluid からなる．基質は**糖蛋白質**と保水性の高い**炭水化物**の混合物を含んだ**ゲル様**の性格をもっている．その結果，基質は，含水量の高い状態にあることによって，栄養，酸素，代謝老廃物を細胞と血管とのあいだで効果的に**交換**することを可能としている．また，結合組織は，さまざまな組織や器官など生体の各部をつないで保持している．さらに，細胞間質にはさまざまな種類の細胞が混在し，それらは細菌などの外界から侵入したものに対して重要な**防御機序**を担っている．結合組織はどの種類の細胞と線維が基質の中でどのくらい豊富でどのように配置されているかによって，疎性結合組織と密性結合組織に分けられる．

## 結合組織の分類

### 疎性結合組織

**疎性結合組織** loose connective tissue は全身のあらゆる部分で密性結合組織より多くみられる．結合組織線維がまばらで不規則に並び，基質が豊富であることが特徴である．さまざまな結合組織細胞や線維は基質の中に分布している．疎性結合組織には**コラーゲン線維** collagen fiber や**線維芽細胞** fibroblast，**脂肪細胞** adipose (fat) cell，**肥満細胞** mast cell，**形質細胞** plasma cell，**マクロファージ** macrophage が多くみられ，中でも線維芽細胞がもっとも多い．図 5-1 に疎性結合組織にみられる種々の細胞や線維を示した．

### 密性結合組織

疎性結合組織とは対照的に，**密性不規則性結合組織** dense irregular connective tissue は，より太く，より密に詰まったコラーゲン線維を含み，基質内の細胞種は少なく，基質の量も少ない．この組織のコラーゲン線維は，ランダムで不規則な方向で分布している．**密性不規則性結合組織**は，皮膚の真皮，さまざまな器官の被膜，など強力な結合と支持を必要とする部位に存在する．

一方，**密性規則性結合組織** dense regular connective tissue では，密に集まったコラーゲン線維が均一で規則性をもって並んでいる．この種の組織は，**腱**や**靭帯**にみられる．どちらの密性結合組織にも，密なコラーゲン線維束のあいだにみられる**線維芽細胞**が細胞としてはもっとも多い．

## 結合組織の細胞

結合組織でもっとも多く観察されるのは活性型の**線維芽細胞**と不活性ないし休止型の線維

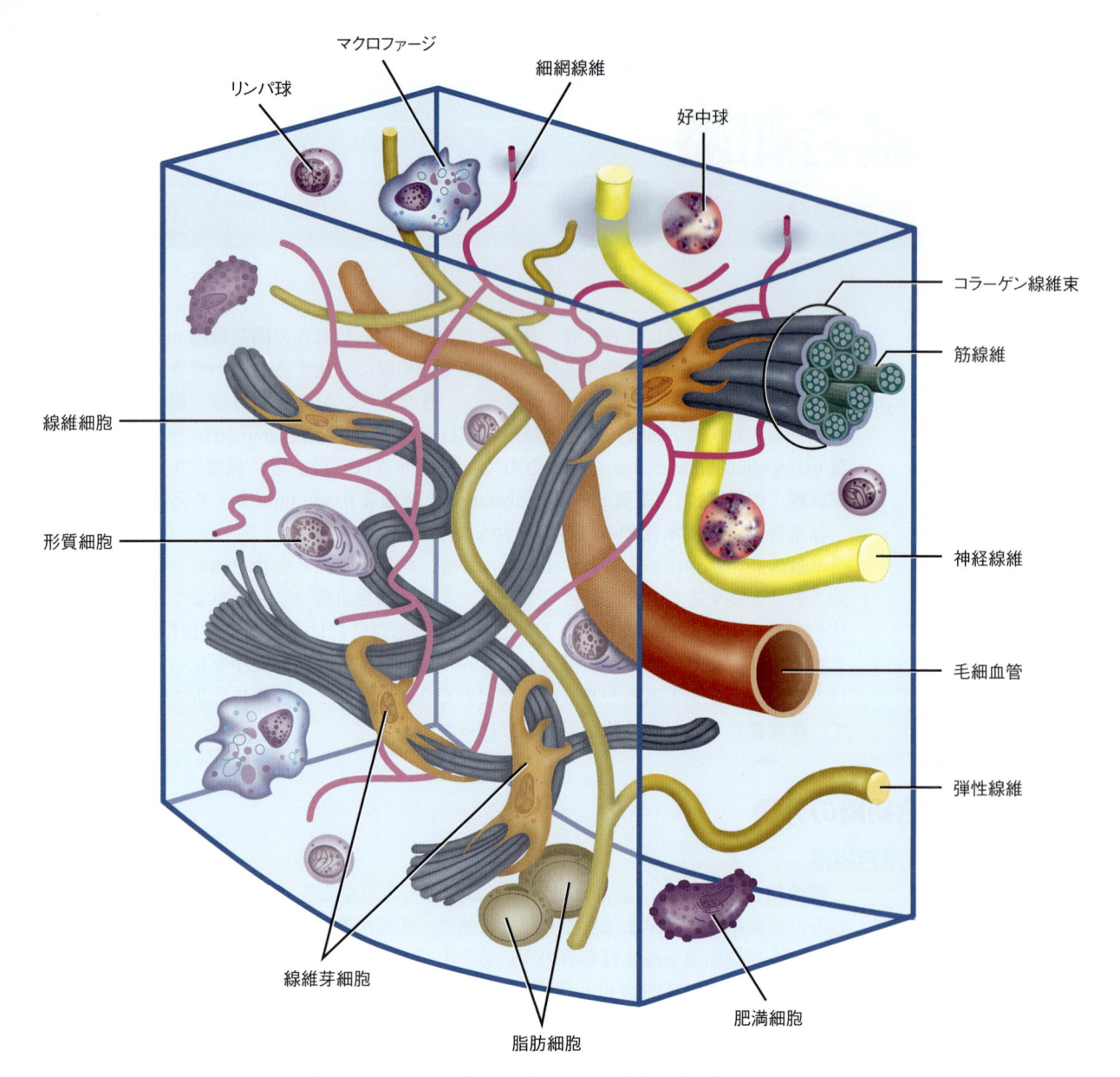

マクロファージ
リンパ球
細網線維
好中球
コラーゲン線維束
筋線維
線維細胞
形質細胞
神経線維
毛細血管
弾性線維
線維芽細胞
脂肪細胞
肥満細胞

**図 5-1** ■ 疎性結合組織とおもな細胞と線維の模式図

芽細胞である**線維細胞** fibrocyte である．紡錘形の線維芽細胞はすべての結合組織線維（コラーゲン線維，弾性線維，細網線維）と，プロテオグリカン，グリコシルアミノグリカンを含む細胞間質を産生する．

　**脂肪細胞** adipose（fat）cell は結合組織の中で単独で，あるいは集塊をつくって存在している．脂肪細胞には 2 種類ある．細胞質内に大きな単一の脂質滴をもつ細胞は**白色脂肪組織** white adipose tissue であり，多数の脂質滴をもつ細胞は**褐色脂肪組織** brown adipose tissue である．白色脂肪組織は褐色脂肪組織よりも多い．とくに，脂肪細胞がほとんどを占める組織を**脂肪組織** adipose tissue という．

　**マクロファージ** macrophage や**組織球** histiocyte は疎性結合組織において，線維芽細胞の次に豊富にみられる．これらは食作用用の途中や，細胞質に摂取した物質がみられなければ，線維芽細胞との区別はむずかしい．

　**肥満細胞** mast cell は，結合組織に広く分布し，通常は血管と密接に関連している．皮膚，消化器，呼吸器の結合組織に豊富である．肥満細胞は卵形の細胞で，細粒状で好塩基性で濃

く染まる顆粒を多数含んでいる．しかし，肥満細胞の顆粒は大きさも数もさまざまである．

　　**形質細胞** plasma cell は，結合組織中に遊走してきたリンパ球に由来する．形質細胞は体内に広く分布しているが，中でも呼吸器や消化管の疎性結合組織やリンパ組織に豊富にみられる．

　　好中球や好酸球などの**白血球** leukocyte は，血管から結合組織に遊走し，組織中にとどまる．白血球のおもな機能は，細菌の侵入や外来の異物から生体を防御することである．

　　線維芽細胞と脂肪細胞が結合組織に常在する細胞であるのに対して，白血球，形質細胞，肥満細胞，およびマクロファージは，循環血液から生体内の各所の結合組織中に遊走し定着する細胞である．

## 機能との関連 5-1 ■ 結合組織の細胞

　**線維芽細胞**は結合組織の代表的な細胞である．不規則に細胞質の突起をのばした，非常に活発なこれらの細胞は，コラーゲン線維，細網線維，弾性線維といった線維質や**細胞外基質** extracellular matrix であるグリコサミノグリカン，プロテオグリカン，糖蛋白質を合成する．紡錘形の**線維細胞**は線維芽細胞系の細胞であり，線維芽細胞より小さく，成熟して活性が低い細胞である．

　**マクロファージ**や組織球は，炎症部位に誘導される**食細胞** phagocyte である．マクロファージは，結合組織内に侵入した細菌，死細胞，細胞の破片，その他の異物を貪食する．マクロファージは，**単核食細胞システム**の一部であり，骨髄で形成された循環血液中の単球に由来し，結合組織に住みつき，マクロファージに分化して，**リンパ球** lymphocyte の**免疫**活動を強化する．マクロファージはリンパ球への**抗原提示**細胞であり，リンパ球は刺激をうけて特異的な免疫反応を行なう．マクロファージは全身の結合組織に分布しているが，臓器ごとに固有の名称をもっている．**塵埃細胞** dust cell（肺胞マクロファージ）は肺の肺胞に，**クッパー細胞** Kupffer cell は肝臓の類洞に，**ランゲルハンス細胞** Langerhans cell は皮膚の表皮に，**ミクログリア** microglia（小膠細胞）は脳の組織に，**単球** monocyte は循環血液に，**破骨細胞** osteoclast は骨に存在する．

　**リンパ球**は呼吸器系と消化管の疎性結合組織でもっとも多く存在する細胞であり，血流中では何の機能ももたず，毛細血管を通って結合組織に入ることによって循環系から離れる．リンパ球は器官に侵入した抗原に対して抗体を産生して免疫反応を誘起し，細胞死（アポトーシ

ス）を引きおこして殺す．リンパ球には機能的には，Tリンパ球，Bリンパ球，そして NK（ナチュラルキラー）細胞の 3 種類がある．これらのリンパ球は，おもに細胞膜上の特異的なマーカー蛋白質によって識別される．

　**形質細胞**は**抗原**提示をうけたリンパ球に由来する．この細胞は**抗体** antibody を産生して分泌し，特異的な抗原を破壊して感染から体を守っている．

　**脂肪細胞**は脂質を蓄積し，多くの器官の内部や周囲を保護している．

　**好中球** neutrophil は活発で強力な食細胞で，感染部位で血流を離れ結合組織に入り，細菌を貪食して破壊する．

　**好酸球** eosinophil は寄生虫やアレルギー反応などで活性化し，増殖する．この細胞はアレルギー反応でつくられた**抗原−抗体複合体を貪食**する．

　**肥満細胞**は結合組織内のおもに小血管や毛細血管の近くに分布しており，多くの生体防御機構の役割を担っている．細胞質には多数の濃染する顆粒が含まれており，局所の炎症や免疫応答においてそれらの顆粒は放出される．形質細胞がアレルゲンにさらされると，すぐに**ヒスタミン** histamine や**血管作動性**の分子が放出される．ヒスタミンは，血管を拡張させるとともに毛細血管と細静脈の透過性を上昇させ，局所での**浮腫**をおこす．また，ヒスタミンの放出は**即時型過敏反応**として知られているアレルギー反応を引きおこす．肥満細胞は**ヘパリン** heparin を産生しており，ヘパリンは弱い抗凝血作用をもつ．

# 結合組織の線維成分

　結合組織中の線維には，**コラーゲン線維** collagen fiber，**弾性線維** elastic fiber，**細網線維** reticular fiber の 3 型がある．これらの線維の含有量と配列は線維を含む組織や器官の機能によって決まる．**線維芽細胞**がすべてのコラーゲン線維，弾性線維，細網線維を合成している．結合組織内の線維成分のおもな機能は，伸張や変形に対して強度と抵抗力を与えることである．したがって，結合組織の線維成分の機械的・物理的特性は，おもに細胞外マトリックス中の線維の混合状態と，どの種類の線維が多いかに依存する．

## コラーゲン線維

　**コラーゲン線維**は丈夫で太くて枝分かれしない線維性の蛋白質である．コラーゲン線維は，すべての器官のほぼすべての結合組織で，もっとも豊富にみられる線維である．脊椎動物には，少なくとも 28 種類の遺伝子レベルで異なるコラーゲンがみつかっている．コラーゲンの種類は，その分子またはアミノ酸組成，形態，分布，および機能に基づいている．本書で載せられている組織切片でもっとも頻繁に観察されるのは以下のコラーゲン線維である．
　**Ⅰ型コラーゲン線維**：結合組織でもっとも一般的にみられる線維で，中でも皮膚の真皮，腱，靭帯，筋膜，線維軟骨，器官の被膜，骨にみられる．非常に頑強で，強い伸張刺激にも強い抵抗力で耐えられる．
　**Ⅱ型コラーゲン線維**：硝子軟骨や弾性軟骨，眼の硝子体にみられ，圧力に対する抵抗力を組織に与える．
　**Ⅲ型コラーゲン線維**：細い枝分かれした細網線維で，リンパ節，脾臓，骨髄といった器官の，繊細な支持網を形成しており，それらの器官で細胞を支持する細胞外基質を構成している．
　**Ⅳ型コラーゲン線維**：これらは，基底膜の基底板内で網目構造つくっており，その網目構造に細胞の基底部が接着し，それらの細胞を支持する役目をもっている．

## 細網線維

　**細網線維**はおもにⅢ型コラーゲン線維からできている．肝臓，リンパ節，脾臓，造血器官など細く繊細な網目を形成・支持しており，血液やリンパを濾過している．細網線維はまた，毛細血管，神経，筋線維を保持しており，銀染色によってのみ可視化できる．

## 弾性線維

　**弾性線維**は細く枝分かれする線維で，のばされてももとの長さに戻れる性質がある．これらはコラーゲン線維よりは抗張力が弱く，微細線維と**エラスチン** elastin 蛋白質でできている．引きのばされた弾性線維は変形せずに，もとのサイズに戻る．弾性線維は，肺，膀胱，皮膚に豊富にみられる．大動脈や肺動脈の壁は，弾性線維のおかげで心臓からの強力な血液駆出に伴う圧力に伸縮して対応することができる．太い血管の壁では，平滑筋細胞が弾性線維を合成している．他の器官では線維芽細胞が弾性線維を合成している．

## 図 5-2　疎性結合組織（伸展標本）

　　この標本はさまざまな線維や細胞を示すために腸間膜を染色した像である．腸間膜は疎性結合組織からなるうすい膜で消化管を保持している．

　　ピンク色に染まった**コラーゲン線維** collagen fiber（3）は線維の中でもっとも多く，太く，長い．結合組織切片ではコラーゲン線維（3）があらゆる方向に走っている．**弾性線維** elastic fiber（5, 10）は細い単一の線維で，通常はまっすぐのびている．しかし，組織切片作製後に張力を失い，波打ったようにみえることもある．弾性線維（5, 10）は分岐と吻合を繰り返し，網目を形成している．細い細網線維も疎性結合組織中にみられるが，この図では示されていない．

　　結合組織には常に線維芽細胞（2）が存在している．**線維芽細胞**（2）は平たく，卵型の核をもち，少ない染色体と一つまたは二つの核小体をもつ．**マクロファージ** macrophage や**組織球** histiocyte（12）は結合組織で常に観察される．それらの細胞は不ぞろいな突起と小さな核をもつが，不活性状態では線維芽細胞と似ている．マクロファージでは，貪食された封入体が細胞質で貪食され処理される．この図では，マクロファージ（12）の細胞質に，濃く染まっている粒子がある．

　　疎性結合組織にみられる**肥満細胞** mast cell（1, 9）は，細い血管（**毛細血管**，7）に沿った領域に単体で，あるいは集塊をつくって存在している．肥満細胞（1, 9）は通常，中央に小さな卵型の核をもち，細胞質には中性赤染色で濃い赤に染まる顆粒が密に詰まっている．

　　疎性結合組織では，さまざまな血液細胞がみられる．**小リンパ球** small lymphocyte（6）は濃く染まる核が細胞質のほとんどを占めている．**大リンパ球** large lymphocyte（8）では濃染する核と，より広い細胞質がある．疎性結合組織には好酸球や好中球，脂肪細胞も含まれている．これらのより詳しい図解は図 5-3，疎性結合組織については図 5-5，腸間膜については図 5-13 に示されている．

　　線維や細胞のまわりの淡く染まっている背景は基質である．

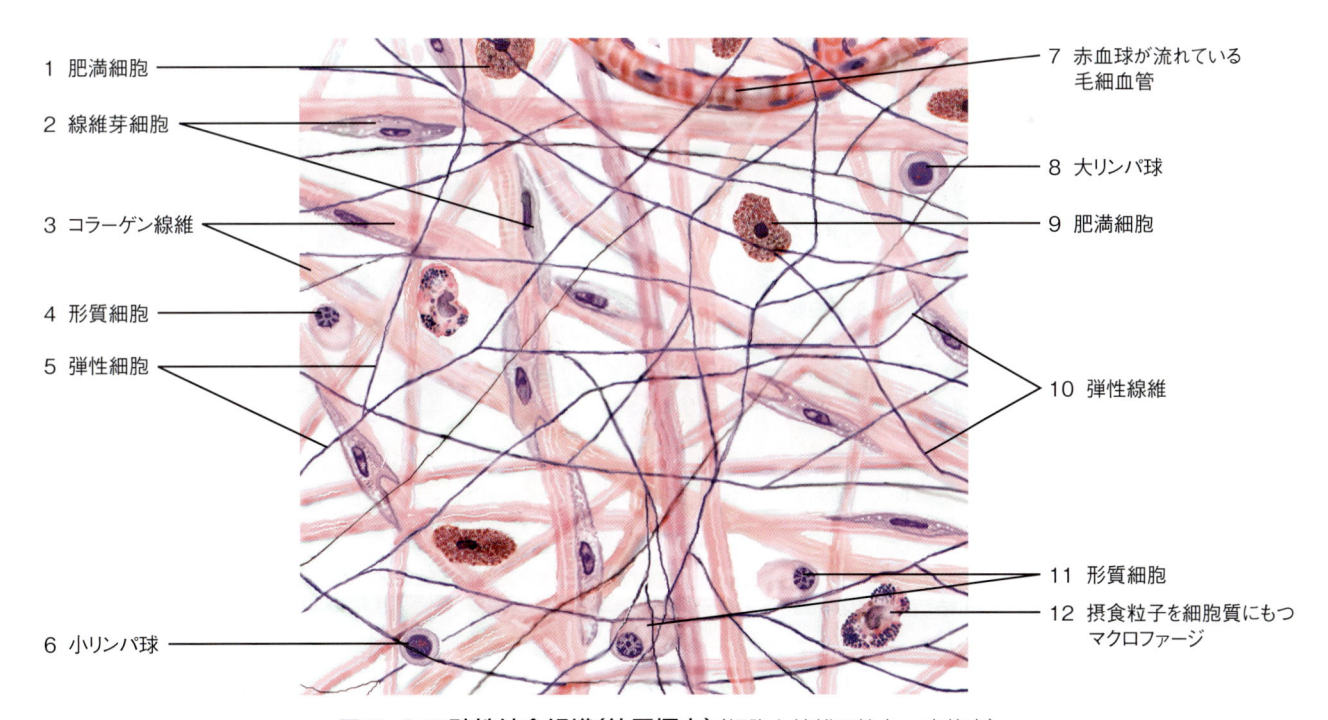

1　肥満細胞
2　線維芽細胞
3　コラーゲン線維
4　形質細胞
5　弾性細胞
6　小リンパ球
7　赤血球が流れている毛細血管
8　大リンパ球
9　肥満細胞
10　弾性線維
11　形質細胞
12　摂食粒子を細胞質にもつマクロファージ

**図 5-2 ■ 疎性結合組織（伸展標本）**（細胞と線維の染色，高倍率）

## 図5-3　結合組織の細胞

　結合組織にみられる主要な細胞は線維芽細胞と線維細胞である．**線維芽細胞**(1)は細胞質の突起がのびた細胞で，核は卵型で染色質はうすく，一つまたは二つの核小体をもっている．**線維細胞** fibrocyte(6)はより成熟した細胞で，小さな紡錘形をしている．その核は線維芽細胞の核に似ているが，小さい．

　**形質細胞** plasma cell(2)は中心からずれたところに小さな核がみられ，核の中は染色質の凝集体が中心に一つと，そのまわりを放射状に囲んでいる．核周囲の細胞質は明るくはっきりみえる．

　大きな白色の**脂肪細胞**(3)では，核は扁平で細胞質が周囲を細く縁取っている．組織切片では，大きな脂肪球は化学処理によって溶かされ，大きな空隙として残されている．

　**大リンパ球** large lymphocyte(4)と**小リンパ球** small lymphocyte(10)はまるい細胞で，両者は細胞質の容量で区別されている．すべてのリンパ球の濃染する核は染色質が凝集しているが，核小体はみられない．

　**自由マクロファージ** free macrophage(5)は通常まるい形をしているが，細胞の輪郭はやや不整である．この細胞の形態はさまざまであるが，図に示したものでは，小さな核に染色質が豊富に存在し，細胞質には消化顆粒をたくさん含まれている．

　**好酸球** eosinophil(7)は大型の血液細胞で，2葉に分かれた核と大きい好酸性の顆粒を細胞質に含んでいる．

　**好中球** neutrophil(8)も大型の血液細胞で，光学顕微鏡で観察すると染色される顆粒はもたず，多数に分葉した核をもつ細胞としてみられる．

　**色素細胞** cell with pigment granule(9)も結合組織にみられることがある．皮膚の基底上皮細胞もまた茶色に染まるメラニン顆粒をもっている．

　**肥満細胞**(11)は通常小さな卵型の核が中心にみられる．ふつう，細胞質には濃染する顆粒が密に詰まっている．

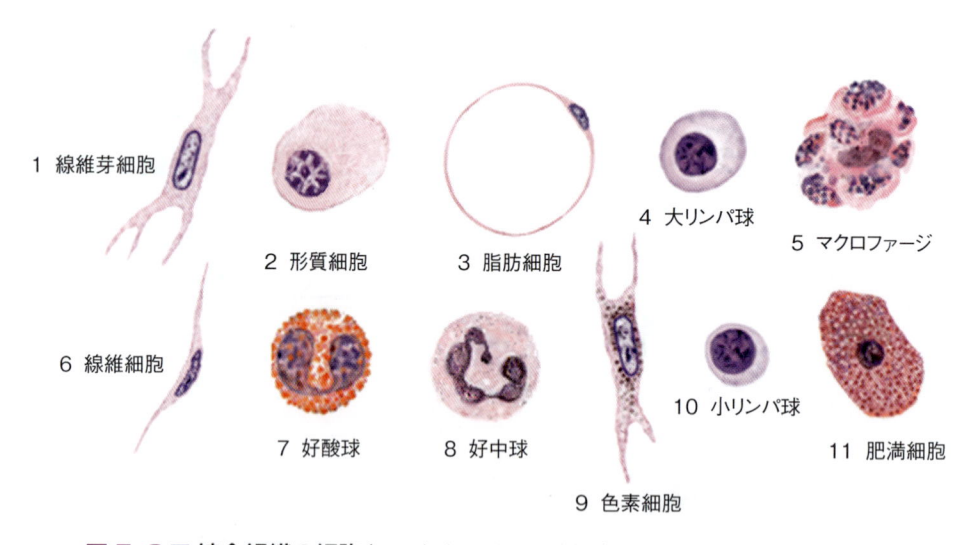

1 線維芽細胞　　2 形質細胞　　3 脂肪細胞　　4 大リンパ球　　5 マクロファージ
6 線維細胞　　7 好酸球　　8 好中球　　9 色素細胞　　10 小リンパ球　　11 肥満細胞

図5-3 ■ **結合組織の細胞**（ヘマトキシリン–エオジン染色，高倍率または油浸）

## 図5-4　小腸腸間膜の結合組織，毛細血管および肥満細胞

　　　この顕微鏡写真は，小腸の腸間膜の結合組織を示している．密に**顆粒** glanule（5）が詰まった細胞質と赤く染められた核をもつ**肥満細胞**が，**毛細血管**（3）に近接し，縦断面としてみとめられる．毛細血管（3）の中には**赤血球**（6）が詰まっている．毛細血管の内腔径は赤血球（RBC）の直径とほぼ同じであるため，内腔にある赤血球は一列に並んでいる．毛細血管（3）の上方には，より太い血管である細静脈（2）が横断面で切断されており，こちらにも赤血球が詰まっている．血管（2,3）の周囲には，スライド作成時に脂質が洗い流された多数の**脂肪細胞**（1）がある．また，青く染色された**コラーゲン線維**（4）と**線維細胞**（7）の密な層が存在し，血管や毛細血管と近接している．

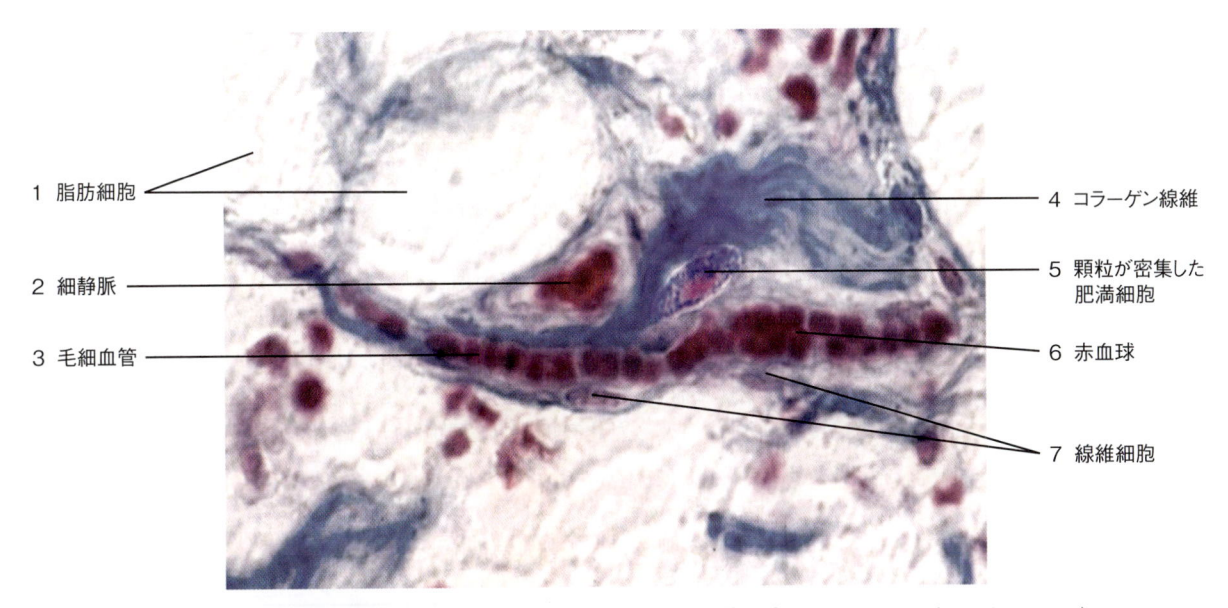

1　脂肪細胞　　　　　　　　　　　　　　　4　コラーゲン線維
2　細静脈　　　　　　　　　　　　　　　　5　顆粒が密集した肥満細胞
3　毛細血管　　　　　　　　　　　　　　　6　赤血球
　　　　　　　　　　　　　　　　　　　　　7　線維細胞

**図5-4 ■ 小腸腸間膜の結合組織，毛細血管および肥満細胞**（マロリー–アザン染色×205）

## 図5-5　胎性結合組織

　　　胎性結合組織は，間葉組織ないし粘液性結合組織に似て，まばらで不均一な組織である．この組織切片上では，基質の違い（半液体状かゼリー状か）ははっきりしない．

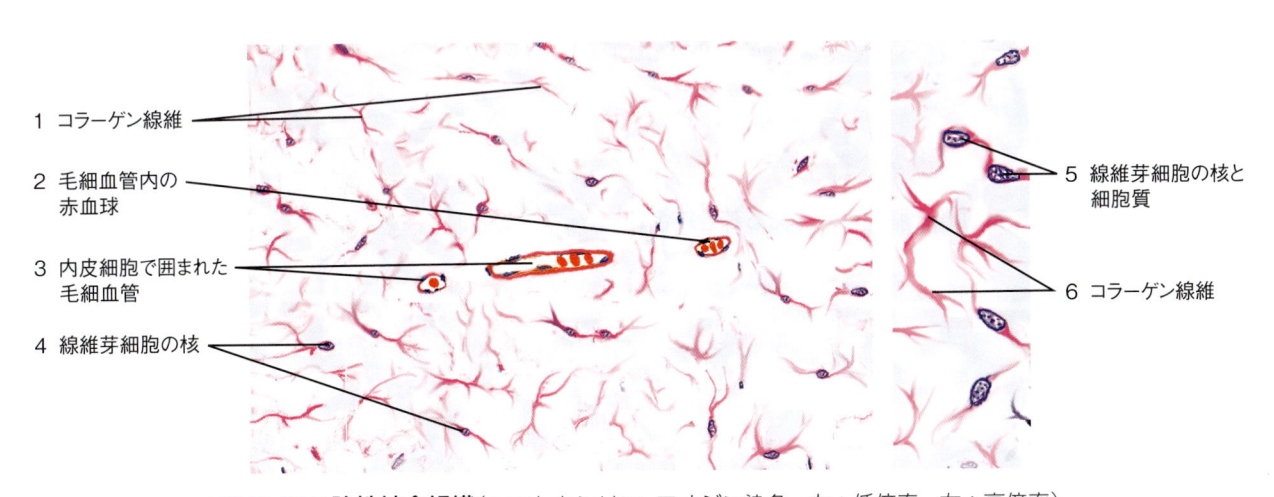

1　コラーゲン線維
2　毛細血管内の赤血球
3　内皮細胞で囲まれた毛細血管
4　線維芽細胞の核
5　線維芽細胞の核と細胞質
6　コラーゲン線維

**図5-5 ■ 胎性結合組織**（ヘマトキシリン–エオジン染色，左：低倍率，右：高倍率）

　　**線維芽細胞**(4)が多数みられ，そのあいだに細い**コラーゲン線維**(1)があり，一部は線維芽細胞に密着しているものもある．胎性結合組織は血管が豊富である．内腔は内皮でおおわれた**毛細血管**(3)は**赤血球**(2)で充たされており，基質中にみられる．

　　高倍率でみる未熟な**線維芽細胞**(5)は，大型で，細胞質が豊富にあり，明瞭な枝分かれした細胞質突起を出した細胞である．核は卵円形で微細な染色質と1個ないし2個の核小体をもつ．この倍率でみると，**コラーゲン線維**(6)が疎に分散しているのが，はっきりわかる．

## 図5-6　疎性結合組織

　　疎性結合組織の主体をなす**コラーゲン線維**(9)は，種々の方向に走ってゆるい網目をつくっている．結合組織の線維や細胞の周囲には，明るい基質の空間が拡がっている．図ではコラーゲン線維(9)がさまざまな断面で切れているので，断端がみえる場合もある．線維は好酸性で，エオジンでピンクに染まる．疎性結合組織には弾性線維もあるが，この染色法と倍率ではそれを見分けるのは困難である．

　　**線維芽細胞**(2)は疎性結合組織中にもっとも多くみられる細胞である．いろいろな方向に切れているため，細胞の一部しかみえない場合がある．また，標本作製過程で細胞質が縮んでしまうこともある．典型的な線維芽細胞(2)は，染色質の乏しい卵円形の核と，わずかに好酸性を示す細胞質をもち，数本の短い細胞質突起を出す．

　　疎性結合組織には，分葉した核をもつ**好中球**(6)や，赤く染まる顆粒をもつ**好酸球**(3)，濃染する核とわずかな細胞質をもつ小リンパ球(7)などの血液細胞も存在する．**脂肪細胞**(5)は特徴的な空胞をもち，うすい細胞質の層と周辺部におしやられた扁平な**核**(4)がみえる．

　　疎性結合組織は非常に血管に富んでいる．さまざまな方向に切れた(横断面，縦断面)**毛細血管**(8)がみられ，血球の入った比較的太い**細動脈**(1)も疎性結合組織の中でみることができる．

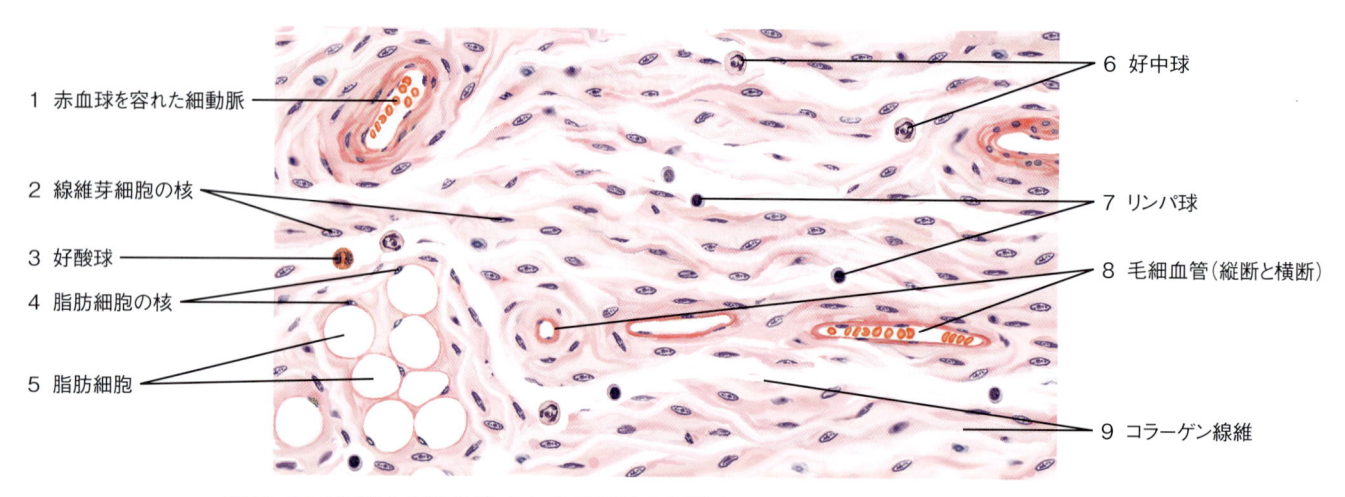

1　赤血球を容れた細動脈
2　線維芽細胞の核
3　好酸球
4　脂肪細胞の核
5　脂肪細胞
6　好中球
7　リンパ球
8　毛細血管（縦断と横断）
9　コラーゲン線維

**図5-6 ■ 血管と脂肪細胞のある疎性結合組織**（ヘマトキシリン-エオジン染色，高倍率）

## 図 5-7　密性不規則性結合組織と疎性不規則性結合組織（エラスチン染色）

　　この図は結合組織の移行部を示しており，上部は疎性不規則性結合組織，下部は密性不規則性結合組織である．さらにコラーゲン線維と混ざっている弾性線維の分布を表わすため，組織切片に特別な処理をしている．

　　**弾性線維**（1, 7）がヴァーヘフ Verhoeff 染色で選択的に濃い青色に染まっている．後染色に用いたワンギーソン Van Gieson 染色により，**コラーゲン線維**（2, 6）が酸性フクシンで赤く染まっている．線維芽細胞の細胞構造ははっきりしないが，**核**（3, 5）は濃い青に染まっている．**血管**（4）も観察される．

　　密性不規則性結合組織と疎性結合組織の特徴が，この染色法ではっきり示されている．密性不規則性結合組織のコラーゲン線維（6）では，多量の太い線維が密集している．弾性線維（7）も比較的太く，数も多い．一方，疎性結合組織ではこれら二つの線維（1, 2）は細くまばらである．どちらの結合組織にも繊細な弾性線維の網目がみられる．

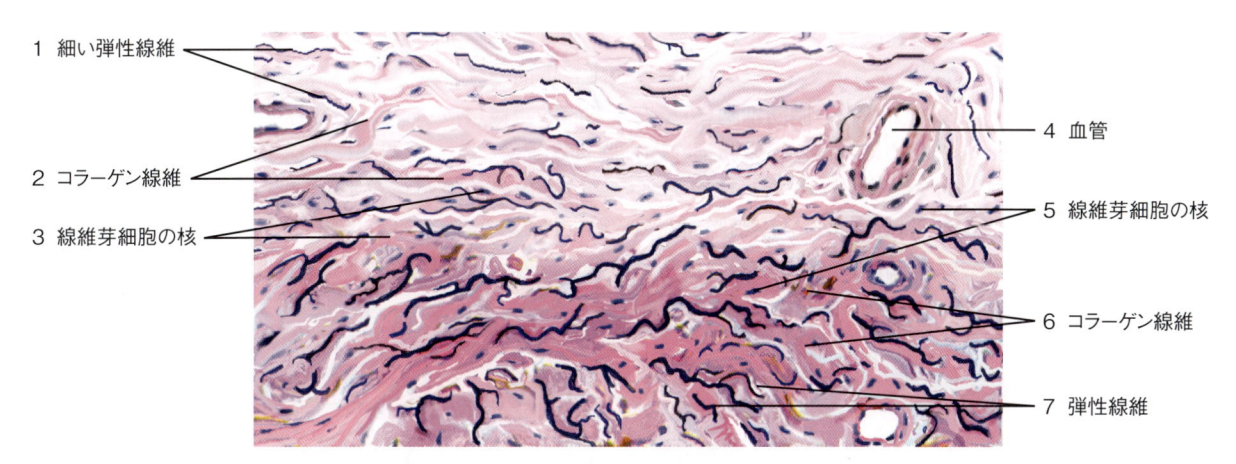

1　細い弾性線維
2　コラーゲン線維
3　線維芽細胞の核
4　血管
5　線維芽細胞の核
6　コラーゲン線維
7　弾性線維

図 5-7 ■ **密性不規則性結合組織と疎性不規則性結合組織**（ヴァーヘフ染色とワンギーソン染色，中倍率）

## 図 5-8　疎性不規則性結合組織と密性不規則性結合組織

　　この図には**疎性不規則性結合組織**（5）から**密性不規則性結合組織**（1）へ徐々に移行する部位が示されている．頑丈な支持と強い強度が必要な部位では，疎性結合組織ではなくコラーゲ

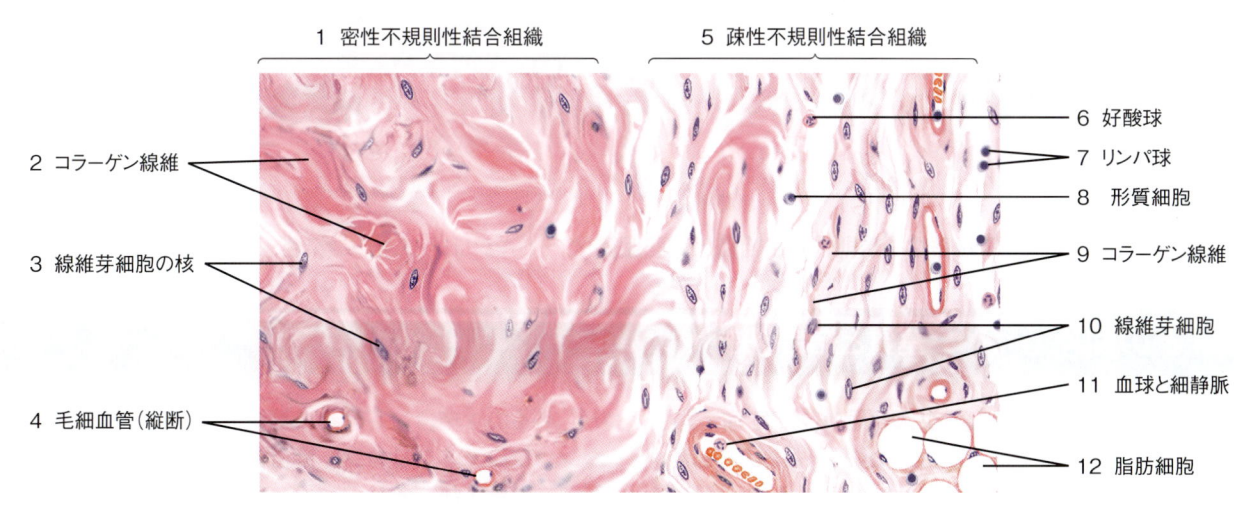

1　密性不規則性結合組織
5　疎性不規則性結合組織

2　コラーゲン線維
3　線維芽細胞の核
4　毛細血管（縦断）
6　好酸球
7　リンパ球
8　形質細胞
9　コラーゲン線維
10　線維芽細胞
11　血球と細静脈
12　脂肪細胞

図 5-8 ■ **疎性不規則性結合組織と密性不規則性結合組織**（ヘマトキシリン-エオジン染色，高倍率）

ン線維が豊富な密性不規則性結合組織におきかわっている．

　どちらの組織にみられる**コラーゲン線維**(2, 9)も太く，多くは束状で，さまざまな方向に走っているため，いろいろな断面がみえている．この図では，細い波状の弾性線維が細かな網目を形成しているのがみえる．しかしこれらの線維は，通常の方法で作製された標本でははっきり観察できない．

　密性結合組織(1)では，**線維芽細胞**(3)がコラーゲン線維(2)のあいだに押し込まれるように散在している．疎性結合組織(5)では，コラーゲン線維(9)があまり密でないので，**線維芽細胞**(10)が比較的観察しやすい．**毛細血管**(4)，**細静脈**(11)，分葉した核をもつ**好酸球**(6)，大きくまるい核をもつ**リンパ球**(7)，**形質細胞**(8)，多くの**脂肪細胞**(12)などもみることができる．

### 図 5-9　密性不規則性結合組織と脂肪組織

　この写真は，真皮と呼ばれる皮膚の深い部分を示している．この領域には，**密性不規則性結合組織**(1)と，コラーゲンを産生する**線維芽細胞**(3)が存在する．ここでは，**コラーゲン線維**(2)がきわめてランダムで不規則な方向で分布している．密性不規則性結合組織(1)に隣接して，多数の**脂肪細胞**(5)を有する**脂肪組織**(4)がある．組織標本作製の際に脂質が溶け出したために，個々の脂肪細胞の細胞質は空になり，周辺部には扁平で高密度に染色された核だけがみえる．また，皮膚の真皮には多数の汗腺が存在する．明るく染まっているのは**汗腺** sweat gland の**分泌細胞** secretory cell であり(7)，暗く染まっている細胞は**導管の重層立方上皮**である(6, 8)．導管は結合組織と皮膚の重層扁平上皮を通って皮膚の表面に開口する(図4-11 参照)．

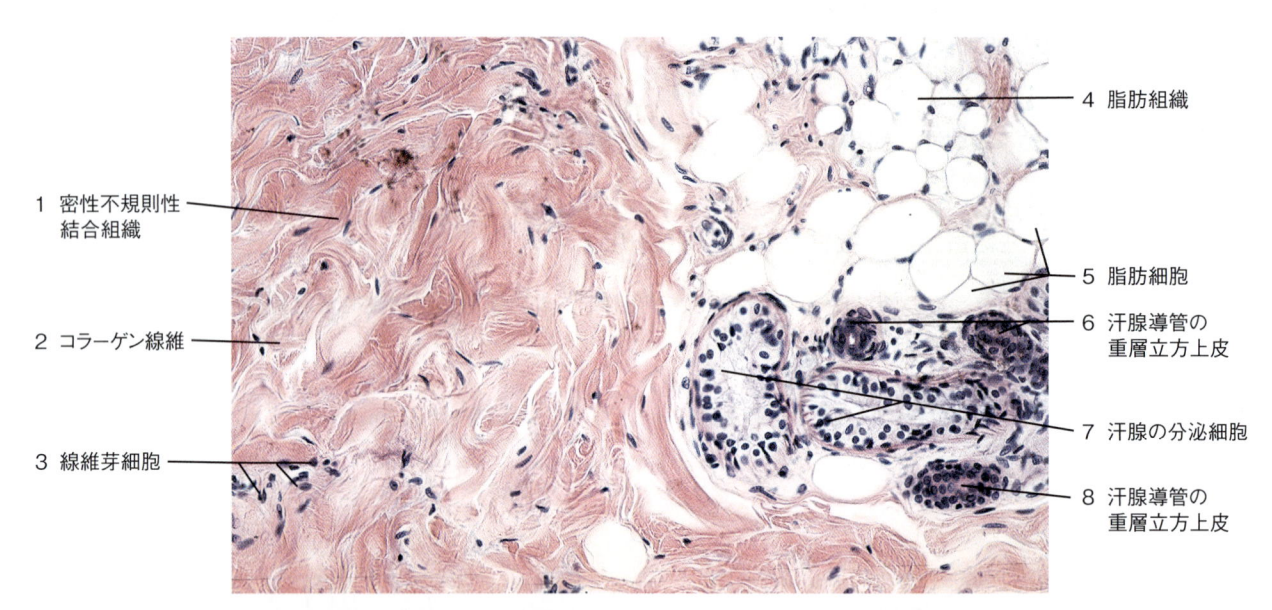

1　密性不規則性
　　結合組織

2　コラーゲン線維

3　線維芽細胞

4　脂肪組織

5　脂肪細胞

6　汗腺導管の
　　重層立方上皮

7　汗腺の分泌細胞

8　汗腺導管の
　　重層立方上皮

図 5-9 ■ 密性不規則性結合組織と脂肪組織（ヘマトキシリン-エオジン染色，×64）

## 機能との関連 5-2 ■ 基質と結合組織

　結合組織の**細胞外マトリックス**（細胞間質）を構成する**基質**は無色透明，不定形で，水分が多くゲル状である．基質はすべての結合組織の細胞と線維を支持し，取り囲み，あるいは結合している．基質には**グリコサミノグリカン**，**プロテオグリカン**，**接着性糖蛋白質**からなる分岐鎖のない糖鎖が含まれている．**ヒアルロン酸**は結合組織

## 機能との関連 5-2 ■ 基質と結合組織（続き）

のグリコサミノグリカンを構成する主要な成分である．ヒアルロン酸を除くあらゆる種類のグリコサミノグリカンは核となる蛋白質と結合し，**プロテオグリカン凝集体**と呼ばれるより大きな分子をつくっている．これらのプロテオグリカンは多量の水分を保持し，基質の水和性ゲルを構築している．

　結合組織中の基質に流動性があるおかげで，酸素，電解質，栄養素，水分，代謝物，その他の水溶性分子の細胞と血液のあいだの**拡散**が速やかに行なわれる．同様に，細胞の老廃物が基質を通って血液へと拡散する．基質には粘性があるため，有効な**バリア**としてもはたらいており，結合組織から血液へと高分子や病原体が侵入するのを阻害している．しかし，ある種の細菌はヒアルロン酸を加水分解するヒアルロニダーゼを産生してゲル状の基質の粘性を低下させ，組織への侵入を可能にしている．

　基質の密度は組織液または水の含量によって決まる．

さらに，正常の成長中の骨や軟骨にみられるように，カルシウムの沈着による石灰化の程度によって基質の密度，硬さ，拡散の浸透性が変化する．

　プロテオグリカンに加えて，結合組織には何種類かの**細胞接着性蛋白質**が存在している．接着性糖蛋白質は，細胞膜上の受容体や基質分子に対する結合部位をもっていて，細胞と線維と結合している．糖蛋白質の一種である**フィブロネクチン**は結合組織細胞，コラーゲン線維，プロテオグリカンと結合して三つを互いにつないでいる．インテグリンと呼ばれる細胞膜の内在性蛋白質は，細胞外コラーゲン線維と細胞骨格のアクチンフィラメントをつなぎ，細胞質と細胞外基質の構造的連続性をつくっている．**ラミニン**は高分子糖蛋白質で，基底膜の主要な構成成分である．この蛋白質は上皮細胞を基底膜につなげており，インテグリン，IV 型コラーゲン，その他のプロテオグリカンとの結合部位をもっている．

## 図 5-10　密性規則性結合組織：腱（縦断像）

　　　密性規則性結合組織は靱帯と腱にみられる．腱の縦断面をみると，コラーゲン線維が規則正しく並んでいることがわかる．

　　　**コラーゲン線維**(2, 5, 8)は密で平行に走る束をつくっている．この線維束のあいだをうすい疎性結合組織が入りこみ，ここに**線維芽細胞**(1, 3)の列が線維束と平行に並んでいる．**線維芽細胞**(1, 3)は短い細胞突起を出し（この図ではみえない），上からは**卵円形**(3)，横からは**桿状**(1)にみえる核をもっている．

　　　腱組織よりも規則的に配列していない密性不規則性結合組織が，**線維束間結合組織**(4)として線維束のあいだを取り囲んでいる．ここにも**線維芽細胞**(6)と結合組織へ血液を供給する細動脈などの数本の**血管**(7)がみられる．

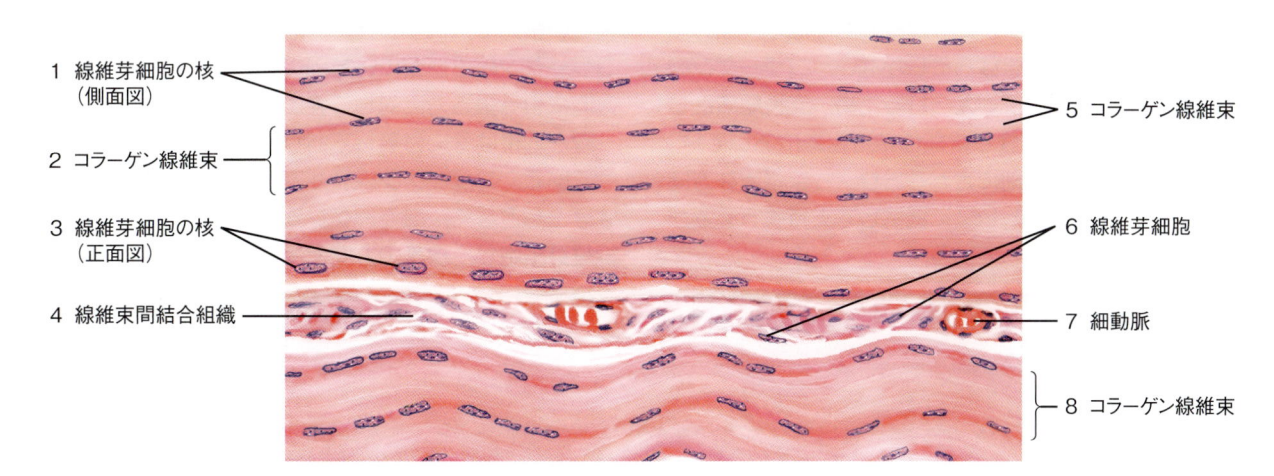

1　線維芽細胞の核（側面図）
2　コラーゲン線維束
3　線維芽細胞の核（正面図）
4　線維束間結合組織
5　コラーゲン線維束
6　線維芽細胞
7　細動脈
8　コラーゲン線維束

**図 5-10 ■ 密性規則性結合組織：腱（縦断像）**（ヘマトキシリン-エオジン染色，中倍率）

## 図 5-11　密性規則性結合組織：腱（縦断像）

顕微鏡写真は腱の密性規則性結合組織で，密な**コラーゲン線維**(1)が一方向に平行に走っている．密に詰まったコラーゲン線維のあいだには，**線維芽細胞**(2)の扁平な核がみえる．密なコラーゲン線維束のあいだに，腱の結合組織細胞に血液を供給する**小血管**(3)が走り，血球もみえる．

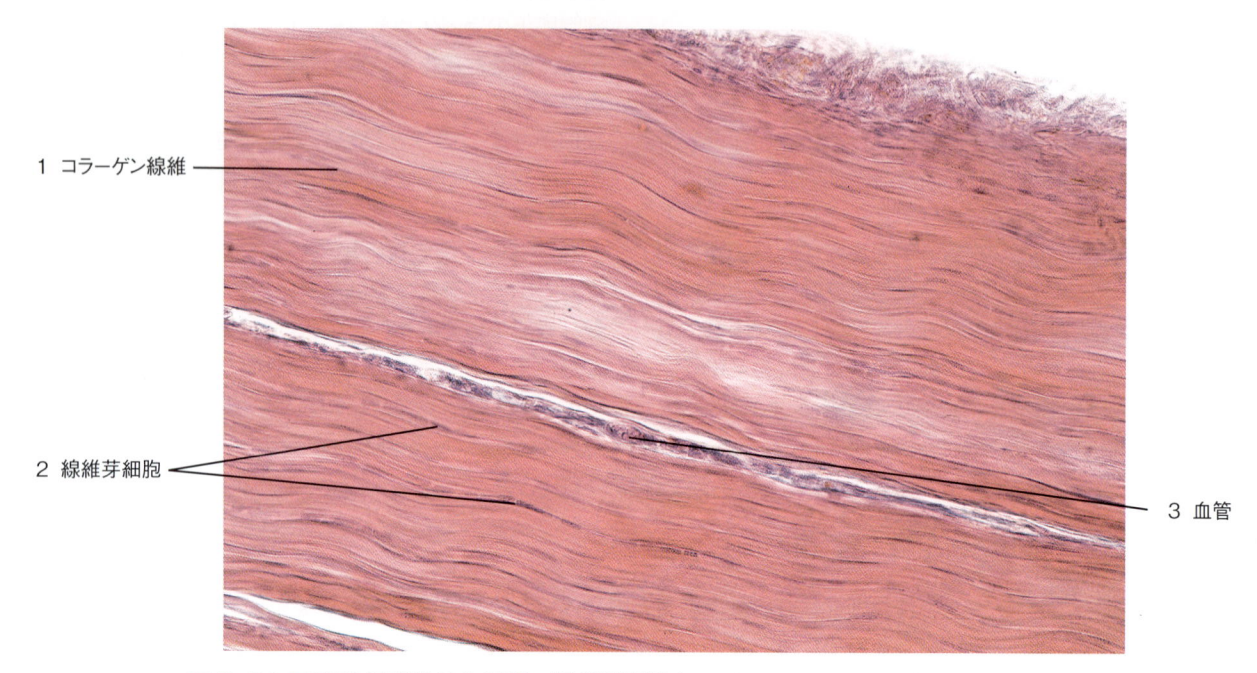

1　コラーゲン線維

2　線維芽細胞

3　血管

図 5-11 ■ **密性規則性結合組織：腱（縦断像）**（ヘマトキシリン–エオジン染色，×64）

## 機能との関連 5-3 ■ 密性結合組織

### 密性不規則性結合組織

密性不規則性結合組織はおもに**コラーゲン線維（Ⅰ型コラーゲン）**が占めており，少量の基質は周囲にみられる．**線維芽細胞**および / または**線維細胞**を除き，この型の結合組織には細胞がまばらにしかない．コラーゲン線維のおかげで強い**張力**に耐えられるため，支持組織としての役割が大きい．密性不規則性結合組織においては，コラーゲン線維は**不規則**に走っており，さまざまな方向からの張力，機械的ストレスに抵抗して支持する必要がある組織に分布が集中している．

### 密性規則性結合組織

密性規則性結合組織はおもに**コラーゲン線維（Ⅰ型コラーゲン線維）**を主成分としており，**靭帯**や**腱**のような大きい**張力**に抵抗する強さが必要なところにみられる．コラーゲン線維が密に**一方向**に配列することにより，一方向に引っ張る力に対して強い抵抗力を示す．

腱と靭帯は骨に付着しており，持続的に強い張力をうけている．コラーゲン線維が密に並んでいるため，基質はほとんどなく，コラーゲン線維をおもに産生している**線維芽細胞**が，線維の方向と平行に並んでみられる．

## 図 5-12　密性規則性結合組織：腱（横断像）

　　腱の横断像を低倍率（左図）と高倍率（右図）で示した．太い**コラーゲン線維束**(3, 7)の中に横断された**線維芽細胞（核）**(1, 8)がみえる．線維芽細胞(8)はコラーゲン線維束(3, 7)のあいだにあり，右図の高倍率写真ではそのことがさらによくわかる．右の図にはコラーゲン線維束(7)と複数の突起をのばした線維芽細胞(8)の横断像が示されている．太いコラーゲン線維束のあいだは**線維束間結合組織**(2)が占めており，その中に**細動脈**や**細静脈**(6)，神経線維が観察され，ときおり圧受容体である**パチニ小体** Pacinian corpuscle(9)をみることができる．

　　図の左がわには**骨格筋線維**(4)の横断像が示され，結合組織でへだてられた隣に腱がある．

　　骨格筋線維の**核**(5)は線維の辺縁にあり，線維芽細胞(1, 8)はコラーゲン線維束間(3, 7)に位置している．

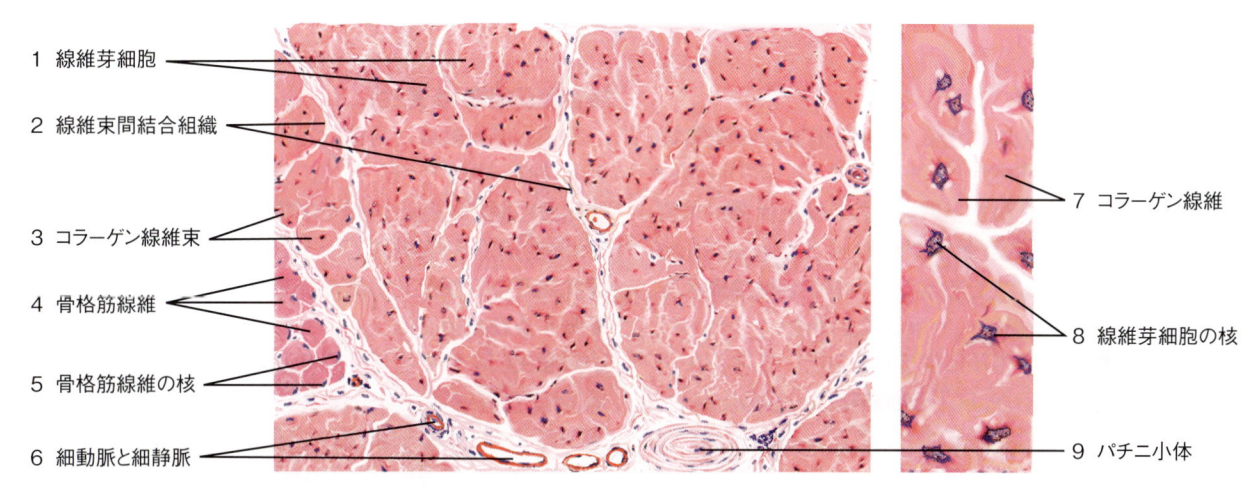

1 線維芽細胞
2 線維束間結合組織
3 コラーゲン線維束
4 骨格筋線維
5 骨格筋線維の核
6 細動脈と細静脈
7 コラーゲン線維
8 線維芽細胞の核
9 パチニ小体

**図 5-12 ■ 密性規則性結合組織：腱（横断像）**（ヘマトキシリン–エオジン染色，左：低倍率，右：高倍率）

## 図 5-13　小腸の脂肪組織

　　図は腸間膜の切片で，脂肪組織の中には脂肪を貯蔵した**脂肪細胞**(4, 8)が集まっている．脂肪組織を囲む**結合組織**(9)は，**中皮**(10)と呼ばれる単層扁平上皮でおおわれている．

　　脂肪細胞(4, 8)は密に詰まり，細胞のあいだはうすい**結合組織中隔**(3)で隔てられている．

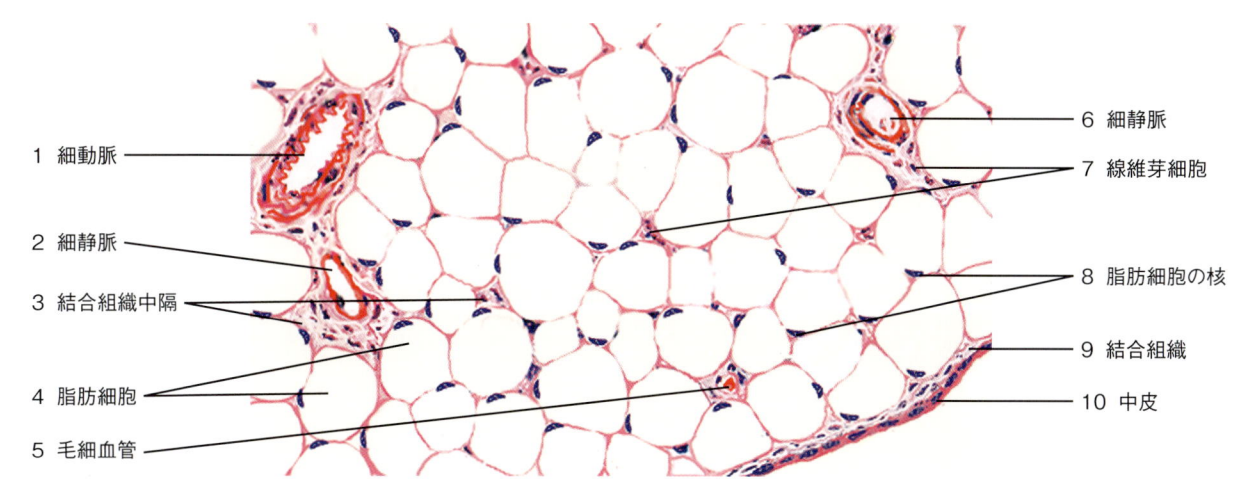

1 細動脈
2 細静脈
3 結合組織中隔
4 脂肪細胞
5 毛細血管
6 細静脈
7 線維芽細胞
8 脂肪細胞の核
9 結合組織
10 中皮

**図 5-13 ■ 小腸の脂肪組織**（ヘマトキシリン–エオジン染色，中倍率）

結合組織中には，押しつぶされたような**線維芽細胞**(7)や**細動脈**(1)，**細静脈**(2, 6)，**神経線維**，**毛細血管**(5)がみられる．

標本作製中に脂肪が薬品によって溶出されてしまうため，個々の脂肪細胞(4)は空のようにみえる．周辺のうすい層となっている細胞質には，押しつぶされたような**核**(8)がある．切片によっては，線維芽細胞の核(7)と脂肪細胞(8)の核を区別することが困難である．

## 機能との関連 5-4 ■ 脂肪組織

生体内の脂肪組織は**白色脂肪組織**と**褐色脂肪組織**の2種類に分かれ，どちらも**脂肪の貯蔵**と**代謝**の役割を担う主要な組織である．

### 白色脂肪組織（単房性）

白色脂肪組織の細胞は大きく，細胞内に一つの脂肪滴（単房性）をもつ．**脂肪細胞**がおもに蓄えているのは腸管からのリポ蛋白質と肝臓から供給される超低比重リポ蛋白質（VLDL）に由来する**トリグリセリド** triglyceride（脂肪酸とグリセロール）である．白色脂肪組織は褐色脂肪組織より生体内に幅広く分布しているが，分布のパターンは個人の年齢や性別によって異なる．エネルギー源を供給する役割のほか，皮下の**断熱材**としての役割や，器官の**クッション**となる脂肪体としての役割をもっている．脂肪組織は代謝活性が高いため，非常に血管が豊富である．また，脂肪細胞にはインスリン，糖質コルチコイド，成長ホルモン，その他脂肪組織の脂質の蓄積や放出にかかわる因子の受容体がみつかっている．さらに，白色脂肪組織は重要な内分泌器官であるとも考えられている．この種の脂肪細胞は，**レプチン** leptin というホルモンを分泌しており，このホルモンは糖質と脂質代謝を増加させ，**視床下部**の細胞にはたらき食欲，エネルギーバランス，摂食，新しい脂肪組織の増生などを制御している．

### 褐色脂肪組織（多房性）

褐色脂肪組織は，身体のどこにでもある白色脂肪組織と異なり，かぎられた部位に分布している．褐色脂肪細胞は白色脂肪細胞と比べて小さく，複数の小さな脂肪滴（多房性）に脂肪を貯えている．褐色脂肪組織はすべての哺乳類でみつかっているが，もっとも発達しているのは**冬眠する動物**である．そのおもな機能は**ふるえによらない熱産生**によって身体へ熱を供給することである．寒い環境にさらされたヒトの新生児や冬眠から目覚めた毛皮動物では，とくに褐色脂肪組織が利用され，きびしい環境においても体温を保っている．褐色脂肪組織の熱産生は交感神経の制御をうけており，脂質の加水分解を促進するため交感神経は**ノルアドレナリン**を放出している．褐色脂肪組織の量は年齢とともに徐々に減少する．褐色脂肪組織はおもに副腎や大血管，首の領域にみつかっている．しかし，寒冷環境にあると，それへの適応として，褐色脂肪細胞や褐色脂肪組織の発達が促進される．

# 第 5 章 まとめ

## 結合組織

- 間葉組織から発生し，細胞と細胞間質から構成される
- 細胞間質を構成するのは組織液と線維と基質である
- 胎性結合組織は臍帯と発育中の歯に存在する
- 基質は，栄養，酸素，老廃物の交換媒体である
- 基質は，物質のもつ粘性のために病原性分子のバリアーとなる
- 結合組織に含まれている多数の細胞が，細菌や異物から体を守り，防御する
- 疎性結合組織と密性結合組織に分類される

## 分　類

### 疎性結合組織

- 生体内に広く分布しており，細胞と線維が不規則かつ疎に分布している
- 基質が豊富であり，細胞と線維を囲んでいる
- コラーゲン線維，線維芽細胞，線維細胞，脂肪細胞，肥満細胞，形質細胞，マクロファージが豊富である

### 密性不規則性結合組織

- 線維芽細胞がもっとも多く，コラーゲン線維（Ⅰ型）が密に詰まっている
- その他の細胞や基質は乏しい
- コラーゲン線維があらゆる方向に走り，強い支持組織をつくる
- さまざまな方向からかかる力に耐えられる領域に集まっている

### 密性規則性結合組織

- 密に詰まった線維が平行に走っている
- 腱や靱帯にみられるものは骨とつながっている
- 一方向にかかる張力に強い抵抗力をもつ
- 基質はもっとも少なく，線維芽細胞が優位である

## 結合組織の細胞

### 線維芽細胞

- 常に活性化している細胞で，結合組織間のすべてのコラーゲン線維や細網線維，弾性線維を産生している
- 基質のグリコサミノグリカン，プロテオグリカン，接着性糖蛋白質を合成している

### 線維細胞

- 線維芽細胞より小さい
- 不活性ないし休止している結合組織細胞である

### 白色脂肪細胞

- 広く分布している脂肪組織の中でもっとも一般的な種類である
- 集団ないし単体で存在し，含まれる脂肪滴は単一あるいは単房性である
- 脂肪細胞が優位な結合組織は脂肪組織である
- トリグリセリドをおもに含む単体の脂肪滴を蓄えている
- 脂肪は腸管からのリポ蛋白質と肝臓からの超低比重リポ蛋白質（VLDL）に由来する
- 標本作製過程で脂質が溶出してしまうため，組織切片では空にみえる
- 全身に分布し，断熱材としての役目を果たすとともに衝撃から器官を守る脂肪体を形成する
- 代謝活性が高いため血管が豊富である
- 脂質の貯蔵や放出に関与するホルモン受容体が存在する
- レプチンというホルモンの唯一の産生場所であり，このレプチンは脂質代謝を亢進し，また，食欲と摂食を調節する

### 褐色脂肪細胞

- 分布はかぎられている
- 白色脂肪細胞より小さく，脂質を多数の脂肪滴として（多房性）貯蔵している
- 冬眠を行なう動物と新生児で発達している
- 新生児や冬眠を行なう動物において体温を生み出している
- 交感神経系由来ノルアドレナリンは脂質の加水分解を促進する
- 寒冷環境へ適応して，細胞数や組織が増加する

### マクロファージ

- 疎性結合組織に多く存在する

・細菌，死んだ細胞，細胞残屑，外来物質を貪食する
・リンパ球に抗原を提示し，免疫反応をおこす
・循環血中の単球に由来する
・肝臓ではクッパー細胞，骨では破骨細胞，中枢神経系では小膠細胞，皮膚ではランゲルハンス細胞，血液中では単球，骨では破骨細胞と呼ばれる

## リンパ球
・呼吸器や消化器の疎性結合組織に多数存在する
・抗体を産生し，ウイルス感染細胞を破壊する

## 形質細胞
・特徴的な放射状の染色質がみられる
・抗原提示をうけたBリンパ球に由来する
・抗原を壊す特異的な抗体を産生する

## 肥満細胞
・血管の周辺に多い
・皮膚，呼吸器，消化器の結合組織で観察される
・微細で均一な好塩基性の顆粒をもつ卵型の細胞である
・アレルゲンに接触するとヒスタミンと血管作動性化合物を放出し，即時型過敏反応を引きおこす
・弱い抗凝固作用をもつヘパリンを含んでいる

## 好中球
・細菌を貪食して壊す活性型貪食細胞である

## 好酸球
・寄生虫感染後に増加する
・アレルギー反応により抗原抗体複合体を貪食する

## コラーゲン線維
・Ⅰ型はもっとも広く分布し，非常に強靭で，皮膚，腱，靭帯，骨にみられる
・Ⅱ型は硝子軟骨，弾性軟骨，眼の硝子体にみられ，圧力への抵抗力を組織に与える
・Ⅲ型は肝臓，リンパ節，脾臓，造血器官にみられる
・Ⅳ型は基底膜の基底板にみられる．ヘミデスモソームの細胞外リガンドとなる

## 細網線維
・おもにⅢ型コラーゲンで構成されており，さまざまな器官で繊細な網目状の骨格を形成する
・銀染色によってのみ可視化される

## 弾性線維
・細い枝状の線維で，のびることができる
・ミクロフィブリルとエラスチンという蛋白質で構成されている
・のばされた後，変形せずにもとの大きさに戻る
・肺，膀胱，皮膚，大血管の壁などに存在する
・大血管の壁では，平滑筋が弾性線維を合成している

## 基質と結合組織
・水分を多量に含む流動性ゲルからなる
・細胞間質は細胞と線維と結合し，それらを支持し，取り囲んでいる
・グリコサミノグリカン，プロテオグリカン，接着性糖蛋白質の糖鎖が含まれている
・グリコサミノグリカンはヒアルロン酸が主成分である
・その他のグリコサミノグリカンはプロテオグリカン凝集体を形成し，水を保持する
・細胞と血管のあいだでさまざまな物質が拡散するのを促進する
・病原体の拡散を防止する効果的なバリアとしてはたらく
・細菌はヒアルロン酸を加水分解し，バリアの粘度を低下させる
・細胞と線維を結合しているフィブロネクチンなどのいくつかの接着性糖蛋白質を含む
・インテグリンはコラーゲン線維とアクチンとを結合させている
・ラミニンは基底膜の構成要素であり，上皮細胞を基底膜板に結合させる

# 第 5 章　復習問題

## 問　題

次の問題について，もっとも適切な答えを選びなさい．

1. 褐色脂肪の特徴は？
 A. 体内に広く分布している
 B. 臓器のまわりに脂肪のクッションをつくり，また皮膚の下で保温の役割を担う
 C. 大きな単一の脂肪滴をつくって脂質を蓄える
 D. 冬眠中の動物や新生児の熱源となる
 E. 食欲や食事量に影響を与える

2. 糖質や脂質の代謝を高め，食物摂取量や食欲を調整するものは？
 A. レプチンホルモン
 B. ノルエピネフリン
 C. トリグリセリド
 D. 脂肪酸
 E. グリセロール

3. 間葉組織はどんなはたらきをしているか？
 A. コラーゲンの合成を阻害するホルモンを分泌する
 B. Ⅰ型コラーゲン線維の源である
 C. すべての結合組織の源である

 D. グリコサミノグリカン，プロテオグリカン，細胞接着性糖蛋白質を分泌する
 E. 脂肪組織の脂質代謝に影響を与える

4. 結合組織の中で，大きな分子や病原体の通過を防ぐバリアの役割を果たしているのは？
 A. コラーゲン線維
 B. 半流動性の基質
 C. 線維芽細胞
 D. 細網線維
 E. 密性結合組織層

5. リンパ節や脾臓などの臓器の支持の役割を果たしている網目構造を形成する線維は？
 A. 弾性線維
 B. コラーゲン線維
 C. 細網線維
 D. Ⅰ型コラーゲン線維
 E. すべての結合組織線維

## 解　答

1. 正解：D．冬眠中の動物や新生児の熱源となる．冬眠中や新生児の場合，褐色脂肪は保護手段として体温を提供する．
2. 正解：A．レプチンホルモン．このホルモンは白色脂肪組織の細胞で産生され，中枢神経系の視床下部の細胞に作用して食物摂取や食欲に重要な役割を果たしている．
3. 正解：C．すべての結合組織のもととなる組織であ

る．未分化な間葉組織は，すべての結合組織を含むさまざまな細胞に分化する．
4. 正解：B．半流動性の基質．基質はその粘性のため，大きな分子や病原体に対する効率的なバリアとして機能する．
5. 正解：C．細網線維．枝分かれした線維は非常に細く，リンパ節や脾臓などの臓器では，血液やリンパを濾過するための網目構造を形成している．

## 顕微鏡写真による補足

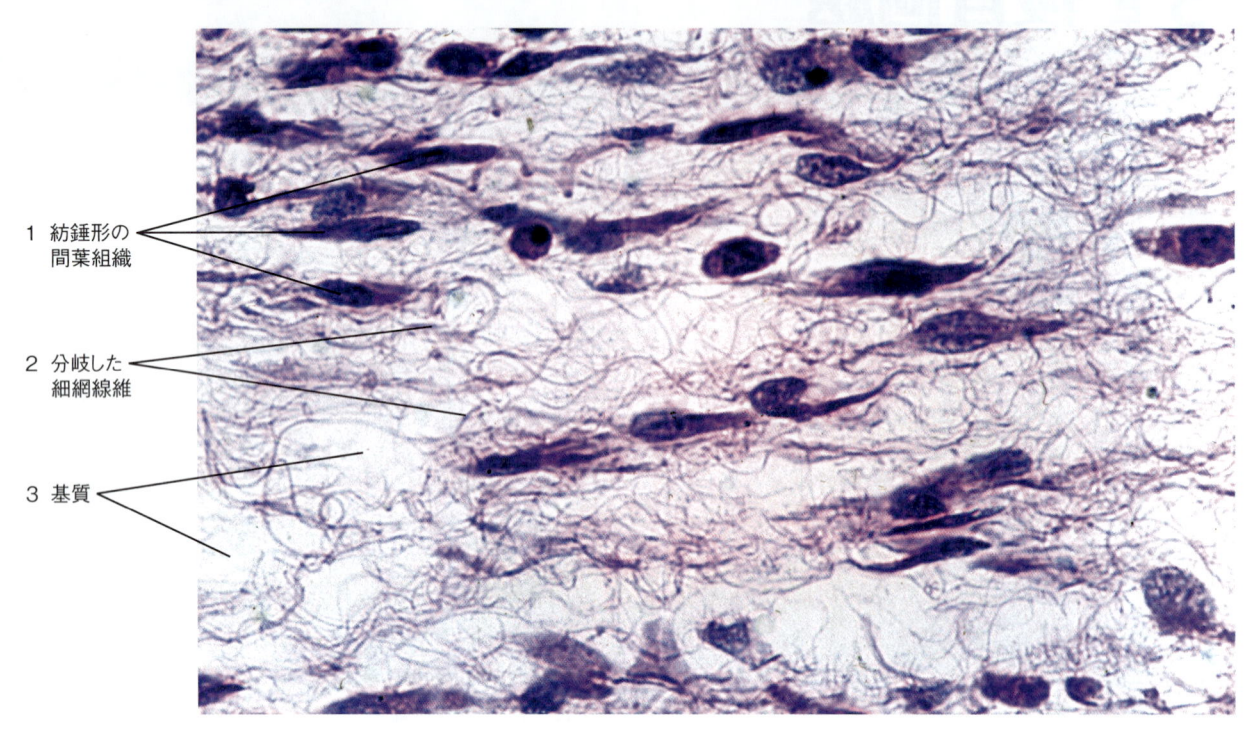

1 紡錘形の
　間葉組織

2 分岐した
　細網線維

3 基質

図 5-14 ■ 発育中のげっ歯類の胎児から採取した間葉組織（ヘマトキシリン-エオジン染色，×205）

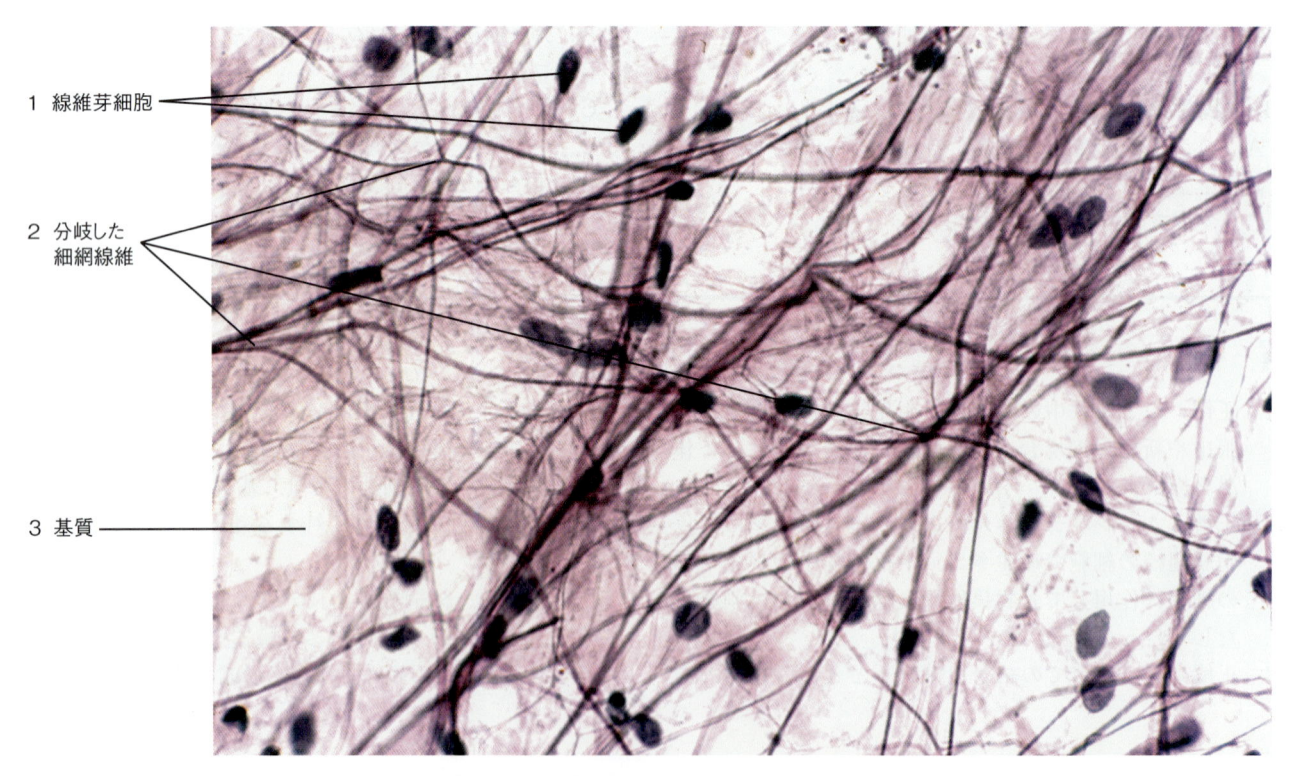

1 線維芽細胞

2 分岐した
　細網線維

3 基質

図 5-15 ■ 疎性結合組織，弾性線維，線維芽細胞，および周囲の豊富な基質がみえる腸間膜の全層標本
　　　　　（オルセイン染色，×100）

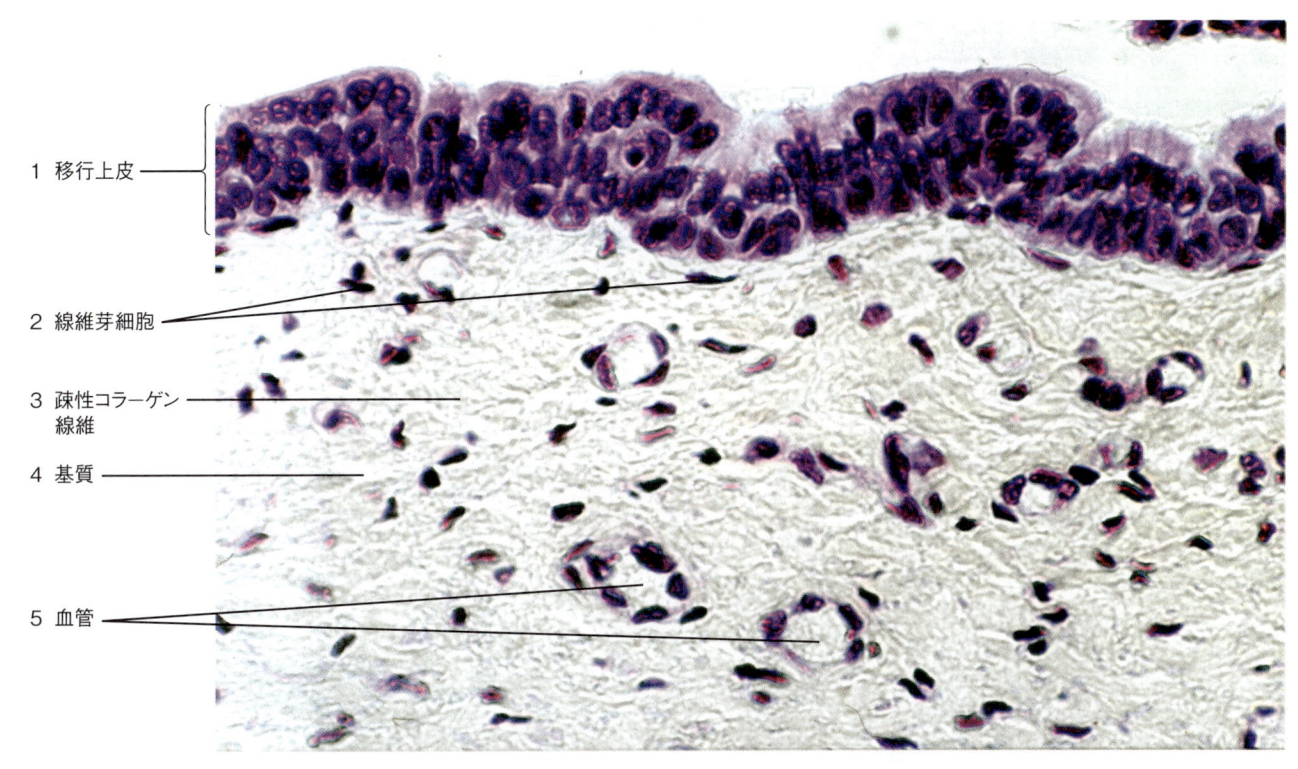

1　移行上皮

2　線維芽細胞

3　疎性コラーゲン
　　線維

4　基質

5　血管

**図5-16** ■ **移行上皮の下にある疎性結合組織がみえるサルの尿道**(ヘマトキシリン-エオジン染色, ×205)

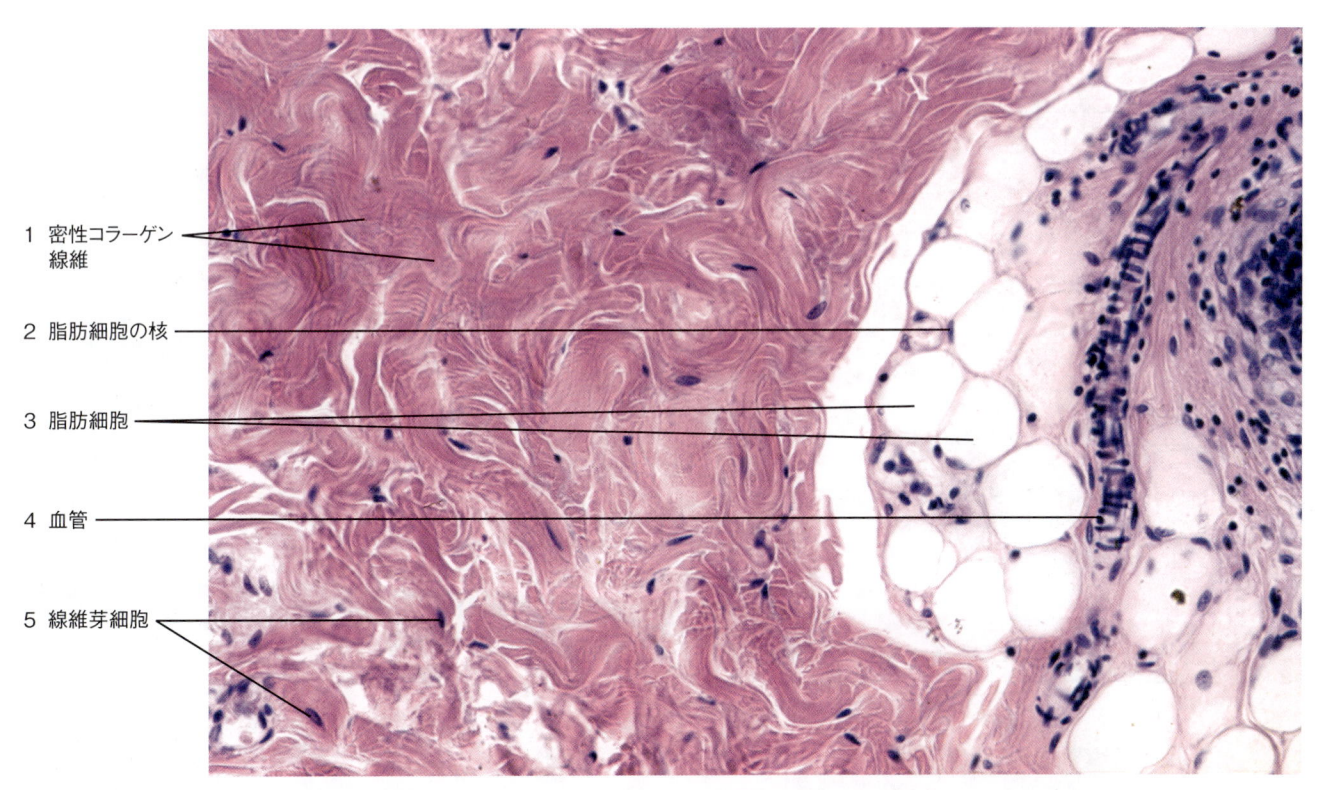

1　密性コラーゲン
　　線維

2　脂肪細胞の核

3　脂肪細胞

4　血管

5　線維芽細胞

**図5-17** ■ **白色脂肪細胞(組織)に隣接する密性不規則性結合組織がみえるイヌの唇**
(ヘマトキシリン-エオジン染色, ×64)

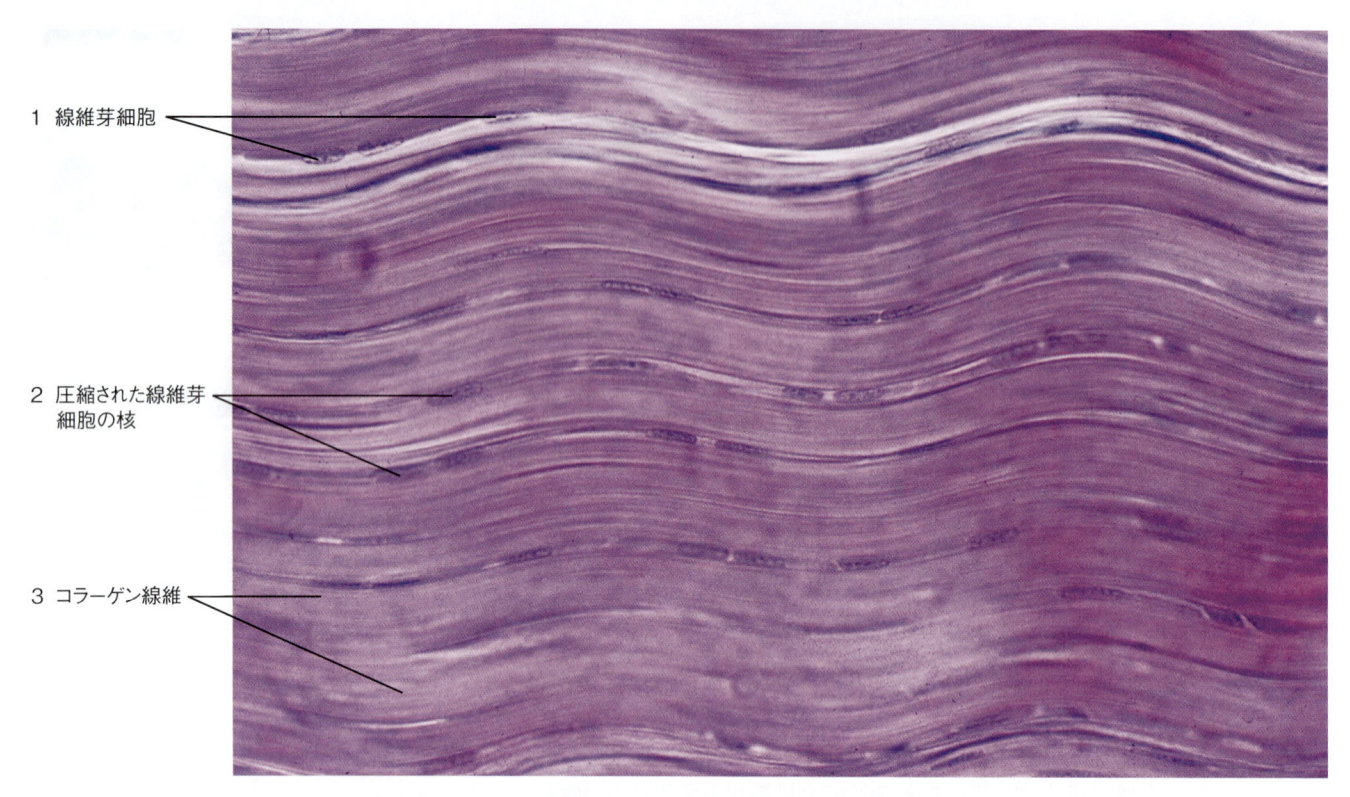

1 線維芽細胞

2 圧縮された線維芽
　細胞の核

3 コラーゲン線維

**図 5-18** ■ **コラーゲン線維の密な配列と圧縮された線維芽細胞を含む密性規則性結合組織がみえるサルの腱**
（ヘマトキシリン-エオジン染色，×64）

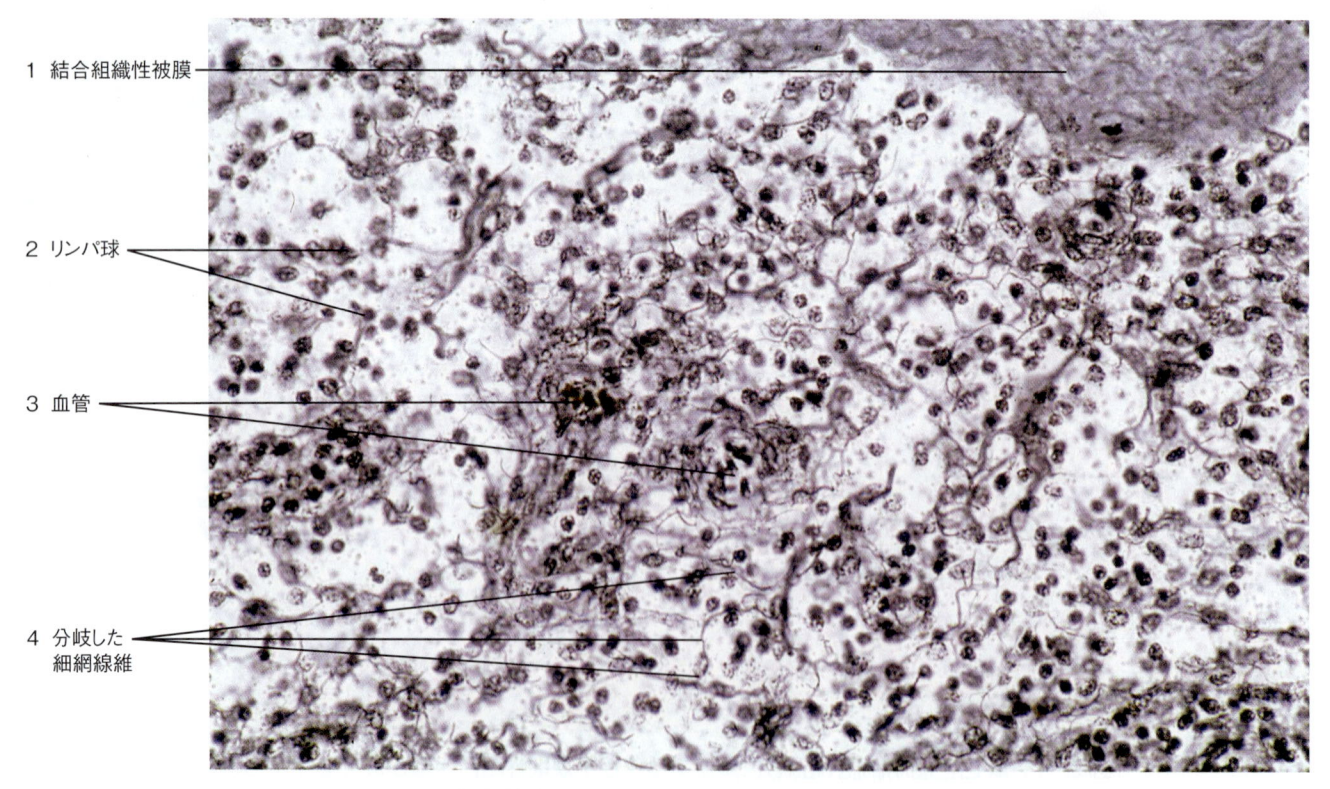

1 結合組織性被膜

2 リンパ球

3 血管

4 分岐した
　細網線維

**図 5-19** ■ **細網線維がみえるサルのリンパ節**（銀染色，×100）

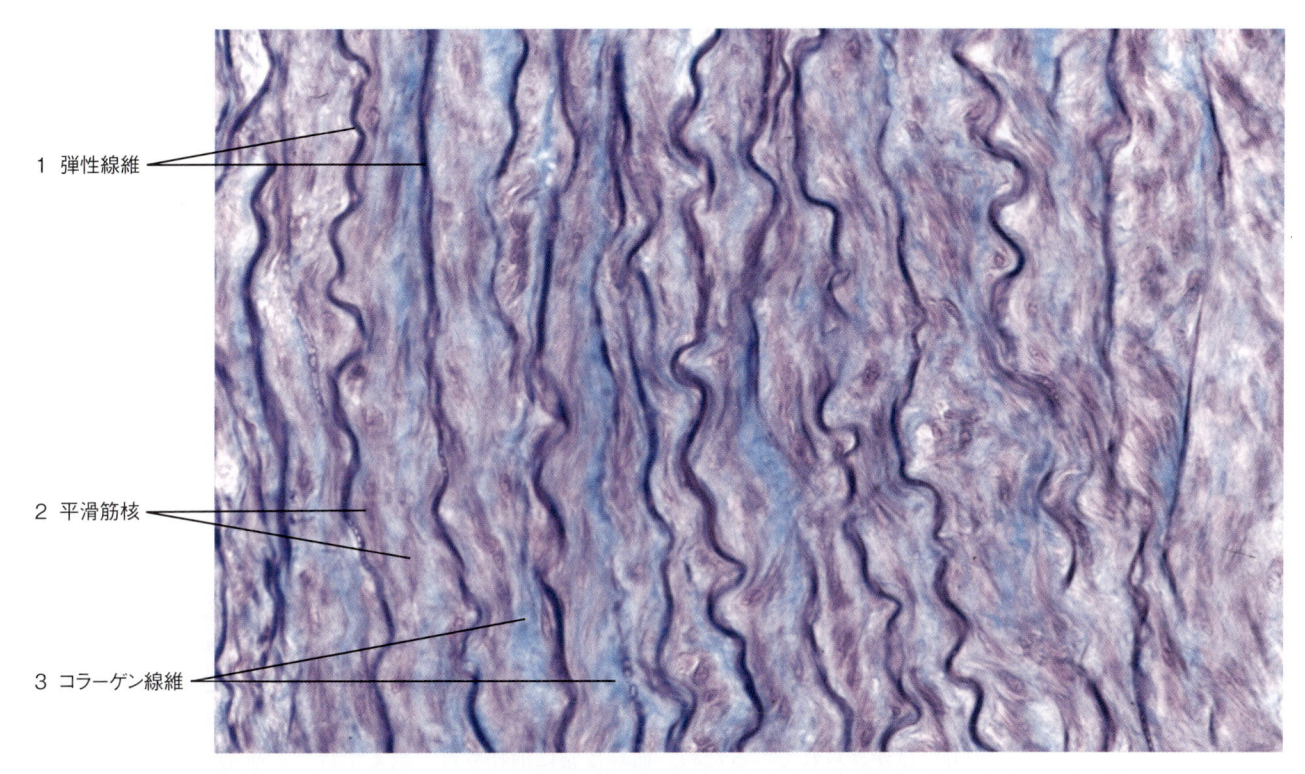

1 弾性線維
2 平滑筋核
3 コラーゲン線維

**図 5-20** ■ **さまざまな結合組織線維と平滑筋線維がみえる大動脈壁**(ブルー染色，×130)

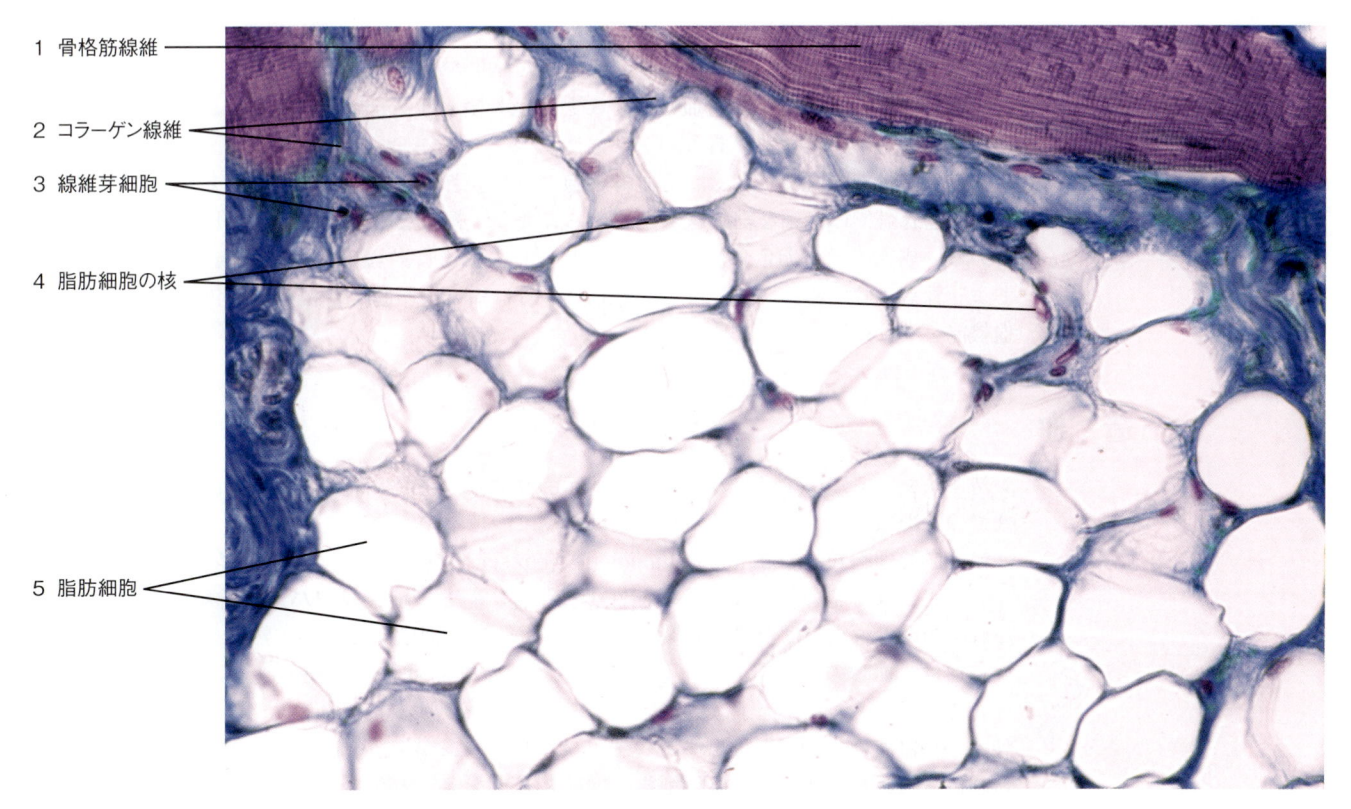

1 骨格筋線維
2 コラーゲン線維
3 線維芽細胞
4 脂肪細胞の核
5 脂肪細胞

**図 5-21** ■ **骨格筋線維と密性不規則性コラーゲン線維に隣接する白色脂肪組織(細胞)．組織標本の作製中に細胞質内の脂質が溶け出し，核のみがみえる**(マロリン-エザン染色，×130)

# 第 6 章 造血組織

## 第1項・血 液

　血液は結合組織の一種であるが，細胞が**血漿** plasma と呼ばれる液体成分中に浮遊しているという特殊な形をとっている．血漿中には，おもに**赤血球** erythrocyte と**白血球** leukocyte，白血球はさらに**顆粒白血球** granulocyte と**無顆粒白血球** agranulocyte に分けられ，計3種類の細胞がみられる．これらの細胞は血液の**有形成分**を構成している．さらに循環血液中には，大型の骨髄細胞である**巨核球** megakaryocyte に由来する細胞片の**血小板** platelet もみられる．血液（血球）は，気体，栄養，老廃物，ホルモン，抗体，さまざまな化学物質，イオン，その他の血漿中の物質を，生体各部の細胞，組織，器官に運搬している．また，血球の寿命はかぎられているため，血球は常に消耗され，絶えず新しく補充されている．血液の構成要素が産生されることを造血という．

### 造血の場

　生体において造血がおこなわれる器官は，個体の発生・発達段階によって異なる．**胚**では，造血はまず**卵黄嚢** yolk sac でおこり，その後に発生が進むと，肝臓，脾臓，リンパ節，骨髄に造血の場が移る．生後の造血はほとんど**赤色骨髄** red marrow でのみおこる．新生児ではすべての骨髄が赤色骨髄である．

　赤色骨髄は細胞密度が高く，造血**幹細胞**や，さまざまな血球の前駆細胞を含んでいる．また，赤色骨髄では繊細な細網線維がまばらに並び，複雑な結合組織の編み目構造がつくられている．成人では，赤色骨髄が存在する場所は，おもに頭蓋の扁平骨，胸骨，肋骨，椎骨，および骨盤の骨である．長骨などそれ以外の骨は徐々に脂肪を蓄積して黄色骨髄となり，造血機能を失う．

### 造 血

　造血においては，すべての血液細胞は**赤色骨髄** red bone marrow 中の自己複製能力のある**共通の幹細胞**から生じる．この幹細胞はすべての種類の血球を産生する能力があるため，**多能性造血幹細胞** pluripotential hemopoietic stem cell と呼ばれる（図 6-1）．多能性の幹細胞は，二つの主要な細胞の系統である多能性**骨髄系幹細胞**と多能性**リンパ球系幹細胞**を産生する．これらの系の幹細胞は多数の分裂を行ない，分化の中間段階を経て成熟し，血流に入る．

　造血は，血球の産生を活性化し制御する多数の**成長因子** growth factor によって調節されている．これらの成長因子は，複数ある細胞系列に影響を与え，増殖，分化，成熟を誘導し，骨髄から血液中に血球を放出する．**エリスロポエチン** erythropoietin は，腎臓の細胞でつくられる蛋白質で，赤血球の前駆細胞の増殖と産生を促す．**トロンボポエチン** thrombopoietin も腎臓で産生され，巨核球の分化と血小板の産生を促進する．**顆粒球コロニー刺激因子** granulocyte colony-stimulating factor（G-CSF）と**単球コロニー刺激因子** monocyte colony-stim-

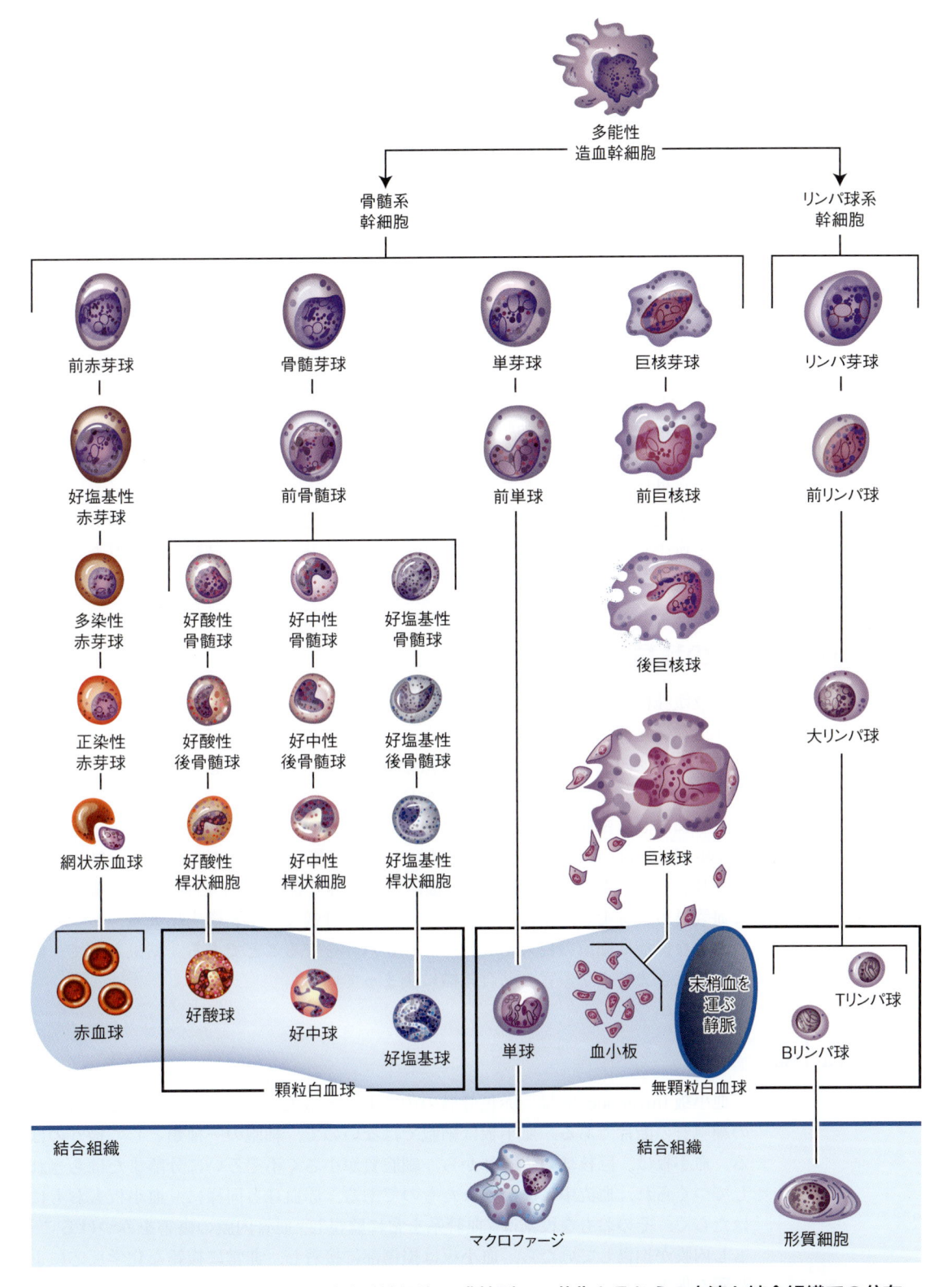

図 6-1 ■ 骨髄系幹細胞とリンパ球系幹細胞の成熟型への分化とそれらの血液と結合組織での分布

ulating factor（M-CSF）は，それぞれ顆粒球系と単球系の細胞の産生を促進する．種々の**インターロイキン** interleukin は，BおよびTリンパ球の発達と機能に関与している．

　**骨髄系幹細胞** myeloid stem cell は赤色骨髄で成熟して，最終的には，**赤血球** erythrocyte，**好酸球** eosinophil，**好中球** neutrophil，**好塩基球** basophil，**単球** monocyte，そして**巨核球** megakaryocyte となる．**リンパ球系幹細胞** lymphoid stem cell も同様に赤色骨髄で成熟する．リンパ球系細胞の一部は骨髄に残ったまま増殖，成熟をして**Bリンパ球** B lymphocyte となり，その他のリンパ球は血流にのり，**リンパ節**や**脾臓**に移動した後増殖してBリンパ球へと分化した後，末梢リンパ組織（結合組織，リンパ組織，リンパ器官）に定着する．

　他に未分化リンパ球様細胞が**胸腺**に移動した後増殖して，免疫応答能力をもつ**Tリンパ球** T lymphocyte へと分化するものもある．その後Tリンパ球は血流に入り，結合組織や末梢リンパ系組織，リンパ節，脾臓へと移動してそこで定着する．Bリンパ球とTリンパ球は両方とも，多数の末梢リンパ系組織，リンパ節，脾臓に分布していて，抗原に曝露されると免疫応答反応をおこす．Bリンパ球とTリンパ球は，顕微鏡でみても形態からは区別がつかないが，それぞれの細胞系は，成長，発達，機能について異なる経路をたどる．これらの細胞を区別できるのは，細胞表面に存在する蛋白質マーカーの違いを免疫組織化学的手法で示す以外にはない．

　血液細胞は寿命がかぎられているため，多能性造血幹細胞は常に分裂，分化をして新しい細胞を産生し続けている．血液細胞が古くなり死滅すると，脾臓などのリンパ器官で壊される．

## おもな血球の種類

　血液塗抹標本を染色して顕微鏡で観察すると，おもな血球の種類がわかる．

　赤血球は無核で，もっとも細胞数が多い．成熟過程において赤血球は核を細胞から押し出した後，両側凹面形の形になり，**成熟赤血球**として無核の状態で血管に入る．赤血球は血液中にとどまり，血管内でおもな機能を発揮する．

　これに対し，**白血球** white blood cell は有核であり，**顆粒球** granulocyte と**無顆粒球** agranulocyte とに分けられる．顆粒球には好中球，好酸球，好塩基球がある．無顆粒球には，単球とリンパ球がある．白血球は主な機能を血管外で発揮する．白血球は，毛細血管の壁を通って血管外へと遊走し，結合組織，リンパ組織，骨髄などの組織内に入る．

　おもな機能は細菌の侵入や異物の存在から体を守ることである．結果として，ほとんどの白血球はさまざまな器官の結合組織に集まっている．

## 血小板

　**血小板** thrombocyte は，赤色骨髄の中でもっとも大きな細胞である**巨核球** megakaryocyte の細胞質の**断片**である．血小板は細胞ではないので，細胞の一種類として扱うのは誤りである．血小板は，巨核球の辺縁部から，細胞質が小さく不ぞろいに分離またはちぎれた断片としてつくられ，血流中に放出されたものである．赤血球と同様に，血小板もおもに血管内ではたらく．そのおもな役割は，血管系を常に監視し，血管内膜の傷害をみつけることである．もし内膜が損傷していたら，血小板は損傷部に接着し，非常に複雑な化学反応によって**血液凝固**を促進する．

## 機能との関連 6-1 ■ 血小板

　血小板は，血管壁の小さな損傷を修復し，血液の凝固を促して出血を防ぐという重要な機能を担っている．通常，血管の内皮細胞が無傷であれば，基底膜のラミニンやコラーゲン線維が露出していないため，血小板が凝集し血栓が形成されることはない．むしろ，内皮細胞は血小板の凝集を抑制する化学物質である**プロスタサイクリン** prostacyclin を産生している．血管内皮壁が損傷すると，血小板が凝集し，損傷部位に露出したコラーゲンや基底膜蛋白質に付着する．これにより，血小板は活性化され，損傷した血管を閉塞するための**血栓**を形成し，**接着性糖蛋白質**，**アデノシン二リン酸（ADP）**，**セロトニン**などを放出する．これにより，さらに他の血小板が誘導され付着して血栓の大きさを増す．一方，損傷した内皮細胞は，血液凝固を開始する**組織因子**，内皮下組織のラミニンやコラーゲンへの血小板の接着を促進する

**フォン・ヴィレブランド因子** von Willebrand factor および損傷した血管内の平滑筋線維を収縮させる**エンドセリン** endothelin を放出する．血小板の表面受容体は循環血漿中の**フィブリノゲン** fibrinogen と**トロンビン** thrombin と結合し，このトロンビンはフィブリノゲンを固体の**フィブリン** fibrin 線維に変換する．フィブリンは血栓のまわりにゆるやかな網目構造を形成し，他の血小板や血球を捕捉して血餅を形成し，血餅は出血が止まるまで拡大していく．血餅が形成されて出血が止まると，凝集した血小板は血管の損傷した端を引き寄せることで，血餅の**縮小**に寄与する．血管の修復に続いて，循環している血漿蛋白質**プラスミノゲン** plasminogen からつくられる**プラスミン** plasmin という酵素の蛋白質分解作用によって，血栓が除去される．

### 図 6-2　ヒトの血液塗抹標本：赤血球，好中球，好酸球，リンパ球，血小板

　高倍率のヒトの血液塗抹標本で，有形成分を示している．一番多い成分は**赤血球** erythrocyte（RBC）(1)であり，識別が容易である．成熟赤血球は脱核した（核のない）細胞で，エオジン染色によりピンク色に染まっている．形は両面が凹面で大きさは直径約 7.5 μm と一定であり，おおよそ毛細血管と同じ大きさである．組織切片では，赤血球が毛細血管の内腔で積み重なったり，一列に並んでいる様子がしばしばみとめられる．赤血球は他の細胞の大きさの目安とすることができる．

　多数の赤血球にまじって，白血球が数個みえる．白血球は，核の形，細胞質顆粒がみえるか否か，顆粒の染色性によって細かく分類される．この図では**好中球** neutrophil(2, 4)が 2 個，赤からピンク色の顆粒で充たされた**好酸球** eosinophil(7)が 1 個，そして細胞質が青みがかっている**リンパ球** lymphocyte(5)が 1 個みえている．これらの血液細胞のまわりに，**血小板** platelet(3, 6)と呼ばれる，小さく，青く染まった細胞の断片が散在している．

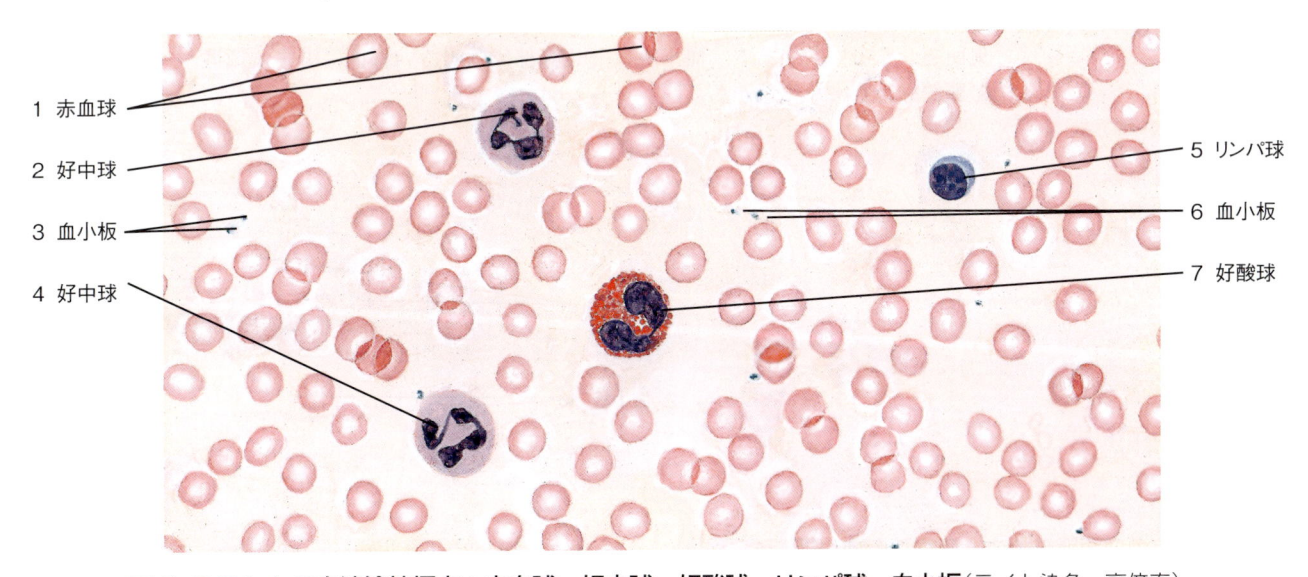

1　赤血球
2　好中球
3　血小板
4　好中球
5　リンパ球
6　血小板
7　好酸球

図 6-2 ■ ヒトの血液塗抹標本：赤血球，好中球，好酸球，リンパ球，血小板（ライト染色，高倍率）

## 図6-3  ヒトの血液塗抹標本：赤血球，好中球，大リンパ球，血小板

　図はヒト血液塗抹標本の顕微鏡写真であり，数種類の血球がみえる．一番多くみられる血液細胞は**赤血球**(1)である．また，2個の**好中球**(2,4)，1個の**大リンパ球**(5)，そして多数の**血小板**がみえている．

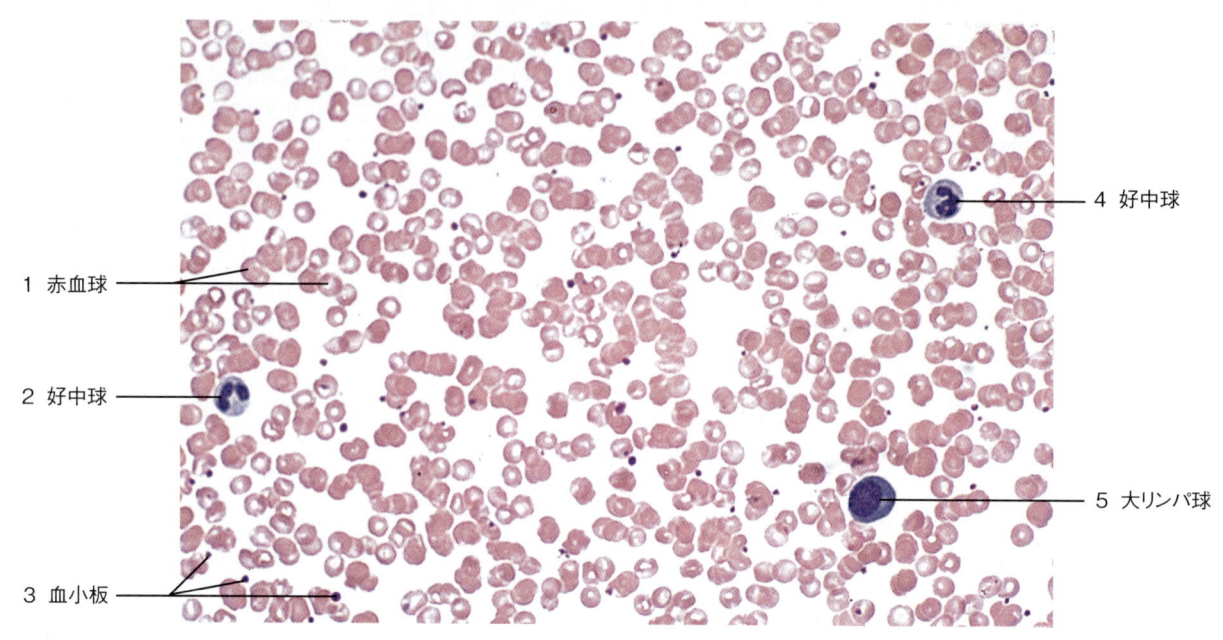

1 赤血球
2 好中球
3 血小板
4 好中球
5 大リンパ球

**図6-3 ■ ヒトの血液塗抹標本：赤血球，好中球，大リンパ球，血小板**(ライト染色，×205)

## 図6-4  ヒトの血液塗抹標本：赤血球と血小板

　図は血液塗抹標本によくみられる多数の**赤血球**(1)と**血小板**(2)を示している．血小板(2)はもっとも小さい血中有形成分で，赤色骨髄でみられる大型細胞である巨核球の細胞質の断片で核がない．血小板(2)は好塩基性で青く染まる不定形の細胞質片で，血液塗抹標本では集団をつくる傾向がある．血小板は，辺縁部には明るい青色に染まる領域が，中心には紫色の顆粒を含む密な領域がある．

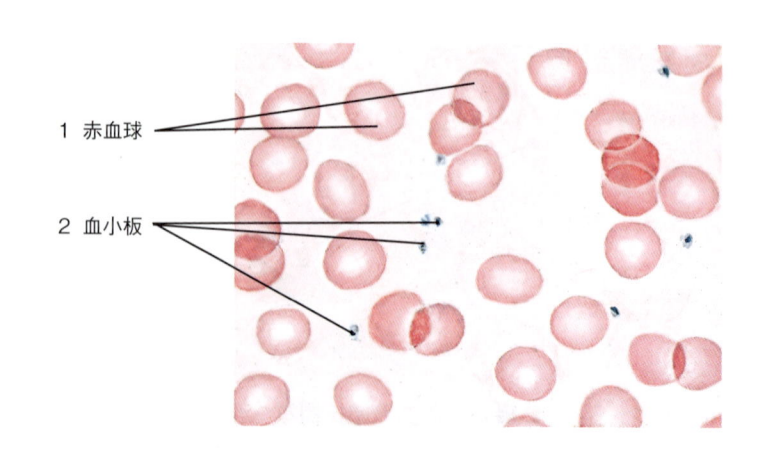

1 赤血球
2 血小板

**図6-4 ■ ヒトの血液塗抹標本：赤血球と血小板**
(ライト染色，油浸)

## 図 6-5　好中球とバー小体

　　細胞質顆粒をもち，分葉した核をもつ白血球が，多形核顆粒球である．このうち**好中球**(2)がもっとも数が多い．好中球の細胞質(2)は紫色ないしピンク色に染まる微細な顆粒を含んでいるが，光学顕微鏡ではみえにくいため，細胞質(2)は透明ないし無色にみえる．好中球の核(2)は**数個の小葉**に分かれ，各小葉のあいだはひも状の細い染色質でつながっている．成熟していない好中球の核は分葉が少ない．

　　ヒトの女性ドナーの血液塗抹標本では，不活性化された X 染色体がドラムスティック様の核小葉の隣にあるクロマチンの小さな延長部分としてみとめられることがあり，これを**バー小体** Barr body（ドラムスティック）(1)という．この延張部分を観察するためには，多数の細胞を調べる必要がある．

　　好中球(2)は末梢血中の白血球のうち約 60〜70％を占めている．

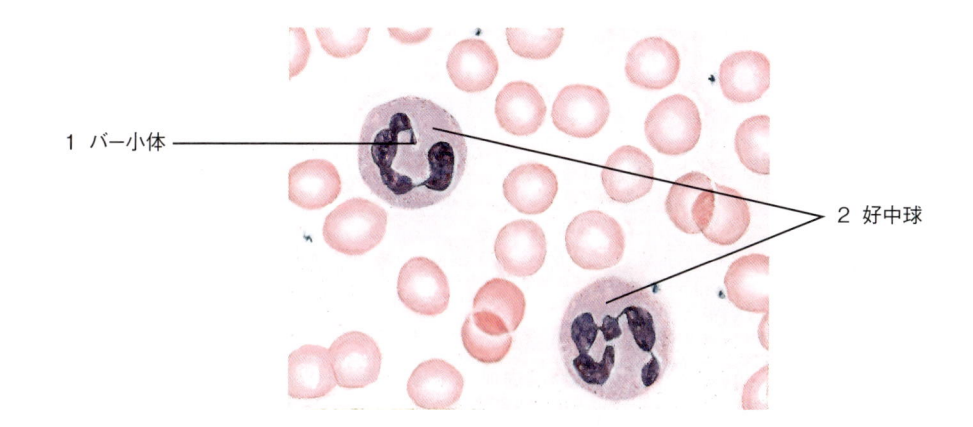

1　バー小体

2　好中球

### 図 6-5 ■ 好中球とバー小体
（ライト染色，油浸）

---

## 機能との関連 6-2 ■ 赤血球

　　成熟した赤血球は**ヘモグロビン** hemoglobin という蛋白質のはたらきによって**酸素**と**二酸化炭素**を運搬するように特化している．ヘモグロビン中の鉄分子が，酸素分子と結合して，血液中の酸素の大部分が**酸化ヘモグロビン** oxyhemoglobin の形で運ばれる．動脈血が鮮紅色をしているのはこの酸化ヘモグロビンによる．二酸化炭素は細胞および組織から拡散して，血管に排出される．このうち一部は血液中に溶けこんで，一部は赤血球中のヘモグロビンと結合して**カルバミノヘモグロビン** carbaminohemoglobin となり，肺へ運ばれていく．静脈血が青みがかった色をしているのはこのカルバミノヘモグロビンによる．

　　骨髄での分化・成熟の過程で，赤血球は大量のヘモグロビンを産生する．赤血球が造血組織から体循環血中に放出される前に，核は細胞質から押し出され，その結果，成熟した赤血球は両面が凹の形となる．この形状をとることによって球状の場合よりもより広い表面積が得られ，血中ガス分子の運搬に有利となる．このように，哺乳類の循環血中にみられる成熟赤血球は，**無核**で両面がくぼんだ円板で，細胞膜に包まれヘモグロビンといくつかの酵素を含んでいる．

　　赤血球の寿命は約 120 日で，古くなった細胞は血中から除去されるか，**脾臓，肝臓，骨髄**のマクロファージの食作用をうける

## 図 6-6　好酸球

　　好酸球 eosinophil（1）は細胞質が大きく明瞭で，エオジン染色によって明るいピンク色に染まる好酸性顆粒で充たされているのが特徴である．好酸球（1）の核はふつう 2 個に分葉しているが，3 番目の小葉がみられることもある．

　　好酸球（1）は末梢血中の白血球のうち 2〜4％を占めている．

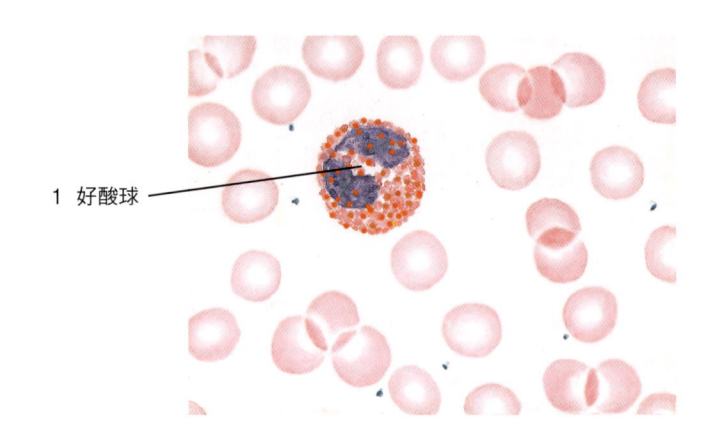

1　好酸球

図 6-6 ■ **好酸球**（ライト染色，油浸）

## 図 6-7　リンパ球

　　無顆粒白血球では細胞質に顆粒がほとんどなく，核は円形ないし馬蹄形である．**リンパ球** lymphocyte（1, 2）の大きさはさまざまで，赤血球より小さいものからほぼ 2 倍の大きさのものまである．リンパ球と赤血球の大きさを比較するため，図のヒト血液塗抹標本では，**大リンパ球**（1）と**小リンパ球**（2）が赤く染まった赤血球に囲まれているところを示している．小リンパ球では濃染した核が細胞質のほとんどを占めており，好塩基性の細胞質は核のまわりに細い縁取りとしてみえるだけである．リンパ球の細胞質は一般には無顆粒であるが，少数の顆粒を含む場合もある．小リンパ球と比べて大リンパ球（1）には好塩基性の細胞質が豊富に存在し，核はより大きく淡く染まり，1 個か 2 個の核小体がみえる．

　　リンパ球（1, 2）は末梢血中の白血球の 20〜30％を占める．末梢血中ではリンパ球のうち約 90％が小リンパ球である．大リンパ球は循環血液中のリンパ球の約 3％を占めている．

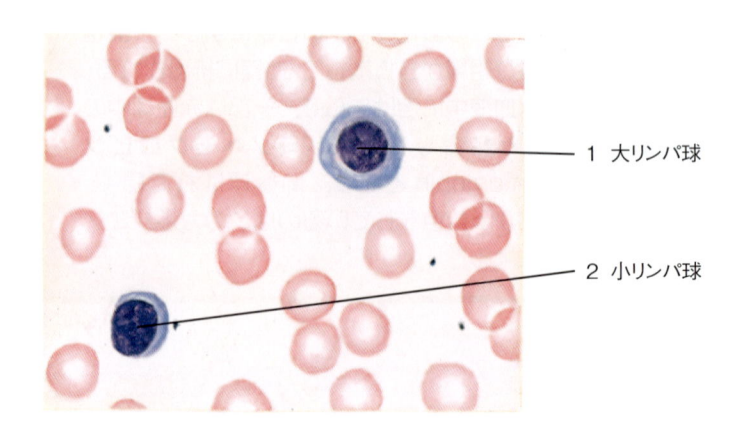

1　大リンパ球

2　小リンパ球

図 6-7 ■ **リンパ球**（ライト染色，油浸）

## 図6-8　単　球

　　単球monocyte(1)は無顆粒白血球の中でもっとも大きい. 核(1)は円形, 卵円形から凹凸形, 馬蹄形のものまでさまざまで, リンパ球の核よりも淡く染まる. 核の染色質は単球(1)中に微細に散らばっている. 細胞質は豊富で弱い好塩基性を示し, 少数の微細な顆粒を含んでいる.

　　単球(1)は末梢血中の白血球のうち約3〜8％を占める.

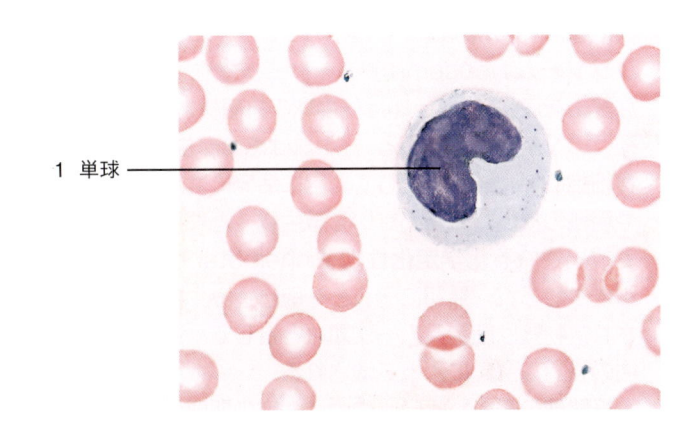

1　単球

**図6-8 ■ 単球**(ライト染色, 油浸)

## 図6-9　好塩基球

　　好塩基球basophil(1)の顆粒は, 好酸球のもの(図6-5)ほど多くはない. 顆粒の大きさは好酸球よりも多様で, あまり密集せず, 濃紺色か褐色に染まる. 核は分葉せず淡く好塩基性に染まるが, 顆粒のためにはっきりしないことが多い.

　　好塩基球(1)の末梢血中の白血球に占める割合が1％未満であり, 血液塗抹標本でみつけるのが困難な細胞である.

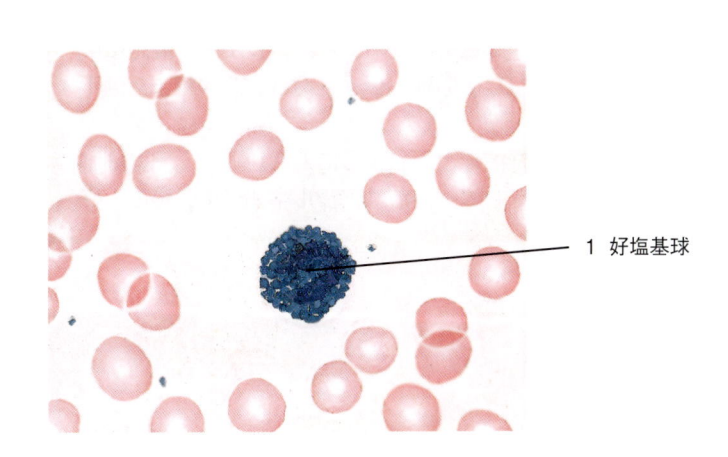

1　好塩基球

**図6-9 ■ 好塩基球**(ライト染色, 油浸)

## 機能との関連 6-3 ■ 白血球

**好中球**の寿命は短い．10 時間ほど血中を循環すると結合組織へと入り，組織中でさらに 2，3 日生存する．好中球の細胞質は，好酸性でも好塩基性でもないが，電子顕微鏡で観察すると，細胞の機能を担う顆粒が存在している．好中球の顆粒には，大きくアズール染料によく染まる**一次顆粒**と特殊顆粒とも呼ばれる小さい**二次顆粒**がある．一次顆粒は，数種類のリソソーム酵素を含んだ**リソソーム** lysosome である．二次顆粒は，さまざまな酵素を産生し，あるいは好中球の**抗菌**機能を担うなど，種々の役割を担っている．好中球は感染部位に集まって，**食細胞** phagocyte として非常に活発にはたらく．細胞や組織の損傷，死滅，ないし微生物，とくに細菌によって放出される**化学走化性因子** chemotactic factor に引きよせられ，最初にそれらを取り込み，貪食し，貪食された物質は細胞質の一次顆粒と合して，速やかに顆粒内の強力な酵素によって壊される．

**好酸球**の寿命も短い．血中に一定の期間とどまった後に結合組織に移動する．呼吸器や腸管などの結合組織に多く存在する．好酸球の細胞質には，強力な**加水分解酵素**や毒素である**主要な塩基性蛋白質**を含む大きな好酸性顆粒が存在する．好酸球のおもな機能は，寄生虫の侵入から生体を守ることである．このような**寄生虫**が体内に侵入した際には，循環している好酸球は数を増やし，毒性のある加水分解酵素を放出して寄生虫を壊す．また，好酸球は**貪食**細胞でもあり，寄生虫や，アレルギー反応後に組織内でつくられた**抗原抗体複合体** antigen-antibody complex を貪食する．また，好塩基球は**ヒスタミン分解酵素**を放出し，好塩基球や肥満細胞から放出された血管作動性ヒスタミンや，アレルギー反応に関連して放出されたその他の伝達物資などを中和または不活性化する．

**好塩基球**は好酸球と同じように寿命が短く，肥満細胞と同様の機能をもつ．炎症やアレルギー反応の際に，好酸球は結合組織内に入り，数を増す．好塩基球の顆粒には**ヒスタミン** histamine と**ヘパリン** heparin が含まれている．細胞表面には **IgE** と結合する受容体があり，アレルゲンとの結合によって活性化されると，ヒスタミンやその他化学物質を放出して，炎症反応を増強させる．これが重度のアレルギー反応の原因にもなり，血管からの水分の漏出が増え（組織浮腫），過敏性反応やアナフィラキシーがおきる．

すべてのリンパ球は骨髄でつくられる．骨髄内で成熟するのは **B リンパ球**であり，胸腺内で成熟するのが **T リンパ球**である．この他，少数は**ナチュラルキラー細胞** natural killer cell（**NK 細胞**）へと分化する．リンパ球の寿命はさまざまで，数日から数ヵ月である．また細胞の大きさもさまざまである．小リンパ球と大リンパ球では機能が異なる．小リンパ球は不活性であるのに対し，大リンパ球は特異抗原によって**活性化**された細胞で，一部はナチュラルキラー細胞である．生体の免疫的な防御に重要である．一部のリンパ球（B リンパ球）は特異抗原によって活性化されると結合組織内で**形質細胞** plasma cell に分化し，**抗体** antibody を産生することで，侵入してきた微生物を死滅させる．

**単球**は血液中で 2〜3 日生きることができ，その後，結合組織内に移動し，組織内の炎症時に活発で強力な**マクロファージ** macrophage（食細胞）となる．血液中の単球は，**単核食細胞系**（マクロファージ系）の前駆細胞である．光学顕微鏡でみると，細胞質は無顆粒で青白い色にみえるが，実際には小さな**リソソーム**で充たされている．マクロファージに変化し，細胞質がリソソームの加水分解酵素で充たされると，細菌，細胞の破片，外来からの異物を壊す．単球は抗原提示細胞でもあり，生体防御に重要な役割を果たしている．抗原を処理して T リンパ球に提示し，抗原特異的な免疫反応を誘導する．

## 図6-10　ヒトの末梢血液塗抹標本：好塩基球，好中球，赤血球，血小板

図はヒトの末梢血液塗抹標本の高倍率像で，**赤血球**(3)，**好塩基球**(1)，**好中球**(5)，**血小板**(4)がみえる．好塩基球(1)の細胞質は，**好塩基性の顆粒**(2)で密に充たされ，核がよくみえないことが多い．一方，好中球は細胞質に顆粒を観察できず，**核は分葉核**(6)となっている．

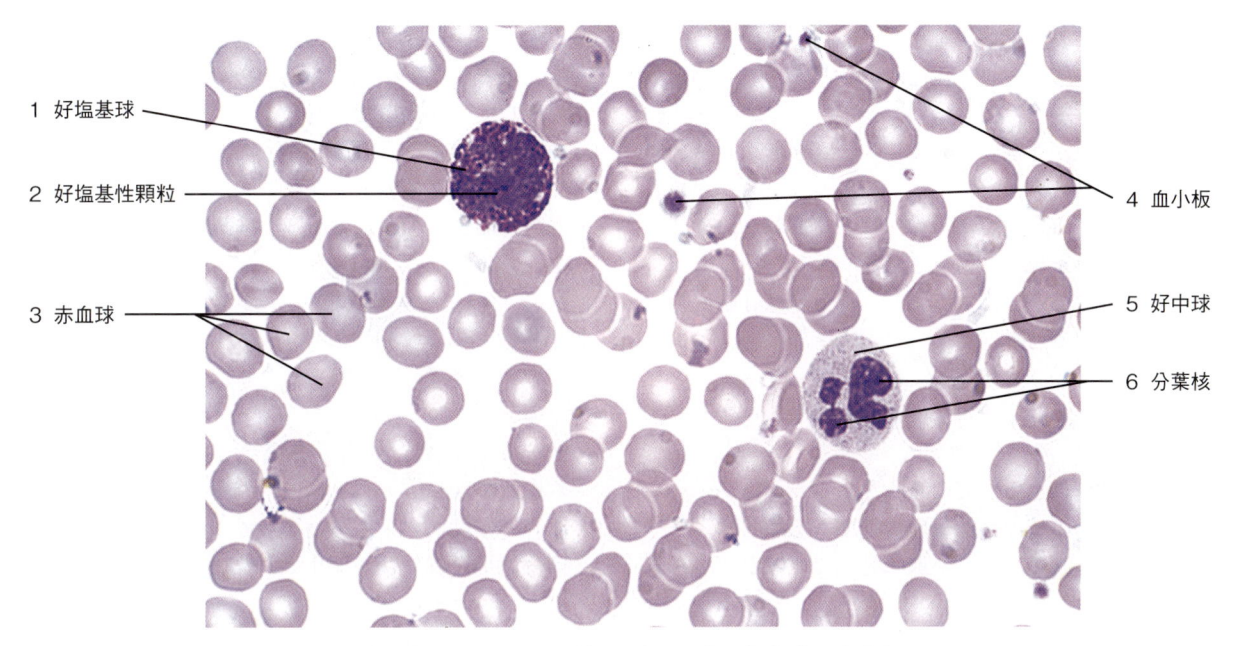

1 好塩基球
2 好塩基性顆粒
3 赤血球
4 血小板
5 好中球
6 分葉核

**図6-10 ■ ヒトの末梢血液塗抹標本：好塩基球，好中球，赤血球，血小板**(ライト染色，×320)

## 図6-11　ヒトの末梢血液塗抹標本：単球，赤血球，血小板

図は高倍率の顕微鏡写真で，多数の**赤血球**(1)，**血小板**(2)，と大きな**単球**(3)がみえる．単球は特徴的な腎臓形の核をもち，細胞質には顆粒がみられない．

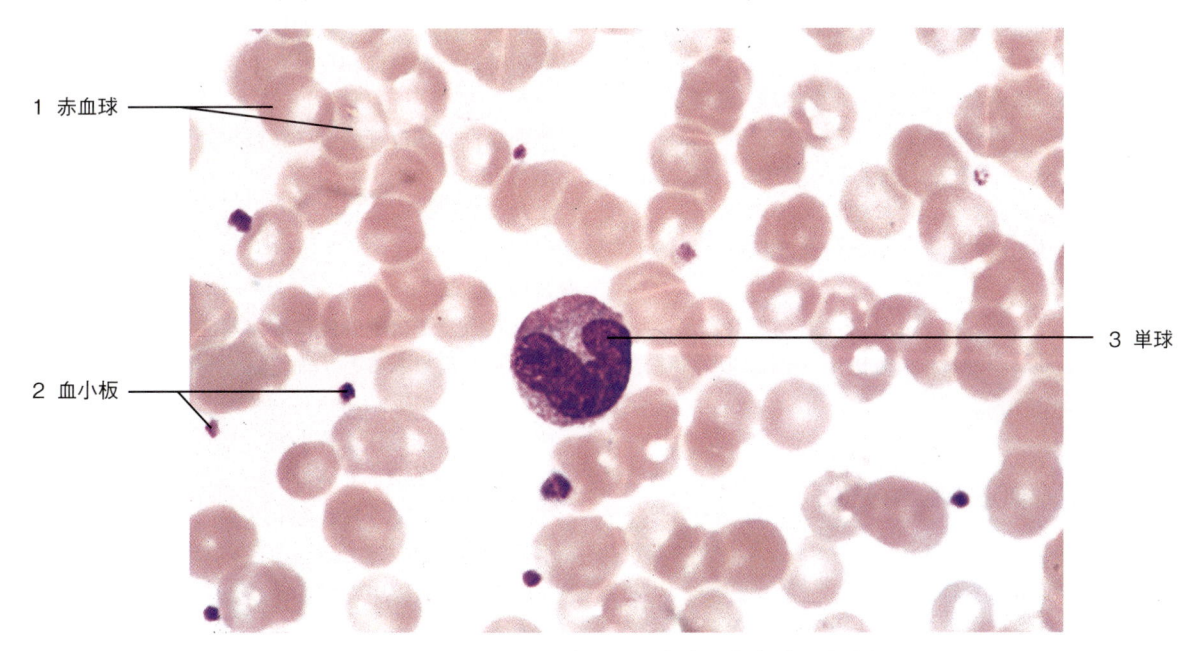

1 赤血球
2 血小板
3 単球

**図6-11 ■ ヒトの末梢血液塗抹標本：好塩基球，好中球，赤血球，血小板**(ライト染色，×320)

# 第 6 章　まとめ

## 第 1 項　血　液

- 循環液中に細胞が浮遊しているユニークな形態の結合組織
- 血漿中に浮遊する細胞である赤血球と白血球，および細胞断片である血小板から構成される
- 血液細胞の寿命はかぎられており，赤血球は骨髄で絶えず補充されている

## 造血の場所

- 生物の発達段階によって変わる
- 胚の場合，最初の造血部位は卵黄嚢である
- その後，肝臓，脾臓，リンパ節，骨髄で血液がつくられる
- 成人では，赤色骨髄は頭蓋骨，胸骨，脊椎骨，骨盤骨にかぎられる
- 長骨は脂肪で充たされ，黄色骨髄となり，造血機能を失う

## 造　血

- 共通の多能性幹細胞から，骨髄系幹細胞とリンパ球系幹細胞が形成される
- 骨髄系幹細胞からは赤血球，好酸球，好中球，好塩基球，単球，巨核球がつくられる
- リンパ球系幹細胞からはBリンパ球とTリンパ球，NK細胞がつくられる
- Bリンパ球は骨髄で成熟し，Tリンパ球は胸腺で成熟する
- Bリンパ球とTリンパ球は異なる発生経路をたどる
- Bリンパ球とTリンパ球は，末梢リンパ組織，リンパ節，脾臓にとどまる

## 有形成分：おもな血液細胞の種類

### 赤血球

- 血中でもっとも多くみられる細胞
- 無核の細胞であり，血中にとどまっている
- 鉄分子をもつヘモグロビンが細胞質中に存在する
- 酸化ヘモグロビンとして酸素を，カルバミノヘモグロビンとして二酸化炭素を運搬する
- 両凹面の形状をとることで表面積を拡げ，呼吸によって交換されるガス分子を運びやすくしている
- 寿命はおよそ 120 日であり，脾臓，肝臓，骨髄で食作用をうける

### 血小板

- 骨髄の巨核球の膜で囲まれた断片であり，血液細胞ではない
- 血管壁が損傷したとき，血管内で血液の凝固を促進させる機能をもつ
- 血管の損傷部位を栓をつくってふさぎ，その栓はさらに接着糖蛋白質やフィブリンの結合により大きくなっていく
- フィブリンはさらに血小板や血液細胞を捕らえて，血餅を形成する
- 血餅を縮小させ，血管の損傷した部位を引き寄せる
- 血管修復後，蛋白質分解酵素であるプラスミンによって血餅を退縮させ，除去する

### 白血球

- 核をもち，顆粒球と無顆粒球とに分けられる
- 顆粒球は細胞質に顆粒を含み，好中球，好酸球，好塩基球がある
- 無顆粒白血球は細胞質に顆粒を含まず，単球とリンパ球がある

### 顆粒球
#### ◆好中球

- 光学顕微鏡では細胞質は好塩基性でも好酸性でもない
- 電子顕微鏡でみると，細胞質の一次顆粒はリソソームである
- 核は数葉に分かれ，各小葉のあいだはひも状の細いクロマチンでつながっている
- 核の小葉の隣にみられるドラムスティック様構造のバー小体は女性の血液であることを示す
- 血中や結合組織中での寿命は短く，数時間から数日程度である
- 化学走化性因子によって誘導される非常に活性の高い食

・細胞である
・貪食した異物をリソソーム酵素によって分解する
・末梢血中の白血球のおよそ 60〜70％を占める

#### ◆好酸球
・細胞質はおもに塩基性蛋白質が含まれているためにピンク色に染まる好酸性顆粒で充たされている
・核は通常 2 葉性である
・血中や結合組織中での寿命は短い
・寄生虫の侵入に対して生体を守り，寄生虫を壊すために数を増やす
・抗原抗体複合体に対して親和性が高く，食作用をもつ
・ヒスタミンやその他炎症反応の伝達物質を中和する化学物質を放出する
・寄生虫が繁殖すると，増殖して駆虫を行なう
・末梢血中の白血球の 2〜4％を占める

#### ◆好塩基球
・細胞質に紺青色または茶色に染まる顆粒を含み，寿命は短い
・核は青白く好塩基性に染まるが，細胞質顆粒が密であるためはっきりとしないことが多い
・免疫グロブリン E に対する受容体を細胞表面にもっている
・アレルゲンに曝露することにより細胞質の顆粒からヒスタミンを放出する
・重度のアレルギー反応では，ヒスタミンが激しい炎症反応をおこす
・末梢血中の白血球に占める割合は 1％に充たない

### 無顆粒白血球
#### ◆リンパ球
・細胞質にリソソームの顆粒があるがほとんどみえない
・小さいものから大きいものまでさまざまな大きさのものがある
・大リンパ球は約 3％と少数で，抗原によって活性化された細胞である
・B リンパ球，T リンパ球，ナチュラルキラーリンパ球（NK 細胞）がある
・濃く染まる核を，狭い細胞質の縁が囲んでいる
・寿命は数日から数ヵ月である
・生物の免疫学的な防御に必要不可欠である
・特異抗原に曝露すると，結合組織中で B リンパ球が形質細胞を生成する
・形質細胞は侵入してきた生物に対抗して殺菌する抗体を生成する
・末梢血液中の白血球のおよそ 20〜30％を占める

#### ◆単　球
・無顆粒白血球の中でもっとも大きく，腎臓形をした核が大きな特徴である
・リソソームの小顆粒が細胞質にあるが，光学顕微鏡ではみにくい
・結合組織中で数ヵ月生き続け，強力な食細胞となる
・単核食細胞系の一つである
・末梢血液中の白血球のおよそ 3〜8％を占める

# 第 6 章 復習問題：第 1 項

## 問 題

次の問題について，もっとも適切な答えを選びなさい.

1. 発生過程にある胚で造血が最初におこる場所は？
   A．発生過程中にある胎児の器官
   B．赤色骨髄
   C．肝臓
   D．卵黄嚢
   E．脾臓

2. 成体で造血が行われる場所は？
   A．赤色骨髄のある骨
   B．体内のすべての骨
   C．体内の特定の器官
   D．リンパ節と胸腺
   E．心臓と血管

3. Ｔリンパ球が増殖し，分化する場所は？
   A．感染部位
   B．赤色骨髄

C．結合組織
D．リンパ節
E．胸腺

4. 血液中のＴリンパ球とＢリンパ球を区別できるのは？
   A．組織学的な形状
   B．核の大きさ
   C．免疫組織化学的手法
   D．細胞の大きさ
   E．細胞質の顆粒

5. 血液の中でおもな機能を果たしている血球は？
   A．赤血球
   B．好中球
   C．単球
   D．形質細胞
   E．すべての白血球

## 解 答

1. 正解：D．卵黄嚢．発生の初期に，卵黄嚢から血液細胞が発生し，その後，他の血液細胞が続き，器官を形成する.
2. 正解：A．赤色骨髄をもつ骨．胸骨，脊椎骨，頭蓋骨，骨盤骨などの骨には，赤色骨髄があり，赤血球形成の場となる
3. 正解：E．胸腺．血液リンパ球は，赤色骨髄で発生し，さまざまな臓器を循環する．Ｔリンパ球は胸腺に入り，

そこで成熟して免疫応答性を獲得する.
4. 正解：C．免疫組織化学的手法．免疫担当リンパ球は種類が異なっていても類似した形態をもっているため，組織学的方法では区別できない．免疫組織化学的手法でのみ，区別することができる.
5. 正解：A．赤血球．赤血球は血液中にあって，酸素と二酸化炭素をガス交換のために運ぶことによって血液中で機能を果たす.

## 第2項・骨　髄

　骨は体を構造的に支える重要な役割を果たしているが，同時に血球を形成する場所としても重要である．骨髄は，骨の髄腔内に存在し細胞の多い組織である．**赤色骨髄** red bone marrow は，骨梁（海綿骨）のあいだにあり，血球形成または**造血**の主要な場所である．赤色骨髄は，細胞が密に詰まっている"索"と造血幹細胞の"島"で構成されている．それらは多数のマクロファージと，豊富に枝分かれした類洞に囲まれていて，類洞はさらに細い静脈洞に開く．これらの類洞は，新たに分化した血液細胞が内皮の開口部を通って全身循環に入るための主要な出口となっている．細網細胞と細網線維からなる結合組織の間質は，造血細胞の島を取り囲む細かい**網目構造**を形成し，骨髄を支えている．

　特定の骨の中の活発な赤色骨髄は，古くなり，あるいは失われた血球を補充するために，一定の割合で新しい血球を供給している．また，赤色骨髄は，組織マクロファージが古くなった赤血球を貪食して分解したヘモグロビンから鉄分を回収し，次の世代の血球のために蓄える場所でもある．

### 図6-12　赤色骨髄における血液細胞の成熟（脱灰標本）

　赤色骨髄の切片では，未熟な血液細胞の型をすべて区別することはむずかしい．細胞はぎっしりと詰まっており，いろいろな種類のものが混在している．成熟過程で，造血細胞は小さくなり，核染色質はさらに凝縮する．血液細胞は成熟の各段階を経るにつれて形態が変化す

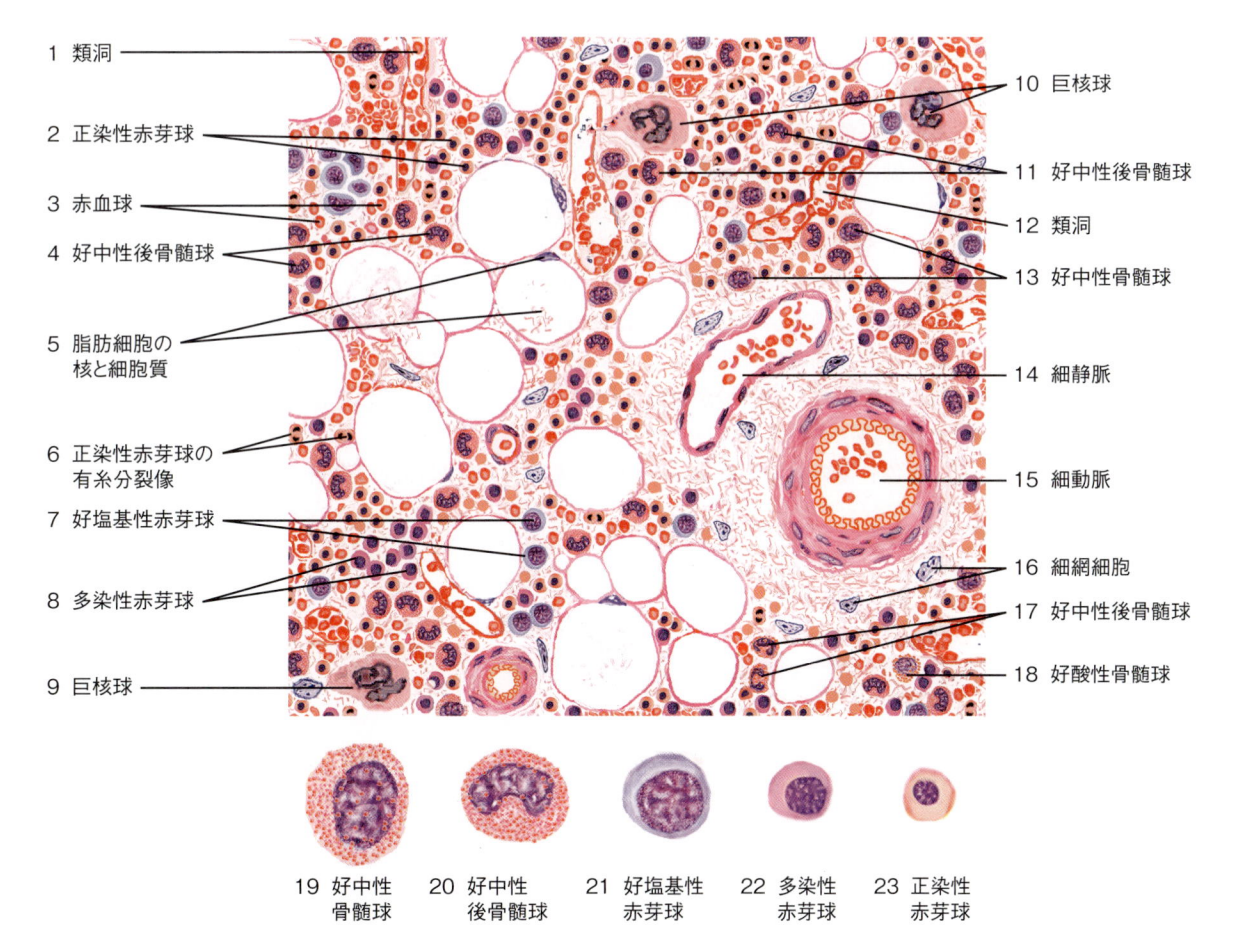

1　類洞
2　正染性赤芽球
3　赤血球
4　好中性後骨髄球
5　脂肪細胞の核と細胞質
6　正染性赤芽球の有糸分裂像
7　好塩基性赤芽球
8　多染性赤芽球
9　巨核球

10　巨核球
11　好中性後骨髄球
12　類洞
13　好中性骨髄球
14　細静脈
15　細動脈
16　細網細胞
17　好中性後骨髄球
18　好酸性骨髄球

19　好中性骨髄球
20　好中性後骨髄球
21　好塩基性赤芽球
22　多染性赤芽球
23　正染性赤芽球

**図6-12 ■ 赤色骨髄における血液細胞の成熟（脱灰標本）**（ヘマトキシリン-エオジン染色，上部：高倍率，下部：油浸）

るため，顕微鏡で識別が可能となる．

　この切片標本はヘマトキシリン−エオジンで染色されている．この倍率では細胞質の違いはほとんど区別できない．赤血球系では，大きいが密ではない核と，好塩基性の細胞質によって，初期の**好塩基性赤芽球** erythroblast(7, 21)を見分けることができる．この細胞から，やや小さな**多染性赤芽球** polychromatophilic erythroblast(8, 22)が生み出される．多染性赤芽球の核染色質はさらに凝縮し，色も変化しながら，徐々に好酸性となる．赤血球系でもっとも容易に見分けがつき，かつ数が多いのは**正染性赤芽球** normoblast(2, 23)で，濃染し染色質(クロマチン)が凝縮した小さい核と，赤みを帯びた好酸性の細胞質をもつ．初期の正染性赤芽球(2, 23)は骨髄中で**有糸分裂活性**(6)をもつ．正染性赤芽球(2, 23)は成熟するにつれて，分裂する能力を失い，核を押し出して**赤血球**(3)となる．赤血球系の細胞は細胞質に顆粒をもたない．赤血球(3)は赤色骨髄に豊富に存在しており，体循環へと入っていくために多数の**類洞**(1, 12)，**細静脈**(14)，**細動脈**(15)でみられる．

　初期の顆粒球で，はじめに細胞質にみえるのは初期顆粒であるアズール顆粒である．このため，好中球，好酸球，好塩基球は，それぞれの未成熟な段階では形態学的に識別できない．特殊顆粒が細胞質で染色によって認識できるほどの量になった骨髄球の段階で，ようやく識別が可能となる．好中球の特殊顆粒は染まるのはわずかで，細胞質は好酸性でも好塩基性でもなく染まっていない．この特殊顆粒は電子顕微鏡では明瞭にみとめられる．好酸球系の特殊顆粒は好酸性で深紅に染まる．好塩基球の顆粒は数が少ないため骨髄ではめったに観察されない．成熟した好塩基球の細胞質には2個の小葉となっている核があり，青く染まる塩基好性の顆粒が密にみえる．

　顆粒球の**骨髄球** myelocyte(13, 19)には，大きなまるい核と，アズール顆粒が豊富に含まれる細胞質がみえる．骨髄球(13, 19)は，豆状ないし馬蹄状の核をもつ**後骨髄球** metamyelocyte(4, 11, 20)となる．**好中性後骨髄球** neutrophilic metamyelocyte(17)では核に深いくびれがあり，細胞質にはアズール顆粒とわずかに染まった特殊顆粒がみえる．一方，明るく染まる赤い好酸性顆粒を細胞質にもつ細胞は**好酸性骨髄球** eosinophilic myelocyte(18)である．

　骨髄の間質をつくる細網結合組織は，ほとんど造血細胞にかくれているが，細胞があまり密集していないところでは，細長い**細網細胞** reticular cell(16)がみえる．骨髄には他に，うすい壁をもつ類洞(1, 12)や，赤血球，白血球を含むさまざまな種類の血管(14, 15)が存在する．目立つのは大きな**脂肪細胞** adipose cell(5)で，標本作製の過程で脂肪がぬけ落ちてできた大きい空胞がみえ，その周囲には**核** nucleus(5)を含むわずかな細胞質がみえる．他に骨髄で識別可能な細胞は，非常に大型な細胞である**巨核球**(9, 10)で，核の小葉は不定形である．巨核球(10)のうちの一つが血液類洞に近接しており，この中に細胞質突起が分離して，血小板として放出される．

　赤色骨髄の血液細胞をいくつか選んで，以下に油浸の高倍率で示している．

## 図6-13　骨髄塗抹標本：各種細胞型の発達

　図は骨髄の塗抹標本で，各細胞系の発達段階の様子が示されている．赤血球系では前駆細胞は**前赤芽球** proerythroblast（3）である．好塩基性の細胞質の縁をもち，大きくまるい核が細胞の大部分を占めている．染色質は均質に拡がり，二つかそれ以上の核小体がある．赤血球系のすべての細胞の細胞質にはアズール顆粒がみられない．前赤芽球は分裂して，より小さな**好塩基性赤芽球**（8, 16）となる．

　好塩基性赤芽球（8, 16）は好塩基性の細胞質の縁と，細胞と核が小さくなっているのが特徴である．核染色質は粗くなり，特徴的な"格子模様"を示している．核小体は目立たないか，または全くみられない．好塩基性赤芽球（8, 16）の有糸分裂により**多染性赤芽球**（12）が生じる．多染性赤芽球（12）は好塩基性赤芽球（8, 16）よりも小さい．ヘモグロビンがつくられ蓄積することで，多染性赤芽球（12）の細胞質は徐々に好塩基性を失い，好酸性が強くなる．多染性赤芽球（12）の核はさらに小さくなり，染色質の粗い"格子模様"がはっきりとしてくる．

　ヘモグロビンの増加により多染性赤芽球（12）の細胞質が好酸性になると，細胞はさらに小さくなり，**正染性赤芽球** orthochromatophilic erythroblast（late normoblast）（1）と呼ばれるようになる．この細胞は**有糸分裂**（2）を行なう．まず核の染色質が"格子模様"に集まる．最終的に核は小さくなり，濃縮し，細胞質から排出される．その結果つくられる，青みがかったピンク色の細胞質をもつ両凹面の細胞が，網状赤血球，すなわち幼若な赤血球である．この細胞に特殊な生体染色を施すと，細胞質の繊細な細網が，残存するポリリソームによって染められる（図6-14 参照）．細胞質からポリリソームがなくなると，細胞は成熟した赤血球（9）となり，多数の血液チャネルを通じて全身の血液循環に入る．赤血球（9）は好酸性でピンク色で均一な細胞質をもつ，小型の細胞である．

　骨髄塗抹標本には，複数の種類の顆粒球細胞系骨髄球および後骨髄球がみられる．骨髄球は，核は細胞の一側に偏って位置し，染色質が濃縮してきている．細胞質の好塩基性は弱くなっており，アズール顆粒はほとんどみられない．骨髄球の種類によって含まれる顆粒数が

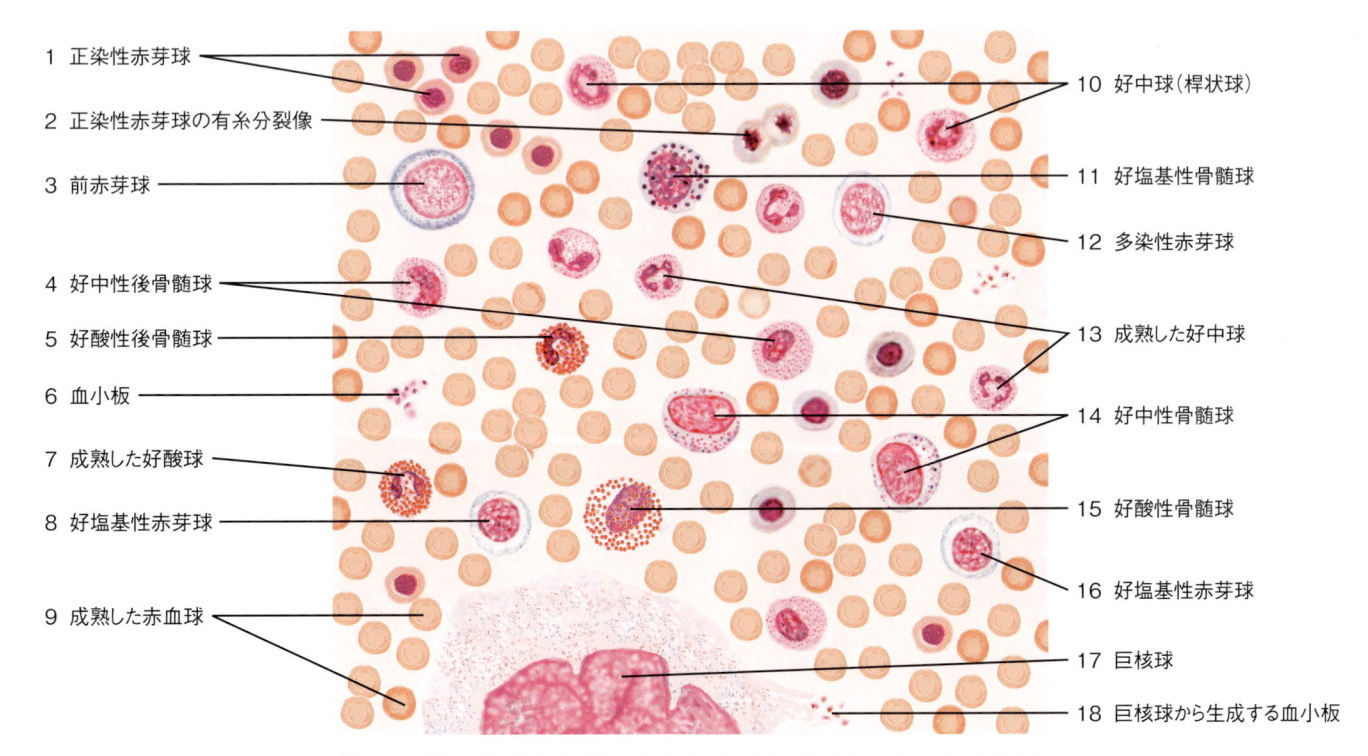

1 正染性赤芽球

2 正染性赤芽球の有糸分裂像

3 前赤芽球

4 好中性後骨髄球

5 好酸性後骨髄球

6 血小板

7 成熟した好酸球

8 好塩基性赤芽球

9 成熟した赤血球

10 好中球（桿状球）

11 好塩基性骨髄球

12 多染性赤芽球

13 成熟した好中球

14 好中性骨髄球

15 好酸性骨髄球

16 好塩基性赤芽球

17 巨核球

18 巨核球から生成する血小板

**図6-13 ■ 骨髄塗抹標本：各種細胞型の発達**（ギムザ染色，高倍率）

異なる．**好中性骨髄球** neutrophilic myelocyte（14）や**好酸性骨髄球**（15），そして**好塩基性骨髄球** basophilic myelocyte（11）のように，成熟した骨髄球ほど特殊顆粒が豊富で，細胞質はわずかに酸性となる．骨髄球は，顆粒球系の細胞で有糸分裂がおきる最後の段階であり，成熟して後骨髄球となる．

　好中球系では，核は卵円形から**好中性後骨髄球**（4）でみられるようなくびれをもった形へと変わる．**桿状球** band cell（10）の段階では，好中球の完全に成熟して核がはっきりと複数の小葉へと分かれる前の状態として，核はほとんど同じ形をしていてくびれの入った桿状である．

　この骨髄塗抹標本では，核が分割されている**成熟した好中球**（13）がみられ，同様にピンク色の特殊顆粒で細胞質が充たされた**成熟した好酸球**（7）もみえる．さらに巨大な細胞である**巨核球**（17）もみることができる．この細胞はおおよそ直径 50～100 μm で，わずかに好酸性に染まる豊富な細胞質がアズール顆粒で充たされている．巨核球由来の細胞質の断片は血小板（18）となる．

### 図 6-14　骨髄塗抹標本：血液細胞の各型の前駆細胞

　この図は，赤色骨髄中で発達，成熟する，各血液細胞の前駆細胞を選別して高倍率で示している．

　共通の幹細胞からさまざまな造血細胞系が生み出され，そこから赤血球，顆粒球，リンパ球，巨核球が生じる．幹細胞はすべての血液細胞に分化する能力をもつため，多能性造血幹細胞と呼ばれる．

## 赤血球の成熟過程

　赤血球の細胞系では，**多能性幹細胞** pluripotential stem cell は**前赤芽球**（1）へと分化する．前赤芽球（1）は疎性の染色質をもつ大型の細胞で，一つないし二つの核小体と，好塩基性に

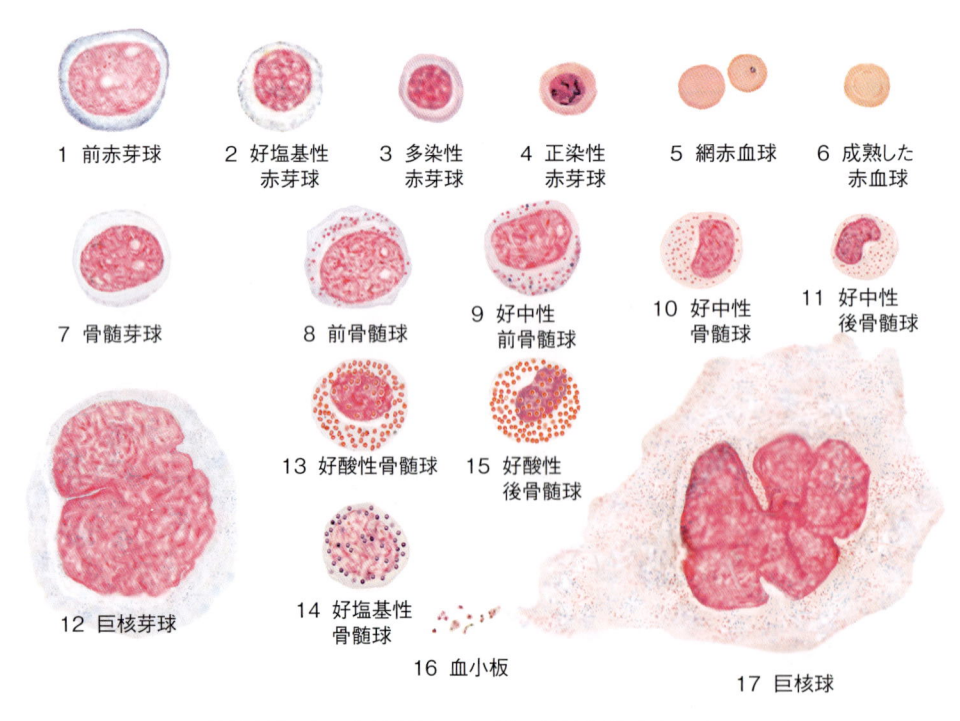

1　前赤芽球
2　好塩基性赤芽球
3　多染性赤芽球
4　正染性赤芽球
5　網赤血球
6　成熟した赤血球
7　骨髄芽球
8　前骨髄球
9　好中性前骨髄球
10　好中性骨髄球
11　好中性後骨髄球
12　巨核芽球
13　好酸性骨髄球
14　好塩基性骨髄球
15　好酸性後骨髄球
16　血小板
17　巨核球

図 6-14 ■ **骨髄塗抹標本：血液細胞の各型の前駆細胞**（ギムザ染色，油浸，高倍率）

染まる細胞質をもつ. 前赤芽球(1)は分裂して, **好塩基性赤芽球**(2)と呼ばれるより小さな細胞となる. この細胞は好塩基性の細胞質の縁をもち, 核はさらに凝縮して, 核小体はみえなくなっている. 次の段階では, さらに小さくなった**多染性赤芽球**(3)と呼ばれる細胞がつくられる. この細胞の細胞質では, 好塩基性のリボソームは減少して, 好酸性のヘモグロビンの含有量が増えている. 結果として, 細胞質はさまざまな色に染まるようになる. 分化が進むにつれて細胞は小さくなり, 核内物質は濃縮され, 好酸性の細胞質が均一に拡がっていく. この段階では, 細胞は**正染性赤芽球**(4)と呼ばれるようになる. 核を排出すると, 細胞質中にある少量のリボソームが染まるため, 正染性赤芽球(4)は**網状赤血球** reticulocyte(5)となる. リボソームがなくなると, 網状赤血球は**成熟した赤血球**(6)となる.

## 顆粒球の成熟過程

　**骨髄芽球**(7)は顆粒球細胞系の前駆細胞として, 最初の段階の細胞である. 骨髄芽球(7)は小型の細胞で, 染色質は分散して, 三つ以上の核小体が含まれる大きな核をもっている. また細胞質のへりは好塩基性に染まっているが, 特殊顆粒はない. 成熟の過程で細胞は大型化して, 細胞質にアズール顆粒を含むようになり, **前骨髄球** promyelocyte(8, 9)と呼ばれる. 核はまるく, 染色質はうすく拡散し, 複数の核小体がみえる. さらに成熟した前骨髄球は, 大きさがさらに小さくなり, 核小体が不明瞭になり, アズール顆粒が増える. そして核の周囲に特殊顆粒が出現し始め, さまざまな染色性を示す. 前骨髄球(8, 9)がさらに分裂して小さくなり, **骨髄球**(10, 13, 14)となる. 細胞質は弱い好塩基性で, 多くのアズール顆粒を含む. 骨髄球は3種類の顆粒球に分化するが, 細胞質中に含まれる特殊顆粒の増加と, 染色性によってのみ見分けられる. たとえば**好酸性骨髄球**(13)は赤く染まる好酸性の顆粒をもち, **好塩基性骨髄球**(14)は青く染まる好塩基性の顆粒をもつ. 骨髄球はさらに後骨髄球へと発達する. **好中性後骨髄球**(11)の細胞質には, 濃く染まるアズール顆粒, 明るく染まる特殊顆粒, くびれをもつ腎臓形の核が含まれる. **好酸性後骨髄球** eosinophilic metamyelocyte(15)はやや大きな細胞で, 特殊顆粒は好酸性に染まる.

　**巨核芽球** megakaryoblast(12)は大型の細胞で, 細胞質は好塩基性で均一である. 大型の核は卵円形か腎臓形で, 多数の核小体を含むが染色質はまばらである. 血小板はこの段階ではまだ形成されない.

　分化中の巨核芽球(12)は非常に大きくなっていく. 核は屈曲して多数の不規則にくびれた小葉からなる. 染色質は粗く濃縮して, 核小体はみえない. 成熟した**巨核球**(17)では細胞膜が細胞質に陥入して分離膜ができる. これによって巨核球の細胞質が小さな細胞の断片, すなわち**血小板**(16)に分割されて血中へと流れていく.

# 第 6 章　まとめ

## 第2項　骨　髄

・髄腔内の骨梁（海綿骨）のあいだに位置する
・赤色骨髄は造血の主要部位である
・索と失われた細胞を補充する造血幹細胞の島から構成されている
・造血幹細胞の周囲には，枝分かれした毛細血管網が張り巡らされている
・マクロファージが老朽化した赤血球を分解し，鉄を貯蔵する場所である

## 血球の発達

### 赤血球の成熟過程

・前駆細胞の前赤芽球は好塩基性細胞質の縁と大きな核をもつ
・初期の好塩基性赤芽球は小さく，大きな核と好塩基性細胞質を示す
・多染性赤芽球は，より凝縮した核と好酸性の細胞質を示す
・多染性赤芽球では，ヘモグロビンの蓄積量が増えて細胞質の好酸性が増しており，大きさは小さい
・正染性赤芽球は赤血球の系列の中でもっとも認識しやすい細胞で，早い段階では有糸分裂をしている細胞がみられる
・成熟した正染性赤芽球は分裂能力を失い，高度に凝縮した核を押し出し，好酸性の赤血球となる
・赤血球は，全身循環に入ると細胞質の顆粒は消失する

### 顆粒球の成熟過程

・骨髄芽球は顆粒球系の細胞として最初に認識できる細胞であり，この細胞から前骨髄球が生み出される
・前骨髄球は，細胞質に多数のアズール顆粒をもつ
・前骨髄球は分裂して骨髄球をつくり，これが3種類の系統の顆粒球に分化する
・骨髄球は分裂可能な顆粒球系の最終段階の細胞である
・顆粒球系の細胞は，細胞質に特定の顆粒が現れることで，骨髄球と認識される
・骨髄球は，核が豆状または腎臓状にみえる後骨髄球へとなる
・好中性後骨髄球は，核がくぼみ，特殊顆粒がかすかに染色される
・成熟すると，好中球の核は三つの小葉に分かれる
・好酸球性後骨髄球は，細胞質に赤色の好酸性特殊顆粒をもつ
・好塩基性後骨髄球は，細胞質に暗色の好塩基性特殊顆粒をもつ

# 第 6 章　復習問題：第2項

## 問　題

次の問題について，もっとも適切な答えを選びなさい．

1. 成熟した赤血球が全身循環に入る前に，何がおこるか？
   A．細胞が有糸分裂をする
   B．細胞質が大きくなる
   C．濃縮した核が押し出される
   D．細胞質は小さくなる
   E．核が豆型または腎臓型になる

2. 骨髄球が3種類の顆粒球の系統に分化することを認識できるのは，次のいずれによるか？
   A．細胞質に特殊顆粒が蓄積している
   B．骨髄球の大きさが増す
   C．核の大きさが変化する
   D．細胞質の染色性が変化する
   E．細胞質に顆粒がない

3. 抗原-抗体複合体に親和性のある細胞は？
   A．形質細胞
   B．好酸球
   C．Tリンパ球
   D．好塩基球
   E．肥満細胞

4. 電子顕微鏡でみると，好中球の細胞質にはアズールによって染色される一次顆粒がある．この顆粒に含まれているものは？
   A．結晶
   B．貪食物質
   C．脂肪酸
   D．ホルモン
   E．リソソーム

5. 生体内の感染と戦うための抗体を産生する細胞は？
   A．リンパ芽球
   B．形質細胞
   C．好酸球
   D．好塩基球
   E．骨髄の多能性幹細胞

## 解　答

1. 正解：C．濃縮した核が押し出される．成熟過程にある赤血球は，ガスを運ぶ細胞質の面積を増やすために，核を押し出した後に血液循環に入る．
2. 正解：A．細胞質に特殊顆粒が蓄積する．骨髄球の細胞質に蓄積した顆粒の違いによって，分化した骨髄球を識別することができる．
3. 正解：B．好酸球．この細胞は，抗原抗体複合体に親和性をもつとともに，それを貪食する．
4. 正解：E．リソソーム．電子顕微鏡でみると，好中球の細胞質には顆粒があり，その中にリソソームが含まれていることが明らかとされている．
5. 正解：B．形質細胞．Bリンパ球は，抗原にさらされると形質細胞に分化し，その後，外部からの異物や病原体に対抗するための抗体を産生する．

## 顕微鏡写真による補足

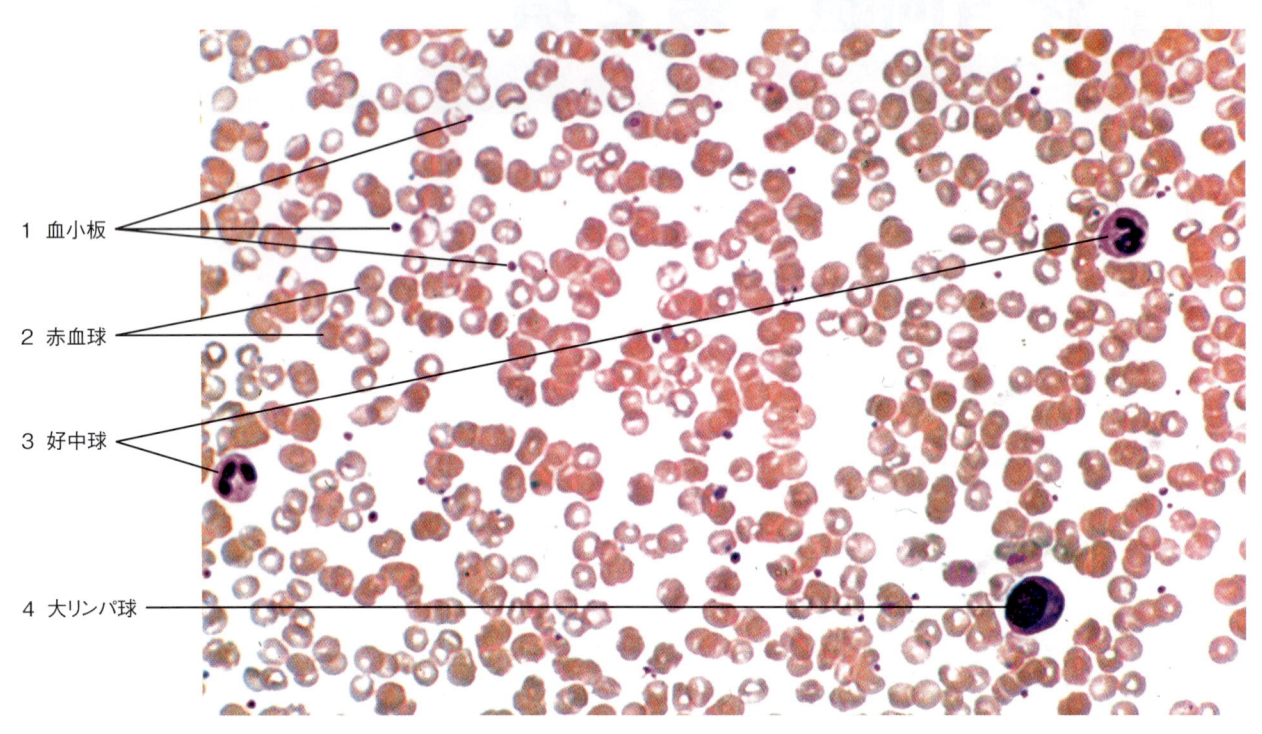

1 血小板
2 赤血球
3 好中球
4 大リンパ球

図6-15 ■ ヒト血液塗抹標本：種々の血球と細胞の断片である血小板（ライト染色, ×165）

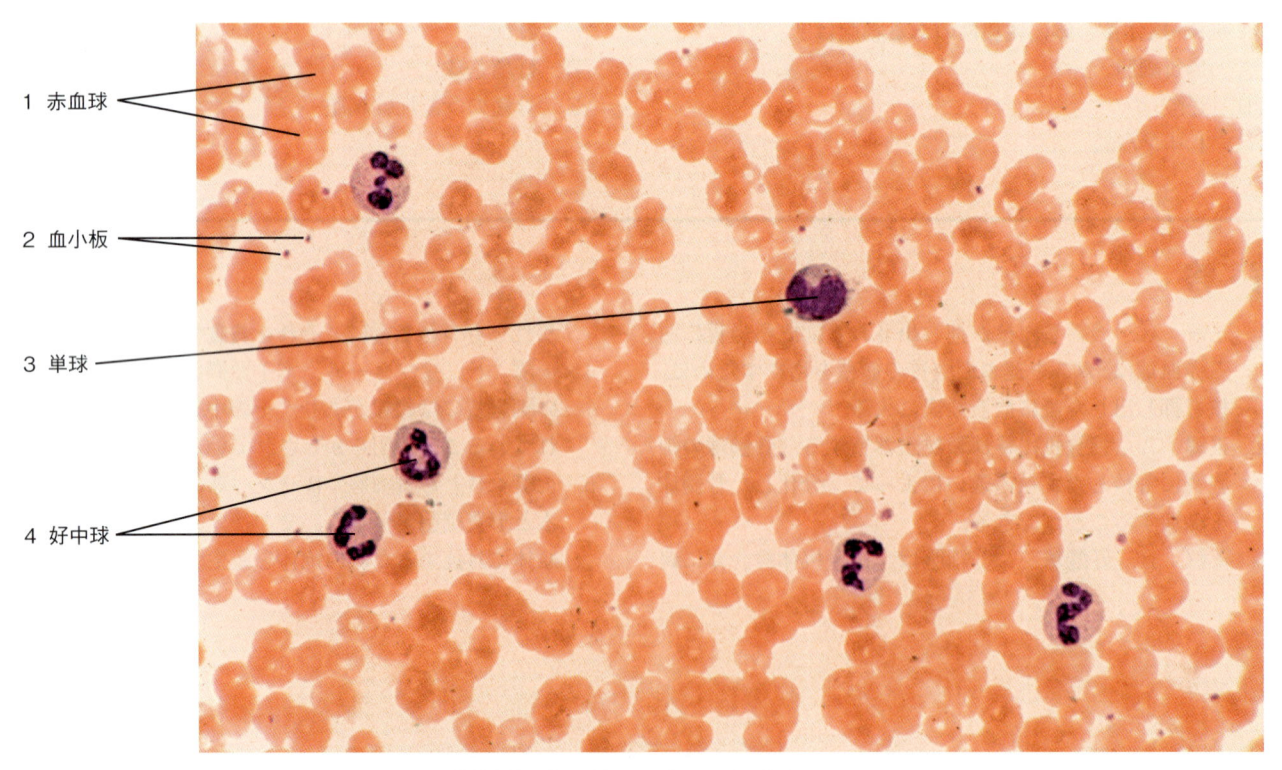

1 赤血球
2 血小板
3 単球
4 好中球

図6-16 ■ ヒト血液塗抹標本：種々の血球と細胞片（ライト染色, ×165）

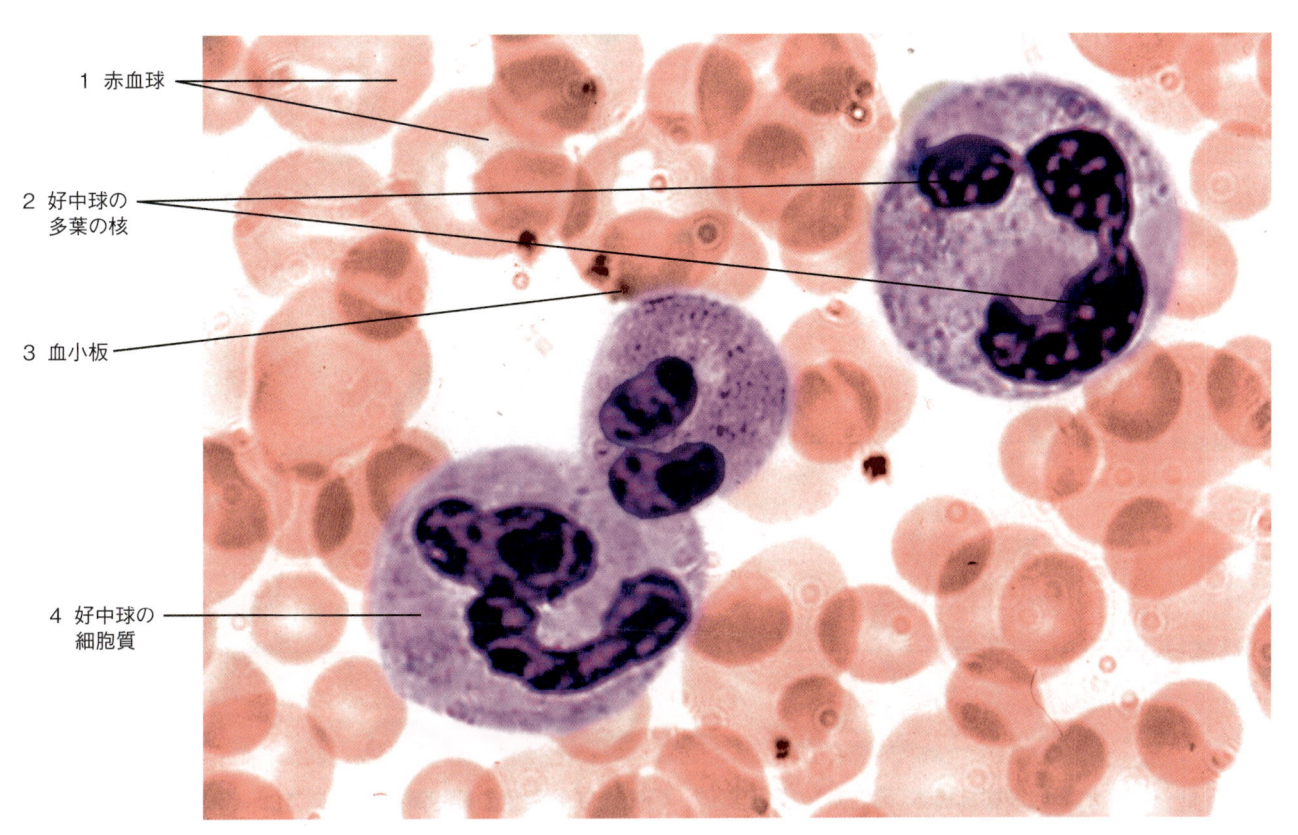

1　赤血球
2　好中球の
　　多葉の核
3　血小板
4　好中球の
　　細胞質

**図 6-17** ■ **ヒト血液塗抹標本(高倍率)：二つの好中球. 多葉の核と淡く染色された細胞質顆粒をもつ**
（ライト染色, ×320）

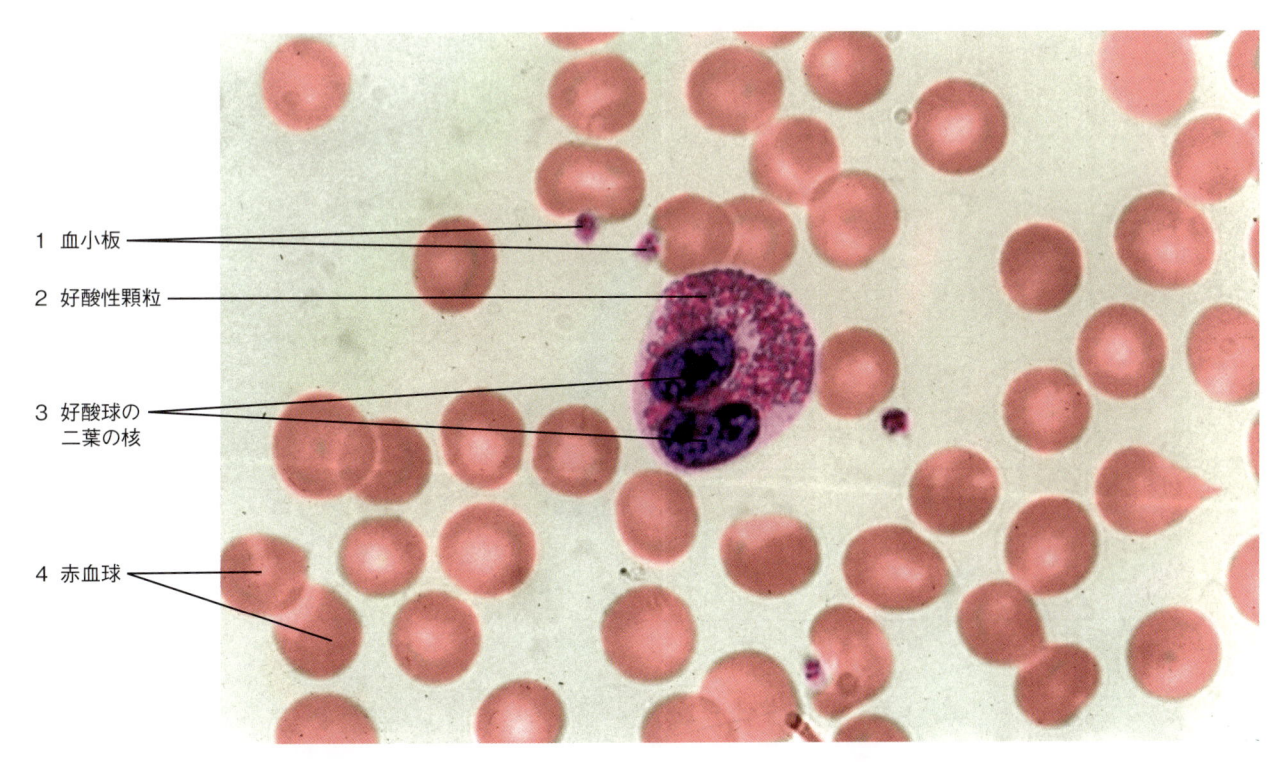

1　血小板
2　好酸性顆粒
3　好酸球の
　　二葉の核
4　赤血球

**図 6-18** ■ **ヒト血液塗抹標本(高倍率)：好酸球. 特徴的なピンク色の好酸性の細胞質顆粒と 2 葉の核をもつ**
（ライト染色, ×320）

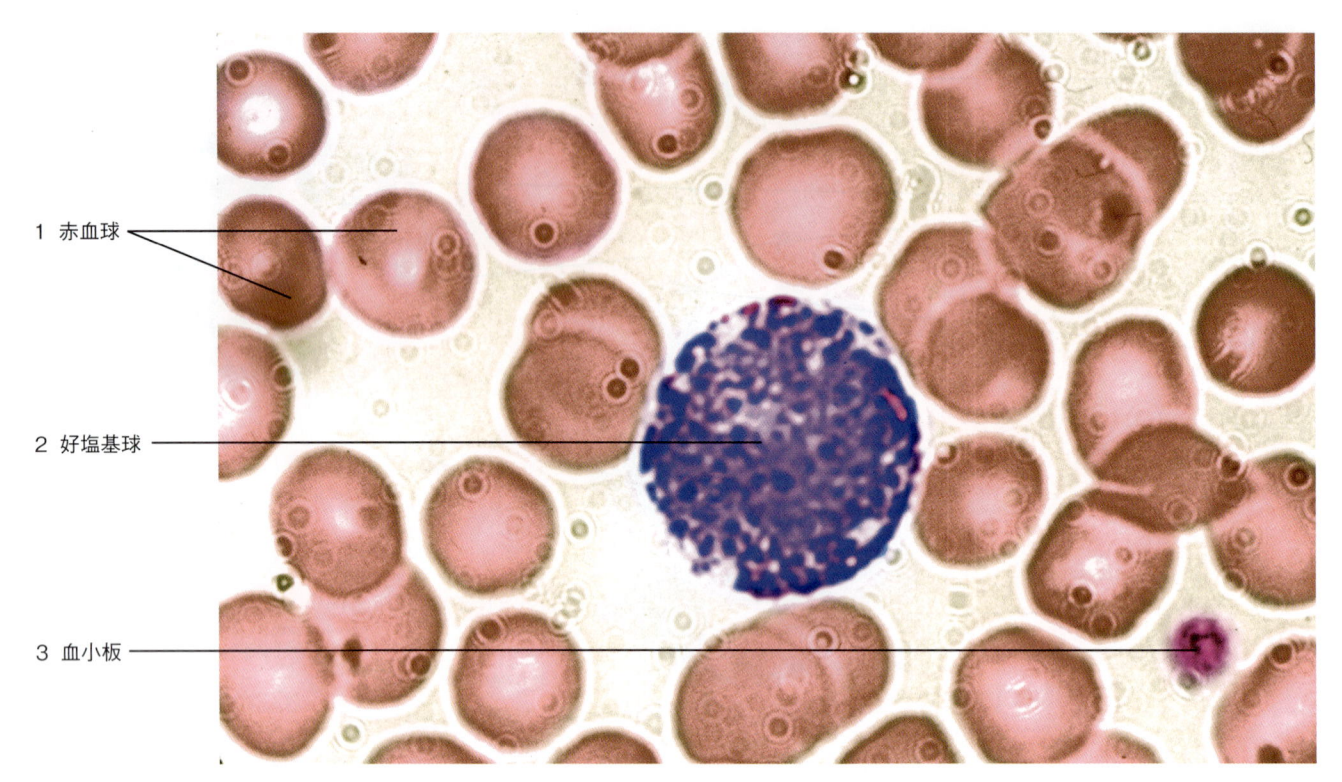

1 赤血球

2 好塩基球

3 血小板

**図 6-19** ■ **ヒト血液塗抹標本（高倍率）：好塩基球．特徴的な濃青色の細胞質顆粒をもつ**（ライト染色，×350）

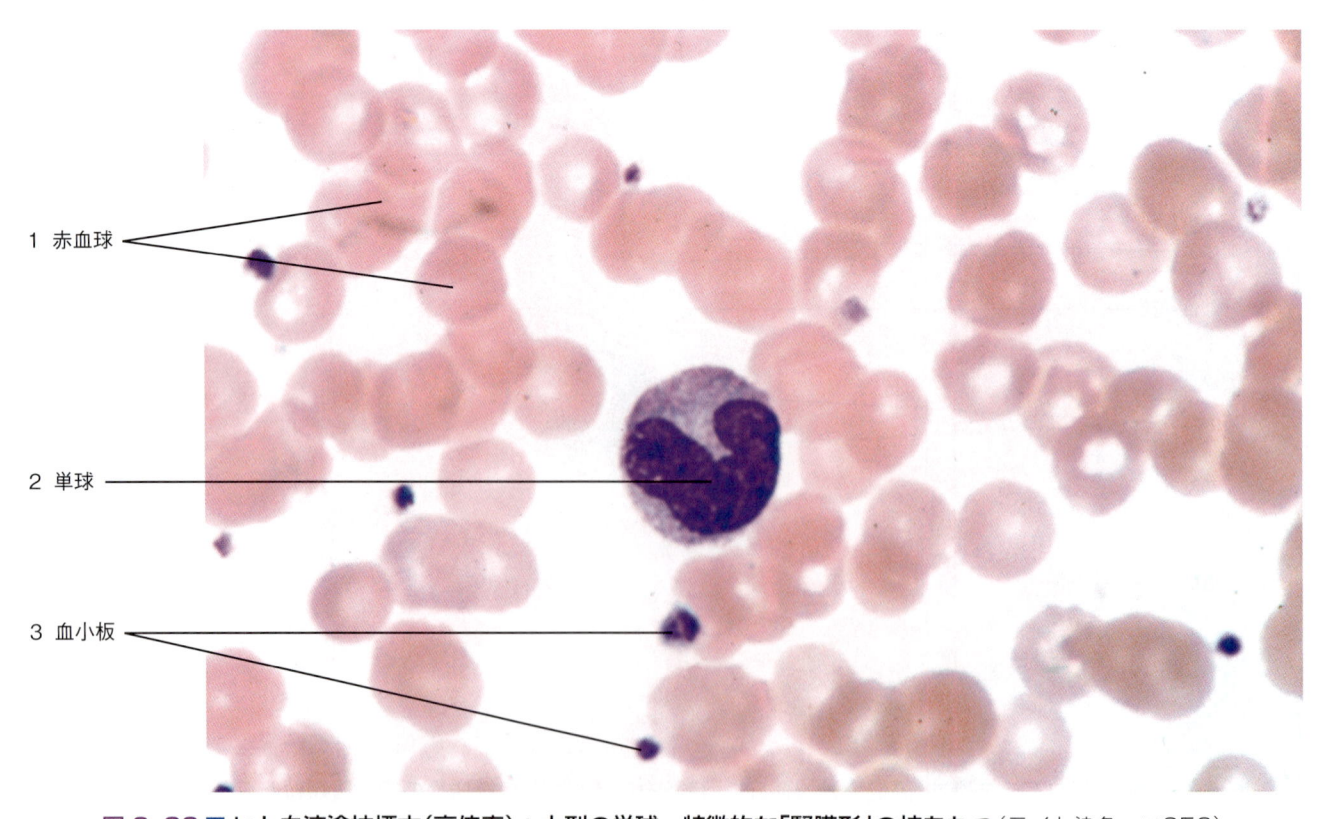

1 赤血球

2 単球

3 血小板

**図 6-20** ■ **ヒト血液塗抹標本（高倍率）：大型の単球．特徴的な「腎臓形」の核をもつ**（ライト染色，×350）

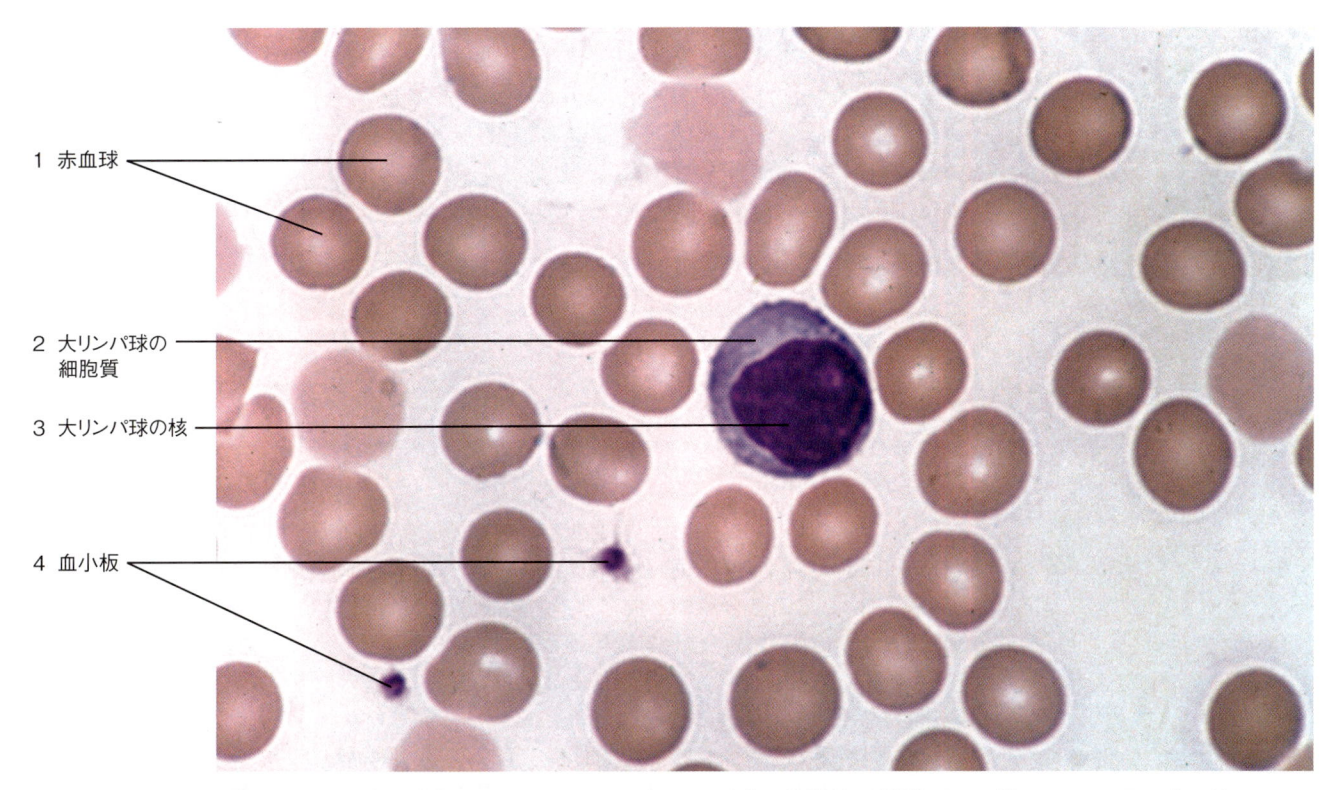

1 赤血球

2 大リンパ球の細胞質

3 大リンパ球の核

4 血小板

**図 6-21** ■ **ヒト血液塗抹標本(高倍率)：まれにみられる大リンパ球．特徴的な濃染された核とその周囲の青く染まった細胞質をもつ**(ライト染色，×350)

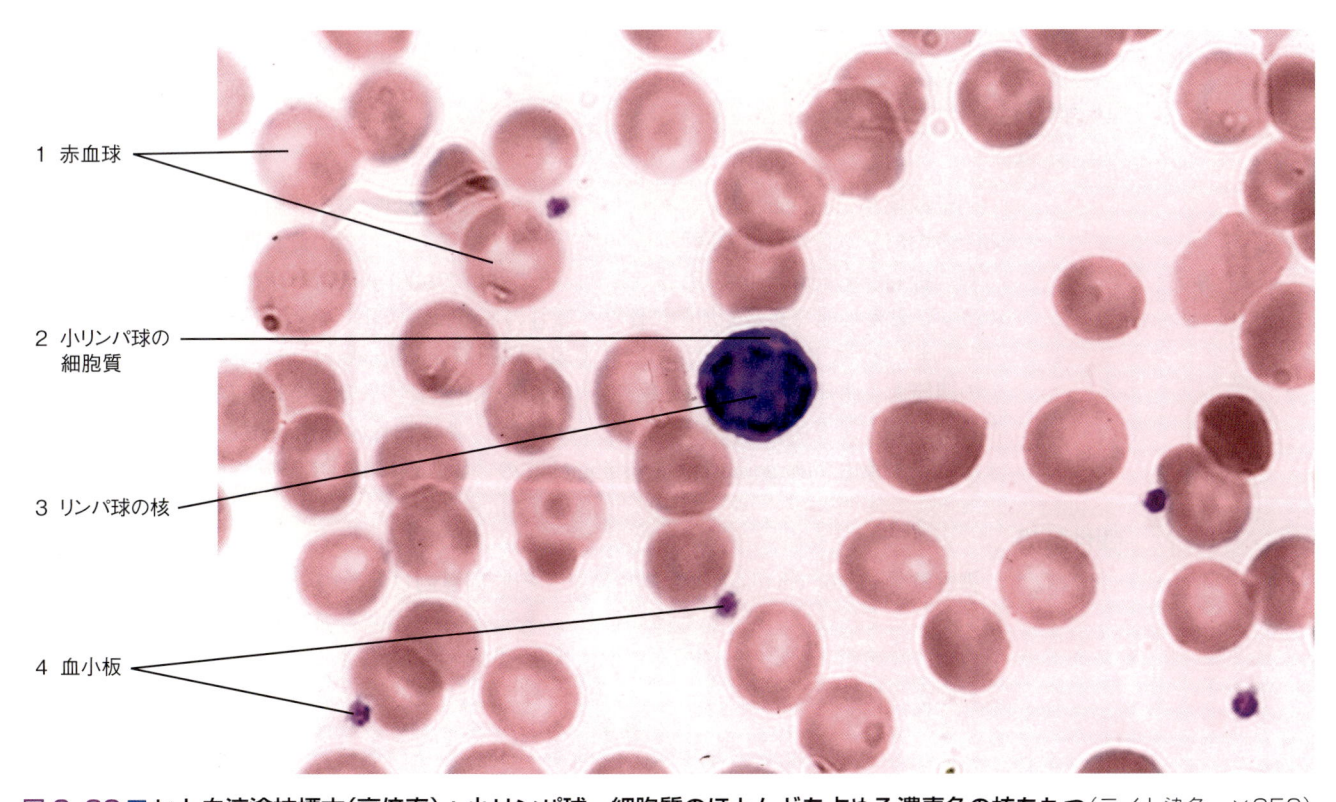

1 赤血球

2 小リンパ球の細胞質

3 リンパ球の核

4 血小板

**図 6-22** ■ **ヒト血液塗抹標本(高倍率)：小リンパ球．細胞質のほとんどを占める濃青色の核をもつ**(ライト染色，×350)

## 第1項・軟　骨

### 軟骨の特徴

　　軟骨 cartilage は結合組織の特殊なかたちの一つで，**胚性間葉細胞** embryonic mesenchymal cell から生じる．結合組織と同じように，細胞と**細胞外マトリックス** extracellular matrix とも呼ばれる細胞間質（結合組織線維と基質）からなる．一方で，他の結合組織と異なり**血管をもたず**，直接に血液が供給されることはない．栄養の取り込みや代謝老廃物の除去は細胞間質を通しての**拡散**による．

　　軟骨は高い抗張力をもつ支持構造であり，歪みのない弾力性によって外力に順応することができる．軟骨を構成する細胞は，おもに**軟骨芽細胞** chondroblast と**軟骨細胞** chondrocyte と呼ばれる細胞間質を大量に合成する細胞である．細胞間質には，コンドロイチン硫酸とケラタン硫酸を構成成分とする**ヒアルロン酸** hyaluronic acid と**グリコサミノグリカン** glycosaminoglycan が含まれている．生体の軟骨には，**硝子軟骨**，**弾性軟骨**，**線維軟骨**の3種類があり，この分類とそれぞれの組織学的特徴は細胞間質に含まれる結合組織線維の量と種類に基づいている．

### 軟骨の種類

#### 硝子軟骨

　　**硝子軟骨** hyaline cartilage はもっとも広くみられる種類である．胎児では，硝子軟骨はからだの大部分の骨の**骨格の原型** skeletal model となる．若年齢の成長期の骨では，硝子軟骨は**骨端板** epiphyseal plate に残っており，その部位では硝子軟骨の存在によって骨の長さをのばすことが可能である．加齢に伴い，軟骨の原型は石灰化し始め，徐々に骨におきかわる（図 7-1）．成人では，骨端板は融合（骨端線の閉鎖）し，硝子軟骨は骨におきかわる．しかし，骨の関節面，肋骨の端の部分（肋軟骨），鼻，喉頭，気管，気管支では，硝子軟骨は生涯にわたって存続し，石灰化して骨になることはない．骨は**軟骨内骨化** endochondral ossification または**膜内骨化** intramembranous ossification のいずれかによって形成される．

#### 弾性軟骨

　　**弾性軟骨** elastic cartilage の組織構造は，細胞間質内に多数の分岐した細い弾性線維が存在することを除けば，硝子軟骨と類似している．弾性軟骨は非常に弾力性に富み，外耳，耳管の壁，喉頭蓋，喉頭の一部である楔状軟骨（甲状腺）に存在する．硝子軟骨と同様に，軟骨芽細胞が弾性線維を合成する．

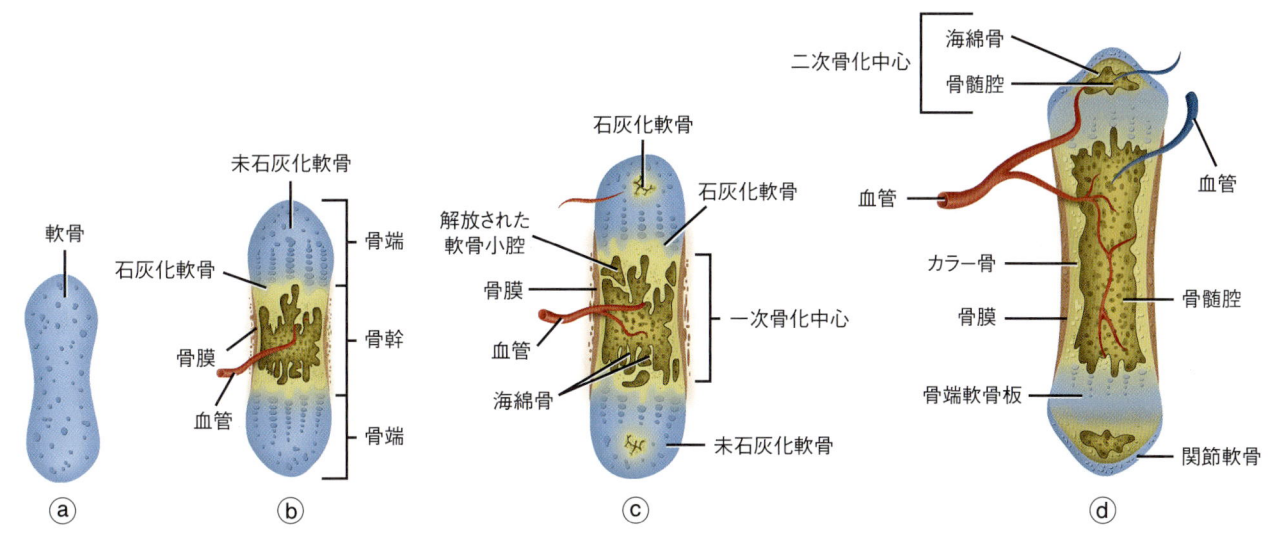

**図 7-1** ■ 軟骨内骨化：軟骨原型から骨形成の進行段階を示す

## 線維軟骨

　構造からみると**線維軟骨** fibrocartilage は，硝子軟骨の間質に太い I 型コラーゲン線維の密な線維束が基質中に大量に存在する状態である．硝子軟骨や弾性軟骨とは異なり，線維軟骨は軟骨基質の層と厚い密な **I 型コラーゲン線維** type I collagen fiber の層が交互に重なってできている．通常これらのコラーゲン線維は，機械的に力が加わる方向に一致して配列している．また，細胞間質のプロテオグリカンと水分量は低くなっている．線維軟骨は体内では特定の部位にしか存在せず，椎間板，恥骨結合，一部の特定の関節にみられる．

## 軟骨膜

　硝子軟骨と弾性軟骨の大部分は，**軟骨膜** perichondrium と呼ばれる，血管を含む密性不規則性結合組織の層によって周囲をおおわれている．軟骨膜の外がわの線維層には I 型コラーゲン線維と線維芽細胞，血管，神経が含まれている．軟骨膜の内層は細胞の列で，未分化の**間葉細胞**が含まれており，この細胞が**軟骨芽細胞**に分化して軟骨基質を分泌する．しかし，骨の関節面の硝子軟骨は軟骨膜におおわれていない．同様に線維軟骨は常に密性結合組織のコラーゲン線維と結合しているため，他の軟骨にみられるような軟骨膜をもたない．

## 軟骨基質

　**軟骨基質** cartilage matrix は**軟骨細胞**と**軟骨芽細胞**によりつくられ，維持される．コラーゲン線維や弾性線維によって，軟骨基質は硬く，弾力性をもっている．疎性結合組織と同様に，細胞外**軟骨基質**は硫酸化グリコサミノグリカンとヒアルロン酸を含んでいる．これらの物質は基質内でコラーゲン線維や弾性線維と結合している．軟骨基質には，コラーゲン線維と弾性線維がさまざまな比率で埋め込まれているので，これらの線維の濃度によって，その軟骨が硝子軟骨，弾性軟骨，あるいは線維軟骨のどれなのかが決まる．

　硝子軟骨基質では，細い **II 型コラーゲン線維** type II collagen fiber が，水和した無定形の硬い基質に混ざっている．この基質にはプロテオグリカンと構造糖蛋白が豊富で，軟骨基質のプロテオグリカンの大部分は，コア蛋白質と結合している硫酸化グリコサミノグリカンと，硫酸化されていないグリコサミノグリカンであるヒアルロン酸との大きな**プロテオグリカン凝集体** proteoglycan aggregate として存在している．プロテオグリカン凝集体はコラーゲン

基質の細い線維と結合している．負電荷を帯びたグリコサミノグリカンの硫酸化イオンは水分子を引きつけ，軟骨基質を水和させる．水分を含んだ軟骨基質は，軟骨細胞とのあいだでの分子の拡散を可能にし，かつ軟骨が圧縮に耐えることが可能となる．水分を含んでいるため，軟骨は体のさまざまな部分で衝撃吸収材としての役割を果たしている．

Ⅱ型コラーゲン線維とプロテオグリカン以外に，軟骨基質には**コンドロネクチン** chondronectin と呼ばれる接着性糖蛋白が含まれる．この高分子はグリコサミノグリカンやコラーゲン線維と結合することで，軟骨芽細胞と軟骨細胞を，周囲の基質のコラーゲン線維に付着させる．

硝子軟骨はその基質にⅡ型コラーゲン線維を含んでいるが，このコラーゲン線維は，その屈折率が周囲の基質の屈折率に近いため，通常の組織標本ではみることができない．

## 図 7-2 胎児の硝子軟骨

図は発達初期段階の硝子軟骨を示している．細胞と**血管**(5)を含む**表層の間葉** mesenchyme(1)が，血管の存在しない胎児軟骨を取り囲んでいる．この段階では**胎児性軟骨芽細胞** fetal chondroblast(4, 7)周辺に軟骨小腔はみられず，軟骨芽細胞(4, 7)は表層の間葉細胞(1)に似ている．胎児性軟骨芽細胞(4, 7)は細胞集団をつくらず，分散して**細胞間軟骨基質** intercellular cartilage matrix(8)を分泌している．

胎児の発達の過程で，間葉細胞(1)は軟骨辺縁部に集まり，核が伸張する．この部位が発達して**軟骨膜** perichondrium(2, 6)を形成し，線維芽細胞を含む密性不規則性結合組織(2, 6)が硝子軟骨や弾性軟骨のまわりを取り囲む．軟骨膜(2, 6)の内層は軟骨芽細胞(4, 7)を生みだす**軟骨形成層** chondrogenic layer(3)となる．

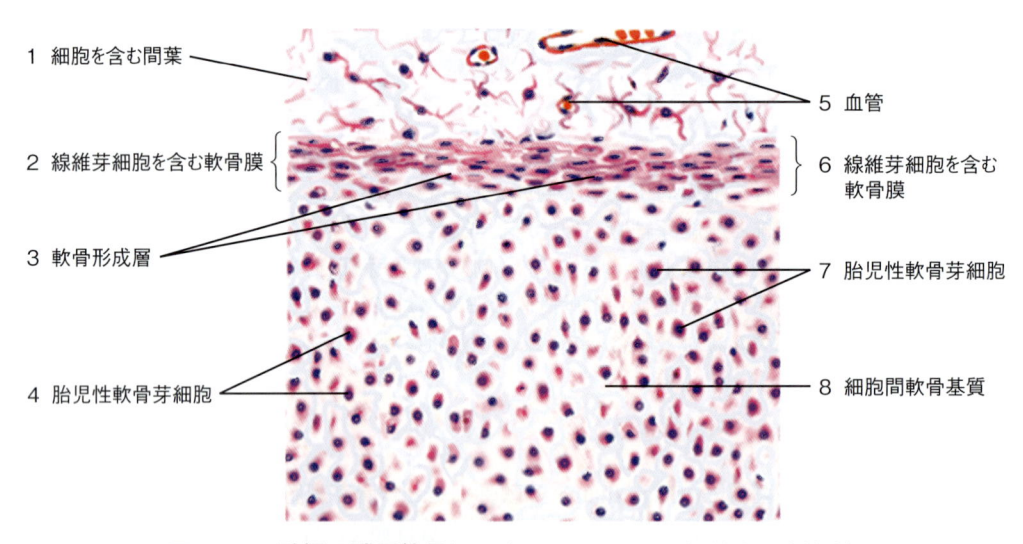

1 細胞を含む間葉
5 血管
2 線維芽細胞を含む軟骨膜
6 線維芽細胞を含む軟骨膜
3 軟骨形成層
7 胎児性軟骨芽細胞
4 胎児性軟骨芽細胞
8 細胞間軟骨基質

図 7-2 ■ **胎児の硝子軟骨**(ヘマトキシリン-エオジン染色，中倍率)

## 図 7-3　硝子軟骨と周辺の構造：気管

　　図は気管の硝子軟骨板を示している．**線維芽細胞** fibroblast（7）を含んだ**軟骨膜**（5）が軟骨を取り囲んでいる．内層の**軟骨形成層** chondrogenic layer（4）は，軟骨細胞へと分化する細胞である**軟骨芽細胞** chondroblast（8）を産生する．軟骨小腔にある**軟骨細胞** chondrocyte は，単細胞または単細胞から分裂して生じた**同生細胞集団** isogenous group（3）である．軟骨板の中央における小腔と軟骨細胞（3）は大きく，球状であるが，周辺部にいくほど扁平になる．周辺部の細胞は分化しつつある軟骨芽細胞（8）である．**小腔周囲間マトリックス** interterritorial matrix（**細胞間マトリックス**）（1）は明るく染まるが，小腔周辺の**小腔周囲マトリックス** territorial matrix（2）は暗く染まる．

　　**血管**（9），**結合組織**（10）と，腺房と呼ばれるブドウの房のような形をした分泌部をもつ気管腺が軟骨の近くにある．**漿液性腺房** serous acinus（11）は水溶性分泌物を生成し，**粘液性腺房** mucous acinus（12）は粘液を分泌する．これらの分泌物は**導管** excretory duct（6）によって気管内腔へと運ばれる．

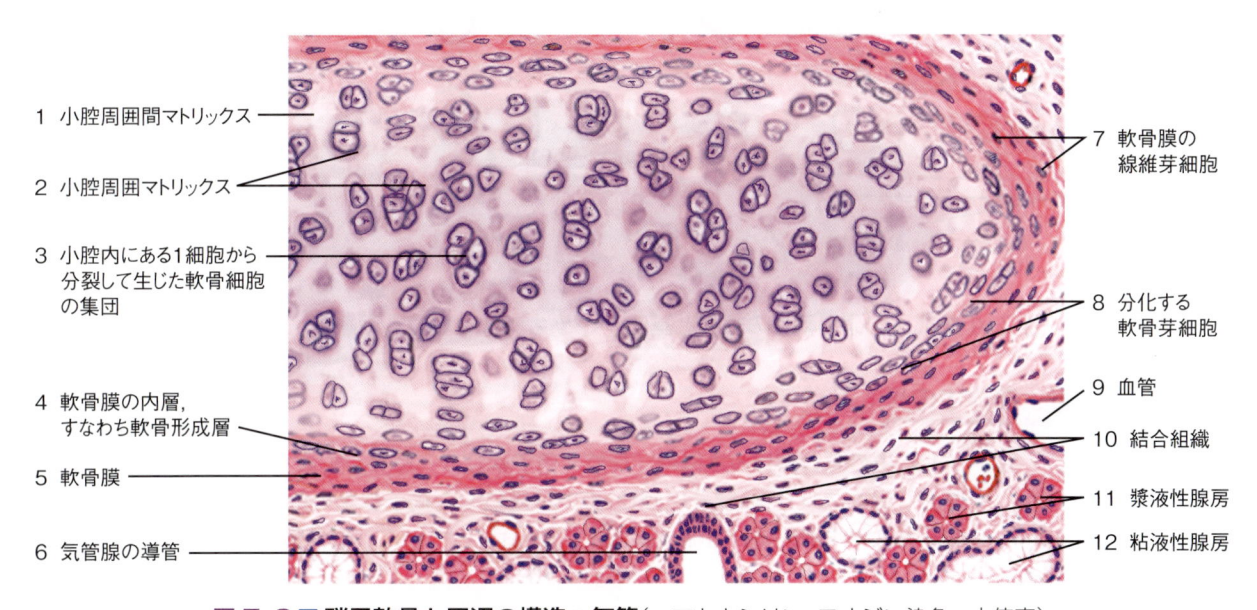

1　小腔周囲間マトリックス
2　小腔周囲マトリックス
3　小腔内にある1細胞から分裂して生じた軟骨細胞の集団
4　軟骨膜の内層，すなわち軟骨形成層
5　軟骨膜
6　気管腺の導管
7　軟骨膜の線維芽細胞
8　分化する軟骨芽細胞
9　血管
10　結合組織
11　漿液性腺房
12　粘液性腺房

**図 7-3 ■ 硝子軟骨と周辺の構造：気管**（ヘマトキシリン–エオジン染色，中倍率）

## 機能との関連 7-1 ■ 軟骨細胞

　　軟骨は，**間葉細胞**が**軟骨芽細胞**に分化することにより発生する．軟骨芽細胞は，有糸分裂によって増殖し，**軟骨基質**を産生する．軟骨の原型が成長するにつれて，軟骨芽細胞は軟骨基質によって取り囲まれ，**軟骨小腔** lacuna と呼ばれる区画の中に閉じこめられる．小腔内には**軟骨細胞**と呼ばれる成熟した軟骨の細胞がある．軟骨細胞のおもな機能は軟骨基質の維持である．小腔には複数の軟骨細胞を含むものもあり，このような軟骨細胞の集団は**同生細胞集団**（1 細胞から分裂して生じた細胞集団）と呼ばれる．

　　間葉細胞はさらに線維芽細胞に分化して，**軟骨膜**を形成する．軟骨膜は密性不規則性結合組織であり，軟骨を包んでいる．軟骨膜の内層には軟骨形成細胞が含まれている．この細胞は軟骨芽細胞へと分化して軟骨基質を分泌でき，軟骨細胞として小腔内に容れられる．

## 図 7-4　成人の硝子軟骨の細胞と基質

　　成人の硝子軟骨の内部を示す高倍率像である．**成熟した軟骨細胞**(1, 2)を含む**軟骨小腔** lacuna(3)と呼ばれる卵円形の空間が，均等な**マトリックス**(4, 5)の全体に分散している．生体の軟骨では，顆粒状の細胞質と**核** nucleus(1)をもつ軟骨細胞が小腔を充たしている．しかし，標本作製の過程で軟骨細胞(1, 2)が収縮するため，軟骨小腔(3)は空隙としてみえている．マトリックス中の軟骨細胞は単細胞で，あるいは同生細胞集団として分布している．

　　硝子軟骨のマトリックス(4, 5)は均質で，ふつうは好塩基性である．軟骨細胞(2)どうしのあいだを充たす明るく染まるマトリックスは，**小腔周囲間マトリックス**(5)と呼ばれる．軟骨細胞近傍の，好塩基性が強く暗く染まるマトリックスは**小腔周囲マトリックス**(4)と呼ばれる．

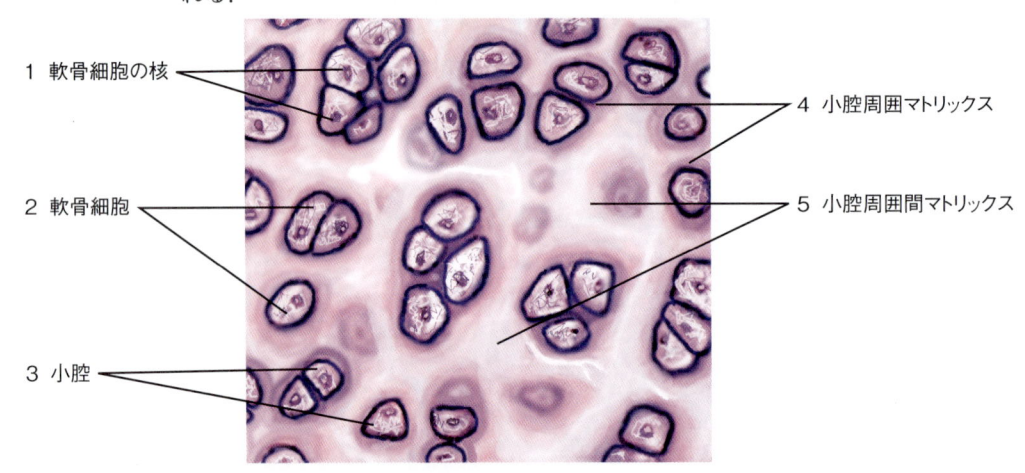

1　軟骨細胞の核
2　軟骨細胞
3　小腔
4　小腔周囲マトリックス
5　小腔周囲間マトリックス

**図 7-4 ■ 成人の硝子軟骨の細胞と基質**(ヘマトキシリン–エオジン染色，高倍率)

## 図 7-5　硝子軟骨：発達中の骨

　　発達中の骨の切片の顕微鏡写真で，硝子軟骨の一部と，均質な**マトリックス**(1)がみえる．マトリックス(1)内の**軟骨小腔**(2)の中に成熟した硝子軟骨の**軟骨細胞**(3)がみえる．硝子軟骨を密性不規則性結合組織の軟骨膜(5)がおおっている．**軟骨膜**(5)の内がわには**軟骨形成層**

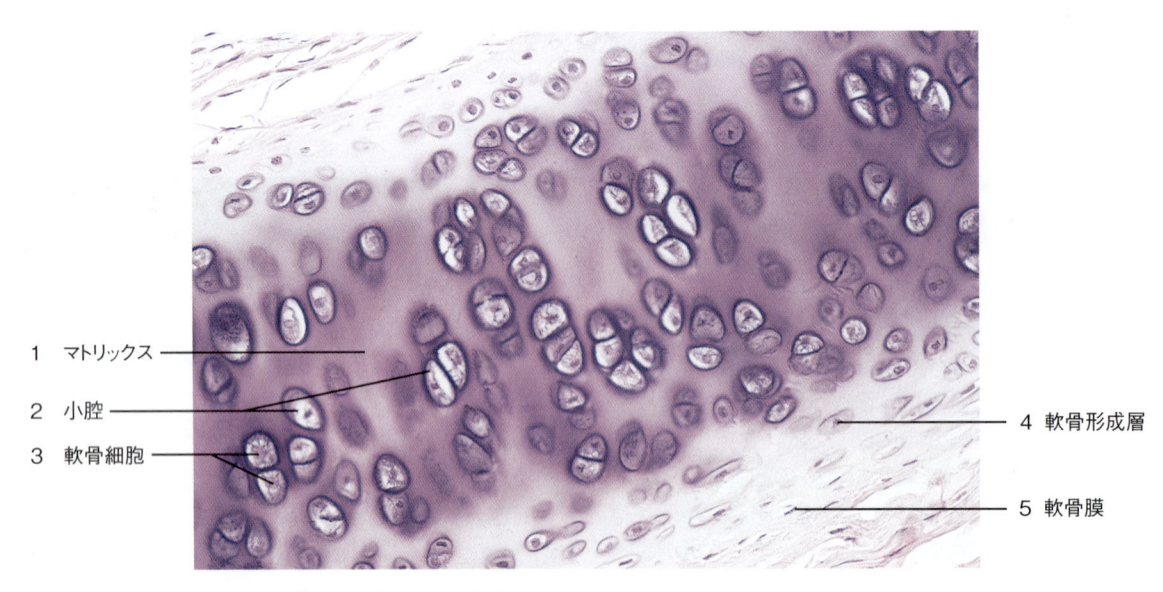

1　マトリックス
2　小腔
3　軟骨細胞
4　軟骨形成層
5　軟骨膜

**図 7-5 ■ 硝子軟骨：発達中の骨**(ヘマトキシリン–エオジン染色，×80)

（4）がある．軟骨の中心部の細胞はまるみを帯びた軟骨細胞，周辺部の細胞は扁平で，典型的な軟骨芽細胞である．

## 図 7-6　弾性軟骨：喉頭蓋

　弾性軟骨は**マトリックス**(7)中に多数の**弾性線維** elastic fiber(4)が含まれることで硝子軟骨と区別される．喉頭蓋の軟骨を銀で染めると，細い弾性線維(4)がみえる．弾性線維(4, 7)は，辺縁の結合組織の**軟骨膜**(1)より軟骨基質に入り，分岐や吻合をした線維として分布している．同じ軟骨でも，部位によって線維の密度は異なるように，弾性軟骨の中でも線維の密度はさまざまである．

　硝子軟骨と同じように，**小腔中の軟骨細胞**(3, 8)は大型のものほど軟骨板の中央部分にみられる．**軟骨膜の内層にある軟骨形成層**(2)の辺縁部にいくにしたがって小型で扁平な軟骨細胞が増えていく．軟骨形成層では軟骨芽細胞が発達して，軟骨マトリックスを生成している．軟骨膜(1)では結合組織性の**線維芽細胞** fibrocyte(5)や**細静脈** venule(6)もみることができる．

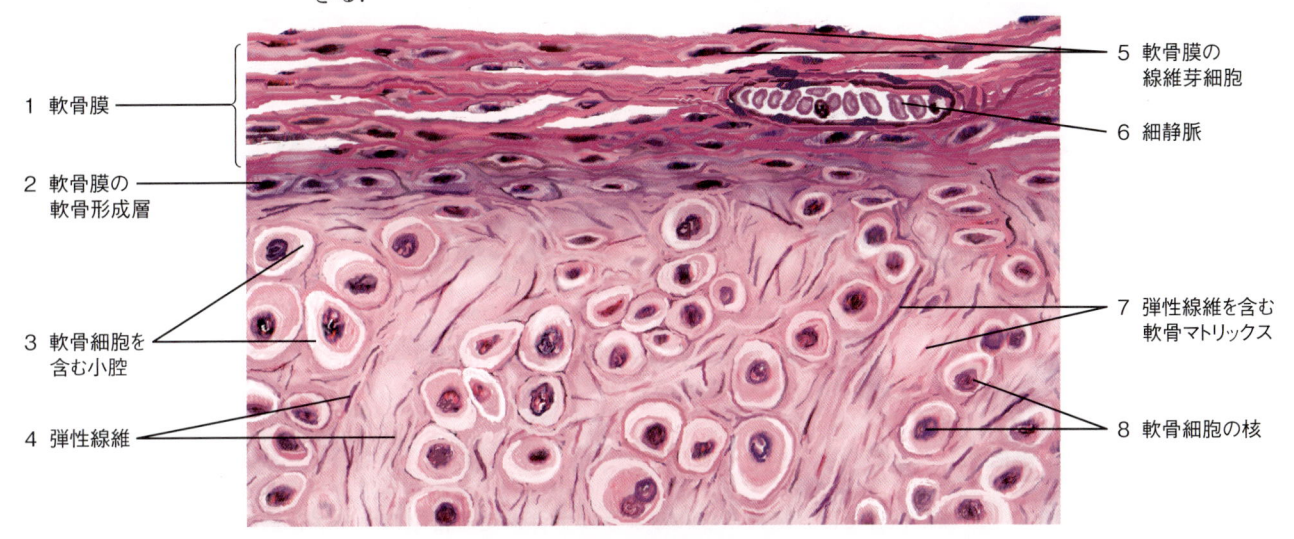

1 軟骨膜
2 軟骨膜の軟骨形成層
3 軟骨細胞を含む小腔
4 弾性線維
5 軟骨膜の線維芽細胞
6 細静脈
7 弾性線維を含む軟骨マトリックス
8 軟骨細胞の核

**図 7-6 ■ 弾性軟骨：喉頭蓋**(銀染色，高倍率)

## 機能との関連 7-2 ■ 硝子軟骨，弾性軟骨，線維軟骨

　軟骨には血管が走っていないが，血管に富む結合組織である**軟骨膜**に囲まれている．軟骨の水分含有量はとても多く，軟骨における栄養素の取り込みと代謝物の排出は，すべてマトリックスを通しての拡散によって行なわれている．また骨とは違い，軟骨マトリックスが柔らかくしなやかであるため，軟骨は間質成長と付加成長という二つの方法で同時に成長できる．

　**間質成長** interstitial growth は基質中の軟骨細胞が有糸分裂して，細胞間ないし細胞辺縁部に新しいマトリックスが沈着することによっておきる．この成長過程で軟骨は内部から成長し大きさを増す．これに対して，**付加成長** appositional growth は軟骨の辺縁部でおこり，軟骨膜の**内細胞層**から軟骨芽細胞が分化し，既存の軟骨層に新しい軟骨マトリックスを付加していく．この成長過程では軟骨の厚みが増す．

　硝子軟骨は丈夫で柔軟性のある支持構造である．弾性軟骨は，基質中に多数の分岐をもつ弾性線維を含むため，構造を支えながら柔軟性も増す．加齢により石灰化が進む硝子軟骨とは違い，弾性軟骨の基質は石灰化がおきず，弾力性は保たれる．

　線維軟骨は丈夫で頑強であり，とくに脊柱の椎間板でからだを支える．線維軟骨のおもな機能は，抗張力，加重に対する抵抗力，圧縮や伸長への抵抗力を組織に与えることである．線維軟骨は常に成分が密で，強くて厚い I 型コラーゲン線維と軟骨細胞が多く含まれている．

## 図7-7 弾性軟骨：喉頭蓋

図は喉頭蓋の切片の顕微鏡写真である．この種類の軟骨の特徴は，**軟骨細胞**(3)と**軟骨小腔**(4)が明瞭で，**マトリックス**(5)中には分岐する細い**弾性線維**(2)が含まれることである．弾性線維の存在によって，この軟骨には支持機能をもっていることに加えて柔軟性を得ている．弾性軟骨の周囲は密性不規則性結合組織の**軟骨膜**(1)で囲まれている．

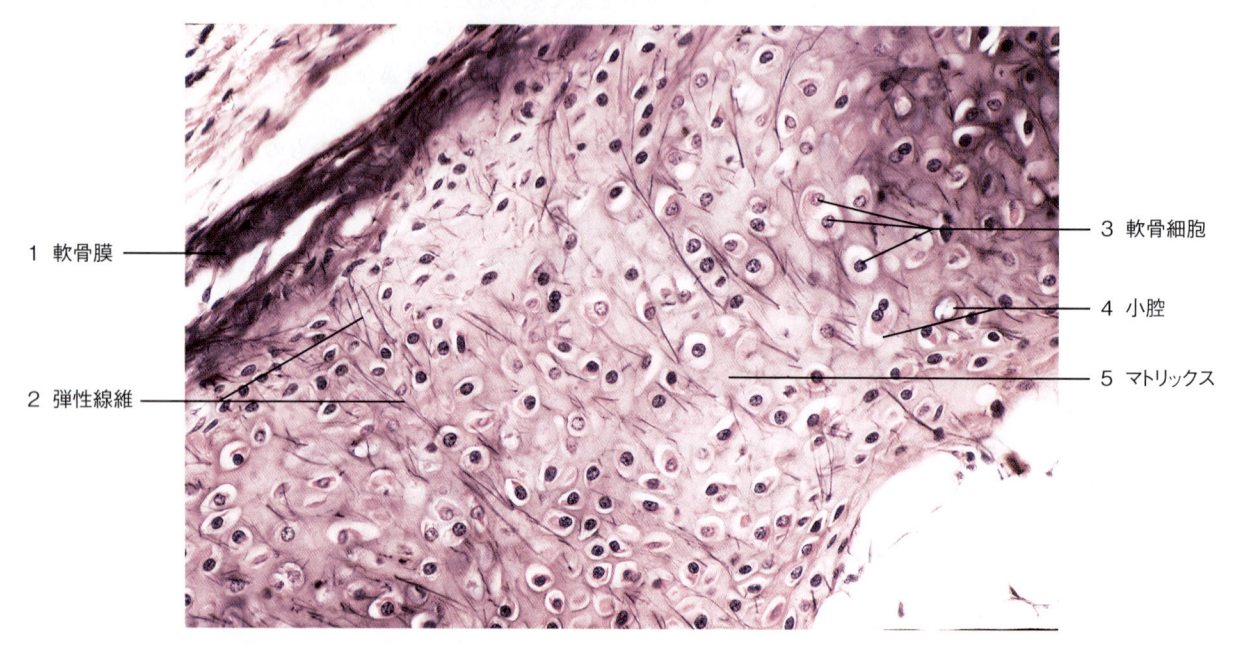

1 軟骨膜
2 弾性線維
3 軟骨細胞
4 小腔
5 マトリックス

**図7-7 ■ 弾性軟骨：喉頭蓋**(銀染色, ×80)

## 図7-8 線維軟骨：椎間板

線維軟骨では，腱にみられるように平行に走る密な**コラーゲン線維 collagen fiber**(2, 6)が**マトリックス**(5)を充たしていることが多い．通常は，**軟骨小腔**(3)の中の小さい**軟骨細胞**(1, 4)が，線維軟骨マトリックス(5)のあいだに**列**(4)をつくっているように並び，硝子軟骨や弾性軟骨でよくみられる不規則な配列や，単細胞から分裂して生じた細胞集団は少ない．軟骨

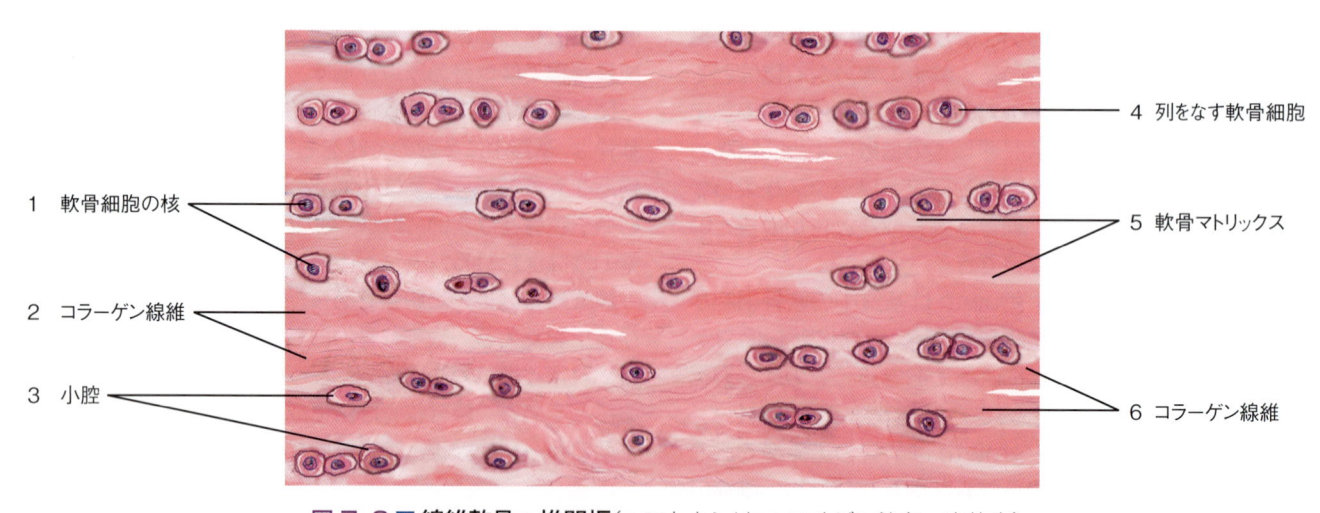

1 軟骨細胞の核
2 コラーゲン線維
3 小腔
4 列をなす軟骨細胞
5 軟骨マトリックス
6 コラーゲン線維

**図7-8 ■ 線維軟骨：椎間板**(ヘマトキシリン-エオジン染色, 高倍率)

細胞と軟骨小腔(1, 3, 4)はどれも同様の大きさで，中心部の軟骨細胞が大きく，周辺にかけて細胞が小さく扁平になるような傾向はない．

　線維軟骨は通常，硝子軟骨と腱ないし靭帯とのあいだの移行部を形成しているので，一般に硝子軟骨や弾性軟骨でみられる軟骨膜は線維軟骨では存在しない．

　線維軟骨中のコラーゲン線維(2, 6)とマトリックス(5)の比率，軟骨細胞の数，軟骨細胞のマトリックス(5)中の並び方はさまざまである．コラーゲン線維(2, 6)が密になってマトリックス(5)がみえない場合がある．このような場合には軟骨細胞と小腔は扁平になっている．コラーゲン線維束の中の線維は一般に平行に走っているが，束自体がいろいろな向きに走行していることがある．

## 図 7-9　　線維軟骨：椎間板

　これは椎間板の断面を高倍率で撮影した写真で，線維軟骨の構成している線維や細胞が密に詰まっている構造を示している．暗色の**核**(3)をもった多数の**軟骨細胞**が**軟骨小胞**(1)の中にみられる．軟骨細胞(1)は，マトリックスの中で単独で分散しているものと，椎間板線維部全体を走る**Ⅰ型コラーゲン線維**(2)の密になっている層のあいだに**列**をつくって並んでいるもの(4, 5)がある．コラーゲン線維(2)と軟骨細胞(1, 3, 4)のあいだの淡く染色されている部分が**細胞外マトリックス** extracellular matrix(5)である．

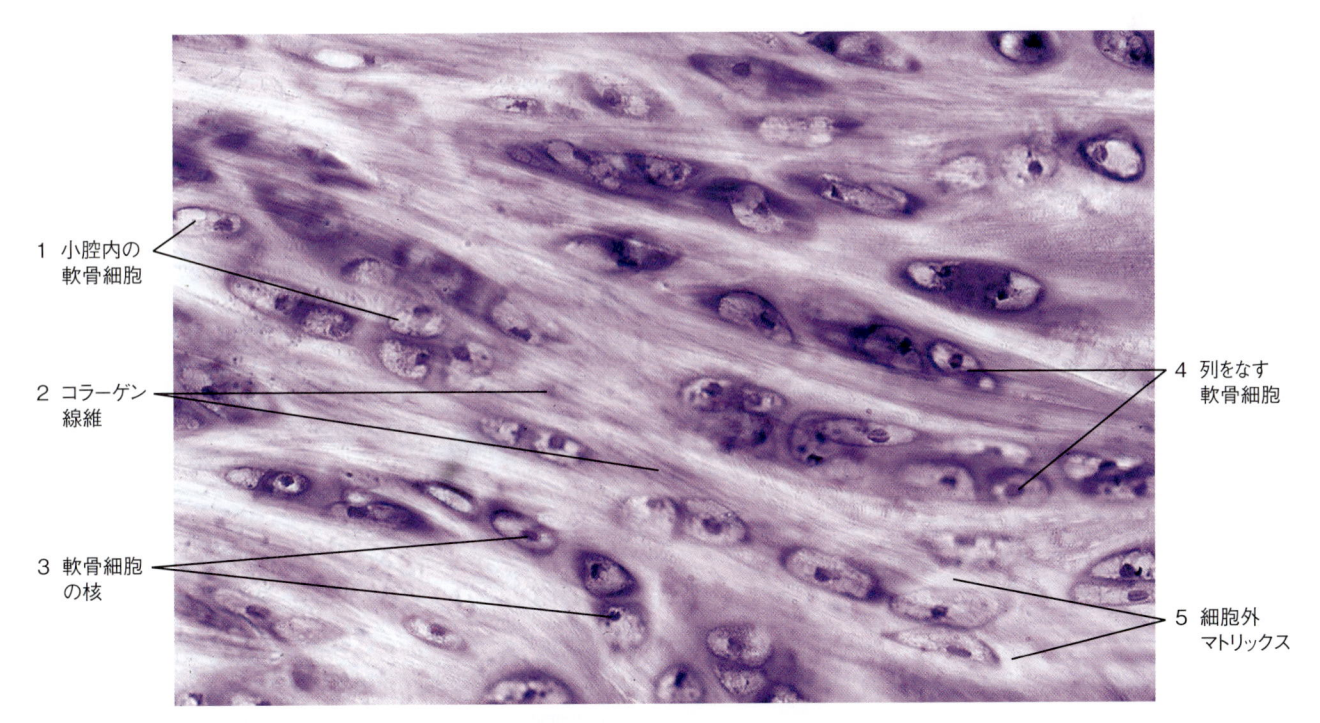

1 小腔内の
　軟骨細胞

2 コラーゲン
　線維

3 軟骨細胞
　の核

4 列をなす
　軟骨細胞

5 細胞外
　マトリックス

**図 7-9 ■ サルの椎間板の密性線維軟骨：軟骨細胞とⅠ型コラーゲン線維を示す**（ヘマトキシリン-エオジン染色，×205）

# 第 7 章 まとめ

## 第 1 項　軟　骨

### 軟骨の特徴

・間葉から発生するもので，細胞，結合組織線維，マトリックスからなる
・血管が走っておらず，水和したマトリックスを介した拡散によって栄養が供給される
・さまざまな支持機能を担う
・細胞には軟骨細胞と軟骨芽細胞がある
・硝子軟骨，弾性軟骨，線維軟骨の 3 種類がある

### 硝子軟骨

・生体内でもっともよくみられる軟骨で，大部分の骨の骨格の原型となる
・発達中の骨では，骨端板に存在する軟骨により，骨の長さがのびる
・特定の部位では石灰化と軟骨内骨化を経て骨におきかわる
・Ⅱ型コラーゲン線維を含んでいるが，この線維は基質の屈折率に近いため，組織切片ではみることはできない
・成人では，骨関節面以外では軟骨膜が硝子軟骨を取り囲んでいる
・骨の関節面，肋骨の端（肋軟骨），鼻，喉頭，気管，気管支では石灰化しない

### 弾性軟骨

・マトリックス中に分岐した弾性線維が含まれ，柔軟性が高い
・外耳，耳管，喉頭蓋，喉頭の一部（楔状軟骨）にみられる

### 線維軟骨

・密なⅠ型コラーゲン線維束と細胞外マトリックス，軟骨細胞から構成されている

・抗張力，加重に対する抵抗力，圧縮や伸長に対する抵抗力を脊柱に与える
・椎間板，恥骨結合，一部の関節にみられる

### 軟骨膜

・硝子軟骨と弾性軟骨の辺縁でみられる
・周辺層は，血管を含んだ密性結合組織であり，Ⅰ型コラーゲン線維を含んでいる
・内層は軟骨を形成し，軟骨芽細胞を産生して軟骨マトリックスが分泌される
・長管骨の関節をつくる硝子軟骨や線維軟骨は軟骨膜でおおわれていない

### 軟骨マトリックス

・軟骨細胞と軟骨芽細胞によりつくられ，維持される
・巨大なプロテオグリカン凝集体を含み，高度に水和されている（高水分含有）
・拡散による物質の透過を可能にし，また半剛性で緩衝材の役割を担う
・接着性糖蛋白質のコンドロネクチンにより，細胞や線維を周囲のマトリックスに結びつける
・弾性軟骨は，構造を保持し，また変形させることなく柔軟性を高めている

### 軟骨細胞

・間葉細胞は軟骨芽細胞に分化し，軟骨細胞はマトリックスを生成する
・間葉細胞は軟骨膜で線維芽細胞にも分化する
・成熟した軟骨細胞は軟骨小腔内にある
・軟骨細胞のおもな役割は軟骨マトリックスを維持することである
・周囲結合組織である軟骨膜の内層は，軟骨を形成する
・軟骨は間質成長と付加成長の二つの方法で成長する

# 第 7 章　復習問題：第 1 項

## 問　題

次の問題について，もっとも適切な答えを選びなさい.

1. 軟骨に水分を多く含ませているものは？
   A．プロテオグリカン凝集体
   B．コラーゲン線維
   C．軟骨膜
   D．弾性線維
   E．血管

2. 硝子軟骨中のⅡ型コラーゲン線維が組織切片でみられない理由は？
   A．硝子軟骨にはコラーゲン線維がない
   B．コラーゲン線維が軟骨細胞と軟骨芽細胞におおわれている
   C．Ⅰ型コラーゲン線維が存在する
   D．軟骨マトリックスの密度が高くなっている
   E．屈折率が基質の屈折率に近い

3. 軟骨マトリックス内の軟骨小腔にあるものは？
   A．軟骨芽細胞
   B．間葉細胞
   C．軟骨細胞
   D．線維芽細胞
   E．コラーゲン線維

4. 軟骨の原型において，軟骨細胞はどこにあるか？
   A．軟骨マトリックス内
   B．軟骨膜の内層
   C．同生軟骨細胞集団内
   D．軟骨基質のコラーゲン線維に隣接している
   E．軟骨膜の外がわ

5. ほとんどの骨の骨格の原型となるのは？
   A．弾性軟骨
   B．軟骨膜
   C．骨端板
   D．硝子軟骨
   E．グリコサミノグリカン

## 解　答

1. 正解：A．プロテオグリカンの凝集体. 水分子は，プロテオグリカン凝集体に含まれる負電荷を帯びた硫酸イオンに引き寄せられる
2. 正解：E．プロテオグリカンの屈折率は，硝子軟骨の基質の屈折率と近い
3. 正解：C．軟骨細胞. 基質を合成した軟骨芽細胞は，軟骨基質に囲まれ，分裂を停止し，軟骨細胞となる
4. 正解：B．軟骨膜の内層. この層には間葉細胞があり，その細胞が軟骨基質をつくる軟骨細胞，軟骨芽細胞に分化する
5. 正解：D．硝子軟骨. この軟骨は，体のほとんどの骨の骨格の原型をつくる. ほとんどの骨の硝子軟骨は，最終的に石灰化して骨構造に変化する

## 顕微鏡写真による補足

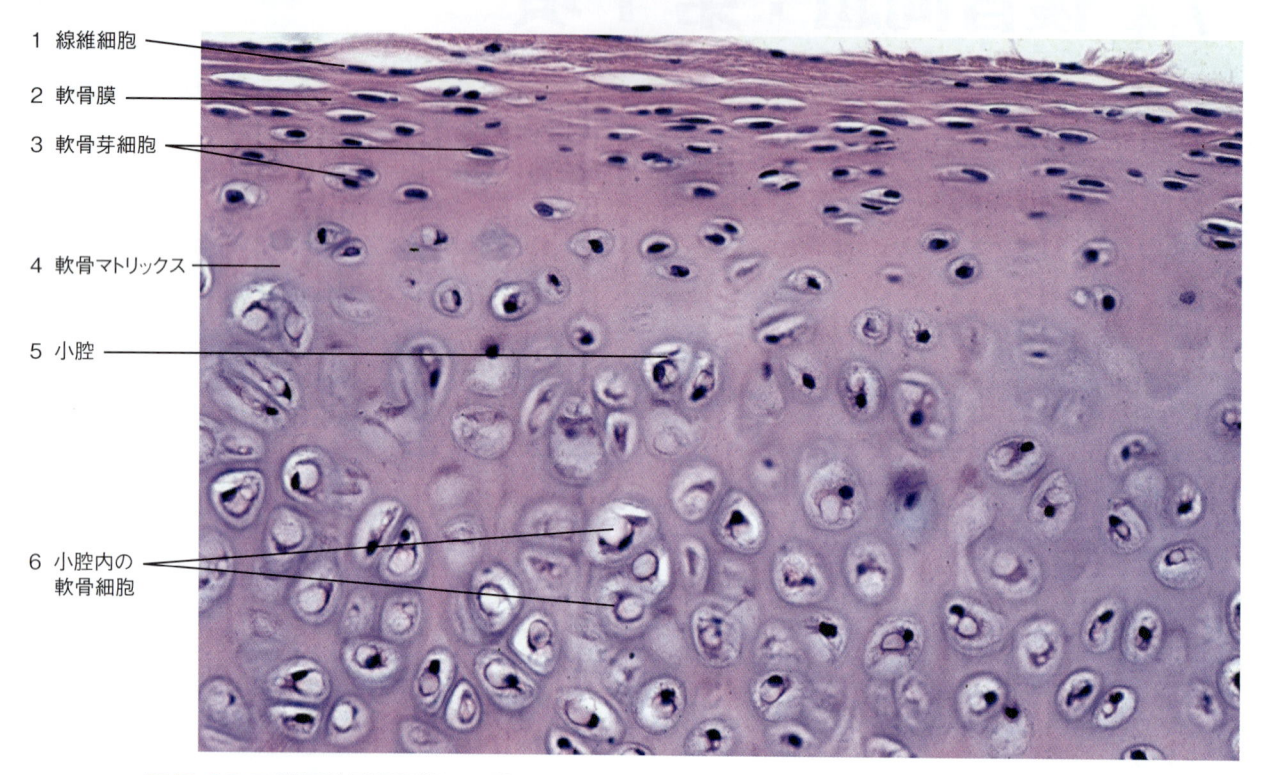

1 線維細胞
2 軟骨膜
3 軟骨芽細胞
4 軟骨マトリックス
5 小腔
6 小腔内の軟骨細胞

**図 7-10** ■ **硝子軟骨辺縁部：骨膜と細胞成分を示す**（ヘマトキシリン-エオジン染色, ×80）

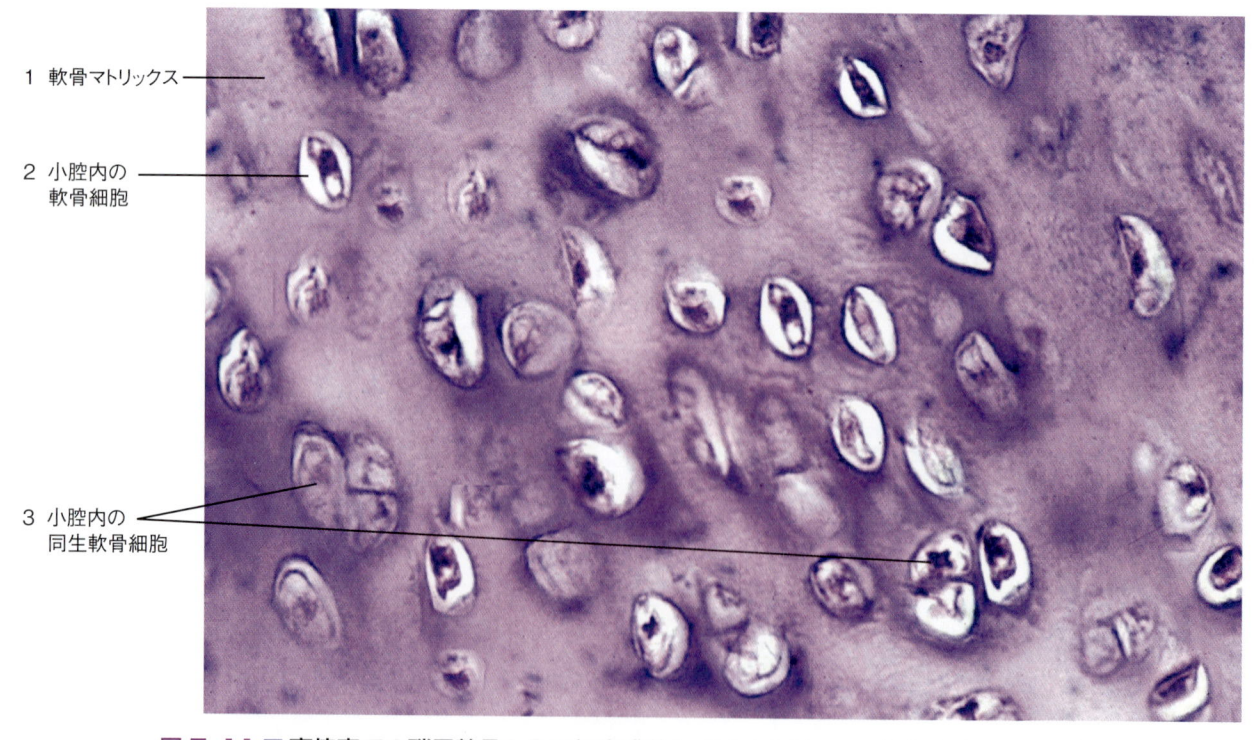

1 軟骨マトリックス
2 小腔内の軟骨細胞
3 小腔内の同生軟骨細胞

**図 7-11** ■ **高倍率での硝子軟骨とその細胞成分**（ヘマトキシリン-エオジン染色, ×130）

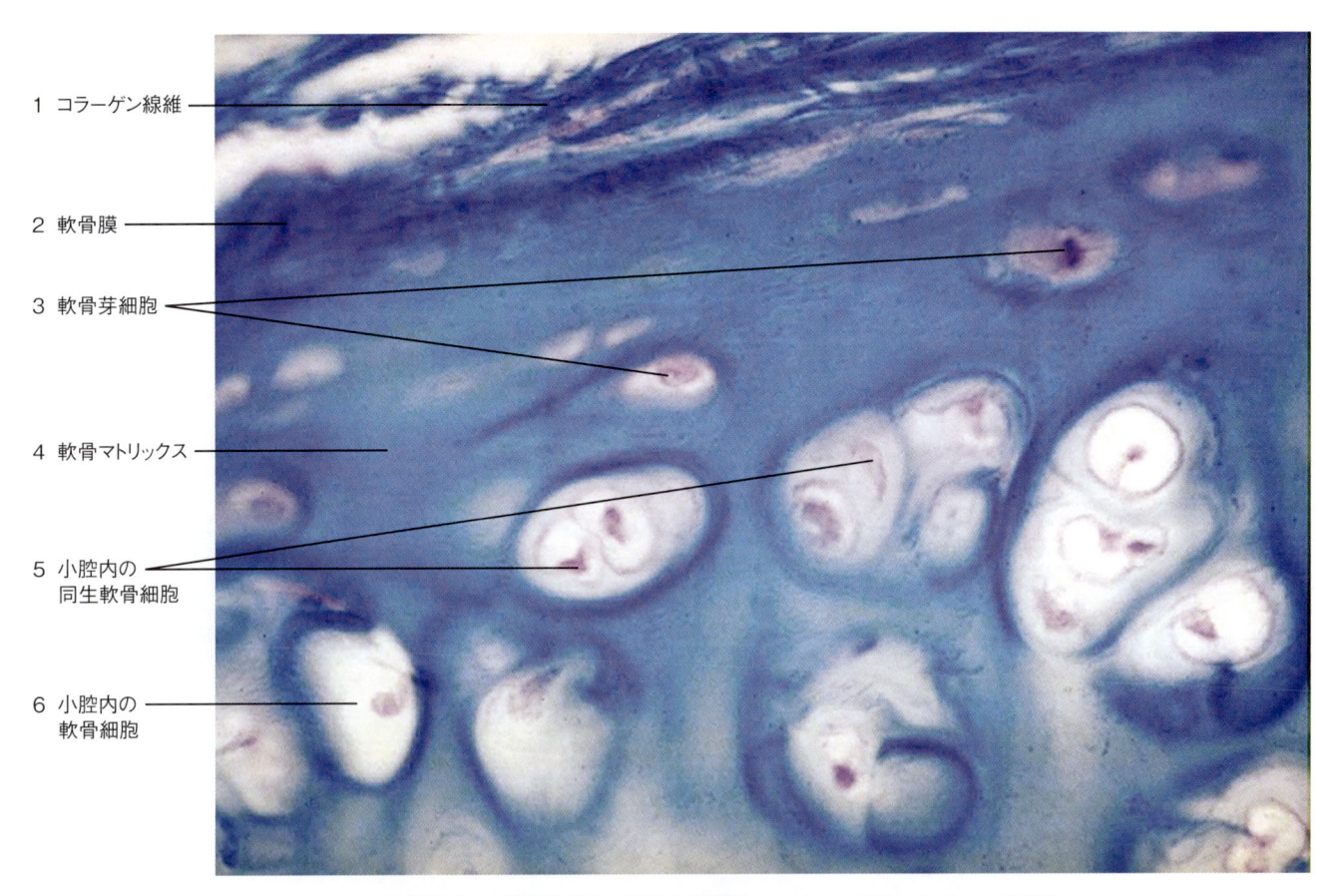

1 コラーゲン線維
2 軟骨膜
3 軟骨芽細胞
4 軟骨マトリックス
5 小腔内の
　同生軟骨細胞
6 小腔内の
　軟骨細胞

**図 7-12** ■ **高倍率の硝子軟骨と周囲の骨膜**（マロリー–アザン染色，×205）

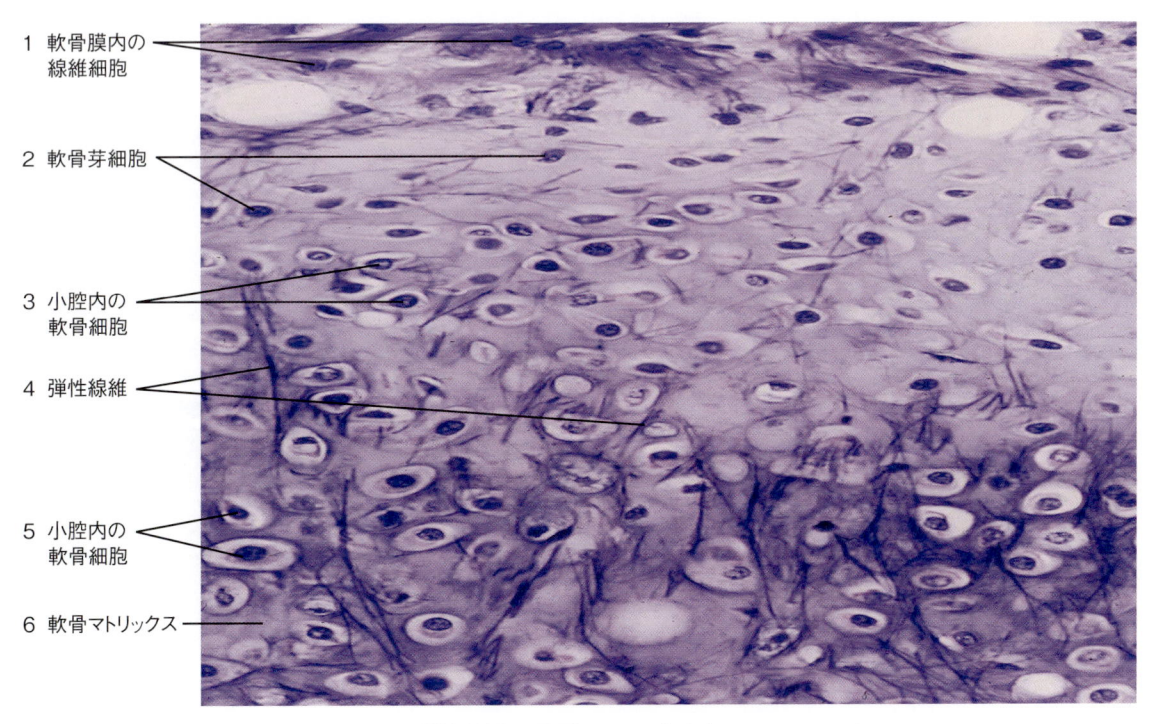

1 軟骨膜内の
　線維細胞
2 軟骨芽細胞
3 小腔内の
　軟骨細胞
4 弾性線維
5 小腔内の
　軟骨細胞
6 軟骨マトリックス

**図 7-13** ■ **弾性軟骨：骨膜とその内容**（銀染色，×80）

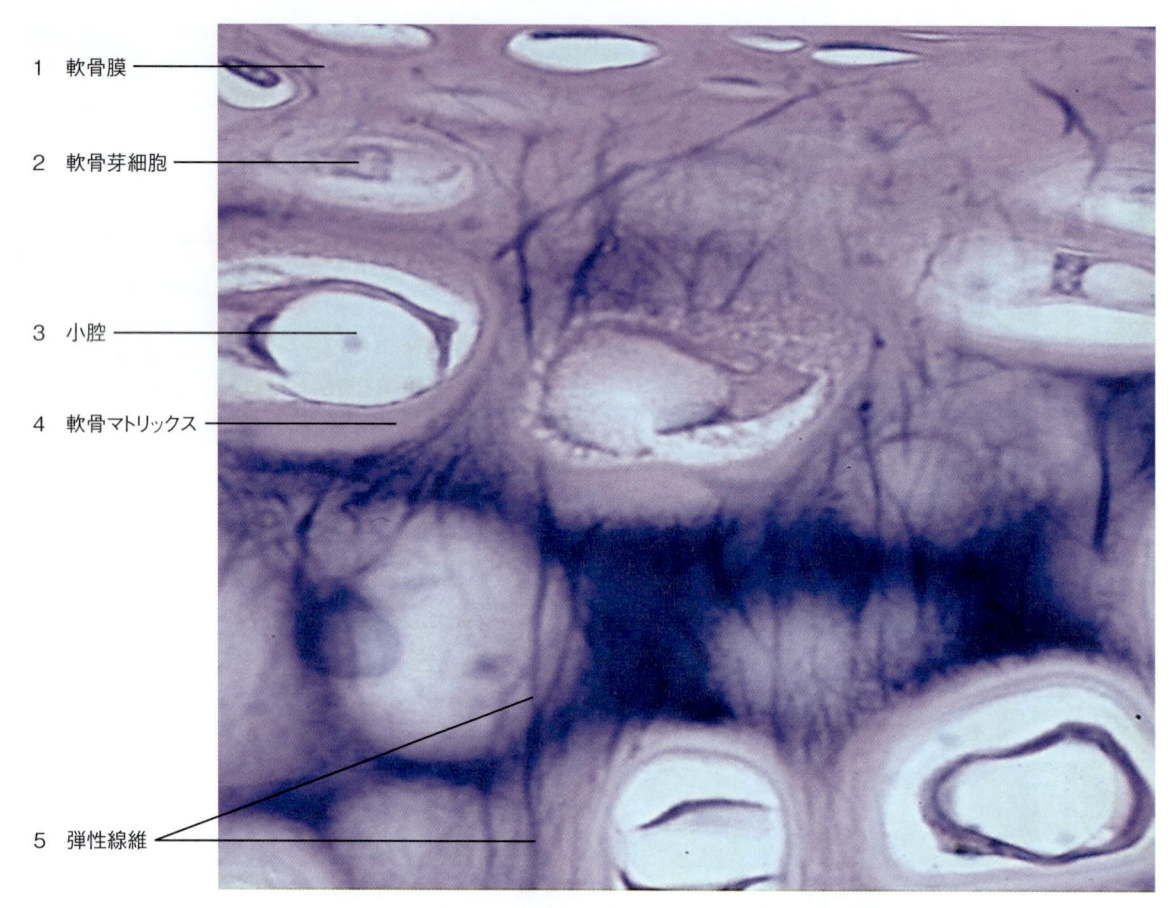

1 軟骨膜

2 軟骨芽細胞

3 小腔

4 軟骨マトリックス

5 弾性線維

**図 7-14** ■ **高倍率の弾性軟骨辺縁部**（ブルー染色，×205）

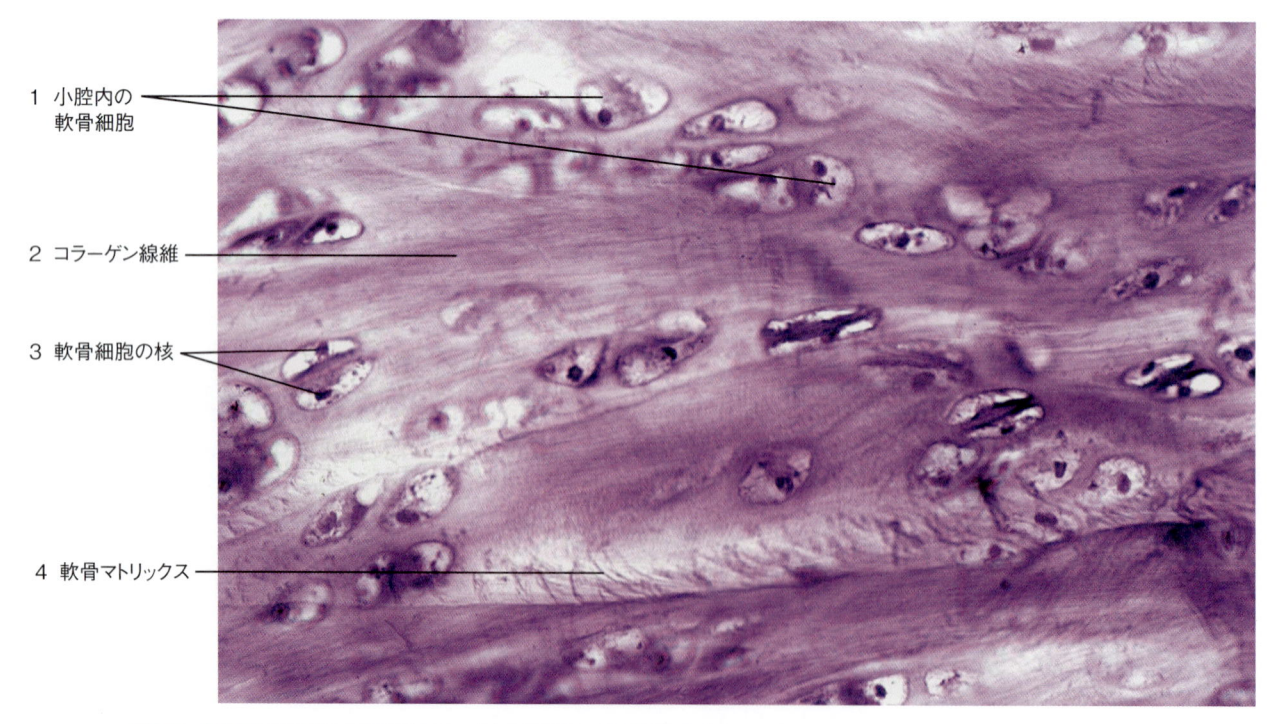

1 小腔内の
　軟骨細胞

2 コラーゲン線維

3 軟骨細胞の核

4 軟骨マトリックス

**図 7-15** ■ **椎間板の線維軟骨：結合組織の密度を示す**（ヘマトキシリン-エオジン染色，×205）

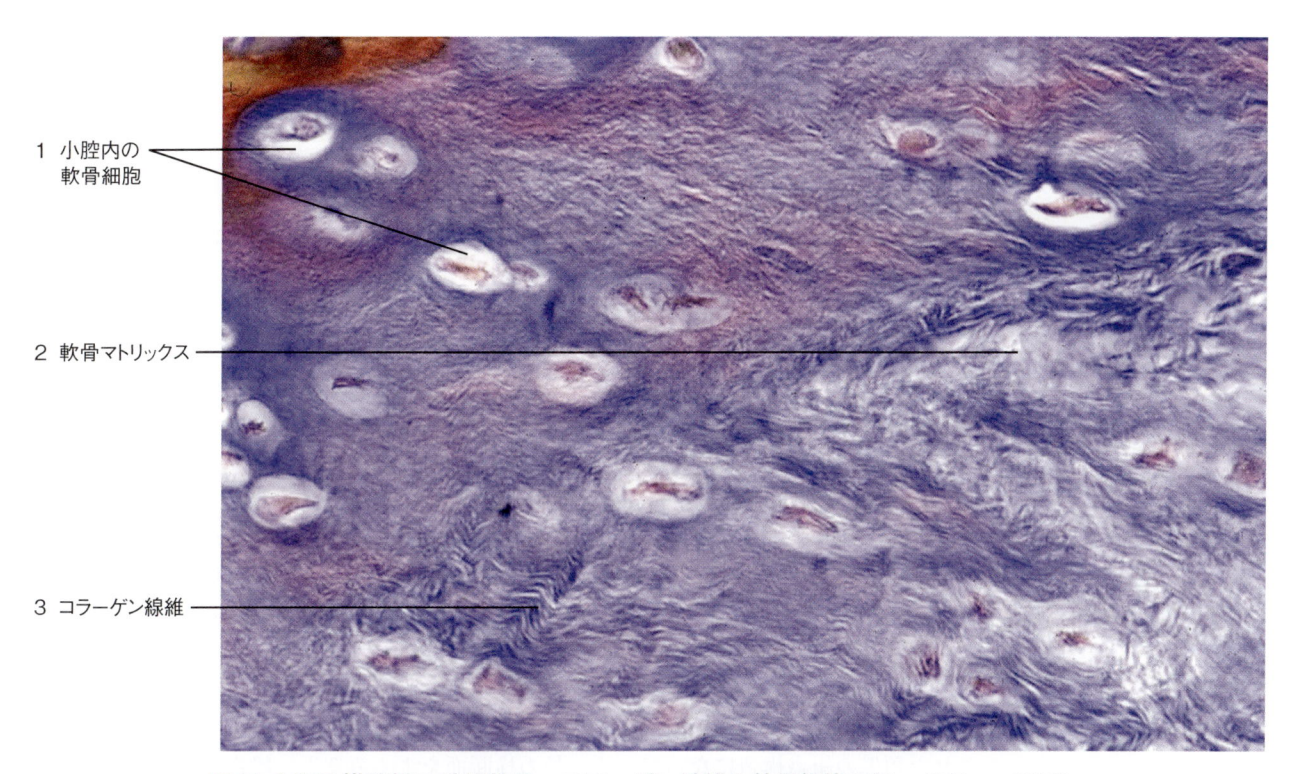

1 小腔内の
　軟骨細胞

2 軟骨マトリックス

3 コラーゲン線維

図 7-16 ■ 椎間板の線維軟骨：コラーゲン線維と軟骨細胞（ブルー染色，×205）

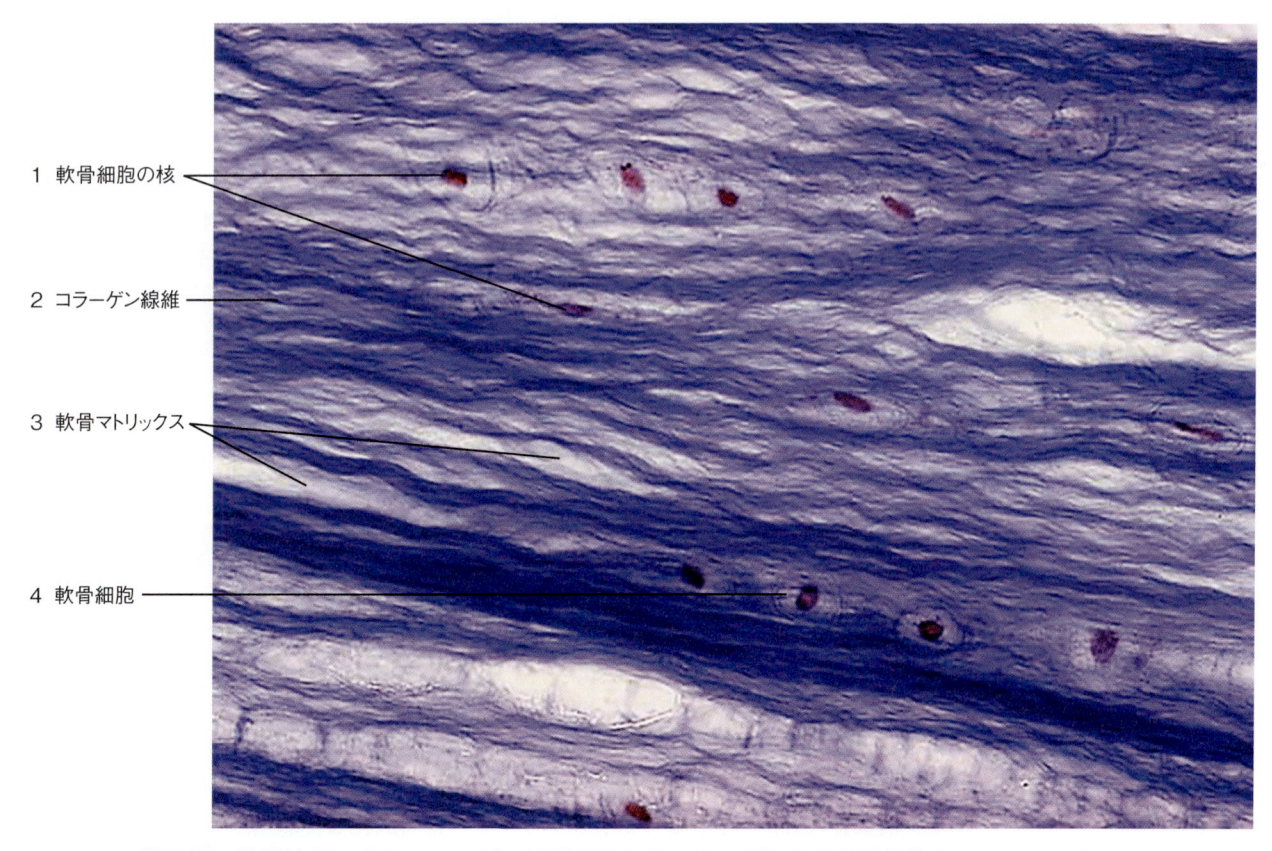

1 軟骨細胞の核

2 コラーゲン線維

3 軟骨マトリックス

4 軟骨細胞

図 7-17 ■ 椎間板の線維軟骨：密なコラーゲン線維とそれらのあいだにある軟骨細胞（マロリー–アザン染色，×205）

## 第2項・骨

### 骨の特徴

　軟骨と同じように，**骨** bone もまた結合組織の特殊な形であり，**細胞，線維，細胞外マトリックス**からなる．軟骨と異なり，マトリックスに無機質が蓄積し，沈着することによって，骨は石灰化される．これにより骨は丈夫になり，軟骨と比べて重いものを支えることができるようになる．また，生体に必要な硬い骨格を形成して，筋肉や器官に付着する場所を提供している．

　骨は硬い構造ゆえに，脳を頭蓋骨内に，心臓と肺を胸郭内に，泌尿器と生殖器を骨盤内に，それぞれ容れることで，それぞれの臓器・器官を保護する役目も果たしている．さらに成人では骨の赤色骨髄が**造血** hemopoiesis（血球の産生）の役割を果たしている．またカルシウム，リン酸塩，その他無機質の体内**貯蔵**の役割も果たしている．生体内のカルシウムのほぼすべて（99%）は骨に蓄えられ，日々生体が必要とするカルシウムが骨から供給されている．

### 骨の微細構造

　すべての成人の骨は，細胞，骨マトリックス，神経血管系（血管，神経，リンパ管）から構成された類似の組織構造になっている．骨の横断面をよくみると，**緻密骨** compact bone と**海綿骨** cancellous（spongy）bone の2種類があることがわかる（図 7-18）．長管骨では外がわの円筒部分が密度の高い緻密骨である．また髄腔に隣接していて緻密骨の内がわにあるのが海綿骨である．海綿骨は多数の区域が相互に連結してできあがったものである．しかし，これら骨の種類による顕微鏡像の違いはない．新生児では，長管骨の髄腔は赤色であり血球を産生している．成人になると，長管骨の髄腔は一般的には黄色になり，脂肪細胞で充たされる．

　緻密骨では**層板** lamella と呼ばれる骨のうすく重なった層にコラーゲン線維が分布している．層板の骨の層は，骨の辺縁では互いに平行に，または血管の周囲では同心円状に配列している．長管骨では，**外基礎層板** outer circumferential lamella が骨膜の深部にあり，**内基礎層板** inner circumferential lamella は骨髄腔周囲をとりまいている．**同心円状の層板**は血管，神経，疎性結合組織を含んだ管を囲んでいる．各同心円状の層板複合体は**骨単位（オステオン** osteon）（**ハバース系** Haversian system）と呼ばれる．骨単位中の，血管や神経を含んだ空間は，**ハバース管** Haversian canal（**中心管** central canal）である．ほとんどの緻密骨は**骨単位**から構成されている（図 7-18）．

### 骨の種類

　骨マトリックス中のコラーゲン線維の分布と方向性は，骨の種類によって異なる．成人の緻密骨と海綿骨は，成熟して石灰化した後は構造の形式は変わらない．一方，**未成熟骨**は，コラーゲン線維が無秩序に配列しており，層板構造はつくっていない．線維骨は，胎児の骨格形成時や骨折の修復時にみられる．また，線維骨は**一時的**なもので，年齢とともに層板骨におきかわる．

　**層板骨** lamellar bone では，石灰化された骨基質が神経血管束を伴うハバース管の周囲に同心円状に**層板**をつくっている（骨単位）か，複数の平行な層が重なって層をつくっている．各層板には，らせん状に配列されたコラーゲン線維が平行に走っている．また，骨細胞は，ハバース管を囲んで同心円状の層板の各層のあいだに一定の間隔で分布している骨小腔内にある．層板骨の方が線維骨よりも骨マトリックスは石灰化しており，その結果，層板骨は線維骨よりも強度が高い．

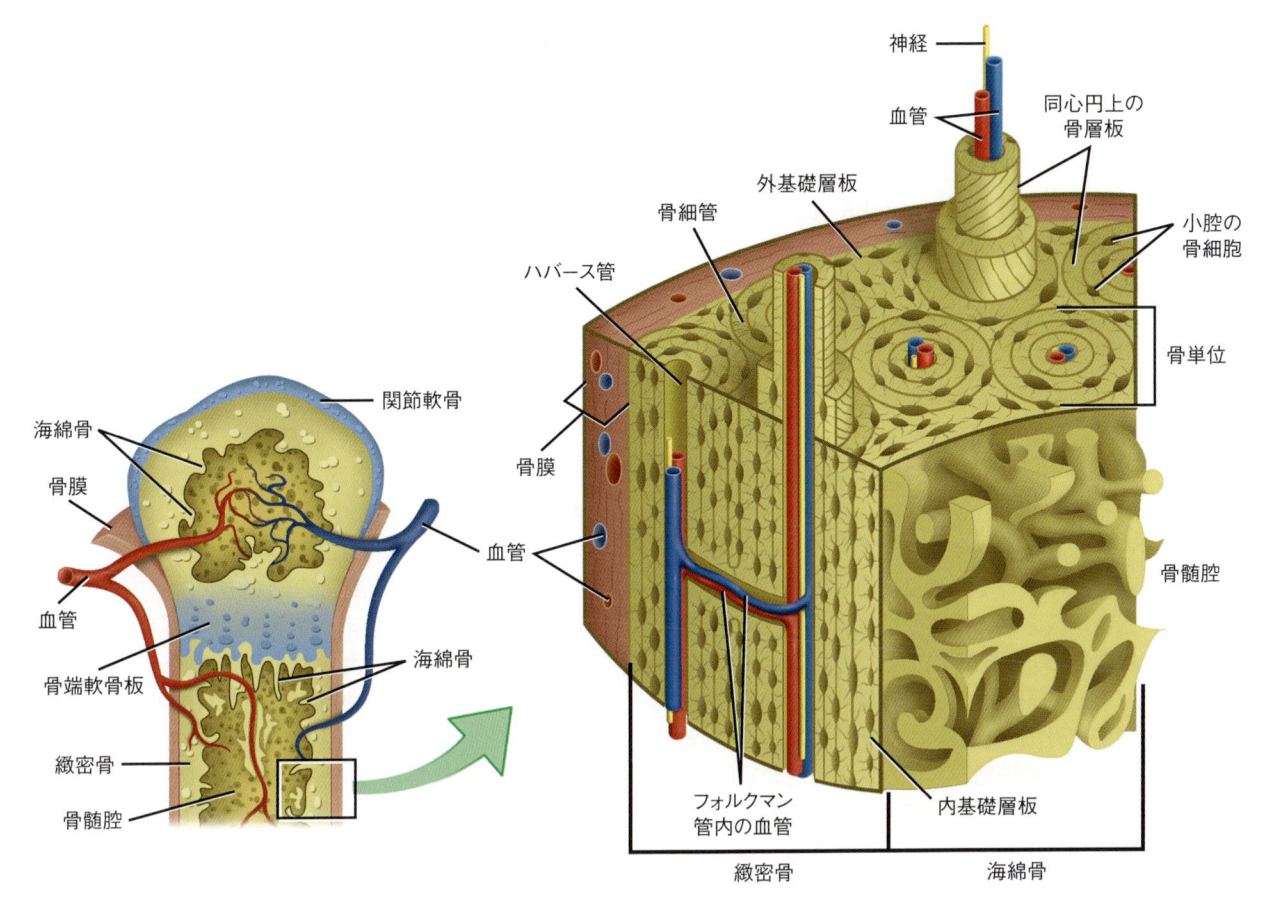

**図 7-18** ■ 緻密骨構造の模式図

## 機能との関連 7-3 ■ 骨の細胞

　すべての骨の内側面と外側面には**骨原性細胞** osteogenic cell が並んでいる．発育中の骨，および成人の骨には，4 種類の細胞：骨芽前駆細胞，骨芽細胞，骨細胞，破骨細胞が存在する．

　**骨芽前駆細胞** osteoprogenitor cell は結合組織の間葉に由来する未分化の多能性幹細胞である．骨芽前駆細胞は，骨周囲の骨と接する結合組織の最内層にあたる**骨膜** periosteum，および骨髄腔のうすい単細胞層である**骨内膜** endosteum に並んでいる．骨芽前駆細胞はまた，骨単位（ハバース系）と血管が通っているフォルクマン管の内腔に分布している（図 7-18）．骨膜と骨内膜のおもな機能は，骨に栄養を与えることと，骨の成長，リモデリング，修復のための新しい骨芽細胞を絶えず供給することである．骨の発達途上では，骨芽前駆細胞は有糸分裂によって増殖し，骨芽細胞に分化する．骨芽細胞はコラーゲン線維と骨マトリックスを分泌する．

　骨芽前駆細胞由来の**骨芽細胞** osteoblast は骨組織の内表面に分布し，Ⅰ型コラーゲン線維，数種の糖蛋白質，プロテオグリカンを含む**類骨** osteoid と呼ばれる新しい骨マトリックスの有機成分を合成し，分泌し，沈着させる．類骨は最初は石灰化しておらず，無機物を含んでいないが，沈着し始めるとすぐに無機物が蓄積し始め，硬い骨になる．骨芽細胞は，**アルカリフォスファターゼを含むマトリックス小胞**を分泌し，リン酸イオンを増加させてカルシウムイオンと結合させることにより，**ハイドロキシアパタイト結晶**を形成し，石灰化の初期の中心となり，類骨の石灰化を開始し，調節する．増加したリン酸イオンとカルシウムイオンが結合して，さらにこれらの中心を取り囲んで石灰化が進み，コラーゲン線維や糖蛋白質を埋め込んでいく．

　**骨細胞** osteocyte は骨芽細胞の成熟した型であり，石灰化した骨基質がまわりを取り囲んでいる．骨細胞は骨芽細胞よりも小さく，骨のおもな細胞である．軟骨細胞が軟骨の中にあるように，骨細胞は周囲を骨マトリックスに囲まれた**骨小腔**の中に入っている．骨小腔の中で骨細胞は血管に近接している．軟骨と異なるのは，1 個

## 機能との関連 7-3 ■ 骨の細胞（続き）

の骨小腔には1個の骨細胞しか入らない点である．石灰化した骨マトリックスは軟骨よりもはるかに硬いため，栄養や代謝物質が骨細胞へと自由に拡散することができない．そのため，骨には血管が豊富に分布していて，**骨細管** canaliculus と呼ばれる独自のチャネルの仕組みがあり，その管が骨単位の血管に開口している．

骨細胞は細胞質が多く枝分かれして突起を出している細胞である．細胞質の突起は骨細管に入り，骨小腔から周囲に向かって放射状にのび，**ギャップ結合** gap junction を介して近傍の骨細胞と接触している．この結合により，イオンや小分子の細胞間でのやり取りが可能となる．骨細管は細胞外液を含んでおり，細胞質の突起のギャップ結合によって，隣接する骨細胞や近くのハバース管の血管内成分との連絡が行なわれる．骨細管はこのように骨単位の血管と連結する複合体をつくることで，栄養を骨単位に運び，血液と細胞間のガス交換を行ない，代謝産物を骨細胞から除去する，効率的な交換機構をつくっている．骨細管システムによって骨細胞の活動は保たれ，その骨細胞によってカルシウムおよびリン酸塩の血中濃度や，周囲の骨基質のホメオスタシスが保たれる．骨細胞が死滅すると，周囲の骨マトリックスは破骨細胞に再吸収される．

**破骨細胞** osteoclast は，多数の核をもつ巨大な細胞で，骨の吸収，リモデリング，修復が進行中の骨の表面にみられる．骨芽細胞と骨細胞は間葉系の骨形成細胞から発生するが，破骨細胞は赤色骨髄にある**単核マクロファージ・単球細胞系**の造血前駆細胞が融合してできた多核細胞である．破骨細胞は，骨のリモデリング（再生・再構築）の際に骨吸収を行なう**食細胞**であり，多くの場合，吸収された表面や**ハウシップ窩**と呼ばれる骨マトリックスの浅いくぼみに存在する．破骨細胞から放出された**リソソーム酵素**は，これらのくぼみを侵食し，骨表面を脱灰する．骨の形成過程では，骨芽細胞による骨の沈着と破骨細胞による骨の再構築が密接に連携し，適切な骨の形成と骨量の維持が図られている．

破骨細胞のはたらきは，副甲状腺から分泌される副甲状腺ホルモン（PTH）や甲状腺から分泌されるカルシトニンなど，いくつかのホルモンの影響をうける．PTHによって活性化された骨芽細胞は，**RANKL（破骨細胞分化因子）**と呼ばれる分子を産生する．この分子は破骨細胞上の**RANK 受容体**に結合し，破骨細胞の産生と活性化を促す．破骨細胞の分化，成熟には，周囲の間質細胞や骨芽細胞が産生する膜結合蛋白質 RANKL と**M-CSF（単球コロニー刺激因子）**の存在が必要である．活性化した破骨細胞は，骨マトリックスの再吸収を促進し，血中のカルシウム濃度を高める．

## 骨マトリックス

骨マトリックスは，**無機物**（塩類），**有機物**（コラーゲン線維），生細胞と細胞外物質からなる．骨マトリックスは石灰化していることにより，軟骨よりも硬く，一方で石灰化したマトリックスを通って物質が拡散することができない．その結果，骨マトリックスには血管が豊富である．**骨膜**からの血管は**フォルクマン管** Volkmann canal（貫通管）を通じて骨マトリックスに入る．フォルクマン管は骨の長軸方向に対して直角方向に走っていて，骨単位のハバース管の血管と合し，骨マトリックスのすべての細胞成分に血液を供給する．

骨は，有機成分により伸張に対する抵抗性を，無機成分により圧縮に対する抵抗性を，それぞれ獲得している．骨基質のおもな有機成分は，主要蛋白質である太い**Ⅰ型コラーゲン線維**である．他に有機成分としては硫酸化グリコサミノグリカンやヒアルロン酸があり，これはより大きなプロテオグリカン凝集体を形成する．骨の石灰化の際，糖蛋白の**オステオカルシン** osteocalcin や**オステオポンチン** osteopontin は，カルシウム結晶と強固に結合し，石灰化を促進する．他にマトリックス蛋白であるシアロ蛋白は，細胞膜蛋白質上のインテグリンを介して，骨芽細胞を細胞間質に結合させる．

骨マトリックスの無機成分は，ヒドロキシアパタイト結晶の形式のカルシウムやリン酸塩からなる．太いコラーゲン線維とヒドロキシアパタイト結晶が結合することで，骨の硬度，耐久力，強度があがる．さらに必要に応じて，副甲状腺から放出される上皮小体ホルモンや，甲状腺から放出されるカルシトニンのようなホルモンにより，血中の無機物含有量が適切な状態に保たれる．

# 骨形成(骨化)の過程

　骨の発達は胚子期胎児期に始まり，生後も思春期まで続く．骨化は，**軟骨内骨化**と**膜内骨化**の二つの異なる過程によって行なわれる．二つの方法では，骨化の過程は異なるが，骨の組織構造はいずれも同じである(図7-1参照)．

## 軟骨内骨化

　生体内の骨の大部分，すなわち長管骨，椎骨，肋骨，骨盤は**軟骨内骨化** endochondral ossification によってつくられる．この過程では，骨の形成に先行して，硝子軟骨による一時的な原型がつくられる．この方法での骨形成では，まず硝子軟骨の軟骨原型が長さ方向と幅方向に成長する．間葉細胞が増殖し，軟骨細胞に分化し，この軟骨細胞が骨の軟骨原型をつくる．この軟骨原型は**軟骨膜**によって囲まれており，**間質成長**と**付加成長**の二つの方法で成長を続け，短骨と長骨を形成する．発生段階が進むにつれて，軟骨細胞が分裂，肥大，成熟して，やがて硝子軟骨原型の石灰化が始まる．軟骨原型の石灰化が進むにつれ，石灰化したマトリックスを介する栄養素や気体の拡散による透過が減少する．その結果軟骨細胞は死滅して，石灰化したマトリックスの断片が，骨物質の沈着のための足場になる．

　骨物質が石灰化軟骨の周囲に沈着すると，内部の軟骨膜細胞が骨形成能を示して，骨幹の中点周辺にうすい骨性の骨輪が形成される．このとき外面をおおう結合組織は**骨膜** periosteum となり，骨膜の内層の間葉細胞が**骨芽前駆細胞** osteoprogenitor cell へと分化する．軟骨細胞でつくられた血管新生因子によって，骨膜の血管からの血管新生が誘導される．骨芽前駆細胞と造血細胞が血管とともに変性しつつある軟骨原型の中に浸潤し，石灰化した軟骨の痕跡に付着し，骨マトリックスを蓄積し始める．最初は，骨マトリックスは柔らかいコラーゲン線維に富む類骨であり，無機物を欠いているが，速やかに石灰化して骨となる．骨芽前駆細胞は増殖して，**骨芽細胞** osteoblast へと分化する．類骨組織は柔らかいコラーゲン線維に富む組織で，無機物を欠いているが，速やかに石灰化して骨になる．骨芽細胞は最終的には**小腔** lacuna 内で骨に囲まれ，**骨細胞** osteocyte になる．一つの小腔につき一つの骨細胞が入る．骨細胞は，**骨細管** canaliculus と呼ばれる骨内の細い管を介して，細胞間で結合して複合体をつくる．骨細管は最終的に血管とともにハバース管に開口する．さらに骨芽前駆細胞は，**骨内膜** endosteum と呼ばれる骨の内腔面をおおっている単層の細胞層からも生じる．

　間葉組織，骨芽細胞，造血細胞および血管が，発達中の骨において**一次骨化中心** primary ossification center を形成する．一次骨化中心はまず長管骨の**骨幹** diaphysis に現われ，ついで**骨端** epiphysis，すなわち伸張面先端の関節面に**二次骨化中心** secondary ossification center ができる．すべての発達中の長管骨において，骨幹と骨端の軟骨は，両者のあいだにある**骨端板** epiphyseal plate の部分を除いて骨におきかわる．骨端板部分の骨の成長は，骨の成長に関与していて，成熟期になって発育が止まるまで続く．二つの骨化中心では，骨端板も含め，最終的にはすべての軟骨が骨におきかわり，骨の長軸方向への成長はとまる．長管骨の遊離端あるいは**関節をつくっている**端の部位では硝子軟骨は石灰化せず，この部位では**関節軟骨** articular cartilage と呼ばれる硝子軟骨の層によって，骨は生涯おおわれている．

## 膜内骨化

　**膜内骨化** intramembranous ossification においては，骨は硝子軟骨原型からではなく，間葉細胞が集まってつくられた骨化中心から直接に発生する．扁平骨はこの方法で発生する．この場合間葉細胞は，直接骨芽細胞に分化して周囲に**類骨マトリックス** osteoid matrix を生成し，この骨成分が速やかに石灰化する．多数の**骨化中心**が形成され，結びつき合って，細い棒，板，**骨梁** trabeculae と呼ばれるとげ状物質などからなる**海綿骨** spongy bone ができあがる．このような骨形成は**付加形成**による．骨梁のあいだには造血組織が存在し，そこでは間葉細胞が造血細胞へと変化する．この骨マトリックスでは，骨芽細胞は，同様に**小腔** lacuna 内で骨に包まれ，骨細胞となる．軟骨内骨化と同様に，小腔に入った骨細胞は，骨小管を介して細胞間のネットワークを構築する．

　下顎骨，上顎骨，鎖骨，そして**頭蓋**の**扁平骨**のほとんどが，膜内骨化によってつくられる．形成中の頭蓋では，各骨の骨化中心が放射状に成長して結合組織を骨におきかえられていき，石灰化する．新生児の頭蓋には**泉門** fontanelle と呼ばれる柔らかい膜性の部分が残っているが，ここは頭蓋骨の膜内骨化が完了していない部位である．骨化しない周囲の間葉組織は新生骨の骨外膜と骨内膜になる．

### 図 7-19　軟骨内骨化：発育中の長管骨（全体図，縦断）

　軟骨内骨化の過程において，まず胚の硝子軟骨による骨の原型がつくられる．発生過程が進むにつれて，軟骨は骨におきかわっていく．図の上部から過程が進行中の下部へと追うことで，軟骨内骨化の過程をたどることができる．

　上部では，硝子軟骨が結合組織性の**軟骨膜**(13)に包まれている．**補充帯**(1)では，小腔内の軟骨細胞が単独でまたは小集団をつくって分布している．この部位の下方は**増殖帯**(2)で

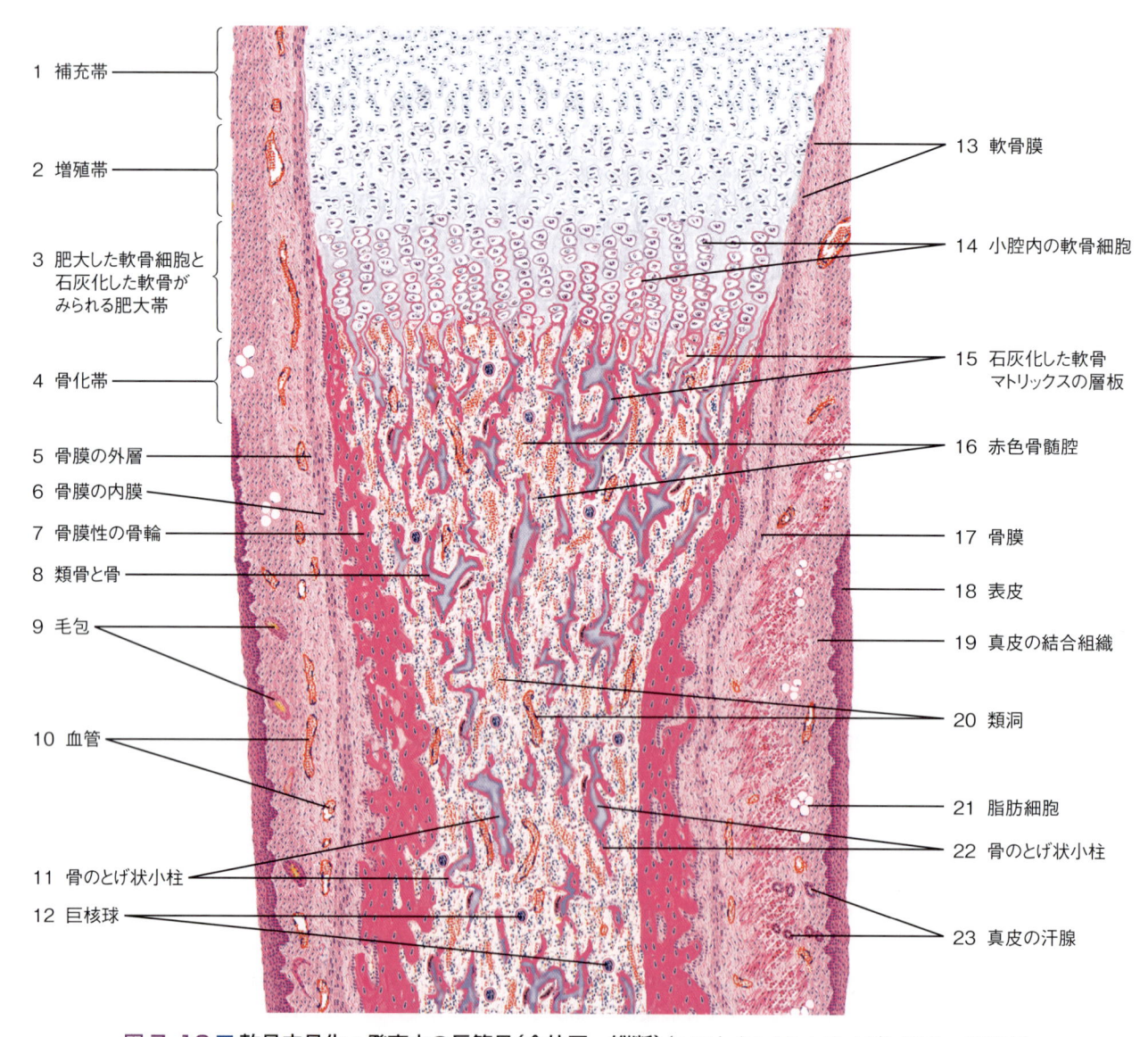

1　補充帯
2　増殖帯
3　肥大した軟骨細胞と石灰化した軟骨がみられる肥大帯
4　骨化帯
5　骨膜の外層
6　骨膜の内膜
7　骨膜性の骨輪
8　類骨と骨
9　毛包
10　血管
11　骨のとげ状小柱
12　巨核球

13　軟骨膜
14　小腔内の軟骨細胞
15　石灰化した軟骨マトリックスの層板
16　赤色骨髄腔
17　骨膜
18　表皮
19　真皮の結合組織
20　類洞
21　脂肪細胞
22　骨のとげ状小柱
23　真皮の汗腺

　図 7-19 ■ **軟骨内骨化：発育中の長管骨（全体図，縦断）**（ヘマトキシリン–エオジン染色，低倍率）

あり，軟骨細胞が分裂して，柱状に並ぶようになる．**肥大帯**(3)では，核と細胞質がふくれて**小腔内の軟骨細胞**(14)が大きくなる．肥大した軟骨細胞は変性して，**石灰化した軟骨マトリックスのうすい層板**(15)をつくる．ここより下方は**骨化帯**(4)であり，骨物質が石灰化軟骨マトリックスの層板(15)に蓄積している．

　**類洞** blood sinusoid(20)（毛細血管）は石灰化しつつある軟骨に浸潤する．小腔の壁と石灰化軟骨が侵食され，**赤色骨髄腔** red bone marrow cavity(16)がつくられる．新たにつくられた骨の周囲の結合組織はこの段階では**骨膜**(5, 6, 17)と呼ばれ，**骨化帯** zone of ossification(4)である．図では，骨は暗赤色に染まっている．**骨膜の内層**(6)から骨芽前駆細胞が骨芽細胞に分化し続け，**類骨** osteoid と**骨**(8)が吸収されずに残った石灰化軟骨の層板(15)のまわりに沈着して，**骨膜性の骨輪** periosteal bone collar(7)をつくる．

　骨膜からの骨の新生(7)は，軟骨からの骨の新生と歩調をあわせて進んでいく．こうして骨輪(7)は骨の発生が進むにつれて，厚く緻密になっていく．骨輪(7)は，発達中の骨の中央部，すなわち骨幹でもっとも厚くなっている．一次骨化中心はこの骨幹にあり，骨膜性の骨輪(7)の新生もこの部分から始まる．

　新しくつくられた空洞は，造血細胞を含む赤色骨髄(16)で充たされる．赤血球，顆粒球，**巨核球**(12)，**骨のとげ状小柱**(11, 22)，多数の類洞(20)，毛細血管，血管などにかくれ，骨髄(16)の細網の結合組織線維は，はっきりみえない．

　発達中の骨幹を包んでいるのが軟組織である．皮膚の**表皮**(18)は重層扁平上皮によって裏打ちされている．表皮(18)の下方には，**真皮**(19)の皮下結合組織がある．この組織には**毛包**(9)，**血管**(10)，**脂肪細胞**(21)，**汗腺**(23)がみえる．

## 図 7-20　軟骨内骨化：骨化帯

　　図は，軟骨内骨化を高倍率で，さらに詳しく示したものであり，図 7-19 の上部に相当する．**増殖中の軟骨細胞**(1, 14)が柱状に配列し，その下に**肥大した軟骨細胞**(2, 15)の帯がみえ

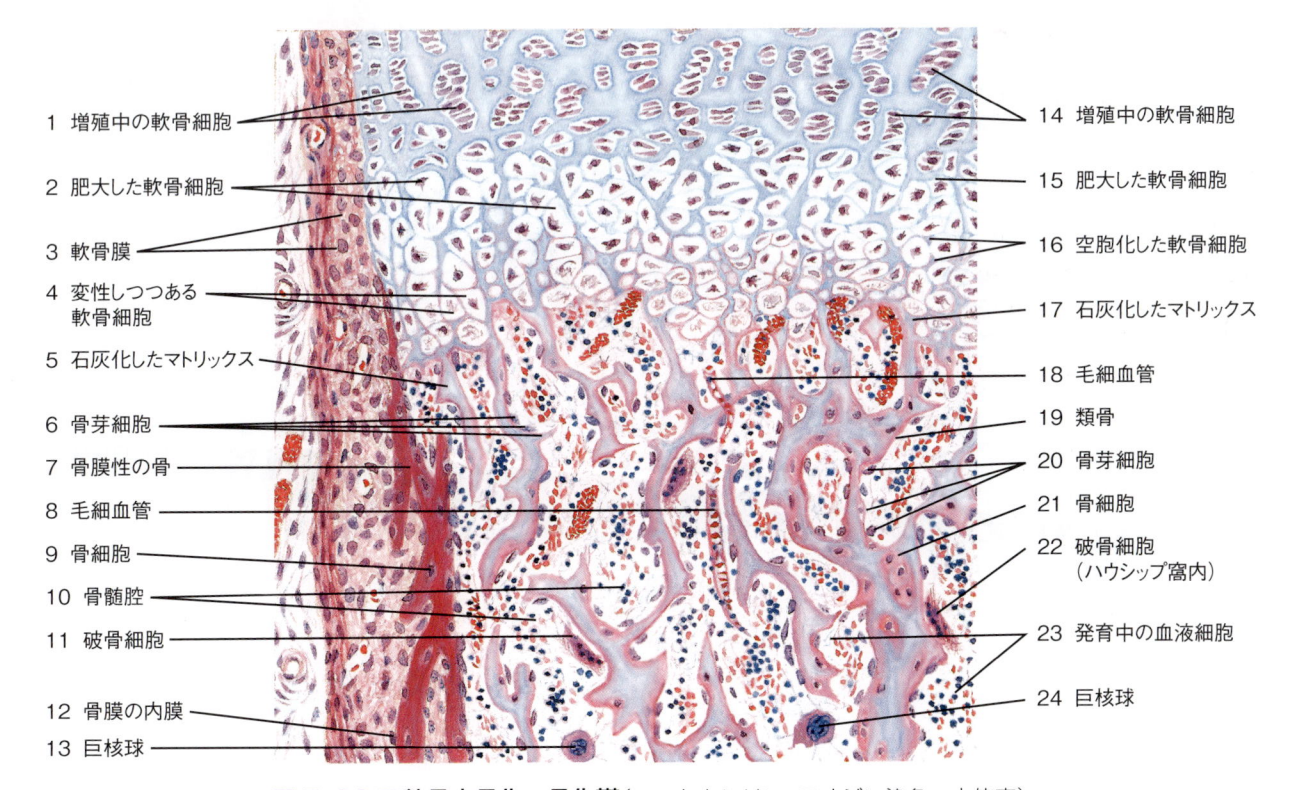

1　増殖中の軟骨細胞
2　肥大した軟骨細胞
3　軟骨膜
4　変性しつつある
　軟骨細胞
5　石灰化したマトリックス
6　骨芽細胞
7　骨膜性の骨
8　毛細血管
9　骨細胞
10　骨髄腔
11　破骨細胞
12　骨膜の内膜
13　巨核球

14　増殖中の軟骨細胞
15　肥大した軟骨細胞
16　空胞化した軟骨細胞
17　石灰化したマトリックス
18　毛細血管
19　類骨
20　骨芽細胞
21　骨細胞
22　破骨細胞
　　（ハウシップ窩内）
23　発育中の血液細胞
24　巨核球

**図 7-20 ■ 軟骨内骨化：骨化帯**（ヘマトキシリン-エオジン染色，中倍率）

る．軟骨細胞と小腔の肥大は，細胞質のグリコゲンと脂質の蓄積と核の膨化による．肥大した軟骨細胞(2, 15)の細胞質は**空胞化**(16)し，核が濃縮し，うすい軟骨板が**石灰化したマトリックス**(5, 17)におおわれるようになる.

　**骨芽細胞**(6, 20)は残っている石灰化した軟骨板(5, 17)の上に列をつくり並び，**類骨**(19)と骨の層をつくる．骨芽細胞は類骨と骨に取り込まれて**骨細胞**(9, 21)になる．**骨髄腔**(10)から出た**毛細血管**(8, 18)は，新しく骨化した領域に浸潤する.

　発育中の髄腔(10)には，赤血球細胞，顆粒球細胞などの**血液細胞**(23)を生み出す多能性造血幹細胞や**巨核球**(13, 24)が大量に含まれている．多核の**破骨細胞** osteoclast(11, 22)が再吸収される骨のすぐそばにあり，**ハウシップ窩** Howship's lacuna(11, 22)と呼ばれる浅いくぼみに入っている.

　図の左がわは**骨膜性の骨**(7)であり，小腔内に骨細胞(9)がみられる．新しい骨が，**骨膜内層**(12)の骨芽前駆細胞から分化した骨芽細胞(6)によって外がわから付加されている．軟骨周囲の結合組織の外層は**軟骨膜**(3)として残っている.

## 図 7-21　軟骨内骨化：骨化帯

　写真は，軟骨内骨化によって硝子軟骨が骨に移行していく様子を示している．**硝子軟骨マトリックス**(6)には**増殖する軟骨細胞**(7)と**細胞質の空胞化**(2)によって**肥大した軟骨細胞**(1)がみとめられる．これらの細胞の下方に，石灰化した軟骨板ないし軟骨のとげ状の小柱(3)がのび，**骨芽細胞**(4)がそれを取り囲んでいる．軟骨が石灰化するにつれて，**骨髄腔**(5)が形成される．骨髄腔には血管，**造血組織**(10)，骨芽前駆細胞，骨芽細胞(4)がみられる．硝子軟骨は**軟骨膜**(8)に囲まれている．新生された骨の骨髄腔は**骨膜**(9)に囲まれている.

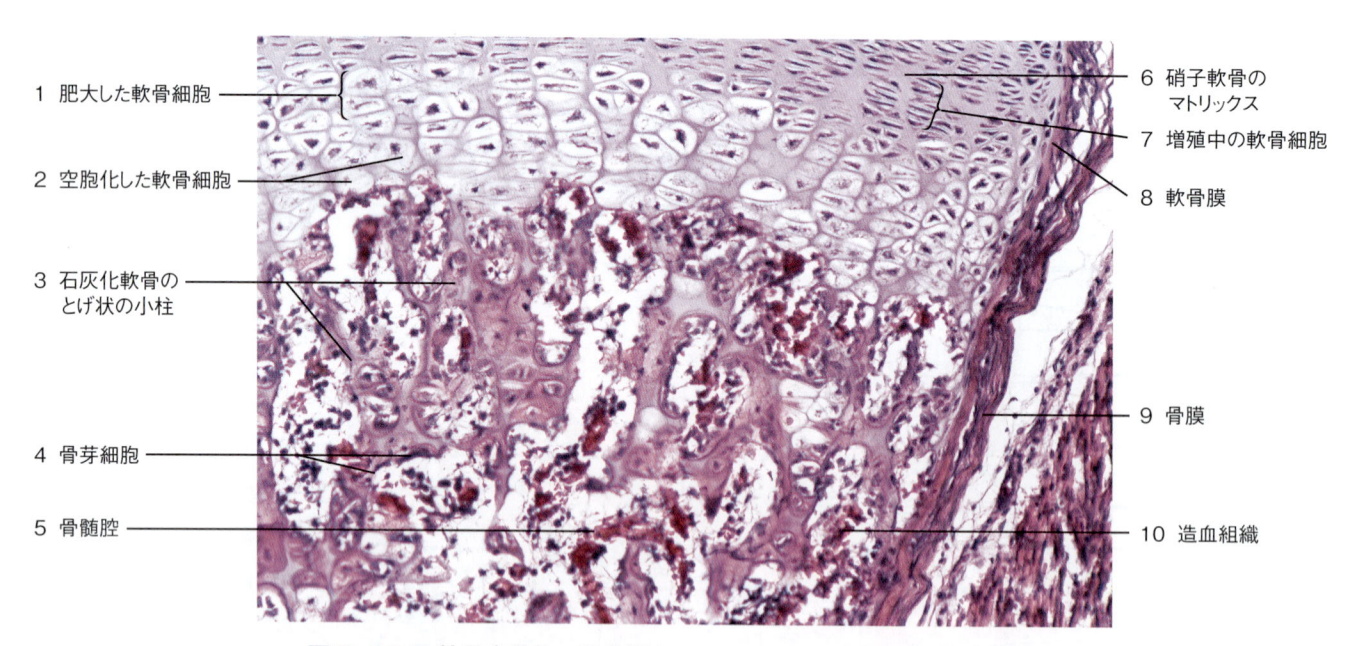

1　肥大した軟骨細胞
2　空胞化した軟骨細胞
3　石灰化軟骨のとげ状の小柱
4　骨芽細胞
5　骨髄腔
6　硝子軟骨のマトリックス
7　増殖中の軟骨細胞
8　軟骨膜
9　骨膜
10　造血組織

**図 7-21** ■ **軟骨内骨化：骨化帯**(ヘマトキシリン-エオジン染色，×50)

## 図 7-22　軟骨内骨化：二次（骨端）骨化中心と長管骨の骨端板（縦断，脱灰標本）

　　図は，二つの発育中の骨の骨端部の硝子軟骨を示している．どちらの骨にも**二次骨化中心**（5, 11）がみえる．軟骨には血管が存在しないが，さまざまな断面がみられる多数の**血管**（1, 6）が軟骨マトリックスを通過して，骨芽細胞や骨細胞を二次骨化中心（5, 11）に供給している．**関節軟骨**（4, 12）は，将来の骨の両端の関節をおおう．**滑膜腔** synovial cavity（**関節腔** joint cavity）（3）で二つの軟骨原型がへだてられる．扁平上皮細胞の滑膜内層は，関節軟骨（4, 12）上以外の滑液腔（3）の内腔をおおっている．滑膜は結合組織とともに，**滑膜ひだ** synovial fold（2, 13）として関節腔にのびだしている．関節腔（3）は結合組織の被膜におおわれている．

　　骨の下部では，二次骨化中心（5）と成長中の骨幹のあいだに活性化している**骨端板**（16）がみられる．**軟骨細胞が増殖している増殖帯**（7），**肥大した軟骨細胞と石灰化した軟骨細胞がみられる肥大帯**（8）が骨端板（16）でみえる．小さな**石灰化した軟骨のとげ状の小柱**（9, 15）が，赤く染まった骨成分や，**造血を行なう原始骨髄腔**（14, 17）に包まれているのが，骨幹や二次骨化中心（5）でみられる．**巨核球**（18）も，骨の下部の骨髄腔（17）でみられる．**骨膜**（19）は**緻密骨**（10）を取り囲んでいる．

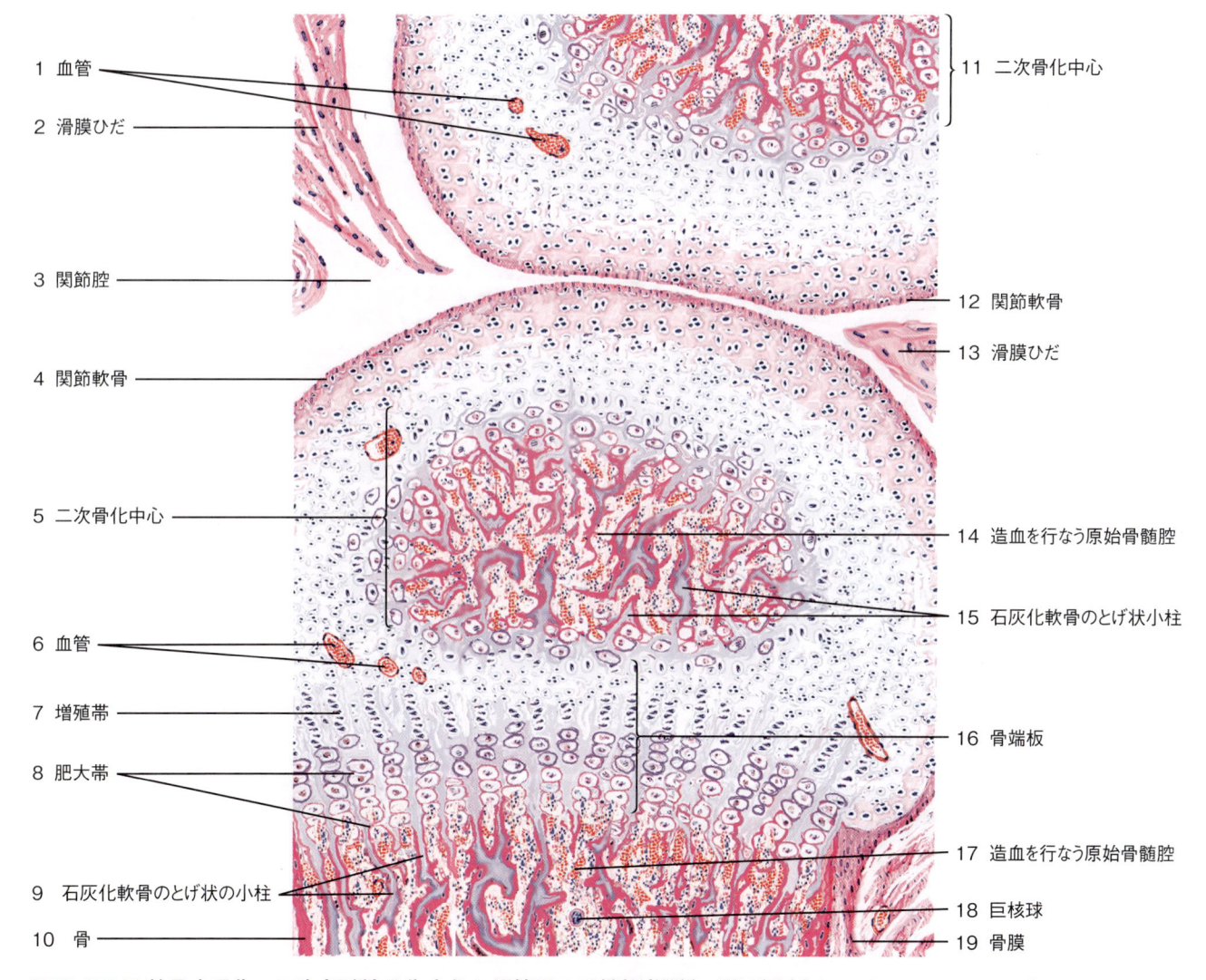

1　血管
2　滑膜ひだ
3　関節腔
4　関節軟骨
5　二次骨化中心
6　血管
7　増殖帯
8　肥大帯
9　石灰化軟骨のとげ状の小柱
10　骨

11　二次骨化中心
12　関節軟骨
13　滑膜ひだ
14　造血を行なう原始骨髄腔
15　石灰化軟骨のとげ状小柱
16　骨端板
17　造血を行なう原始骨髄腔
18　巨核球
19　骨膜

**図 7-22** ■ **軟骨内骨化：二次（骨端）骨化中心と長管骨の骨端板（縦断，脱灰標本）**（ヘマトキシリン-エオジン染色，低倍率）

## 図 7-23 　骨の形成：幼若な骨髄と発育中の骨単位（ハバース系）（横断，脱灰標本）

　図は緻密骨の**幼若な骨髄**(15)と発育中の骨単位を示している．骨膜ないし骨内膜からの血管を含む結合組織の突起が，骨組織を侵食して原始骨単位をつくっていく．初期につくられた骨単位も，その後につくられる骨単位も，いずれは壊され，そこに新しい骨単位が形成されることによって，骨の再構築やリモデリングが続いていく．

　未成熟緻密骨の新しい**骨マトリックス**(11)と**とげ状の小柱**(12)がコラーゲン線維によりエオジン染色で深紅に染まっている．多数の原始骨単位が横断面でみえており，大きい**ハバース管（中心管）**central (Haversian) canal (2, 9) が数個の同心円状の**骨層板** lamella (9) と小腔内で**骨細胞** osteocyte (10) で囲まれている．ハバース管（中心管）(2, 9) には**幼若な骨形成性結合組織**(13)と**血管**(2)がみられる．骨の沈着は原始骨単位(2, 9)の一部で続いている．それはハバース管（中心管）(2, 9) の辺縁や，最内層の骨層板の内面に，**骨芽細胞** osteoblast (1, 14) が並んでいることからわかる．一部の骨単位では，多核の**破骨細胞** osteoclast (6) が**ハウシップ窩** Howship's lacuna (5) と呼ばれる浅いくぼみを侵食している．破骨細胞(6)は骨の再吸収を続け，骨のリモデリングを行なう．

　図では幼若な**骨形成性結合組織** osteogenic connective tissue (13) が骨の中を通っている．そこから血管を含む結合組織の突起がのびて，新しいハバース管（中心管）(2, 9) をつくろうとしている．骨芽細胞(1, 14)もハバース管のへりに並んでいる．

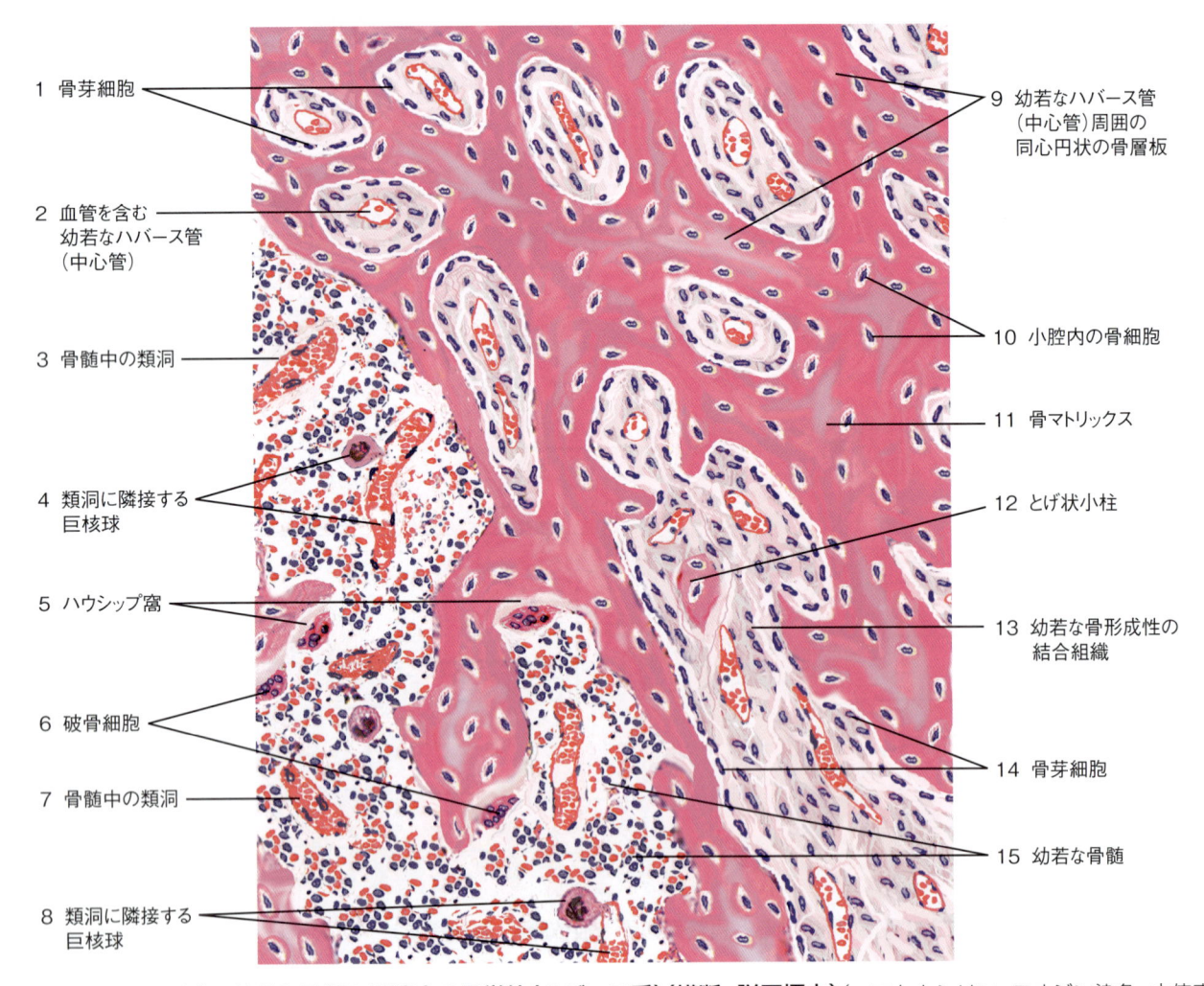

1 骨芽細胞
2 血管を含む　幼若なハバース管　（中心管）
3 骨髄中の類洞
4 類洞に隣接する　巨核球
5 ハウシップ窩
6 破骨細胞
7 骨髄中の類洞
8 類洞に隣接する　巨核球

9 幼若なハバース管　（中心管）周囲の　同心円状の骨層板
10 小腔内の骨細胞
11 骨マトリックス
12 とげ状小柱
13 幼若な骨形成性の　結合組織
14 骨芽細胞
15 幼若な骨髄

図 7-23 ■ 骨の形成：幼若な骨髄と発達中の骨単位（ハバース系）（横断，脱灰標本）（ヘマトキシリン-エオジン染色，中倍率）

　図の下部左隅には造血が進行中の，幼若な骨髄(15)がみえる．これは赤色骨髄である．**骨髄腔** bone marrow cavity(15)には，発達中の赤血球と顆粒球，**巨核球**(4, 8)，**類洞(血管)**(3, 7)がみられ，また破骨細胞(6)がハウシップ窩(5)に侵食している．巨核球(4, 8)には血管に隣接しているものもみられる．細胞質突起が類洞へと突き出しており，最終的には断片となり，血小板として血流に加わる．

## 図 7-24　膜内骨化：発育中の下顎骨（横断，脱灰標本）

　図は膜内骨化が進行中の下顎骨の切片である．発育中の骨の外面は，角化した重層扁平上皮の**皮膚**(1)である．皮膚の下では，胎児性間葉細胞が血管に富んだ原始**結合組織**(2)へと分化している．この結合組織には**神経と血管**(9)，密性の**骨膜** periosteum(3, 10)が含まれている．

　骨膜(3, 10)の下方には発達中の骨がある．骨膜(3, 10)の細胞は**骨芽細胞**(6, 10)に分化し，互いに吻合した**骨梁** trabeculae of bone(7, 11)を形成して，原始**骨髄腔**(8, 15)を囲んでいる．骨髄腔の中には胎児性結合組織の細胞，線維，**血管**(4)，**細動脈**(12)，神経が含まれている．周辺では，骨膜(3, 10)のコラーゲン線維がのびて，近接する骨髄腔(3)の胎性結合組織の線維や，骨梁(7, 11)のコラーゲン線維へとつながっている．

　骨芽細胞(6, 10)が骨マトリックスを沈着させ，発達中の骨梁(7, 11)に沿って 1 列に並んでいる．**類骨**(14)は新しく生成された骨マトリックスであり，骨梁の縁にみられる．**骨細胞**(5)は骨梁(7, 11)の小腔内に入っている．**破骨細胞**(13)は多核の巨細胞で，骨形成の際の再吸収とリモデリングにかかわる．

　骨マトリックスのコラーゲン線維ははっきりしないが，多くの骨梁の縁で，骨髄腔中の胎児性結合組織線維とつながっているのがみえることもある(3)．

　新しい骨の形成は継続した過程ではない．骨化が一時的に中止しているところがみられ，そこには類骨や骨芽細胞が存在しない．原始骨髄腔には，線維芽細胞が骨芽細胞に分化しているところもある(3, 10)．

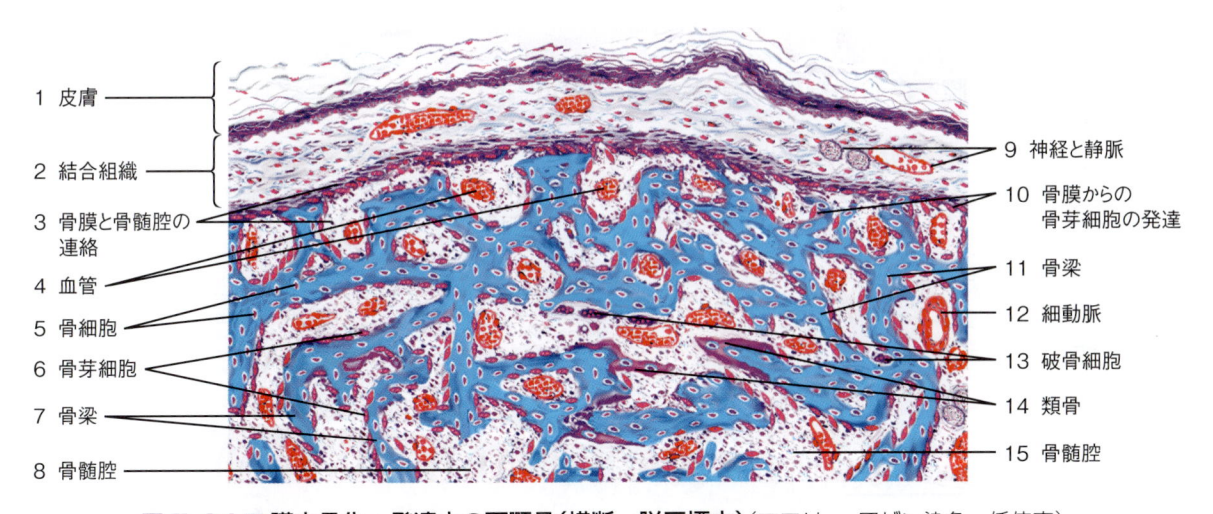

1　皮膚
2　結合組織
3　骨膜と骨髄腔の連絡
4　血管
5　骨細胞
6　骨芽細胞
7　骨梁
8　骨髄腔
9　神経と静脈
10　骨膜からの骨芽細胞の発達
11　骨梁
12　細動脈
13　破骨細胞
14　類骨
15　骨髄腔

**図 7-24** ■ **膜内骨化：発達中の下顎骨（横断，脱灰標本）**（マロリー–アザン染色，低倍率）

## 図 7-25　膜内骨化：発育中の頭蓋骨

　　発育中の頭蓋骨が膜内骨化によって形成される様子を示す，前図より高倍率の顕微鏡写真である．発育中の骨は結合組織の**骨膜**(5)に包まれ，ここから**骨**(7)をつくる**骨芽細胞**(1, 6)が分化する．骨芽細胞(6)は発育中の**骨梁** bone trabecula(3)に沿って並んでいる．形成された骨(7)および骨梁(3)の小腔の中に，**骨細胞**(2)が入っている．また骨梁(3)に沿って多核の**破骨細胞**(8)がみられ，発育中の骨のリモデリングにたずさわっている．形成された骨梁(3)のあいだには原始**骨髄腔** marrow cavity(4)があり，ここに**血管**(9)と**血球**(9)を含む造血組織がある．

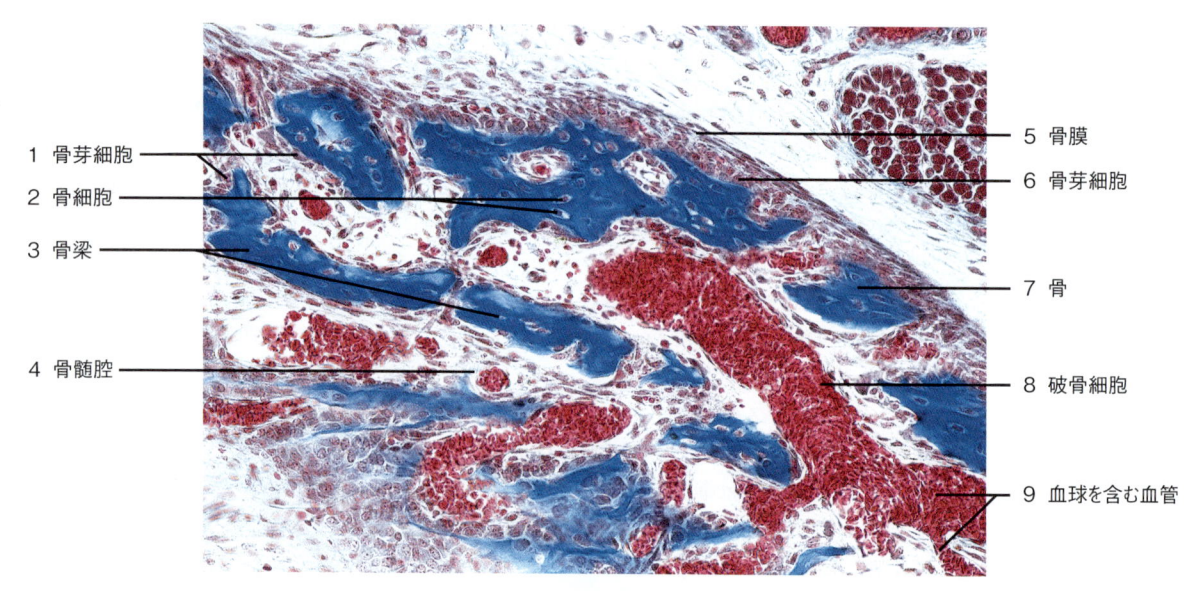

1　骨芽細胞
2　骨細胞
3　骨梁
4　骨髄腔

5　骨膜
6　骨芽細胞
7　骨
8　破骨細胞
9　血球を含む血管

**図 7-25** ■ **膜内骨化：発達中の頭蓋骨（横断，脱灰標本）**（マロニー–アザン染色，×64）

## 図 7-26　骨梁と骨髄腔を含む海綿骨：胸骨（横断，脱灰標本）

　　**海綿骨** cancellous bone を構成しているのは細い**骨梁**(5)である．骨梁は分岐や吻合し，形が不規則で血管を含む**骨髄腔**(4)を囲んでいる．**骨膜**(2, 7)は海綿骨の骨梁(5)を囲み，隣接

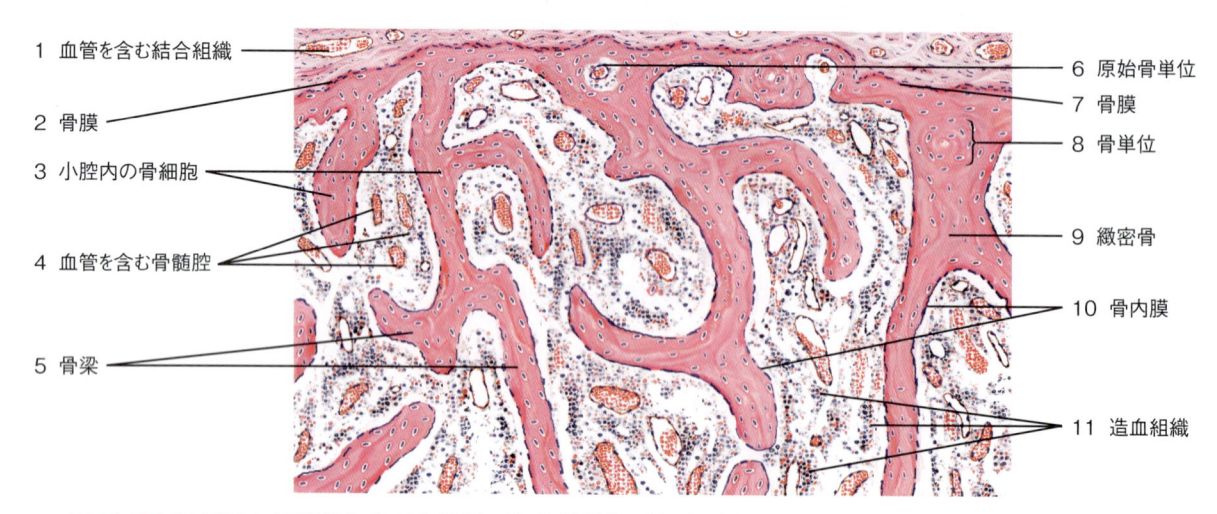

1　血管を含む結合組織
2　骨膜
3　小腔内の骨細胞
4　血管を含む骨髄腔
5　骨梁

6　原始骨単位
7　骨膜
8　骨単位
9　緻密骨
10　骨内膜
11　造血組織

**図 7-26** ■ **骨梁と骨髄腔を含む海綿骨：胸骨（横断，脱灰標本）**（ヘマトキシリン–エオジン染色，低倍率）

する**血管を含んだ密性不規則性結合組織**(1)に移行している．骨膜(2, 7)下では，骨梁(5)が**緻密骨** compact bone(9)のうすい層へと移行している．ここには形成中の骨単位である**原始骨単位**(6)と同心円状の層板をもつ**成熟した骨単位（ハバース系）**(8)が含まれている．

　原始骨単位と成熟した骨単位(6, 8)の同心円状の層板と別に，骨膜(2, 7)下の骨と骨梁(5)には平行に並ぶ層板が現れる．骨小腔の中の**骨細胞**(3)が骨梁(5)と緻密骨(9)にみられる．

　骨梁(5)のあいだには，血管を含んだ骨髄腔(4)と**造血組織**(11)があり，新しい血液細胞がつくられている．倍率が低いために，それぞれ赤血球と白血球は見分けることができない．骨髄腔で骨梁に沿っているのが，**骨内膜**(10)と呼ばれるうすい内層である．骨膜(2, 7)と骨内膜(10)は骨を形成する骨芽細胞ができる場所である．

## 図 7-27　海綿骨：胸骨（横断，脱灰標本）

　この顕微鏡写真は胸骨の海綿骨の組織を示す．海綿骨は，骨髄腔(5)によってへだてられた多数の**骨梁**(1)によってできている．**骨髄腔**(5)には**血管**(7)やさまざまな**血液細胞**(8)が含まれる．骨梁(1)は，**骨内膜**(4, 6)のうすい細胞層でおおわれており，ここには骨芽細胞に分化する骨芽前駆細胞がある．形成された骨マトリックスには，**骨細胞の入った多数の小腔**(2)がある．この形成された骨マトリックスを侵食し，リモデリングをするのが大型で多核の**破骨細胞**(3)である．破骨細胞(3)は酵素反応によって骨を部分的に侵食し，ハウシップ窩におさまっている．

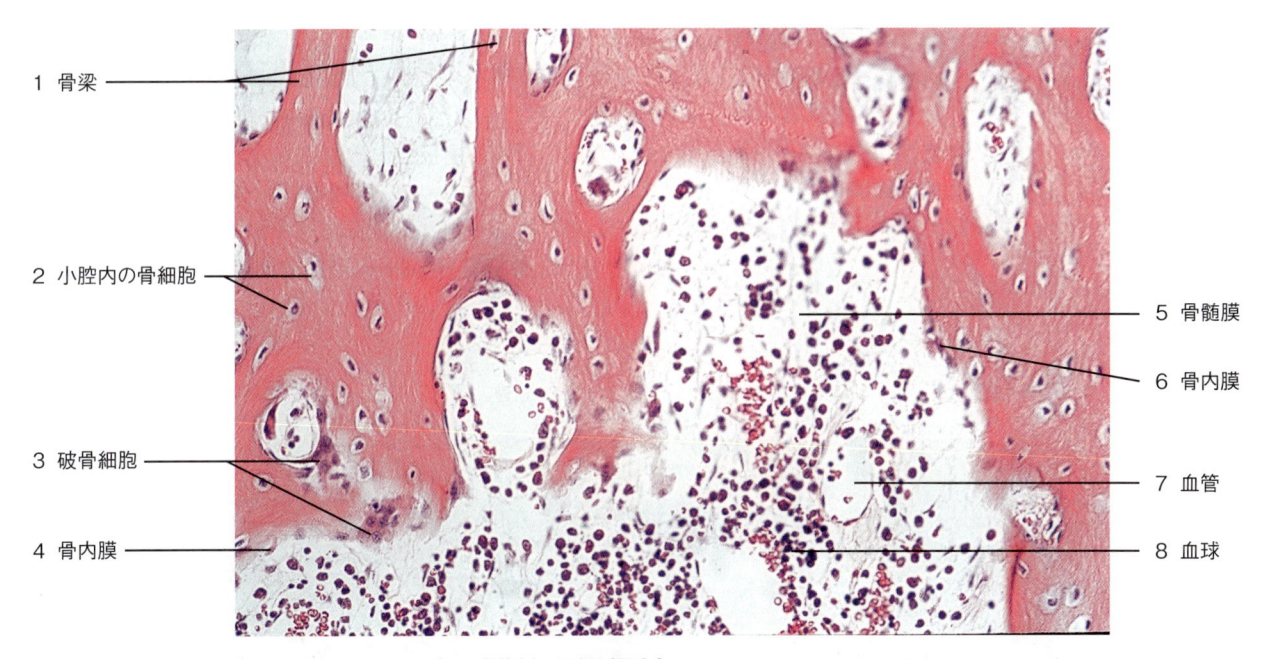

1　骨梁
2　小腔内の骨細胞
3　破骨細胞
4　骨内膜
5　骨髄膜
6　骨内膜
7　血管
8　血球

**図 7-27 ■ 海綿骨：胸骨（横断，脱灰標本）**（ヘマトキシリン-エオジン染色，×64）

## 機能との関連 7-4 ■ 骨の特徴

　骨は動的な構造であり，絶えまなく再構築，リモデリングを行なっていて，生体の無機塩類の需要，機械的な負荷，加齢や疾病による骨量の減少，あるいは骨折の修復などに対応している．カルシウムとリン酸塩は骨に蓄えられ，また血中に放出されることで，適切な血中濃度を維持している．カルシウムは筋収縮，血液凝固，細胞膜透過性の調節，神経の興奮伝導，その他の多くの活動に不可欠であるため，血中カルシウム濃度の維持は生体活動にとって非常に重要である．

　カルシウムの血中への放出と骨への蓄積の両者を調整しているのはホルモンである．カルシウム濃度が正常値以下になると，**副甲状腺ホルモン（PTH）**が副甲状腺から分泌され，**骨芽細胞**を刺激して RANKL を産生させることにより，間接的に破骨細胞の増殖と**破骨細胞**の活性化を促進する．この作用により，破骨細胞による骨マトリックスの分解が促進され，カルシウムが放出される．また，副甲状腺ホルモンは，腎臓や小腸でのカルシウムの再吸収を促進する．これらのホルモン作用により，血液中のカルシウム濃度が上昇し，正常なレベルに維持される．カルシウム濃度が正常値より高くなると，甲状腺の**傍濾胞細胞（C 細胞）**から分泌される**カルシトニン**と呼ばれるホルモンが，破骨細胞の活性を抑え，骨の再吸収を低下させ，血中カルシウム濃度を低下させる．さらに，腎臓ではカルシウムとリン酸の排泄が増加する．これらの作用により，体内の循環カルシウム濃度が低下する．甲状腺および副甲状腺の作用とそのホルモンについては，第 19 章でさらに詳しく説明する．

## 図 7-28　緻密骨：研磨標本（横断）

　図は緻密骨の研磨標本の横断図である．骨を研磨してうすい切片にしたもので，血管が通っていた管，骨細胞が入っていた小腔，小腔間をつなぐ骨細管などが空隙としてみえる．

　緻密骨の骨基質の構造単位は**骨単位（ハバース系）**(3, 10) である．骨単位 (3, 10) は，**ハバース管（中心管）**(3a) のまわりに並んだ同心円状の**層板** (3b) の層からなる．この図では，ハバース管は横断 (3a) と斜断 (10 の小腔中心) でみえている．層板とは，**骨小腔** lacuna (3c, 9) と呼ばれるアーモンド形の空間と，その中にある骨細胞を含んだ，うすい骨の板である．小腔から全方向に放射状に拡がっているのが，**骨細管** canaliculus (2) である．骨細管は層板 (3b, 8)

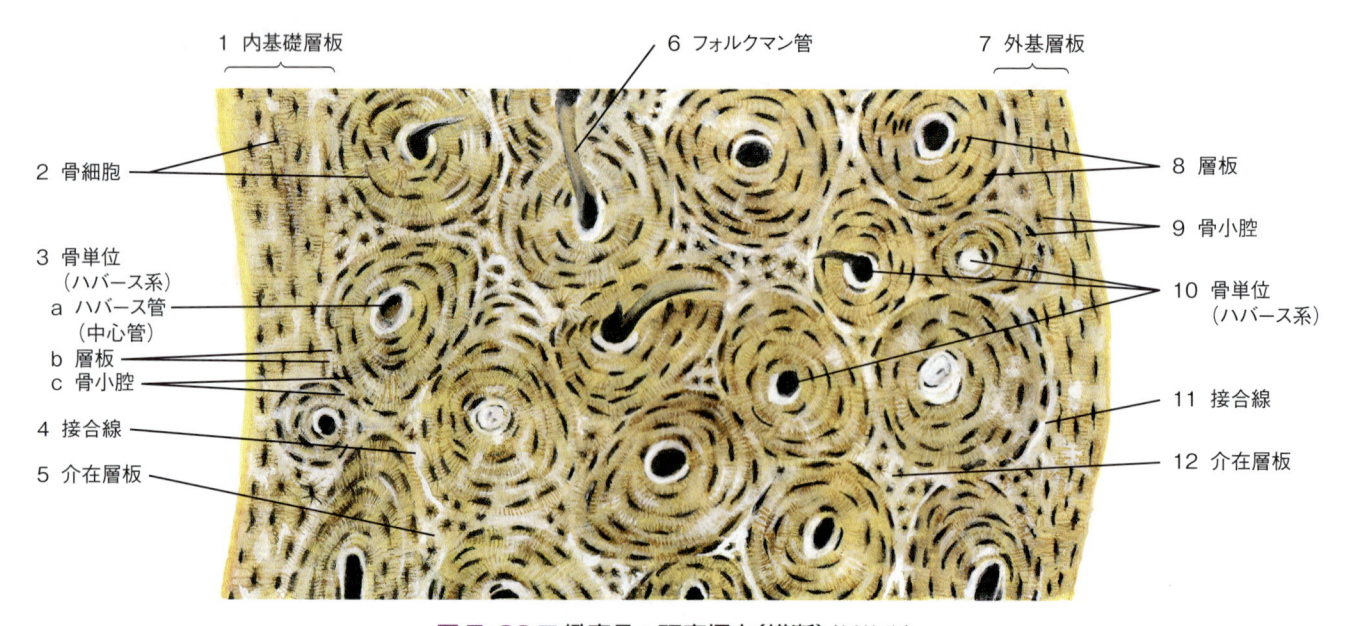

　　　　1 内基礎層板　　　　　　　6 フォルクマン管　　　　　7 外基層板

2 骨細胞

3 骨単位
　（ハバース系）
a ハバース管
　（中心管）
b 層板
c 骨小腔
4 接合線
5 介在層板

8 層板

9 骨小腔

10 骨単位
　（ハバース系）

11 接合線

12 介在層板

**図 7-28** ■ 緻密骨：研磨標本（横断）（低倍率）

を貫き，別の骨小腔(3c, 9)の骨細管と吻合することで，骨単位どうしをつなげる連絡網を作成する．骨細管(2)の中には骨単位のハバース管(3a)や骨髄腔に直接開口するものもある．骨単位(3, 10)のあいだにある不規則な形をした小領域は**介在層板** interstitial lamella(5, 12)である．この領域は，侵食された，あるいはリモデリングが行なわれた骨単位の残余物である．

　緻密骨の外壁(骨膜の下の層)は**外基礎層板** external circumferential lamella(7)で，骨の長軸に対して平行に層板が走っている．一方，骨の内がわ(骨髄腔に面して骨内膜がある)は**内基礎層板** internal circumferential lamella(1)である．骨単位(3, 10)は外基礎層板(7)と内基礎層板(1)のあいだに位置する．

　生体の骨では，骨単位の小腔(3c, 9)の中には骨細胞が入っている．ハバース管(3a)には細網結合組織，血管，神経が含まれている．隣り合う骨単位(3, 10)は，**接合線** cement line(4, 11)と呼ばれる光を強く屈折する，特殊な骨基質の線で境界されている．ハバース管(3a)どうしの吻合は，**フォルクマン管** perforating (Volkmann's) canal(6)と呼ばれる．

## 図 7-29　緻密骨：研磨標本（縦断）

　図は緻密骨を縦断した研磨標本である．**ハバース管**(1, 9)は骨の長軸方向に走るため，長い平行する管が，ところどころで分岐しているようにみえる．ハバース管(1, 9)は**骨小腔**(4)と放射状の**骨細管**(5)を含んだ層板(2, 6)によって囲まれている．緻密骨では層板(2, 6)，骨小腔(4)，そして骨単位の境界の接合線(3, 8)は，ハバース管と平行に並んでいる．

　図には，横や斜めにのびている管もみられる．この管が**フォルクマン管**(7)である．フォルクマン管(7)はハバース管(1, 9)どうしを連絡するが，骨髄腔に開口するものもある．フォルクマン管(7)は同心円状の層板を伴っておらず，層板(2, 6)を直接貫いている．

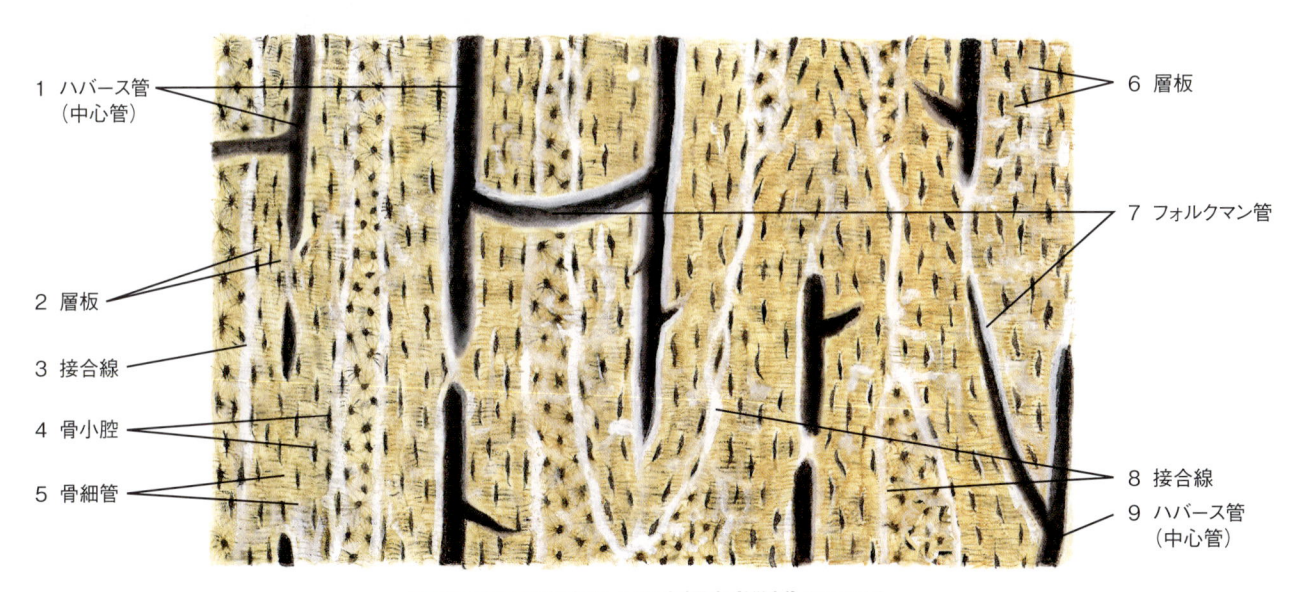

1　ハバース管（中心管）
2　層板
3　接合線
4　骨小腔
5　骨細管
6　層板
7　フォルクマン管
8　接合線
9　ハバース管（中心管）

図 7-29 ■ 緻密骨：研磨標本（縦断）（低倍率）

## 図 7-30　緻密骨：研磨標本（一つの骨単位の横断像）

　一つの骨単位の詳細と，これに隣接する骨単位の一部を高倍率で示している．骨単位の中心には暗く染まる**ハバース管**（**中心管**）(3)があり，そのまわりに**層板**(4)が同心円状に配列している．隣り合う骨単位とのあいだには**介在層板**(5)がある．層板(4)のあいだにみえる暗いアーモンド形の構造は**骨小腔**(1, 7)である．生きている骨では，この空隙に骨細胞が入っている．

　骨小腔(1, 7)から細い**骨細管**(2)が放射状にのびて，隣の骨小腔と連絡している．これらの骨細管(2)は骨のマトリックス全体およびハバース管(3)との連絡網をつくっている．それぞれの骨細管(2)には骨細胞の細胞質の突起が入っている．これによって，骨単位周辺の骨細胞は互いに接触し，そして血管の通るハバース管と連絡している．骨単位の外周を境界しているのが**接合線**(6)である．

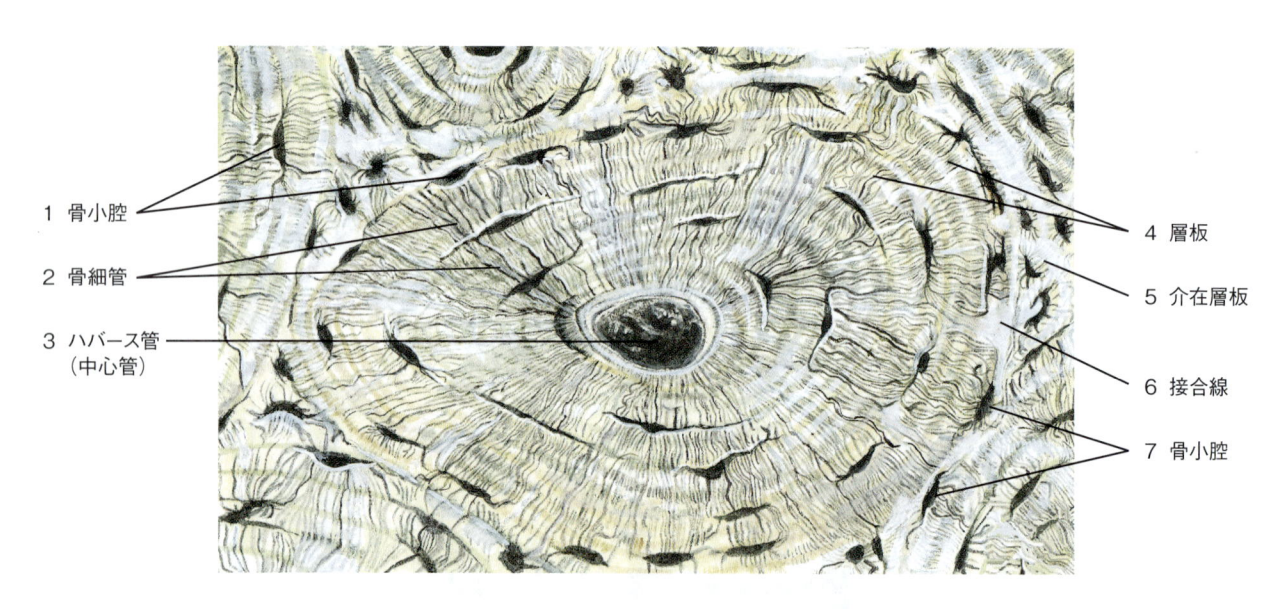

1　骨小腔
2　骨細管
3　ハバース管
　　（中心管）
4　層板
5　介在層板
6　接合線
7　骨小腔

**図 7-30 ■ 緻密骨：研磨標本（一つの骨単位の横断像）**（高倍率）

# 第 7 章 **まとめ**

## 第 2 項　骨

### 骨の特性

- 細胞，結合組織の線維，細胞外物質からなる
- 骨基質に無機質が沈着することで丈夫な構造となり，さまざまな器官を守る
- 造血を行ない，カルシウムや無機質の貯蔵庫となる

### 骨の微細構造

- 骨は 2 種類あるが，すべての骨は同じような顕微鏡像を示す
- 長管骨の外がわの円柱状の部位は緻密骨である
- 骨髄に近接した内がわは海綿骨である
- 新生児の骨では，骨髄は赤色で造血機能があるが，成人では長管骨の骨髄は黄色で造血機能はない
- 外基礎層板は骨膜の深部にある
- 内基礎層板は骨髄を囲んでいる
- 緻密骨では同心円状の層板が骨単位を構成し，ハバース管を囲んでいる
- ほとんどの骨単位の向きは骨の長軸方向と同じ方向である

### 骨の種類

- コラーゲン線維の並び方が骨の種類を示す
- 緻密骨と海綿骨は類似した微細構造をしている
- 線維骨は，コラーゲン線維の方向がランダムで，非層板状である
- 線維骨は，胎児の骨の発達や骨の修復の際にみられる
- 層板骨は，ハバース管のまわりに同心円状の層板をもつ成人の骨である
- 層板骨では，コラーゲン線維がらせん状かつ平行に配列されている
- 層板骨の骨細胞はハバース管のまわりに並んでいる

### 骨の細胞とその機能

#### 骨芽前駆細胞

- 骨芽前駆細胞は間葉由来で骨膜の内層，骨内膜，骨単位，およびフォルクマン管に存在する
- 骨芽前駆細胞は骨芽細胞に分化する

#### 骨芽細胞

- 骨芽細胞は骨の表面に存在し，コラーゲン線維やさまざまな糖蛋白質を含む類骨マトリックスを産生する
- 骨芽細胞は，ハイドロキシアパタイトを形成する基質小胞を放出し，類骨を石灰化する
- 骨芽細胞は RANKL（破骨細胞分化因子）を産生する
- 骨芽細胞が産生する M-CSF（単球コロニー刺激因子）は破骨細胞の産生に必要である

#### 骨細胞

- 骨細胞は成熟した骨芽細胞で，小腔内にあり，骨細管を通じて他の骨細胞とつながり，代謝産物や栄養の交換を行なっている
- 骨細胞は骨の恒常性を維持し，また血中のカルシウムやリン酸塩の濃度を一定に保つ

#### 破骨細胞

- 破骨細胞は多核の食細胞で，骨の再吸収，リモデリング，修復を行なう
- 破骨細胞は単核のマクロファージ−単球系の細胞で，酵素によって侵蝕したくぼみ（ハウシップ窩）にみられる
- 活動性は副甲状腺ホルモンとカルシトニンの影響をうける
- RANKL 分子は破骨細胞の表面にある RANK 受容体と結合し，破骨細胞の活性を促進する

### 骨マトリックス

- 石灰化されたマトリックスでの物質の拡散を助けるため，骨膜からの血管が豊富になっている
- 有機成分により骨の伸張に対する抵抗性と無機質により骨の圧縮に対する抵抗性が，それぞれ保たれている
- 太い I 型コラーゲン線維を主成分とする

・石灰化の過程において糖蛋白質成分がカルシウム結晶に結合する
・副甲状腺（副甲状腺ホルモン）や甲状腺（カルシトニン）からのホルモンによって，血中カルシウム濃度が適切に保たれている

## 骨形成過程

### 軟骨内骨化

・ほとんどの骨は，硝子軟骨原型をもとにこの過程でつくられる
・硝子軟骨原型は長軸方向と幅方向に成長した後，石灰化し，軟骨細胞は死滅する
・骨膜の間葉細胞が骨芽前駆細胞に分化したのちに，骨芽細胞を形成する
・骨芽細胞は類骨マトリックスを合成し，このマトリックスが石灰化して骨芽細胞を骨細胞として小腔内に閉じ込める
・骨細胞は，血管につながっている骨細管を介して細胞間のコミュニケーションを確保している
・一次骨化中心は骨幹で形成され，二次骨化中心は骨端に形成される
・骨幹と骨端のあいだにある骨端板によって骨の伸張がおこる
・最終的には，関節軟骨を除くすべての軟骨が骨におきかわる

### 膜内骨化

・間葉細胞から，直接に骨芽細胞に分化する
・骨芽細胞は類骨マトリックスを産生し，類骨マトリックスは急速に石灰化する
・骨芽細胞は最初に，骨梁から構成される海綿骨を形成する
・下顎骨，上顎骨，鎖骨，扁平な頭蓋骨は，この膜内骨化によりつくられる
・新生児頭蓋骨の泉門は，膜内骨化がおこる部位である

## 骨の機能との関連

・カルシウムの必要性，機械的ストレス，菲薄化，または疾病に応じて，継続的にリモデリングされている
・血中のカルシウム濃度を正常に保つが，このことは多くの臓器の機能と生命維持に不可欠である
・副甲状腺ホルモンは，破骨細胞を間接的に刺激して骨を吸収させたり，腎臓や小腸でカルシウムを再吸収させることにより，カルシウム濃度を上げる
・甲状腺の傍濾胞(C)細胞から分泌されるホルモン（カルシトニン）は，副甲状腺ホルモンに拮抗する
・カルシトニンは破骨細胞を抑制し，カルシウムの再吸収を減少させ，腎臓でのカルシウム排泄を増加させる

# 第7章　復習問題：第2項

## 問　題

次の問題について，もっとも適切な答えを選びなさい．

1. 軟骨内骨化のプロセスは？
 A．軟骨原型を囲む骨膜から軟骨芽細胞が発生する
 B．軟骨原型は，間質成長および付加成長する
 C．軟骨原型は新しく形成された血管の供給をうける
 D．軟骨細胞は，軟骨マトリックスと小腔を石灰化する
 E．骨前駆細胞が軟骨マトリックスを合成する

2. 一次骨化中心と二次骨化中心のあいだにできるものは？
 A．骨端板
 B．骨髄
 C．多数の血管
 D．骨前駆細胞中心
 E．石灰化した軟骨

3. 膜内骨化で骨細胞が発生する部位は？
 A．骨髄
 B．軟骨膜
 C．結合組織の間葉
 D．結合組織の線維芽細胞
 E．骨格筋

4. 副甲状腺ホルモンが最終的に機能や活動に影響を与える細胞は？
 A．骨芽細胞
 B．骨芽前駆細胞
 C．骨細胞
 D．線維芽細胞
 E．破骨細胞

5. カルシトニンのはたらきは？
 A．破骨細胞の活動を活性化する
 B．骨吸収を抑制し，カルシウム濃度を低下させる
 C．類骨や骨基質の形成を促進する
 D．カルシウムの吸収を促進し，カルシウム濃度を上昇させる
 E．副甲状腺ホルモンの分泌を促進する

## 解　答

1. 正解：B．軟骨原型は，間質成長および付加成長する．軟骨基質は柔らかいので，軟骨内骨化中の軟骨は，間質成長と付加成長によって長軸方向と横方向に成長できる
2. 正解：A．骨端板．この柔らかい板状組織によって軟骨細胞が成長し，骨を長くすることができる
3. 正解：C．結合組織の間葉．間葉細胞が骨化中心を形成し，そこで間葉細胞から骨芽細胞が分化して骨を形成する
4. 正解：E．破骨細胞．副甲状腺ホルモンは，まず骨芽細胞に作用することで，間接的に破骨細胞に影響を与える
5. 正解：B．骨吸収を減少させ，カルシウム濃度を低下させる．カルシトニンは，破骨細胞の活動を低下させ，カルシウムの再吸収を抑制することによって，副甲状腺ホルモンの作用に拮抗する

# 顕微鏡写真による補足

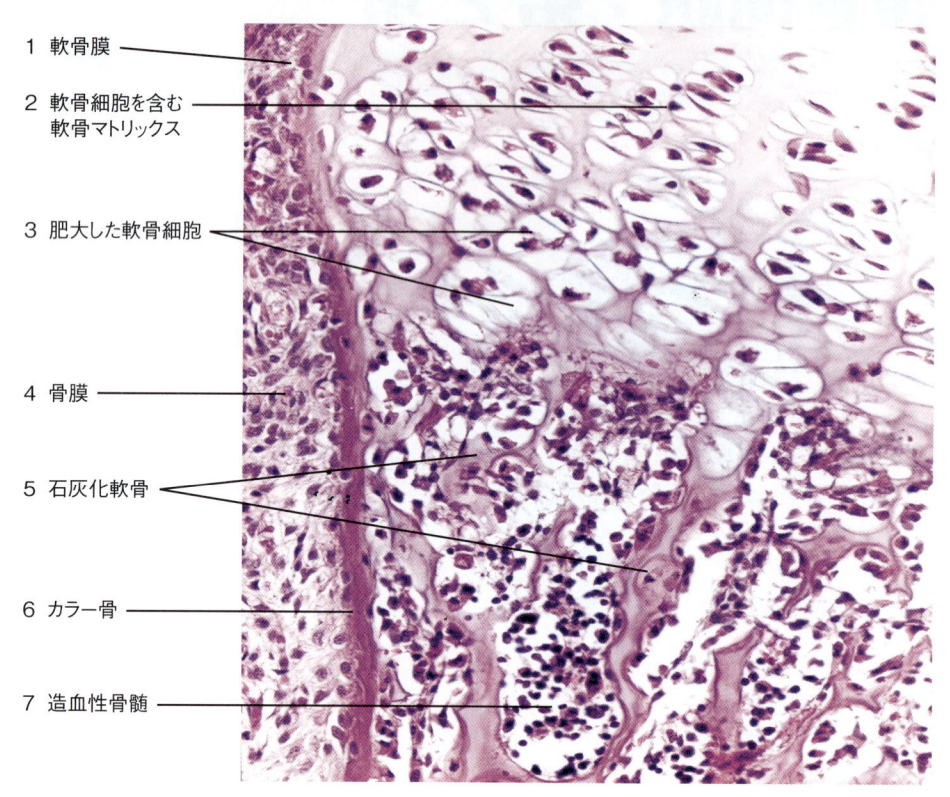

1　軟骨膜
2　軟骨細胞を含む軟骨マトリックス
3　肥大した軟骨細胞
4　骨膜
5　石灰化軟骨
6　カラー骨
7　造血性骨髄

**図 7-31** ■ **軟骨内骨化症．ヒアルロン酸軟骨マトリックス．石灰化軟骨. 骨輪の形成がみえる**（ヘマトキシリン-エオジン染色，×50）

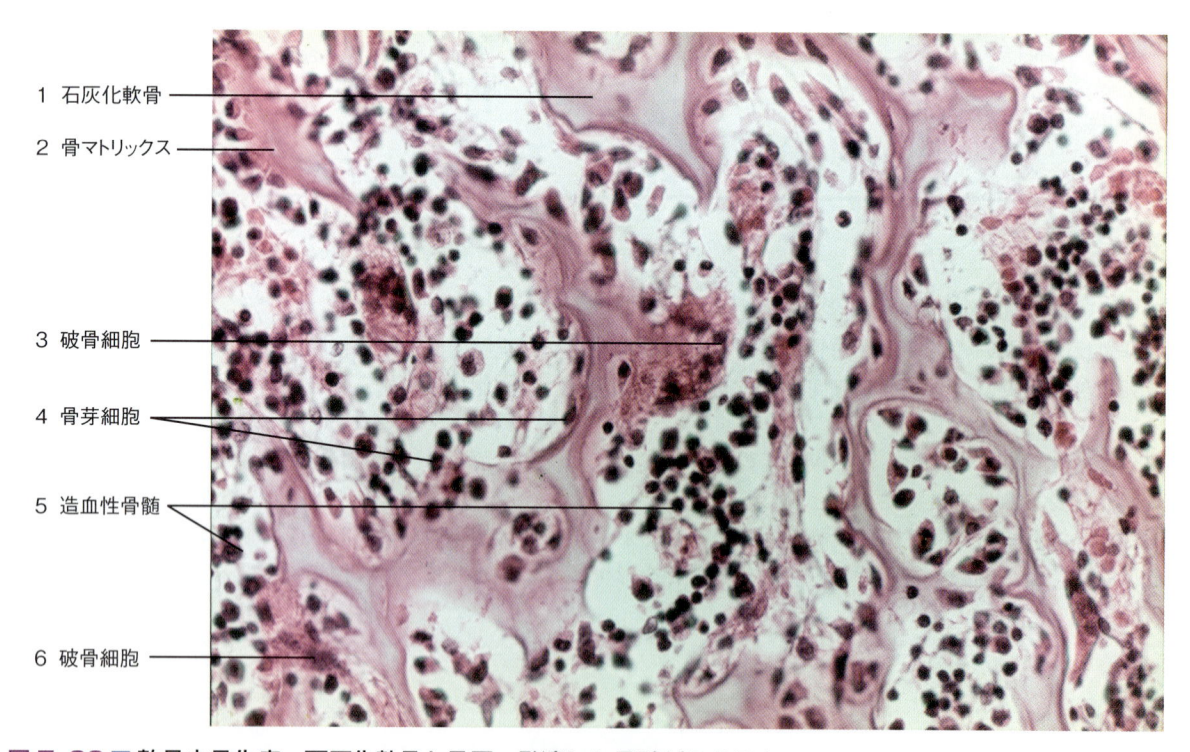

1　石灰化軟骨
2　骨マトリックス
3　破骨細胞
4　骨芽細胞
5　造血性骨髄
6　破骨細胞

**図 7-32** ■ **軟骨内骨化症．石灰化軟骨と骨層，発達した骨髄がみえる**（ヘマトキシリン-エオジン染色，×165）

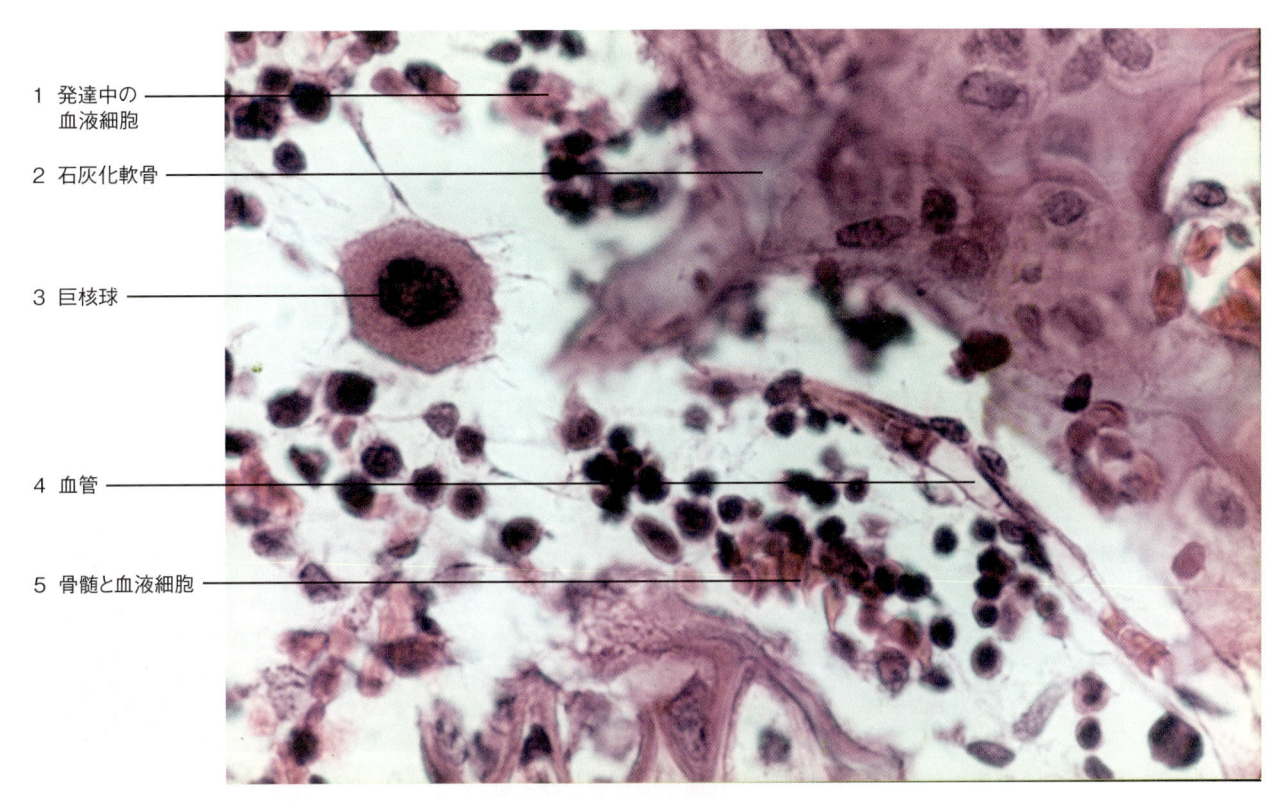

1 発達中の血液細胞
2 石灰化軟骨
3 巨核球
4 血管
5 骨髄と血液細胞

**図 7-33** ■ **軟骨内骨化症における石灰化軟骨の断面と骨髄細胞**（ヘマトキシリン-エオジン染色，×205）

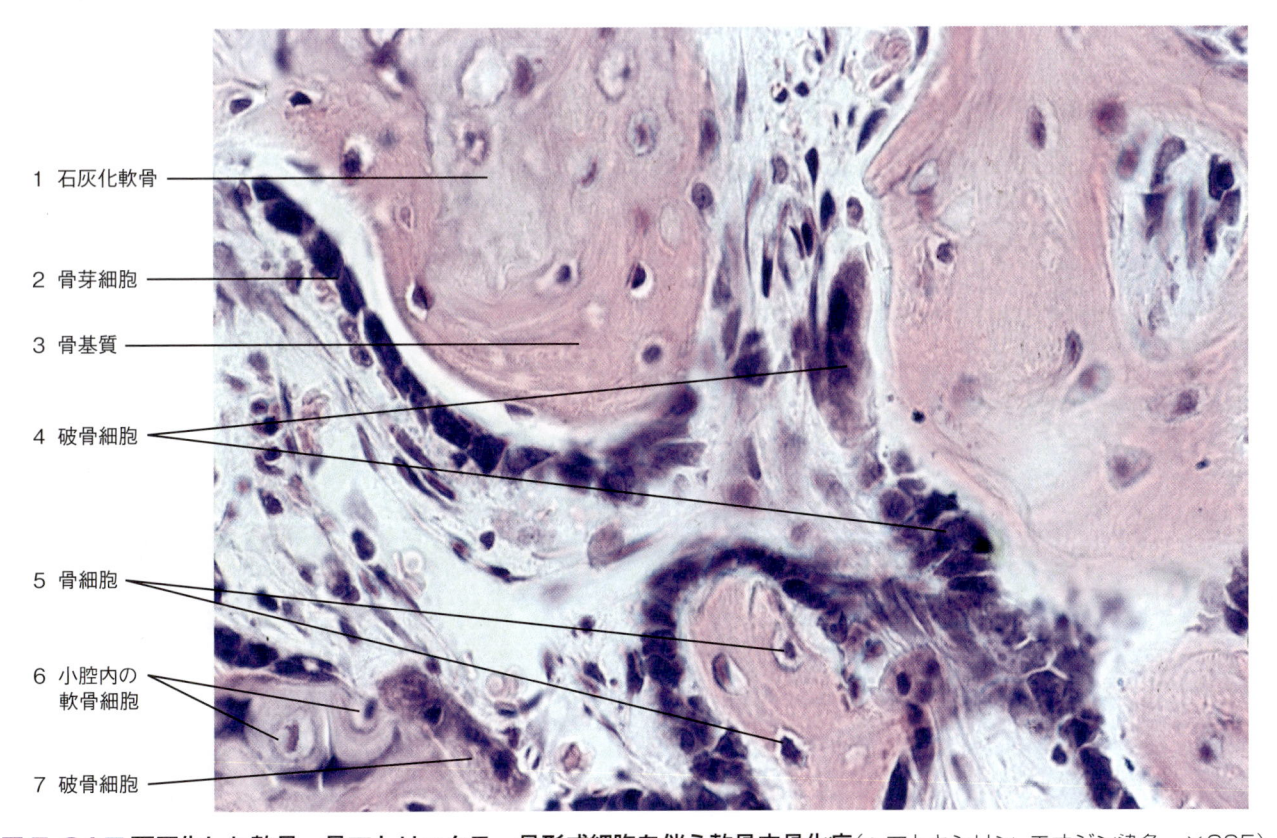

1 石灰化軟骨
2 骨芽細胞
3 骨基質
4 破骨細胞
5 骨細胞
6 小腔内の軟骨細胞
7 破骨細胞

**図 7-34** ■ **石灰化した軟骨，骨マトリックス，骨形成細胞を伴う軟骨内骨化症**（ヘマトキシリン-エオジン染色，×205）

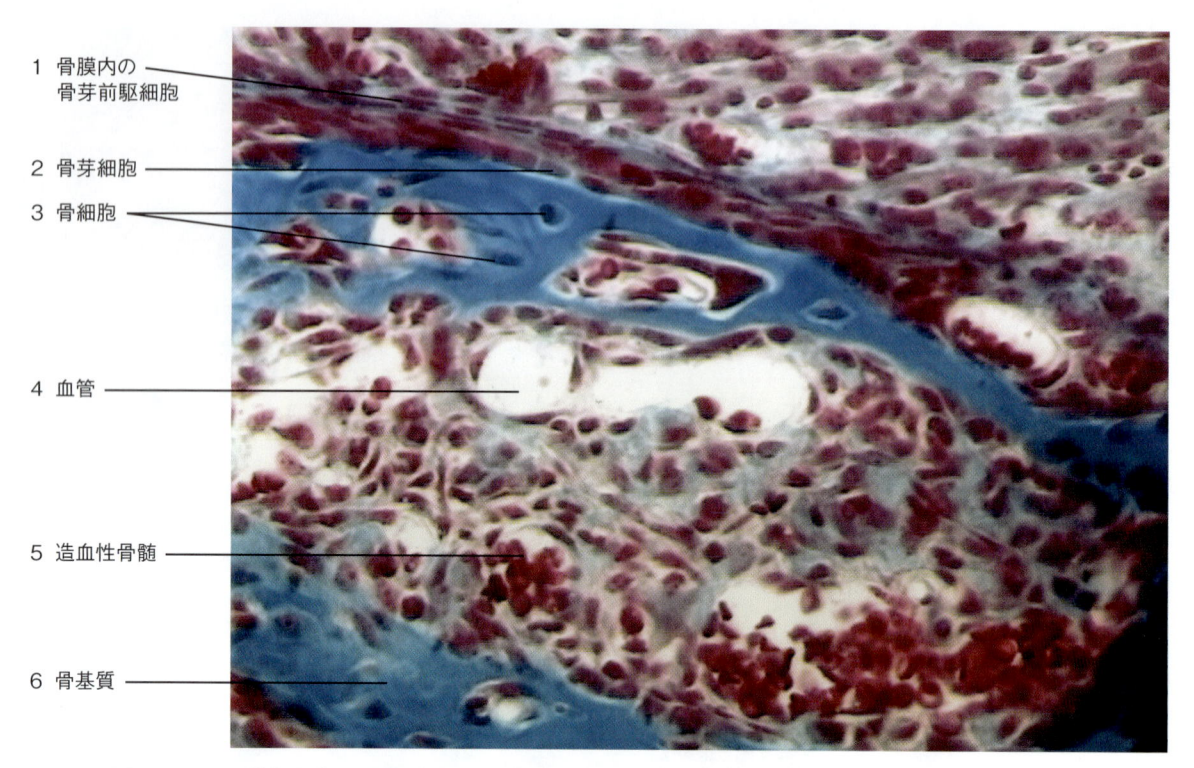

1 骨膜内の
　骨芽前駆細胞

2 骨芽細胞

3 骨細胞

4 血管

5 造血性骨髄

6 骨基質

図 7-35 ■ 膜内骨化．骨形成細胞と発達中の骨髄がみえる（マロリー–アザン染色，×205）

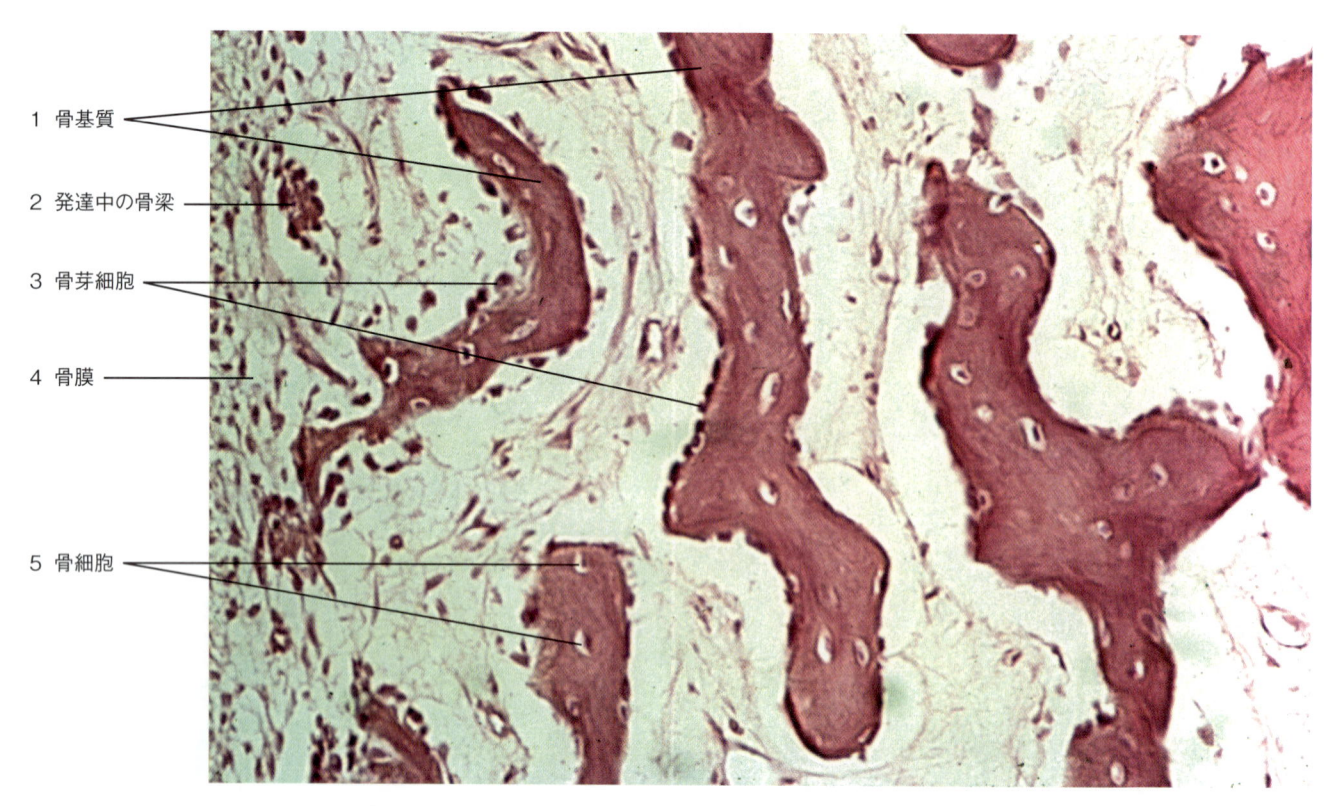

1 骨基質

2 発達中の骨梁

3 骨芽細胞

4 骨膜

5 骨細胞

図 7-36 ■ 膜内骨化によって発達中の骨梁（ヘマトキシリン–エオジン染色，×35）

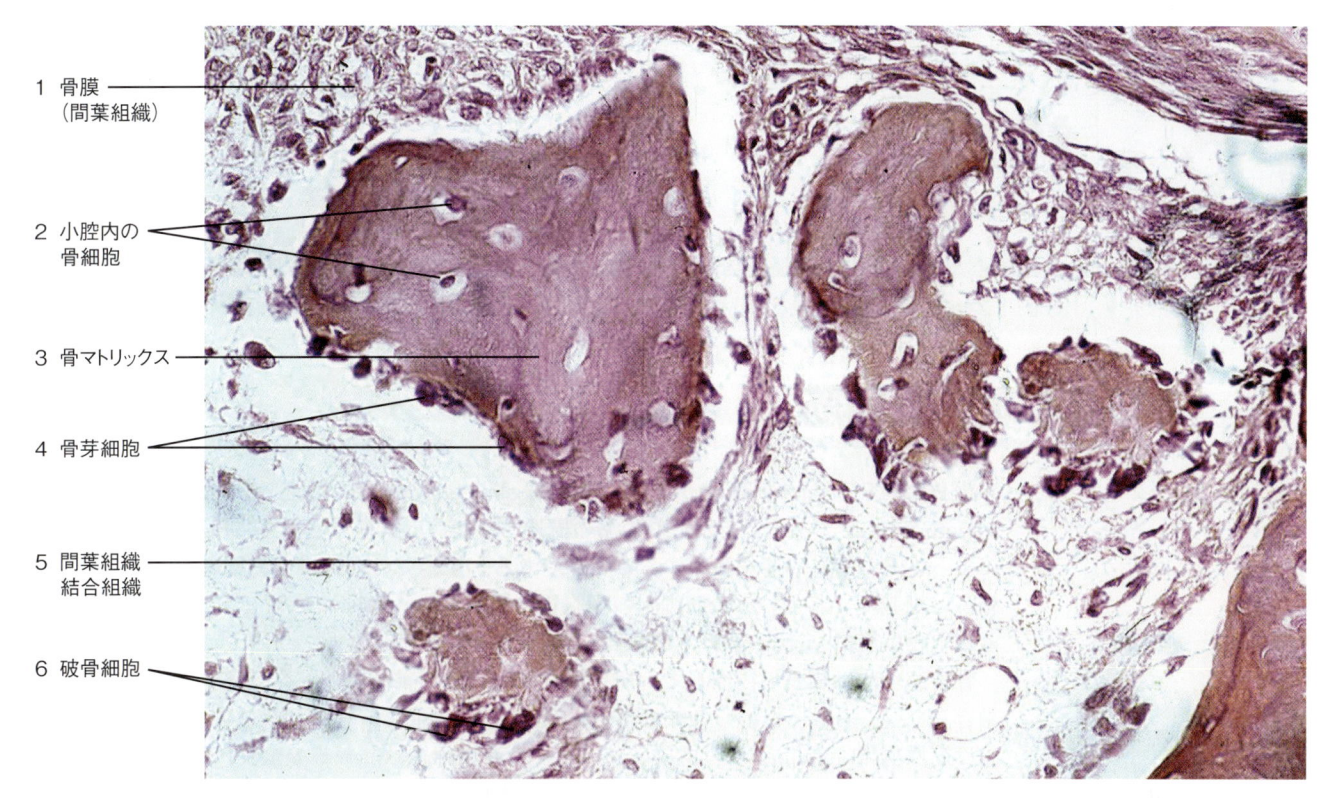

1　骨膜
　　（間葉組織）

2　小腔内の
　　骨細胞

3　骨マトリックス

4　骨芽細胞

5　間葉組織
　　結合組織

6　破骨細胞

図 7-37 ■ 高倍率で撮影した膜内骨化が進行している骨梁（ヘマトキシリン–エオジン染色, ×165）

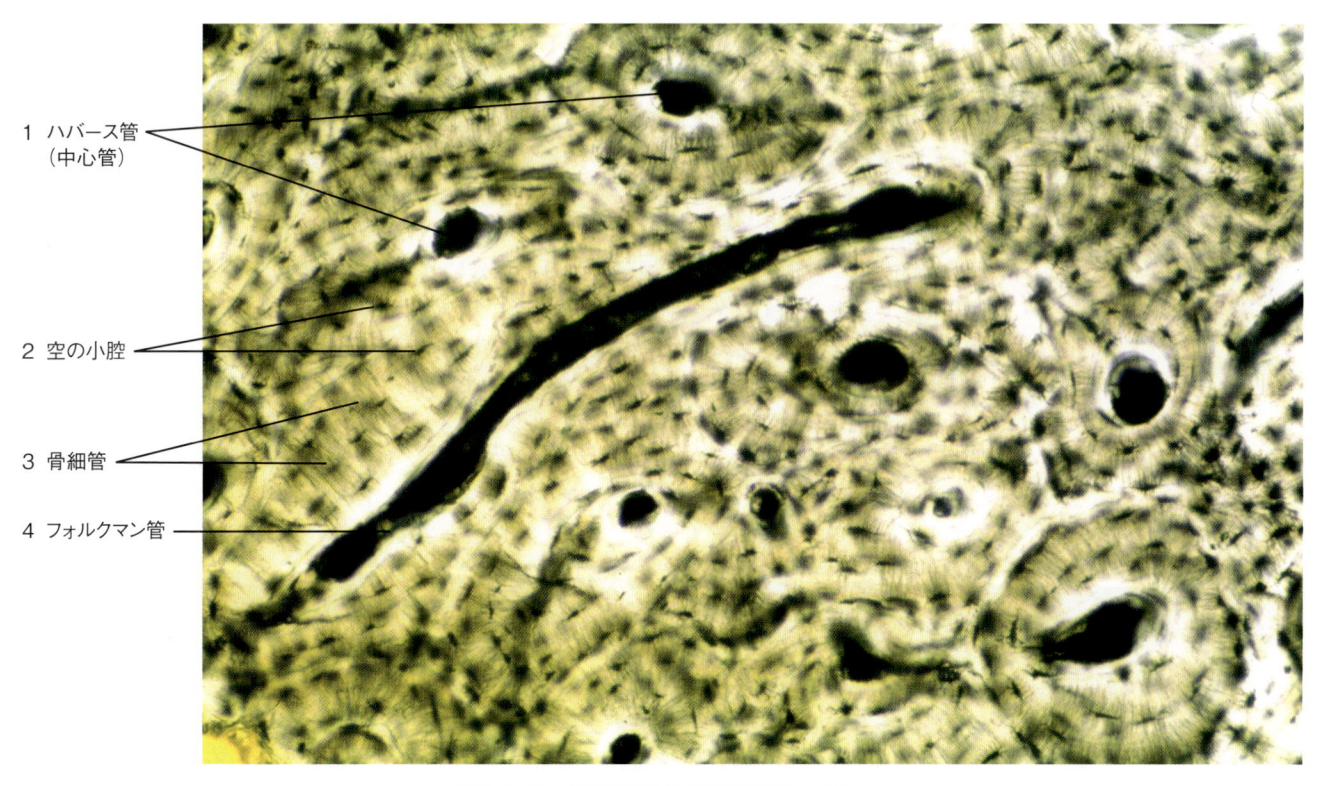

1　ハバース管
　　（中心管）

2　空の小腔

3　骨細管

4　フォルクマン管

図 7-38 ■ 緻密骨の内部構造（×30）

# 第 8 章 筋組織

## 第 1 項 • 骨格筋

　生体には三種類の筋組織がある．**骨格筋** skeletal muscle，**心筋** cardiac muscle，**平滑筋** smooth muscle である．それぞれの筋の構造と機能には共通点とともに相違点があり，それによってそれぞれの筋を識別することができる．すべての筋組織は**筋線維** fiber と呼ばれる細長い細胞でできている．筋細胞の細胞質は**筋形質** sarcoplasm と呼ばれ，それを囲んでいる細胞膜は**筋鞘** sarcolemma と呼ばれる．

　骨格筋細胞は細長い円筒形で，発生過程で筋細胞の前駆細胞である**筋芽細胞** myoblast が融合してつくられるため，**多核細胞** multinucleated cell で，核は辺縁に位置している．筋線維は**筋原線維** myofibril から構成されていて，筋原線維は筋線維の全長にわたってのびている．筋原線維は収縮性のある細いアクチンと太い**ミオシン** myosin でできた**筋フィラメント** myofilament からつくられている．

　骨格筋の筋形質では，アクチンフィラメントとミオシンフィラメントがきわめて規則的に配列していて，その結果，明瞭な**横紋** cross-striation をつくっている．これは光学顕微鏡下で明るい **I 帯** I band と暗い **A 帯** A band の縞としてみられる．このため骨格筋は**横紋筋** striated muscle とも呼ばれる．透過型電子顕微鏡ではそれぞれの筋原線維の収縮性蛋白質の配列が観察できる．高解像度の像において I 帯は横断する濃い **Z 線** Z line によって 2 分されているのがみえる．A 帯をへだてて隣りあった 2 本の Z 線にはさまれた領域は**筋節** sarcomere と呼ばれ，筋肉の構造上および機能上の最小収縮単位である．筋原線維全体にわたって収縮単位である筋節が繰り返されているのは，骨格筋や心筋の筋形質のきわめて特徴的な形態である．

　各筋節の中心の暗く染色されている部分には，太いミオシンフィラメントが含まれていて A 帯を形成している．筋節の末端部や明るい部分には，細いアクチンフィラメントが含まれていて，アクチンフィラメントとミオシンフィラメントは，個々の筋原線維や筋節内で付属蛋白質によって正確に並び，その位置は固定されている．細いアクチンフィラメントは**α-アクチニン** α-actinin という蛋白質に結合しており，α-アクチニンはアクチンフィラメントを暗調の Z 線に結合させている．太いミオシンフィラメントは，**タイチン** titin と呼ばれる非常に大きな蛋白質によって Z 線につながっており，ミオシンフィラメントは Z 線上の中心に配置されている．タイチンは，ミオシンフィラメントの末端と Z 線とのあいだでバネのようなはたらきをする．もうひとつの大きな蛋白質である**ネブリン** nebulin は，細いフィラメントであるアクチンの長さをのばし，Z 線につなげ，アクチンフィラメントの長さを調節する役割を果たしている．さらに，**デスミン** desmin という蛋白質が，1 本の筋原線維の Z 線から隣の筋原線維にのびて，筋原線維どうしを結びつけ，また筋原線維を筋細胞膜に付着させる．これにより筋原線維の筋形質内の位置を安定させている．

　骨格筋全体を包んでいるのは，**筋上膜** epimysium と呼ばれる密性不規則性結合組織の厚い層である．筋上膜から**筋周膜** perimysium と呼ばれるやや密度の低い不規則性結合組織の膜が内がわに拡がり，筋を**筋束** fascicle と呼ばれる束状構造に分け，筋束を囲んでいる．そ

れぞれの筋線維は**筋内膜** endomysium と呼ばれるうすい網状の結合組織でおおわれている．図 8-1 に示されているように，これらの結合組織の中には血管や神経，リンパ管がみられ，とくに毛細血管網が豊富である．

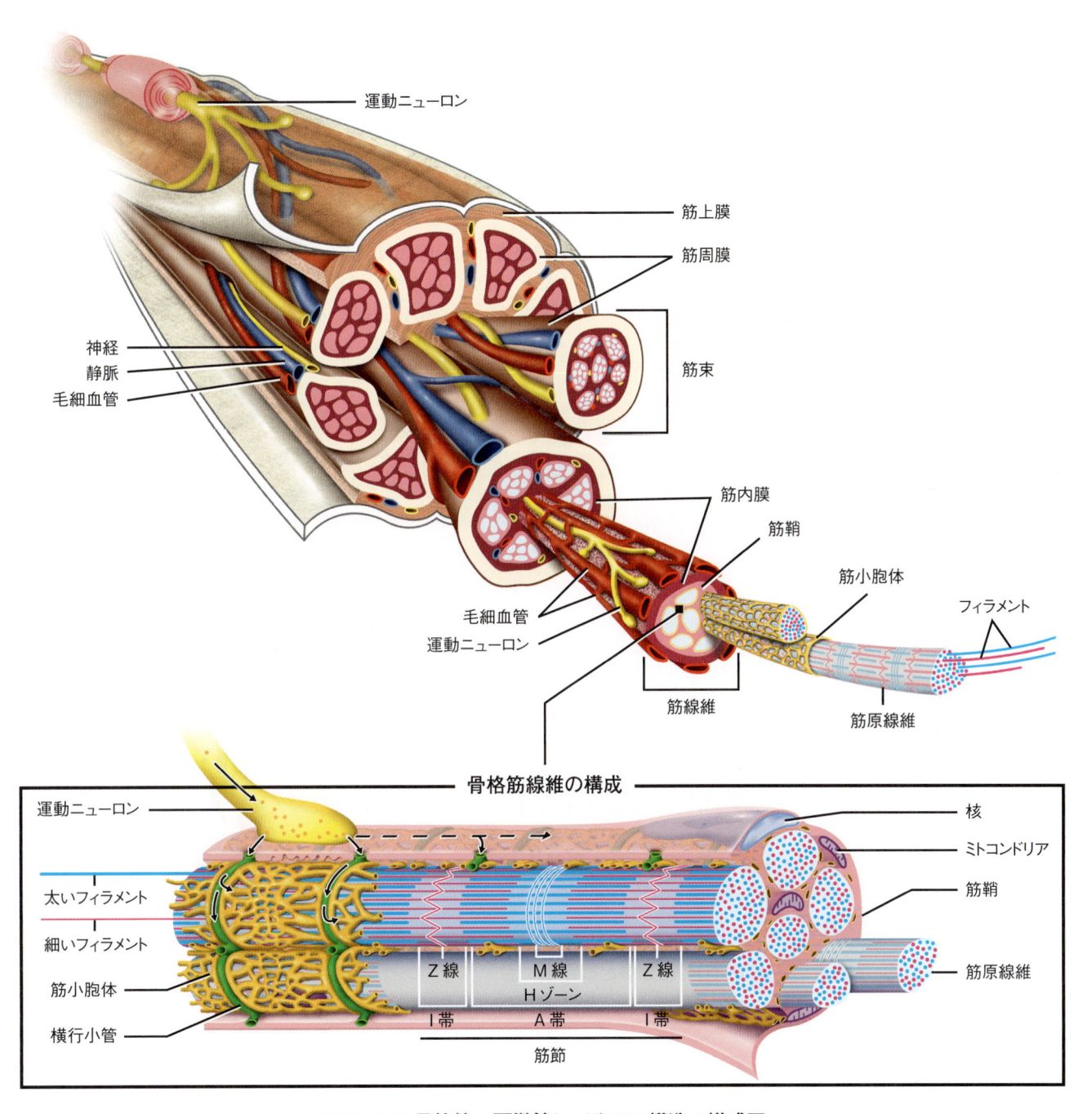

**図 8-1 ■ 骨格筋の顕微鏡レベルでの構造の模式図**

## 図 8-2　骨格筋（横紋筋）の縦断像と横断像：舌

　　　舌では骨格筋線維が束状に並び，さまざまな向きに走行している．図には筋線維の縦断像（図の上）と横断像（図の下）の両方が描かれている．

　　　**骨格筋線維** skeletal muscle fiber（横断像 9，縦断像 11）は多核の細胞で，**核** nucleus（1, 6）は細胞の辺縁部すなわち筋細胞膜の下に位置している（図では筋細胞膜が描かれていない）．骨格筋には明瞭な横紋（3）があり，暗調の **A帯**（3a）と明調の **Ⅰ帯**（3b）が交互につくる縞模様がみえる．透過型電子顕微鏡の高倍率像でも横紋の詳細をみることができる（図 8-5 と図 8-6）．

　　　骨格筋線維はまとまって**筋束** fascicle（15）をつくり，**結合組織** connective tissue（5）によって包まれている．筋束（15）を包む結合組織（5）の被膜を**筋周膜** perimysium（12）という．筋周膜（12）からのびるうすい結合組織の仕切りが筋束の中に入りこみ，筋線維を 1 本ずつ包んでいる．この膜を**筋内膜** endomysium（4, 7）という．1 本 1 本の筋線維（9, 11）を包む結合組織（5）のさやにまで**細動静脈**（8）と**毛細血管** capillary（2, 14）が広く分布している．

　　　骨格筋の縦断面（11）には，A帯とⅠ帯からなる明暗の横紋（3a, 3b）がみえる．横断面（9）では，**筋原線維** myofibril（13）の束が横断され，核（6）は辺縁にみえる．

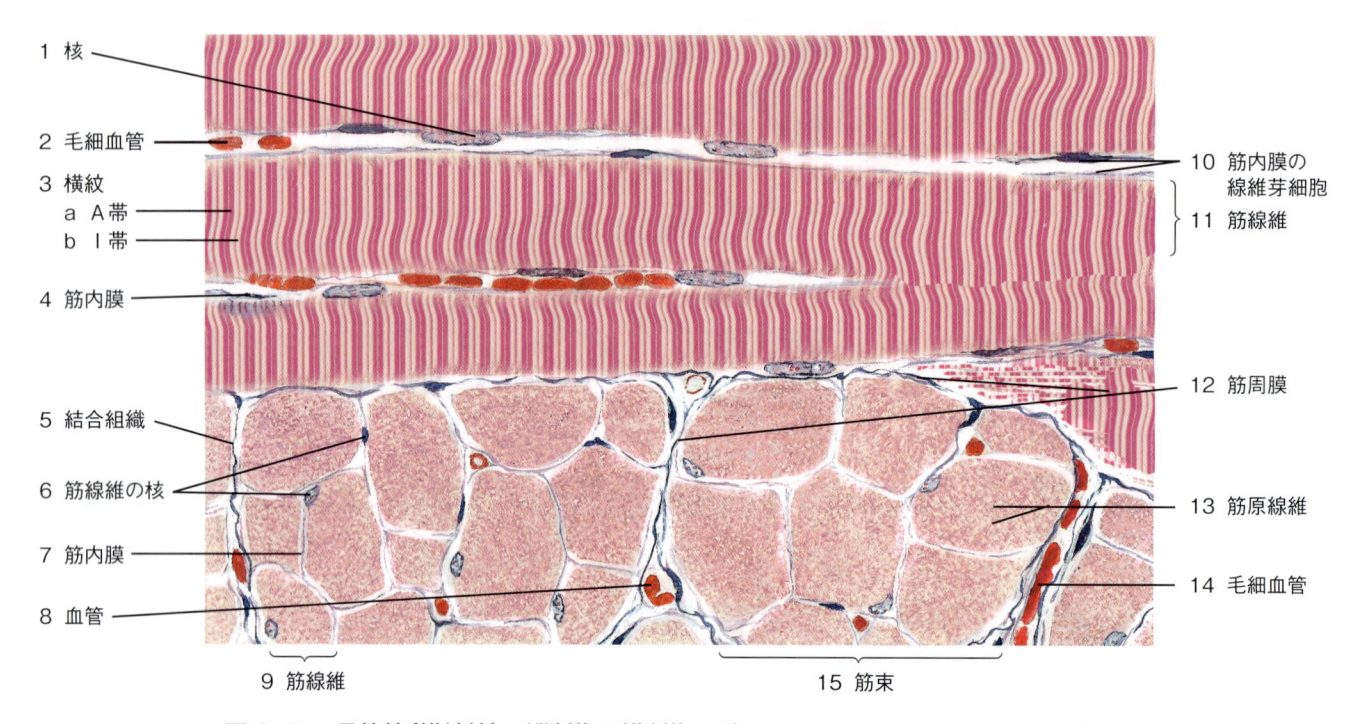

1　核
2　毛細血管
3　横紋
　　a　A帯
　　b　Ⅰ帯
4　筋内膜
5　結合組織
6　筋線維の核
7　筋内膜
8　血管
9　筋線維

10　筋内膜の
　　　線維芽細胞
11　筋線維
12　筋周膜
13　筋原線維
14　毛細血管
15　筋束

**図 8-2** ■ **骨格筋（横紋筋）の縦断像と横断像：舌**（ヘマトキシリン-エオジン染色，高倍率）

## 図8-3　骨格筋（横紋筋）：舌（縦断像と横断像）

　　舌の高倍率写真では，個々の**骨格筋線維**(3, 9)が横断面(3)と縦断面(9)の両断面が示されている．いずれも，筋線維は細い**筋原線維**(4)の集まりとしてみえている．筋線維の縦断面(9)では，複数の**横紋**(10)が周辺の核(5, 9)とともにみえている．各骨格筋線維(3, 9)を取り囲んでいるのは，横断面(2)でも縦断面(6)でもみられるうすい結合組織の**筋内膜**(2, 6)の層である．それよりも厚みのある**筋周膜**の結合組織層(1, 7)が，筋束と呼ばれる個々の筋線維のグループを取り囲んでいる．筋周膜(7)には，扁平な**赤血球** erythrocyte を伴った小さな**毛細血管**がみえる(8)．

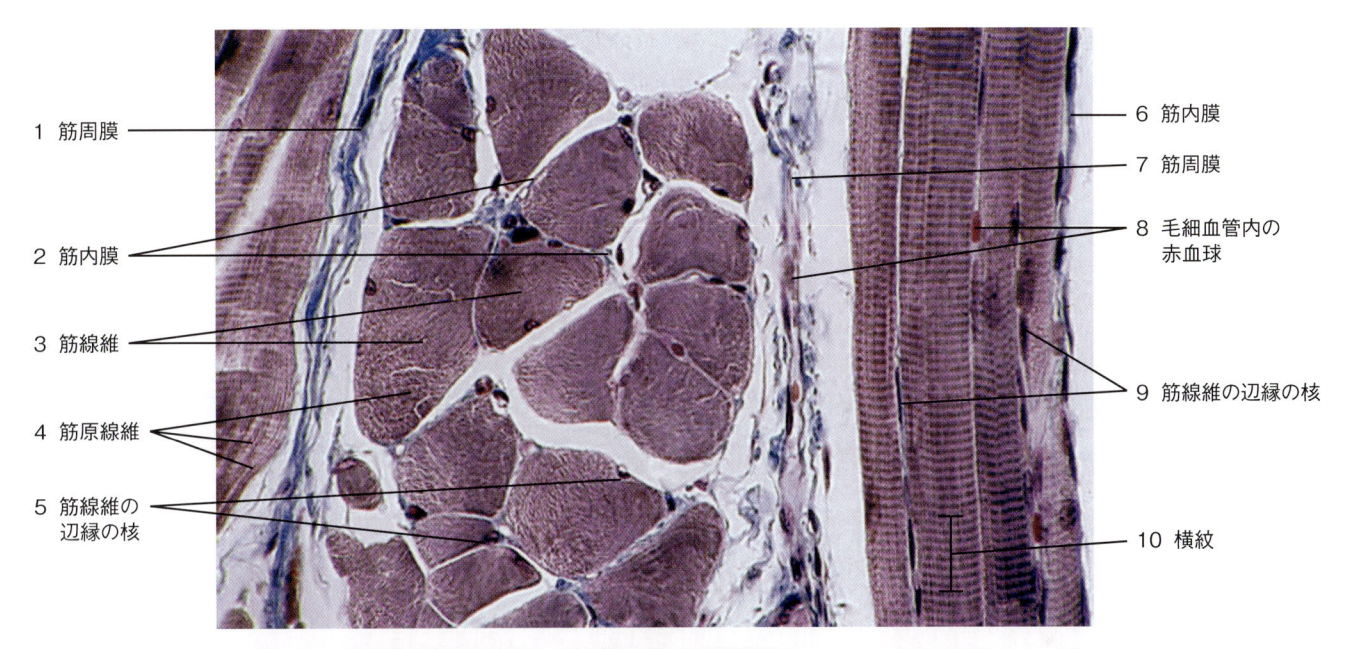

1　筋周膜
2　筋内膜
3　筋線維
4　筋原線維
5　筋線維の辺縁の核

6　筋内膜
7　筋周膜
8　毛細血管内の赤血球
9　筋線維の辺縁の核
10　横紋

図8-3 ■ **骨格筋（横紋筋）：舌（縦断像と横断像）**（マッソンの三色染色，×130）

## 図 8-4　骨格筋（縦断像）

　高倍率像で骨格筋筋線維の細部を断面で示した．**筋細胞膜** sarcolemma（4）と呼ばれる細胞膜がそれぞれの**筋線維**（2）を囲んでいる．扁平な**核**（1, 10）は筋線維の辺縁に位置し，その核の近傍に細胞質である**筋形質**（5）と細胞小器官が観察される．それぞれの筋線維（2）には縦断された**筋原線維**（8）がみられる．筋原線維（8）の横断像は図 8-3 でもっともよく観察できる．筋線維（2）のまわりは**筋内膜**（9）といううすい結合組織があり，ここには**線維細胞** fibrocyte（3, 6）と血球を伴う**毛細血管**（7）が含まれている．

　高倍率像では，骨格筋線維の横紋の明るく染まっている **I 帯**と暗く染まっている **A 帯**がみられる．A 帯は比較的明るい **H 帯**と暗い **M 線**に二分される．各 I 帯の中央には狭いがはっきりとみえる **Z 線**が走っている．隣り合った Z 線のあいだの部分は**筋節**という横紋筋（骨格筋と心筋）の構造および機能の単位である．筋線維（2）を筋原線維（8）に分けても A 帯，I 帯と Z 線をみることができる．細胞内を筋原線維が長軸方向に密に平行して走っていることにより，骨格筋線維は特徴的な横紋状模様を呈する．次の図では，筋原線維の超微細構造画像との直接的な比較を示している．

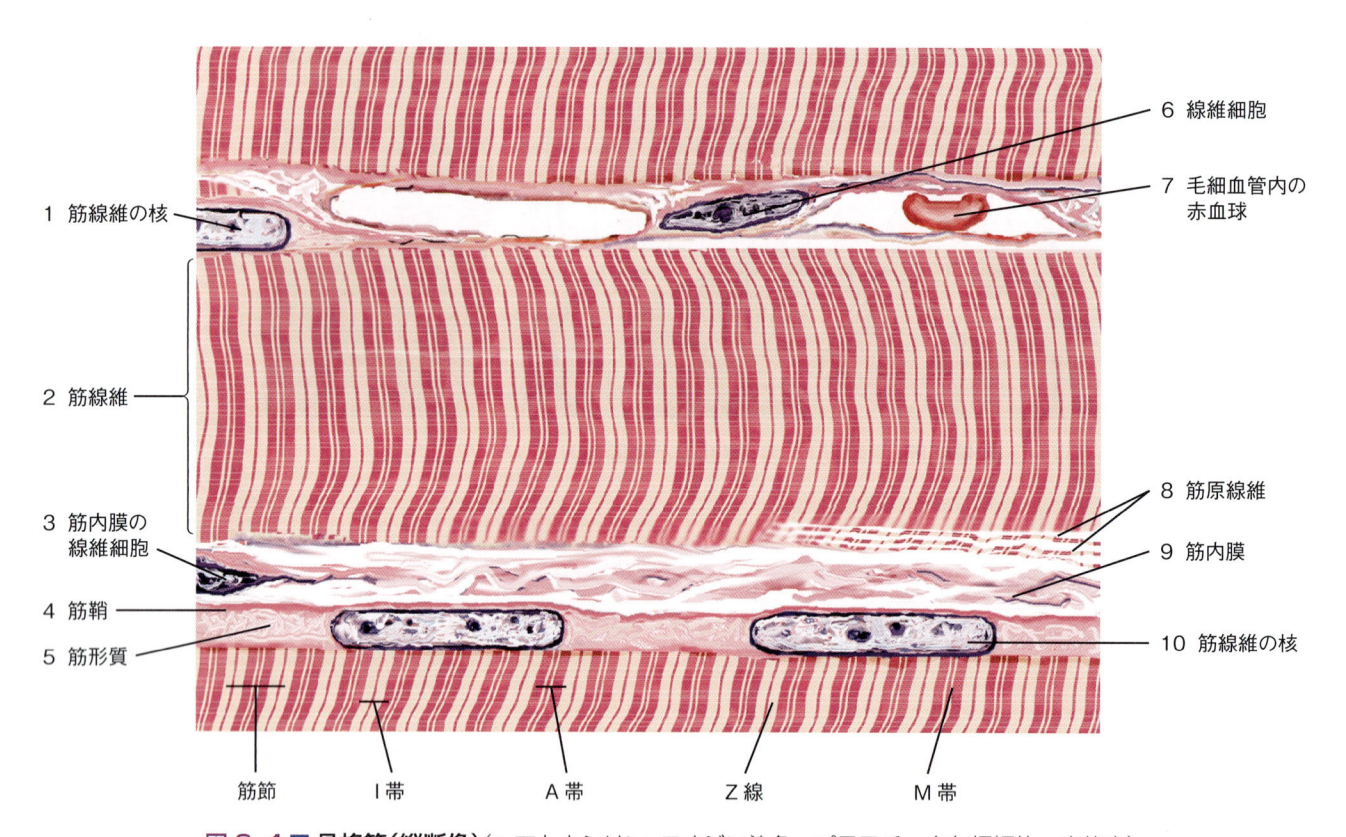

1　筋線維の核
2　筋線維
3　筋内膜の線維細胞
4　筋鞘
5　筋形質

6　線維細胞
7　毛細血管内の赤血球
8　筋原線維
9　筋内膜
10　筋線維の核

筋節　　I 帯　　A 帯　　Z 線　　M 帯

**図 8-4 ■ 骨格筋（縦断像）**（ヘマトキシリン-エオジン染色，プラスチック包埋切片，高倍率）

## 図 8-5　骨格筋の筋原線維の超微細構造

　図8-4の光学顕微鏡の図と比較するために，骨格筋の超微細構造の断面図を示す．この透過型電子顕微鏡写真では，軽度に収縮した骨格筋の筋原線維と筋フィラメントの構造が観察できる．各筋原線維は筋節という反復する収縮単位で構成されている．**筋節**(5)とは2本の隣り合った**Z線**のあいだのことを指し，そこには明るく染色された細いアクチンと暗く染色された太いミオシンからなる筋フィラメントが存在している．細いアクチンフィラメントはZ線からのび，明るい**I帯**を形成する．一方，筋節(5)の中央には暗染する**A帯**があり，そこには厚みのあるミオシンフィラメントがアクチンフィラメントと重なるように存在する．A帯は，近傍のミオシンフィラメントが組み合った**M線**によって二つに分かれる．M線の両がわにはミオシンフィラメントのみでできた細く少し明るい**H帯**(2, 3)がみられる．筋節の繰り返し単位のまわりには**筋小胞体** sarcoplasmic reticulum(4)の管と**ミトコンドリア** mitochondria(1)が存在する．筋肉の収縮時，細いフィラメントと太いフィラメントの長さは変わらないが，個々の筋節(5)は短くなる(図8-6参照)．

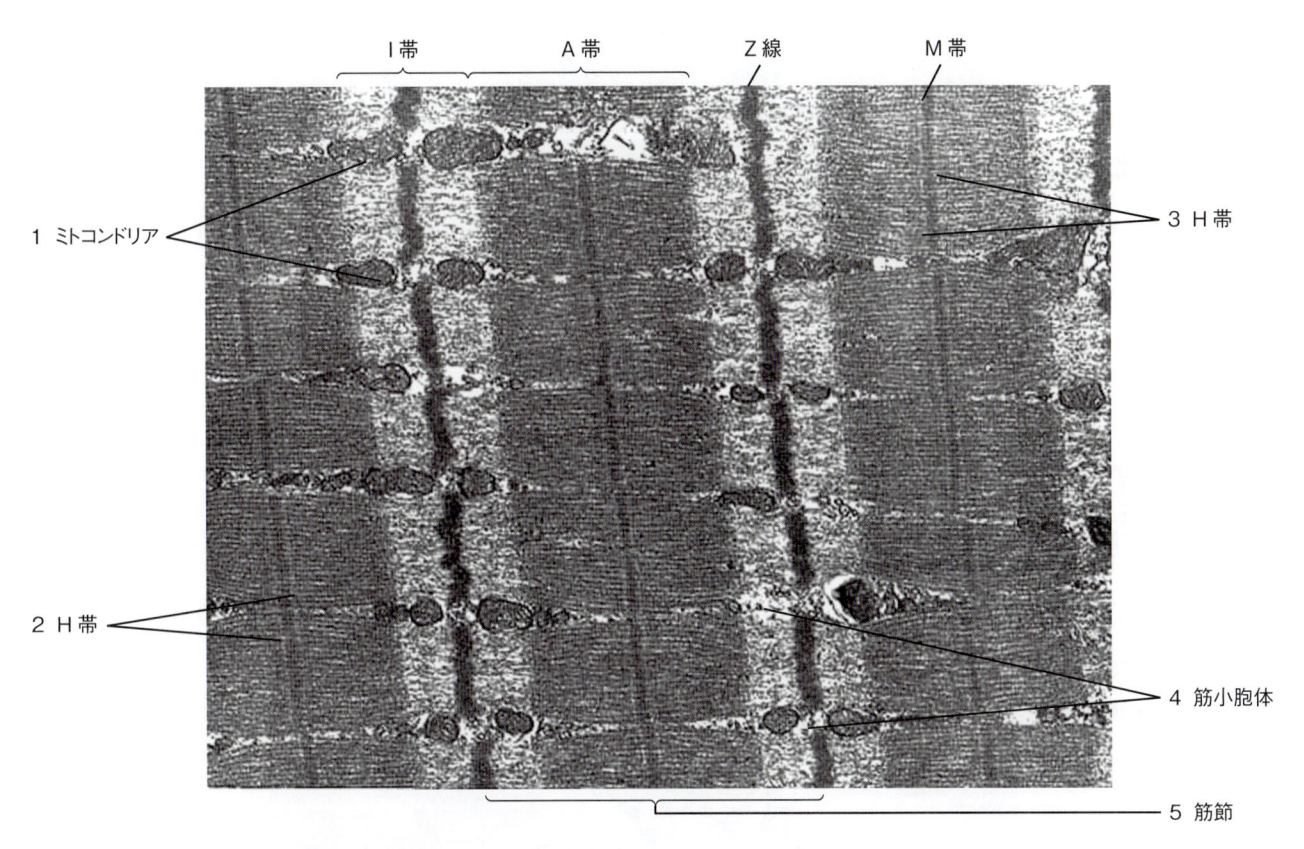

**図 8-5 ■ 骨格筋の筋原線維の超微細構造**(×33,500)［Carter Rowley 氏(Colorado 州 Ft.Collins 市)のご厚意による］

## 図 8-6　骨格筋の筋節，管，三つ組み構造の超微細構造

　　透過型電子顕微鏡の高倍率像で筋肉の収縮時の筋節を示した．筋肉が収縮すると，太いフィラメントと細いフィラメントが互いに接しながら移動し，隣り合った **Z線**(2, 6)が近づいて筋節が短くなる．この動きで**I帯**(7)と**H帯**(8)の幅は狭くなるが，**A帯**(1)の幅は変化しない．筋節の中央で濃くみえるのは**M線**(4)である．筋小胞体の管が筋原線維のすべての筋節を囲んでいる(図8-5参照)．A帯(1)とI帯(7)の境界部(A帯-I帯移行部)では筋小胞の管が終末槽に向かってのびている．横行小管(**T管** T tuble)(3)と呼ばれる細い管がすべての筋原線維に陥入し，A帯-I帯移行部(1, 7)に達しているため，刺激により全筋節が協調的に収縮することができる．1本のT管(3)は両がわを筋小胞の終末槽で囲まれ，**三つ組み構造** triad(5)を形成している．すなわち，哺乳類の骨格筋では三つ組み構造(5)はA帯-I帯移行部でみられる．したがって，神経を経て伝えられる収縮刺激は，三つ組み構造(5)のT管(3)を通じて各筋原線維の筋節に拡がっていく．

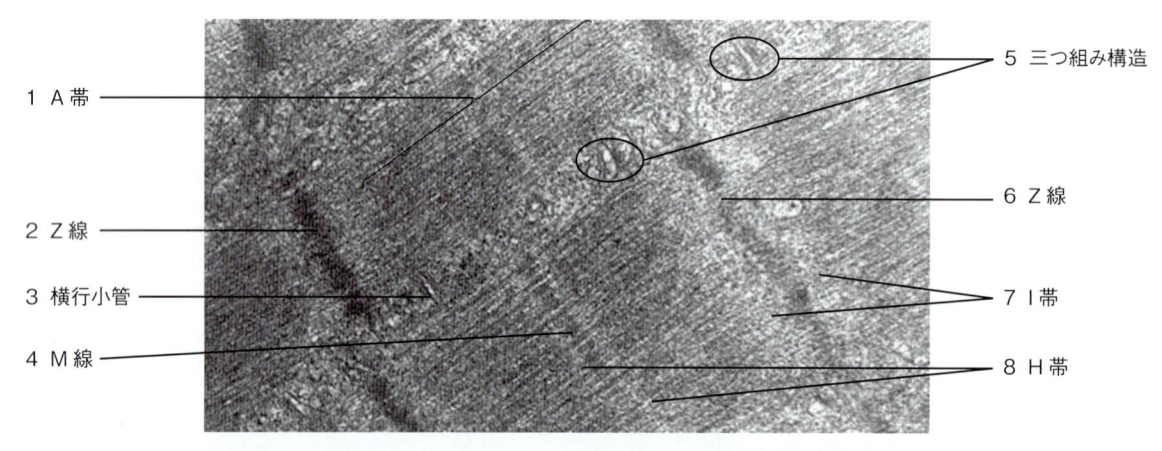

1　A帯　　2　Z線　　3　横行小管　　4　M線　　5　三つ組み構造　　6　Z線　　7　I帯　　8　H帯

**図 8-6 ■ 骨格筋の筋節，T管，三つ組み構造の超微細構造**(×50,000)

[Carter Rowley 氏(Colorado 州 Ft.Collins 市)のご厚意による]

## 図 8-7　骨格筋，神経，軸索と運動終板

　　**骨格筋線維**(6, 7)をばらばらにほぐして，神経終末である神経筋接合部を染色した．この

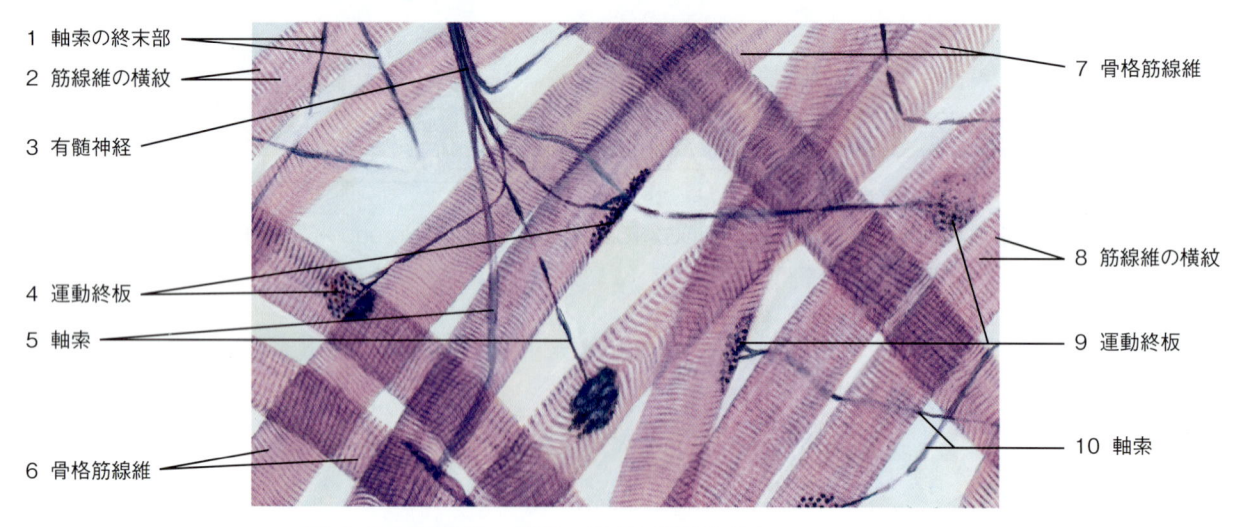

1　軸索の終末部　　2　筋線維の横紋　　3　有髄神経　　4　運動終板　　5　軸索　　6　骨格筋線維　　7　骨格筋線維　　8　筋線維の横紋　　9　運動終板　　10　軸索

**図 8-7 ■ 骨格筋，神経，軸索と運動終板**(銀染色，高倍率)

図で，それぞれの骨格筋線維(6, 7)の特徴的な**横紋**(2, 8)が明瞭である．分離された筋線維(6, 7)のあいだを走る濃染する糸状の構造は，**有髄運動神経** myelinated motor nerve(3)とその終末枝の**軸索** axon(1, 5, 10)である．運動神経は筋肉に向かい，枝分かれして軸索(1, 5, 10)を 1 本 1 本の筋線維に送っている．軸索(1, 5, 10)が筋線維に到達する部位は，**運動終板** motor endplate(4, 9)と呼ばれる特殊な接合部をつくっている．**運動終板**(4, 9)の中にみられる多数のまるい小体は，軸索(1, 5, 10)の終末部のふくらみである．この図では，組織標本作製過程により，一部の軸索(1)の運動終板がみえなくなっている．

## 機能との関連 8-1 ■ 骨格筋

### 骨格筋と運動終板

　骨格筋は**随意筋**であり，骨格筋を収縮あるいは弛緩させる刺激は意識の制御下にある．太い運動神経や軸索が骨格筋を支配している．骨格筋の近くでは運動神経が枝分かれし，軸索が個々の筋線維に細い枝を送っているため，骨格筋は軸索からの刺激のみに応じて収縮する．骨格筋線維には軸索の終末で特徴的な形態が認められる．これは**神経筋接合部** neuromuscular junction または**運動終板** motor endplate と呼ばれる部分で，ここで軸索からの刺激が骨格筋線維に伝達される．

　運動神経（軸索）の終末には神経伝達物質である**アセチルコリン** acetylcholine を含んだ多くの**小胞** small vesicle が存在する．神経の興奮が軸索の終末に達すると，これらのシナプス小胞が筋形質膜と融合して，アセチルコリンを**シナプス間隙** synaptic cleft［軸索末端と筋線維の細胞膜（**筋形質膜** sarcolemma）のあいだのすきま］に放出する．放出されたアセチルコリンはシナプス間隙を拡散し，筋線維の細胞膜上に分布する**アセチルコリン受容体** acetylcholine receptor に結合し，筋線維に刺激を伝える．シナプス間隙の筋線維の細胞膜には**アセチルコリンエステラーゼ** acetylcholinesterase という酵素があり，放出されたアセチルコリンを不活性化する．アセチルコリンの不活性化は，次の神経興奮が軸索末端に到着するまで，それ以上の筋刺激や筋収縮がおこるのを防ぐために必要である．

### 骨格筋の収縮

　筋肉に神経からの刺激が届いていない状態では，筋肉は弛緩し，**カルシウムイオン** calcium ion は**カルセケストリン** calsequestrin という蛋白質と結合して**筋小**胞体の終末槽に蓄えられている．筋収縮はカルシウムイオンの存在に依存している．神経刺激が到達すると神経伝達物質が運動終板で放出され，筋形質膜が脱分極して活性化する．次に，刺激の信号である活動電位が筋形質膜全体に拡がり，**A 帯−I 帯移行部**において各筋節を囲んでいる**横行小管**のネットワークを介して活動電位がすべての筋原線維の深部まで伝わる．拡張した筋小胞体終末槽 と横行小管は**三つ組み**を構成している．各三つ組み構造においては，活動電位は横行小管から筋形質のみならずすべての筋線維と筋原線維に伝えられる．刺激をうけると，各筋原線維の筋小胞の終末槽から個々の筋節にカルシウムイオンが放出され，筋線維内のアクチンとミオシンの両フィラメントが重なる動きをする．カルシウムイオンはアクチンとミオシンの結合を活性化し，それぞれのフィラメントが互いに横方向に移動するため筋収縮とさらに筋の短縮がおこる．刺激が弱まり膜の活動電位が失われると，カルシウムイオンが能動的に筋小胞の終末槽に取り込まれ，筋肉が弛緩する．

　ほとんどの骨格筋には，**筋紡錘** neuromuscular spindle と呼ばれる鋭敏な伸張受容器が存在する．この筋紡錘は，**錘内筋線維** intrafusal fiber と呼ばれる特殊な筋線維と多数の**神経終末** nerve ending を含む結合組織の**被膜** capsule で構成されており，その周囲は液体で充たされた空間となっている．筋紡錘の周囲の筋肉は，**錘外筋線維** extrafusal fiber と呼ばれている．筋紡錘は，筋肉の長さの変化（伸展）を監視し，複雑な反射を起こして筋肉の活動を調節する．骨格筋がのばされると，筋紡錘ものばされて反射がおこり，その結果その筋肉を収縮させる．

## 図 8-8 骨格筋と筋紡錘（横断像）

骨格筋には，筋紡錘と呼ばれる伸張感覚受容体があり，そのまわりを結合組織が取り囲んでいる．この外眼筋の横断像では，個々の**筋線維**(2)は**筋内膜**(6)の結合組織に囲まれている．筋線維(2)はまとまって多数の**筋束**(1)となり，これらの筋束は，筋束間を区切る**筋周膜**(4)という結合組織で包まれている．多数の筋束(1)のあいだに，**筋紡錘** muscle spindle(3)の横断面がみえる．筋周膜(4)には筋線維(2)と筋紡錘(3)のまわりに多数の**細動脈**(5)がある．

筋紡錘(3)を包む卵円形の結合組織の**被膜**(8)は隣接する**筋周膜**(11)からの延長であり，中に次のような構成成分をおさめている．筋紡錘の特殊な筋線維は**錘内筋線維** intrafusal fiber(10)と呼ばれる．錘内筋線維は，筋紡錘の被膜(8)の外にある**錘外筋線維** skeletal muscle fiber(7)とは著しく異なっている．筋紡錘(3)にみられる細い神経線維は有髄であり，終末部はシュワン細胞で包まれた無髄神経線維（軸索）(9)である．筋周膜(11)からの小血管と細動脈(12)が，筋紡錘(3)の被膜内やまわりにみられる．

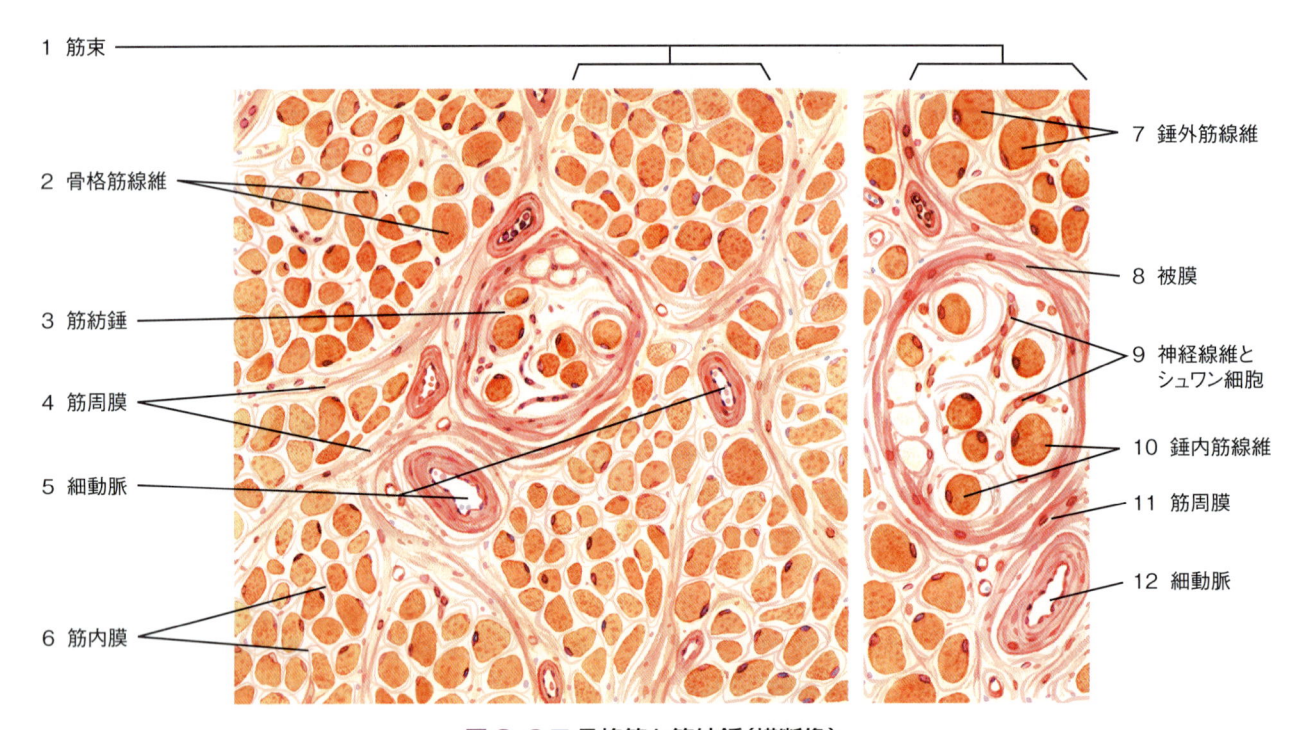

1 筋束
2 骨格筋線維
3 筋紡錘
4 筋周膜
5 細動脈
6 筋内膜
7 錘外筋線維
8 被膜
9 神経線維とシュワン細胞
10 錘内筋線維
11 筋周膜
12 細動脈

**図 8-8 ■ 骨格筋と筋紡錘（横断像）**

〔凍結切片をワンギーソンの変法（ヘマトキシリン，ピクリン酸-ポンソーS）で染色．左：中倍率,右：高倍率〕［組織標本はMark De Santis名誉教授（WWMI Medical Program, University of Idaho, Idaho州Moscow市）のご厚意による］

## 機能との関連 8-2 ■ 筋紡錘

**筋紡錘**は鋭敏な**伸展受容器** stretch receptorであり，すべての骨格筋において筋線維と平行な位置にある．おもな機能は筋線維の長さの変化すなわち伸展度を検知することである．筋線維が引きのばされると筋紡錘が刺激され，求心（感覚）性の神経を介して**興奮**が脊髄に伝えられる．この興奮は**筋伸展反射** stretch reflex を引きおこし，すばやく**錘外筋線維が収縮**するため，伸展した筋が収縮する動きがつくられる．筋の長さが短くなると，

紡錘内筋線維への刺激が止み，脊髄への興奮伝達も止まる．

単純な**伸展反射弓** stretch reflex arc によりこれらの受容体の機能を説明することができる．膝蓋腱をゴム製ハンマーで軽くたたくと骨格筋が伸張し，筋紡錘を刺激する．するとただちにのびていた筋肉が収縮し，不随意な膝蓋腱反射で当該筋肉の収縮による脚が伸展する反射を引きおこす．

# 第 2 項・心　筋

　心筋線維もまた円柱状で，**心臓** heart の壁と中隔，そして心筋から出る大血管（大動脈と肺動脈幹）の壁に存在する．心筋は骨格筋と同様に筋節内でアクチンとミオシンのフィラメントが規則的に配列しているため，明瞭な**横紋**がみとめられる．透過型電子顕微鏡により A 帯，I 帯，Z 線と筋節の反復単位が観察できる．しかし骨格筋といくつかの重要な相違点がある．心筋は，心筋の特徴である**介在板** intercalated disc と呼ばれる接着複合帯を介して細胞を端と端とで結合することによって発達する．この介在板は，不規則な間隔で階段状に心筋細胞を横断する濃染された構造である．また，心筋細胞は，一つまたは二つの**核**を中心にもち，骨格筋よりも短く，**枝分かれ**をしている（図 8-9）．

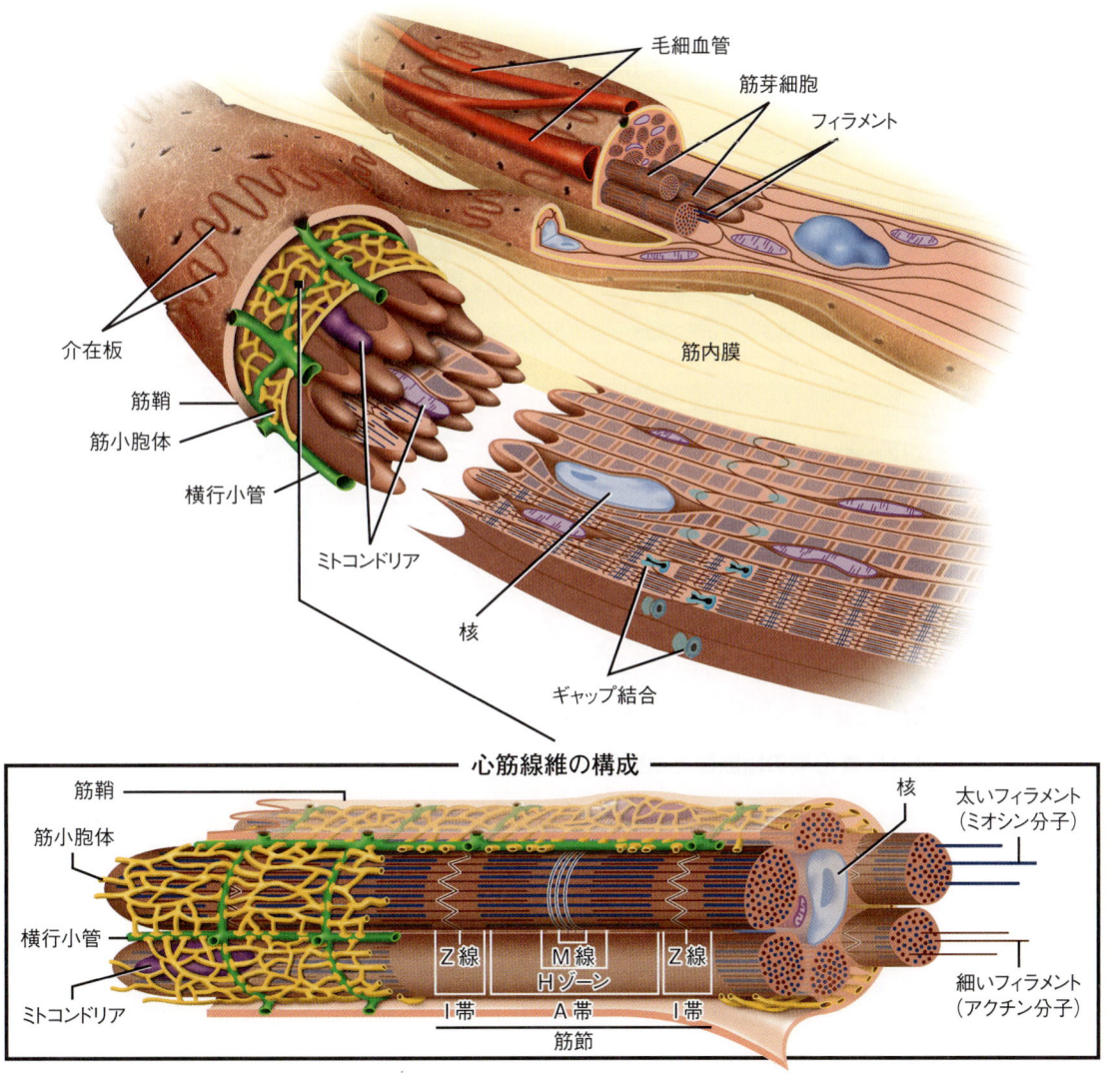

**図 8-9** ■ **心筋の顕微鏡レベルでの構造の模式図**

## 図8-10 心筋の縦断像と横断像

　心筋は骨格筋と類似の形態上の特徴をもっている．この図は，心筋の縦断像（図の上部）と横断像（図の下部）を同時に示したものである．心筋線維は骨格筋によく似た**横紋**(2)を示すが，骨格筋と異なり，心筋線維は太さをあまり変えずに**枝分かれ**する(5, 10)．また，骨格筋線維は多核で非常に細長いが，心筋線維は短く，中央に1個の**核**(3, 7)をもつところが異なる．**二核の心筋線維**(8)がみられる場合もある．核(7)が各心筋線維の中央に位置していることは，心筋線維の横断像でみるとよくわかる．核(3, 7, 8)のまわりには筋原線維のない明るい領域があり，**核周囲筋形質** perinuclear sarcoplasm(1, 13)と呼ばれる．核周囲筋形質(13)は，心筋線維が核のない位置で横断された場合には，ただの明るい領域としてみえる．また，横断像では心筋細胞内の**筋原線維** myofibril(14)をみることができる．

　心筋の特徴的な構造として**介在板** intercalated disc(4, 9)がある．介在板は心筋内に不規則な間隔で並ぶ濃染する構造物で，心筋細胞間の特殊な接着装置である．

　心筋には血管が豊富に分布している．多数の細動静脈や**毛細血管**(6)が筋線維を包む**結合組織**(11)にみられる．個々の筋線維のあいだのうすく不明瞭な**筋内膜**(12)にも毛細血管が豊富である．

　この他の心臓の図は第10章循環器系においても示してある．

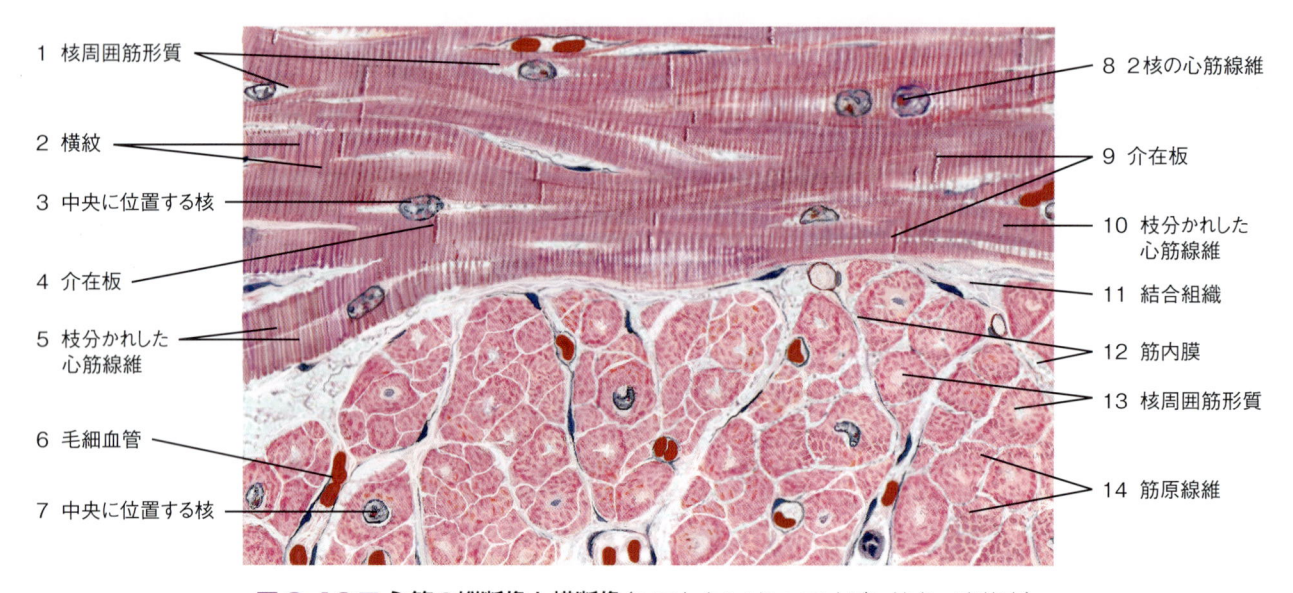

1 核周囲筋形質
2 横紋
3 中央に位置する核
4 介在板
5 枝分かれした心筋線維
6 毛細血管
7 中央に位置する核

8 2核の心筋線維
9 介在板
10 枝分かれした心筋線維
11 結合組織
12 筋内膜
13 核周囲筋形質
14 筋原線維

図8-10 ■ **心筋の縦断像と横断像**（ヘマトキシリン–エオジン染色，高倍率）

## 図8-11　心筋（縦断像）

　心筋の縦断切片標本の高倍率写真である．**心筋線維**(1)には**横紋**(3)，**分岐**(8)，中央部に位置する**核**(6)がみられる．濃染する特有の**介在板**(2)が個々の心筋線維(1)を結合している．各心筋線維(1)内に微細な**筋原線維**(4)がみえる．心筋線維(1)を囲む扁平で紡錘状の細胞は，**筋内膜**(5)の線維細胞である．この図ではみられないが，心筋線維の1本ずつをうすい結合組織である筋内膜が包んでいる．

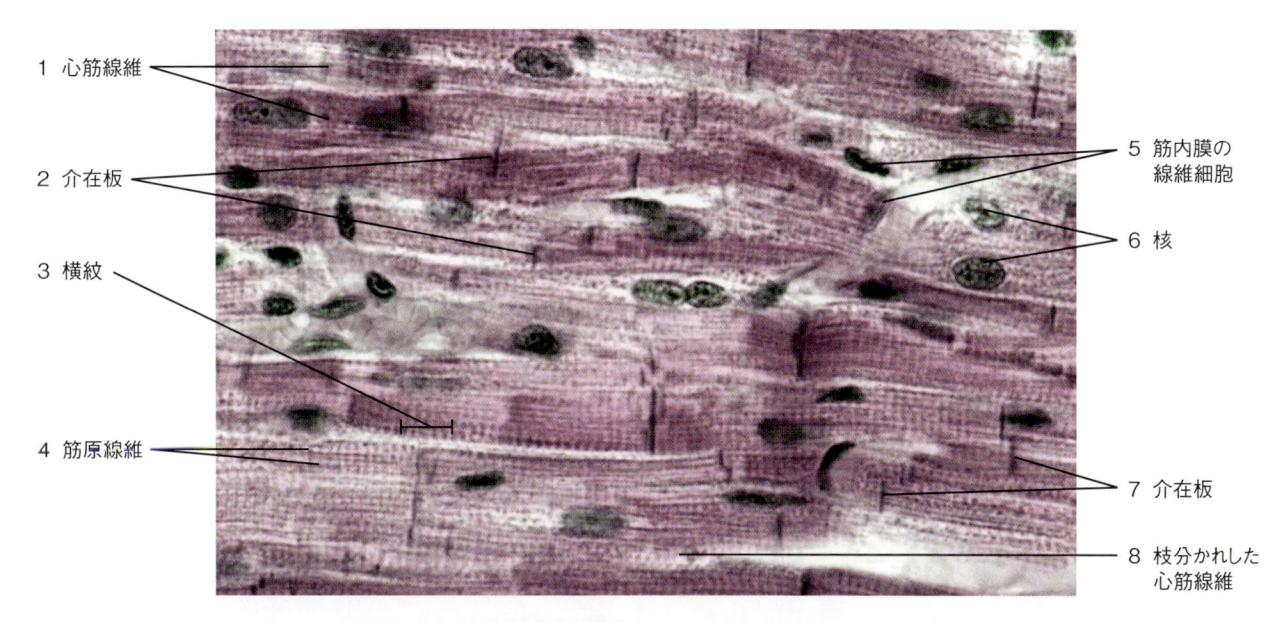

1 心筋線維
2 介在板
3 横紋
4 筋原線維
5 筋内膜の線維細胞
6 核
7 介在板
8 枝分かれした心筋線維

図 8-11 ■ **心筋（縦断像）**（マッソンの三色染色，×130）

## 図8-12　心筋（縦断像）

　同じ染色の高倍率像を用いて心筋と骨格筋（図8-4）の線維を比較すると，2種類の筋組織の類似点と相違点がみえてくる．

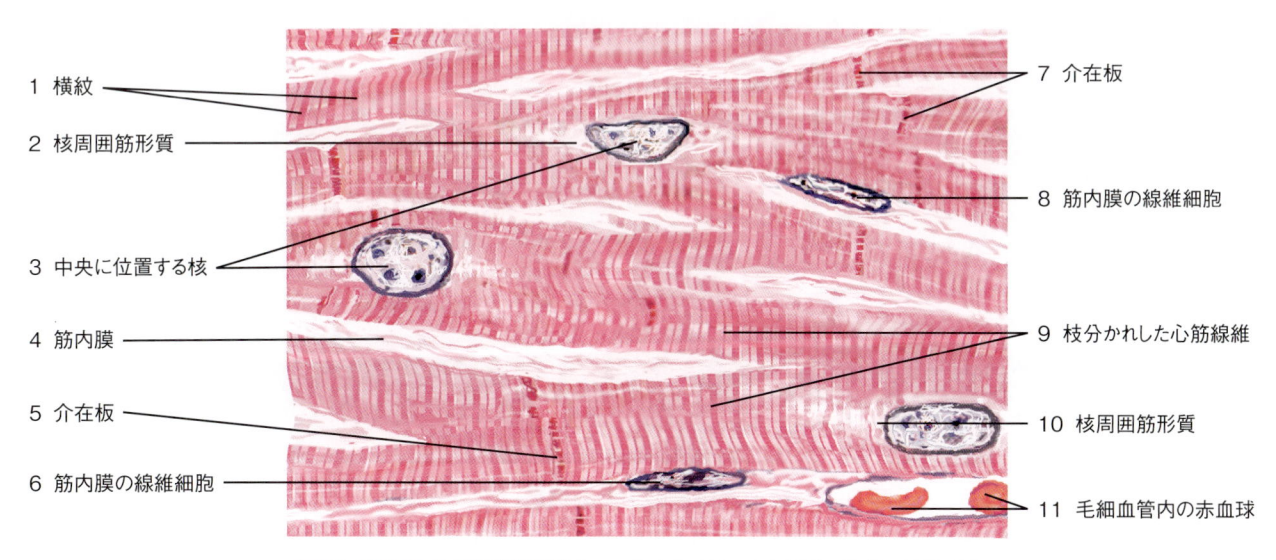

1 横紋
2 核周囲筋形質
3 中央に位置する核
4 筋内膜
5 介在板
6 筋内膜の線維細胞
7 介在板
8 筋内膜の線維細胞
9 枝分かれした心筋線維
10 核周囲筋形質
11 毛細血管内の赤血球

図 8-12 ■ **心筋（縦断像）**（ヘマトキシリン-エオジン染色，高倍率）

　骨格筋にも心筋にも横紋(1)がみられるが，心筋ではあまり目立たない．枝分かれした心**筋線維**(9)は，個々の筋線維が長い骨格筋と対照的である．高倍率像では，その不規則な構造と心筋に特徴的な**介在板**(5, 7)がよく観察できる．まっすぐ(5)またはジグザグ(7)な帯状の介在板(5, 7)がそれぞれの心筋線維を横断している．

　骨格筋線維では複数の扁平な核が周辺部に位置しているのに対して，心筋では大きな楕円形の**核**(3)が，通常1細胞に一つ心筋線維の中心部に位置している．心筋線維の核の周辺は**核周囲筋形質** perinuclear sarcoplasm(2, 10)で占められており，その部位では横紋と筋原線維が欠けている．

　結合組織の**線維細胞**(6, 8)と**筋内膜**(4)の細い結合組織線維が心筋線維を取り囲んでいる．筋内膜(4, 6, 8)の中には**赤血球**(11)の入った**毛細血管**が観察できる．

## 図8-13　心筋縦断の超微細構造

　この電子顕微鏡写真は，心筋線維の内部構造を示している．濃染されたとなり合った2本のZ線(3)のあいだに，細いアクチンフィラメントと太いミオシンフィラメントが規則正しく配列された明瞭な**筋節**(1)がみられる．筋節(1)の内部には，アクチンフィラメントとミオシンフィラメントの両方を含む高密度の**A帯**(2)と，アクチンフィラメントのみを含む淡く染まった**I帯**(8)がZ線(3)によって二分されているのがみえる．筋原線維のあいだには，心筋に特徴的な大きな**ミトコンドリア**(4)がある．骨格筋とは対照的に，**筋小胞体**(5)は整列しておらず，終末槽は小さい．また，心筋の**横行小管**(9)は，一つの筋節につき一つのみZ線(3)の位置でみとめられるのみである．筋節の中央部(1)には，太いミオシンフィラメント

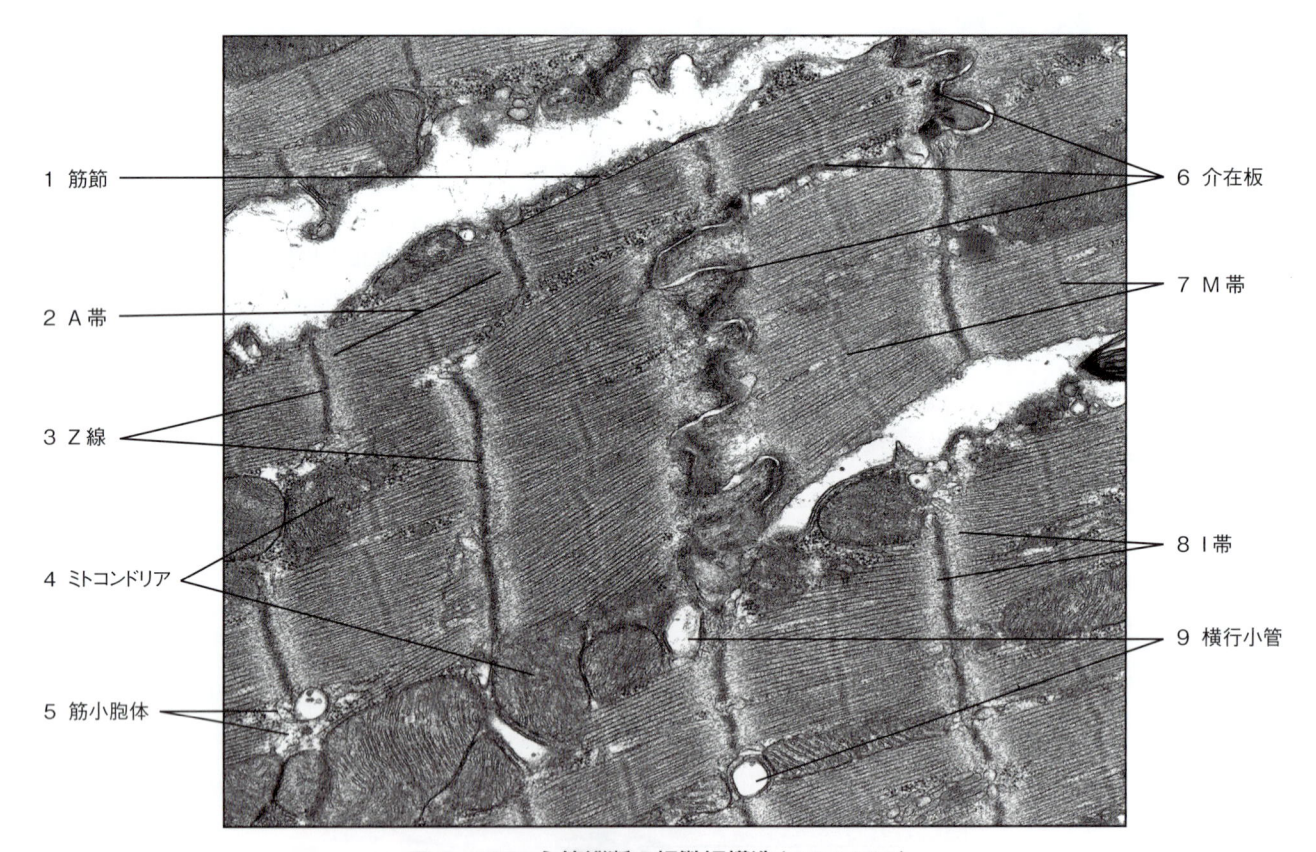

| 1 筋節 | 6 介在板 |
| 2 A帯 | 7 M帯 |
| 3 Z線 | 8 I帯 |
| 4 ミトコンドリア | 9 横行小管 |
| 5 筋小胞体 | |

**図8-13■心筋縦断の超微細構造(×24,800)**

[Cui Dほか：Atlas of Histology with Functional and Clinical Correlation. Wolters Kluwer/Lippincott Williams and Wilkins社(Maryland州Baltimore市)，2011の許可を得て転載]

の結合を表す濃染した **M 帯**(7)がある．心筋線維に非常に特徴的なのは，不規則なジグザグ模様を描いて心筋線維を横断する，高密度に染色された**介在板**(6)である．この介在板は，個々の心筋線維のあいだでつくられる重要な接着部位である．筋原線維のあいだの明瞭なスペースは，別の心筋線維が分岐している特徴を表している．

## 機能との関連 8-3 ■ 心　筋

心臓の筋線維の収縮蛋白質（アクチンとミオシン）の構成と筋節における配置は，基本的に骨格筋と同じであるが，重要な違いがある．**横行小管**はＺ線上の位置にあり，骨格筋の横行小管よりもはるかに大きい．さらに，筋小胞体はあまり発達していない．また，心筋細胞ではミトコンドリアがより大きく，より多く存在しており，心筋線維が継続的に機能するために必要な代謝量が多いことを示している．

心筋細胞は，相互に嵌合した**介在板**という特殊な構造によって端々結合している．介在板は筋膜の接着帯，デスモソーム，**ギャップ結合**で構成されている．ギャップ結合はすべての心筋線維を結合させており，それによって心筋全体に刺激を非常に迅速に拡げることができる．筋節へ興奮性の刺激が伝わると，横行小管と筋小胞体を介して収縮がおきる．イオンがギャップ結合を通ってそれぞれの心筋線維に拡散し，心臓は統合された形ではたらく．すなわち，収縮刺激が全心筋に伝わり，心筋が**機能的合胞体** functional syncytium としてはたらくことになる．

骨格筋と同様に，心筋の収縮にはカルシウムが不可欠である．しかし，心筋では小胞体があまり発達しておらず，連続して収縮するために十分な量のカルシウムは貯蔵されていない．その結果，筋肉を刺激して収縮させる際には，カルシウムは疎に分布する小胞体から放出されるとともに，心筋細胞の外部からも筋形質に取り込まれる．刺激の終了時には，このカルシウムの移動が逆方向になる．

心筋は自発的に収縮刺激を発生する**自動律動能** autorhythmicity をもつ．また，自律神経の**交感神経**，**副交感神経**どちらも心臓を支配する．迷走神経からの副交感神経刺激によって心臓の収縮は遅くなり，血圧は低下する．逆に，交感神経刺激では心臓の収縮は増加し，血圧は上昇する．

心臓の組織学的所見，心ペースメーカー，プルキンエ線維，心臓のホルモンに関しては第10章循環器系に詳しく述べている．

# 第3項・平滑筋

平滑筋は体内に広く分布しており，おもに内臓の**管腔臓器** visceral hollow organ や**血管** blood vessel の壁の一部となっている．消化管，子宮，尿管などの管腔臓器では，平滑筋は大きな膜状の構造や層をつくっている．皮膚の真皮では，平滑筋は毛包と結合している．平滑筋の細胞間には多数の**ギャップ結合** gap junction が存在し，個々の平滑筋細胞を機能的に結合している．

光学顕微鏡でみると，平滑筋は個々の細長い筋線維が紡錘状の細い筋束をつくっているのがわかる．それぞれの筋線維は骨格筋よりも短く，単一の核が中心に位置している．結合組織が各筋線維と筋層を囲んでいる．血管では平滑筋は輪状に走っていて，血管の内径を変化させることで血圧を制御している．腸管では平滑筋は腸管のまわりを層をつくって囲んでいる．

平滑筋線維には，収縮性のある**アクチン**と**ミオシン**のフィラメントが含まれているが，骨格筋線維や心筋線維にみられるような規則的な横紋をつくるようには並んでいない（図8-14）．その代わりに，アクチンとミオシンは，筋形質内を全体にわたって格子状のネットワークをつくって走行している．収縮機能をもつ成分が不規則に位置している結果，これらの筋線維は**滑らかで横紋はみられない**．アクチンフィラメントは，平滑筋に特有の構造である**暗調小体** dense body に付着している．暗調小体は，筋形質内に散在しているか，筋細胞膜の筋形質側に付着している．また中間径フィラメントとアクチンフィラメントは，筋形質内と

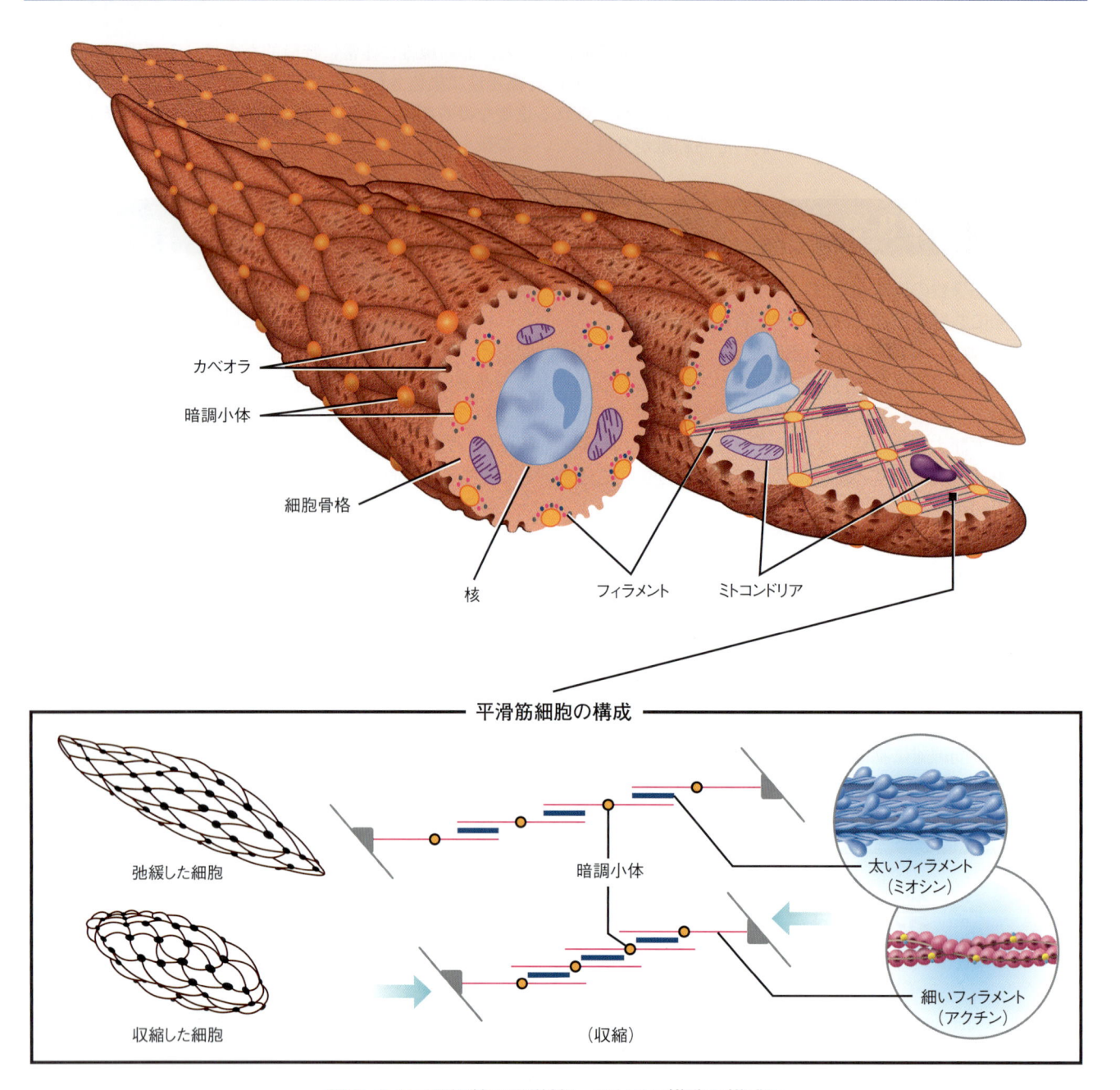

**図 8-14 ■** 平滑筋の顕微鏡レベルでの構造の模式図

細胞膜内の暗調小体に付着している．暗調小体には，**α-アクチニン**や，骨格筋や心筋の Z 線と同じようにデスミンなどの Z 線付属蛋白質も含まれている．平滑筋線維のもう一つの特徴は，他の細胞のエンドサイトーシス小胞やピノサイトーシス小胞に似た，細胞膜の陥入が多数みられることである．これはカベオラと呼ばれるもので，骨格筋の横行小管のような機能をもち，刺激信号を筋線維の内部に伝えて収縮させると考えられている．

## 図 8-15　平滑筋の縦断像と横断像：小腸壁

　小腸では，内輪状筋層と外縦走筋層の2層の平滑筋層が管腔を囲んで同心円状に位置している．これらの筋層では筋線維が密に詰まり，隣り合う筋層の筋線維はたがいに直角方向に走っている．

　図の上半分では，内輪状筋層の平滑筋線維の縦断像がみられる．**平滑筋線維** smooth muscle fiber(1)は紡錘形の細胞で，両端が細くすぼまっている．筋形質は濃く染まり，中央に一つの卵円形ないし細長い**核**(7)がみえる．

　図の下半分には隣の縦走筋層の横断面がみえている．紡錘形の細胞がさまざまな位置で横断されているため，細胞の断面の形と大きさは多様である．大きい**核**(5)がみられるのは，**平滑筋線維**(5)が細胞の中央部で切られた場合にかぎられている．断面が筋線維の中央からはずれている場合には，濃染する**筋形質** sarcoplasm のみ，または小さな核のみがみえる(3と9の下の引き出し線)．

　小腸壁では，二つの平滑筋層は互いに密接しており，そのあいだにはごく少量の**結合組織線維** connective tissue fiber と**線維細胞**(2, 4, 8, 10)がみえる．平滑筋には血管が豊富に分布しており，筋線維および筋層のあいだに多数の**毛細血管**(6, 11)がみられる．内輪状筋層と外縦走筋層とのあいだには**筋層間神経叢** myenteric nerve plexus の多数の**ニューロン** neuron (2)がある．

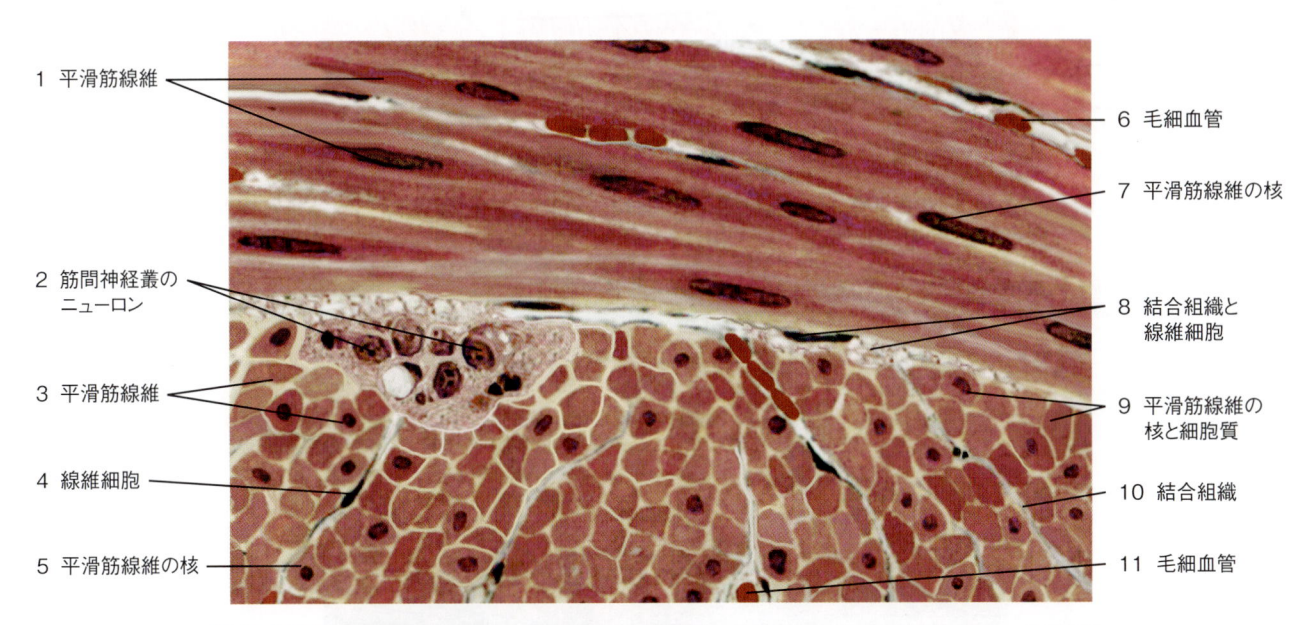

1　平滑筋線維
2　筋間神経叢の
　　ニューロン
3　平滑筋線維
4　線維細胞
5　平滑筋線維の核

6　毛細血管
7　平滑筋線維の核
8　結合組織と
　　線維細胞
9　平滑筋線維の
　　核と細胞質
10　結合組織
11　毛細血管

**図 8-15 ■ 平滑筋の縦断像と横断像：小腸壁**(ヘマトキシリン−エオジン染色，高倍率)

## 図 8-16　平滑筋：小腸壁（横断像と縦断像）

　　　写真は小腸壁の筋層の切片である．小腸の平滑筋線維は**内輪状筋層** inner circular layer（7）と**外縦走筋層** outer longitudinal layer（8）の二つの層をつくっている．内輪状筋層（7）では，それぞれの平滑筋線維の**筋形質**（2）の中央部に 1 個の**核**（1）がみえる．外縦走筋層（8）はこの標本では横断されているため，**細胞質** cytoplasm（5）に**核**（6）がみられるのは，断面が核のある中央部を通る場合にかぎられ，それ以外の細胞では核はみえないからである．両筋層のあいだには，**筋層間神経叢**（3）の自律神経細胞（ニューロン）が集合している．筋線維のあいだには細い**血管**（4）がみえる．

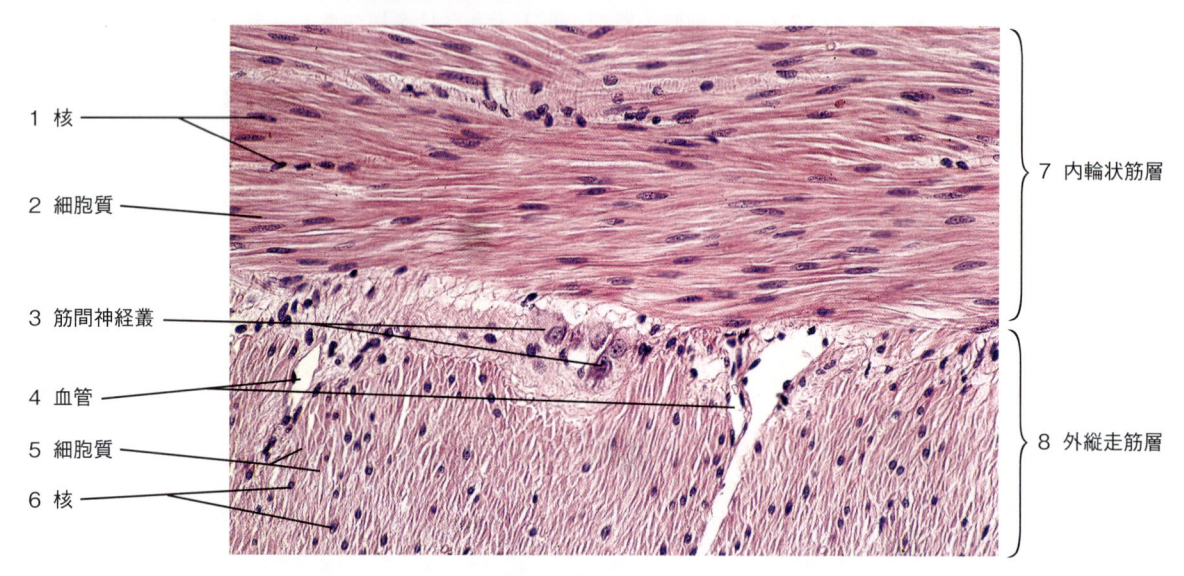

1　核
2　細胞質
3　筋間神経叢
4　血管
5　細胞質
6　核
7　内輪状筋層
8　外縦走筋層

図 8-16 ■ 平滑筋：小腸壁（横断像と縦断像）（ヘマトキシリン-エオジン染色，×80）

## 図 8-17　小腸壁の平滑筋線維の超微細構造

　　　骨格筋（図 8-5 および図 8-6 参照）および心筋（図 8-13 参照）の筋線維の超微細構造を平滑筋線維のものと比較すると，その内部構造には大きな違いがある．骨格筋や心筋において横紋をつくっていたアクチンとミオシンの整然とした配列は，平滑筋ではみられない．筋形質

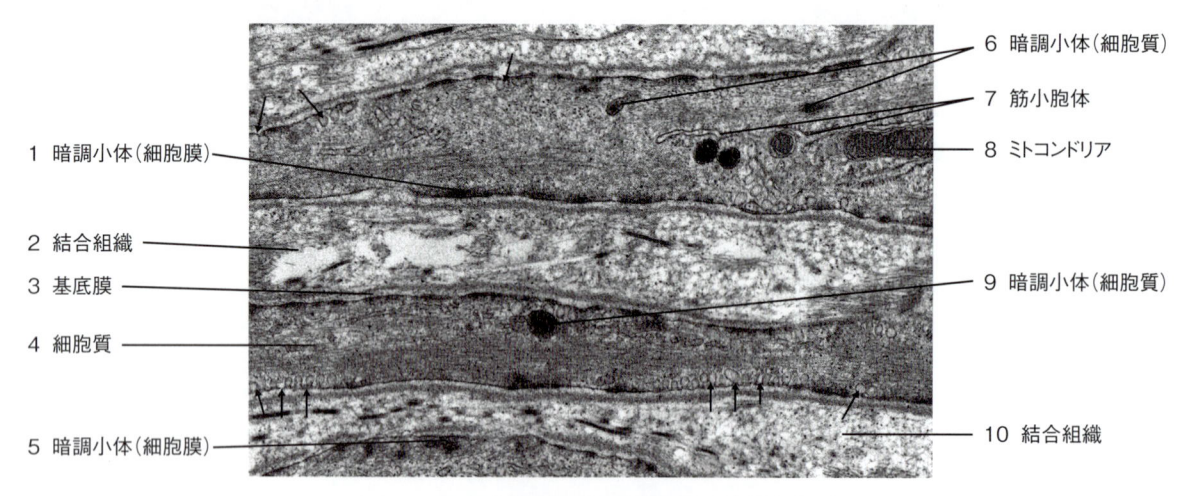

1　暗調小体（細胞膜）
2　結合組織
3　基底膜
4　細胞質
5　暗調小体（細胞膜）
6　暗調小体（細胞質）
7　筋小胞体
8　ミトコンドリア
9　暗調小体（細胞質）
10　結合組織

図 8-17 ■ 小腸壁の平滑筋線維の超微細構造

[Rex A. Hess 名誉教授（Comparative Biosciences, College of Veterinary Medicine, Illinois 州 Urbana 市）のご厚意による]

には個々のフィラメント(4)がみえるが，その配列には規則性がない．細いアクチンフィラメントは，平滑筋細胞(4)の**細胞膜**(1, 5)にある**暗調小体**(1, 5)や，細胞質(4)に散在する**暗調小体**(6, 9)に付着している．暗調小体(1, 5, 6, 9)は，機能的には骨格筋や心筋のZ線と類似している．筋細胞膜に沿った無数の陥入は**カベオラ** caveolae（矢印）である．筋形質(4)の中には，ミトコンドリア(8)や**筋小胞体**(7)の残骸もみられる．平滑筋の筋形質(4)は**基底板**(3)に囲まれており，個々の平滑筋線維のあいだには**結合組織**のコラーゲン線維がある(2, 10)．

## 機能との関連8-4 ■ 平滑筋

骨格筋や心筋とは異なり，平滑筋には横行小管がなく，筋小胞体もカルシウムを多く貯蔵できるようには発達していない．加えて，平滑筋には**カベオラ**と呼ばれる細胞膜の陥入が多数みられる．これらのカベオラは，刺激をうけての細胞内へのカルシウム放出を制御することにより，筋骨格の横行小管と同様の機能を果たしているようである．平滑筋が刺激をうけて収縮する際には，カルシウムは筋小胞体と細胞膜のカベオラから筋形質に入る．筋形質内では，**カルモジュリン** calmodulin というカルシウム結合蛋白質にカルシウムは結合して，アクチンとミオシンの相互作用を刺激し，お互いのあいだの位置の移動を誘導する．アクチンとミオシンは，骨格筋と同様のフィラメント移動機序によって収縮する．フィラメントの収縮によって**暗調小体**が互いに引き寄せられ，平滑筋の収縮と短縮が生じる．隣り合う平滑筋細胞の暗調小体はつながっているので，収縮の力はつながっている平滑筋細胞すべてに伝わり，平滑筋は一体となって機能する．

平滑筋は，自発的な波状の活動を示し，筋肉全体がゆっくりとして持続的に収縮することで，小さな力の継続した収縮をおこし，管腔臓器の**緊張**を維持する．尿管，子宮，消化管などでは，平滑筋の収縮により**蠕動運動** peristaltic contraction がおこり，内容物が管腔内を移動する．動脈やその他の血管では，平滑筋が内腔の直径を調節している．

平滑筋線維は，**ギャップ結合**を介して互いに密接につながっている．このギャップ結合は平滑筋線維間の迅速なイオンの交通を可能にし，平滑筋の膜状構造や平滑筋層の層構造での協調的な活動を生み出す．平滑筋は**不随意筋** involuntary muscle であり，**自律神経系の交感神経**と**副交感神経**の節後ニューロンによって支配され，調節されている．それらの神経刺激は収縮速度と収縮力に影響する．さらに，**伸展刺激**や**ホルモン**のような非神経性の刺激によっても平滑筋の収縮と弛緩がおこる．

# 第 8 章 まとめ

## 筋組織

・3種類：骨格筋，心筋，平滑筋
・各種類の筋肉のあいだには類似点と相違点がある
・どの種類の筋肉も筋線維という細長い細胞によって構成されている
・筋肉の細胞質は筋形質，細胞膜は筋形質膜と呼ばれる
・筋線維にはアクチンとミオシンの収縮性蛋白質からなる筋原線維が含まれている

## 骨格筋

・線維の辺縁に多くの核が存在する
・多核であるのは，発生過程において間葉系の筋原細胞が融合することによる
・各筋線維は筋原線維によって，筋原線維は筋フィラメントによって構成されている
・アクチンとミオシンのフィラメントが明瞭な横紋構造を形成している
・明るい I 帯には細いアクチンフィラメントが，暗い A 帯には太いミオシンフィラメントが含まれている
・濃い Z 線が I 帯を二分する；隣り合った Z 線のあいだは収縮単位であり，筋節と呼ばれる
・付属の蛋白質がアクチンフィラメントとミオシンフィラメントの配置を整え，位置を固定させている
・タイチン蛋白質はミオシンフィラメントを固定し，α-アクチニンはアクチンフィラメントを Z 線と結合させている
・タイチンは，ミオシンと Z 線の中間に位置し，両者のあいだでバネのように作用する
・ネブリン蛋白質は細いフィラメントを Z 線に固定し，アクチンフィラメントの長さを調節している
・デスミン蛋白質は筋原線維を Z 線に連結し，筋内膜に付着させる
・筋肉は筋上膜という結合組織でおおわれている
・筋束は筋周膜という結合組織でおおわれている
・それぞれの筋線維は筋内膜という結合組織でおおわれている
・随意筋は意識下に制御されている
・筋紡錘はほとんどの骨格筋にある特殊な伸展受容器である

・筋紡錘の紡錘形の被膜内に錘内筋線維と神経終末がみられる
・筋肉が伸展されると伸展反射がおこり，それにより筋肉が縮む

## 骨格筋の透過型電子顕微鏡像

・明るい帯はアクチンフィラメントで形成された I 帯である
・I 帯の中央を濃染する Z 線が走っている
・2 本の Z 線のあいだは筋節という筋肉の最小収縮単位である
・暗い帯は筋節の中間に位置する A 帯である
・A 帯は重なり合うアクチンフィラメントとミオシンフィラメントで形成される
・A 帯の中央の M 線でミオシンフィラメントが連結している
・M 線の両がわにある H 帯にはミオシンフィラメントのみ存在する
・筋小胞体とミトコンドリアがそれぞれの筋節を囲んでいる

## 骨格筋の機能

・骨格筋は随意筋であり意識下で制御され，刺激をうけた時にのみ収縮する
・運動終板に神経が届き，ここで神経刺激が筋肉に伝達される
・運動終末の軸索末端には神経伝達物質であるアセチルコリンが蓄えられている
・活動電位によりアセチルコリンがシナプス間隙に放出される
・アセチルコリンは筋肉の膜上にある受容体に結合する
・アセチルコリンエステラーゼはアセチルコリンを分解し，過剰な収縮を抑える
・刺激が到達する前に，カルシウムはカルセケストリンという蛋白質に結合して筋小胞体に貯蔵される
・筋線維に筋形質膜が陥入して横行小管を形成している
・筋小胞体が拡張した終末槽と横行小管が三つ組み構造を形成する
・哺乳類の骨格筋においては，三つ組み構造は A 帯-I 帯

移行部に位置する
- 収縮刺激は横行小管によってそれぞれの筋線維，筋原線維，筋小胞体に伝えられる
- 刺激後，筋小胞体は筋節にカルシウムイオンを放出する
- カルシウムはアクチンとミオシンの結合を活性化し，筋収縮を引きおこす
- 収縮後，カルシウムは能動的に輸送され筋小胞体に取り込まれる
- 筋肉が収縮すると，I帯とH帯は短くなるが，A帯の長さは変わらない
- 筋肉が収縮して短くなると，Z線どうしが近づき，筋節が短縮する

## 心　筋

- 心臓と心臓につながる大血管に分布している
- アクチンとミオシンがつくる横紋は，骨格筋のI帯，A帯，Z線と類似している
- 介在板というギャップ結合をもつ高密度の接着装置があることを特徴としている
- 核は中心に一つか二つあり，筋線維は比較的短く，かつ分岐している
- 横行小管はZ線上に位置し，骨格筋にみられるものより大きい
- 筋小胞体はあまり発達していない
- ミトコンドリアは心筋線維ではより大きく，より多く存在する
- 律動的な収縮のためギャップ結合が全心筋線維を連結し，機能的な合胞体を形成している
- 収縮のために，細胞外と筋小胞体からカルシウムが取り込まれる
- 自動能をもち，収縮刺激を自発的に発生させる
- 自律神経系が心臓を刺激し，心拍数と血圧に影響を与える

## 平滑筋

- 管腔臓器と血管にみられる
- 接着帯によって筋細胞は結合しており，ギャップ結合によって筋細胞は機能的に結合している
- アクチンフィラメントとミオシンフィラメントが存在しているが，横紋は形成されない
- 筋線維は紡錘状で単核である
- 腸管の平滑筋は管腔を中心とした同心円の層をつくり，血管では輪状に管腔を囲んでいる
- アクチンフィラメントとミオシンフィラメントは規則的には配列しておらず，横紋がみられない
- アクチンとミオシンが筋形質内で格子状のネットワークをつくるとともに，筋形質内の暗調小体と結合している
- 暗調小体には$\alpha$-アクチニンとその他のZ線の蛋白質が含まれている
- 筋小胞体は収縮に必要なすべてのカルシウムを貯蔵できるほどには発達していない
- 筋細胞膜にはカベオラと呼ばれる陥入がある
- カベオラは，刺激をうけた後に細胞内へのカルシウムの流入を制御している可能性がある
- 刺激をうけると，カベオラと筋小胞体からカルシウムが筋形質内へと流入する
- カルシウム結合蛋白質であるカルモジュリンは，アクチンとミオシンの相互作用を促進する
- アクチンとミオシンは骨格筋に類似した互いの位置関係の移動により平滑筋を収縮させる
- 暗調小体が隣接する筋細胞へ結合していることによって細胞の収縮力はすべての細胞に伝えられる
- 自発的に活動し，管腔臓器の緊張を維持する
- 蠕動運動により器官の内容物を前進させる
- ギャップ結合により筋肉が連結し，すべての筋線維間でのイオンの交通が可能になっている
- 交感神経系と副交感神経系の節後ニューロンに支配されている
- 不随意筋は自律神経系，ホルモン，伸展刺激によっても制御されている

# 第8章 復習問題

## 問 題

次の問題について，もっとも適切な答えを選びなさい．

1. 骨格筋と心筋の横行小管の違いは何か？
   A．骨格筋と心筋では横行小管に違いはない
   B．骨格筋の方が横行小管が大きく，カルシウムの貯蔵量が多い
   C．心筋の横行小管は枝分かれしている
   D．心筋の横行小管は骨格筋よりも大きい
   E．骨格筋の横行小管はZ線上にある

2. カルシウムは筋肉の収縮に不可欠である．心筋では，カルシウムイオンは以下の場所から筋節に入る．
   A．筋小胞体の槽
   B．横行小管と筋形質の貯蔵場所
   C．筋線維の外がわと筋小胞体
   D．筋線維の外がわの間質液と横行小管
   E．横行小管と三つ組み

3. 平滑筋の暗調小体は次のものと類似している
   A．骨格筋のZ線
   B．ミオシンフィラメント
   C．アクチンフィラメント
   D．横行小管と筋小胞体
   E．横行小管と三つ組み

4. 平滑筋のカベオラは，以下の場所にある．
   A．暗調小体
   B．アクチンフィラメントとミオシンフィラメント
   C．筋小胞体の槽
   D．筋形質（細胞内部）
   E．細胞膜

5. 平滑筋のカベオラはどのような機能を果たしているか？
   A．筋形質内のカルシウムと結合する
   B．平滑筋の収縮時にアクチンとミオシンに結合する
   C．平滑筋線維内へのカルシウムの流入を制御する
   D．暗調小体に収縮刺激を伝える
   E．隣接する細胞に収縮力を伝える

## 解 答

1. 正解：B．骨格筋の横行小管は大きく，多くのカルシウムを貯蔵している．心筋の横行小管は骨格筋ほどには発達しておらず，筋収縮を適切に行うためには，ある程度の量のカルシウムを細胞外から筋形質内に取り込む必要がある．
2. 正解：C．心筋では，筋小胞体が骨格筋ほどには発達していないため，カルシウムイオンは筋小胞体からのみならず筋線維の外がわからも筋節内に入る．
3. 正解：A．横紋筋のZ線．暗調小体には，筋骨格のZ線にみられるものと同様の蛋白質が含まれている．
4. 正解：E．細胞膜．カベオラは，骨格筋の横行小管と同様の機能をもつ．
5. 正解：C．平滑筋のカベオラは，横紋筋の横行小管に似た方法で，平滑筋線維へのカルシウムの流入を制御する．

## 顕微鏡写真による補足

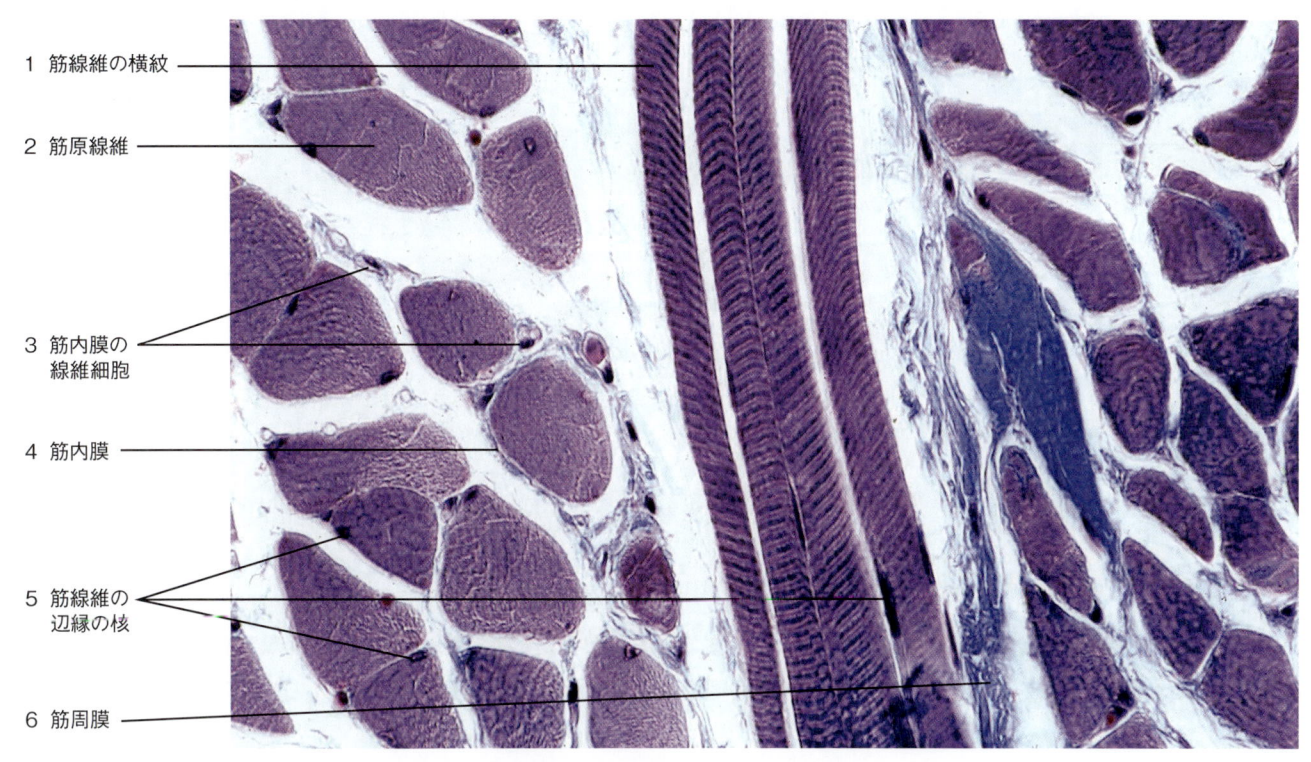

1 筋線維の横紋

2 筋原線維

3 筋内膜の
　線維細胞

4 筋内膜

5 筋線維の
　辺縁の核

6 筋周膜

**図 8-18** ■ サルの舌の骨格筋線維の横断像と縦断像（マロリー–アザン染色，×70）

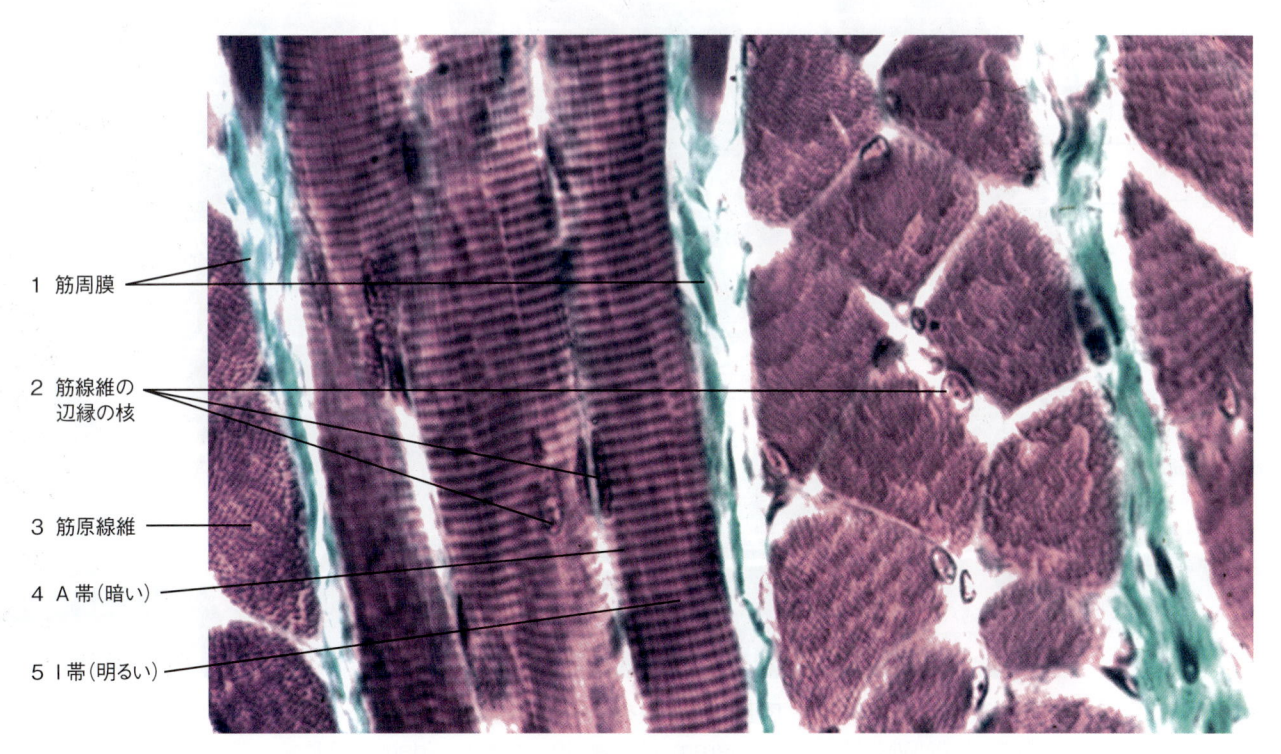

1 筋周膜

2 筋線維の
　辺縁の核

3 筋原線維

4 A 帯（暗い）

5 I 帯（明るい）

**図 8-19** ■ 舌の骨格筋の高倍率の横断像と縦断像（マロリー–アザン染色，×205）

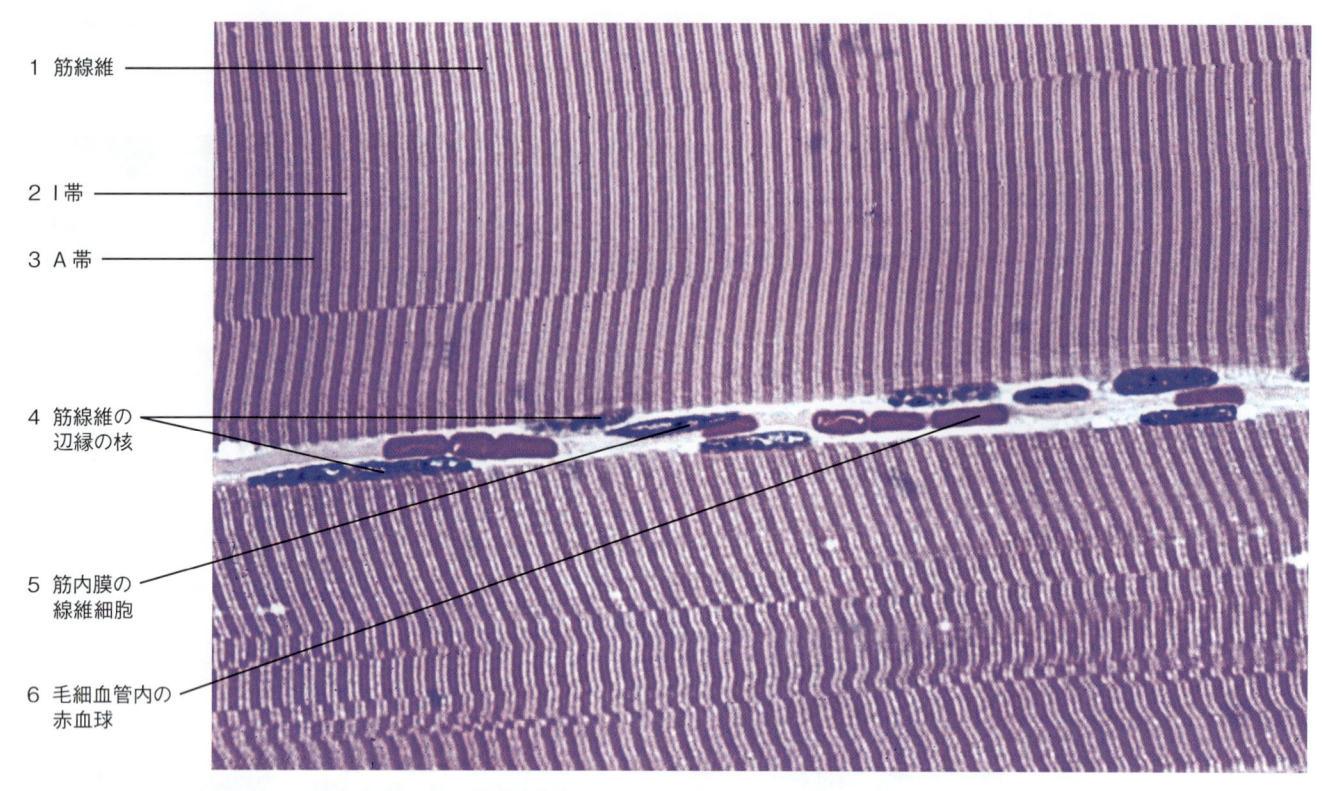

1 筋線維
2 I帯
3 A帯
4 筋線維の
　辺縁の核
5 筋内膜の
　線維細胞
6 毛細血管内の
　赤血球

**図 8-20 ■ 骨格筋の横紋，周辺にある核，周囲の結合組織を示す樹脂切片高倍率像**（ヘマトキシリン-エオジン染色，×405）

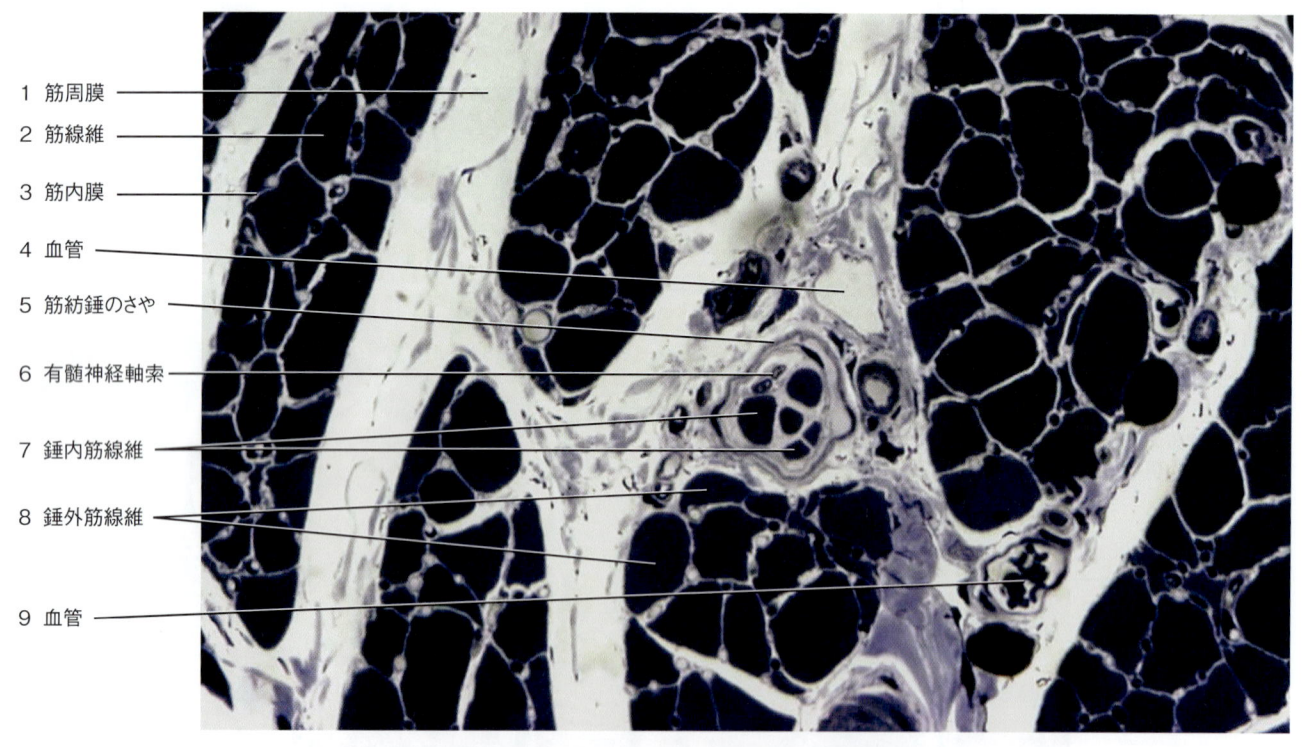

1 筋周膜
2 筋線維
3 筋内膜
4 血管
5 筋紡錘のさや
6 有髄神経軸索
7 錘内筋線維
8 錘外筋線維
9 血管

**図 8-21 ■ 筋紡錘，その内部構造，周囲の筋線維を示す骨格筋の樹脂切片**（トルイジン青染色，×40）

[Mark De Santis 名誉教授（WWMI Medical Program, University of Idaho, Idaho 州 Moscow 市）のご厚意による]

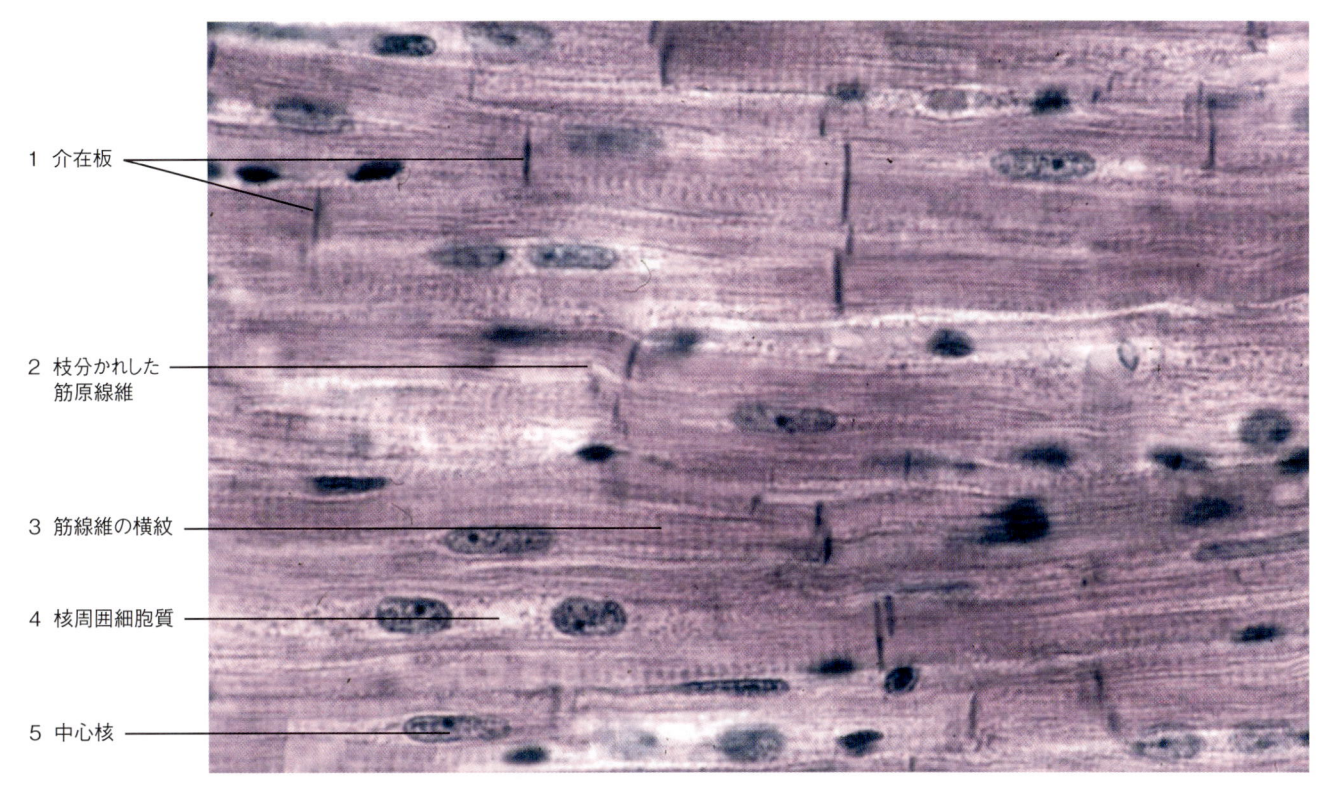

1 介在板
2 枝分かれした
　筋原線維
3 筋線維の横紋
4 核周囲細胞質
5 中心核

**図 8-22** ■ **中心にある核と介在板を示すサル心筋切片の高倍率像**（ヘマトキシリン-エオジン染色，×165）

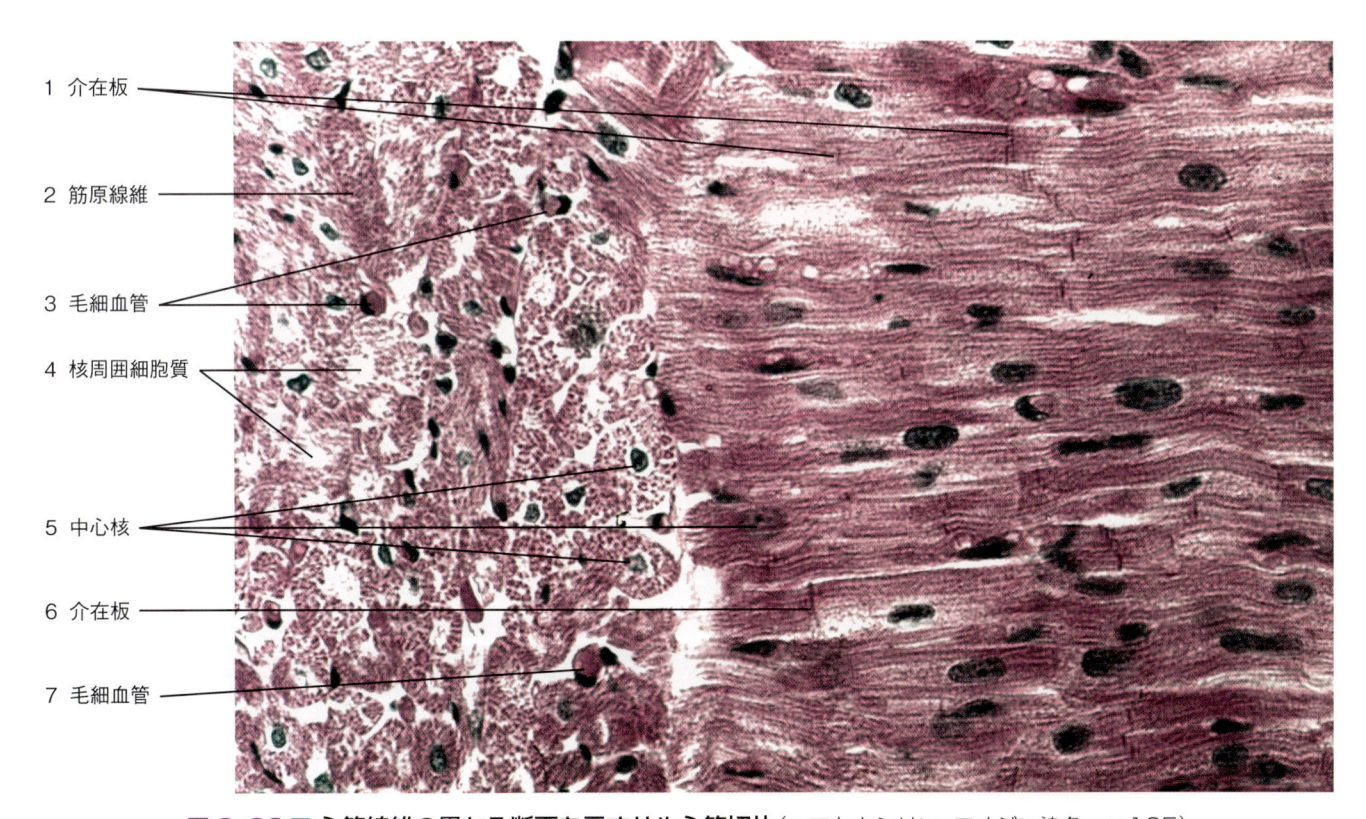

1 介在板
2 筋原線維
3 毛細血管
4 核周囲細胞質
5 中心核
6 介在板
7 毛細血管

**図 8-23** ■ **心筋線維の異なる断面を示すサル心筋切片**（ヘマトキシリン-エオジン染色，×165）

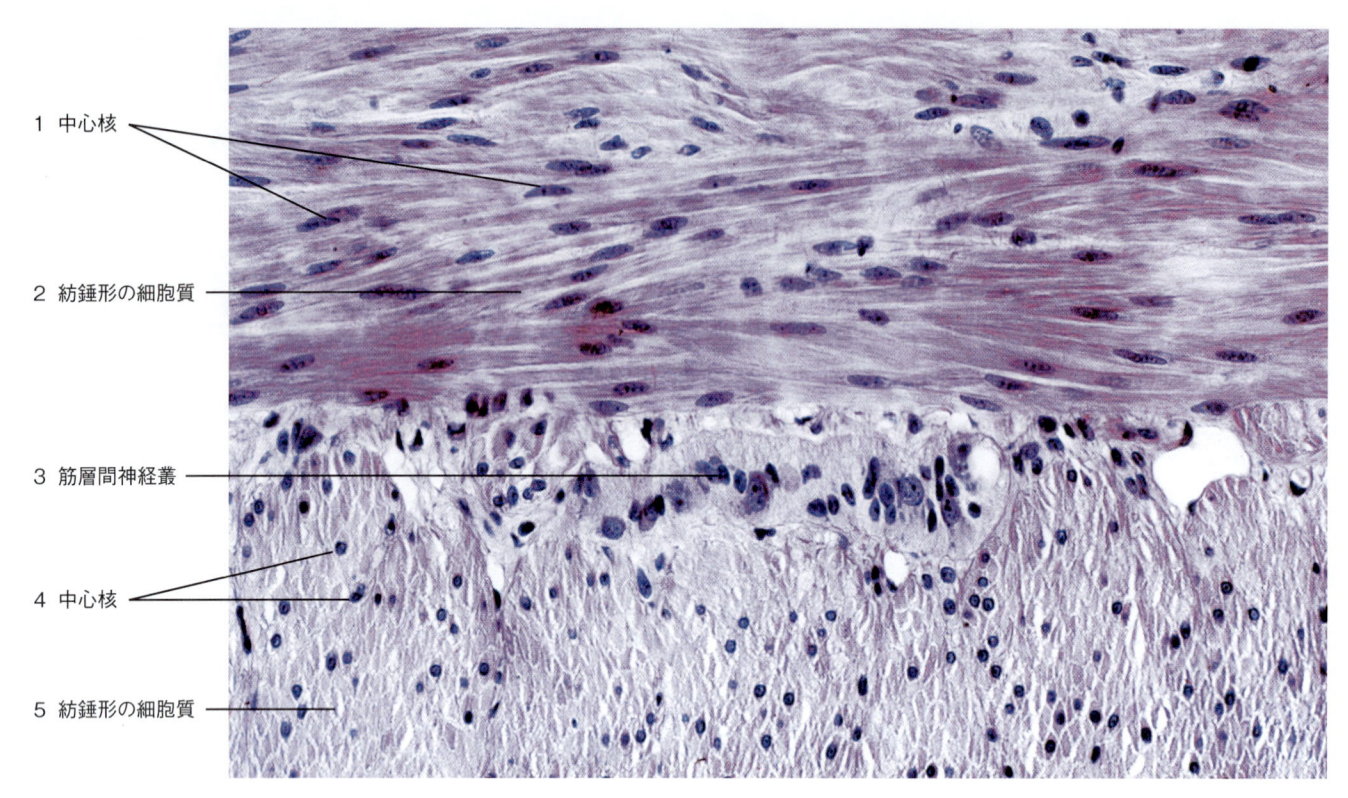

1 中心核

2 紡錘形の細胞質

3 筋層間神経叢

4 中心核

5 紡錘形の細胞質

**図 8-24** ■ **平滑筋の輪状筋層と縦走筋層を示す小腸壁切片**(ヘマトキシリン−エオジン染色,×165)

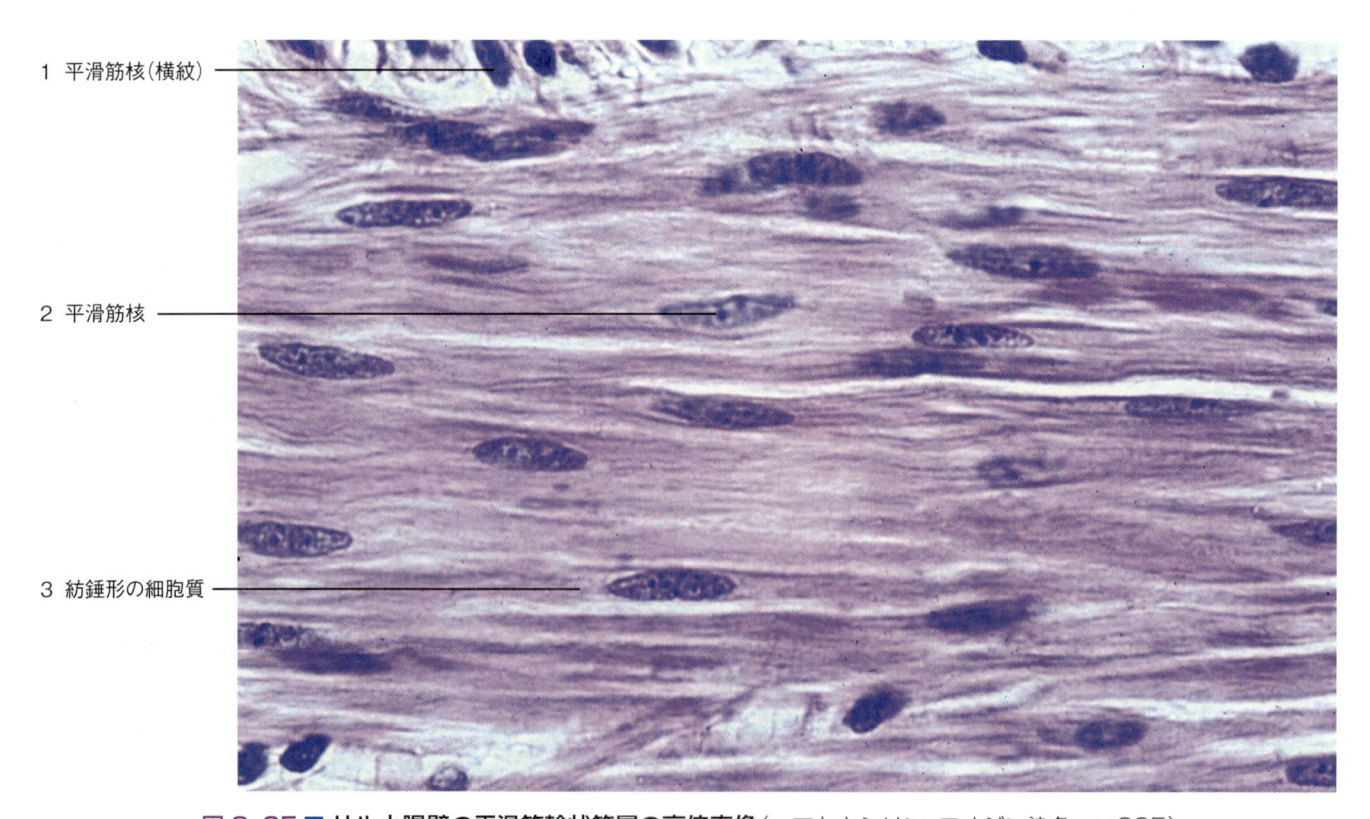

1 平滑筋核(横紋)

2 平滑筋核

3 紡錘形の細胞質

**図 8-25** ■ **サル小腸壁の平滑筋輪状筋層の高倍率像**(ヘマトキシリン−エオジン染色,×205)

# 第 9 章 | 神経組織

## 第 1 項 • 中枢神経系 : 脳と脊髄

哺乳類の神経系は体の中でもっとも複雑な組織であり，大きく**中枢神経系** central nervous system（**CNS**）と**末梢神経系** peripheral nervous system（**PNS**）に分けられる．中枢神経系は**脳** brain と**脊髄** spinal cord からなり，それぞれ頭蓋骨と椎骨によって囲まれ保護されている．末梢神経系は中枢神経系の外がわに位置し，脳神経と脊髄神経からなり，中枢神経系への情報（感覚性ないし求心性）と中枢神経系からの情報（運動性ないし遠心性）を伝える役割を担っている．

### 中枢神経系（CNS）を保護する組織層

神経組織は非常に損傷をうけやすいので，骨，結合組織層，脳脊髄液（CSF）が脳と脊髄をおおい，保護している．頭蓋骨の深部と椎孔には三層の明瞭な結合組織層（硬膜，くも膜，軟膜）からなる髄膜がある（図 9–1）．

髄膜の最外部に位置する**硬膜** dura mater は，密性結合組織からなる強固なうすい層である．硬膜の下にはより柔らかく繊細な結合組織の**くも膜** arachnoid mater がある．硬膜とくも膜は脳と脊髄の外がわをおおっている．さらに内がわには**軟膜** pia mater という結合組織層がある．この層内には多くの血管が走っており，脳や脊髄の表面に直接に接している．

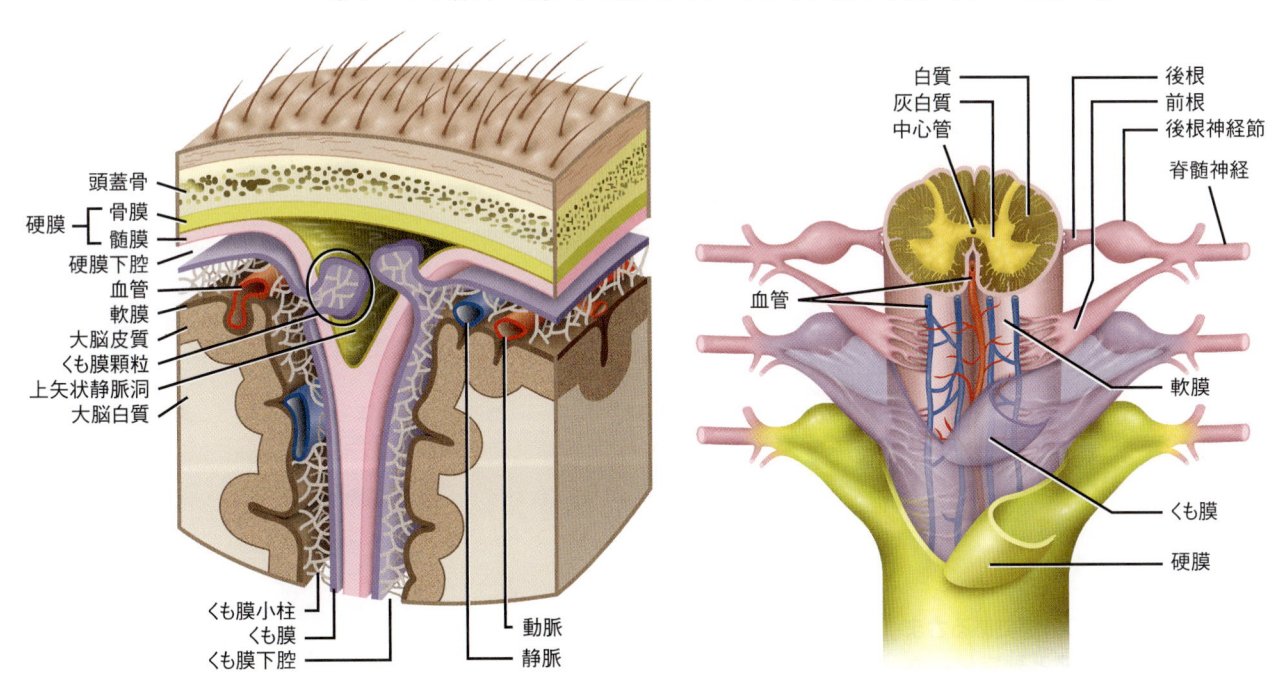

**図 9-1** ■ 中枢神経系．中枢神経系は脳と脊髄からなる．脳と脊髄の断面を髄膜（硬膜，くも膜，軟膜）とともに示した．

くも膜と軟膜のあいだは**くも膜下腔** subarachnoid space と呼ばれ，もろい網状のコラーゲン線維と弾性線維がくも膜と軟膜をつないでいる．くも膜下腔を充たし循環している脳脊髄液の中に脳や脊髄は浸かっていて，衝撃や外傷から保護されている．

## 脳脊髄液

脳と脊髄は無色透明の**脳脊髄液** cerebrospinal fluid（CSF）に浮いた状態になっており，外傷から守られている．脳脊髄液は多くは**側脳室脈絡叢** choroid plexuses で産生されているが，その他，第3脳室，第4脳室の脈絡叢でも継続して産生されている．脈絡叢は拡張した有窓性毛細血管からなる小血管組織で，脳室の内部を貫通している．脈絡叢細胞によって血液が濾過されて，無色，透明で神経機能に必要な $Na^+$，$K^+$，$Cl^-$ が含まれる脳脊髄液はつくられている．脳脊髄液は脳室内を循環し，脳と脊髄の表面をおおっている．また，脊髄の中心管も脳脊髄液で充たされている．

脳脊髄液は脳の代謝とホメオスタシスを維持するのに重要な役割を担っており，脳細胞に栄養分を供給し，脳細胞からの代謝物の除去を行なっている．脳細胞が神経機能と刺激伝導を行なうため，脳脊髄液は最適な化学的環境をつくり出している．脳脊髄液は循環し終えると，くも膜下腔から**くも膜絨毛** arachnoid villi を介しておもに脳の主要な静脈である上矢状静脈洞から静脈に吸収される．くも膜絨毛は，壁のうすいくも膜から硬膜へと入りこみ，骨膜と硬膜髄膜層のあいだにある硬膜静脈洞に突き出た突起である．

## 主要な神経の形態

神経系にはきわめて複雑な神経細胞相互の情報をやりとりするネットワークが存在している．神経細胞は神経連絡路である軸索を介して**興奮刺激** impulse をうけ取って，それを中枢神経に伝え，中枢神経系は情報を分析，統合，解釈して応答する．ある刺激に対する中枢神経系から出される適切な反応は，筋（骨格筋，平滑筋や心筋）の活動の活性化や腺分泌（内分泌や外分泌）などとなって現われる．

神経組織を構築し機能を担っている細胞は**ニューロン** neuron（神経細胞）である（図9-2）．ニューロンはその大きさや形態がさまざまだが，共通の特徴をもっている．ニューロンはそれぞれ**細胞体** soma（cell body）と多数の**樹状突起** dendrite，1本の**軸索** axon から構成されている．細胞体には核，核小体，種々の細胞内小器官，それらを取り囲む細胞質ないし核周部が含まれている．細胞体からのびた樹状突起と呼ばれる突起は，樹枝状の構造を形成する．

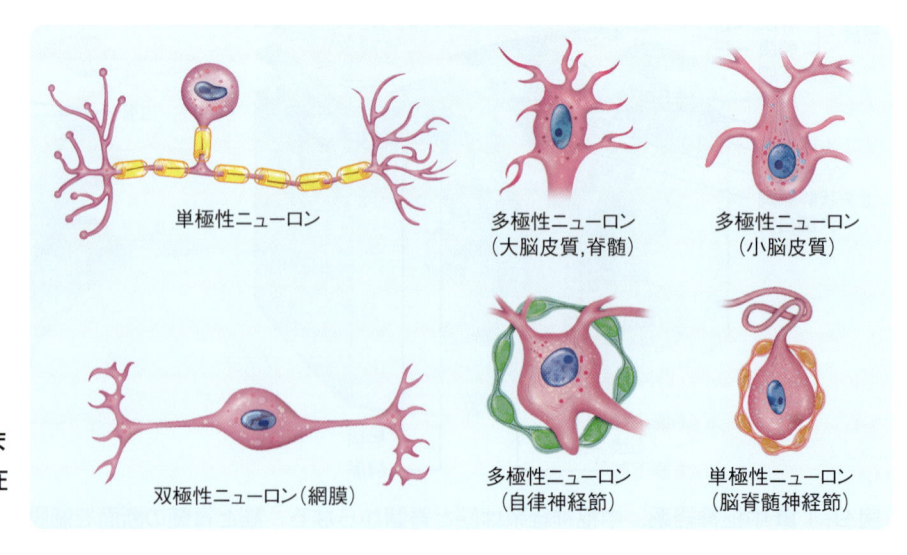

単極性ニューロン　　　多極性ニューロン（大脳皮質,脊髄）　　　多極性ニューロン（小脳皮質）

双極性ニューロン（網膜）　　　多極性ニューロン（自律神経節）　　　単極性ニューロン（脳脊髄神経節）

**図9-2■中枢神経系の外部にあるさまざまな神経節と器官に存在するニューロンの例**

　　ニューロンのまわりには，グリア細胞と呼ばれる多くの小さな支持細胞がみられ，中枢神経系の非神経性の部分を構築している．

## 中枢における神経の種類

　　ニューロンは多極性，双極性，単極性の３群に大別される．この形態による分類は，神経細胞体から出る樹状突起と軸索の数によって決まる．

- **多極性ニューロン** multipolar neuron．中枢神経系ではもっとも一般的なタイプで，**運動ニューロン** motor neuron や脳脊髄の**介在ニューロン** interneuron がこの種類に含まれる．多極性ニューロンの細胞体からは，枝分かれした多数の樹状突起が出ており，それと対照的に細胞体の反対がわからは１本の長い突起—軸索がのびている．
- **双極性ニューロン** bipolar neuron．比較的少なく，**感覚ニューロン** sensory neuron にかぎられている．双極性ニューロンは細胞体から樹状突起と軸索をそれぞれ１本ずつ出しているもので，眼球の網膜，内耳の聴覚平衡器官，鼻腔上部の嗅上皮にみられる（後者二つは末梢神経系）．
- **単極性ニューロン** unipolar neuron．成人の体にみられるほとんどのニューロンは，細胞体から軸索突起が１本しか出ていないもので，胚発生過程では双極性ニューロンであった．したがってこの突起は細胞体の近くで２本の長い軸索の枝に分かれ，１本は CNS に続き，もう１本の枝は末梢器官へのびる．単極性ニューロン（以前は偽単極性ニューロンと呼ばれていた）も**感覚ニューロン**である．単極性ニューロンの細胞体は，脊髄神経の後根神経節や脳神経の神経節に多数存在する．神経節は，支持細胞に囲まれたニューロンの集合体のことを表し，感覚性ニューロンと運動性ニューロンがある．

## 髄鞘と軸索の髄鞘形成

　　中枢神経系と末梢神経系の両方にみられる特殊な細胞が，軸索を何重にも囲み，包み込み，**髄鞘** myelin sheath という細胞膜が修飾されて脂質に富んだ絶縁性の連続層を構築している．軸索への巻き付きが続くと，細胞の細胞質は同心円状の層の膜のあいだから徐々に押し出される．髄鞘に沿って，髄鞘形成の過程で押し出されなかったシュワン細胞の細胞質が小さな島状にミエリン膜のあいだに残る．ここがシュミット・ランターマン切痕 Schmidt-Lanterman incisure と呼ばれる切り込みまたは裂け目であり，電子顕微鏡でみると髄鞘の幅を斜めに横切っているのがよくわかる．

　　この髄鞘は軸索の根元から枝分かれの終末部まで続いているが，複数の細胞で形成されているので，有髄神経の髄鞘のところどころに間隙がみられる．隣り合った髄鞘形成細胞のあいだにミエリンがない小さな領域があり，これを**ランヴィエの絞輪** node of Ranvier と呼ぶ．中枢神経系と末梢神経系の軸索は髄鞘が形成されるか（有髄），もしくは髄鞘が形成されない（無髄）ままかのどちらかである．

　　末梢神経系ではすべての軸索が**シュワン細胞** Schwann cell に包まれているが，髄鞘が形成されている軸索と，髄鞘形成が行なわれないで軸索をシュワン細胞の細胞質で包んでいる軸索がある．すなわちシュワン細胞は，個々の末梢神経軸索を有髄化し，細胞体の起始部から筋肉や腺に至る終点まで，軸索の全長に沿って伸長する．その一方で，シュワン細胞は多くの無髄神経軸索を包んでいる．シュワン細胞に包まれている無髄神経軸索ではランヴィエの絞輪はみられない．自律神経系（ANS）にみられるような末梢神経の比較的細い軸索は無髄神経であり，シュワン細胞の細胞質でのみ包まれている．

　　中枢神経系にはシュワン細胞は存在しないが，**希突起膠細胞** oligodendrocyte というグリア細胞が軸索の髄鞘を形成している．一つの希突起膠細胞から細胞質の枝状突起が放射状にのび，隣接する多数の軸索を有髄化する点で，希突起膠細胞はシュワン細胞とは異なる．

## 灰白質と白質

　　脳と脊髄には灰白質と白質がある．中枢神経系の**灰白質** gray matter にはニューロンと樹状突起，支持細胞である**グリア細胞** neuroglia があり，ここでは多数のニューロンと樹状突起が**シナプス** synaps を形成している．脳では灰白質が脳（大脳）と小脳の外表面を形成している．それらのニューロンの分岐様式，大きさ，形は多種多様で，調べた領域によってさまざまである．

　　灰白質には，軸索，樹状突起，グリアなどの神経組織が網目状に分布し，それらが非常に密に集まって神経間の空間を埋めている．この灰白質内の神経突起の関連した網目構造を**神経網** neuropil と呼ぶ．これに対して，中枢神経系の**白質** white matter には神経細胞体はなく，第一に有髄神経軸索，次にいくらかの無髄神経軸索，支持細胞である希突起膠細胞，および血管で構成されている．軸索を囲む髄鞘のおかげで，この領域は白色にみえる．

## シナプス

　　シナプスは，ニューロン，介在ニューロン，および筋線維や腺などの効果細胞のあいだのコミュニケーションのために化学的または電気的な伝達に特化した部位である．シナプスは，通常の組織標本では小さすぎてみることができないが，透過型電子顕微鏡を用いて超微細形態学的にみることができる．シナプスにおける神経興奮の伝達は**シナプス前細胞** presynaptic cell から**シナプス後細胞** postsynaptic cell へと行われ，常に一方向である．軸索と樹状突起のあいだのシナプスは**軸索樹状突起間シナプス** axodendritic synaps，軸索と神経細胞の細胞体のあいだのシナプスは**軸索細胞体間シナプス** axosomatic synaps，軸索間のシナプスは**軸索軸索間シナプス** axoaxonic synaps に分類される．中枢神経の典型的なシナプスは，**シナプス前膜** presynaptic membrane を含むシナプス前部，**シナプス間隙** synaptic cleft，**シナプス後膜** postsynaptic membrane をもつシナプス後部で構成される．シナプス間隙は，シナプス前膜とシナプス後膜をへだてている．

## 中枢神経系の支持細胞：グリア細胞

　　**グリア細胞** neuroglia は高度に分岐した非神経性の支持細胞で，中枢神経系ではニューロンや軸索，樹状突起を囲んでいる．これらの細胞は信号をうけることや伝えることをせず，ニューロンとは構造的にも機能的にも異なっている．グリア細胞は非常に小さく，核が暗染するため見分けることができる．中枢神経系においてグリア細胞はニューロンの約 10 倍存在する．その四つの型は，**星状膠細胞** astrocyte，**希突起膠細胞** oligodendrocyte，**小膠細胞** microglia，**上衣細胞** ependymal cell である．

## 図9-3　脊髄：中部胸髄領域（横断像）

　　　図は中部胸髄の横断像で，通常のヘマトキシリン-エオジン染色標本である．基本的な構造パターンは脊髄の各部で共通であるが，その形と構造は頸髄，胸髄，腰髄，仙髄それぞれの高さで変化する．

　　　胸髄は図9-5の頸髄とはいくつかの点で異なっている．胸髄の**後角灰白質** posterior gray horn（6）は細く，**前角灰白質** anterior gray horn（10, 20）は小さい．**運動ニューロン** motor neuron（10, 20）の数も少ない．一方，**側角灰白質** lateral gray horn（8, 19）がよく発達している．胸部では側角灰白質は，自律神経系交感神経の**運動ニューロン**（8, 19）を含んでいる．

　　　この胸髄の横断表面にみえるその他の構造は，図9-5でみられる頸髄の構造とよく対応する．すなわち，**後正中溝** posterior median sulcus（15），**前正中裂** anterior median fissure（22），白質では**後柱** posterior white column（16, 17）の**薄束** fasciculus gracilis（16）と**楔状束** fasciculus cuneatus（17）（中～上部胸髄領域でみられる），**側柱** lateral white column（7），そして**中心管** central canal（9）と**灰白交連** gray commissure（18）などの構造はどちらでもみられる．後角の灰白質（6）から出る軸索は後根（5）となり，前角（10, 20）の灰白質から出る**軸索** axon（11, 21）は**前根** anterior root（11）となる．

　　　脊髄は髄膜という結合組織層で包まれている．この髄膜の外層は厚い線維性の**硬膜** dura mater（2），中層はうすい**くも膜**（3），そして内層は非常にうすい**軟膜** pia mater（4）である．軟膜（4）は脊髄の表面に接着している．軟膜（4）には前および後**脊髄動静脈** spinal blood vessel（1, 12）が分布している．くも膜（3）と軟膜（4）のあいだには，**くも膜下腔** subarachnoid space（14）がある．くも膜下腔（14）には細いくも膜小柱が分布していて，軟膜（4）をくも膜（3）とつなげている．生体では，くも膜下腔（14）は循環する脳脊髄液で充たされている．くも膜（3）と硬膜（2）のあいだには**硬膜下腔** subdural space（13）がある．この標本では標本作製中にくも膜が収縮したため，硬膜下腔（13）が非常に大きくなっている．

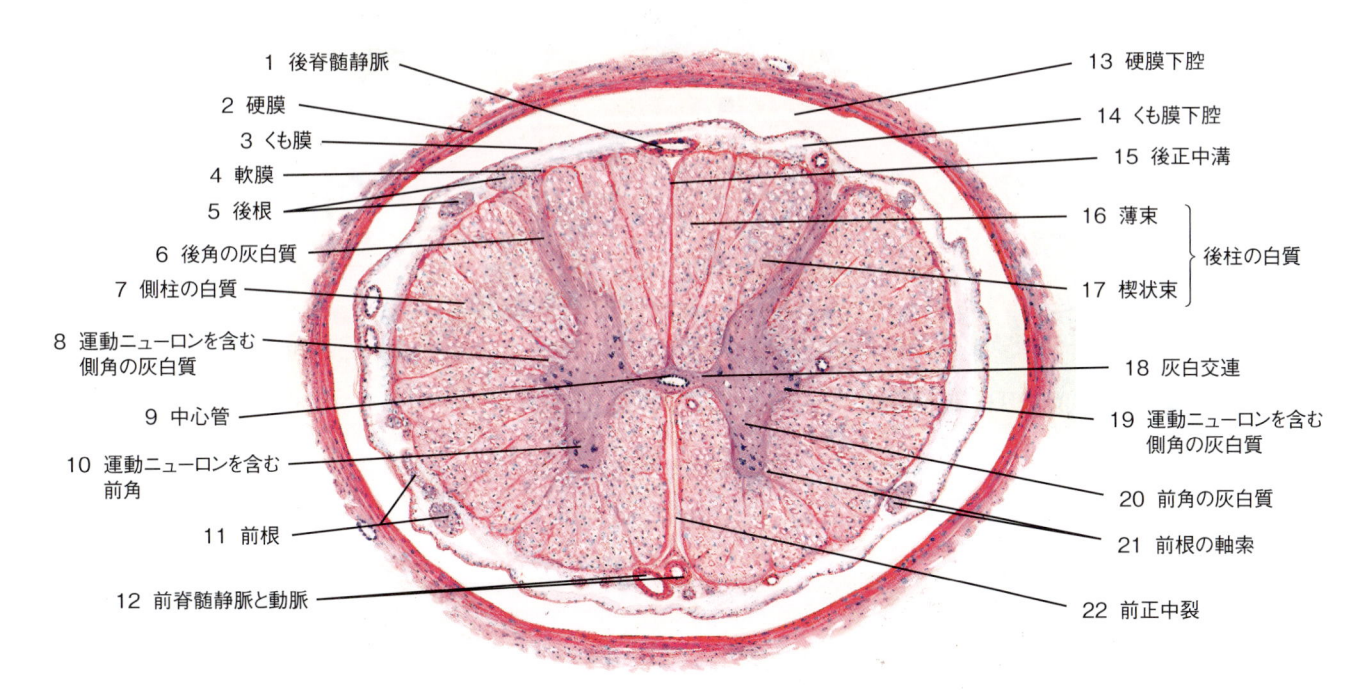

**図9-3** ■ **脊髄：中部胸髄領域（横断像）**（ヘマトキシリン-エオジン染色，低倍率）

## 図 9-4　脊髄：前角の灰白質，運動ニューロン，および隣接する白質

　　ヘマトキシリン-エオジン染色を施した胸髄前角の小部分を高倍率にして描き，**灰白質**，**白質**，ニューロン，**グリア細胞**，軸索を示した．胸髄前角のニューロンは**多極性の運動ニューロン** multipolar motor neuron（2, 7, 10）である．細胞質には，明瞭な核小体をもつまるく明るい**核**（10）があり，細胞質にみえる**ニッスル小体** Nissl substance（3）と呼ばれる好塩基性物質の集塊が特徴的である．ニッスル小体は**樹状突起** dendrite（5）の中にも入りこんでいるが，軸索内にはみられない．二つの神経細胞では軸索と**起始円錐** axon hillock がみられ（4, 9），それらにはニッスル小体が含まれていないことが特徴である．一部の**多極神経細胞** multipolar neuron（7）では，切片の平面が核を欠いているために細胞質に核がなく細胞質内にはニッスル小体のみが存在しているようにみえる．

　　グリア細胞（8）は好塩基性の核しかみえず，多極性ニューロン（2, 7, 10）の大きな細胞体と比べるとはるかに小さい．グリア細胞（8）は神経細胞のあいだを埋めている．脊髄前角に接する白質は，さまざまな太さの有髄線維を含んでいる．この切片を作成する際に溶剤（キシレン）を使用したため，髄鞘が失われたり，洗い流されているため，暗色に染まった中心の**軸索**の周囲に透明な空間としてみえている（5）．また，この図には毛細血管，静脈，**動脈**がみえる（6）．

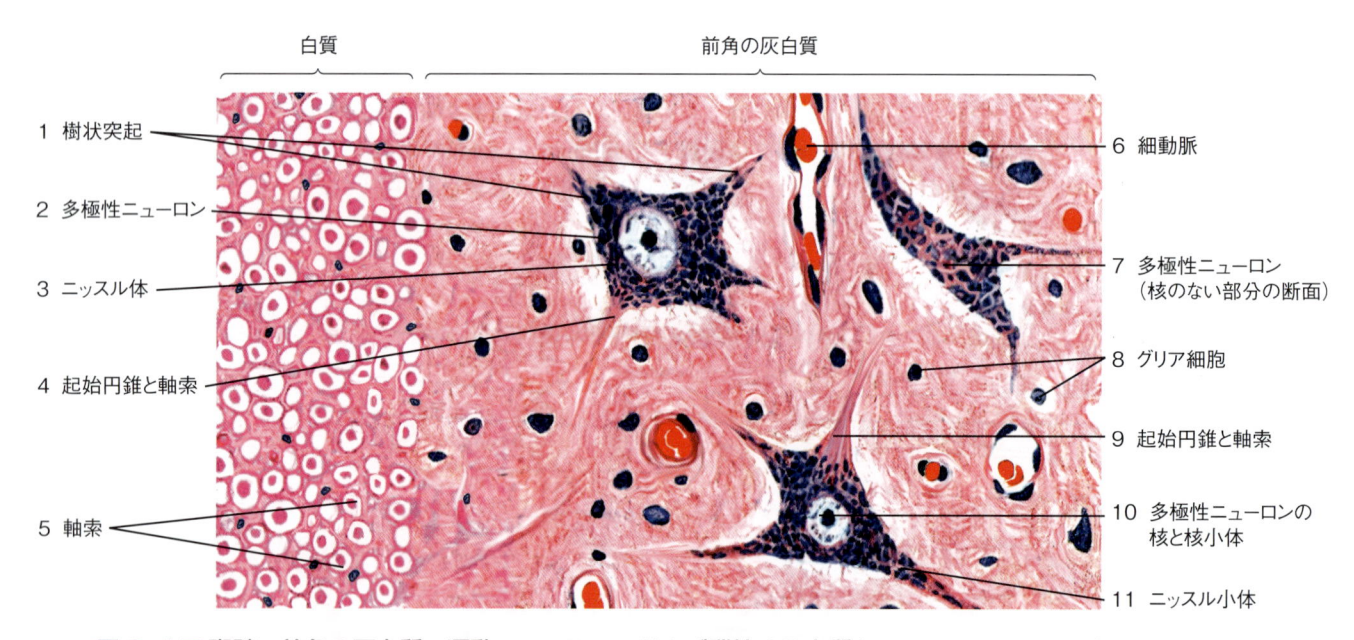

| | |
|---|---|
| 1　樹状突起 | 6　細動脈 |
| 2　多極性ニューロン | 7　多極性ニューロン（核のない部分の断面） |
| 3　ニッスル体 | 8　グリア細胞 |
| 4　起始円錐と軸索 | 9　起始円錐と軸索 |
| 5　軸索 | 10　多極性ニューロンの核と核小体 |
| | 11　ニッスル小体 |

図 9-4 ■ **脊髄：前角の灰白質，運動ニューロン，および隣接する白質**（ヘマトキシリン-エオジン染色，中倍率）

## 図 9-5　脊髄：中部頸髄（横断像）

　　鍍銀法を施した脊髄の横断標本切片で，**白質**と**灰白質**の違いが明らかである．濃い茶色に染まる外層の白質(3)と，明るく染まる内層の灰白質(4, 14)が見分けられる．白質はおもに上行性と下行性の有髄神経線維からなる．一方，灰白質はニューロンと介在ニューロンからなる．灰白質は H 型の対称形であり，左右の灰白質をつなぐ横方向の線は**灰白交連** gray commissure(15)で，その中央に脊髄の**中心管** central canal(16)がみえる．

　　灰白質の**前角** anterior horn(6)は**後角** posterior horn(2, 13)よりも大きく発達しており，大型の**運動ニューロン**(7, 17)の細胞体が含まれている．これらの運動ニューロンからの**軸索**(8, 20)の一部は白質を通って，末梢神経の**前根** anterior roots(9, 21)として脊髄から出ている．後角(2, 13)は感覚領域で，小型のニューロンの細胞体がある．

　　脊髄は結合組織性の髄膜で包まれている．髄膜は，外層の硬膜，中層の**くも膜**(5)，および内層の**軟膜**(18)からなる．脊髄は，後方（背がわ）のせまい溝である**後正中溝**(10)と，前方（腹がわ）の深い裂け目である**前正中裂**(19)によって，左右の両半分に不完全に分けられている．この図では，軟膜が前正中裂(19)の中ではっきりとみられる．

　　後正中溝(10)と灰白質の後角(2, 13)のあいだに，白質の後柱がみとめられる．頸部脊髄では，後柱はさらに，後内側柱の**薄束** fasciculus gracilis(11)と，後外側柱の**楔状束** fasciculus cuneatus(1, 12)の二つの柱に分かれている．

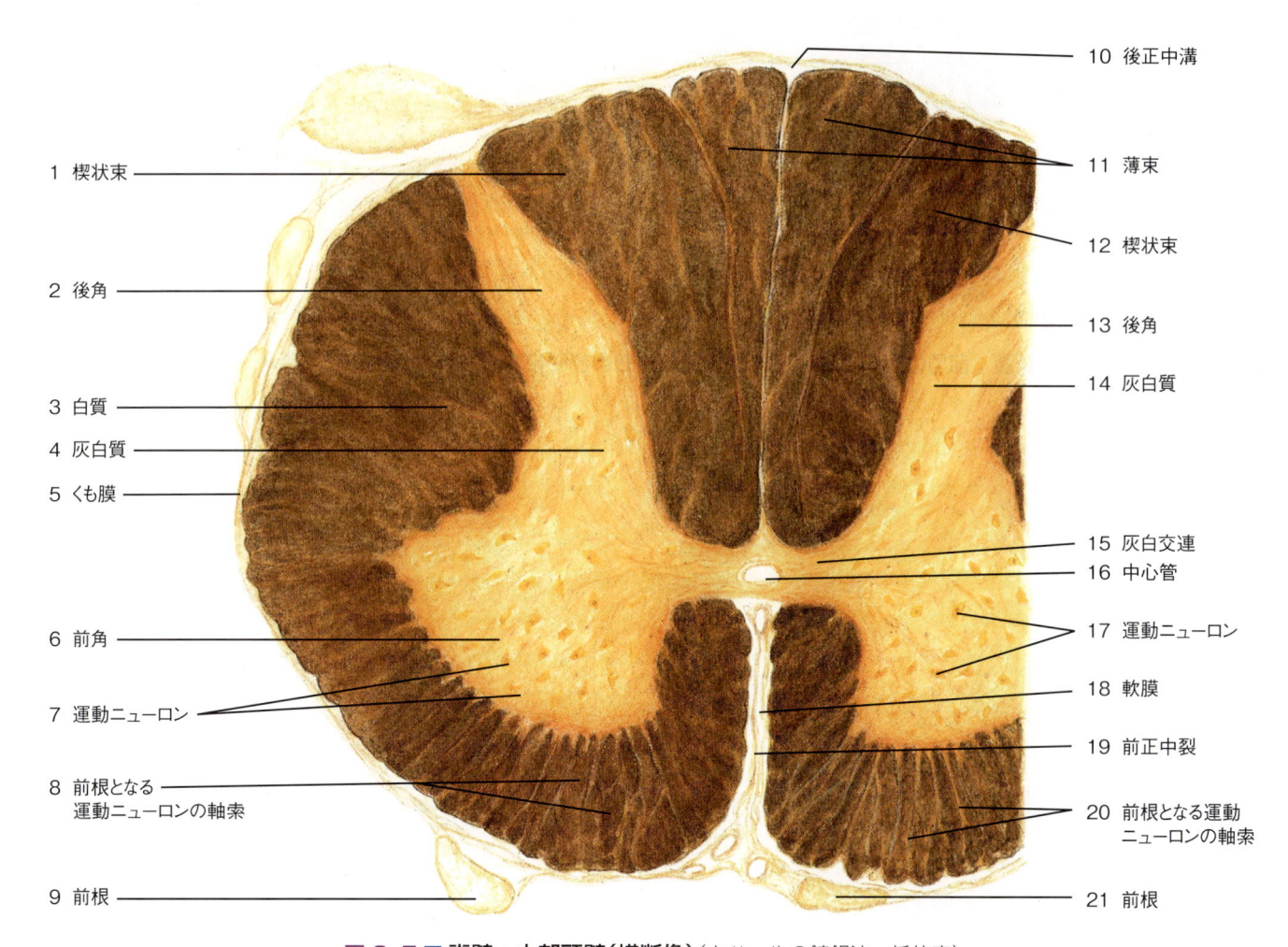

1 楔状束
2 後角
3 白質
4 灰白質
5 くも膜
6 前角
7 運動ニューロン
8 前根となる運動ニューロンの軸索
9 前根

10 後正中溝
11 薄束
12 楔状束
13 後角
14 灰白質
15 灰白交連
16 中心管
17 運動ニューロン
18 軟膜
19 前正中裂
20 前根となる運動ニューロンの軸索
21 前根

**図 9-5 ■ 脊髄：中部頸髄（横断像）**（カハールの鍍銀法，低倍率）

## 図 9-6　脊髄：前角の灰白質，運動ニューロン，および隣接する白質

　　脊髄前角の白質と灰白質の境界附近の区域を高倍率で示した．灰白質には，大きい**多極性の運動ニューロン**(2, 3)がみられる．このニューロンの特徴は，核周囲部（細胞体）から多数の**樹状突起**(5, 6)がさまざまな方向にのびていることである．ニューロンには，明瞭な核小体をもつ**核**(8)がみえるが，いくつかの細胞では，核のある場所が切断面にないので核周囲部の中が空であるようにみえている(2)．運動ニューロンを囲んで，明るく染まる小さい支持細胞である**グリア細胞** neuroglia(7)がみえる．

　　白質には，有髄神経軸索が密集している．断面をみると，**軸索**(1)は黒く染色されており，その周囲には髄鞘が占めている透明な空間がみとめられる．白質内の軸索は，脊髄の上行および下行の神経路を表している（図 9-5 を参照）．一方，前角の運動ニューロンから出た**軸索**(4)が束になって白質を通り，前根線維として脊髄を出ていく（図 9-5 参照）.

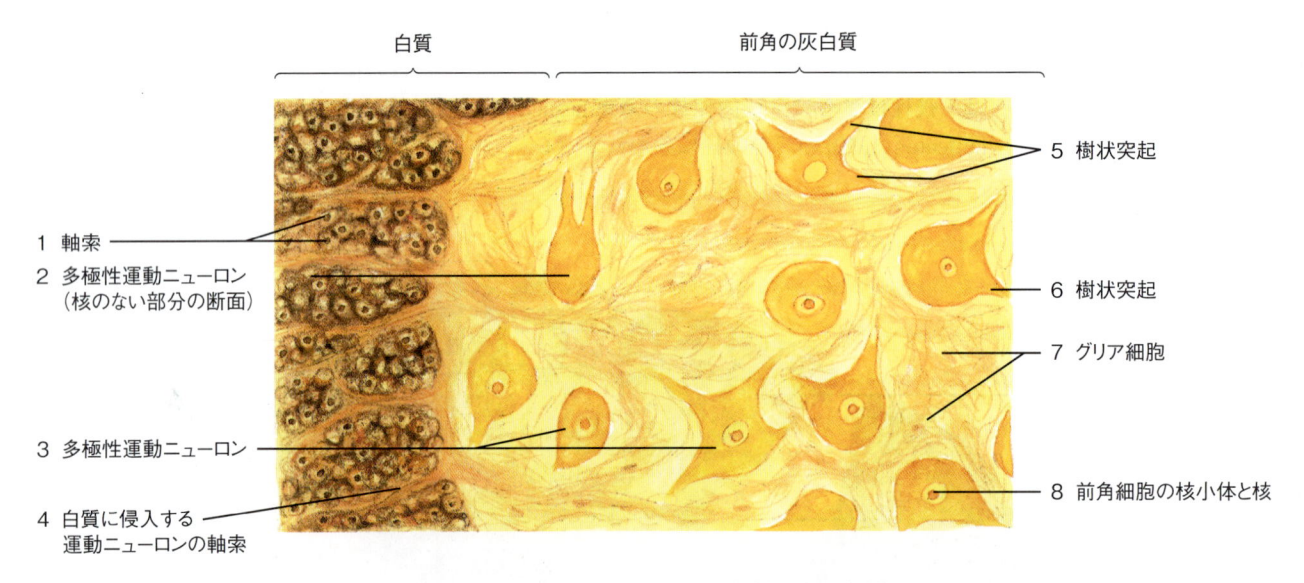

図 9-6 ■ **脊髄：前角の灰白質，運動ニューロン，および隣接する白質**（カハールの鍍銀法，中倍率）

## 図 9-7　中枢神経の典型的な軸索樹状突起間シナプスの超微細構造

　　　通常のヘマトキシリン・エオジン標本では,中枢神経内のシナプスをみることはできない. この高倍率透過型電子顕微鏡写真は, 中枢神経の二つの典型的な軸索樹状間シナプス(2, 4) がみられる. シナプス前部の末端は拡がっており, 多数の小さな**神経伝達物質小胞** neurotransmitter vesicle が含まれている(1, 3). **シナプス間隙**(2, 4)と呼ばれる細胞間の小空間が**シナプス前膜**(2, 4)と**シナプス後膜**(8)のあいだに位置し, 両者をへだてている. シナプス後膜(8)はシナプス前膜(2,4)よりも厚く, 電子密度が高いようにみえる. 画像の中央には, **ニューロフィラメント** neurofilament, **微小管**, 大きな**ミトコンドリア** mitochondria が存在する**樹状突起**(7)の断面がある. 樹状突起(7)の周囲には, 電子密度が高くて厚い**髄鞘** myelin sheath(9)をもつ小さな**有髄神経軸索** myelinated axon(5)がみとめられる. 図の上部には, 多数の**無髄神経軸索** unmyelinated axon(6)がある. **有髄神経軸索**(5)と無髄神経軸索(6,7)はどちらも, 棚状のクリスタをもつ電子密度の高い楕円形の**ミトコンドリア**(6)を含んでいる.

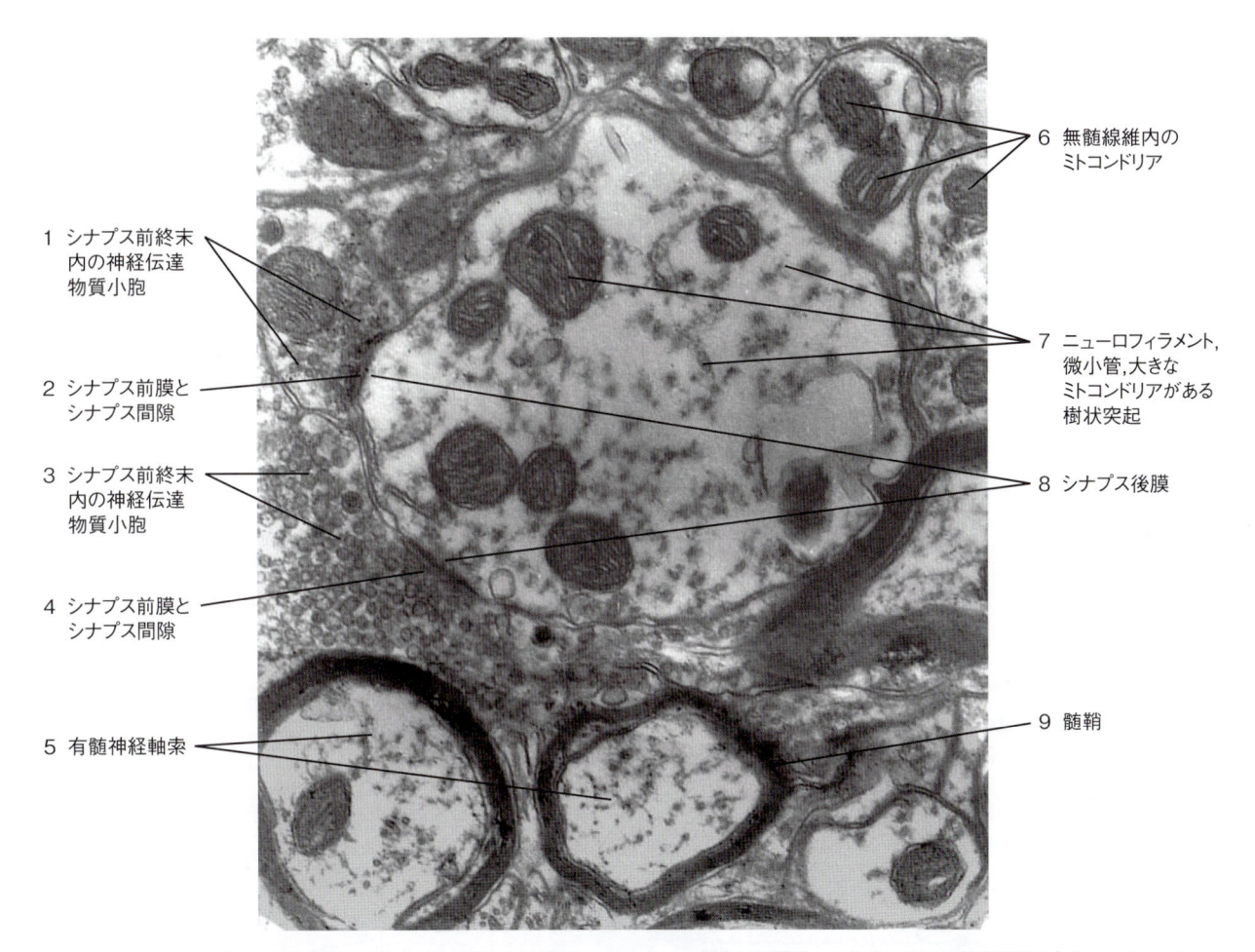

1　シナプス前終末内の神経伝達物質小胞

2　シナプス前膜とシナプス間隙

3　シナプス前終末内の神経伝達物質小胞

4　シナプス前膜とシナプス間隙

5　有髄神経軸索

6　無髄線維内のミトコンドリア

7　ニューロフィラメント, 微小管,大きなミトコンドリアがある樹状突起

8　シナプス後膜

9　髄鞘

**図 9-7** ■ **中枢神経系の典型的な軸索樹状突起間シナプスの超微細構造. 透過型電子顕微鏡写真**(×75,000)

[Mark De Santis 名誉教授(WWMI Medical Program, University of Idaho, Idaho 州 Moscow 市)のご厚意による]

## 機能との関連 9-1 ■ シナプス

シナプスとは，シナプス前ニューロン presynaptic neuron から，シナプス後ニューロン postsynaptic neuron，筋線維などの神経刺激によって活動する細胞，あるいは腺細胞などに対して，神経興奮を一方向に伝達する特殊な膜接合部である．シナプスはシナプス前細胞からの神経興奮を処理して，シナプス後細胞膜に作用する信号に変換し，神経興奮活動を開始させる．哺乳類のほとんどのシナプスでは，軸索や樹状突起のシナプス前部から別の細胞にあるシナプス後膜へ化学的な神経伝達物質 chemical neurotransmitter が放出される．神経伝達物質には，グルタミン酸などのアミノ酸，カテコールアミン，アセチルコラミンなど，数多くの種類が存在する．神経伝達物質は，まずシナプス間隙を通過し，シナプス後膜の特定の神経伝達物質受容体 neurotransmitter receptor に結合し，シナプス後膜に興奮性反応または抑制性反応をもたらす．最終的にシナプス後細胞で神経興奮が発生するかどうかは，標的細胞上の多くのシナプスの興奮性または抑制性の効果の合計に依存し，シナプス後ニューロン，筋肉，腺の反応をより正確に制御することができる．このように，シナプスは標的細胞に興奮作用または抑制作用を引きおこすことで神経系の神経活動を制御した後，酵素，拡散，エンドサイトーシスなどによって神経伝達物質はシナプス間隙から速やかに除去される．

## 図 9-8　運動ニューロン：脊髄前角

中枢神経系にみられる大型の多極性運動ニューロン(7)は，中央に大きな核(11)をもち核小体 nucleolus(12)が明瞭で，数本の細胞突起すなわち樹状突起 dendrite(10, 16)を放射状に出している．1本の軸索 axon(5, 14)が細胞体の明るい円錐形の領域からのびている．この領域を起始円錐(13)という．太く短い樹状突起(10, 16)に比べて，運動ニューロン(7)から出る軸索突起(5, 14)は細く，はるかに長い．

ニューロンの核周囲部の細胞質には，好塩基性の粗な粒子がかたまって特有のパターンをつくっている．これはニッスル小体 Nissl body(4, 8)と呼ばれ，ニューロンの小胞体の集塊に相当する．標本の断面が核のないところを通ると(4)，核周囲部の濃染したニッスル小体(4)

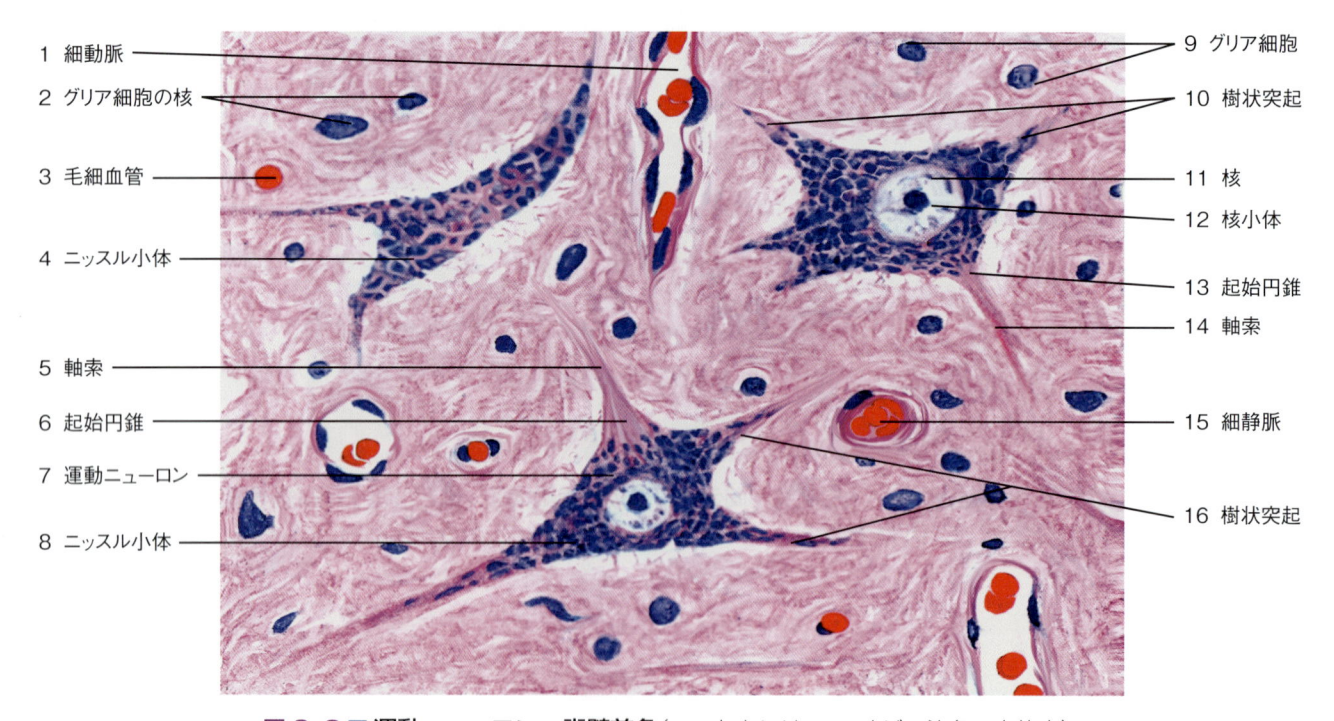

1 細動脈
2 グリア細胞の核
3 毛細血管
4 ニッスル小体
5 軸索
6 起始円錐
7 運動ニューロン
8 ニッスル小体
9 グリア細胞
10 樹状突起
11 核
12 核小体
13 起始円錐
14 軸索
15 細静脈
16 樹状突起

図 9-8 ■ 運動ニューロン：脊髄前角(ヘマトキシリン-エオジン染色，高倍率)

だけがみえる．ニッスル小体(4, 8)は樹状突起(10, 16)の中にまでみとめられるが，起始円錐(6, 13)と軸索突起(5, 14)にはみえない．この特徴によって軸索(5, 14)と樹状突起(10, 16)を区別できる．ニューロンの核はクロマチンが均一に分散しているために明るく染まるが，核小体(12)は明瞭で密度が高く，暗く染まる．まわりにある**グリア細胞**(2, 9)は核(2, 9)がはっきり染まっているが，その細胞質は乏しく色素に染まっていない．グリア細胞(2, 9)は中枢神経系の非神経細胞で，ニューロン(7)の構造を支え代謝を助けている．ニューロン(7)とグリア細胞(2, 9)の周囲にはさまざまな太さの**血管**(1, 3, 15)が豊富である．

## 機能との関連 9-2　■　ニューロン，介在ニューロン，軸索，樹状突起

　ニューロンは機能的に**求心性(感覚)ニューロン** afferent(sensory)neuron，**遠心性(運動)ニューロン** efferent(motor)neuron，**介在ニューロン**の三つに分類される．**体性求心性線維** somatic afferent fiber は，体表および筋肉，腱，関節などの体の器官からの神経興奮を伝える．**臓性求心性線維** visceral afferent fiberは，内臓，腺，血管からの神経興奮を伝える．遠心性ニューロンは中枢神経系からの神経興奮を末梢の効果器官である筋や腺へと伝える．中枢神経系の大部分は介在ニューロンで占められている．これらは中枢神経系において感覚ニューロンと運動ニューロン，その他の介在ニューロンをつなぎ，神経興奮の仲介や統合を行なう．

　ニューロンは，**興奮性** irritability，**伝導性** conductivity，**神経伝達物質** neurotransmitter や**神経ホルモン** neurohormone の**合成** synthesis などの機能に特化している．機械的または化学的刺激をうけると，ニューロンは反応(興奮)し，軸索を介してほかの領域のニューロンや介在ニューロンに情報を伝える(伝導)．強い刺激は興奮の波，つまり神経興奮(活動電位)を生み出し，軸索(神経線維)全体に伝導する．

　ニューロンからは樹状突起がのびており，樹状突起は木のように枝分かれしているため，他のニューロンの軸索末端と接続し，軸索末端から刺激をうけることができる．樹状突起の表面は**樹状突起棘** dendritic spine でおおわれており，そこでは他のニューロンの軸索末端と接続する(シナプスをつくる)．ニューロンと樹状突起の表面の膜は，他の樹状突起，神経細胞，軸索からの情報をうけ取り，統合するために特化したものである．軸索は，ニューロンからうけ取った情報を，介在ニューロンや他のニューロン，あるいは筋肉や腺などのエフェクター器官に伝達する．

　軸索は細胞体の**起始円錐**と呼ばれる漏斗状の領域からのびている．軸索**起始部** initial segment は起始円錐と髄鞘の始まる部分のあいだに位置する．抑制性または興奮性の刺激は軸索起始部で統合され，その場で神経刺激が生じる．刺激伝導速度は軸索と髄鞘の太さによって決まる．有髄神経は同じ太さの無髄神経よりも速く刺激を伝える．神経の活動電位を発生させるために，神経伝達物質がさまざまなシナプスで放出される．

　軸索は，神経興奮の伝導に加えて，神経細胞と軸索末端とのあいだで，化学物質や細胞小器官あるいは膜に結合した神経伝達物質の**双方向の輸送** bidirectional transport を行なう．神経細胞内で合成された物質は，細い**微小管** microtubules に沿って，軸索の終末部や他の樹状突起，細胞体あるいは他の軸索とのあいだの**シナプス**へと運ばれる．このような軸索の動きを**前行性輸送** anterograde transport と呼ぶ．同様に，軸索の末端や樹状突起から神経細胞に向かって運ばれる物質の輸送を**逆行性輸送** retrograde transport と呼ぶ．どちらの方向に微小管が移動するにもエネルギーが必要であり，そのエネルギーは微小管関連モーター蛋白質によって使われる．前行性輸送では，微小管関連モーター蛋白質である**キネシン** kinesin が，軸索の微小管に沿って物質をニューロンから遠ざける方向に運ぶ．軸索内でニューロンに向かう逆行性輸送は，**ダイニン** dynein と呼ばれる微小管関連モーター蛋白質によって行なわれる．

　さらに，微小管とマイクロフィラメントは，発生時の軸索の成長や，軸索の損傷後の再生にも役割を果たしている．

## 図 9-9　脊髄前角の灰白質の神経原線維と運動ニューロン

　　脊髄前角の切片標本の鍍銀法（カハール法）染色によって**灰白質**と**運動ニューロン**の**神経原線維**を示している．運動ニューロン（1, 10, 11）の**細胞質** cytoplasm（**核周囲部** perikaryon）（4）と**樹状突起**（2, 9）に**神経原線維** neurofibril（2, 4）が並んでいるのがよくわかる．

　　**核**（1, 11）は黄色く染まり，**核小体**（5, 10）は暗く染まっている．すべての運動ニューロンが中央部の断面を示しているわけではないので，いくつかのニューロンでは核小体がみられず，核さえもみられずに周辺の**細胞質**（8）のみが観察されるものもある．

　　また，灰白質（3）には多くの神経原線維があり，その一部は前角ニューロン（1, 11）の軸索に属するものや，灰白質（3）全体に**核**（7）がみえる隣接する**グリア細胞**（7）に属するものである（図 9-10 も参照）

　　ニューロンとその突起のまわりのぬけてみえる部分は，神経組織を化学処理したためにできたものである．

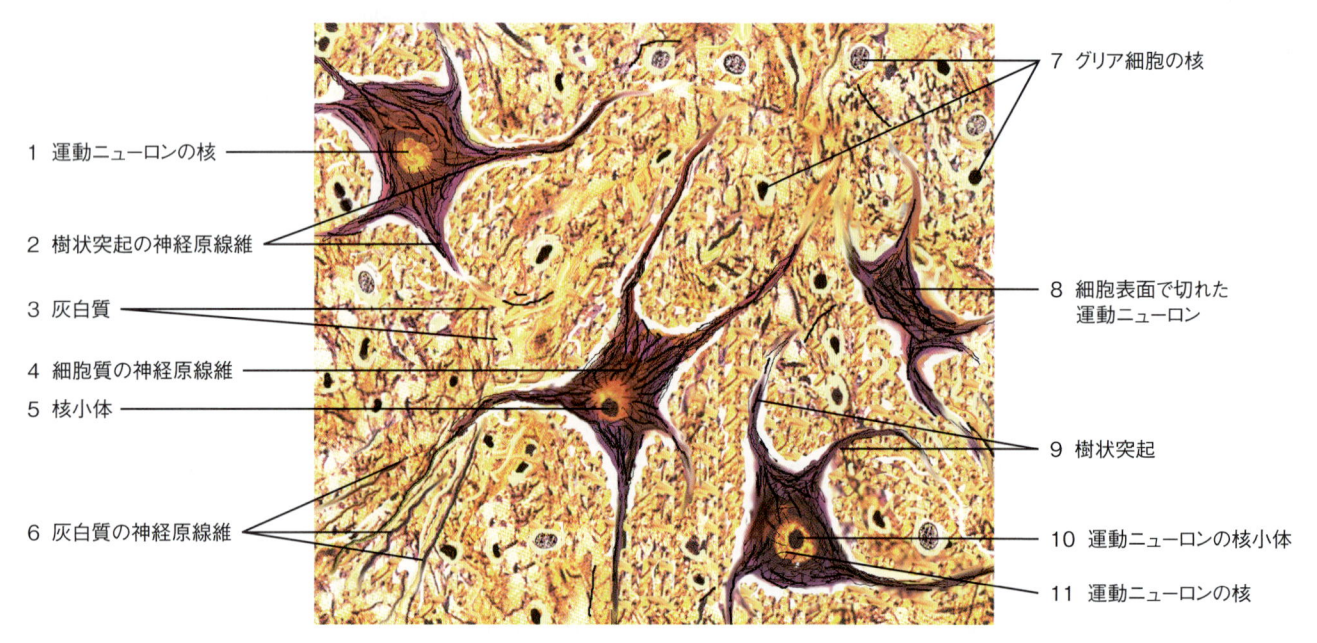

1　運動ニューロンの核
2　樹状突起の神経原線維
3　灰白質
4　細胞質の神経原線維
5　核小体
6　灰白質の神経原線維
7　グリア細胞の核
8　細胞表面で切れた運動ニューロン
9　樹状突起
10　運動ニューロンの核小体
11　運動ニューロンの核

**図 9-9 ■ 脊髄前角の灰白質の神経原線維と運動ニューロン**（カハールの鍍銀法，高倍率）

## 図9-10　脊髄前角の灰白質：多極性ニューロン，軸索，グリア細胞

　　この中倍率の顕微鏡写真は脊髄前角の鍍銀染色標本で，中枢神経系のニューロンと**軸索**の形態を示している．大きい多極性**運動ニューロン**（1）が多数の**樹状突起**（4）をもっているのがみえる．運動ニューロン（1）は，**核**（5）と**核小体**（6）をもっている．運動ニューロン（1）の細胞質には細胞骨格を構成する**神経原線維**（3）があり，細胞体全体から樹状突起（4）と軸索（8）の中にまで張りめぐらされているのがみえる．脊髄のほかの神経細胞からのさまざまな太さの軸索（8）も多数みられる．運動ニューロン（1）のまわりには，**グリア細胞の核** nuclei of neuroglial cell（2）や，内腔に血球が入っている**血管**（7）および神経突起の網目（**神経網** neuropil）（9）がみえる．

　　図9-8と同様に，脊髄標本作製過程で組織が縮んでしまうため，ニューロンとその突起周辺がぬけてみえている．

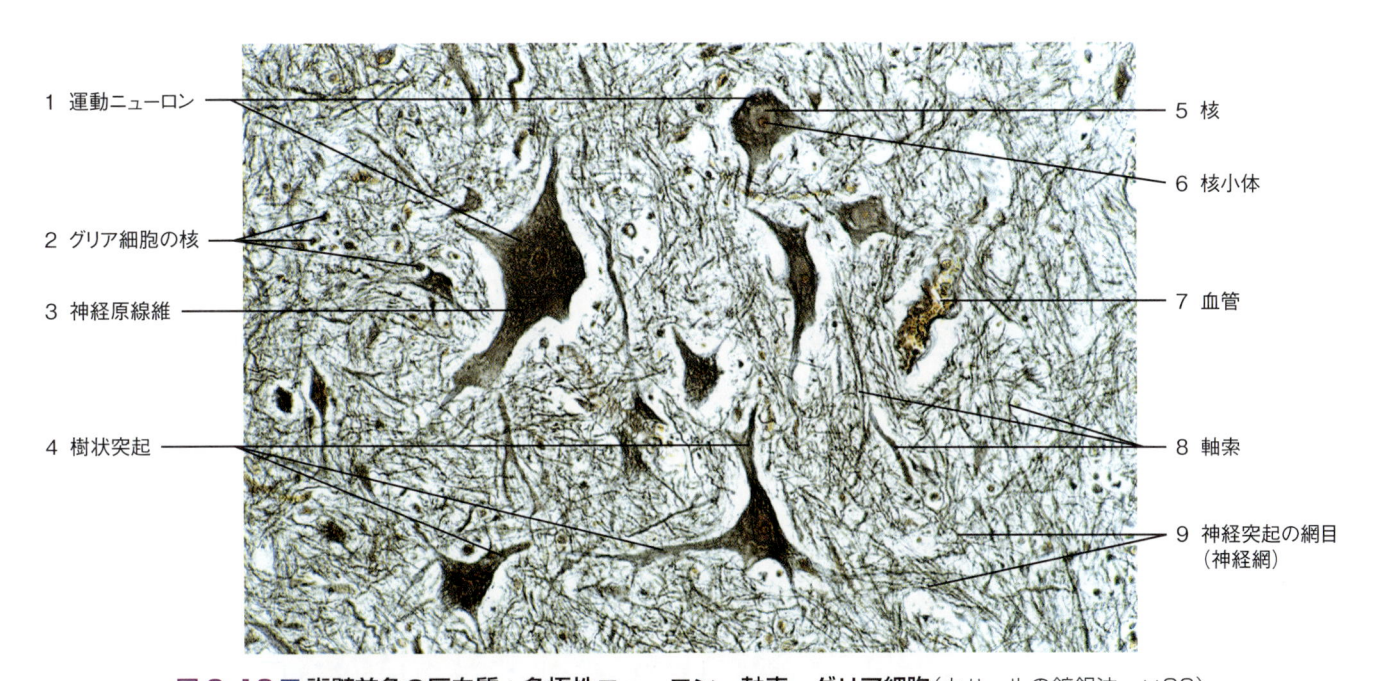

1　運動ニューロン
2　グリア細胞の核
3　神経原線維
4　樹状突起

5　核
6　核小体
7　血管
8　軸索
9　神経突起の網目（神経網）

図9-10 ■ **脊髄前角の灰白質：多極性ニューロン，軸索，グリア細胞**（カハールの鍍銀法，×80）

## 図 9-11　大脳皮質：灰白質

　　大脳皮質の灰白質を構成する細胞は，六つの層に分かれており，それぞれの層で一つまたは複数の種類の細胞が優勢である．大脳皮質では，細胞の配列に違いはあるものの，ほとんどの部位で明確な層がみとめられる．各層の神経細胞に付随する水平軸索や放射状軸索が，大脳皮質は積層状の外観を呈している．図の右がわには，各層の名称とローマ数字での表示が示されている．

　　最外層は**分子層**（Ⅰ）molecular layer である．分子層（Ⅰ）をおおっているのは，もろい結合組織でできた**軟膜**(1)である．分子層（Ⅰ）の周辺にはおもに**グリア細胞**(2)とカハールの水平細胞があり，それらの軸索は水平線維を形成している．

　　**外顆粒層**（Ⅱ）external granular layer にはさまざまな種類のグリア細胞と**小型錐体細胞** small pyramidal cell(3)がみられる．錐体細胞は皮質の深部に向かうに従って大きくなっていく．**錐体細胞** pyramidal cell の**樹状突起**(4,7)は皮質表層へ向かい，軸索は細胞の基底部から出ている［図 9 - 12(4,10)参照］．**外錐体層**（Ⅲ）external pyramidal layer はおもに**中型錐体細胞**(5)が占めている．**内顆粒層**（Ⅳ）internal granular layer はうすい層で，おもに小さな**顆粒細胞** granule cell(6)からなり，錐体細胞，グリア細胞もみられる．このグリア細胞は錐体

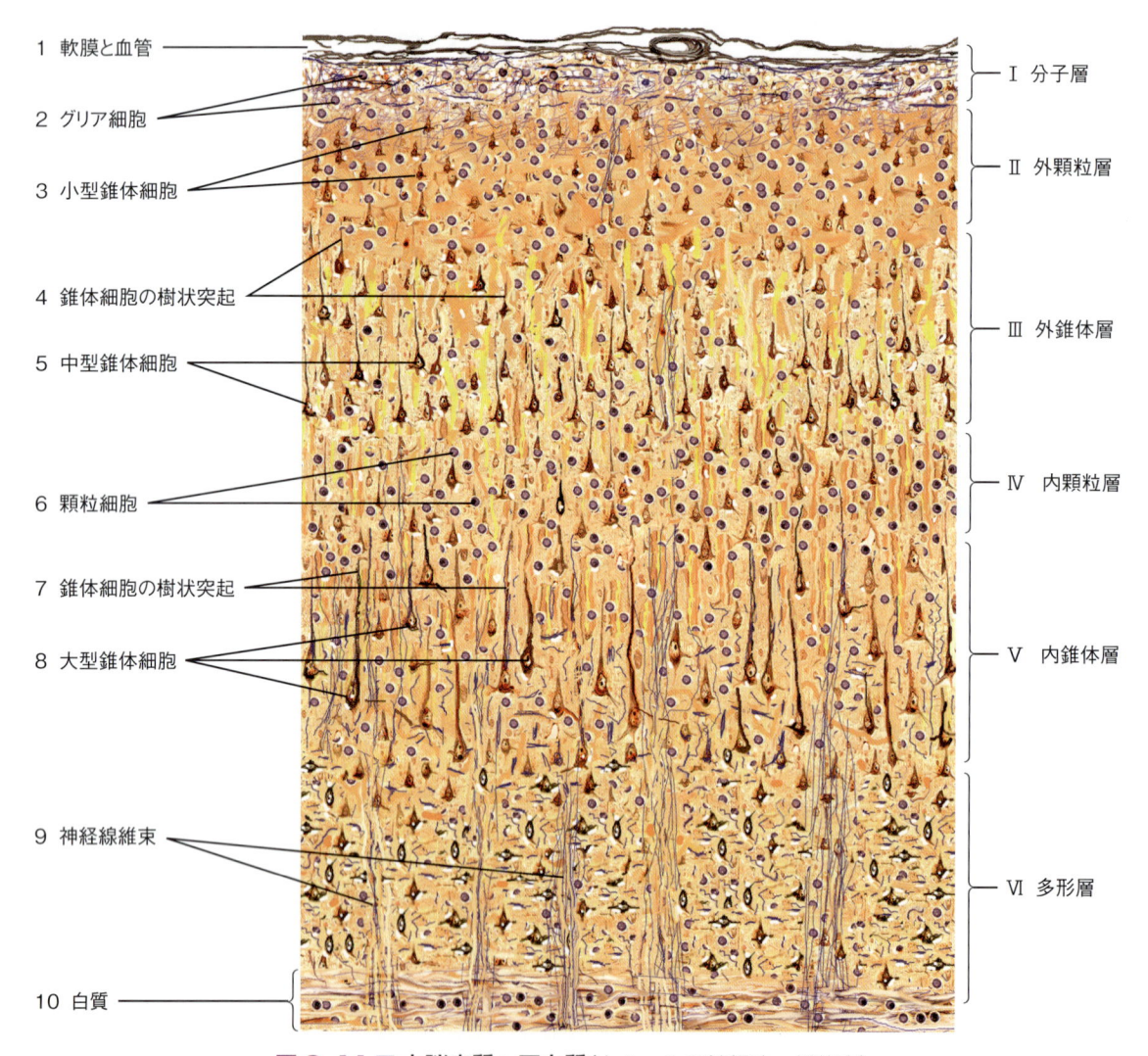

1　軟膜と血管　　　　　　　　　　　　　　　　　　Ⅰ　分子層

2　グリア細胞　　　　　　　　　　　　　　　　　　Ⅱ　外顆粒層

3　小型錐体細胞

4　錐体細胞の樹状突起　　　　　　　　　　　　　　Ⅲ　外錐体層

5　中型錐体細胞

6　顆粒細胞　　　　　　　　　　　　　　　　　　　Ⅳ　内顆粒層

7　錐体細胞の樹状突起

8　大型錐体細胞　　　　　　　　　　　　　　　　　Ⅴ　内錐体層

9　神経線維束　　　　　　　　　　　　　　　　　　Ⅵ　多形層

10　白質

**図 9-11 ■ 大脳皮質：灰白質**（カハールの鍍銀法，低倍率）

細胞と複雑に接触している．**内錐体層**（Ⅴ）internal pyramidal layer にはグリア細胞ともっとも大きい**大型錐体細胞** largest pyramidal cell（8）がみられるが，とくに大脳皮質運動野では錐体細胞がよく観察できる．最深部には**多形層**（Ⅵ）multiform layer で，ここは**白質**（10）に隣接する．多形層（Ⅵ）には紡錘形の細胞や顆粒細胞，星細胞，マルチノッチ細胞といったさまざまな形の細胞が混在している．**神経線維束** bundle of axon（9）は白質（10）を出入りしている．

## 図9-12　大脳皮質第Ⅴ層

　　大脳皮質第Ⅴ層の高倍率像では**大型錐体細胞**（3）が観察できる．まるい大きな**核**とその**核小体**（3）がみえる．銀染色像では錐体細胞（3）内の**神経原線維**（9）もみることができる．とくに明瞭にみえるのは錐体細胞（3）の**樹状突起**（1, 7）で，これは皮質に向かってのびている．錐体細胞の**軸索**（4, 10）は細胞体の基底部から出ており，白質に入っていく［図9-11（10）参照］．

　　細胞間の領域は皮質の**グリア細胞**（2, 8），小型の星状膠細胞，**細静脈** venule（5）や**毛細血管** capillary（6）によって占められている．

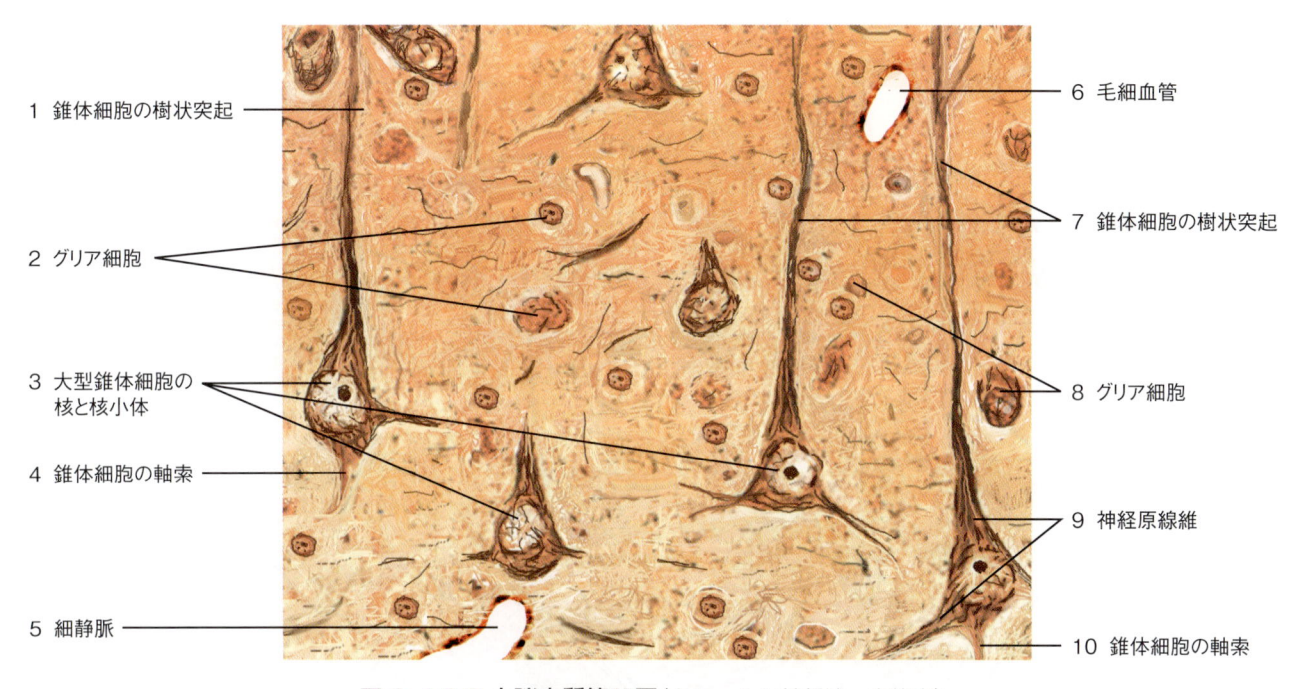

1 錐体細胞の樹状突起
2 グリア細胞
3 大型錐体細胞の核と核小体
4 錐体細胞の軸索
5 細静脈
6 毛細血管
7 錐体細胞の樹状突起
8 グリア細胞
9 神経原線維
10 錐体細胞の軸索

**図9-12** ■ **大脳皮質第Ⅴ層**（カハールの鍍銀法，高倍率）

## 図 9-13　小脳(横断像)

　　　小脳皮質 cerebellar cortex(1, 10)には小脳回 cerebellar folia(6)と呼ばれる，小脳溝 sulcus (9)で分けられたしわが多数みられる．小脳回(6)はそれぞれ軟膜(7)の結合組織におおわれ，軟膜は小脳溝(9)にまで入りこんでいる．この図では軟膜(7)が小脳皮質(1, 10)からはがれてみえるが，これは標本作製過程でできたものである．

　　　小脳(1, 10)は外がわの皮質 cortex である灰白質(1, 10)と，内がわの白質(5, 8)で構成されている．小脳皮質には三つの細胞層がみられる．最外層は分子層 molecular layer(2)で，少数の小さな神経の細胞体と小脳回の大きさに合った線維がみられる．中央はプルキンエ細胞層 Purkinje cell layer(3)，さらに内がわは顆粒層 granular layer(4)である．顆粒層では小型のニューロンが多くみられ，核がよく染まっている．プルキンエ細胞(3)は洋梨形で，分子層にまでのびる分岐した樹状突起をもつ．

　　　白質(5, 8)はそれぞれの小脳回(6)の芯となっており，有髄の神経線維から構成されている．その神経線維は小脳皮質の求心性と遠心性の線維である．

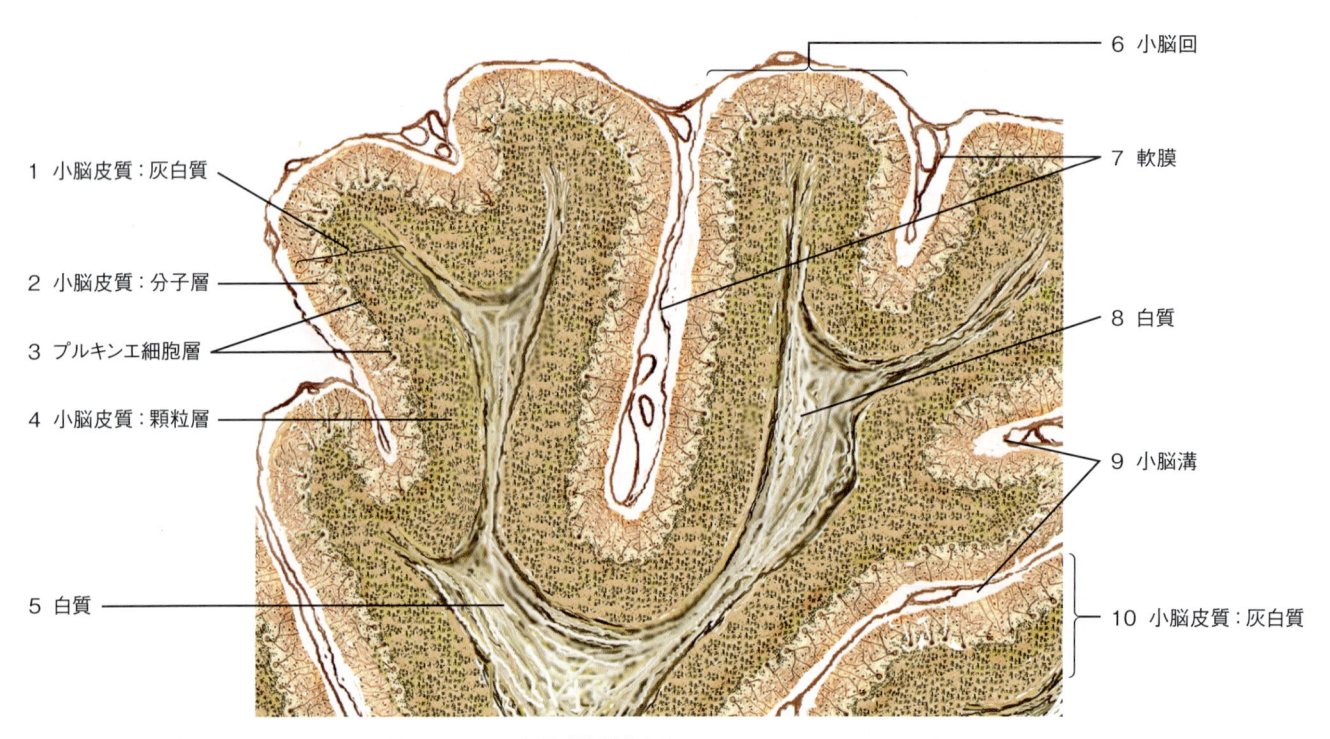

図 9-13 ■ 小脳(横断像)(カハールの鍍銀法，低倍率)

## 図 9-14　小脳皮質：分子層，プルキンエ細胞層，顆粒層

　　白質の上にある皮質の小区画を高倍率像で示した．核と核小体がはっきりみえる**プルキンエ細胞**(3)は，**分子層**(6)と**顆粒層**(4)のあいだに 1 列に並んで**プルキンエ細胞層**(7)を形成している．その大きなフラスコ型のプルキンエ細胞の細胞体からは太い**樹状突起**(2)が枝分かれし，分子層(6)を突きぬけて小脳表面へとのびている．プルキンエ細胞の基底部からのびる軸索(ここには示されていない)は顆粒層(4)を通りぬけ，**白質**(5, 11)に入る際に有髄神経線維となる．

　　分子層(6)には無髄の軸索が水平にのびた**かご細胞** basket cell(1)がある．深部にあるかご細胞(1)の側枝が下降し，プルキンエ細胞(3, 7)の周囲で樹状になっている．**顆粒細胞** granule cell(9)の軸索には分子層(6)の中にのびるものと，無髄の軸索を水平に走らせているものがある．

　　顆粒層(4)には，細胞質が乏しく核が暗染した顆粒細胞(9)と，それより大きく細胞質に富み，まるい核をもつ**ゴルジ II 型細胞** Golgi type II cell(8)が散在している．顆粒層全体にわたって，**糸球** glomerulus(10)と呼ばれる小さい明るい領域がみられ，ここには細胞はなく，シナプスが集まっている場所である．

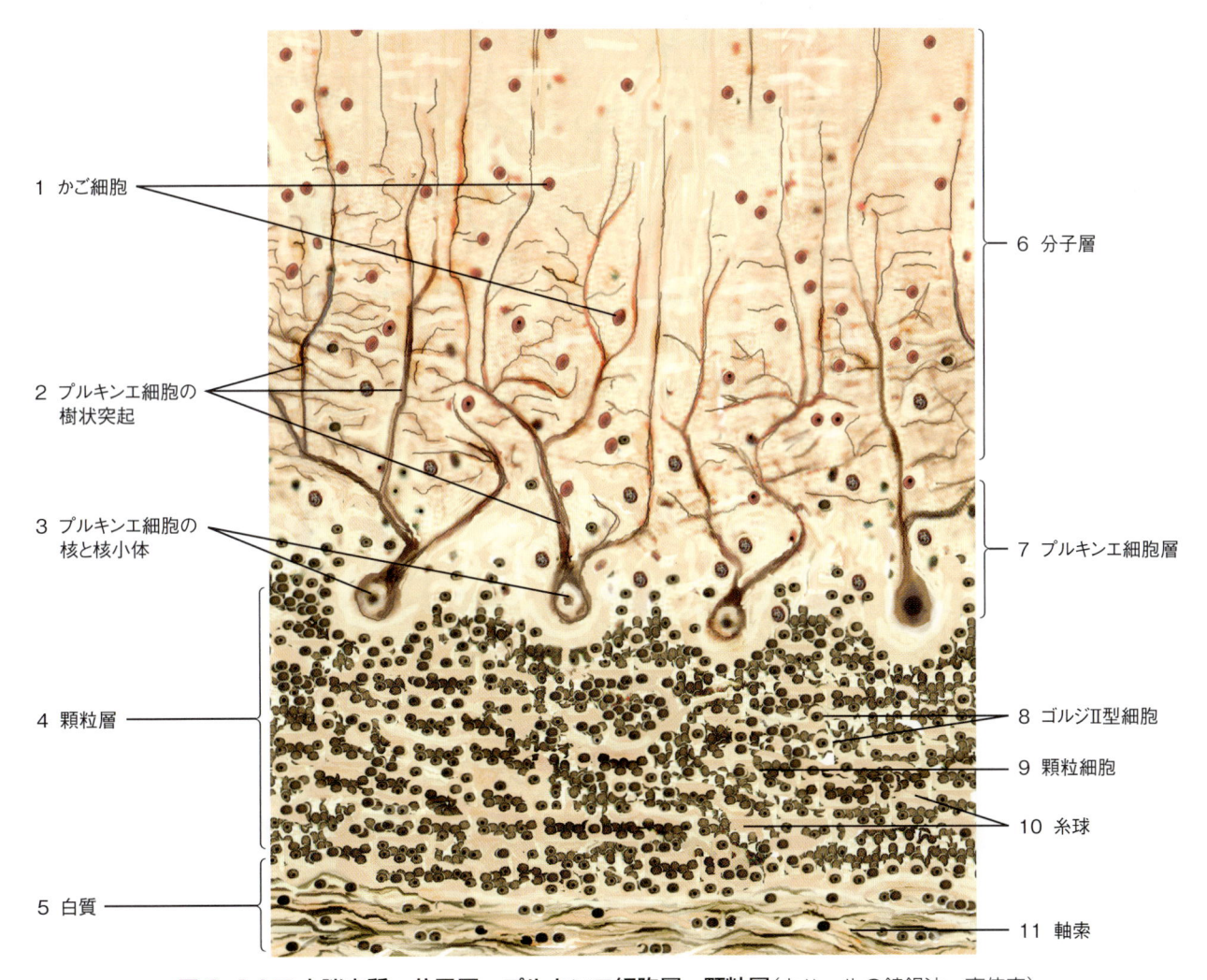

1　かご細胞
2　プルキンエ細胞の樹状突起
3　プルキンエ細胞の核と核小体
4　顆粒層
5　白質
6　分子層
7　プルキンエ細胞層
8　ゴルジ II 型細胞
9　顆粒細胞
10　糸球
11　軸索

図 9-14 ■ **小脳皮質：分子層，プルキンエ細胞層，顆粒層**(カハールの鍍銀法，高倍率)

## 図 9-15 線維性星状膠細胞と毛細血管

　カハール法で染色した脳組織切片では，支持細胞である星状膠細胞と呼ばれる**グリア細胞**がみられる．**線維性星状膠細胞** fibrous astrocyte（2, 5）は**細胞体** cell body が小さく，卵形の**核**をもち，**核小体**は暗く染まっている（5）．細胞体からのびた細長い放射状の**突起**（4, 6）が，ニューロンや血管のあいだにみられる．血管周囲の**線維性星状膠細胞**（2）は赤血球を内腔にもつ**毛細血管**（8）を取り囲んでいる．そのほかの線維性星状膠細胞（2, 5）は長い突起（4, 6）を毛細血管（8）までのばし，**血管終足** perivascular endfoot（3, 7）を形成している．

　この図にはほかのグリア細胞の核（1）もみることができる．

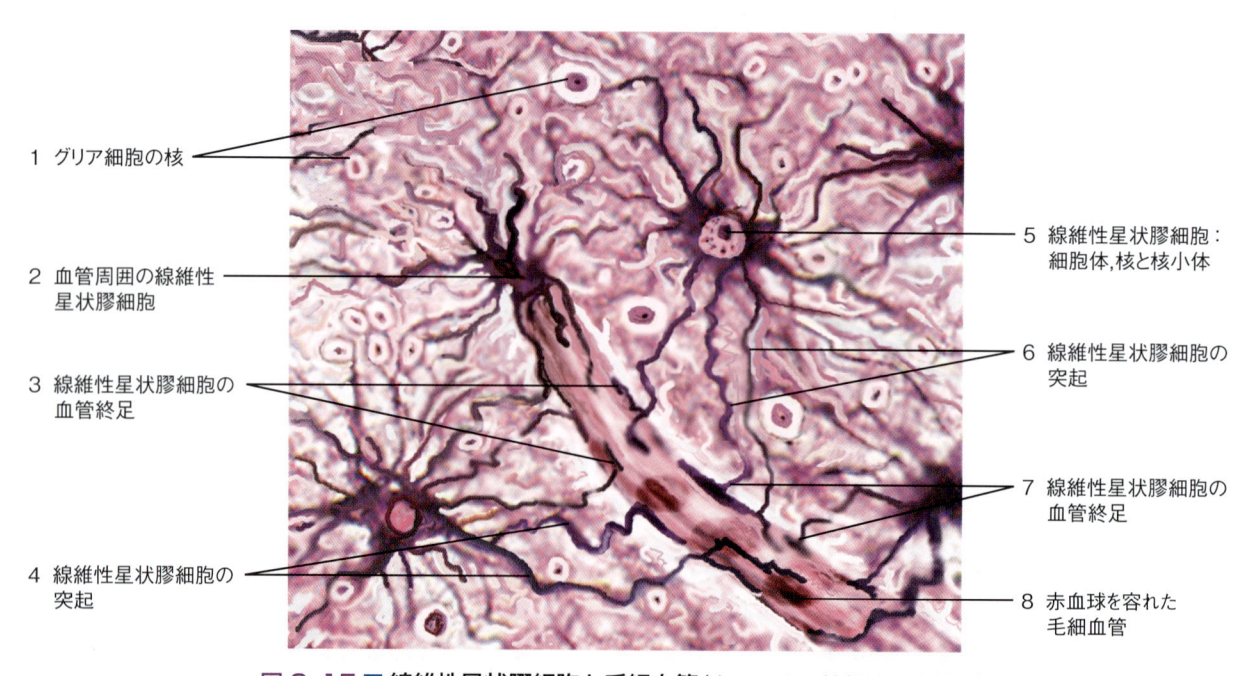

1 グリア細胞の核

2 血管周囲の線維性星状膠細胞

3 線維性星状膠細胞の血管終足

4 線維性星状膠細胞の突起

5 線維性星状膠細胞：細胞体,核と核小体

6 線維性星状膠細胞の突起

7 線維性星状膠細胞の血管終足

8 赤血球を容れた毛細血管

図 9-15 ■ **線維性星状膠細胞と毛細血管**（カハールの鍍銀法，高倍率）

## 図 9-16　中枢神経にある毛細血管と星状膠細胞の血管終足の超微細構造

　この透過型電子顕微鏡写真は中枢神経に存在する連続性毛細血管の断面を示している．**毛細血管**の内腔をおおっているのは，うすい内皮層と**内皮細胞** endothelial cell の核である(2)．**毛細血管壁** capillary wall (5)の外がわには，**星状膠細胞**(3, 4)の多数の血管終足が付着しており，毛細血管壁(5)を完全に包んで血液脳関門の一部を形成している．毛細血管壁(5)と星状膠細胞(3, 4)の血管終足を取り囲んでいるのは，**中枢神経系の神経網**(1)である．これは，軸索，樹状突起，さまざまなグリア細胞からなる線維の密な網目構造であり，中枢神経系の空間を充たしている．毛細血管の下にあるのは，希突起膠細胞(図示せず)によって**有髄化された軸索**(6)である．

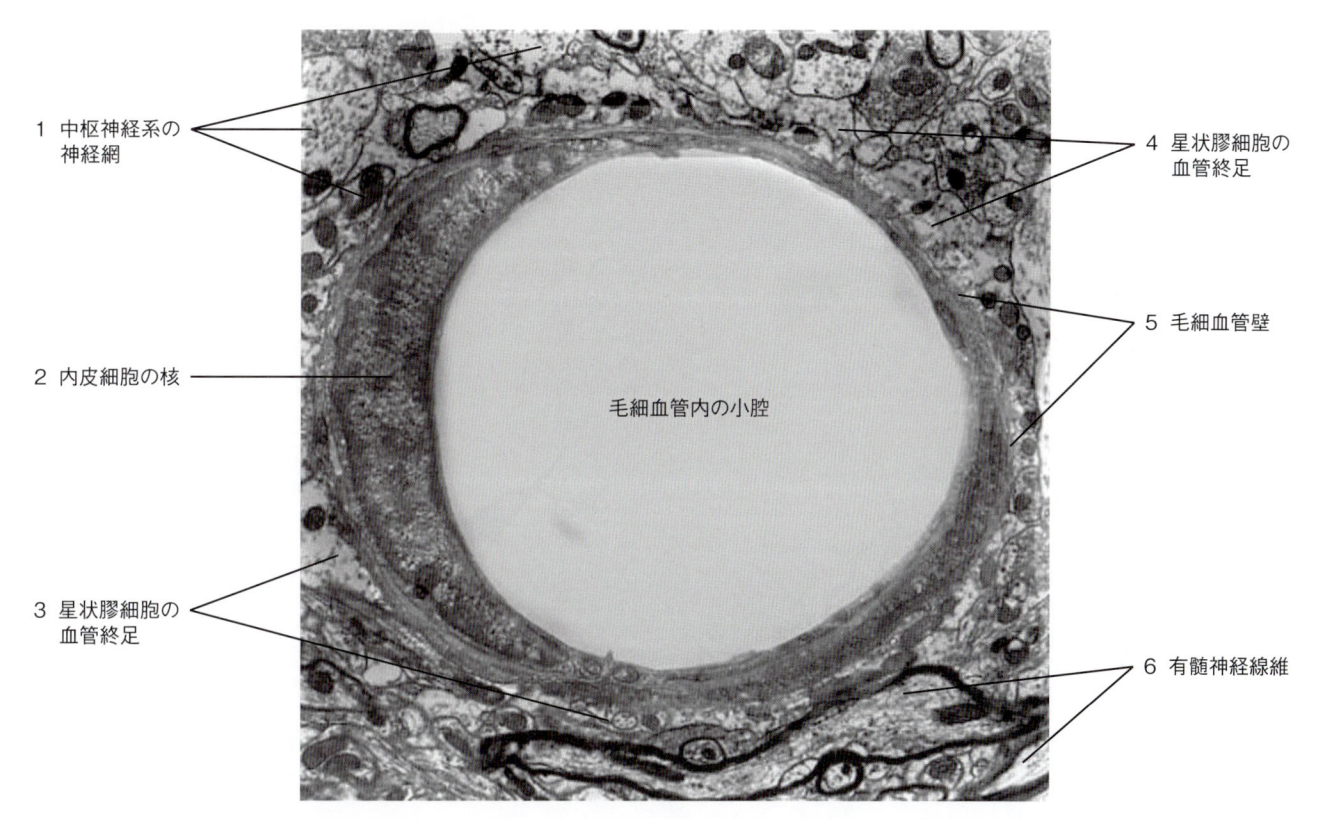

1 中枢神経系の
　神経網

2 内皮細胞の核

3 星状膠細胞の
　血管終足

4 星状膠細胞の
　血管終足

5 毛細血管壁

6 有髄神経線維

毛細血管内の小腔

**図 9-16** ■ **中枢神経にある毛細血管と星状膠細胞の血管終足の超微細構造．透過型電子顕微鏡写真**(×20,000)
[Mark De Santis 名誉教授(WWMI Medical Program, University of Idaho, Idaho 州 Moscow 市)のご厚意による]

## 図9-17　脳の希突起膠細胞

　この脳組織切片にはカハールの鍍銀法で染色された**希突起膠細胞**(1, 4, 7)と呼ばれるグリア細胞が示されている．**線維性星状膠細胞**(3)と違って，希突起膠細胞(1, 4, 7)は分岐の乏しい，細く短い突起をもっている．

　希突起膠細胞(1, 4, 7)は，中枢神経系では白質にも灰白質にもみられる．白質では，この細胞が多くの軸索の髄鞘を形成し，末梢神経系のシュワン細胞と同様な役割を担っている．

　この図では線維性星状膠細胞や希突起膠細胞(1, 4, 7)の大きさと，二つの**ニューロン**(2, 6)の大きさを比較することができる．**毛細血管**(5)がさまざまな細胞のあいだを走っている．

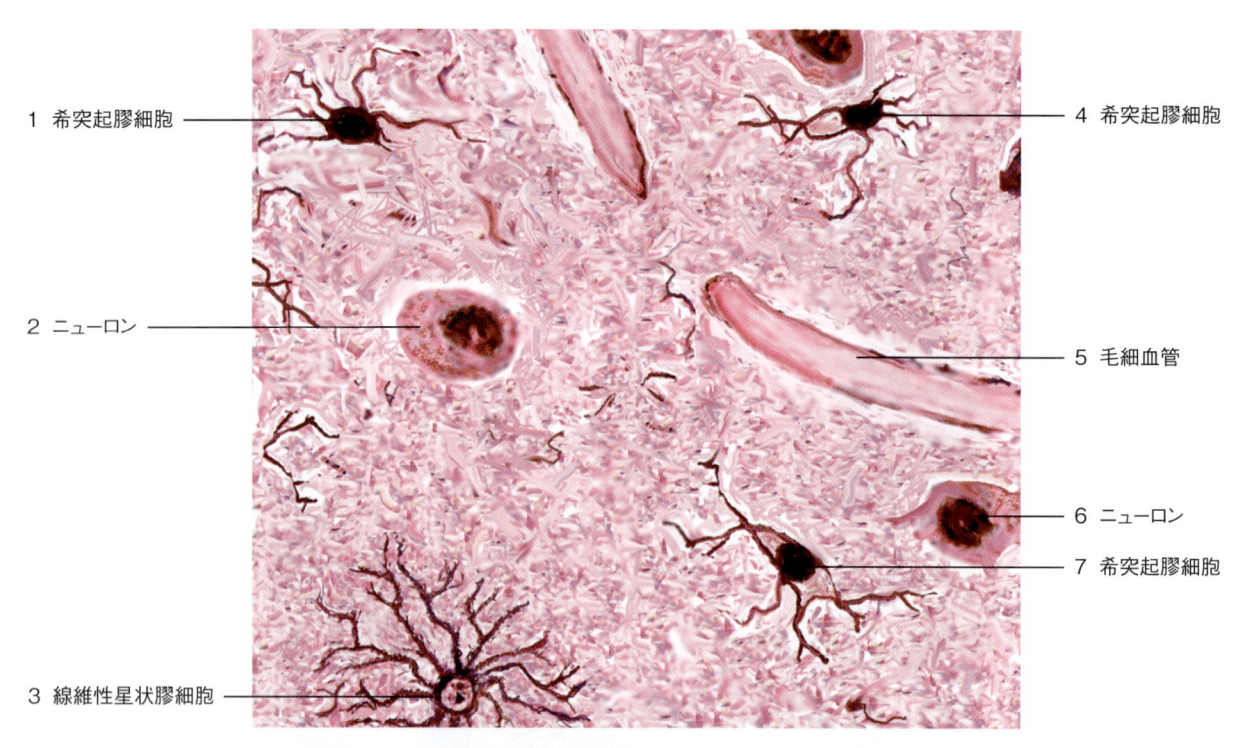

1　希突起膠細胞
2　ニューロン
3　線維性星状膠細胞
4　希突起膠細胞
5　毛細血管
6　ニューロン
7　希突起膠細胞

図 9-17 ■ 脳の希突起膠細胞（カハールの鍍銀法，高倍率）

## 図 9-18 有髄神経軸索に接している希突起膠細胞の超微細構造

　この透過型電子顕微鏡写真は，中枢神経系のミエリン産生細胞である**希突起膠細胞**(2)の内部構造を示している．細胞質には発達した**粗面小胞体**(3, 5)，**ゴルジ装置**(6)があり，小胞体の周囲には多数の遊離リボソームが存在する．横断あるいは縦断された複数の**有髄神経軸索**(1, 4, 8)が**髄鞘**(7)で包まれている．髄鞘が形成されている軸索(1, 4)には，楕円形で暗色に染まった**ミトコンドリア**(4)と多数の**ニューロフィラメント**(8)がみえている．

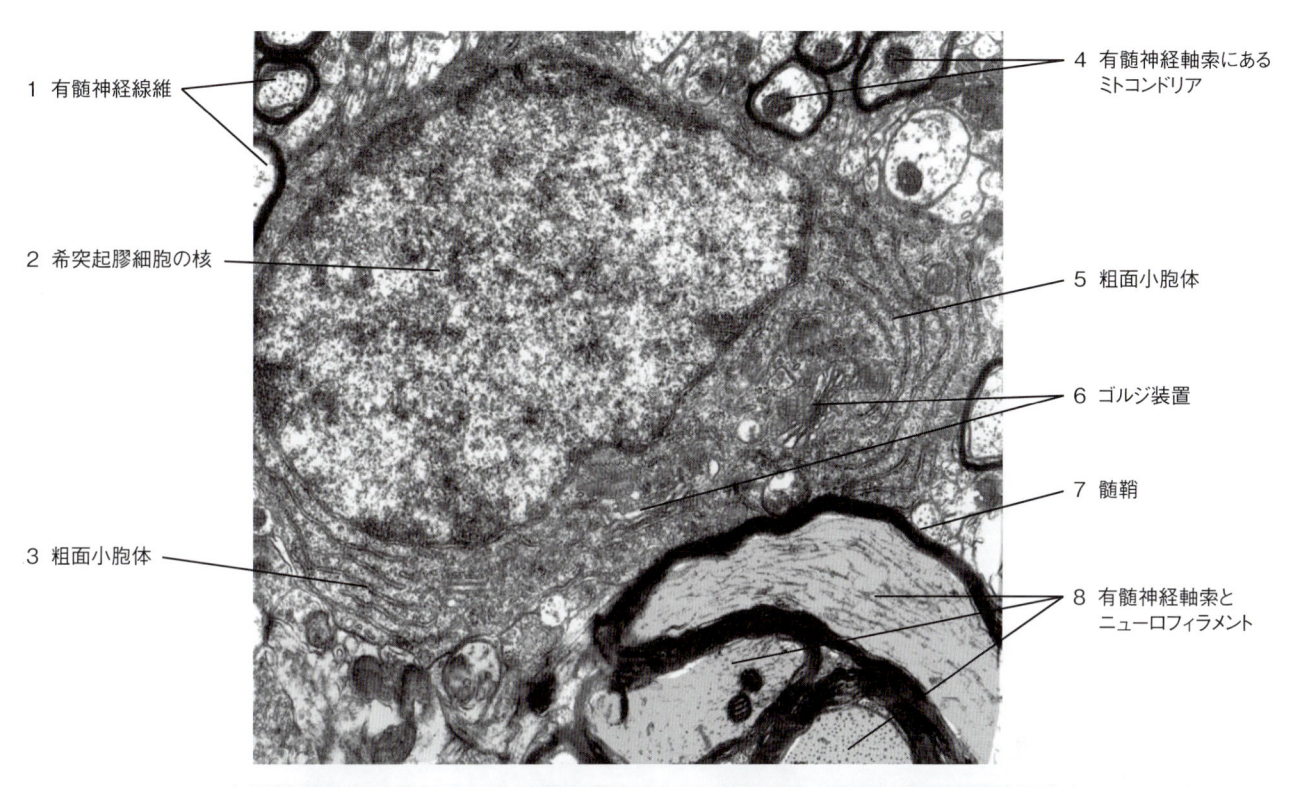

1　有髄神経線維
2　希突起膠細胞の核
3　粗面小胞体

4　有髄神経軸索にあるミトコンドリア
5　粗面小胞体
6　ゴルジ装置
7　髄鞘
8　有髄神経軸索とニューロフィラメント

**図 9-18 ■ 有髄神経軸索に接している希突起膠細胞の超微細構造．透過型電子顕微鏡写真**(×25,000)

[Mark De Santis 名誉教授(WWMI Medical Program, University of Idaho, Idaho 州 Moscow 市)のご厚意による]

## 図9-19　中枢神経の有髄神経軸索とランヴィエの絞輪の超微細構造

　この透過型電子顕微鏡写真は**有髄軸索**の縦断面(7)と横断面(2)，およびそれらに密に接して髄鞘を形成した希突起膠細胞の細胞質や小器官を示している．**髄鞘**は軸索の全長に沿って連続しているのではないため，**ランヴィエの絞輪**と呼ばれる小さな節状の隙間がある(4)．この領域は髄鞘(5, 6)を欠いており，軸索をおおって接触している希突起膠細胞の突起や細胞質(3, 8)がループをつくって軸索を取り囲み包んでいる場所である．ランヴィエの絞輪(4)の場所では，細胞が軸索(5, 6)に巻き付いて髄鞘が形成されるあいだも，希突起膠細胞の**細胞質(3, 8)**は完全に消失することはない．有髄神経軸索(2)には，多数のニューロフィラメント(2, 7)と，暗色に染まった**ミトコンドリア**(1)が存在している．有髄神経軸索(7)の近傍には，**無髄神経軸索** unmyelinated axon(9)の断面と隣接する細胞の**細胞質**(10)がある．

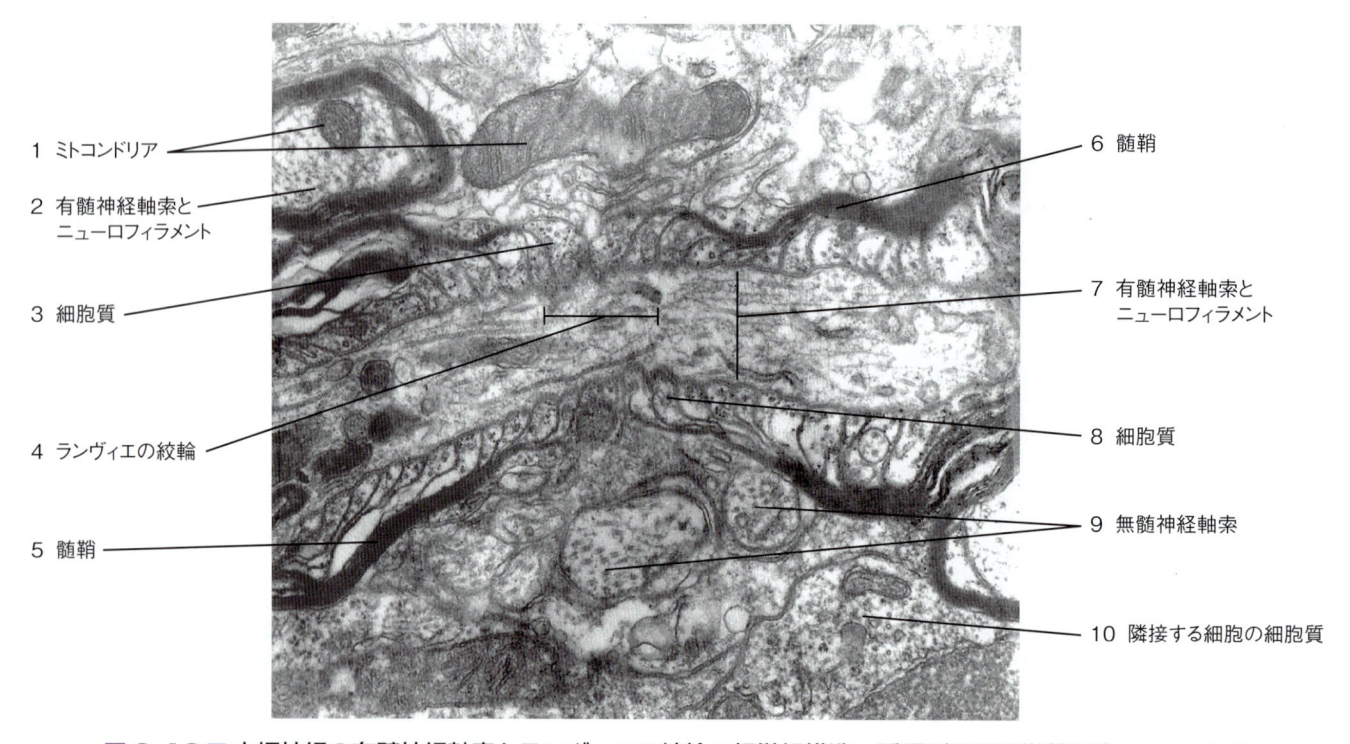

1　ミトコンドリア
2　有髄神経軸索とニューロフィラメント
3　細胞質
4　ランヴィエの絞輪
5　髄鞘
6　髄鞘
7　有髄神経軸索とニューロフィラメント
8　細胞質
9　無髄神経軸索
10　隣接する細胞の細胞質

**図9-19 ■ 中枢神経の有髄神経軸索とランヴィエの絞輪の超微細構造．透過型電子顕微鏡写真**(×55,000)
[Mark De Santis 名誉教授(WWMI Medical Program, University of Idaho, Idaho 州 Moscow 市)のご厚意による]

## 図9-20 脳内の小膠細胞

オルテガ法で染色されたこの脳切片には，**小膠細胞** microglia(2, 3)と呼ばれるもっとも小型のグリア細胞が示されている．小膠細胞(2, 3)の形はさまざまで，その輪郭はしばしば不規則である．濃く染まる小さい核が細胞体のほとんどを占めている．細胞突起は細く短い．小膠細胞(2, 3)の細胞体と突起は小さなとげでおおわれている．二つの**ニューロン**(1)や**赤血球**を内腔にもつ**毛細血管**(4)と，小膠細胞(2, 3)の大きさを比べることができる．

小膠細胞は中枢神経系では白質と灰白質の両方にみられ，貪食細胞として重要である．

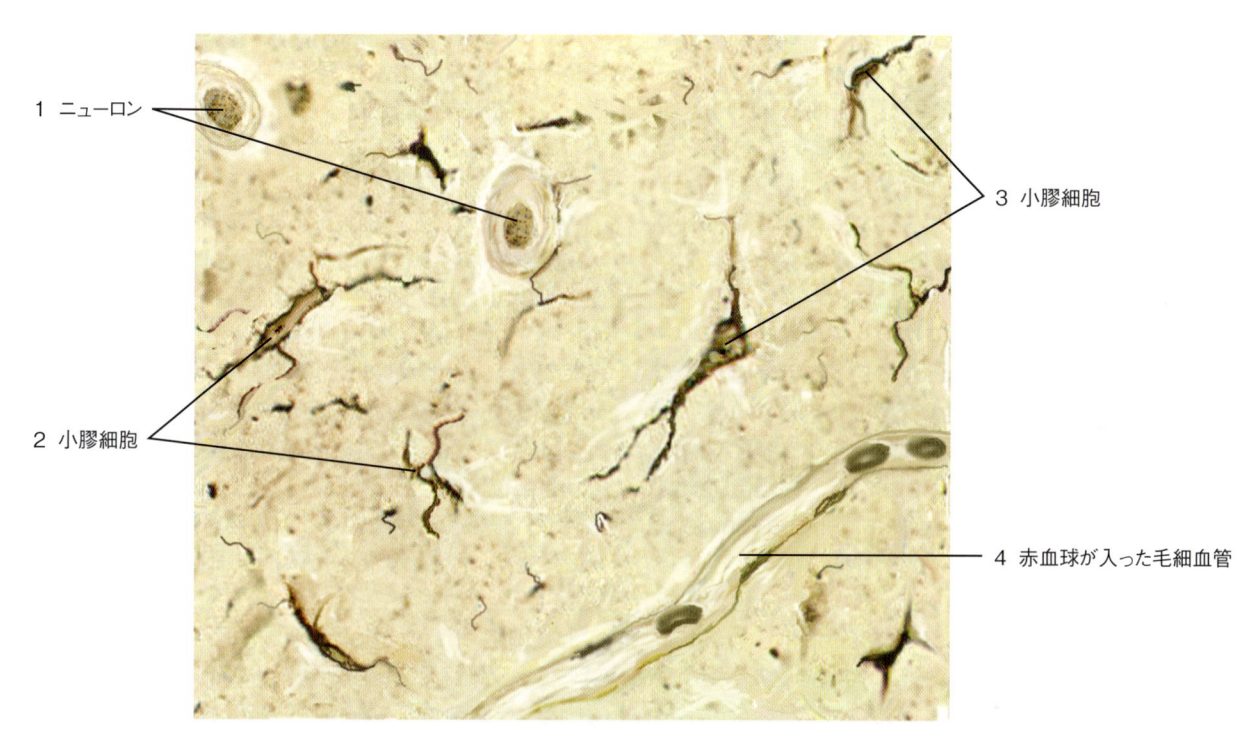

1 ニューロン

2 小膠細胞

3 小膠細胞

4 赤血球が入った毛細血管

図9-20 ■ 脳内の小膠細胞(オルテガ染色，中倍率)

## 機能との関連 9-3 ■ グリア細胞

　中枢神経系でみられるグリア細胞には四つの種類が知られている．すなわち星状膠細胞，希突起膠細胞，小膠細胞，上衣細胞である．

　**星状膠細胞**は灰白質でもっとも多くみられる大型のグリア細胞で，線維性星状膠細胞と原形質性星状膠細胞の二つがある．中枢神経系では，どちらの種類の星状膠細胞も**毛細血管**や**ニューロン**の表面に付着している．星状膠細胞の血管終足は毛細血管の基底膜を取り囲み，毛細血管の周囲で接着帯をつくり，**血液脳関門** blood-brain barrier の一部となっている．血液脳関門は，血液から脳への物質の通過を調整する生理的なバリアである．これにより，間質の神経細胞環境のイオン組成が安定してバランスよく保たれ，潜在的な有害物質から細胞が守られている．星状膠細胞の突起は軟膜の基底膜まで拡がり，**グリア境界膜** glia limitans と呼ばれる不浸透性のバリアを構築している．このグリア境界膜は脳と脊髄をおおっている．それらはニューロンと毛細血管とのあいだの**代謝にかかわる物質の交換**に寄与している．また，星状膠細胞は細胞間隙で増えた**カリウムイオン**や放出された**グルタミン酸** glutamate などの**神経伝達物質**を除去することで**化学的環境** chemical environment を調整し，シナプスの機能維持に貢献している．これらの代謝物がすぐに除去できないと，神経機能を阻害しかねない．星状膠細胞はグルタミン酸を不活化し，グルタミン酸に変換し，それをニューロンは取り込む．また，星状膠細胞はグリコーゲンを蓄えており，これをグルコースとして放出することで，中枢神経のエネルギー代謝に貢献している．また，ギャップ結合が存在していることにより，星状膠細胞は中枢神経において構造的な合胞体をつくり，コミュニケーションネットワークを構築している．脳の損傷に応じて，星状膠細胞は分裂，増殖し，瘢痕を形成する．

　**希突起膠細胞**は星状膠細胞より小さく，細胞突起の数も少ない．希突起膠細胞は，中枢神経内で軸索の**髄鞘**を形成する．細胞質にはいくつかの突起があるため，一つの希突起膠細胞が複数の軸索を取り囲み髄鞘形成を行なう．その結果，希突起膠細胞は，複数の無髄神経軸索を取り囲むことはない．髄鞘形成中，希突起膠細胞の細胞膜は接する軸索に巻き付き，その範囲は隣り合った**ランヴィエの絞輪**のあいだにあたる．末梢神経系では**シュワン細胞**が軸索の髄鞘を形成している．希突起膠細胞と違い，一つのシュワン細胞が 1 本の軸索で髄鞘をつくる．

　**小膠細胞**はもっとも小さいグリア細胞で，骨髄由来で血中マクロファージに由来する中枢神経系の**単核食細胞系** mononuclear phagocyte system の一部と考えられている．小膠細胞は血管系から中枢神経系に入り，そのおもな機能は結合組織の**マクロファージ** macrophage に似ている．神経組織が傷害されると小膠細胞が傷害部位に遊走し，増殖し，貪食能を獲得し，死んだ組織や外来の組織を除去する．小膠細胞は脳の主要な免疫系を担い，活性化すると抗原提示細胞としてはたらき，免疫調節因子サイトカインを分泌する．

　**上衣細胞** ependymal cell は単層立方ないし背の低い円柱上皮細胞で，脳室と脊髄の中心管の内腔をおおっている．その表面には絨毛と微絨毛がある．絨毛は中心管内で脳脊髄液を流れるのを助け，微絨毛は吸収に役立っている．

# 第 9 章　まとめ

## 第 1 項　中枢神経系：脳と脊髄

### 哺乳類の神経系

- 中枢神経系は脳と脊髄によって構成されている
- 末梢神経系は脳神経，脊髄神経および末梢神経から構成されている
- 求心性神経は中枢神経に向かい，遠心性神経は中枢神経から出る

### 中枢神経系を保護する組織層

- 骨と結合組織，および脳脊髄液で囲まれている
- 中枢神経系周囲の最外側にある硬い結合組織を硬膜という
- もろいくも膜が硬膜の下にある
- もっとも内がわにある軟膜は，脳と脊髄の表面に直接に接している
- 軟膜とくも膜のあいだにはくも膜下腔があり，脳脊髄液が充たされている

### 脳脊髄液

- 無色透明で脳と脊髄をクッションのように守っている
- 脳室の脈絡叢で持続的に産生されており，脈絡叢の多くは側脳室にある
- 脳脊髄液は，脳代謝やホメオスタシス，神経活動に最適な環境の維持に重要な役割を果たしている
- 脳脊髄液はくも膜絨毛を介して静脈（上矢状静脈洞）に再吸収される

### 中枢神経系のニューロンの形態と種類

- ニューロンは，神経の活動電位をうけて，それを伝える中枢神経系の機能的，構造的単位である
- 細胞体，樹状突起，軸索から構成されている
- 多極性，双極性，単極性のニューロンが，おもな 3 種類のニューロンである
- 中枢神経系多極性ニューロンがもっとも一般的で，すべての運動ニューロン，介在ニューロンがこれに分類される
- 多極性ニューロンは複数の樹状突起と 1 本の軸索をもつ
- 双極性ニューロンは感覚ニューロンで，目や鼻，耳にみられる
- 双極性ニューロンは 1 本の樹状突起と 1 本の軸索からなる
- 単極性ニューロンは脊髄神経と脳神経の感覚神経節と後根神経節にみられる
- 単極性ニューロンは，細胞体から 1 本の突起を出し，それが 2 本の軸索に分かれる
- その片方の軸索は中枢神経へ向かい，もう 1 本の軸索は末梢に向かう
- 中枢神経系でみられる介在ニューロンは感覚，運動，その他のニューロン間での刺激を統合する

### 髄鞘と有髄線維

- 特殊な細胞が軸索のまわりをおおい，脂質に富んだ絶縁性の髄鞘を形成する
- 髄鞘は末梢の枝にまで軸索の全長に沿ってのびている
- 髄鞘のあいだにある間隙をランヴィエの絞輪と呼ぶ
- 末梢神経系では 1 個のシュワン細胞が 1 本の軸索において髄鞘を形成し，無髄線維については髄鞘をつくらず軸索を包み込む
- シュワン細胞の細胞質の存在によってシュミット・ランテルマンの切痕がつくられる
- 無髄線維軸索にはランヴィエの絞輪はみられない
- 中枢神経系では一つの希突起膠細胞の突起がのびて，多数の軸索の髄鞘を形成する

### 灰白質と白質

- 灰白質にはニューロン，樹状突起，グリア細胞が含まれている
- 灰白質ではニューロンと樹状突起のあいだでシナプスが形成されている
- 脊髄後角と後根の軸索がつながっている
- 脊髄前角と前根の軸索がつながっている
- 白質には有髄線維，無髄線維，グリア細胞がある

## シナプス

- 化学的/電気的コミュニケーションの伝達に特化した場所である
- シナプス前の神経細胞からシナプス後の神経細胞へ一方向性に伝達される
- 軸索樹状突起間シナプス，軸索細胞体間シナプス，軸索軸索間シナプスが三つの主要なシナプスである
- シナプス前部，シナプス間隙，シナプス後部から構成される
- シナプス前細胞からシナプス後細胞に神経刺激（活動電位）を伝達する
- 活動電位を信号に変換し，シナプス後細胞の活動に影響を与える
- ほとんどのシナプスでは，シナプス前部に化学的な神経伝達物質が存在する
- 神経伝達物質はシナプス間隙を横切って，シナプス後膜の受容体と結合する
- 神経伝達物質は，興奮性または抑制性の反応を引きおこす
- 対象細胞に対する興奮性作用と抑制性作用の合計によって刺激の効果を調節される
- 神経伝達物質は放出された後，速やかにシナプス間隙から取り除かれる

## 脊　髄

- 胸部脊髄には前角，後角，側角の灰白質がある
- 側角は自律神経系の交感神経の運動ニューロンを含む
- 灰白質の前角は運動ニューロンを含む
- 前角からの軸索は脊髄神経の前根を形成する
- 白質には密に詰まった上行性軸索と下行性軸索が含まれている
- 白質の後柱には薄束と楔状束がみられる
- 脊髄内の灰白質は H 型でニューロンと介在ニューロンを含む
- 灰白質の両がわをつなぐ灰白交連には中心管がある

## ニューロン，軸索，樹状突起

- 求心性（知覚），遠心性（運動），介在ニューロンに分類される
- 体性求心性線維は体の表面や器官からの神経刺激を中枢神経系へと伝える
- 臓性求心性線維は体内臓器，血管からの神経刺激を中枢神経系へと伝える
- 遠心性線維は中枢神経系からの神経刺激を末梢の効果器官へ伝える
- 介在ニューロンは異なったニューロンの種類の介在をする
- ニューロンの細胞体と樹状突起にはニッスル小体（粗面小胞体）がみられる
- 細胞体の神経原線維は樹状突起や軸索にまでのびている
- 軸索は起始円錐と呼ばれる漏斗状の領域から出る
- 軸索と起始円錐にはニッスル小体はない
- ニューロンは興奮する性質，興奮を伝達する性質，およびさまざまな物質を産生する性質をもっている
- ニューロンの細胞体で神経伝達物質と神経ホルモンが合成される
- 神経伝達物質は軸索の微小管を通ってシナプスに輸送される
- 刺激により軸索に沿って神経興奮（活動電位）の伝導がおきる
- 軸索起始部は刺激が合わさり神経興奮が生まれる場所である
- 刺激伝導速度は軸索の太さと髄鞘の有無で決まる
- 樹状突起は他のニューロンとつながるため（シナプス），樹状突起棘でおおわれている
- 樹状突起は他のニューロンや軸索，樹状突起からの情報をうけ，それらの情報を統合する
- 軸索は，化学物質，細胞内小器官，神経伝達物質の双方向の輸送も行なう
- 順行性輸送は，軸索内の微小管を介して軸索末端やシナプスに向かって行なわれる
- 逆行性輸送は，微小管を介して軸索末端や樹状突起から神経細胞体に向かって行なわれる
- 軸索の輸送には，微小管関連モーター蛋白質であるキネシンとダイニンが必要である

## 中枢神経系の支持細胞：グリア細胞

- 非神経細胞性の支持細胞で，ニューロン，軸索，樹状突起を包んでいる
- 神経の興奮をうけ取らない小さな細胞である
- ニューロンの 10 倍以上の数が存在する
- 星状膠細胞，希突起膠細胞，小膠細胞，上衣細胞の 4 種類がある

### 星状膠細胞

- 灰白質にもっとも多く存在する最大の細胞である
- 線維性星状膠細胞と原形質性星状膠細胞の 2 種類に分けられる
- 2 種類とも毛細血管と接して接着帯を形成し，血液脳関門をつくっている

・脳と脊髄をおおうグリア境界膜を形成している
・代謝にかかわる物質の交換を助け，また中枢神経系のエネルギー代謝に貢献している
・増加したカリウムイオンやグルタミン酸などの神経伝達物質を排除することで，ニューロン周辺の化学的環境を制御する
・ギャップ結合が，中枢神経系の構造的な合胞体を形成し，脳内のコミュニケーションネットワークを形成している
・傷害に反応して細胞が分裂し，瘢痕組織を形成する

### 希突起膠細胞

・シュワン細胞と違い，一度に多数の軸索の髄鞘を形成している
・複数の無髄神経軸索の周囲を包むことはない

### 小膠細胞

・中枢神経系全体にみられる単核食細胞系の一種である
・結合組織マクロファージと同様の機能をもつ，中枢神経系の貪食細胞である
・外傷に対して反応し，増殖し，貪食能を獲得する
・脳内の主要な免疫系としてはたらき，抗原提示細胞としての機能をもつ

### 上衣細胞

・脳室と脊髄の中心管をおおっている
・絨毛細胞は中心管の脳脊髄液を流れさせている

## 大脳皮質：灰白質（Ⅰ〜Ⅵ層）

・分子層（Ⅰ）：軟膜におおわれた最外層；グリア細胞やカハールの水平細胞を含む
・外顆粒層（Ⅱ）：グリア細胞と小型錐体細胞を含む
・外錐体層（Ⅲ）：おもに中型錐体細胞を含む
・内顆粒層（Ⅳ）：小型の顆粒細胞，錐体細胞，グリア細胞を含むうすい層
・内錐体層（Ⅴ）：グリア細胞と大型錐体細胞を含む
・多形層（Ⅵ）：最深層で白質に隣接し，さまざまな細胞を含む

## 小脳皮質

・小脳溝で分けられた深いしわを小脳回という
・外がわの分子層には小さいニューロンと線維が含まれる
・中央のプルキンエ細胞層は，樹状突起が分子層に枝分かれしたプルキンエ細胞を含む
・顆粒層には顆粒細胞とゴルジⅡ型細胞，糸球という空隙がある

# 第 9 章　復習問題：第 1 項

## 問　題

次の問題について，もっとも適切な答えを選びなさい．

1. 脳脊髄液が循環している場所は？
  A．硬膜の層のあいだ
  B．軟膜と脳表のあいだ
  C．くも膜下腔内
  D．硬膜とくも膜のあいだ
  E．硬膜の上

2. くも膜絨毛の機能は？
  A．脳脊髄液を産生する
  B．脳脊髄液を吸収する
  C．脳脊髄液を循環させる
  D．脈絡叢を支える
  E．脈絡叢の表面をおおう

3. 単極性ニューロンのおもな存在部位は？
  A．脊髄神経節と脳神経節
  B．小脳
  C．眼と耳
  D．脊髄
  E．大脳

4. 多極性ニューロンは次のように説明できる
  A．単一の樹状突起と単一の軸索をもつ
  B．中枢神経系ではもっとも少ない種類の神経細胞である
  C．感覚ニューロンである
  D．細胞体の近くで分岐する単一の軸索をもつ
  E．運動ニューロンである

5. シュワン細胞と希突起膠細胞のおもな機能は？
  A．脳と脊髄を保護する
  B．脳脊髄液を産生する
  C．軸索を髄鞘で囲む
  D．毛細血管を取り囲み，保護の役割を果たす血液脳関門を形成する
  E．軸索と神経の周囲で食細胞の機能を果たす

## 解　答

1. 正解：C．くも膜下腔．脳の脳室から出た髄液は，脳と脊髄のくも膜下腔を循環する
2. 正解：B．脳脊髄液を吸収する．くも膜絨毛は脳内の静脈洞へとのびて，吸収した脳脊髄液を静脈洞へと送りこむ
3. 正解：A．脊髄神経と脳神経の神経節．これらのニューロンは単一の軸索をもち，神経節内で被膜細胞に囲まれている
4. 正解：E．運動神経．脊髄や脳に存在する多極性ニューロンは，その作用によって筋肉や腺に反応をおこすという点で，運動性ニューロンと考えられる
5. 正解：C．軸索を髄鞘で囲む．末梢神経系ではシュワン細胞が単一の軸索を囲んでいるが，中枢神経系では希突起膠細胞が多数の軸索を囲んでいる

# 第 2 項・末梢神経系

　　**末梢神経系** peripheral nervous system（**PNS**）は中枢神経系（CNS）の外部にみられるニューロンの神経細胞体，神経線維，支持細胞などからなる（図 9-21）．末梢神経系には脳からのびる**脳神経** cranial nerve と，脊髄からのびる**脊髄神経** spinal nerve があり，それぞれ関連の**神経節** ganglia から出ている．神経節はニューロンとグリア細胞の小さな集まりで，結合組織の被膜におおわれている．末梢神経系には感覚神経と運動神経があり，末梢の器官と中枢神経系のあいだの情報伝達を仲介している．それぞれの神経節にみられる末梢神経のニューロンは，中枢神経系の内部ないし外部のどちらかに位置している．神経，動脈，リンパ管は一緒に走行し**神経血管束** neurovascular bundle をつくる．

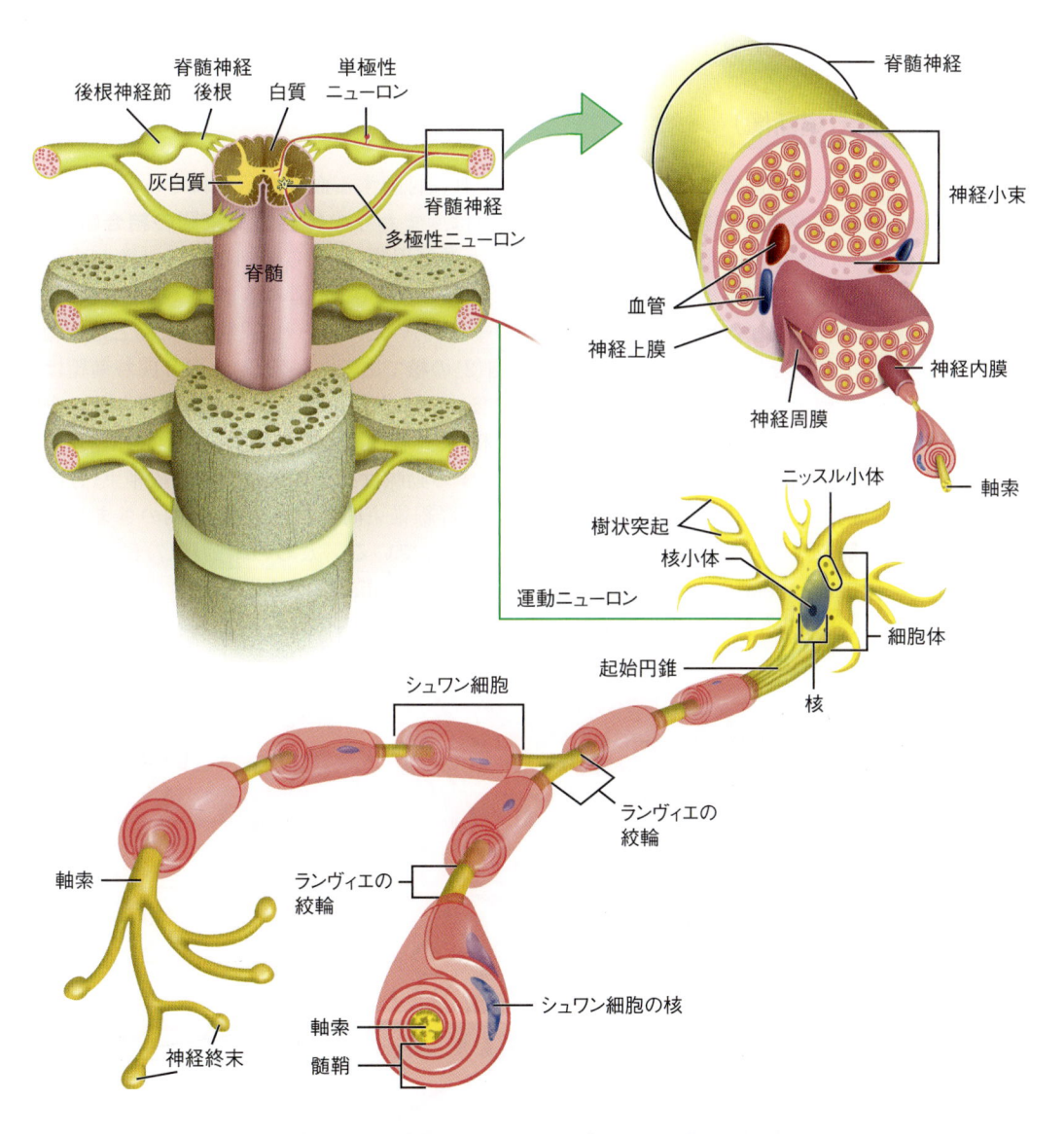

図 9-21 ■ 末梢神経系．末梢神経系は脳神経と脊髄神経からなる．
脊髄の横断像と運動ニューロンと末梢神経の特徴を示している．

## 末梢神経系の結合組織層

　末梢神経は，種々の太さの軸索から構成されている．それらの軸索を何本かの**神経束**と呼ばれる束に分けて結合組織層が包んでいる．結合組織最外層の**神経上膜** epineurium は，すべての神経小束をまとめる丈夫な線維性膜である．その膜は不規則性密性結合組織でつくられ，すべての末梢神経はこの膜におおわれている．**神経周膜** perineurium と呼ばれるうすい結合組織が神経内に拡がり，神経線維を1本または数本の神経束を囲んでいる．神経周膜細胞は**閉鎖帯** tight junction によって結合しており，神経周膜は**血液神経関門** blood-nerve barrier を形成し，代謝にかかわる物質の能動輸送と拡散輸送を行なう選択的なバリアとして機能している．このバリアは多くの高分子の通過を制限し，適切な内部微小環境の維持と軸索の保護の役割を果たしている．それぞれの神経束には支持細胞である**シュワン細胞** Schwann cell と軸索が走っている．シュワン細胞と接している個々の有髄神経や無髄神経の集まりは**神経内膜** endoneurium といううすい細網線維でできた血管に富む疎性結合組織でおおわれている．

### 図 9-22　末梢神経と血管（横断像）

　この横断像には**神経線維束**(1)とそれに付随する血管が示されている．神経線維束(1)を1本ずつ包む**神経周膜** perineurium(5)は，まわりの**神経線維束間の結合組織** interfascicular connective tissue(9)と癒合している．神経周膜(5)から繊細な結合組織が神経線維束内にのびて，神経線維を1本ずつ包む神経内膜となる（この図の倍率では観察できない）．

　神経束(1)内の個々の神経軸索(線維)のあいだにみられる核のほとんどは，軸索を取り囲んで髄鞘を形成している**シュワン細胞**(2)の**核**である．軸索(3)を取り囲む髄鞘は，組織標本を作製する際に使用した薬品によってミエリンが洗い流されたため，何もない空間のようにみえる．神経線維束(1)にみられる他の核は，神経内膜の**線維細胞**(4)のものである（図9-25参照）．

　神経線維束間の結合組織(9)に分布する動脈は，その分枝を神経線維束(1)内に送り，最終的には神経内膜の毛細血管となる．神経線維束間の結合組織(9)内のさまざまな太さの**細動脈**(7, 12)と**細静脈**(11)が神経束(1)を囲んでいる．太めの細動脈(7)には赤血球や**内弾性板** internal elastic membrane(8)，**中膜** tunica media(6)がみられる．また，**脂肪細胞** adipose cell(10)も神経線維束間の結合組織(9)に分布している．

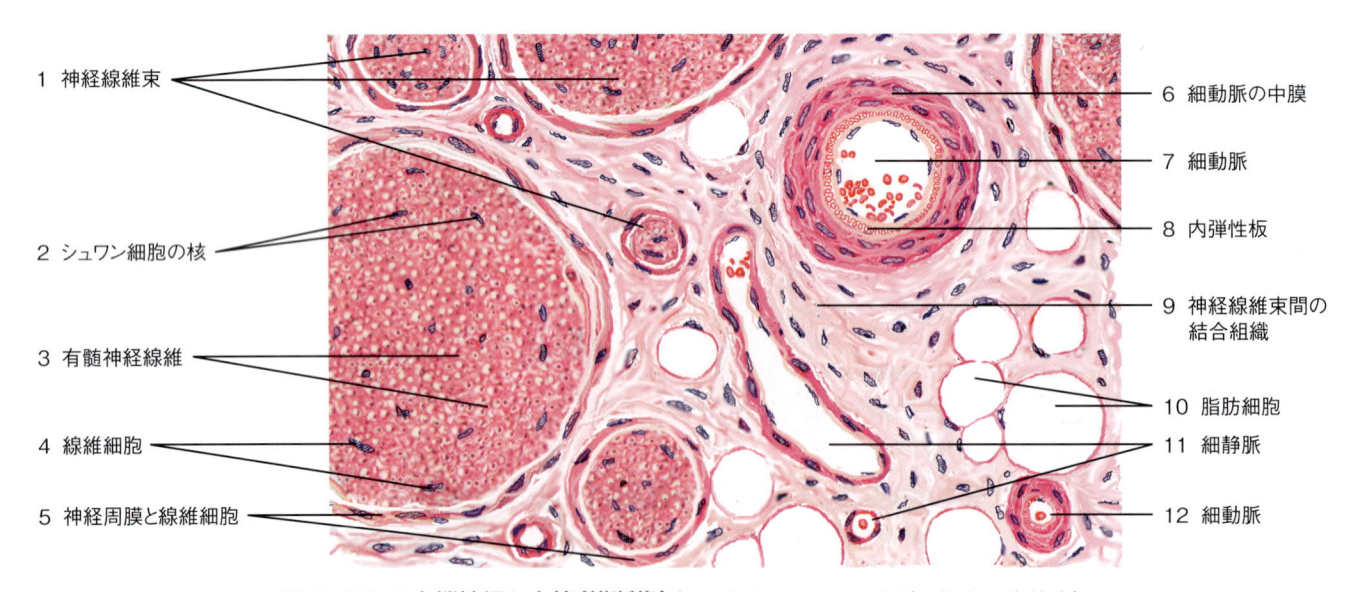

1　神経線維束
2　シュワン細胞の核
3　有髄神経線維
4　線維細胞
5　神経周膜と線維細胞

6　細動脈の中膜
7　細動脈
8　内弾性板
9　神経線維束間の結合組織
10　脂肪細胞
11　細静脈
12　細動脈

**図 9-22 ■ 末梢神経と血管（横断像）**（ヘマトキシリン-エオジン染色，中倍率）

## 図 9-23　有髄神経線維（縦断像と横断像）

　　シュワン細胞は末梢神経の軸索を包んで髄鞘を形成する．この標本では，髄鞘を示すために，神経線維を四酸化オスミウムで固定した．髄鞘に含まれる脂質が黒く染まってみえる．図では末梢神経が縦断像（上図）と横断像（下図）で示されている．

　　縦断像では，**髄鞘** myelin sheath（1）は黒く染まった太い帯のようにみえ，その中心の明るい**軸索**（2）を囲んでいる．一つのシュワン細胞による髄鞘でおおわれた軸索の長さは，輪間節の長さで，数 mm になることもある．隣り合った輪間節のあいだの髄鞘は不連続で，この部位は**ランヴィエの絞輪**（4）であり，その幅は 1-2 μm である．

　　神経束は**神経周膜**（3, 5, 8）と呼ばれる明るく染まる結合組織の層におおわれている．また，神経線維は 1 本ずつ**神経内膜** endoneurium（7, 10）と呼ばれるうすい結合組織層で包まれている．横断像（下図）では，さまざまな太さの有髄神経線維がみえる．**髄鞘**（9）は太く黒い輪の部分で，中央にある染色されずに明るくみえる**軸索**（12）を包んでいる．

　　神経内膜と神経周膜の結合組織には，さまざまな太さの**血管**（6, 11）が豊富に分布している．

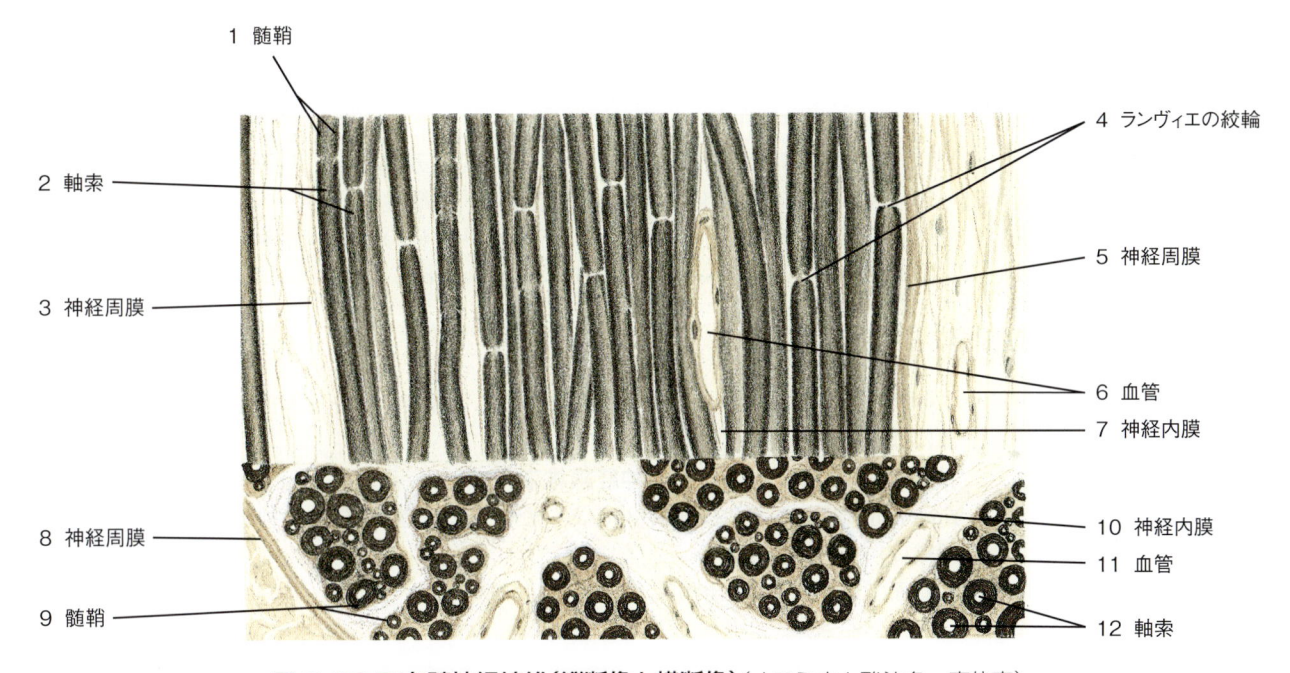

図 9-23 ■ **有髄神経線維（縦断像と横断像）**（オスミウム酸染色，高倍率）

## 機能との関連 9-4 ■ 末梢神経系における軸索の髄鞘形成と支持細胞

**シュワン細胞**は末梢神経系の支持細胞である．そのおもな役割は，太い軸索を取り囲み，絶縁性があり脂質に富んだ**髄鞘**を形成することである．髄鞘は軸索を保護し，神経興奮の伝導と，伝達のための適切なイオン環境を維持する役割を果たす．それぞれのシュワン細胞は，1本の軸索の一部で髄鞘形成を行なう．その一方で，一つのシュワン細胞の細胞質は多数の無髄神経軸索を取り囲むことができる．一つの希突起膠細胞の細胞質突起が多数の軸索で髄鞘形成することを除けば，末梢神経系におけるシュワン細胞の機能は，**中枢神経系**における**希突起膠細胞**の機能と類似している．髄鞘は軸索全体に沿って連続した強固な膜なのではない．むしろ，隣り合った髄鞘のあいだには**ランヴィエの絞輪**と呼ばれる小さな節状の間隙が存在している．一つのシュワン細胞のつくる髄鞘によっておおわれた軸索の部分を**輪間節** internode (internodal segment)と呼ぶ．輪間節の長さは軸索の太さによって異なる．ランヴィエの絞輪の幅は1〜2 μm であるのに対し，輪間節の長さは軸索の太さによって数 mm にもなる．ランヴィエの絞輪においては，軸索は髄鞘によって絶縁されてはいない．その結果とし

て，ランヴィエの絞輪は**神経興奮** nerve impulse（**活動電位** action potential）の伝導速度を速くするはたらきをする．太い有髄神経線維ではランヴィエの絞輪から次のランヴィエの絞輪へと活動電位が飛び移り，より速く効率的に興奮を伝導する．このような有髄神経線維の速やかな刺激伝導の方法を**跳躍伝導** saltatory conduction という．

細い無髄神経線維の刺激伝導は，太い有髄神経線維の伝導よりかなり遅い．無髄神経線維ではシュワン細胞の細胞質に囲まれていても，興奮は軸索全体を流れるため，伝導効率と速度は小さくなる．したがって，太い有髄神経線維の刺激伝導がもっとも速い．また，刺激伝導速度は軸索の太さと髄鞘によって決まる．

末梢神経節にはニューロンを囲む**衛星細胞** satellite cell という小さい平坦な細胞がある．神経節は中枢神経系の外にあるニューロンの集まりである．末梢神経節は脊柱にそって分布し，脊髄神経の前根や後根の接合部近くや内臓の近くにみられる．衛星細胞はニューロンを**構造的に支持**し，絶縁性を与えている．また，ニューロンと組織液間の代謝物の輸送の調整にも役立っている．

## 図 9-24　坐骨神経（縦断像）

この図には坐骨神経が低倍率で描かれている．神経全体を取り囲んでいる**神経外膜**(1)の一部には，多数の**血管**(5)と**脂肪細胞**(6)がみえている．

神経外膜(1)よりも下がわの**神経線維束**(3)のまわりにある結合組織の被膜が**神経周膜** perineurium(2)である．神経束(3)のあいだにある**血管**(4)をもつ神経外膜(1)が**神経束間結合組織**(7)を形成する．

縦断面では，個々の軸索が特徴的な波状の形になっている．神経束(3)の波状の軸索のあ

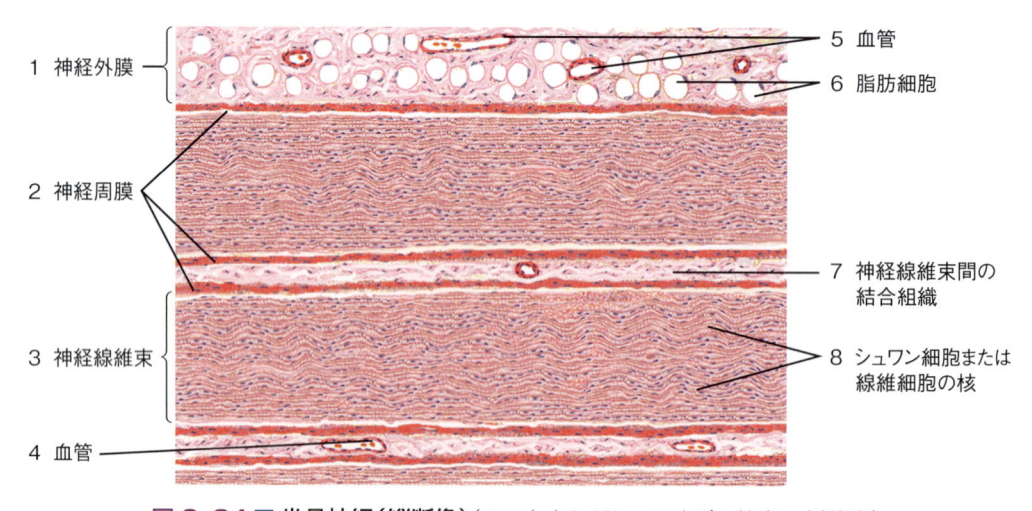

図 9-24 ■ **坐骨神経（縦断像）**（ヘマトキシリン-エオジン染色，低倍率）

いだには，神経内膜結合組織のシュワン細胞と線維細胞の核(8)がある．この倍率では，シュワン細胞と線維細胞の区別がつかない．

## 図 9-25　坐骨神経（縦断像）

　図 9-24 で示した神経の一部を高倍率で示した．中央の**軸索**(1)はヘマトキシリン－エオジン染色で弱く染まり，細い糸のようにみえる．そのまわりにあった髄鞘は標本作製過程で薬品によって溶け去り，そのあとに明瞭な**蛋白質性網目構造** protein network(6)が残されている．**シュワン細胞**(4)は，各軸索を包む結合組織の**神経内膜**(5)と必ずしも区別できない．**ランヴィエの絞輪**(2)では，シュワン細胞膜は軸索に向かう細い境界線となっている．

　二つの**シュワン細胞の核**(4)は別々の平面で切れていて，有髄神経線維(1)の周囲にあることがわかる．この図では，**神経内膜**(3a)と**神経周膜**(3b)の線維細胞もみられる．神経内膜(3a)の線維細胞は髄鞘を形成するシュワン細胞(4)と違い，髄鞘の外がわに位置する．通常，シュワン細胞(4)と神経内膜の線維細胞(3)の核を見分けることは困難である．

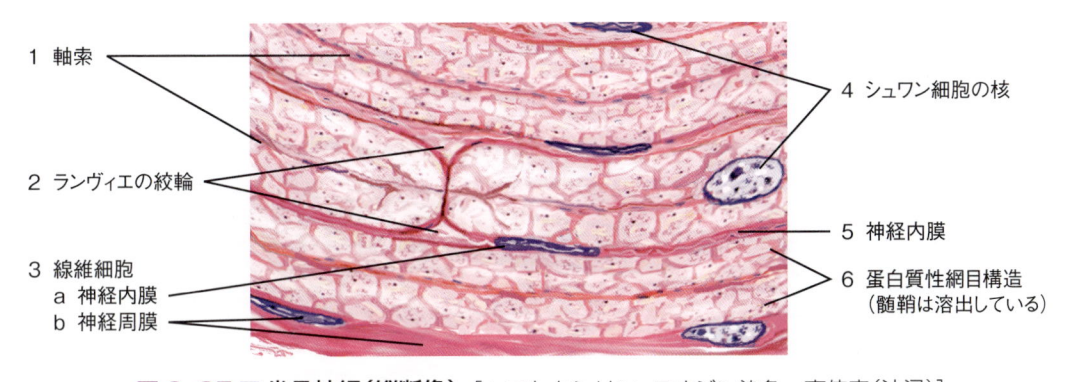

1　軸索
2　ランヴィエの絞輪
3　線維細胞
　a　神経内膜
　b　神経周膜
4　シュワン細胞の核
5　神経内膜
6　蛋白質性網目構造
　（髄鞘は溶出している）

**図 9-25 ■ 坐骨神経（縦断像）**［ヘマトキシリン－エオジン染色，高倍率（油浸）］

## 図 9-26　坐骨神経（横断像）

　図 9-24 で示した坐骨神経にある有髄神経線維の横断を，高倍率で示した．標本作成過程で成分が溶出して，放射線状の形になった髄鞘の**蛋白質性網目構造**(2)の中心に，細く暗く染まった**軸索**(5)がみえる．**シュワン細胞**(1)の核と細胞膜が有髄神経線維(5)のまわりに分布している．シュワン細胞(1)は軸索をとりまいて三日月形にみえるため見分けやすい．

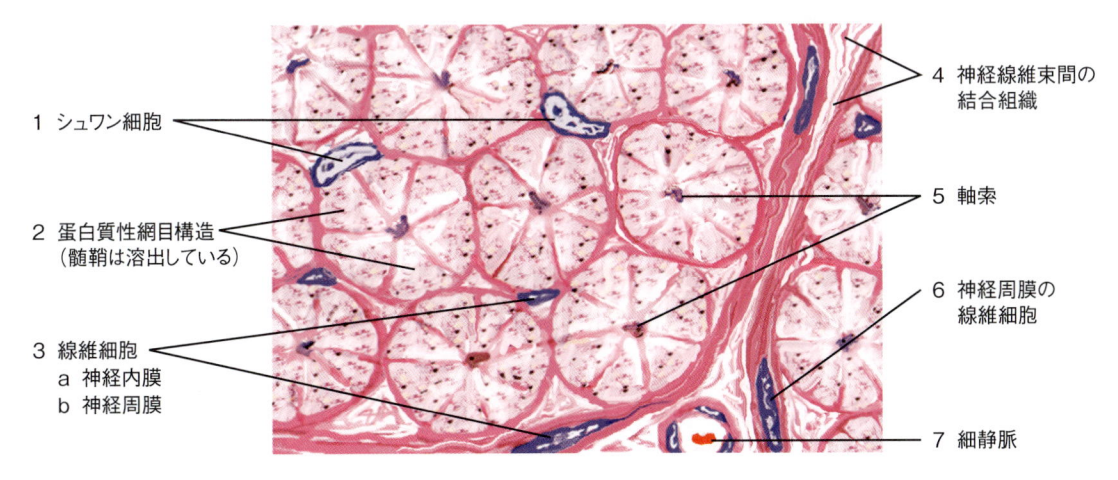

1　シュワン細胞
2　蛋白質性網目構造
　（髄鞘は溶出している）
3　線維細胞
　a　神経内膜
　b　神経周膜
4　神経線維束間の
　　結合組織
5　軸索
6　神経周膜の
　　線維細胞
7　細静脈

**図 9-26 ■ 坐骨神経（横断像）**［ヘマトキシリン－エオジン染色，高倍率（油浸）］

　　神経内膜のコラーゲン線維がかすかにみられるが，神経内膜と**神経周膜**(3b, 6)の**線維細胞**(3a)ははっきりみることができる．また，**神経線維束間の結合組織**(4)には**細静脈**(7)が走っている．

## 図9-27　末梢神経：ランヴィエの絞輪と軸索

　　末梢神経の縦断像を示す中倍率の顕微鏡写真である．**軸索**(2, 8)を包んでいるはずの髄鞘が，この標本では溶出し，**髄鞘の空隙** myelin spoace(7)のみがみえる．有髄神経線維の一部には，神経線維の中心に位置する軸索(2, 8)がみられる．軸索に沿って一定の間隔で，髄鞘の中にくぼみがある．これらは**ランヴィエの絞輪**(1, 9)である．この部位は，軸索を囲む二つの髄鞘の端を示している．軸索(2, 8)の一つには，**シュワン細胞の核**(3)がみられ，軸索(2, 8)のいくつかの場所の周囲には，うすい青色の結合組織層である**神経内膜**(6)がみられる．軸索(2, 8)の外がわには，血球細胞を伴う**毛細血管**(4)と結合組織の**線維細胞**(5)がある．

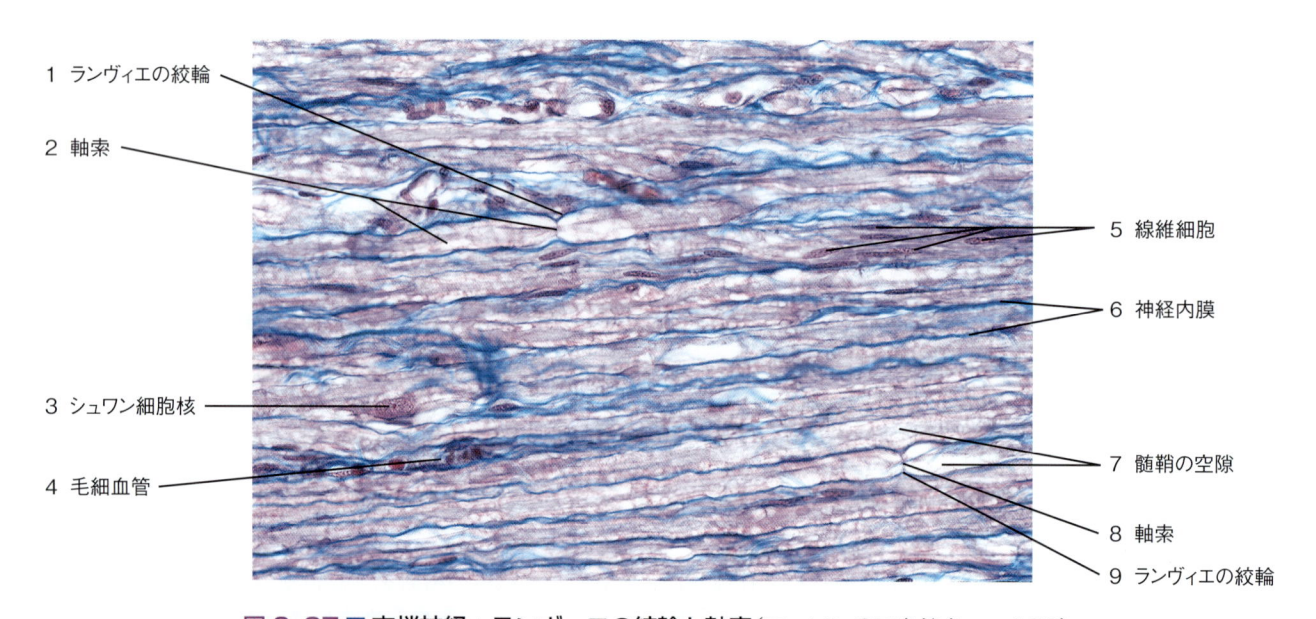

1　ランヴィエの絞輪
2　軸索
3　シュワン細胞核
4　毛細血管
5　線維細胞
6　神経内膜
7　髄鞘の空隙
8　軸索
9　ランヴィエの絞輪

図9-27　■ **末梢神経：ランヴィエの絞輪と軸索**(マッソンの三色染色，×100)

## 図 9-28　末梢神経の神経束横断面の超微細構造

　　神経束横断面の透過型電子顕微鏡写真では，左がわに 2 本の太い**有髄神経軸索**(3)，右がわには複数の細い**無髄神経軸索**(7)がみられる．中枢神経とは対照的に，シュワン細胞は 1 本の軸索の断面のまわりに**髄鞘** myelin sheath(2)を形成しているのみである．**シュワン細胞**のうすい**細胞質**(5)の層が有髄神経軸索を取り囲み，その外がわにはうすい基底膜(6)が囲んでいる．軸索内には楕円形で高密度のミトコンドリア(4)がある．右がわにもシュワン細胞があるが，ここでは**シュワン細胞は細胞質**に埋もれた多数の無髄神経軸索(7)を包み込んでいる(8)．さらに，うすい**基底膜**(10)が無髄神経軸索(7)を取り囲むシュワン細胞の細胞質(8)を包んでいる．同じような形の楕円形の**ミトコンドリア**(9)とニューロフィラメントが無髄神経軸索(7)内にみられる．神経束を囲んでいるのは，結合組織のうすい層である**神経周膜**(12)である．神経束の周辺には，粗面小胞体が発達した細胞があり，これはおそらく**線維芽細胞** fibroblast(1, 11)であろう．

　　図 9-19 の透過型電子顕微鏡写真は，中枢神経系のランヴィエの絞輪を示している．いくつかの超微細構造の違いを除いて，末梢神経系のランヴィエの絞輪の構造は中枢神経系のものと類似している．末梢神経系のランヴィエの絞輪は基底膜におおわれているが，中枢神経系ではこれをおおう**基底膜** basal lamina が存在しない．

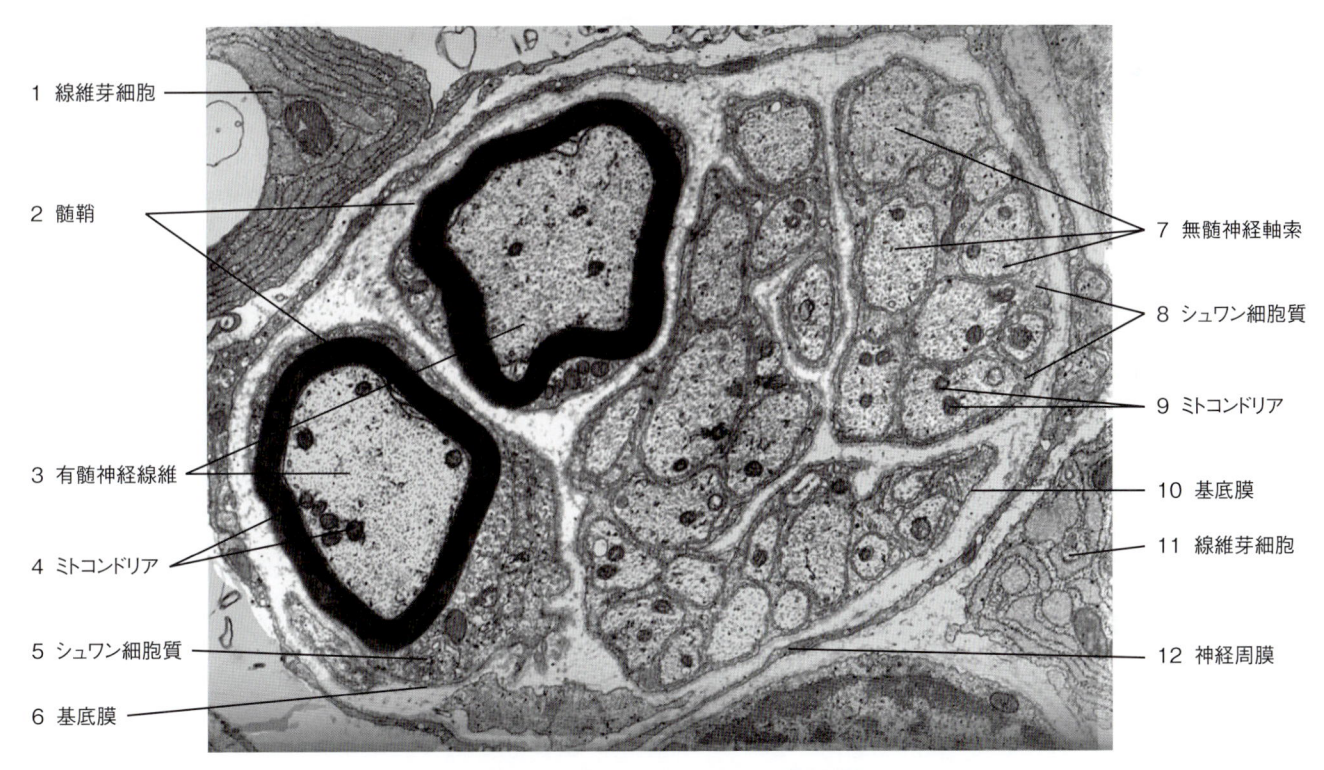

1　線維芽細胞
2　髄鞘
3　有髄神経線維
4　ミトコンドリア
5　シュワン細胞質
6　基底膜
7　無髄神経軸索
8　シュワン細胞質
9　ミトコンドリア
10　基底膜
11　線維芽細胞
12　神経周膜

**図 9-28 ■ 末梢神経の神経束横断面の超微細構造**(×25,000)

[Mark De Santis 名誉教授(WWMI Medical Program，University of Idaho, Idaho 州 Moscow 市)のご厚意による]

## 図 9-29　後根神経節，脊髄神経前根と後根，および脊髄神経（縦断像）

　　後根神経節は中枢神経系の外部にある神経細胞体の集まりである．**後根神経節** dorsal（posterior）root ganglion（7）は脊髄とつながっている**脊髄神経の後根** dorsal（posterior）nerve root（9）上に位置している．この神経節はおもに多くの（偽）**単極性ニューロン**（2）や感覚ニューロンで構成されている．単極性ニューロン（2）のあいだを通っている**神経線維束**（3）は，後根（9）または**脊髄神経**（5）のどちらかへと進む．それぞれの神経線維は，単極性ニューロン（2）から出る1本の軸索が分岐してつくる中枢突起と末梢突起に相当する．

　　後根神経節（7）は脂肪細胞や**神経**（6），**血管**（6）からなる**不規則性結合組織層**（1）でおおわれており，この結合組織（1, 6）は脊髄神経周辺の**神経外膜**（4）と癒合している．**前根** ventral（anterior）root（11）の神経線維は神経節（7）から出る神経線維に加わり，脊髄神経（5）を形成している．すなわち，前根（11）の神経と後根（9）の神経が合して脊髄神経（5）はつくられる．

　　脊髄からのびる前根（11）も後根（9）も，軟膜と**くも膜**（8, 10）におおわれており，そのまま脊髄神経（5）の神経外膜（4）へとつながる．神経線維束（3）のまわりの神経周膜と神経内膜は脊髄神経（5）や神経節（7）で個々の神経線維を囲んでいるが，この拡大像では見分けることができない．

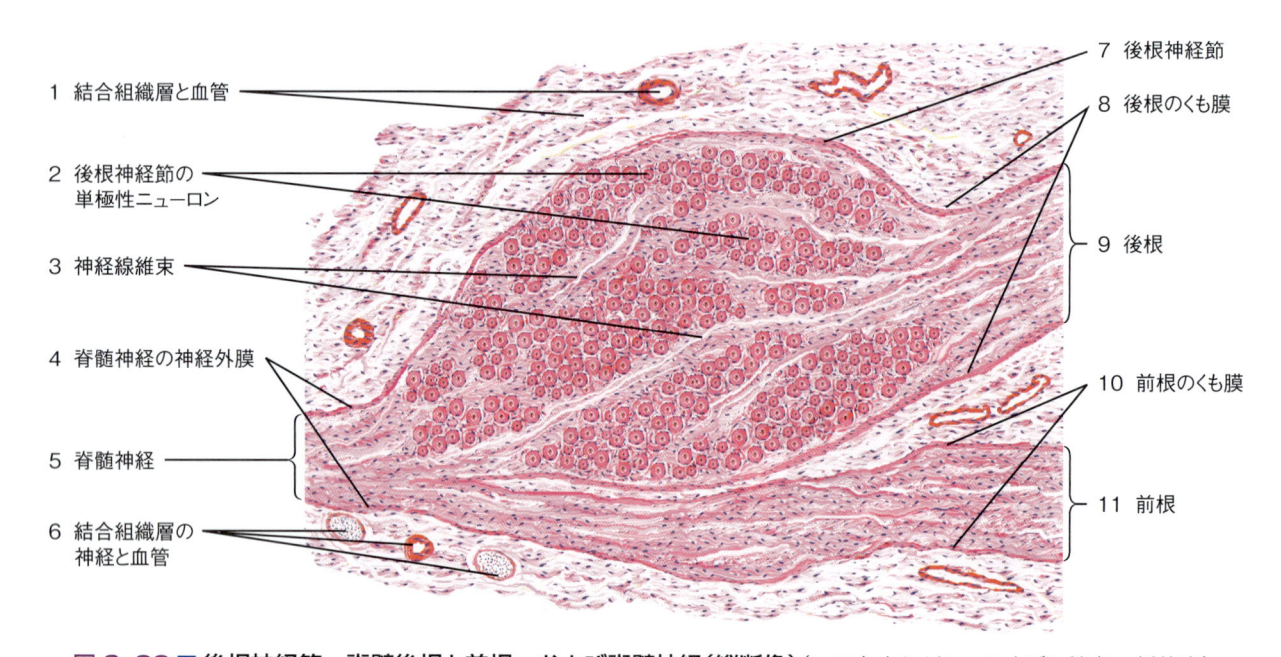

1　結合組織層と血管
2　後根神経節の単極性ニューロン
3　神経線維束
4　脊髄神経の神経外膜
5　脊髄神経
6　結合組織層の神経と血管
7　後根神経節
8　後根のくも膜
9　後根
10　前根のくも膜
11　前根

**図 9-29 ■ 後根神経節，脊髄後根と前根，および脊髄神経（縦断像）**（ヘマトキシリン-エオジン染色，低倍率）

## 図 9-30　後根神経節の単極性ニューロンと周辺の細胞

　　後根神経節の**単極性ニューロン** unipolar neuron（1, 6）を高倍率で示した．ニューロンの細胞体の中心付近で切られた切片（1, 6）では，ピンクに染まる**細胞質**（1b, 4）とまるい**核**（1a）が暗染する**核小体** nucleolus（1a）とともに観察できる．いくつかの単極性ニューロン（1, 6）は細胞質に**リポフスチン色素** lipofuscin pigment（9）という茶色い小さなかたまりが含まれている（図 9-21 を参照）．

　　単極性ニューロン（1, 6）の細胞体は二層の細胞性被膜でおおわれている．内がわの細胞層はニューロン周囲領域内にあり，単極性ニューロン（1, 6）に密着している．この細胞層の細胞は球状の核をもつ小さな扁平の**衛星細胞** satellite cell（3, 8）で，上皮に似ている．衛星細胞（3, 8）は，もともとは神経外胚葉性の起源をもち，**シュワン細胞**（11）と連続して無髄神経線維と**有髄神経線維**（5, 10）のまわりを囲んでいる．衛星細胞（3, 8）の外がわは結合組織性の**被膜細胞** capsule cell（7）がおおっている．単極性ニューロン（1, 6）のあいだの結合組織内には多数の**線維細胞**（2）が不規則に並んでおり，神経線維（5）間の神経内膜へと続いている．

　　ヘマトキシリン–エオジン染色では細い軸索と結合組織線維はみることができない．大きい有髄神経線維（5）は縦断像ではみとめられる．

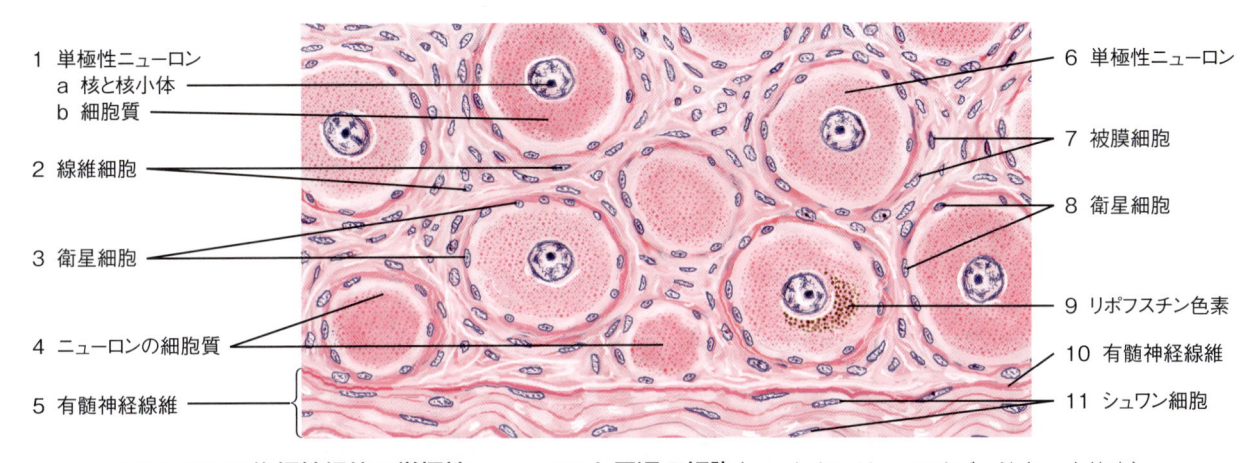

1　単極性ニューロン
　a　核と核小体
　b　細胞質
2　線維細胞
3　衛星細胞
4　ニューロンの細胞質
5　有髄神経線維

6　単極性ニューロン
7　被膜細胞
8　衛星細胞
9　リポフスチン色素
10　有髄神経線維
11　シュワン細胞

図 9-30 ■ **後根神経節の単極性ニューロンと周辺の細胞**（ヘマトキシリン–エオジン染色，高倍率）

## 図 9-31　交感神経節の多極性ニューロンと周辺の細胞，および神経線維

　　後根神経節のニューロンと異なり（図 9-30），交感神経節の**ニューロン**（3, 9）は多極性で大

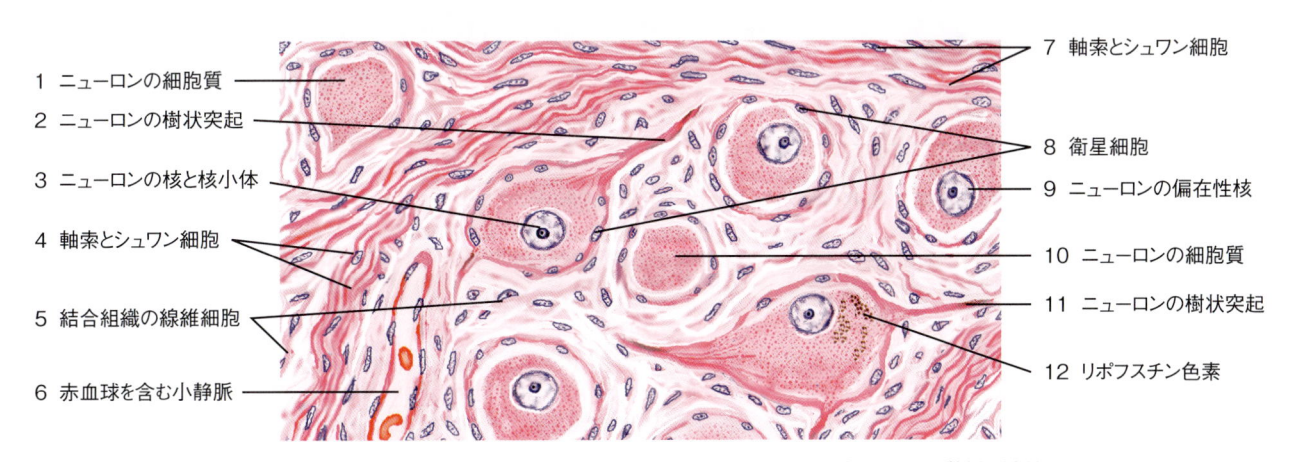

1　ニューロンの細胞質
2　ニューロンの樹状突起
3　ニューロンの核と核小体
4　軸索とシュワン細胞
5　結合組織の線維細胞
6　赤血球を含む小静脈

7　軸索とシュワン細胞
8　衛星細胞
9　ニューロンの偏在性核
10　ニューロンの細胞質
11　ニューロンの樹状突起
12　リポフスチン色素

図 9-31 ■ **交感神経節の多極性ニューロン，周辺の細胞，および神経線維**

きさが一定して小さい．そのため，ニューロン(3, 9)の輪郭と**樹状突起**(2, 11)は不整形である．また，切片がニューロンの中央で切れていない場合，**細胞質**(1, 10)のみが観察できる．交感神経ニューロン(3, 9)は**偏在性の核** eccentric nuclei(9)をもち，二核細胞はあまりみられない．高齢者ではニューロン(1, 10, 12)に茶色の**リポフスチン色素**(12)の蓄積がみとめられる．

**衛星細胞**(8)は多極性ニューロン(3, 9)のまわりをおおっているが，後根神経節でみられるほど多くはない．また，被膜細胞を含む結合組織被膜もあまり明瞭ではない．ニューロン(3, 9)をおおっているのは，結合組織内の**線維細胞**(5)と**血球**がみられる**細静脈**(6)などの血管である．無髄神経線維と有髄神経線維(4, 7)は束状に集まり，交感神経節を通る．有髄神経線維の周辺にみられる平担な核は**シュワン細胞**(4, 7)のものである．この神経節内の神経線維には節前神経線維，節後神経線維，求心性臓性神経線維，遠心性臓性神経線維が含まれている．

## 図 9-32　後根神経節：単極性ニューロンと周辺の細胞

後根神経節の中倍率像では，まるい**単極性ニューロン**(2)が示されている．細胞質の中心には**核**(6)があり，濃く染まった**核小体**(5)が明瞭にみえる．単極性ニューロン(2)の周囲には小型の**衛星細胞**(1)がある．衛星細胞の外がわには**線維細胞**(3)がみられる．後根神経節において単極性ニューロン(2)のあいだを走っているものは，多数の末梢からの**感覚性神経軸索束**(4)である．

ニューロンのまわりのぬけてみえる部分は標本作製過程で組織が縮んでできた人工的なものである．

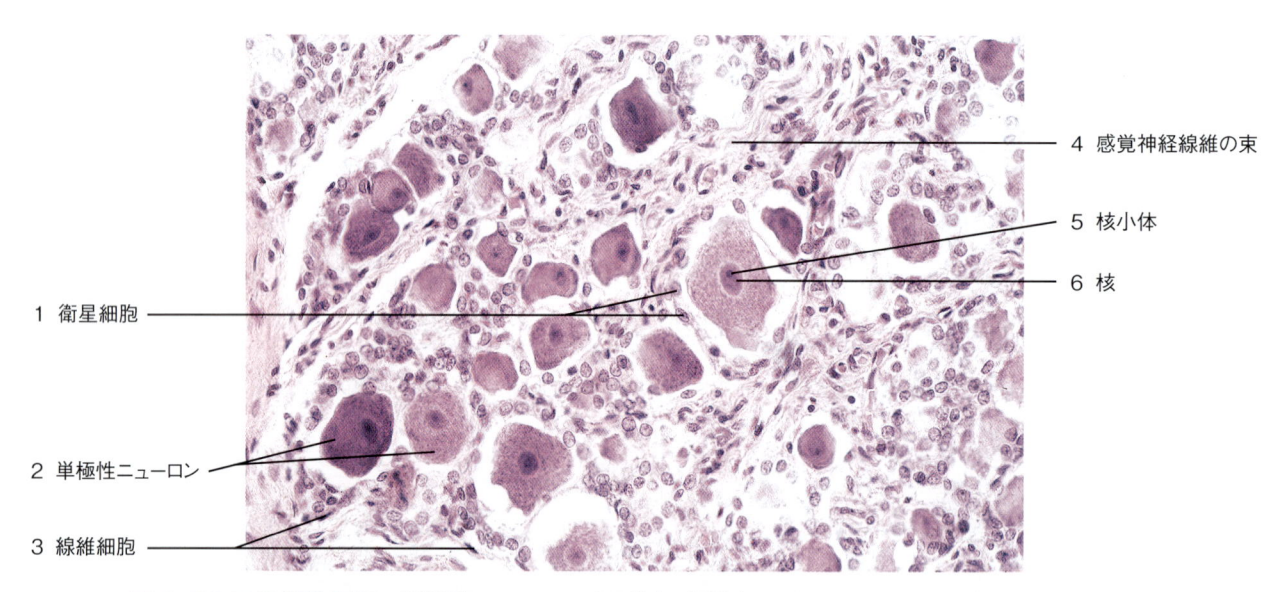

1　衛星細胞
2　単極性ニューロン
3　線維細胞
4　感覚神経線維の束
5　核小体
6　核

**図 9-32 ■ 後根神経節：単極性ニューロンと周辺の細胞**(ヘマトキシリン-エオジン染色，×100)

# 第 9 章　まとめ

## 第 2 項　末梢神経系

### 末梢神経系

- 中枢神経系の外部にあるニューロンの細胞体，グリア細胞，神経線維からなる
- 脳神経は脳から，脊髄神経は脊髄から出ている
- 神経節にはニューロンの細胞体が集まり，結合組織でおおわれている
- 感覚神経と運動神経の両者を含む
- 末梢神経のニューロンは中枢神経系や神経節にある

### 末梢神経系の結合組織層

- 末梢神経は結合組織層によって複数の神経線維束に分けられている
- 神経を包む結合組織の最外層は神経外膜という
- 神経周膜は一つないし複数の神経束をおおい，血液神経関門をつくっている
- 血管に豊む結合組織層の神経内膜は神経線維を一つずつ包んでいる

### 末梢神経

- 個々の軸索のあいだにシュワン細胞や線維細胞の核がみられる
- シュワン細胞は個々の軸索をおおって髄鞘を形成し，また，無髄神経線維を取り囲んでいる
- 有髄神経線維において個々のシュワン細胞のあいだにはランヴィエの絞輪がある
- 有髄神経での神経興奮の伝導は跳躍伝導といわれる
- 末梢神経節のニューロンの細胞体は小型の衛星細胞で囲まれている
- 衛星細胞は構造的な支持を与え，絶縁性を生み出すだけでなく，代謝物質の交換を調節している

### 末梢神経系の後根神経節と単極性ニューロン

- 後根神経節は脊髄とつながっている
- まるい単極性感覚ニューロンが神経節を構成している
- 感覚神経線維の束は単極性ニューロンのあいだを走っている
- 神経節をおおう結合組織は末梢神経の神経外膜と合している
- 単極性ニューロンは衛星細胞に囲まれ，さらに結合組織被膜の被膜細胞に包まれている

# 第 9 章　復習問題：第 2 項

## 問　題

次の問題について，もっとも適切な答えを選びなさい.

1. 末梢神経系の血液神経関門は，以下によって形成されている.
   A. 神経内膜
   B. 神経上膜
   C. 神経周膜
   D. 髄鞘
   E. シュワン細胞

2. ランヴィエの絞輪とは
   A. 髄鞘の間隙や空間
   B. 髄鞘細胞のあいだの間隙
   C. 髄鞘でおおわれている軸索の全長またはその一部分
   D. 軸索のシナプスの場所
   E. 神経伝達物質が存在する場所

3. 跳躍伝導とは
   A. すべての軸索における正常な刺激伝導
   B. 有髄神経軸索のシナプスを介した刺激の伝達
   C. 無髄神経軸索での速い刺激伝導
   D. 太い有髄神経軸索での速い刺激伝導
   E. 太い有髄神経軸索における遅い刺激伝導

4. 脊髄の末梢神経の感覚ニューロンが存在する場所は
   A. 後根神経節
   B. 脊髄
   C. 大脳
   D. 小脳
   E. 末梢の器官

5. 衛星細胞は
   A. シュワン細胞を囲む
   B. 希突起膠細胞を囲む
   C. 神経節の感覚ニューロンである
   D. 種々の神経節の感覚ニューロンを囲む
   E. 末梢の軸索を囲む

## 解　答

1. 正解：C．神経周膜．結合組織細胞は閉鎖帯によって結合し，血液神経関門を形成する.
2. 正解：B．髄鞘細胞間の間隙．隣り合った二つのランヴィエの絞輪のあいだの部分は，輪間節と呼ばれ，その長さは一つの髄鞘細胞がおおうニューロンの長さを表わす.
3. 正解：D．太い有髄神経軸索での速い刺激伝導．跳躍伝導では，刺激は絞輪から絞輪へと跳躍するために刺激伝達が速い.
4. 正解：A．後根神経節．後根神経節は，脊髄の両がわにある
5. 正解：D．種々の神経節の感覚ニューロンを囲む．衛星細胞は神経細胞を構造的に支える

## 顕微鏡写真による補足

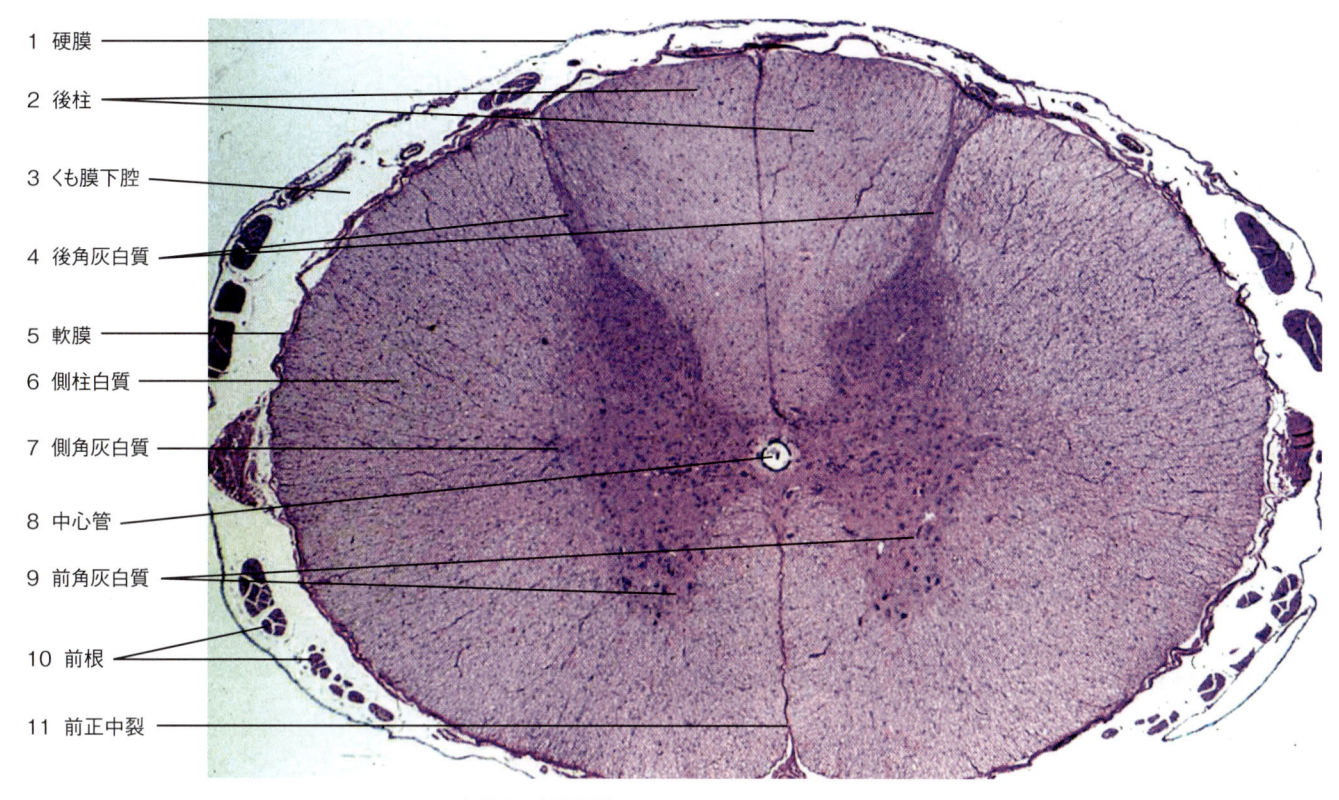

1 硬膜
2 後柱
3 くも膜下腔
4 後角灰白質
5 軟膜
6 側柱白質
7 側角灰白質
8 中心管
9 前角灰白質
10 前根
11 前正中裂

図 9-33 ■ **中部胸髄横断像**（ヘマトキシリン-エオジン染色，×2.5）

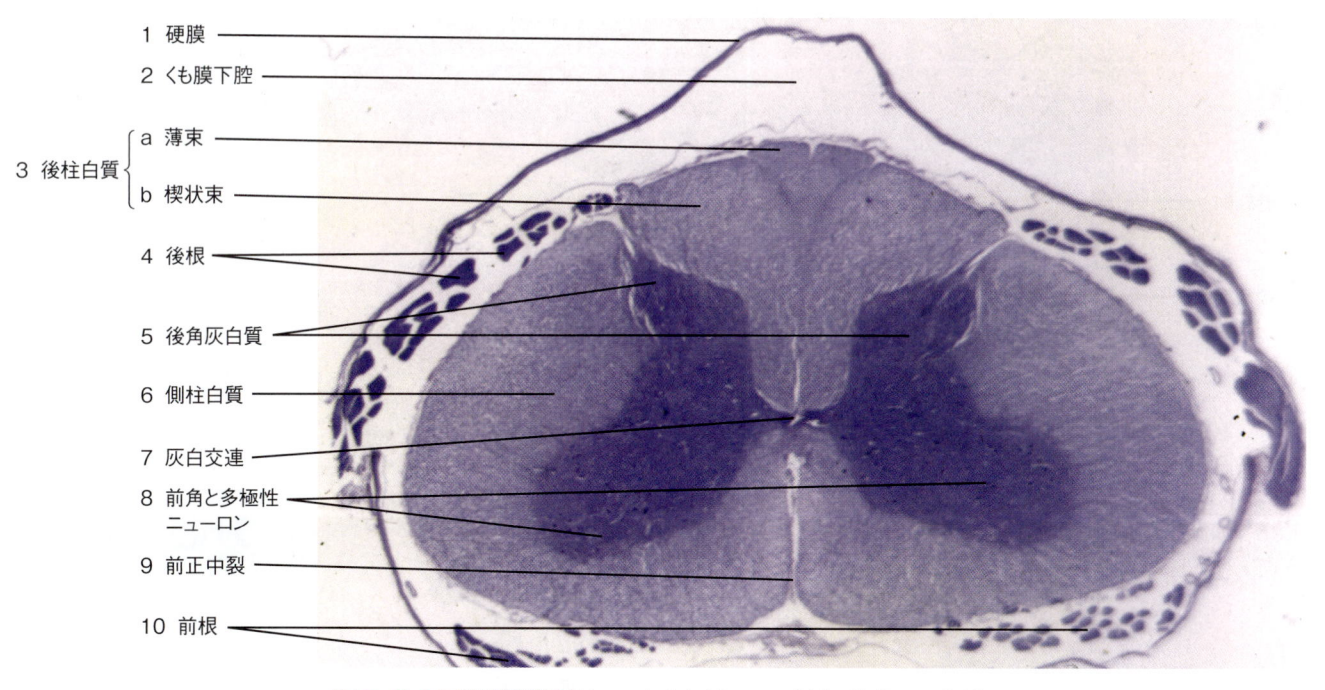

1 硬膜
2 くも膜下腔
3 後柱白質 { a 薄束
　　　　　　 b 楔状束
4 後根
5 後角灰白質
6 側柱白質
7 灰白交連
8 前角と多極性ニューロン
9 前正中裂
10 前根

図 9-34 ■ **腰髄横断像**（ヘマトキシリン-エオジン染色，×2.5）

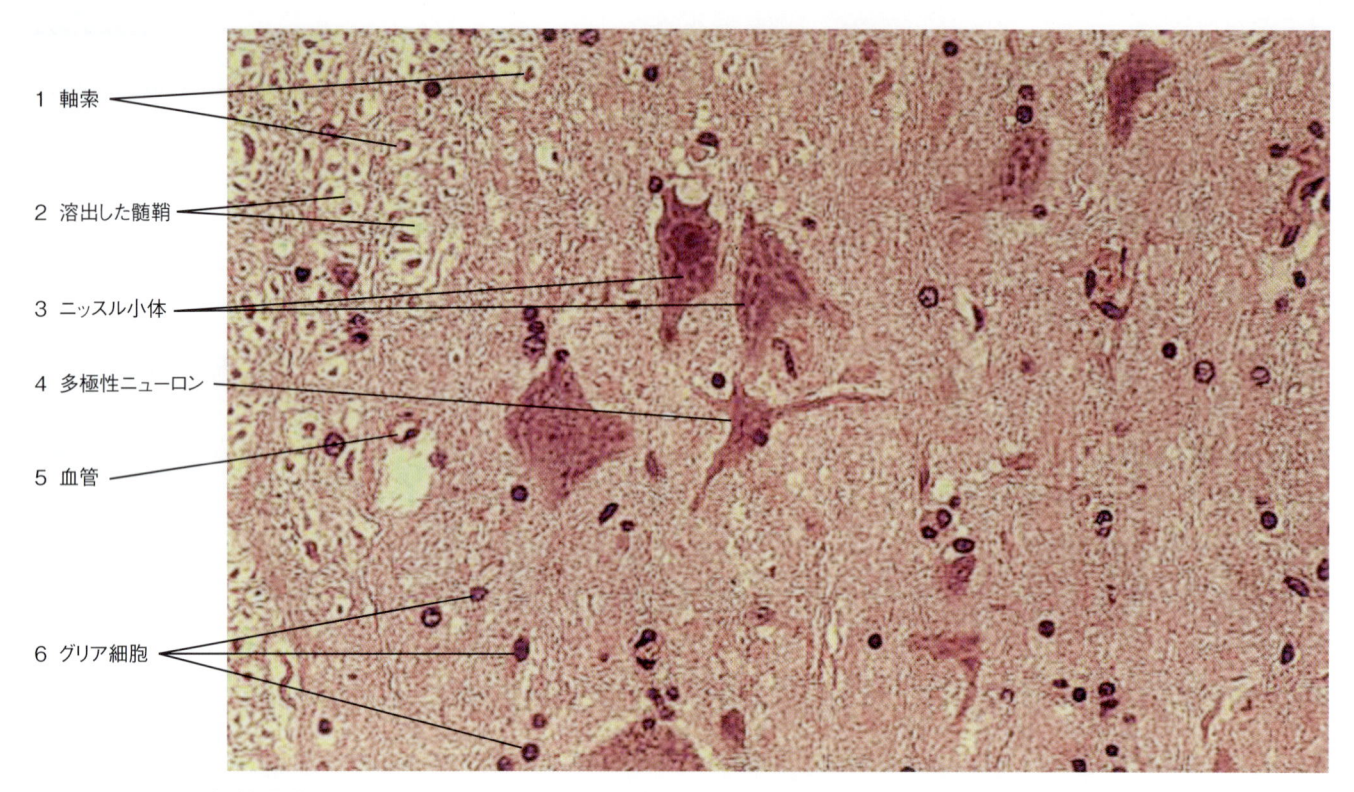

1 軸索
2 溶出した髄鞘
3 ニッスル小体
4 多極性ニューロン
5 血管
6 グリア細胞

**図 9-35** ■ 多極性運動ニューロンと隣接する有髄神経軸索を示す脊髄前角切片（ヘマトキシリン–エオジン染色，×80）

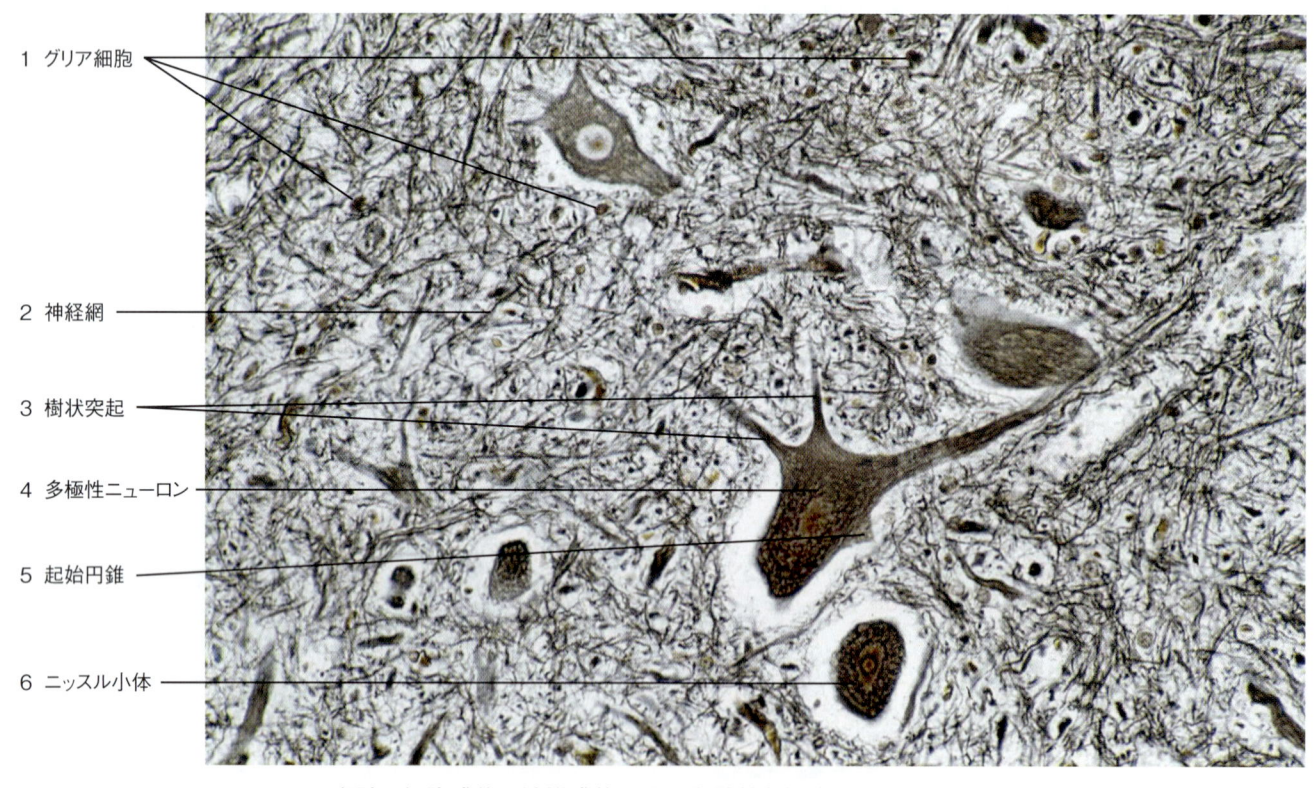

1 グリア細胞
2 神経網
3 樹状突起
4 多極性ニューロン
5 起始円錐
6 ニッスル小体

**図 9-36** ■ 脊髄の細胞成分と線維成分を示す脊髄前角切片（カハールの鍍銀法，×2.5）

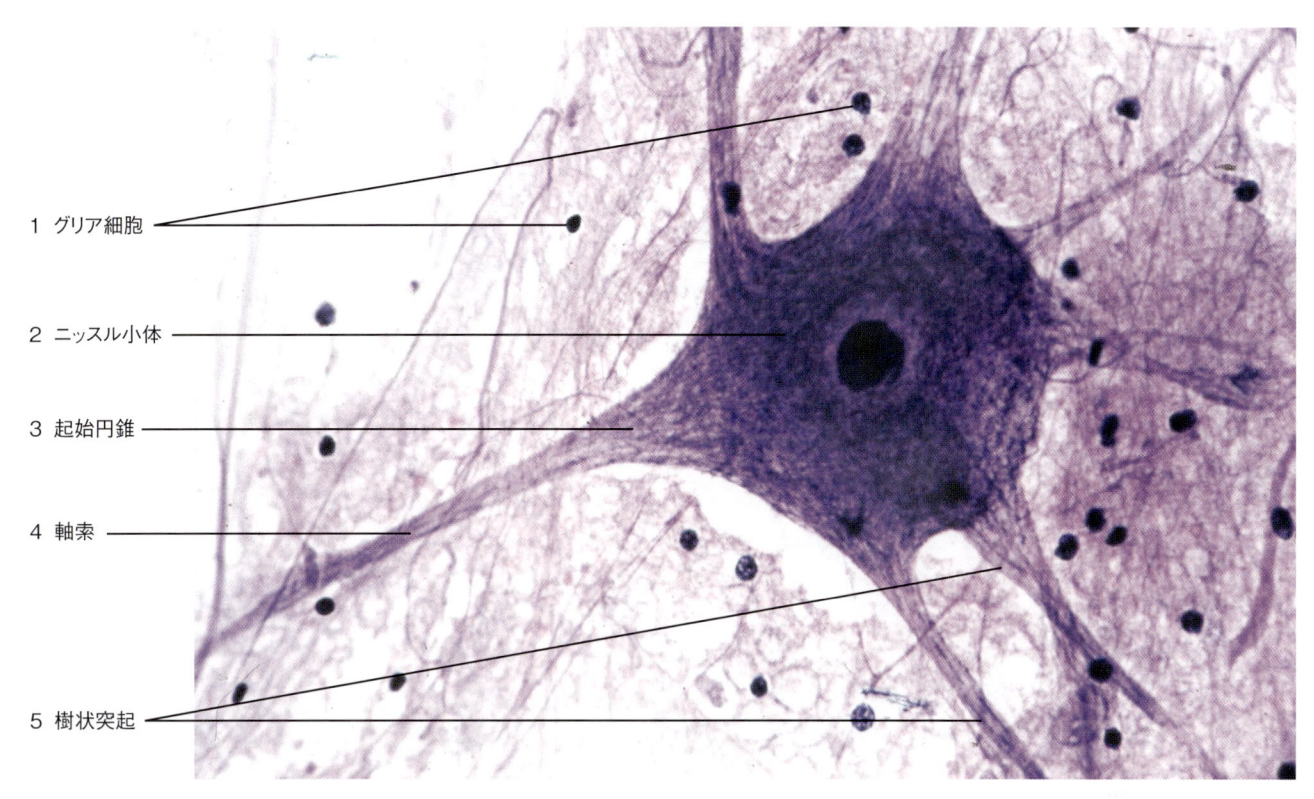

1　グリア細胞
2　ニッスル小体
3　起始円錐
4　軸索
5　樹状突起

図 9-37 ■ 脊髄前角の多極性運動神経を示す脊髄伸展標本（ヘマトキシリン-エオジン染色，×205）

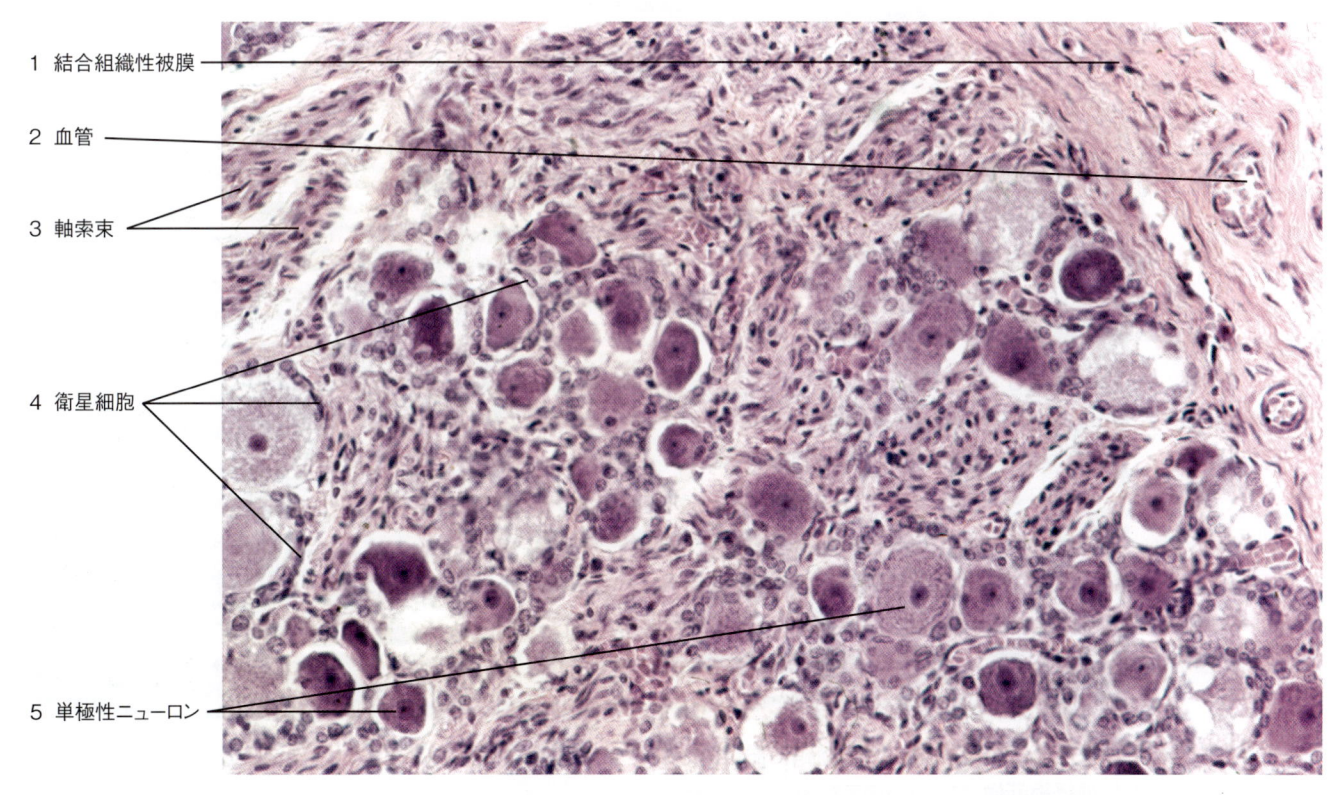

1　結合組織性被膜
2　血管
3　軸索束
4　衛星細胞
5　単極性ニューロン

図 9-38 ■ 単極性ニューロン，軸索束，および周囲の結合組織被膜を示す感覚性後根神経節切片
（ヘマトキシリン-エオジン染色，×100）

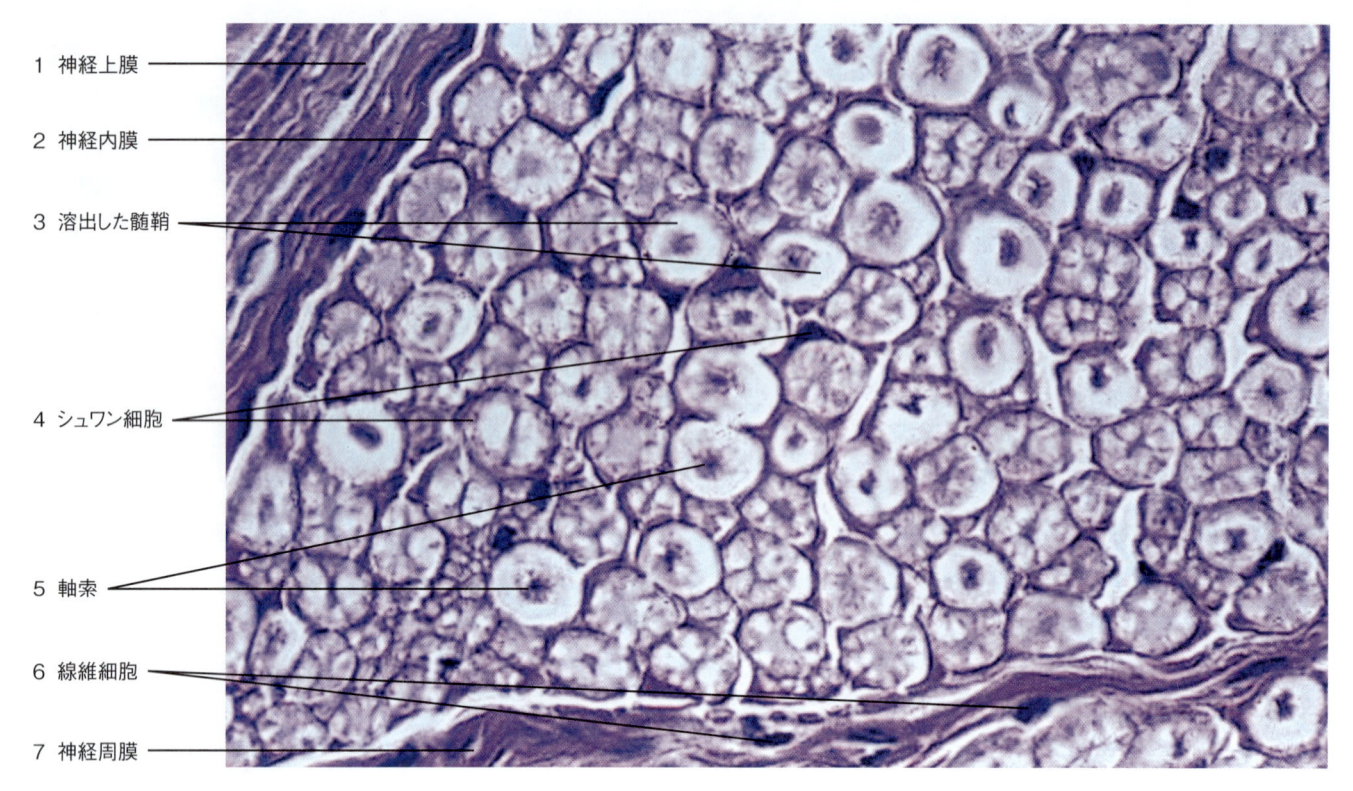

1 神経上膜
2 神経内膜
3 溶出した髄鞘
4 シュワン細胞
5 軸索
6 線維細胞
7 神経周膜

**図 9-39** ■ 個々の細胞，軸索，および周囲の結合組織を示す神経横断像（ヘマトキシリン–エオジン–マッソン染色，×100）

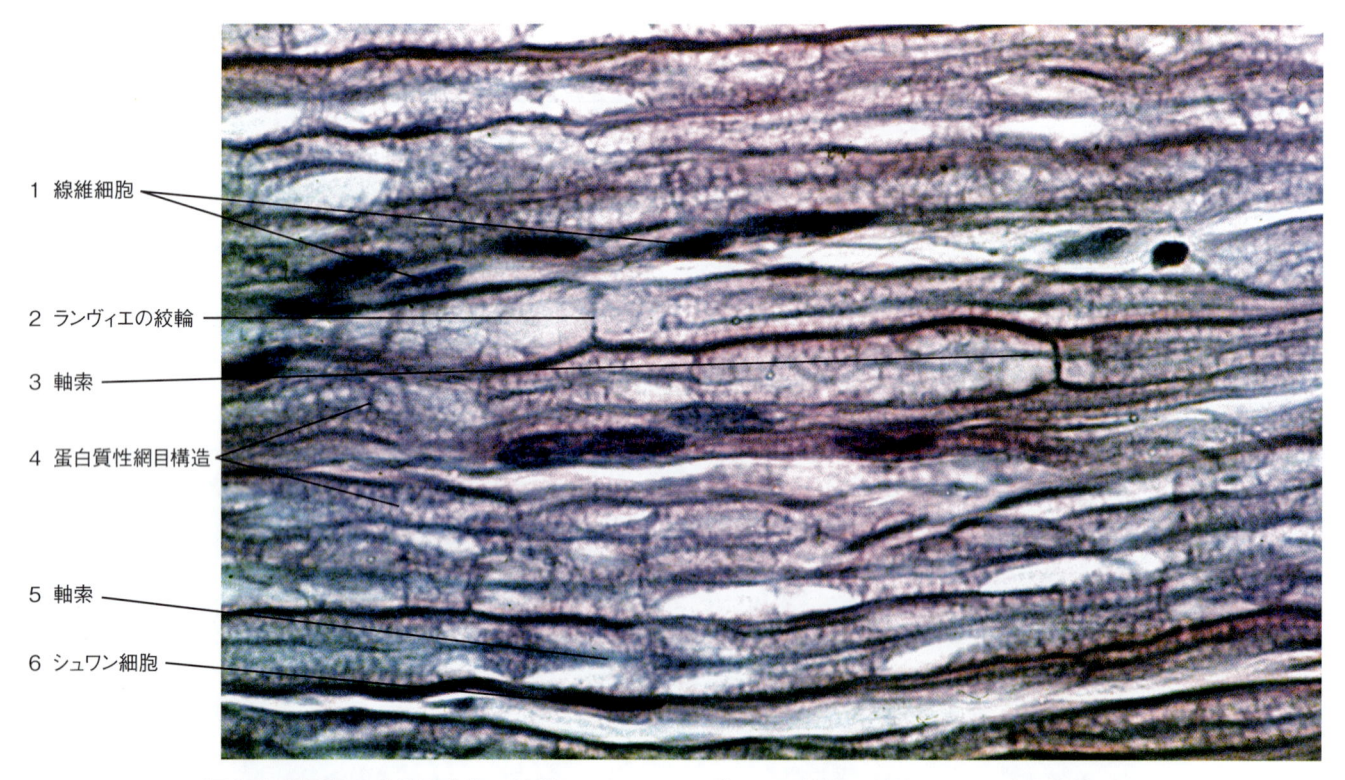

1 線維細胞
2 ランヴィエの絞輪
3 軸索
4 蛋白質性網目構造
5 軸索
6 シュワン細胞

**図 9-40** ■ 標本作成過程で成分溶出後の髄鞘におけるランヴィエの絞輪，軸索，および蛋白質の網目構造を示す末梢神経縦断像（マッソンの三色染色，×165）

# 器官系

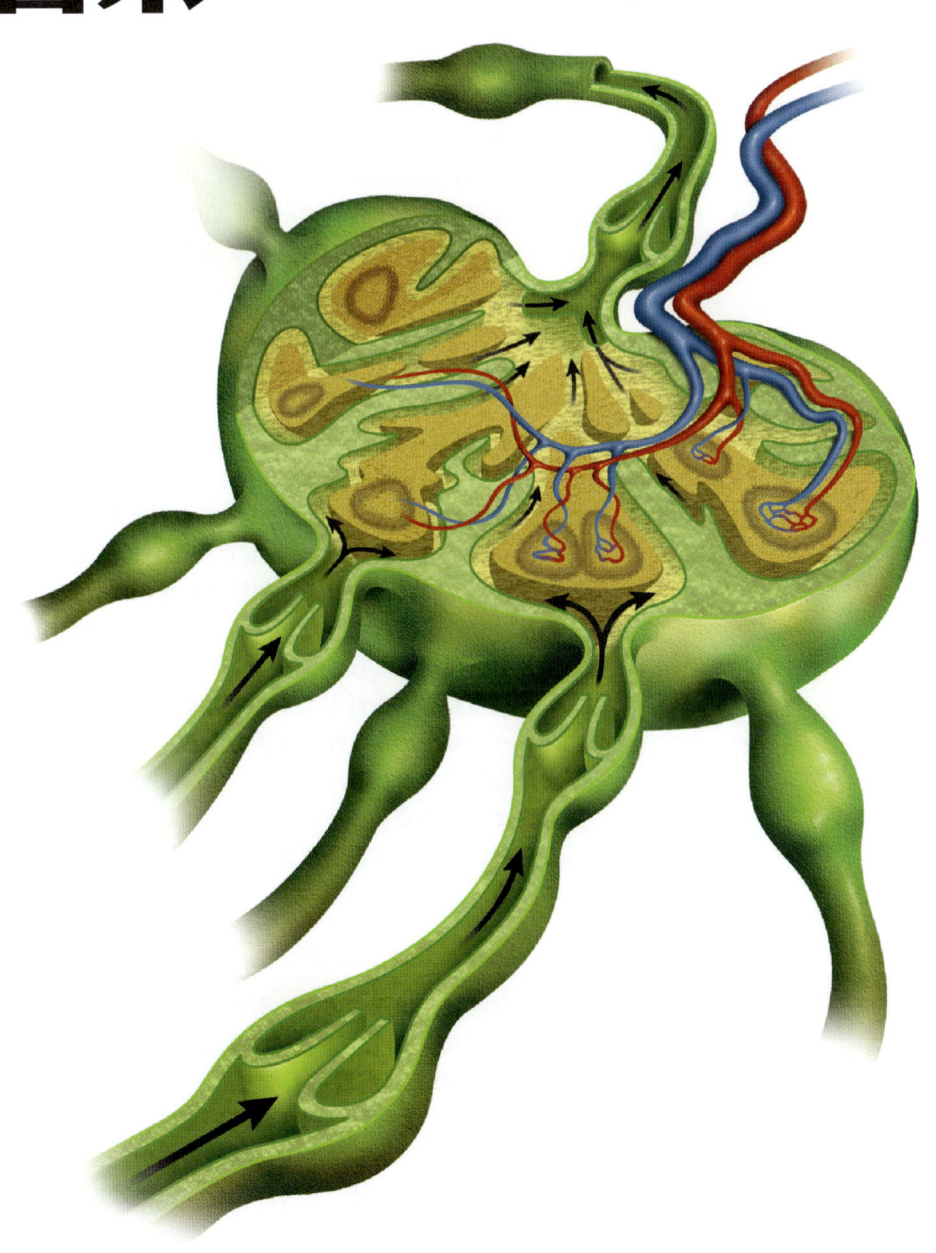

# 第10章 循環器系

哺乳類の循環器系は，心臓血管系とリンパ管系の二つのおもな系から構成されている．

## 心臓血管系

哺乳類の**血管系** blood vascular system は，心臓，動脈，細動脈，毛細血管，細静脈，静脈からなり，血液を運ぶ閉鎖系をつくっている．この系には**体循環** systemic circulation と**肺循環** pulmonary circulation の二つの血液輸送回路がある．体循環は，心臓から動脈を介してすべての臓器，組織，細胞に血液を運び，静脈を介して心臓に戻している．肺循環は，酸素の少ない血液を心臓から肺に運んでガス交換を行い，体循環で分配するために酸素を加えた血液を心臓に戻す．

血管系のおもな機能は，ガス交換と体温調節に加えて，酸素，二酸化炭素，栄養，ホルモン，代謝産物，免疫生体防御系の細胞およびその他多くの必須産物の輸送である．心筋の組織については，主要な四つの組織型のうちの一つとして第8章で詳細に述べているので，この章では血管系の一つとしての面からのみ説明する．

## 動脈の型

生体内で，動脈は弾性型動脈，筋型動脈，そして細動脈の3型に分けられる．酸素を豊富に含んだ血液を心臓から運び出す動脈は，徐々に枝分かれしながら細くなり，最終的にはもっとも細い血管である毛細血管となる．

**弾性型動脈** elastic artery は生体内でもっとも太い血管で，**肺動脈幹** pulmonary trunk，**大動脈** aorta，およびそれらが分岐した腕頭動脈，総頸動脈，鎖骨下動脈，椎骨動脈，肺動脈，総腸骨動脈がこれに含まれる．弾性型動脈の血管壁は，おもに弾性結合組織線維からつくられており，その線維のあいだに輪状に並んだ**平滑筋線維**によって，血液が流れる際の優れた弾力性と柔軟性がもたらされる．

太い弾性型動脈が分岐して，中程度の太さの**筋型動脈** muscular artery になる．これは生体内でもっとも多くみられる血管である．弾性型動脈とは異なり，筋型動脈の管壁には大量の**平滑筋線維**が含まれる．

**細動脈**は動脈系でもっとも細い枝で，管壁は1～5層の平滑筋線維層からなる．細動脈は，もっとも細い血管である毛細血管へと血液を送る．細動脈と細静脈は毛細血管によってつながっている．

## 動脈壁の構造

一般的な動脈壁は三つの同心円状の層（ないし**膜** tunic とも呼ばれる）からつくられている（図10-1）．管腔に面している最内層の**内膜** tunica intima は，血管系においては**内皮** endothelium と呼ばれる単層扁平上皮と，その下の**内皮下結合組織** subendothelial connective tissue のうすい層によって構成されている．中間層の**中膜** tunica media を構成しているのは，おもに平滑筋線維である．平滑筋線維のあいだには弾性線維と細網線維が混じっている．筋型動脈と弾性型動脈では，平滑筋線維が**弾性線維**，一部の**コラーゲン線維**，および細胞外物

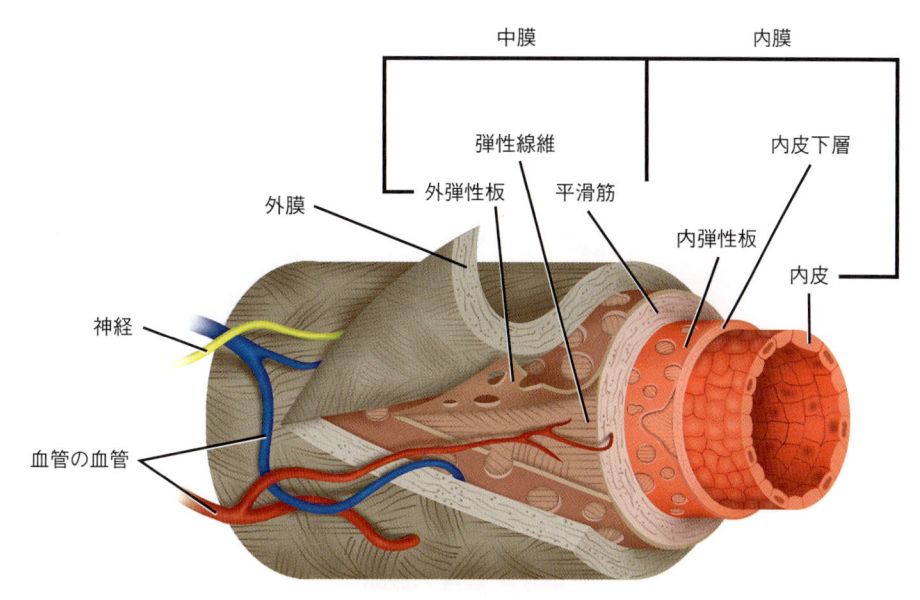

中膜　　　　　内膜

弾性線維　　　　　　　内皮下層

外膜　　　外弾性板　　平滑筋

内弾性板

内皮

神経

血管の血管

**図10-1 ■ 筋型動脈**

質を産生する．コラーゲン線維は動脈壁に引張強度を与え，弾性線維は心臓の収縮によって血液が排出された時に血管が膨張し，そのあとそれに反発することを可能にする．外層の**外膜** tunica adventitia はおもに縦方向に走るコラーゲン線維と弾性結合組織線維からできている．外膜のコラーゲン線維はおもに**I型コラーゲン線維**である．

　筋型動脈の管壁には，波状のうすい弾性線維帯が二つみられる．このうちの一つの**内弾性板** internal elastic lamina（IEL）は内膜と中膜のあいだにある．内弾性板にはエラスチンのシートがあり，血管壁の深部にある細胞に栄養分が拡散されるように多数の**窓（孔）**fenestration が存在している．内弾性板は細い動脈にはみられない．

　もう一つの弾性線維の帯である**外弾性板** external elastic lamina（EEL）は筋性の中膜の外がわにあり，おもに太い筋型動脈でみられる．この外弾性板は，中膜とコラーゲン線維からつくられている外膜とをへだてている．

## 静脈の構造

　毛細血管が集まってより太い血管である**細静脈** venule になる．細静脈はふつう細動脈に併走している．毛細血管を出た静脈血はまず小さな**毛細血管後細静脈** postcapillary venule に入り，それからさらに太い静脈に流れこむ．静脈はその太さ（径）によっておおまかに小，中，大に分けられる．動脈と比べると，静脈は一般的に数が多く，血管壁がうすく，構造の変化に富んでいる．静脈に入る血液の血圧は低い．小径または中径の静脈，とくに四肢の静脈には**弁** valve がある．四肢の静脈では血液は重力に逆らって運ばれる．静脈は血圧が低いため，心臓に向かう血流は遅く，逆流もおこりうる．この静脈血の逆流を防ぐため，弁が設けられている．血流が心臓に向かっているときには静脈の血圧によって弁が開くが，流れが逆になると弁の蓋が閉じて血液の逆流を防ぐ．四肢の静脈血は，弁と弁のあいだでは，静脈の周囲の筋肉の収縮，静脈壁の平滑筋の収縮，脾臓のような平滑筋を少量もっているような臓器の収縮によって心臓の方へと送られる．しかし，上・下大静脈のほか，中枢神経系や内臓の静脈では弁はない．

　動脈壁と同様に，静脈壁も3層からなるが，筋層はうすくほとんど発達していない．静脈の**内膜**では，内皮と内皮下結合組織がよく発達している．動脈と異なり，静脈の筋性の**中膜**はうすく，平滑筋には結合組織線維がまじっている．**外膜**は三層の膜の中でもっとも厚く，かつよく発達している層である．この層の結合組織では平滑筋束が縦走している（図10-2）．

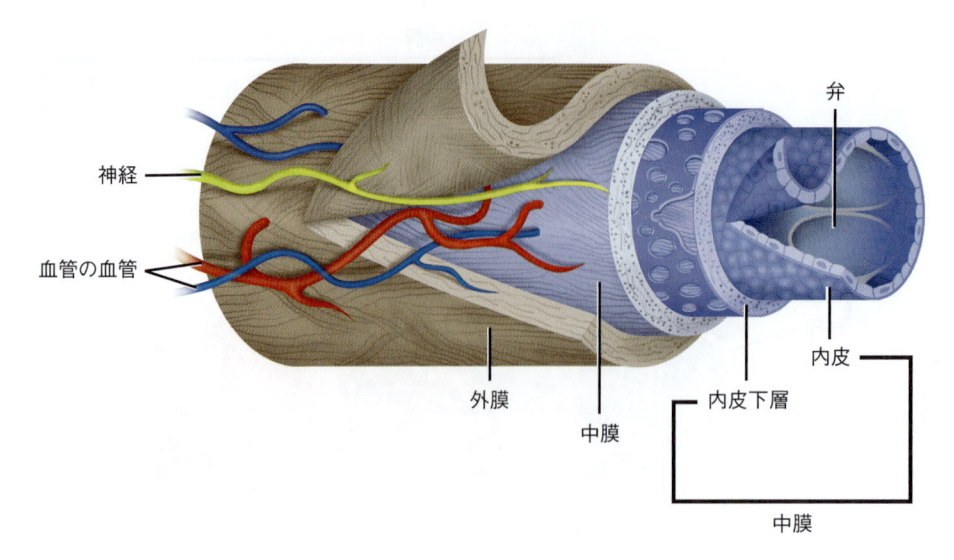

図 10-2 ■ **大静脈**

静脈の壁の構造には柔軟性があり，大量の血液を収容することができる．その結果，体内のほとんどの血液は静脈内にある．

## 血管の血管

　太い動静脈は，血管壁が厚いため，血管内腔から拡散によって血管壁の細胞に直接栄養を供給することができない．そのためこれらの血管壁には，自身に栄養を供給するための**血管の血管** vasa vasorum と呼ばれる隣接する小動脈からの細動脈が分布している．外膜と外膜に近い中膜の細胞は，この血管により栄養素と代謝物の交換を行なっている．静脈血の酸素濃度が低いため，静脈壁には動脈よりもはるかに多くの血管の血管が存在している．

## 毛細血管の種類

　**毛細血管** capillary はもっとも細い血管である．直径の平均は約 8 μm で，これは**赤血球** erythrocyte（red blood cell）の大きさにほぼ等しい．各毛細血管は，うすい内皮，その下の基底膜，そして規則性なく散在する少数の**周皮細胞** pericyte から構成されている．周皮細胞は，枝分かれした細胞質で毛細血管を取り囲み，さらに基底膜が毛細血管内皮とともに周囲細胞を囲んでいる．毛細血管には，連続性毛細血管，有窓性毛細血管，洞様毛細血管の 3 型がある（図 10-3）．各型の毛細血管は構造的に異なるため，血液と周辺組織のあいだの代謝にかかわる物質交換の行なわれかたも異なる．

　**連続性毛細血管** continuous capillary はもっともよくみられる型である．筋肉，結合組織，神経組織，皮膚，呼吸器，外分泌腺にみられる．この毛細血管は，**内皮細胞** endothelial cell どうしが密着して結合して，途切れのない丈夫な内膜をつくっている．この毛細血管には，閉鎖帯，デスモソーム，ギャップ結合がみられる．

　**有窓性毛細血管** fenestrated capillary は，内皮細胞の細胞質に窓（孔）があいているのが特徴である．有窓性毛細血管は，組織と血液のあいだで物質の交換が盛んに行われる器官・組織にみられる．内分泌組織や内分泌腺，小腸，腎臓の糸球体，脳室の脈絡叢などが有窓性毛細血管が存在する器官である．

　**洞様（不連続性）毛細血管** sinusoidal（discontinuous）capillary は不規則に曲がりくねって走っている．他の型に比べて径が大きく，血液の流れが遅い．内皮細胞どうしの結合はゆるやかで，内皮細胞間には大きい間隙がみられる．また，**内皮下の基底膜** basement membrane も途切れているか完全に欠如しているため，血液成分と血管外の細胞のあいだで物質の交換が直接行なわれている．洞様毛細血管は肝臓，脾臓，骨髄にみられる．

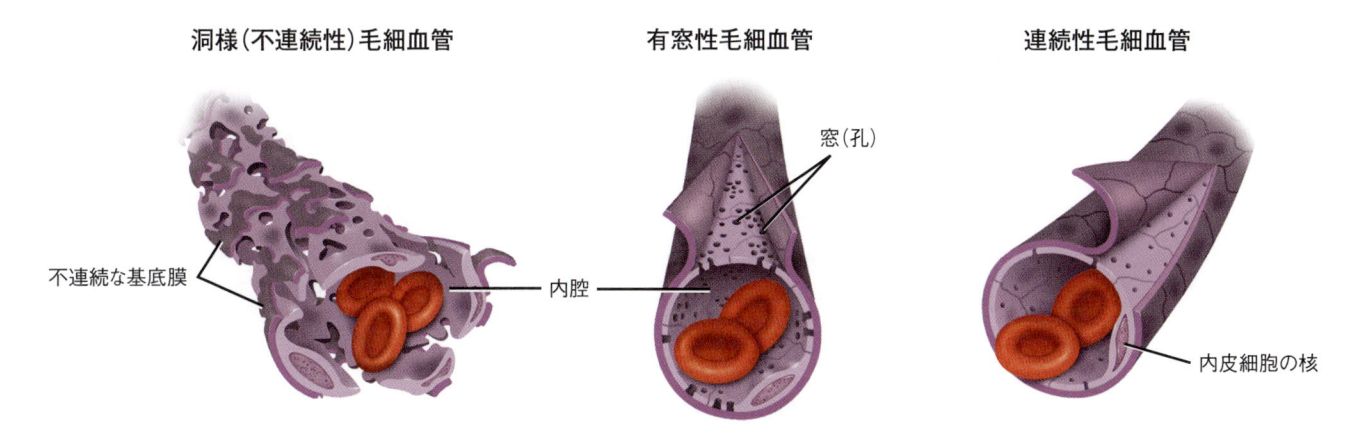

洞様（不連続性）毛細血管　　　　有窓性毛細血管　　　　連続性毛細血管

窓（孔）

不連続な基底膜

内腔

内皮細胞の核

**図 10-3 ■ 3 種類の毛細血管**（横断図）

## リンパ管系

　リンパ管系は，循環系と密接に関連している．**リンパ** lymph と呼ばれる細胞外液を組織から排出する脈管の経路で構成されている．**リンパ系** lymphatic system は毛細リンパ管とリンパ管から構成されている．リンパ系は，さまざまな器官の結合組織中にある盲端の管である毛細リンパ管からはじまる．リンパ管は組織から余分な**組織間液（リンパ）**interstitial fluid（lymph）を集める．集められたリンパは，全身に張り巡らされた多数のリンパ節で濾過された後，胸管や右リンパ本幹などの大型の**リンパ管** lymph vessel を介して静脈血管へ戻される．毛細リンパ管の**内皮**は非常にうすいため，リンパ管の壁は血液の毛細血管の壁よりも透過性が高い．大型のリンパ管は，管の厚さが静脈壁よりも非常にうすい点を除いて，静脈と構造がよく似ている．

　リンパ管内のリンパの動きは，静脈血の動きと似ている．太いリンパ管では，管壁の平滑筋の収縮によりリンパが前進する．また，周囲の骨格筋の収縮，動脈の拍動，組織の圧迫などの外的要因もリンパの流れを助ける．静脈と同様に，リンパ管には多数の**弁**があり，集められたリンパの逆流を防いでいる．リンパ管はほとんどの組織でみられ，リンパ管がみられないのは中枢神経系，軟骨，骨，骨髄，胸腺，胎盤，歯だけである．また，毛細リンパ管は，腸から吸収された脂質を取り込んで血流へと運ぶ．

## 図 10-4　結合組織中のさまざまな血管とリンパ管

　神経線維，血管，リンパ管，脂肪組織，そしてそれらを取り囲む不規則性結合組織の断面である．構造的な違いを示すため，血管は横断面，縦断面，斜断面が示されている．

　**小動脈** small artery(3)の壁の構造が図の左下に示されている．小静脈(11)に比べると動脈の壁は厚く，内腔は小さい．横断面でみると，小動脈の壁は以下の層から構成されている．

・**内膜** tunica intima(4)は最内層であり，**内皮** endothelium(4a)，**内皮下結合組織** subendo-thelial connective tissue(4b)，そして**中膜**(5)との境界をなす**内弾性板** internal elastic lamina(membrane)(4c)から構成されている．

・**中膜** tunica media(5)はおもに内腔を囲んで輪状に走る平滑筋線維で占められており，そのあいだに，細い弾性線維からなる粗いネットワークが拡がっている．

・**外膜** tunica adventitia(6)は血管をとりまく結合組織層であり，細い神経や血管を含んでいる．外膜(6)にある血管をまとめて**血管の血管** vasa vasorum(7)と呼ぶ．

　おおよそ25かそれ以上の層の平滑筋線維層が中膜にみられるとき，その動脈は筋型動脈，または分布動脈と呼ばれる．中膜では弾性線維が豊富で，細い線維のネットワークをつくっている．

　**細静脈**(9)と小静脈(11)は，壁が比較的うすく，内腔が大きいことが示されている．しかし，このうすい壁が，**斜断面**(9)では多数の細胞により層がつくられているようにみえる．横断面では静脈の壁は以下に示す層からなっている．

・**内膜**は**内皮**(11a)と，細いコラーゲン線維と弾性線維の非常にうすい層からつくられており，弾性線維は**中膜**(11b)の結合組織と混じる．

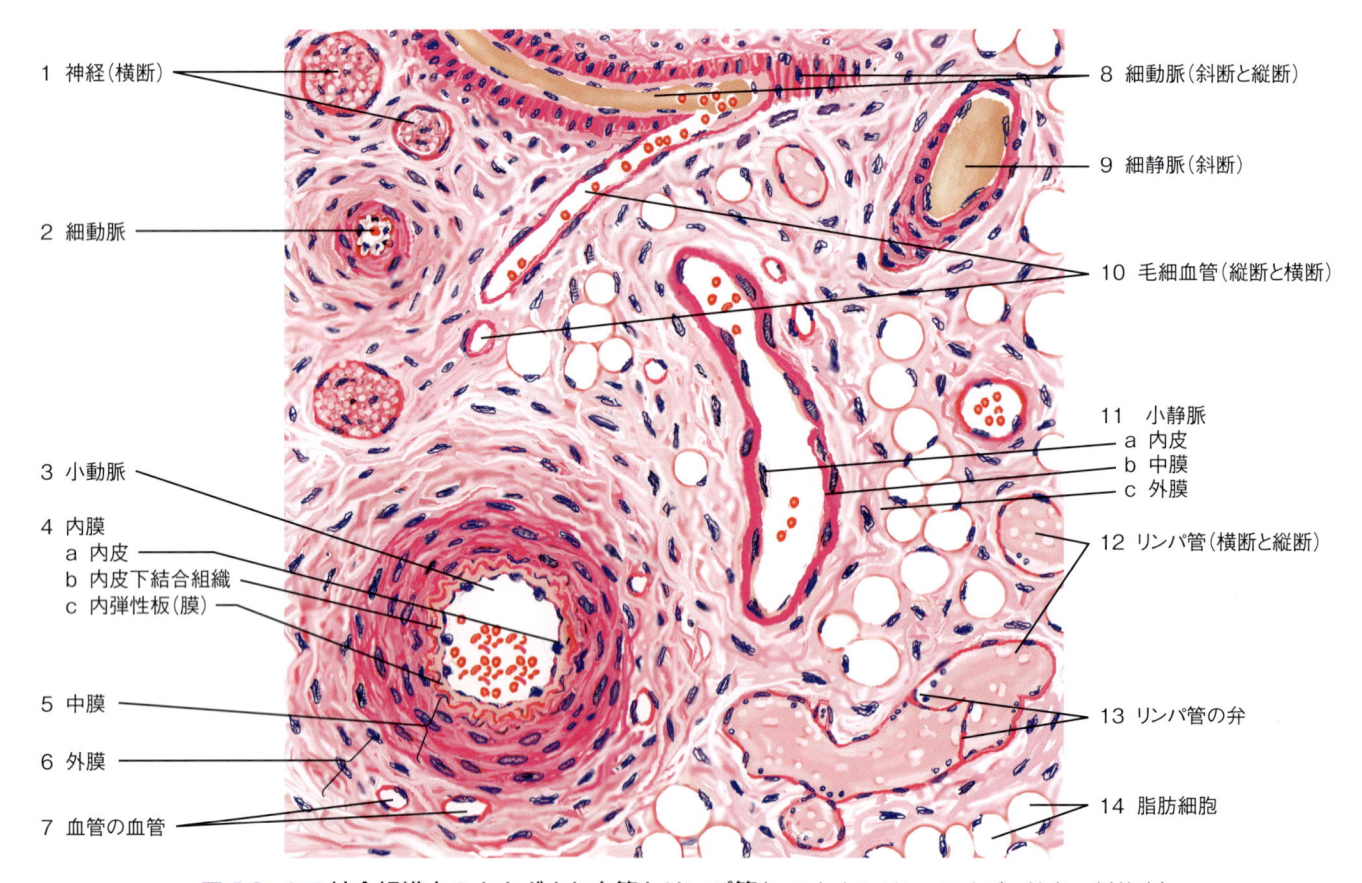

1　神経（横断）
2　細動脈
3　小動脈
4　内膜
　a　内皮
　b　内皮下結合組織
　c　内弾性板（膜）
5　中膜
6　外膜
7　血管の血管

8　細動脈（斜断と縦断）
9　細静脈（斜断）
10　毛細血管（縦断と横断）
11　小静脈
　a　内皮
　b　中膜
　c　外膜
12　リンパ管（横断と縦断）
13　リンパ管の弁
14　脂肪細胞

**図 10-4 ■ 結合組織中のさまざまな血管とリンパ管**（ヘマトキシリン-エオジン染色，低倍率）

・中膜(11b)は結合組織中にまばらに埋まった輪走平滑筋線維のうすい層である. 静脈の中膜(11b)は動脈の中膜(5)よりはるかにうすい.

・**外膜**(11c)は結合組織の厚い層でできている. 静脈では中膜(11c)より外膜(11b)の方が厚い.

図には, 異なる断面で切られた2本の**細動脈**(2, 8)が示されている. この細動脈(2, 8)の中膜には, うすい内弾性板と平滑筋線維の層がある. 縦断された**細動脈**(8)では**毛細血管**(10)への分岐がみえる. 細動脈(8)を斜断面でみると, 中膜の輪走平滑筋層のみがみえる. またこの図では, 縦断または斜断された毛細血管(10)と, 横断された細い**神経**(1)をみることができる.

**リンパ管**(12, 13)は, その非常にうすい管壁によって見分けることができる. リンパ管を縦断すると, 内腔に**弁**(13)がみえる. 四肢の静脈の多くも同様の弁を内腔にもつ.

多くの**脂肪細胞** adipose cell(14)が周囲をとりまく結合組織にみられる.

## 図 10-5　小腸腸間膜の毛細血管の横断像と縦断像

これは腸間膜結合組織の高倍率写真で, 毛細血管(1, 3, 4, 5)の横断面(1, 5)と縦断面(3, 4)の両方がみられる. **毛細血管**(1, 3, 4, 5)の内腔は, 赤血球の大きさとほぼ同じである. 横断面(1, 5)では毛細血管(1, 5)の内腔を赤血球が埋めており, 縦断面(3, 4)でも赤血球が並んでいる. 毛細血管(1, 3, 4, 5)の周囲には, 腸間膜の**脂肪細胞**(2)があるが, この組織切片の作成に使用した薬品のために空であるようにみえる. 青く染まった**結合組織**のコラーゲン線維(6)が, 脂肪細胞(2)と毛細血管(1, 3, 4, 5)を取り囲んでいる.

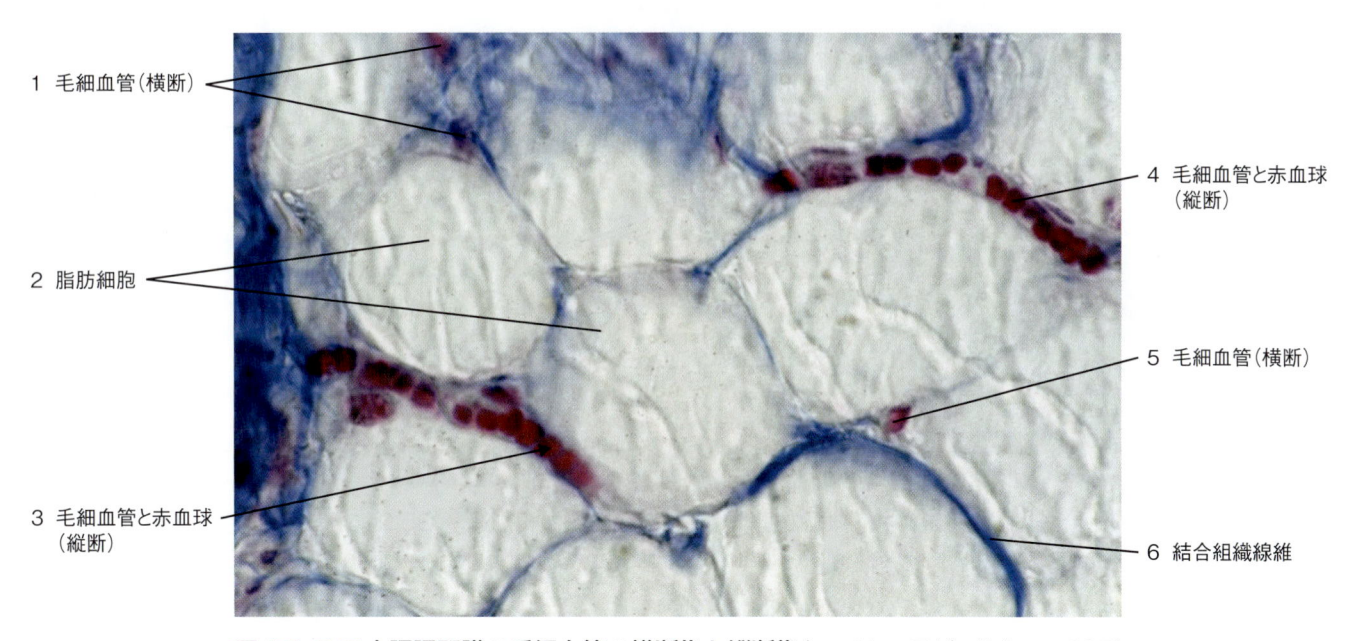

1 毛細血管(横断)

2 脂肪細胞

3 毛細血管と赤血球
（縦断）

4 毛細血管と赤血球
（縦断）

5 毛細血管(横断)

6 結合組織線維

図 10-5 ■ 小腸腸間膜の毛細血管の横断像と縦断像(マロリー–アザン染色, ×205)

## 図 10-6　中枢神経の連続性毛細血管の超微細構造

　　この顕微鏡写真は，中枢神経系の毛細血管の横断像である．**毛細血管の連続した内皮層**(6)が，**毛細血管の内腔**を取り囲んでいる．毛細血管の左がわには，**内皮細胞の核**(3)と，毛細血管壁に接着した**周皮細胞の突起 pericyte process**(5)の断面がみえる．毛細血管の内皮(6)，**内皮細胞の核**(3)，周皮細胞の突起(5)は，**基底膜 basal lamina**(2, 7)に囲まれている．毛細血管壁に隣接して，有髄の神経軸索の断面(8)と，軸索，樹状突起，星状膠細胞の血管終足などの線維の密な網目構造がある．中枢神経系の空間を埋めているこの神経網目構造は，**神経網 neuropil** と呼ばれている(1, 4)．

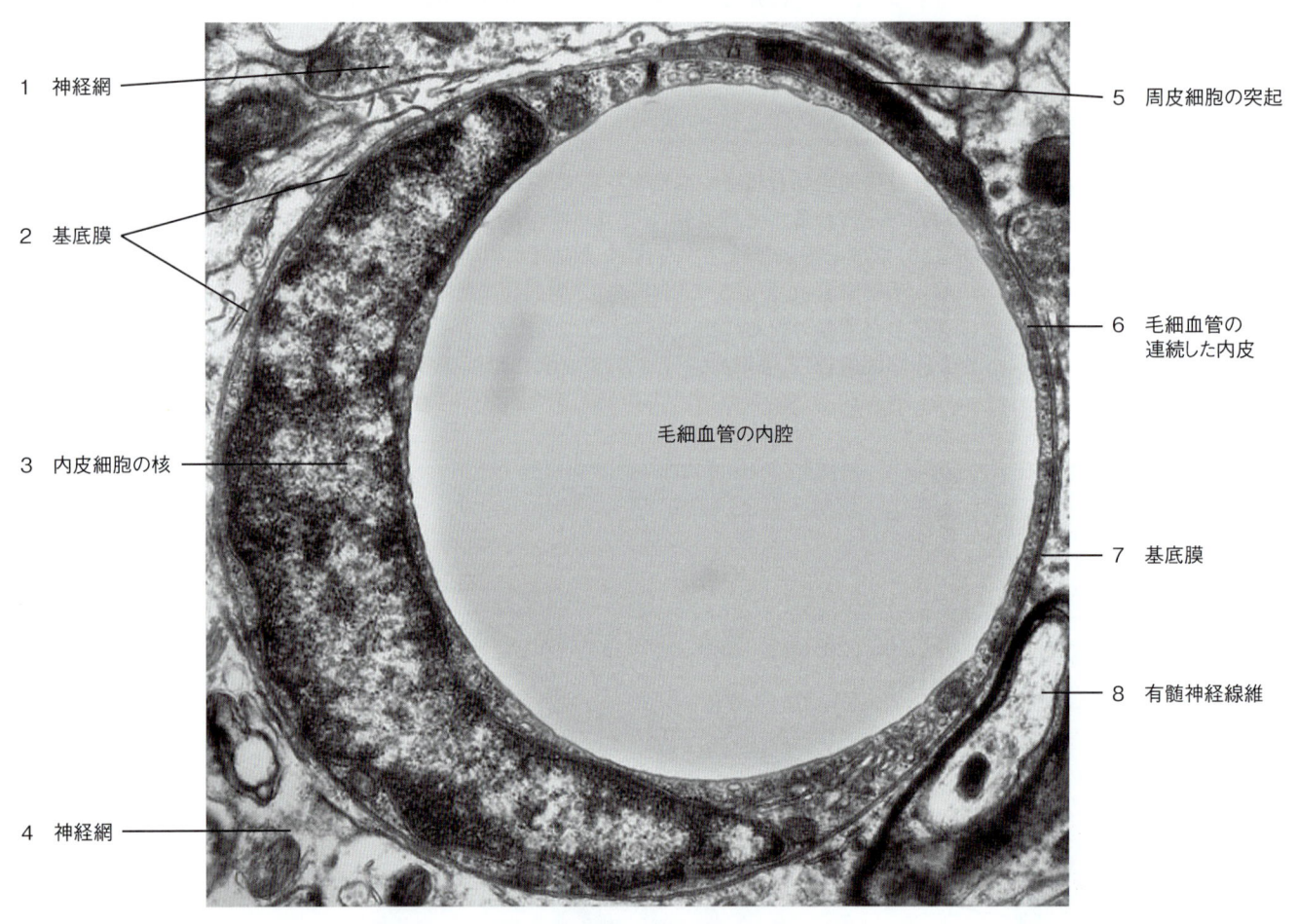

1　神経網
2　基底膜
3　内皮細胞の核
4　神経網
5　周皮細胞の突起
6　毛細血管の連続した内皮
7　基底膜
8　有髄神経線維

毛細血管の内腔

図 10-6 ■ **中枢神経の連続性毛細血管の超微細構造**(×25,000)

[Mark De Santis 名誉教授(WWMI Medical Program, University of Idaho, Idaho 州 Moscow 市)のご厚意による]

## 図 10-7　中枢神経系脳室の脈絡叢における有窓性毛細血管断面の超微細構造

　　　有窓性毛細血管の超微細構造では，連続性毛細血管でみられるものとは異なる種類の内皮を示している（図 10-6 参照）．この毛細血管**内皮**(3)には，**毛細血管内腔**(5)の全周に多数の**開口部** fenestration（矢印）(3)があり，それらはうすい隔膜（矢印）(3)によって閉じられている．毛細血管の右がわには，細胞内小器官をもつ**内皮細胞の細胞質**(7)がある．中央に位置し，毛細血管の内腔を完全に充たしているのは，特徴的な両凹の形をして濃染された**赤血球**(2)の断面である（比較のため図 10-5 参照）．有窓性の内皮(3)と内皮細胞の細胞質(7)を取り囲んでいるのは**基底膜**(4, 6)である．毛細血管と基底膜(4, 6)を取り囲んでいるのは，脈絡叢の**上衣細胞の細胞質**(1, 8)の断面である．

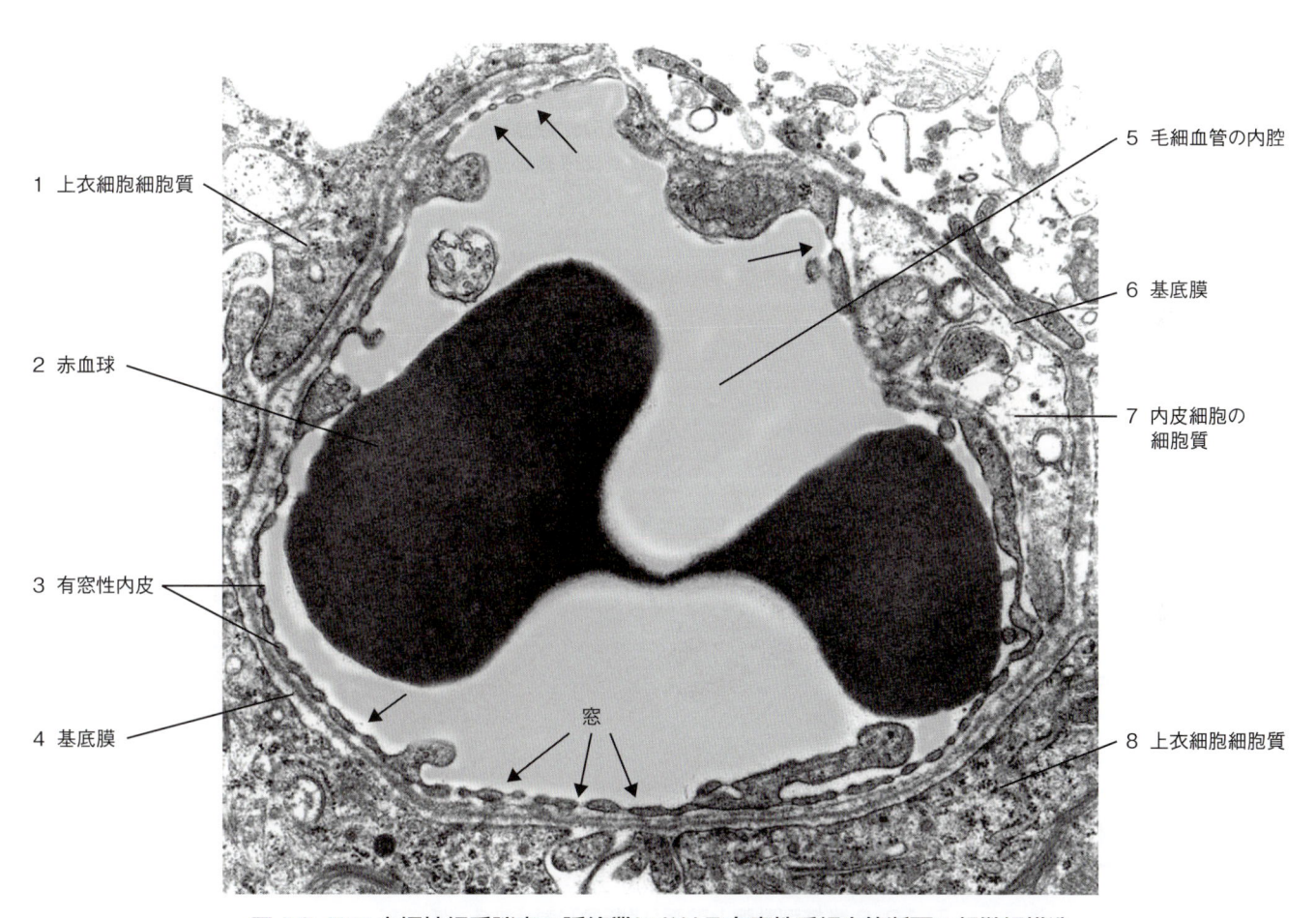

図 10-7 ■ 中枢神経系脳室の脈絡叢における有窓性毛細血管断面の超微細構造

## 図 10-8　筋型動脈と静脈（横断像）

　　　血管壁は拡張と収縮するために一定量の弾性組織を含んでいる．この図は**筋型動脈**（1）と**静脈**（4）の横断像で，弾性染色を施して管壁の弾性線維の分布を示している．弾性線維は黒色に，コラーゲン線維が明るい黄色に染まっている．

　　　動脈（1）の壁は静脈に比べて厚く，平滑筋線維を多く含む．動脈（1）の最内層である内膜は，厚い**内弾性板** internal elastic lamina（1a）があるために濃く染まっている．筋型動脈の厚い中間層である**中膜**（1b）は，内腔に対して環状に血管を取り囲んで配列する多くの平滑筋線維層と，ひも状に暗染する**弾性線維**（1b）からなる．中膜（1b）の外面には**外弾性板** external elastic lamina（1c）があるが，内弾性板ほど明瞭ではない．さらに動脈を取り囲むのは結合組織性の**外膜**（1d）であり，明るく染まる**コラーゲン線維**（2）と，暗く染まる**弾性線維**（3）がみえる．

　　　静脈（4）の壁の横断像においても，**内膜**（4a），**中膜**（4b），**外膜**（4c）がみえるが，動脈（1）壁でみられるものほど厚くはない．

　　　動脈と静脈の周囲には，**毛細血管**（5），**細動脈**（7），**細静脈**（6），および**脂肪組織**（8）の細胞がみえる．二つの血管（1,4）は内腔には多数の赤血球と白血球が入っている．

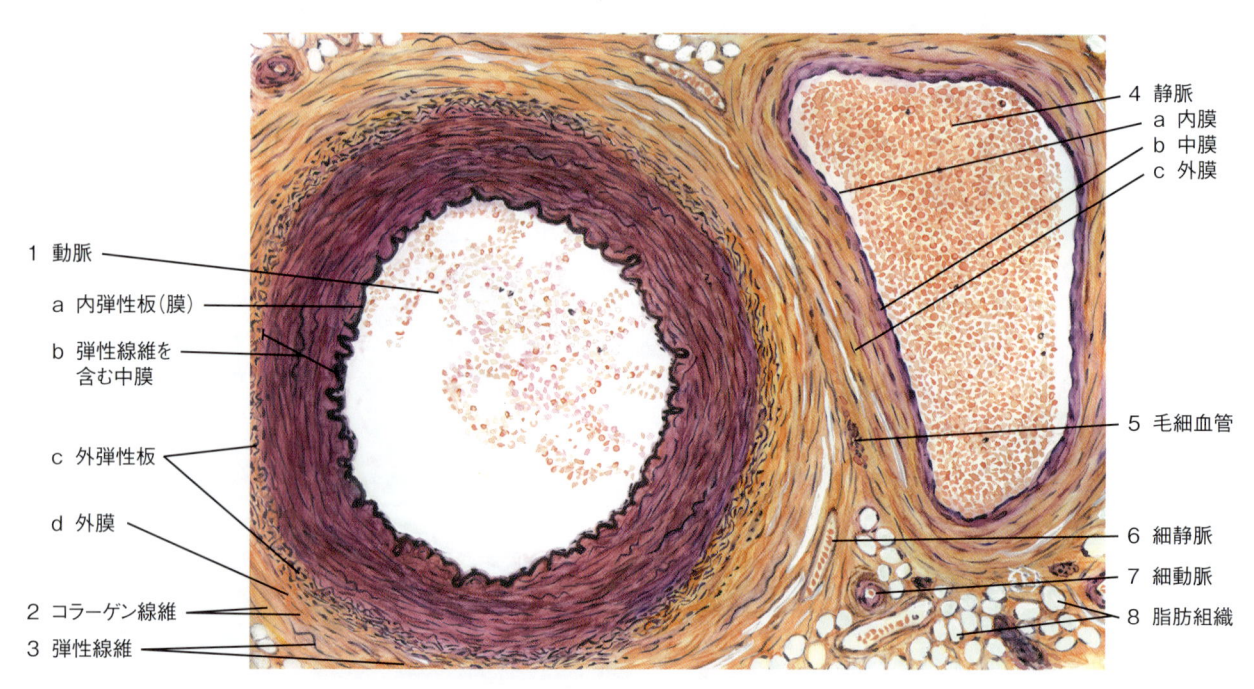

**図 10-8 ■ 筋型動脈と静脈（横断像）**（弾性染色，低倍率）

## 図 10-9　精管の密性不規則性結合組織内の動脈と静脈

　　写真は，密性不規則性**結合組織**(5)内にみられる**小動脈**(1)と**小静脈**(6)の違いを示している．小動脈(1)は厚い筋性の壁をもち，血管腔は小さい．動脈壁の**内膜**(2)は，**内層の内皮**(2a)，**内皮下結合組織**(2b)，**内弾性板**(2c)で構成されている．内弾性板(2c)が，内膜(2)と**中膜**(3)の輪状平滑筋層の境界となっている．中膜(3)はおもに輪走平滑筋線維で占められており，その外がわをおおうのが結合組織層の**外膜**(4)である．

　　小動脈(1)の隣りにある小静脈(6)は，動脈より管腔が大きく，その中は血液細胞で充たされている．小静脈(6)の管壁は動脈と比べてうすいが，動脈と同様に**内皮**(7a)からなる**内膜**(7)，うすい輪走平滑筋層の**中膜**(8)，結合組織層の**外膜**(9)で構成されている．

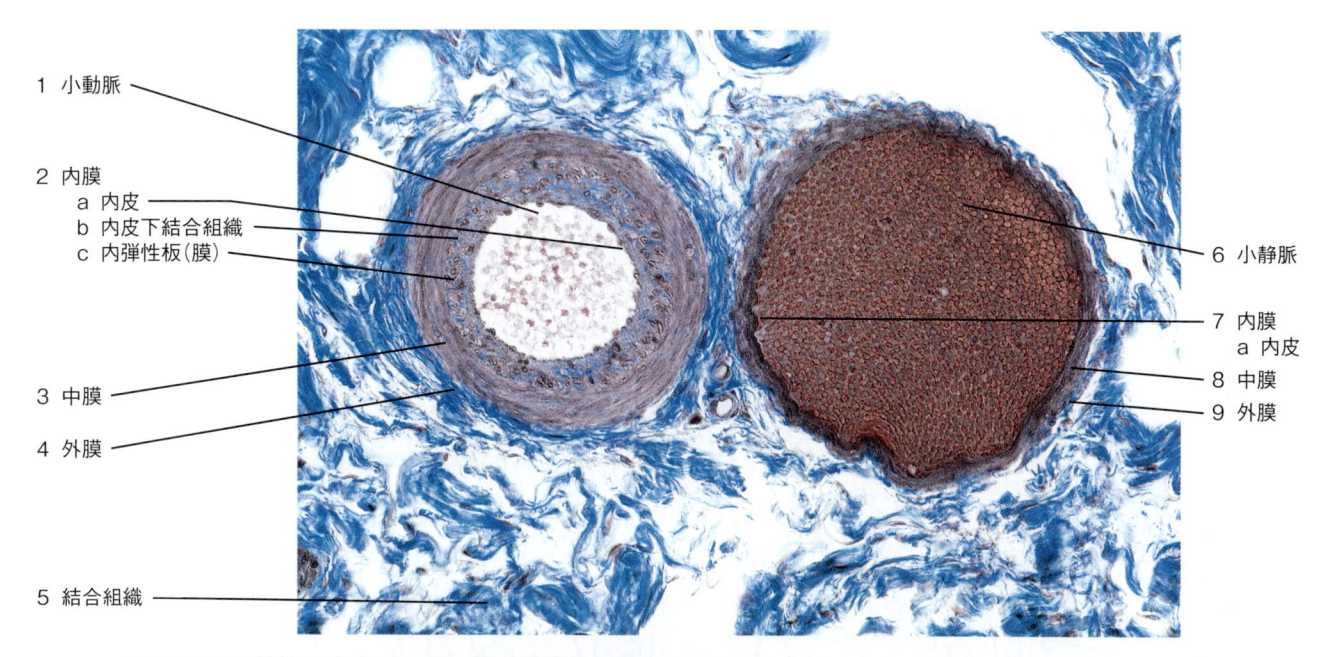

| | |
|---|---|
| 1　小動脈 | |
| 2　内膜 | |
| 　 a　内皮 | |
| 　 b　内皮下結合組織 | |
| 　 c　内弾性板(膜) | 6　小静脈 |
| 3　中膜 | 7　内膜 |
| | 　 a　内皮 |
| 4　外膜 | 8　中膜 |
| | 9　外膜 |
| 5　結合組織 | |

**図 10-9 ■ 精管の密性不規則性結合組織内の動脈と静脈**(鉄ヘマトキシリンとアルシアン青染色，×64)

## 図 10-10　弾性型動脈の壁：大動脈（横断像）

　　　　大動脈壁は，形態学的には図 10-9 に示した動脈壁と同様である．平滑筋線維に代わり**弾性線維**(4)が**中膜**(6)の主要成分となっていて，**平滑筋線維**(10)は筋型動脈の中膜に比べて量が少ない．中膜(6)における弾性線維(4)の配置を，弾性染色によって示している．細い弾性線維や平滑筋線維(10)は，染まりが淡いか無色のままである．

　　　**内膜**(5)では単層扁平上皮である**内皮**(1)と**内皮下結合組織**(2)が示されているが，染色されていない．最初に可視化されている弾性板は濃く染まった**内弾性板**(3)である．

　　　外膜(7)は弾性染色による染まりはそれよりはうすく，結合組織辺縁の狭い層としてみえる．**血管の血管**(9)である**細静脈**(9a)や**細動脈**(9b)が，外膜(7)に血液を供給する．大動脈や肺動脈などの太い血管では，中膜(6)が血管壁の大半を占め，図で示されるように外膜(7)は少なくなっている．

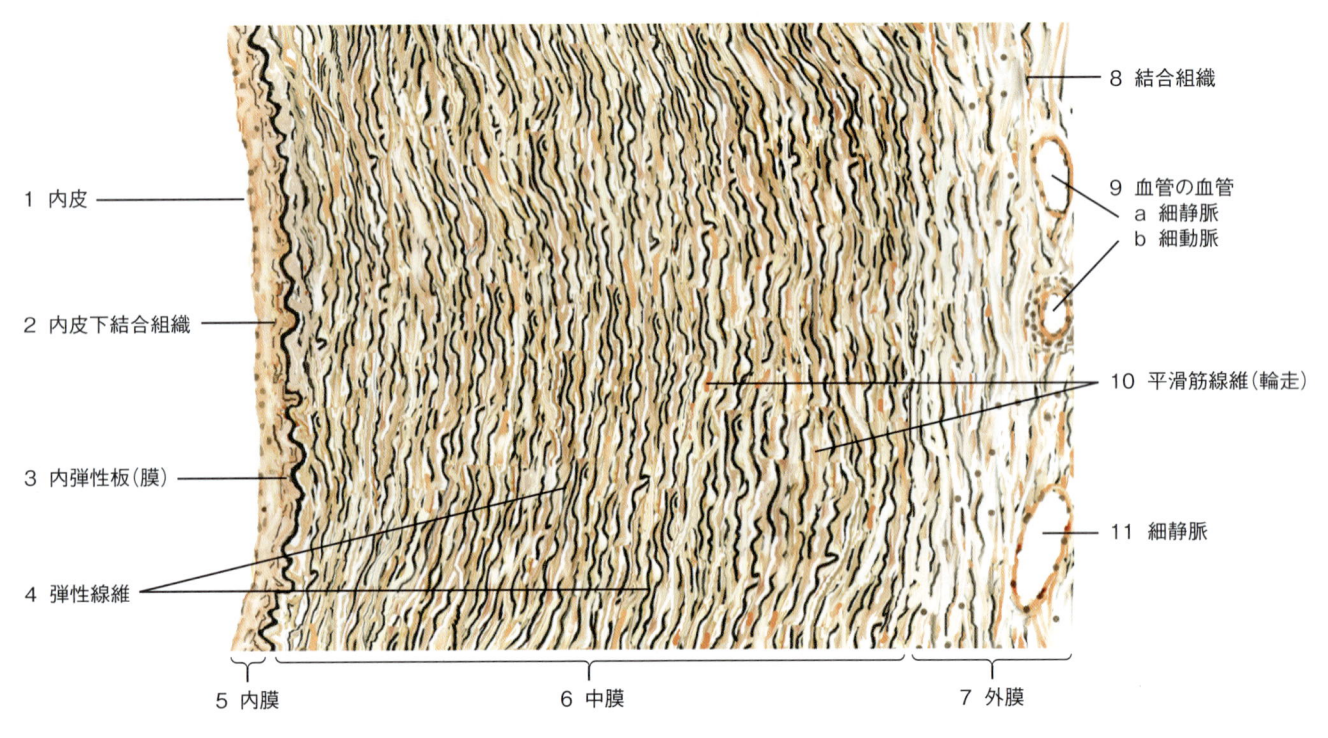

図 10-10 ■ **弾性型動脈の壁：大動脈（横断像）**（弾性染色，低倍率）

## 図 10-11 大径の静脈の壁：門脈（横断像）

　大動脈の壁（図10-10）とは異なり，大径の静脈の壁では厚い筋性の**外膜**(6)が特徴的であり，ここでは縦走する**平滑筋線維**(7)がみられる．図の門脈の横断面では，平滑筋線維が束をつくり，横断されている．この平滑筋の周囲を外膜(6)の結合組織が取り囲んでいる．外膜(6)には縦断された**血管の血管**(8)があり，**細動脈**(8a)が一つ，**細静脈**(8b)が二つ，**毛細血管**(8c)が一つみえる．

　厚い外膜(6)に比べて，**中膜**(5)はうすく，**平滑筋線維**(3)は輪状になっている．門脈以外の大径静脈では，中膜(5)は極端にうすく，密になっている．

　**内膜**(4)は**内皮**(1)と内皮を支持する少量の**結合組織**(2)から構成されている．大径静脈には内弾性板があるが，動脈ほどには発達していない．

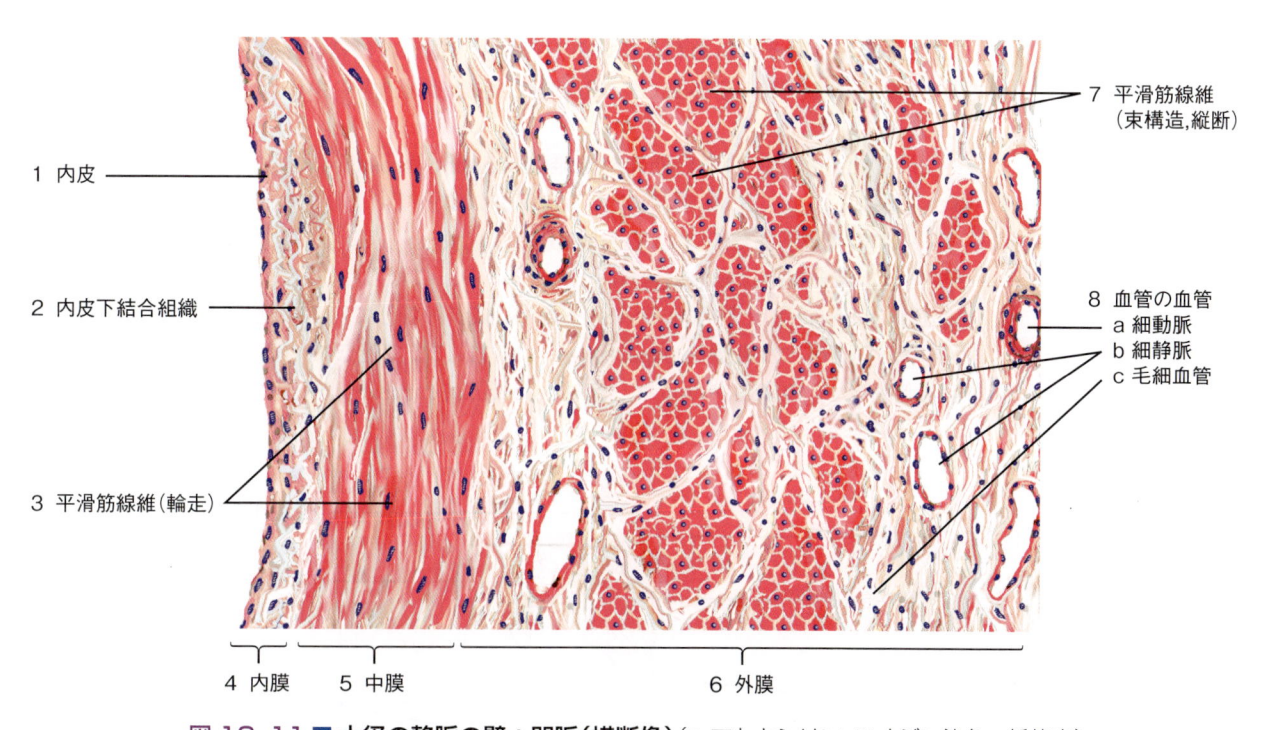

1 内皮
2 内皮下結合組織
3 平滑筋線維（輪走）
4 内膜
5 中膜
6 外膜
7 平滑筋線維（束構造，縦断）
8 血管の血管
 a 細動脈
 b 細静脈
 c 毛細血管

**図 10-11 ■ 大径の静脈の壁：門脈（横断像）**（ヘマトキシリン–エオジン染色，低倍率）

## 図 10-12　心臓：左心房，房室弁，左心室（縦断像）

　　心臓の壁は内層の**心内膜**，中層の**心筋**，外層の**心外膜**の三つの層からできている．心内膜には単層扁平上皮の内皮と，うすい内皮下結合組織があり，さらに心内膜の深部には**心内膜下層** subendocardial layer の**結合組織**がある．ここに微小血管とプルキンエ線維がみえる．心内膜下層は，心筋線維の筋内膜の結合組織と連続している．心筋はもっとも厚い層で，心筋線維からなる．心外膜は単層扁平上皮の中皮と，その下の**心外膜下層** subepicardial layer の**結合組織**からなる．心外膜下層は**冠状動脈**，神経，**脂肪組織**を含む．

　　図は心臓の左がわを通る縦断面で，**心房** atrium(1) の一部，**房室（僧帽）弁** atrioventricular (mitral) valve(5) の**弁尖** cusp，**心室** ventricle(19) の断面がみえている．**心内膜** endocardium(1, 9) が，心房(3)と心室(19)の洞をおおっている．心内膜(1, 9)の下には**心内膜下層の結合組織**(2)がある．心房(3)と心室(19)の心筋(3, 19)はともに心筋線維からなる．

　　心房(13)と心室(16)の外層である**心外膜** epicardium(13, 16) は連続しており，最外層の中皮により心臓は外からおおわれている．**心外膜下層**(17)は結合組織，脂肪組織(15)，冠状静脈(15)からなる．この心外膜(13, 16)は冠状動脈（房室）溝の中に，さらには心室間溝にまで入りこんでいる．

　　心房(1)と心室(19)のあいだに，**線維輪** annulus fibrosus(4) と呼ばれる密性線維性結合組織がみられる．二尖弁（僧帽状）である房室弁によって，心房(1)と心室(19)がへだてられている．房室（僧帽）弁尖(5)は，心内膜(6)の二重膜と，芯になる**密性結合組織**(7)によってできており，結合組織は線維輪(4)に連続している．これらの弁尖(5)の心室側面上には，**腱索** chorda tendineae(8) と呼ばれる索条の結合組織が付着している．腱索は弁尖(5)からのびて，心室壁から突出した**乳頭筋** papillary muscle(11) にまで達している．心室の内側表面には筋肉（心筋）の大きな隆起がみられ，**肉柱** trabeculae carneae(10) と呼ばれる．乳頭筋(11)は肉

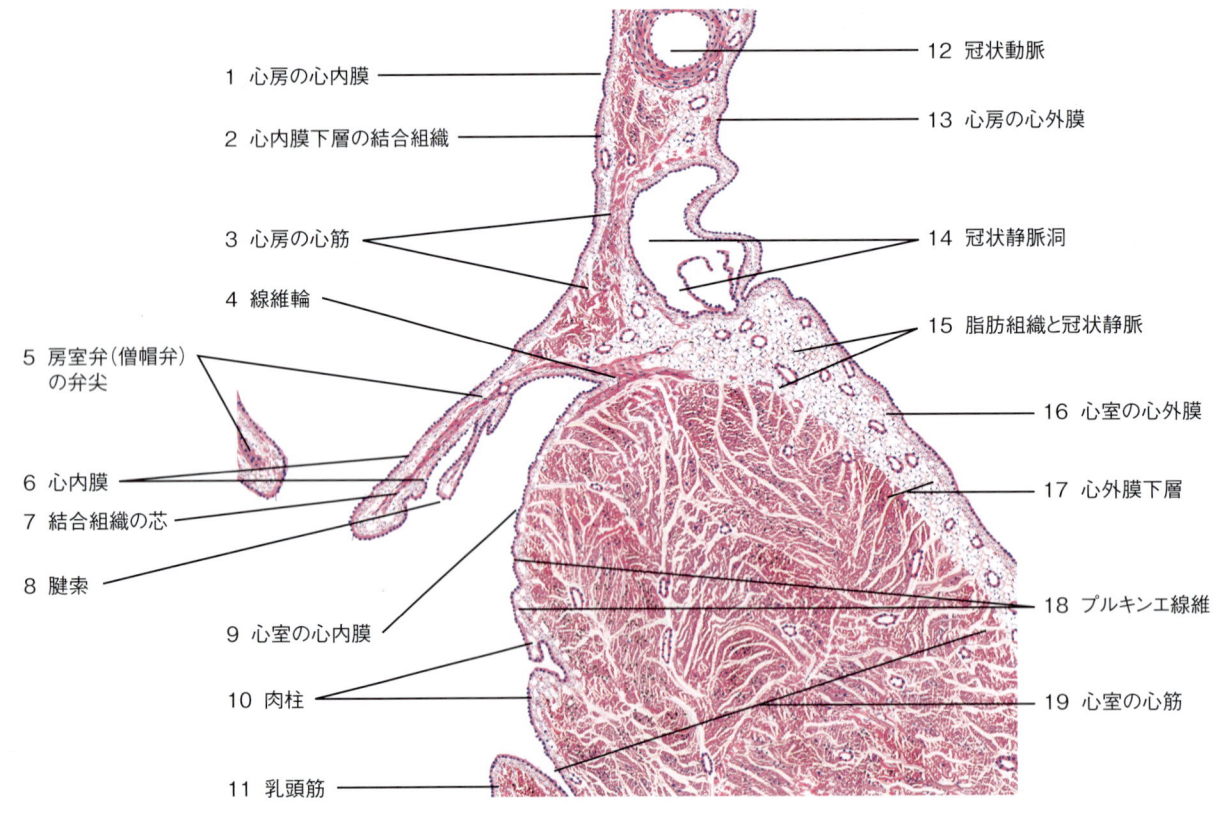

1　心房の心内膜
2　心内膜下層の結合組織
3　心房の心筋
4　線維輪
5　房室弁（僧帽弁）の弁尖
6　心内膜
7　結合組織の芯
8　腱索
9　心室の心内膜
10　肉柱
11　乳頭筋

12　冠状動脈
13　心房の心外膜
14　冠状静脈洞
15　脂肪組織と冠状静脈
16　心室の心外膜
17　心外膜下層
18　プルキンエ線維
19　心室の心筋

図 10-12 ■ **心臓：左心房，房室弁，左心室（縦断像）**（ヘマトキシリン-エオジン染色，低倍率）

柱につながっている．心室収縮の際に，乳頭筋(11)は腱索(8)を介して左右心室の房室弁の弁尖をつなぎとめ，安定させる．

　　**プルキンエ線維** Purkinje fiber(18)と呼ばれる刺激伝導線維が，心内膜下層の結合組織(2)の中にみられる．これは一般の心筋線維より太く，明るく染まることで心筋とは区別ができる．プルキンエ線維については図 10–14 と図 10–15 に高倍率の図で詳細を示してある．

　　太い**冠状動脈** coronary artery(12)が，心外膜下層の結合組織(17)内を走行している．冠状動脈の下方には冠状静脈洞(14)がみられる．この血管によって心臓の壁を栄養した後の静脈血が排出される．**冠状静脈洞** coronary sinus(14)に静脈血を送るのが**冠状静脈** coronary vein(14)で，この静脈は弁をもっている．細い冠状動静脈(15)が心外膜下層の結合組織(17)や，心筋層(19)の結合組織中隔にみられる．

## 図 10–13　心臓：右心室，肺動脈，肺動脈弁（縦断像）

　　右心室と，**肺動脈** pulmonary trunk(5)の下部の組織切片が示されている．他の血管のように，肺動脈(5)は**内膜**(5a)の内皮により内腔面がおおわれている．肺動脈(5)では**中膜**(5b)が管壁でもっとも厚い部分である．厚い弾性板はこの倍率ではみえていない．うすい結合組織の**外膜**(5c)は，周辺の**心外膜下層の結合組織**(2)へと移行している．心外膜下層の結合組織(2)には**脂肪組織**と**冠状動静脈** coronary arteriole and venule(3)が含まれている．

　　肺動脈(5)は**線維輪**(8)から始まる．**半月弁（肺動脈弁）** semilunar (pulmonary) valve(6)の弁

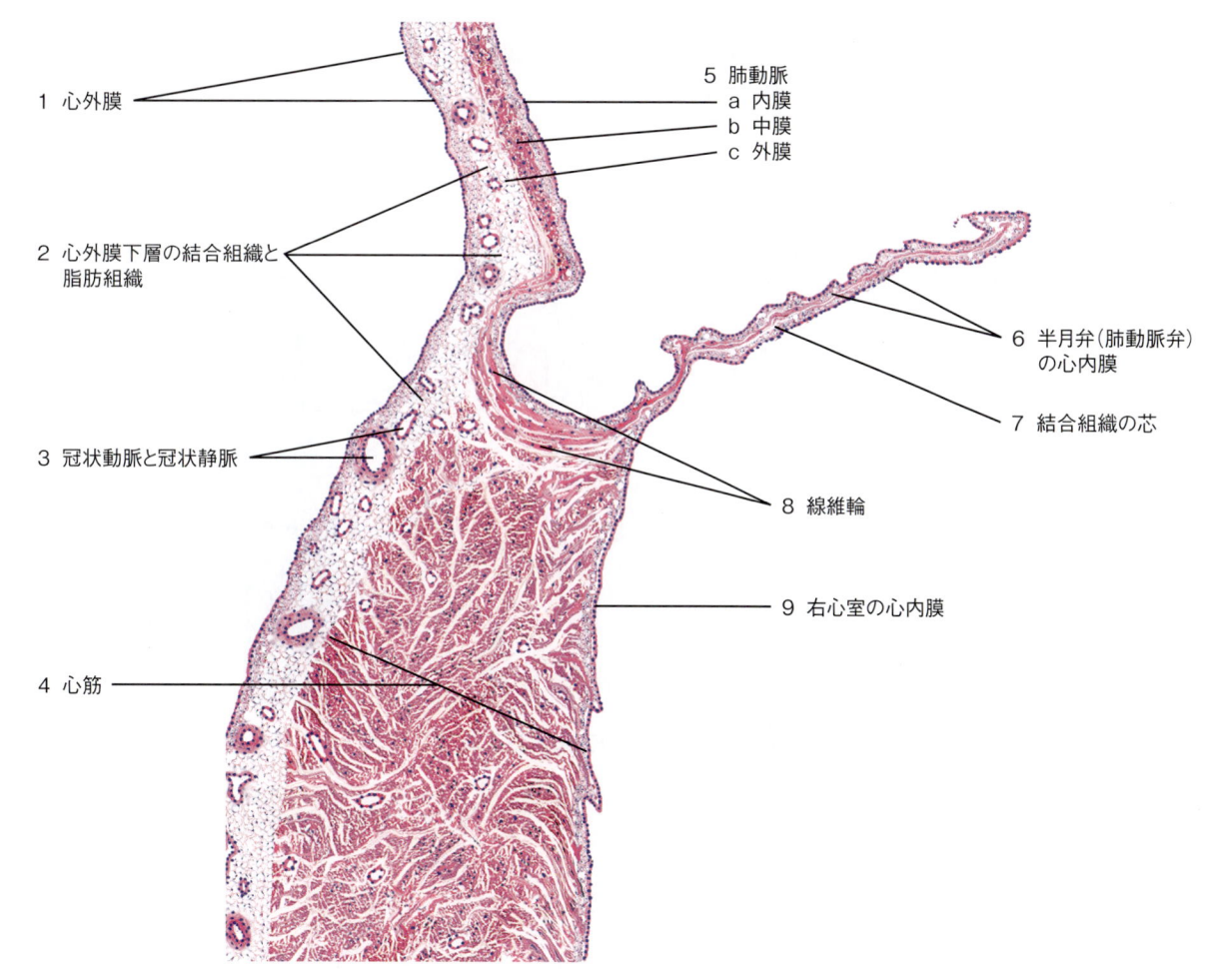

図 10–13 ■ **心臓：右心室，肺動脈，肺動脈弁（縦断像）**（ヘマトキシリン–エオジン染色，低倍率）

尖の一つが示されている．房室弁と同じように（図 10-12 参照），肺動脈(5)の半月弁(6)は**心内膜**(6)でおおわれている．線維輪(8)から続く**結合組織の芯**(7)は，半月弁(6)の基部へとのびて，弁の中心部をつくっている．

右心室の厚い**心筋層**(4)は内面を**心内膜**(9)でおおわれている．心内膜(9)は途切れることなく肺動脈弁(6)や線維輪(8)をこえ，肺動脈(5)の内膜(5a)へと連なっている．

肺動脈幹(5)は心外膜下層の結合組織と脂肪組織(2)におおわれ，これらの組織がさらに**心外膜**(1)によっておおわれている．またこれらの層は右心室の外表面をおおっている．冠状動静脈(3)は心外膜下層の結合組織(2)の中にみえる．

## 図 10-14　心臓：収縮心筋線維と刺激伝導系のプルキンエ線維

図はマロニー–アザン染色で染めた心臓の組織切片を示している．コラーゲン線維が青く染まるため，**プルキンエ線維 Purkinje fiber**(6, 10)を取り囲む**心内膜下層の結合組織**(9)が目立っている．プルキンエ線維(6, 10)の特徴が，縦断面と横断面の両方で観察できる．横断面をみると，プルキンエ線維には辺縁部の筋原線維が少なく，核周囲の筋形質が比較的明るくぬけている．いくつかの横断面には中心にある核がみえるが，核のある位置より上下にはずれて切れたため，中心の筋形質がぬけてみえるものもある．

プルキンエ線維(6, 10)は心臓腔の内皮である**心内膜**(7)の下にある．プルキンエ線維(6, 10)は一般的な**心筋線維**(1, 3)とは異なり，太く，染まりも淡い．

心筋線維(1, 3)どうしは介在板(4)によって結合している．**介在板**(4)はプルキンエ線維(6, 10)ではみられない．その代わり，プルキンエ線維(6, 10)はデスモソーム結合やギャップ結合により結合しており，最終的には心筋線維(1, 3)へと合する．

心筋組織には血液が豊富に補給される．この図では**毛細血管**(8)，**細動脈**(5)，**細静脈**(2)がみられる．

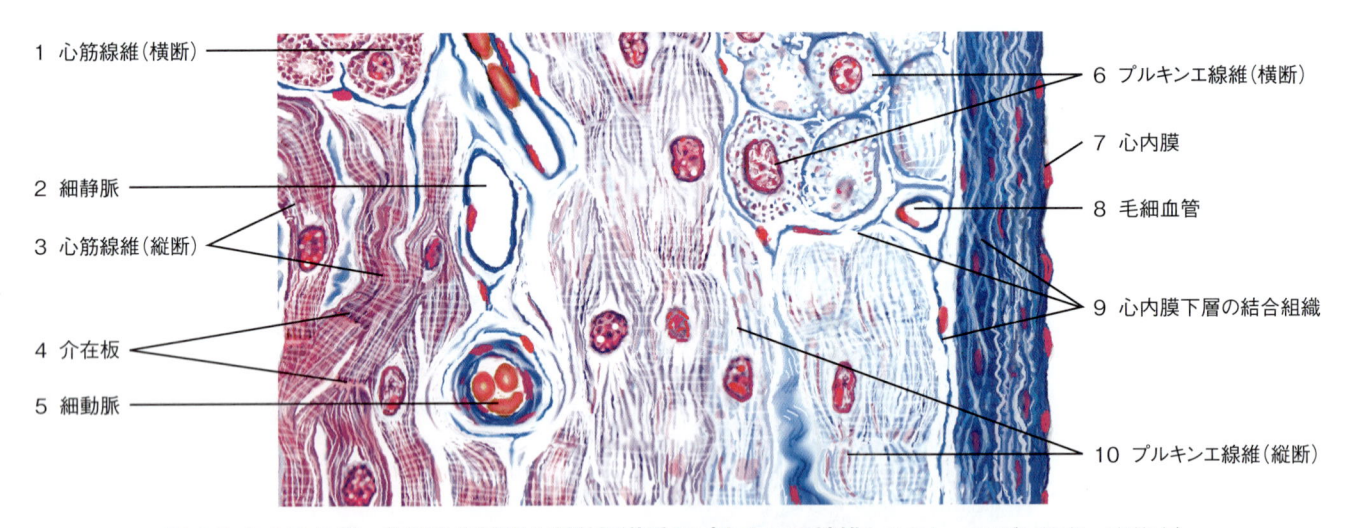

1 心筋線維（横断）
2 細静脈
3 心筋線維（縦断）
4 介在板
5 細動脈

6 プルキンエ線維（横断）
7 心内膜
8 毛細血管
9 心内膜下層の結合組織
10 プルキンエ線維（縦断）

図 10-14 ■ **心臓：収縮心筋線維と刺激伝導系のプルキンエ線維**（マロリー–アザン染色，高倍率）

## 図 10-15　心臓壁：プルキンエ線維

　　心室壁の顕微鏡写真で，**心内膜**(3)，**心内膜下層の結合組織**(4)，その下の**プルキンエ線維**(5)を示している．赤く染まった**心筋線維**(1)に比べると，プルキンエ線維(5)は太くて染色性がわるい．また，筋原線維が少なく，しかも辺縁に分布しているため，核周囲の筋形質は明るくぬけている．プルキンエ線維(5)は徐々に心筋線維(1)に移行している．プルキンエ線維(5)と心筋線維(1)の両方を取り囲むのが，**結合組織線維**(2)である．

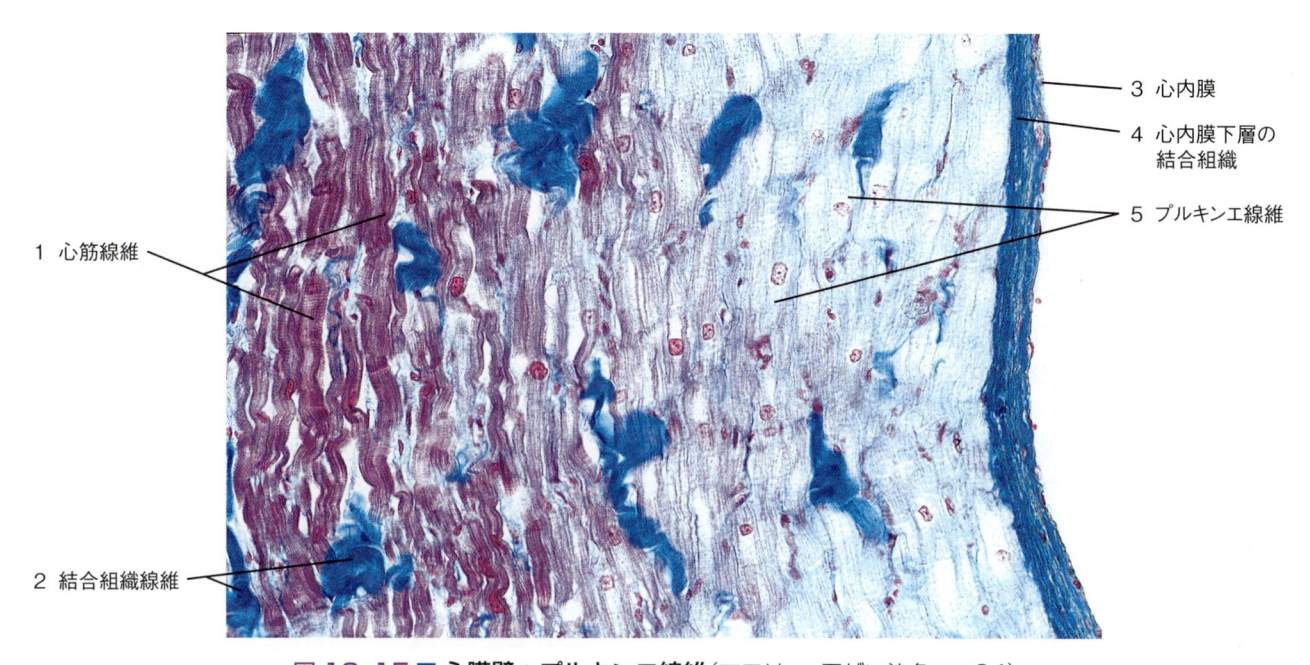

図 10-15 ■ **心臓壁：プルキンエ線維**(マロリー–アザン染色，×64)

## 機能との関連 10-1 ■ 循環器系

### 血 管

弾性型動脈は心臓から駆出された血液を運んで，全身の血管系へ送り出している．弾性型動脈は壁に**弾性線維**を含むため，心臓の**収縮期** systole に血液が大量に血管腔に送り出される際，管腔を大きく拡張させることができる．心臓の**拡張期** diastole には，拡張した動脈壁が弾性で収縮して元に戻り，血液を血管系へと送り出す力となる．このようにして，全身血圧の変動を少なくするとともに，心臓が拍動していても血液の流れが均一になるようにしている．

一方，**筋型動脈**は自身を**収縮・拡張**することで，血流と血圧を調節している．筋型動脈の収縮と拡張の調節は，おもに**自律神経系の交感神経**からの無髄神経軸索によって行なわれる．同様に，筋型の小動脈や細動脈も，血管腔を自律神経によって収縮，拡張させることで，毛細血管床に流れこむ血液量を調節している．

終末細動脈は，さらに分かれて最小の血管である**毛細血管**となる．毛細血管壁は非常にうすいため，血液と間質組織のあいだの，ガス，代謝産物，栄養，老廃物の交換を行なう部位となる．

### リンパ管系

**リンパ管系**のおもな機能は，結合組織内の細胞間隙から生じた余分な組織液や蛋白質などを**リンパ**として集めて，血管系の静脈に戻すことである．リンパは血漿が**限外濾過** ultrafiltrate された透明な液体である．リンパ管の途中にはリンパ節が多数ある．迷路のように入り組んだリンパ節で，集められたリンパが濾過されて細胞と粒子状物質が除かれる．また，リンパ節にはマクロファージが存在しており，リンパが通過するとき多くのマクロファージに接触する．マクロファージは侵入してきた微生物や，浮遊物質を貪食する．またリンパ管は，全身を流れる血液中の**リンパ球**，小腸の**乳糜管** lacteal と呼ばれる毛細リンパ管から吸収した**脂肪酸** fatty acid，リンパ節で生成された**免疫グロブリン** immunoglobulin（抗体）などを運んで，全身の血流へと戻す．したがってリンパ管は，生体の免疫系において重要な部分である．

### 内 皮

血管内腔をおおう内皮は，多くの生理機能，代謝機能，分泌機能を担っている．内皮細胞は血液と間質組織のあいだの**透過障壁** permeability barrier となる．内皮細胞は基底板とのあいだで接着帯によって結合し固定され

ている．内皮細胞に**ピノサイトーシス小胞** pinocytotic vesicle が存在することは，血液と組織のあいだで双方向の分子の移動が行なわれていることを示している．血管内腔の表面は滑らかな内皮がおおっており，内皮細胞が**抗凝固物資** anticoagulant を分泌することで，血液の凝固を防いでいる．内皮の表面は**糖衣** glycocalyx 蛋白質でおおわれている．さらに，内皮細胞からは**抗血栓物質** antithrombotic である**プロスタサイクリン** prostacyclin が分泌され，血管内での血小板の付着や血餅の形成を防いでいる．

また，内皮細胞は，血管作動性物質である**一酸化窒素** nitrous oxide やその関連化合物を産生し，**血管拡張**を誘導して血流を増加させる．逆に，内皮細胞が**エンドセリン蛋白質** endothelin proteins を分泌すると，一酸化窒素の作用を打ち消して血管収縮を引きおこし，血流を減少させる．また，内皮は**アンギオテンシン I** angiotensin I から昇圧作用をもつ強力な血管収縮剤の**アンギオテンシン II** へと変換する．内皮は，プロスタグランジン，ブラジキニン，セロトニンを生物学的に不活性な化合物に変化させ，リポ蛋白質を分解し，線維芽細胞，血球コロニー，血小板の成長因子を産生する．動脈内皮の細胞質には，**ワイベル–パラーデ小体** Weibel–Palade body と呼ばれる電子顕微鏡上で電子密度の高く小さな膜結合型の構造があり，ここには凝固促進作用をもつ糖蛋白質である**フォン・ヴィレブランド因子** von Willebrand factor が貯蔵されている．内皮が損傷をうけると，フォン・ヴィレブランド因子が血流中に放出され，血小板の接着，血液凝固，**血栓形成** blood clot formation が誘導される．

### 心臓壁

#### 心臓ペースメーカー

心筋は**不随意筋**であり，律動的かつ自発的に収縮を行なう．心臓において，**刺激の生成**と**伝導**を行なう部分が，心臓の**右心房**壁の中の**洞房結節** sinoatrial node と**房室結節** atrioventricular node にある**特殊心筋線維** specialized or modified cardiac muscle fiber である．これらの部位の特殊心筋線維は自発的律動的脱分極をおこし，その刺激を伝えることによって，刺激の波を心筋全体に届ける．洞房結節の心筋線維は房室結節のものよりも，脱分極と再分極が先におこるため，洞房結節が拍動の歩調取りを行なうので，**ペースメーカー** pacemaker と呼ばれている．

## 機能との関連 10-1 ■ 循環器系（続き）

さらに介在板によってすべての心筋線維が結びついていることで，洞房結節からの刺激が**ギャップ結合**を介して心房の筋肉細胞に伝わることによって心筋全体へと拡がり，収縮させる．洞房結節からの刺激は，**節間伝導路** internodal pathway を介して心筋を通り，心房中隔にある房室結節を刺激する．次に刺激は，房室結節から心室中隔にある**房室束** atrioventricular bundle（**ヒス束** bundle of His）と呼ばれる特殊心筋線維に拡がる．房室束は左右の索枝に分かれ，刺激を左右の両心室全体に伝え，両心室を収縮させる．心室中隔をおおよそ半分ほど下ると，房室束の索枝が**プルキンエ線維**となる．この線維がさらに分岐して，刺激を心室の心筋全体に伝える．

心臓のペースメーカーの活動は，**自律神経系**の軸索と**ホルモン**の影響をうける．副交感神経系，交感神経系の両方の軸索が心臓に分布して，心基部で神経叢をつくっている．この軸索は心筋に分布してはいるが，結節の律動活動の開始には作用せず，心拍数に影響を及ぼす．交感神経刺激によって心拍数は増して，副交感神経刺激によって逆に心拍数が減る．

### プルキンエ線維

プルキンエ線維は心筋線維よりも太く，大きい．**グリコゲン**が大量に含まれていて，収縮性の線維は少ない．プルキンエ線維は心臓の伝導系の一部である．この線維は心室中隔左右両側の**心内膜**下層に位置し，それぞれ独立した束としてみとめられる．プルキンエ線維は心筋全体に分岐しているため，心房の洞房結節と房室結節からの興奮の連続波を，**ギャップ結合**を介して心筋の残りの部分へと伝える．この興奮刺激によって心室の収縮と，両心室腔からの血液の駆出が行なわれる．

### 心房性ナトリウム利尿ホルモン

心房の一部の心筋線維の細胞質には，**心房性ナトリウム利尿ホルモン** atrial natriuretic hormone（ANH）を含む顆粒が密に存在している．心房性ナトリウム利尿ホルモンは，心臓の拡張に応じて放出される化学物質であり，そのおもな機能は，血液量を調整して血圧を下げることである．このホルモンは，腎臓細胞からの**レニン** renin の放出と副腎皮質からの**アルドステロン** aldosterone の放出を抑制し，それによって腎臓からナトリウムイオンと水の排泄を促進する（利尿）．その結果，血液量と血圧が低下し，心房壁の拡張が軽減されるとこのホルモンの放出が抑制される．

# 第10章 まとめ

## 循環器系

### 心臓血管系

- 心臓，動脈，細動脈，毛細血管，細静脈，静脈からなる
- 体循環と肺循環の二つのおもな回路がある
- 体循環は，すべての器官に血液を送り，また心臓に戻す
- 肺循環は，ガス交換のために肺に血液を送り，また心臓に戻る

### 動脈の種類

#### 弾性型動脈

- もっとも径の大きい血管で，大動脈，肺動脈幹，およびそれらの枝が該当する
- 管壁はおもに平滑筋線維が混じった弾性結合組織である
- 血液の流れる際に，弾性と柔軟性を示し，収縮期（心収縮時）に管壁は大きく拡張する
- 拡張期（心弛緩時）に管壁は弾性により収縮して，血液を末梢に押し出す

#### 筋型動脈，細動脈，毛細血管

- もっとも数が多い血管で，管壁は非常に多くの平滑筋線維を含む
- 管腔の収縮と拡張によって血流を調節する
- 動脈壁の平滑筋は自律神経系からの軸索によって調節をうける
- 細動脈は 1～5 細胞層の平滑筋層をもつ細い血管である
- 終末細動脈は血液を毛細血管へと送る
- 毛細血管は血液と組織間の栄養成分や代謝産物の交換を行なう場である
- 毛細血管を介して細動脈と細静脈がつながっている

### 動脈の構造

- 管壁は内層の内膜，中層の中膜，外層の外膜の 3 層からなる
- 内膜は内皮と内皮下結合組織からなる
- 中膜はおもに平滑筋線維で占められているとともに少量の弾性線維が含まれている
- 弾性型動脈と筋型動脈では，平滑筋が弾性線維と少量のコラーゲン線維を産生している
- 外膜はおもにⅠ型コラーゲン線維と弾性線維を含んでいる
- 内弾性板（IEL）によって内膜と中膜が分けられている
- 内弾性板にある窓孔を通って内腔からの栄養成分が血管壁の深部に拡散される
- 外弾性板（EEL）によって中膜と外膜が分けられている

### 静脈の構造

- 毛細血管が集まり，細静脈や後毛細血管細静脈と呼ばれるより径の大きい血管となる
- 動脈に比べて管壁はうすく，管径は大きく，構造の変化に富む
- 血管内圧は低く，血液の逆流を防ぐため，四肢の静脈には弁が存在している
- 静脈を取り囲む筋肉が収縮することと静脈弁の存在によって，血流は心臓へと向かう
- 臓器，中枢神経，上および下大静脈には静脈弁は存在していない
- 管壁は内層の内膜，中層の中膜，外層の外膜の 3 層からなる
- 内膜は内皮と内皮下結合組織からなる
- 中膜はうすく，平滑筋と結合組織線維が混在している
- 外膜はもっとも厚い層であり，縦走平滑筋線維からなる

### 血管の血管

- 血管壁が厚く内腔からの物質拡散が難しい大動静脈にみられる
- 隣接する径の小さい動脈が中膜や外膜に血液を供給している
- 静脈の酸素濃度が低いため，動脈よりも静脈の壁に多くみられる

### 毛細血管の種類

- 平均直径は赤血球とほぼ同じ（8 μm）である
- うすい内皮，基底板，周皮細胞によって構成されている
- 連続性毛細血管はもっともよくみられる型で，内皮によってしっかりと内腔がおおわれている

・連続性毛細血管はほとんどの器官でみられる
・有窓性毛細血管は内皮に孔すなわち窓がある
・有窓性毛細血管は内分泌腺，小腸，腎臓糸球体にみられる
・洞様毛細血管は管径が大きく，内皮細胞間に大きなへだたりがみられる
・洞様毛細血管の基底膜はところどころぬけているか，または全く欠いている
・洞様毛細血管は肝臓，脾臓，骨髄にみられる

## リンパ管系

・血液循環と関連し，組織から細胞外リンパ液を排出する
・毛細リンパ管は拡張した盲端として始まり，そこから組織のリンパが排出される
・リンパは，リンパ節で濾過された後に最終的に循環系に戻される
・リンパ管壁は非常にうすく，毛細血管に比べて透過性が高い
・リンパ管には弁がみられ，リンパの流れはゆっくりしている
・リンパの流れは筋肉の収縮，動脈の拍動，リンパ管壁に内在する平滑筋の収縮によって補助される
・リンパはリンパ節内を流れ，マクロファージと接触する
・リンパはリンパ球，脂肪酸，免疫グロブリン（抗体）を含んでいる
・生体の免疫系の一環を担っている

## 内　皮

・血液と間質組織のあいだに半透性のバリアを形成する
・内皮のピノサイトーシス小胞が分子の双方向の移動を可能にする
・血小板に損傷を与えず，血流に平滑な表面を提供する
・糖衣でおおわれるとともに，プロスタサイクリンを分泌して血小板の接着と血液凝固を防ぐ
・血管拡張を誘導する亜酸化窒素を分泌する
・亜酸化窒素に対抗して血管収縮をおこすエンドセリン蛋白質を分泌する
・アンギオテンシン I から，血圧を上昇させる血管収縮物質であるアンギオテンシン II へと変換する

・ある種の化合物の不活性化，リポ蛋白質の分解，成長因子の産生などのはたらきをもつ
・電子密度の高いワイベル・パラーデ小体をもち，その中にフォン・ヴィレブランド因子を貯蔵する
・損傷時にフォン・ヴィレブランド因子を放出し，血小板の接着と血液凝固を促進する

## 心臓壁：心内膜，心筋，心外膜

### ペースメーカー

・洞房結節と房室結節にある特殊心筋細胞により刺激を伝導する
・洞房結節と房室結節は右心房の壁にある
・洞房結節は心臓収縮の歩調をとるペースメーカーとなる
・洞房結節から始まる刺激は，ギャップ結合を介してすべての心筋に伝わっていく
・房室束は心室中隔の左右両側面にある
・房室束はプルキンエ線維へと続く
・ペースメーカーの活動は自律神経系やホルモンの影響をうける
・交感神経が心拍数を上昇させ，副交感神経が心拍数を減少させる

### プルキンエ線維

・一般の心筋の線維に比べて太く，グリコゲンが多く，明るく染まる
・心臓の刺激伝導系の一部である
・心室中隔両側の心内膜下層にある
・心臓全体に分枝が拡がっており，ギャップ結合を介して心臓の残りの部分へ刺激を伝える

### 心房性ナトリウム利尿ホルモン

・一部の心房細胞は心房性ナトリウム利尿ホルモンの顆粒を含んでいる
・心房壁が拡張した際に放出される
・レニンとアルドステロンの放出を阻害することで血圧を下げる
・腎臓に作用して，ナトリウムと水の排出を増加させ，血液量と血圧が減少する

# 第10章 復習問題

## 問　題

次の問題について，もっとも適切な答えを選びなさい．

1. 心臓の刺激伝導系のうち，心室筋群の収縮を促す部分はどれか？
   A．洞房結節
   B．プルキンエ線維
   C．結節間伝導路
   D．房室束
   E．房室結節

2. プルキンエ線維は，組織学的に以下の点によって認識される
   A．多くの収縮性の線維を含む
   B．心筋組織の深部に存在する
   C．心筋細胞よりも大きくて太い
   D．細胞質にグリコゲンをほとんど含まない
   E．細胞質に顆粒を含む

3. 心房性ナトリウム利尿ホルモンの放出を引きおこすものは何か？
   A．心房内の血液量の減少
   B．心拍数の減少
   C．血圧の低下
   D．心房の拡張
   E．心室の拡張

4. 心房性ナトリウム利尿ホルモンのおもな機能は次のとおりである
   A．心房内の血流を増加させる
   B．血圧を上昇させる
   C．心房の拡張を抑える
   D．心室の拡張を抑える
   E．ペースメーカーの活動を低下させる

5. 洞房結節と房室結節は以下のもので構成される
   A．運動（遠心性）ニューロン
   B．感覚（求心性）ニューロン
   C．自律神経系の軸索末端
   D．単極性神経節細胞
   E．心筋線維の一種

## 解　答

1. 正解：D．房室束　房室束は右枝と左枝に分かれ，左右の心室を刺激して収縮させる
2. 正解：D．細胞質内のグリコゲンが少ない．プルキンエ線維は，収縮のための構造も少ない
3. 正解：D．心房の拡張．この作用により心房性ナトリウム利尿ホルモンが放出されると，血圧と血液量が低下し，心房壁の拡張が抑えられる
4. 正解：C．心房性ナトリウム利尿ホルモンのおもな機能は心房の拡張を抑えることである
5. 正解：E．洞房結節と房室結節は心筋線維の一種で構成されている

## 顕微鏡写真による補足

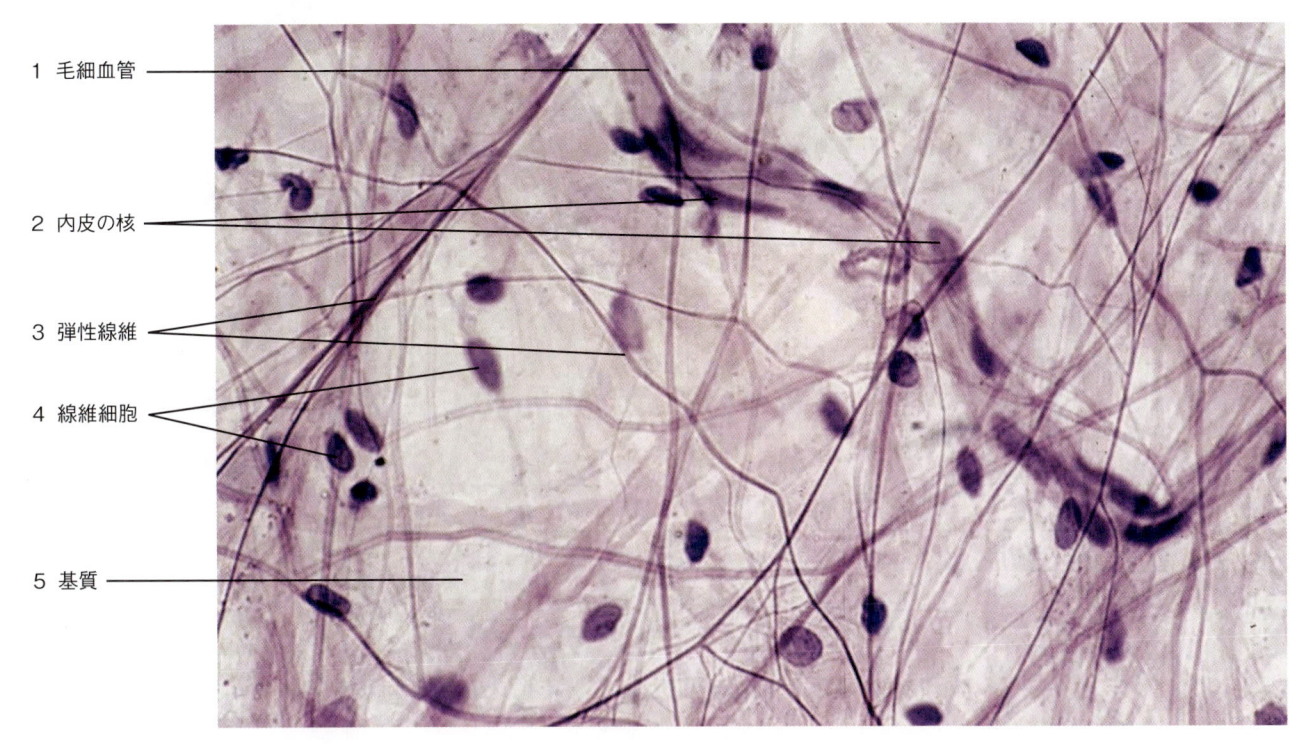

1　毛細血管

2　内皮の核

3　弾性線維

4　線維細胞

5　基質

**図 10-16** ■ 毛細血管，内皮細胞の核，周囲の結合組織細胞と線維を示す腸間膜伸展標本
（ヘマトキシリン–エオジン染色，×165）

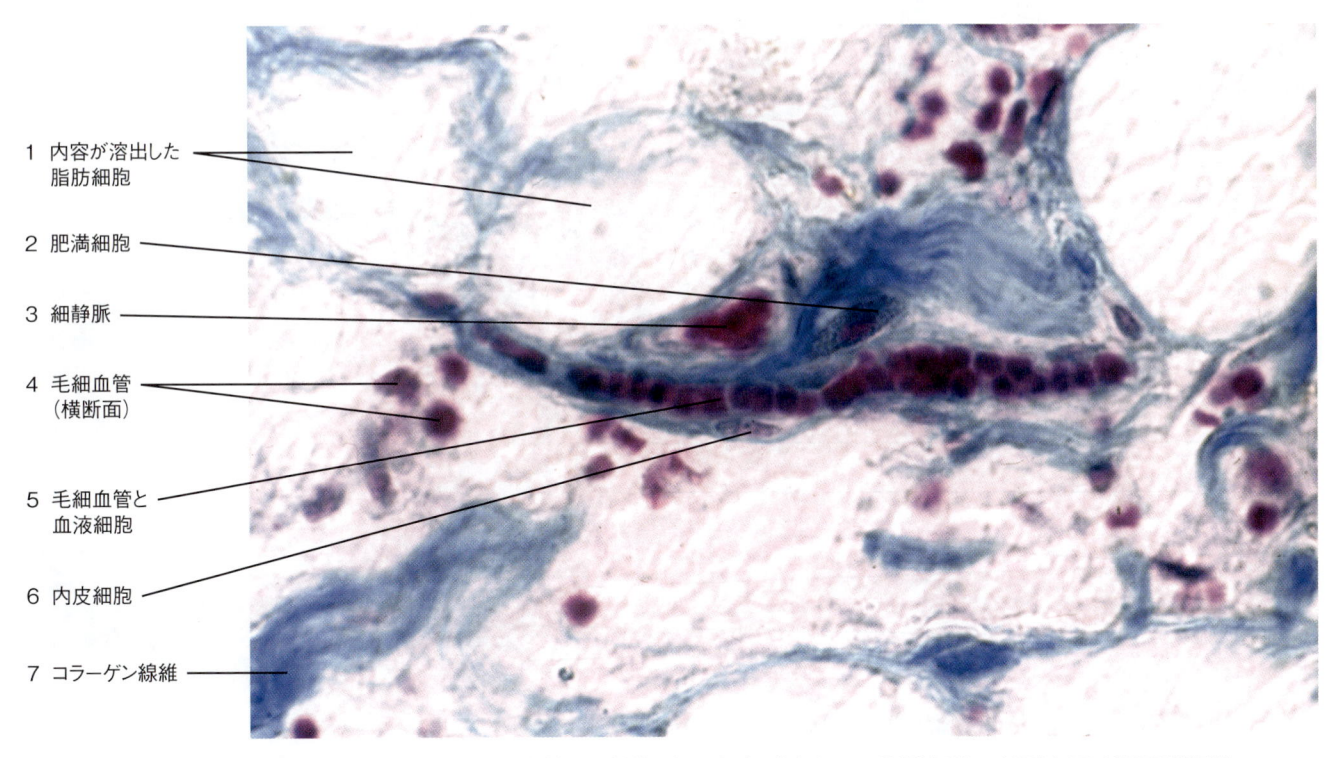

1　内容が溶出した
　　脂肪細胞

2　肥満細胞

3　細静脈

4　毛細血管
　　（横断面）

5　毛細血管と
　　血液細胞

6　内皮細胞

7　コラーゲン線維

**図 10-17** ■ 赤血球が流れている毛細血管，形質細胞，内容が流出した脂肪細胞の外形を示す腸間膜切片
（マロリー–アザン染色，×205）

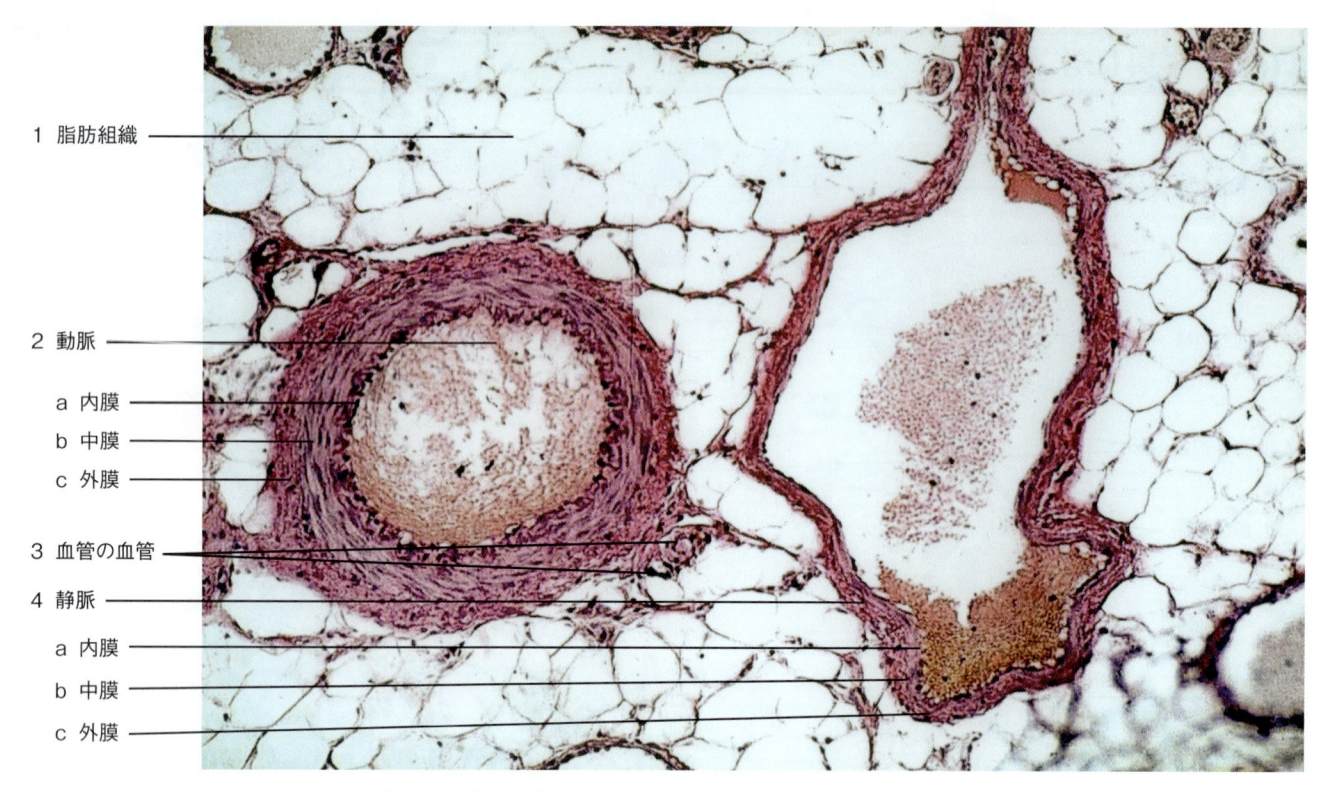

1 脂肪組織

2 動脈
　a 内膜
　b 中膜
　c 外膜

3 血管の血管
4 静脈
　a 内膜
　b 中膜
　c 外膜

**図 10-18 ■ 腸間膜の動脈と静脈の壁の比較**（ヘマトキシリン–エオジン染色，×30）

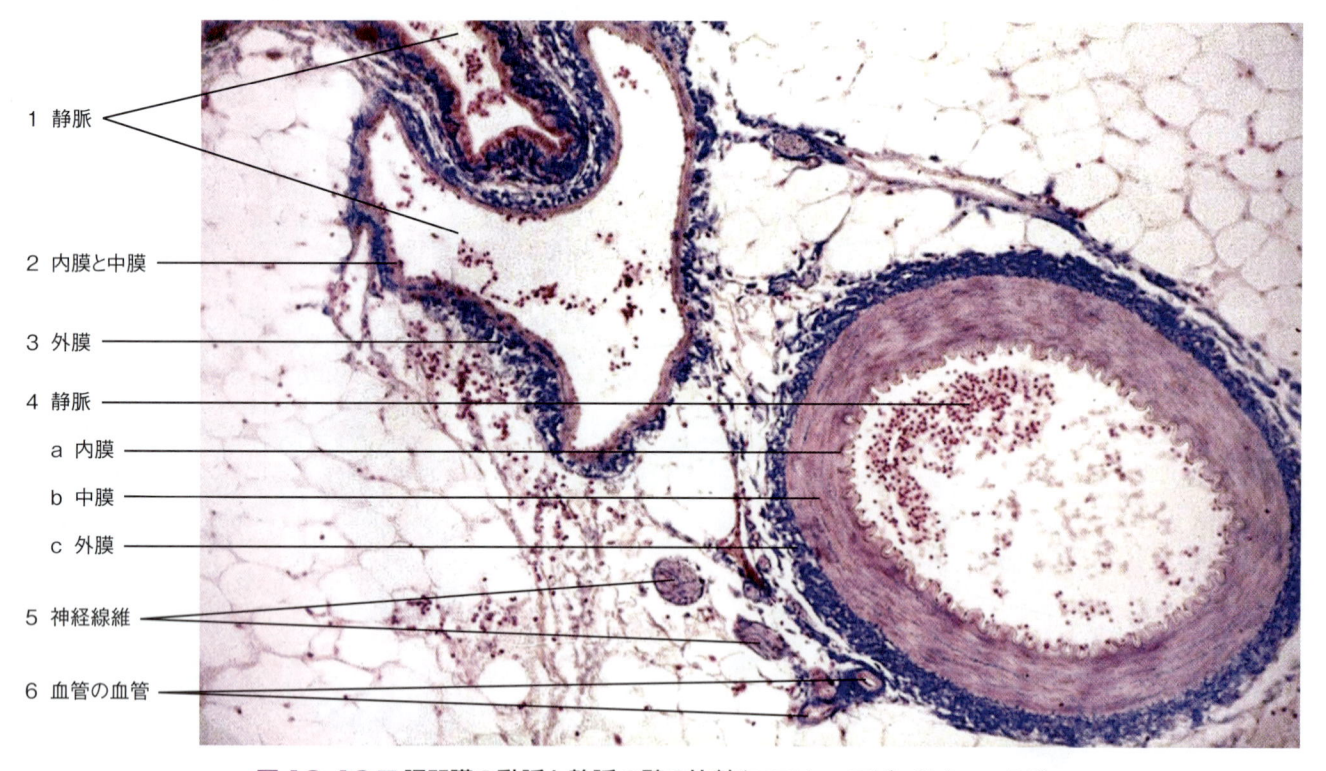

1 静脈

2 内膜と中膜

3 外膜

4 静脈
　a 内膜
　b 中膜
　c 外膜

5 神経線維

6 血管の血管

**図 10-19 ■ 腸間膜の動脈と静脈の壁の比較**（マロリー–アザン染色，×50）

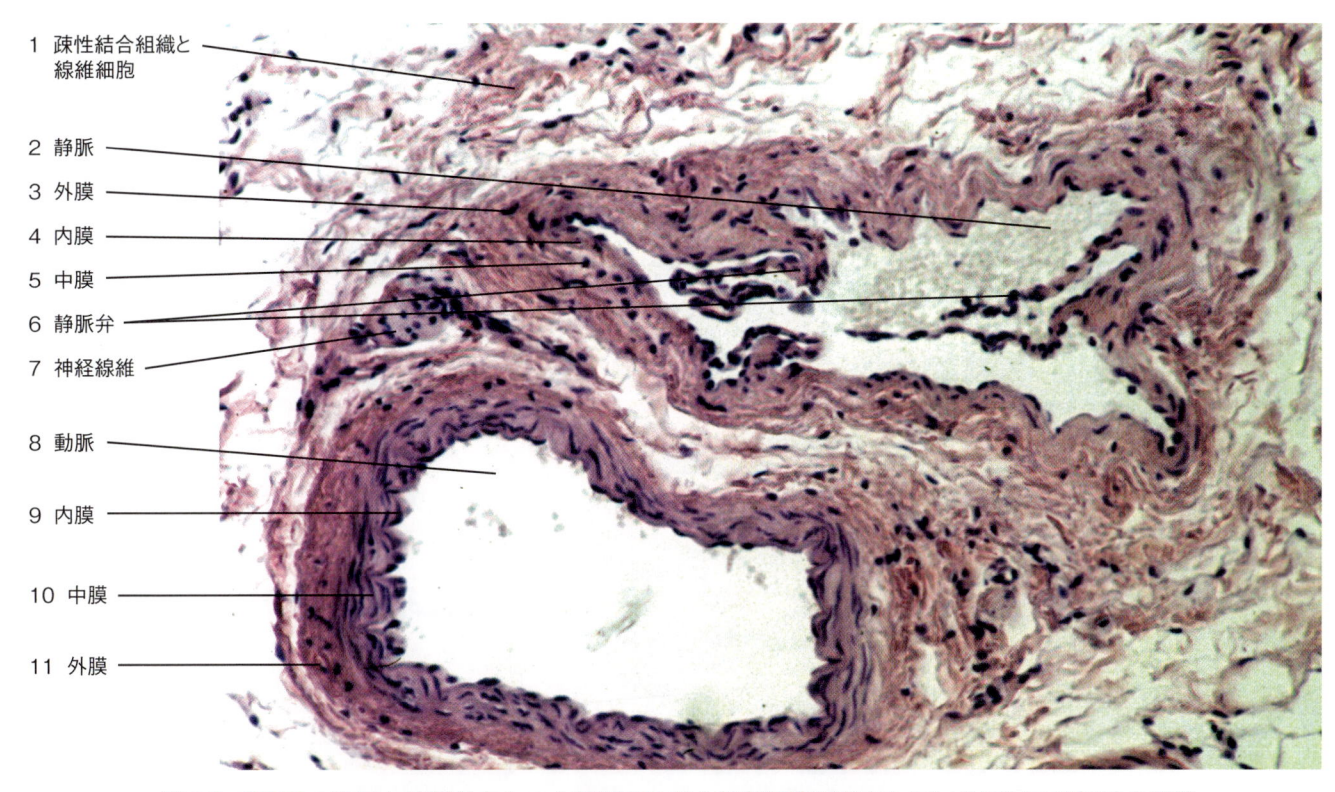

1 疎性結合組織と線維細胞
2 静脈
3 外膜
4 内膜
5 中膜
6 静脈弁
7 神経線維
8 動脈
9 内膜
10 中膜
11 外膜

**図 10-20** ■ 小動脈と静脈弁をもつ小静脈の比較と線維細胞が分布している周囲の疎性結合組織（ヘマトキシリン–エオジン染色，×50）

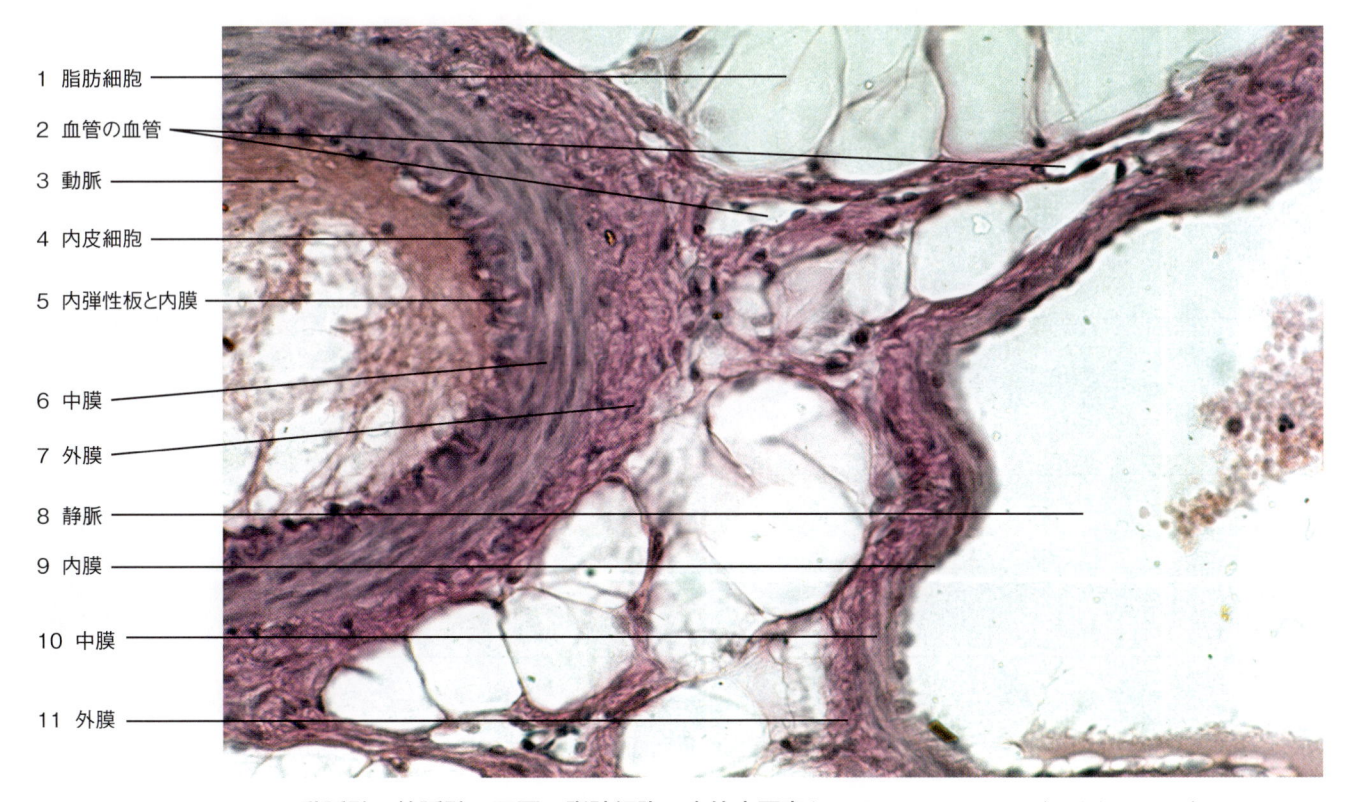

1 脂肪細胞
2 血管の血管
3 動脈
4 内皮細胞
5 内弾性板と内膜
6 中膜
7 外膜
8 静脈
9 内膜
10 中膜
11 外膜

**図 10-21** ■ 動脈壁，静脈壁，周囲の脂肪細胞の中倍率写真（ヘマトキシリン–エオジン染色，×80）

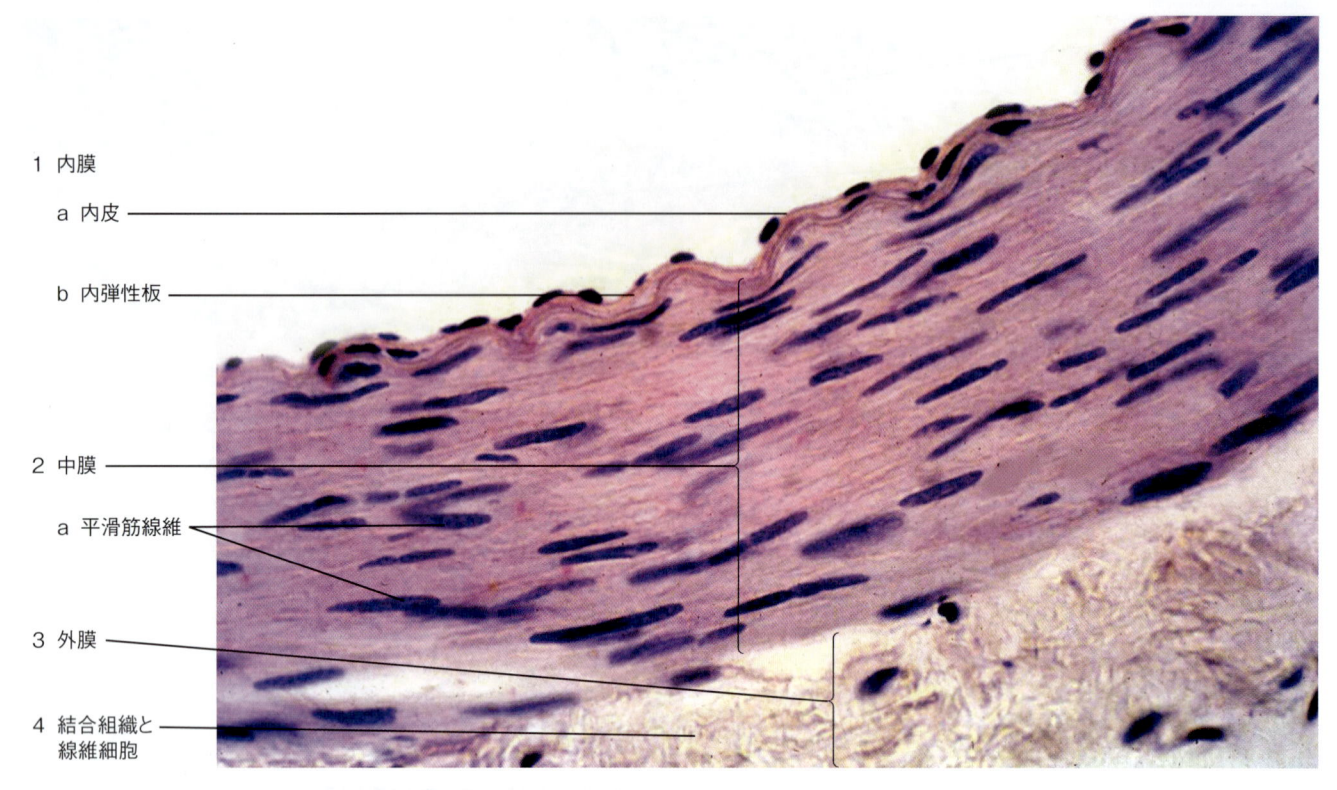

1 内膜
  a 内皮
  b 内弾性板
2 中膜
  a 平滑筋線維
3 外膜
4 結合組織と
  線維細胞

**図 10-22** ■ **動脈壁の各層を示す横断面**（ヘマトキシリン-エオジン染色，×205）

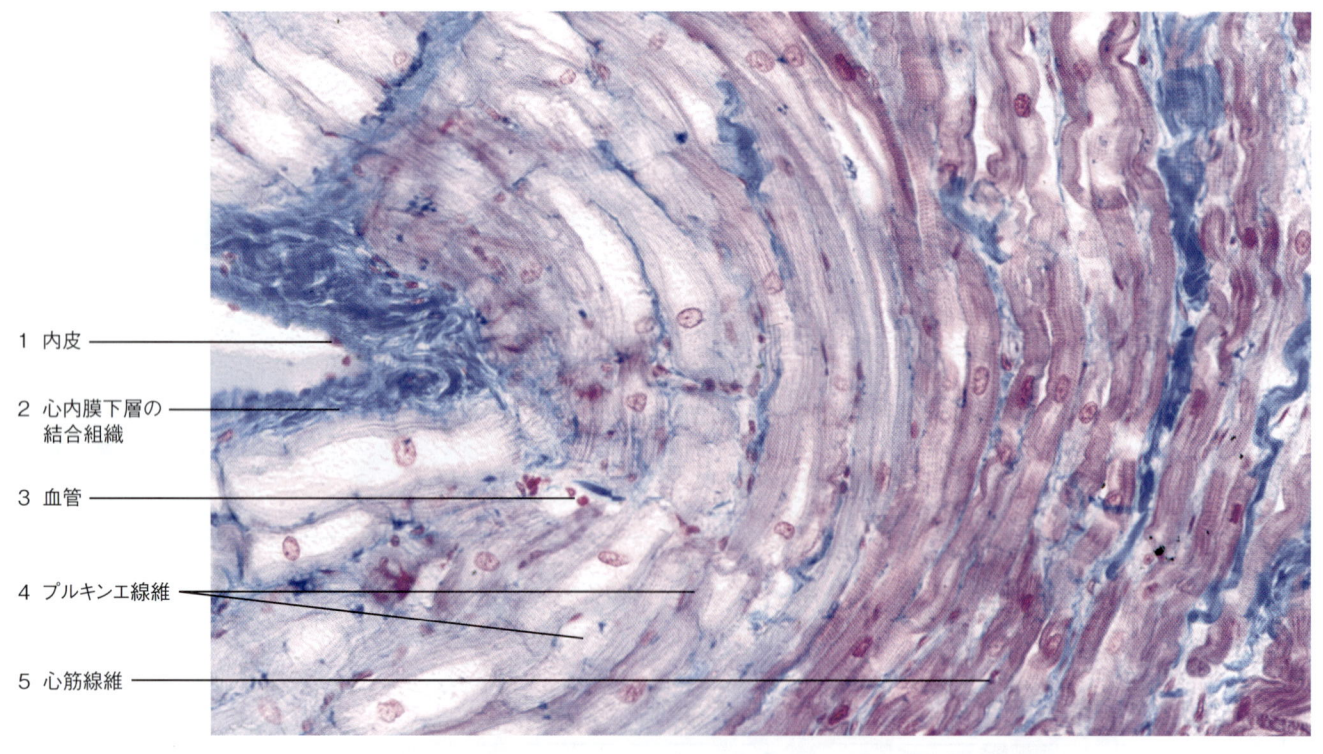

1 内皮
2 心内膜下層の
  結合組織
3 血管
4 プルキンエ線維
5 心筋線維

**図 10-23** ■ **心室付近の心臓壁の横断面**（マロリー-アザン染色，×205）

# 第11章 免疫系

免疫系 immune system は外来の抗原や病原体（細菌，寄生虫，ウイルス）から生体を守っている．病原体が体内に侵入すると，ただちに免疫反応がおこる．そのため免疫系の細胞，組織，器官は体内に広く分布しており，侵入した外来物質に対して素早い対応が可能である．

免疫系には，**リンパ球** lymphocyte と呼ばれる免疫細胞が集合しているすべての器官と組織，ならびに細胞が含まれる．免疫系の細胞，とくにリンパ球は全身のいたるところに分布しており，個々のリンパ球である場合，リンパ球の孤立した集団である場合，**消化管，呼吸器，生殖器官**にみられるような疎性結合組織中に被膜をもたないリンパ小節である場合，あるいは被膜をもつ独立したリンパ器官である場合など，分布の状況はさまざまである（図11-1）．**一次性リンパ器官** primary lymphoid organ としては，**骨髄** bone marrow と**胸腺** thymus がある．これらの器官では，免疫系の細胞である**リンパ球**が形成され，分化し，成熟する．**二次性リンパ器官** secondary lymphoid organ には，**リンパ節** lymph node，**脾臓** spleen，**扁桃** tonsil，および**消化管**粘膜のびまん性リンパ組織である腸管関連リンパ組織（GALT），**気道** respiratory tract 粘膜のリンパ組織である気管支関連リンパ組織（BALT），**パイエル板** Peyer's patch などの**粘膜関連リンパ組織** mucosa-associated lymphoid tissue（**MALT**）が含まれる．二次性リンパ器官では，リンパ球のほとんどが外来抗原と出会い，活性化され，侵入してきた病原体に対して免疫反応をおこす．

## 免疫系器官：リンパ節，脾臓，胸腺

**リンパ節**は広く分布し，リンパ管の経路に沿った部位に存在しており，鼠径部や腋窩部などで顕著である．結合組織の**被膜** capsule がリンパ節を取り囲み，内部に**梁柱** trabeculae として結合組織は入りこんでいる．リンパ節は，外がわの**皮質** cortex と内がわの**髄質** medulla で構成されている．皮質の組織上の特徴は，細網線維の網目構造，**リンパ小節** lymphoid nodule と呼ばれる球状で被膜でおおわれていないリンパ球の集合体，およびとくにリンパ小節の一部にみられる染色の淡い中心部を示している**胚中心** germinal center である．髄質には，**髄索** medullary cord と**髄洞** medullary sinus がある．髄索は，形質細胞，マクロファージ，リンパ球で充たされた細網線維の網目構造で，髄洞と呼ばれる毛細血管様の細管が髄索の中で仕切りをつくっている（図11-2）．

リンパは，凸面の被膜にある**輸入リンパ管** afferent lymphatic vessel を通ってリンパ節に入る．その後，リンパは皮質と髄洞を流れて濾過され，反対がわにある**輸出リンパ管** efferent lymphatic vessel を通ってリンパ節を出る．

**脾臓**は大きなリンパ器官で，豊富な血液供給をうけている．結合組織被膜は脾臓のまわりをおおい，内部に入りこんで**脾髄** splenic pulp という不完全な区画をつくっている．さらに脾髄の内部は，脾臓の断面をみた時の色で名付けられた白脾髄と赤脾髄とに，分けられる．**白脾髄** white pulp は，**中心動脈** central artery と呼ばれる血管を取り囲む暗色染色のリンパ球の集合体または**リンパ小節**から構成されている．中心動脈は白脾髄の中で中心から少しはずれた位置にあるため，「中心動脈」という名称は誤称であるといえる．白脾髄は血液の豊富な赤脾髄の中にある．動脈は赤脾髄中で終わる．**赤脾髄** red pulp は**脾索** splenic cord と**脾洞** splenic（blood）sinusoid に分かれ，そのうち脾索は，多数のマクロファージ，リンパ球，形質細胞，さまざまな血球を含む細網線維の網目構造となっている．一方，脾洞は相互に連結した血流路であり，血液は脾洞に流れこんだ後に，より太い脾洞に入り，脾静脈を経て脾臓から排出される（図11-3）．

**胸腺** thymus gland は上部胸部の上前縦隔に位置する小葉に分かれたリンパ上皮性器官である．胸腺は小児期にもっとも活動が盛んで，その後に次第に退縮し，成人になると脂肪細

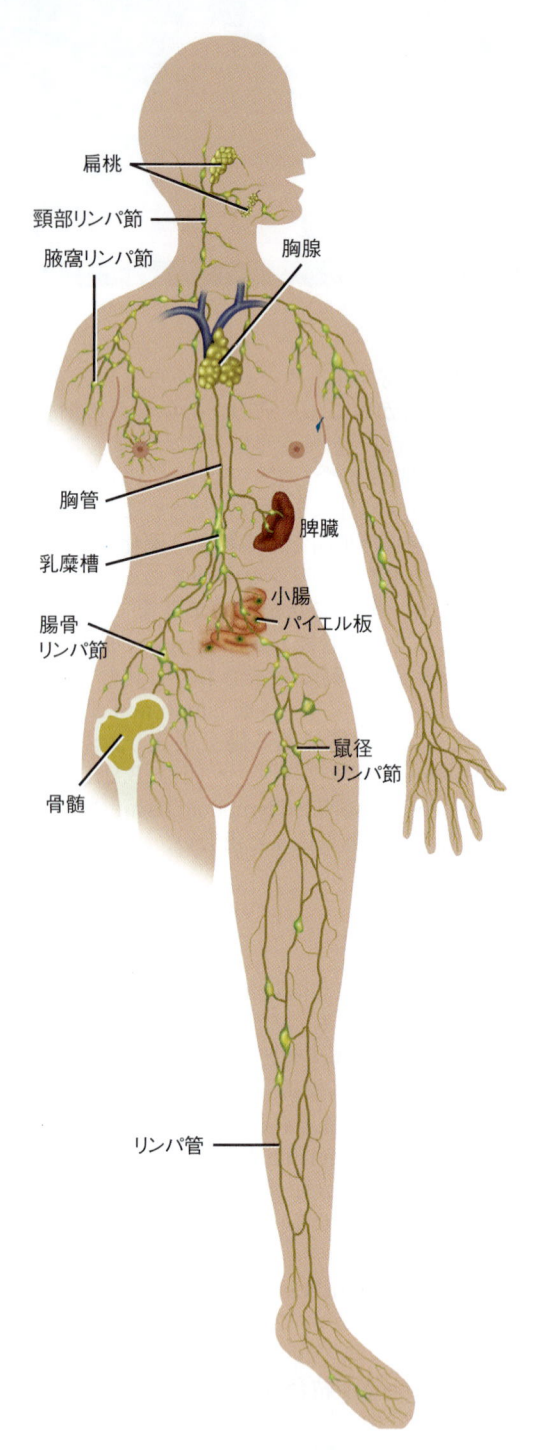

図 11-1 ■ 体内のリンパ器官とリンパ管の
　　　　　分布

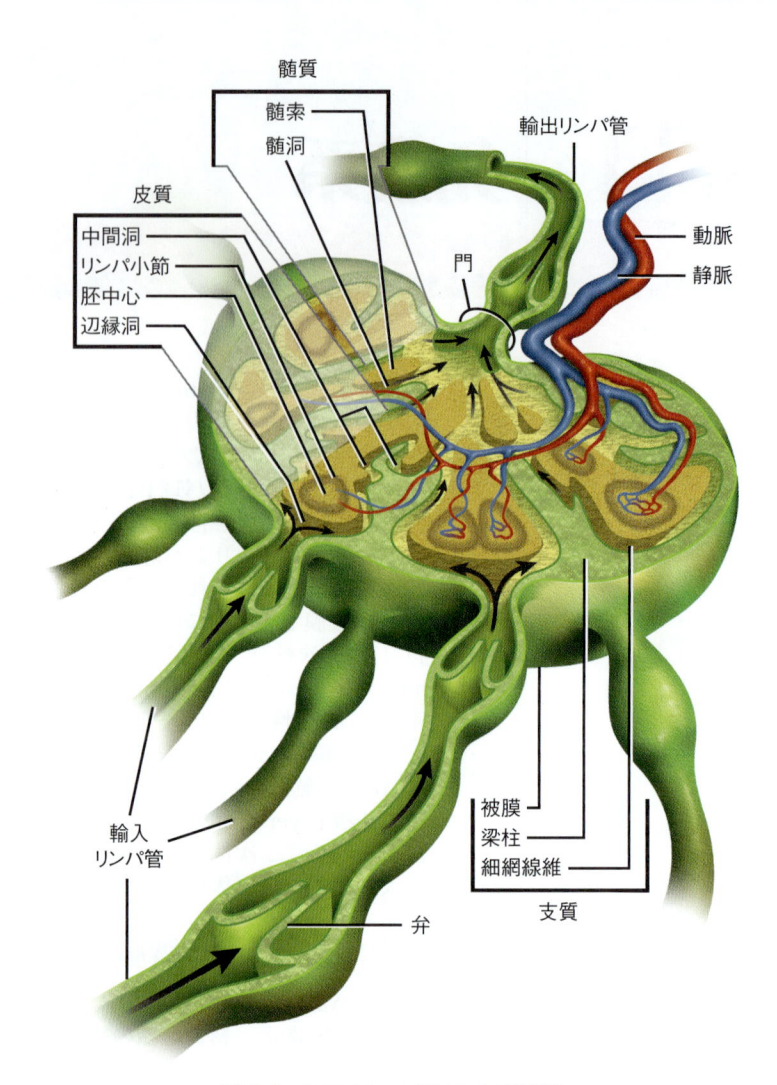

図 11-2 ■ リンパ節の内部構造

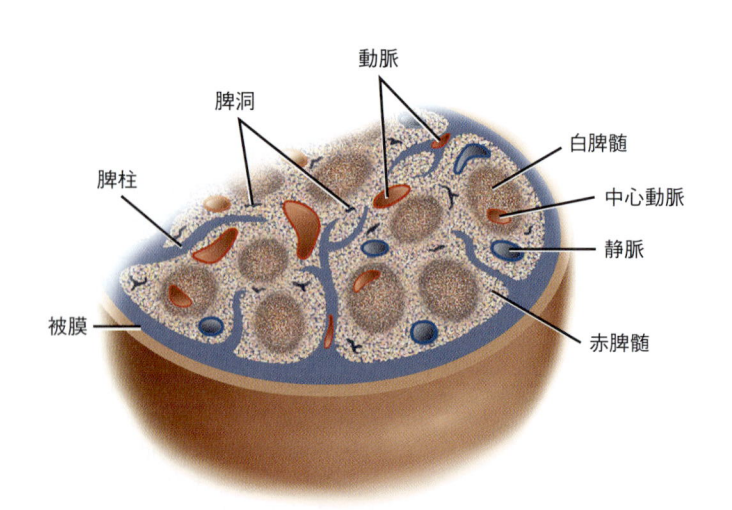

図 11-3 ■ 脾臓の内部構造

胞で充たされる．胸腺は被膜におおわれ，その下の暗染する**皮質**は網状に空隙がつながった構造をしている．この空隙に造血組織由来の**未成熟なリンパ球** immature lymphocyte が集まり，分化し，成熟する．胸腺の上皮細胞はリンパ球を保持する構造をつくっている．明染する**髄質**は，皮質よりも疎な網目構造をつくり，皮質よりも少ないリンパ球と上皮細胞が大まかな骨組みとなり，その中には少数のリンパ球と上皮細胞が渦巻状に結合してつくった**ハッサル小体** thymic corpuscle（Hassall's corpuscle）が散在している．

## 免疫担当細胞

　免疫反応を行なう細胞は，一次性リンパ系器官で産生されるリンパ球と支持細胞である．リンパ球は大きく分けて3種類で，**T リンパ球（T 細胞）** T lymphocyte（T cell），**B リンパ球（B 細胞）** B lymphocyte（B cell），そして**ナチュラルキラー（NK）細胞** natural killer（NK）cell である．支持細胞は，リンパ球と相互作用し，リンパ球に対して抗原提示細胞（APC）としてはたらき，リンパ球の活性化と免疫反応をおこさせる．このはたらきをする細胞は単核食細胞系由来の細胞であり，組織**マクロファージ** macrophage や皮膚表皮の**ランゲルハンス細胞** Langerhans cell のような**樹状細胞** dendritic cell などがこれにあたる．

　リンパ系のすべての構成要素は，**免疫系**に不可欠な要素である．さまざまな種類のリンパ球が，血液，リンパ，リンパ組織，リンパ系器官に存在している．すべての血球と同様に，リンパ球は骨髄の**造血幹細胞** hematopoietic stem cell から発生し，その後，血流に入る．形態学的には，すべてのリンパ球は類似の形態をしているが，機能的には異なっている．リンパ球は，分化，定着，成熟して免疫担当細胞となる場所と，細胞膜の表面受容体またはマーカーの種類に基づいて区別することができる．これらの基準により，リンパ球は機能的に異なる二つのタイプ，B リンパ球（B 細胞）と T リンパ球（T 細胞）の2種類に区別することができる．

　**T 細胞**は，骨髄から**胸腺**に運ばれたリンパ球を起源とし，そこで成熟，分化し，表面受容体と**免疫担当能**を獲得した後，末梢リンパ組織や臓器に移動する．すなわち胸腺は生後早期に成熟 T 細胞を産生し，その後，T 細胞は血液を介して全身に分布し，リンパ節，脾臓，消化管（GALT），気道（BALT），パイエル板などの粘膜の結合組織内のリンパ節濾胞やリンパ結節に定着する．そこで T 細胞は，抗原刺激をうけると免疫反応をおこす．T 細胞は抗原に出会うと，細胞傷害性のはたらき，または B 細胞を活性化することによって抗原を破壊する．分化した T 細胞には，**ヘルパー T 細胞** helper T cell，**細胞傷害性 T 細胞** cytotoxic T cell，**制御性 T 細胞** regulatory（suppressor）T cell，**メモリー T 細胞** memory T cell の四つの主要なサブタイプが存在する．

　抗原に出会った**ヘルパー T 細胞**は，**サイトカイン** cytokine や**インターロイキン** interleukin という免疫化学物質を分泌して，他のリンパ球を助ける．サイトカインは蛋白質ホルモンで，B 細胞の増殖，分泌，分化，成熟を促し，形質細胞へと変化させて，**形質細胞** plasma cell に**抗体** antibody すなわち**免疫グロブリン** immunoglobulin を産生させる．免疫グロブリンは抗原と結合し，抗原を中和するか，マクロファージのはたらきで抗原を除去する．また，ヘルパー T 細胞はマクロファージを活性化し，食作用をもたせるとともに細胞傷害性 T 細胞を活性化させる．

　**細胞傷害性 T 細胞**は，**パーフォリン** perforin と呼ばれる蛋白質を含む溶解顆粒をもつリソソームを放出し，標的細胞の膜に孔をつくり，**アポトーシス** apoptosis，すなわち細胞死をおこす．

　**制御性 T 細胞**は，ヘルパー T 細胞や細胞傷害性 T 細胞の特定の機能を制御（中和または抑制）し，これによって免疫系の他の細胞の活動に影響を与えて，免疫反応を抑制することができる．

　**メモリー T 細胞**は，寿命の長い T 細胞である．体内の同じ抗原に素早く反応し，迅速に細胞傷害性 T 細胞の産生を促す．メモリー T 細胞はメモリー B 細胞のパートナーとしてはたらく．すなわちメモリー T 細胞は免疫系を活性化し，病原体を直接攻撃するが，B 細胞は病原体を無効化または死滅させる抗体を産生する．

　**B 細胞**は骨髄で成熟し，免疫応答能を獲得する．成熟後，B 細胞は血流にのってリンパ節，脾臓，結合組織などの非胸腺系リンパ系臓器・組織へと運ばれる．B 細胞は，細胞膜の表面にある**抗原受容体複合体** antigen receptor complex によって，特定の種類の抗原を認識する．細胞の表面の抗原受容体複合体に結合する特異抗原に出会うと，B 細胞は免疫担当細胞として活性化される．しかし，B 細胞の抗原に対する反応は，**ヘルパー T 細胞**などの抗原提示

細胞が抗原を B 細胞に提示する場合の方が一層強力である．ヘルパー T 細胞はサイトカイン（インターロイキン 2 interleukin 2）を分泌し，抗原活性化 B 細胞の増殖と分化を誘導する．活性化された B 細胞は，大きさを増し，分裂，増殖し，**形質細胞**へと分化し，形質細胞形成の引き金となった**抗原**に特異的な抗体を分泌する．抗体は抗原と反応し，免疫反応を活性化させた異物を分解するプロセスを開始する．B 細胞のヘルパー T 細胞依存性 B 細胞活性化によって，抗体分泌量の増加とともに，食細胞の活性化や**メモリー B 細胞**の産生などの強い免疫反応がもたらされる．その他，活性化された B 細胞の中には形質細胞にはならず，メモリー B 細胞としてリンパ系器官に残存するものもある．このようなメモリー B 細胞は，同じ抗原が再び現れた時に，より迅速で持続する免疫反応を生み出す．

　**NK 細胞**は，B 細胞や T 細胞と同じ前駆細胞から分化し，変質した細胞を認識し破壊するはたらきを遺伝子的にプログラムされた第 3 のリンパ球である．NK 細胞は，ウイルス感染細胞やがん細胞を攻撃し，パーフォリンを放出してそれらの細胞をアポトーシス（細胞死）へと誘導することによって，細胞傷害性 T 細胞と同様の方法で破壊する．

　T 細胞，B 細胞，NK 細胞，マクロファージに加えて，**抗原提示細胞** antigen presentig cell も免疫反応に重要であり，ほとんどの組織に存在している．この細胞は，抗原を貪食，処理した後，T 細胞に抗原を提示し，T 細胞の活性化を誘導する．ほとんどの抗原提示細胞は単核食細胞系に属している．このグループに含まれるのは，結合組織**マクロファージ**，肝臓の**類洞周囲マクロファージ** perisinusoidal macrophage（クッパー細胞），**ランゲルハンス細胞**（皮膚では**樹状細胞**とも呼ばれる），リンパ系器官内のマクロファージなどである．

## 免疫反応の種類

　哺乳類の免疫系は，異物に対してさまざまな種類の免疫反応をおこすことができる．生体内に外来細胞や抗原が存在すると，一連の複雑な免疫反応がおこる．侵入してきた異物に対する免疫反応は，大きく分けて自然免疫反応と獲得免疫反応の 2 種類に分けられる．

　**自然免疫反応** innate immune response は，感染の拡大を抑える最初の防衛線である．抗原の侵入に対するその反応には，好中球，肥満細胞，マクロファージ，樹状細胞，NK 細胞などが関与し，迅速に食作用がはたらく．自然免疫系の反応は速いが，**非特異的**であり，メモリー細胞はつくられない．自然免疫系の反応においてマクロファージや樹状細胞は刺激を受けると，炎症反応を開始し，サイトカイン（インターロイキン）が産生される．

　**獲得免疫応答** adaptive immune response は，侵入してきた特定の外来生物を標的として，**特異的** specific な，すなわち適応的な防御を行なう．この反応は自然免疫反応より遅いが，多数のメモリー細胞が産生・保存され，特異抗原と再び出会った際には，より速く，より強く，より長く続く反応がおこる．このような長寿命のメモリー細胞の産生が，獲得免疫のおもな特徴である．獲得免疫には，2 種類の特異的反応がある．**液性免疫反応** humoral immune response と**細胞性免疫反応** cell-mediated immune response である．これらの免疫応答によって，抗原に結合する抗体が産生され，あるいは異物を壊す細胞に対して刺激される．B 細胞も T 細胞も，それぞれ異なる手段で抗原に反応する．**液性免疫**では，細胞外の病原体を中和する抗体が分泌されるため，抗体媒介性免疫となる．**B 細胞**が抗原にさらされると，増殖が誘導され，一部の B 細胞は**形質細胞**に変化する．この細胞は，異物や抗原に結合，不活性化，破壊する特異的な**抗体**を血液やリンパ液中に分泌する．抗原に対する B 細胞の活性化と増殖には，同じ抗原に反応するヘルパー T 細胞の協力とサイトカインの産生が必要である．血液やリンパ中に B 細胞，形質細胞が存在し，抗体が産生されることが液性免疫反応の基本である．

　**細胞性免疫**では，抗原に反応して，食細胞と**抗原特異的細胞傷害性 T 細胞** antigen specific cytotoxic T cell が活性化され，さまざまなサイトカインが放出される．T 細胞は増殖し，サイトカインを分泌して，他の T 細胞，B 細胞，他の細胞傷害性 T 細胞を刺激，活性化する．T 細胞には T 細胞受容体が発現しており，細胞自身が抗原と結合する．活性化され，標的細胞と結合すると，細胞傷害性 T 細胞は，パーフォリンを含む溶解顆粒を放出し，**アポトーシス**（プログラム細胞死）を誘導することによって，外来細胞を壊す．パーフォリンは細胞膜に孔をあけることにより細胞を死滅させる．また T 細胞は，B 細胞を活性化して抗体産生を増加させ，あるいは**マクロファージ**を刺激することにより，間接的に攻撃することもある．このように T 細胞は，抗体を分泌することなく特異的な免疫防御を行なう．その代わり，抗原に対する表面受容体をもっている．

## 図 11-4　リンパ節（全体像）

　リンパ節は，リンパを含む拡張したリンパ洞と混在するリンパ球の集合体であり，細い細網線維の骨組みで支えられている．リンパ節を半分に切ると，外がわの暗く染色された**皮質**(4)と内がわの明るく染色された**髄質**(10)をみることができる．リンパ節は，多数の血管(9)をもつ**被膜周囲脂肪組織** pericapsular adipose tissue(1)に囲まれている．その下で密性結合組織の被膜(2)がリンパ節を包んでいる．**被膜**(2)からは，**結合組織の梁柱**(6)がリンパ節の内部へとのび，最初はリンパ小節のあいだに，次に髄質の全体へと枝分かれする(10)．梁柱の結合組織(6)内には，太い**動静脈**(5, 8)もみられる．

　**弁をもつ輸入リンパ管**(7)は，リンパ節の結合組織被膜(2)内を通り，間隔をおいて被膜を貫通して内腔の狭い**辺縁洞** subcapsular sinus に入る(3, 15)．ここから辺縁洞は，梁柱(6)に沿ってのび，**髄洞** medullary sinus(11)へと続く．

　リンパ節の皮質(4)には，**リンパ小節**(16)と呼ばれる多数のリンパ球の集合がある．いくつかの小結節(16)には，その中心部に淡く染色された領域がみられる．これらはリンパ小節(16)の**胚中心**(17)で，リンパ球の増殖が活発に行なわれている場所である．

　リンパ節の髄質(10)では，マクロファージ，形質細胞，小リンパ球を含む**髄索**(14)と呼ば

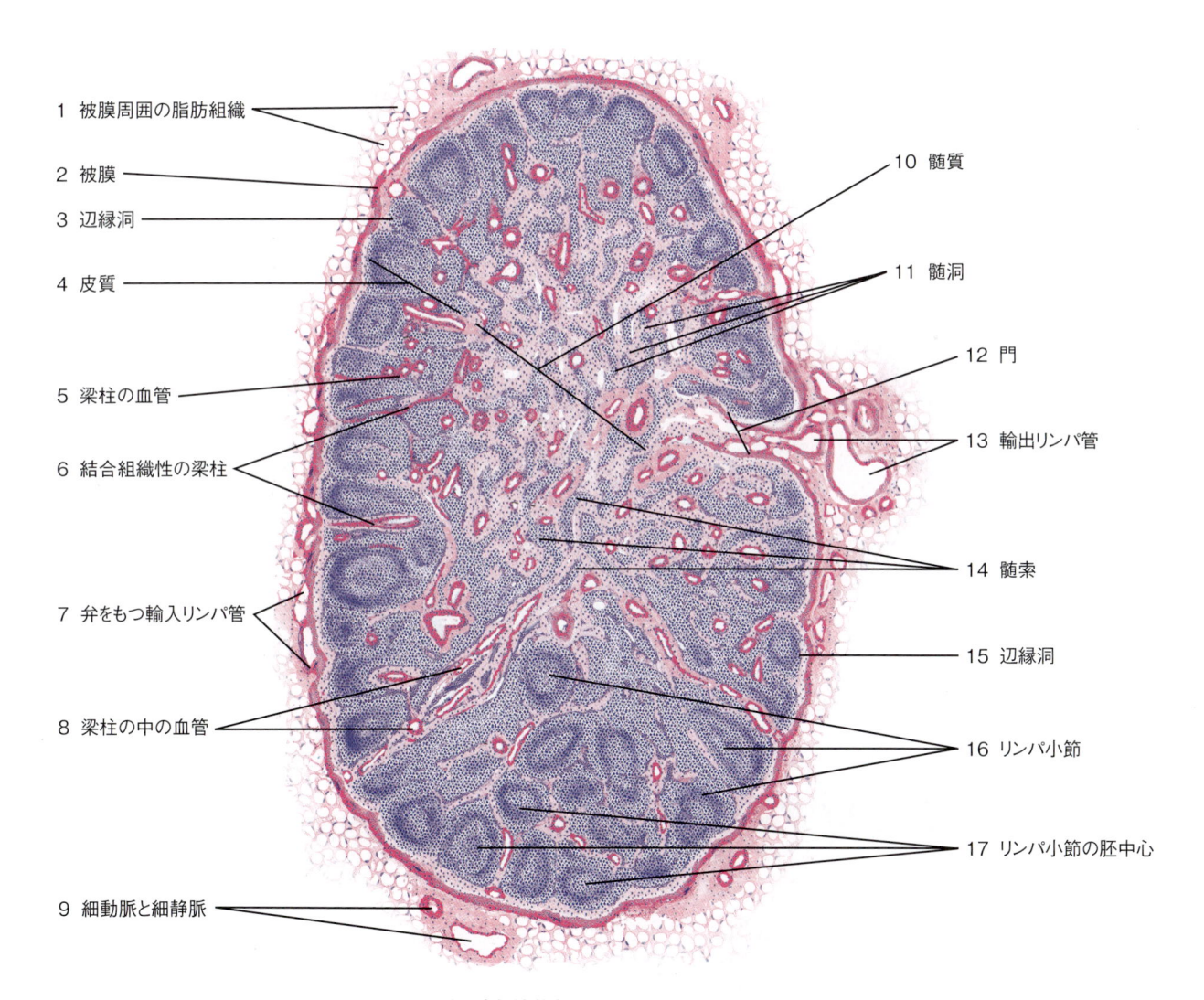

1　被膜周囲の脂肪組織
2　被膜
3　辺縁洞
4　皮質
5　梁柱の血管
6　結合組織性の梁柱
7　弁をもつ輸入リンパ管
8　梁柱の中の血管
9　細動脈と細静脈

10　髄質
11　髄洞
12　門
13　輸出リンパ管
14　髄索
15　辺縁洞
16　リンパ小節
17　リンパ小節の胚中心

**図 11-4 ■ リンパ節（全体像）**（ヘマトキシリン-エオジン染色，中倍率）

れる不規則なリンパ組織の索状構造がみられる．皮質領域からのリンパは拡張した髄洞（11）へと流れこみ，髄索（14）のあいだを通って**門** hilus（12）と呼ばれるリンパ節の凹部に向かって進む．

　リンパ節の支配神経，支配動脈，灌流静脈は，**門**（12）を通じてリンパ節に入る．髄洞（11）からのリンパは**輸出リンパ管**（13）によって門（12）から出て排出される．

## 図 11-5　リンパ節：被膜，皮質と髄質（部分像）

　リンパ節の皮質領域の一部を高倍率で示している．

　リンパ節の**被膜**（3）を**結合組織層**（1）が取り囲み，その中を**細動脈**と**細静脈**（11），輸入リンパ管（2）が通っている．結合組織（1）の中には，内皮で内腔がおおわれ，**弁**をもっている**輸入リンパ管**（2）が通っている．被膜（3）の内面から，内部に多数の血管が走っている結合組織の**梁柱**（5, 14, 16）が皮質と髄質を通ってのびている．リンパ節の皮質と結合組織の被膜（3）のあいだは**辺縁洞**（4, 12）が境となっている．皮質にはB細胞に富んだ**リンパ小節**（13）が並んでおり，リンパ小節間の梁柱（5, 14）と**中間洞** trabecular（cortical）sinus（6）によって互いが隔てられている．この図では二つのリンパ小節（13）がみられる．一部のリンパ節では，濃く染まった周辺部に囲まれて中央が淡く染色された**胚中心**（7, 15）を特徴としている（13）．胚中心（7, 15）では，細胞の集合は緩く，発達中のリンパ球は比較的大きく，かつ多くの細胞質をもっていて，核の染まり方も淡い．

　リンパ節皮質の深部は**傍皮質** paracortex（8, 17）で，おもにT細胞が占める胸腺依存性の

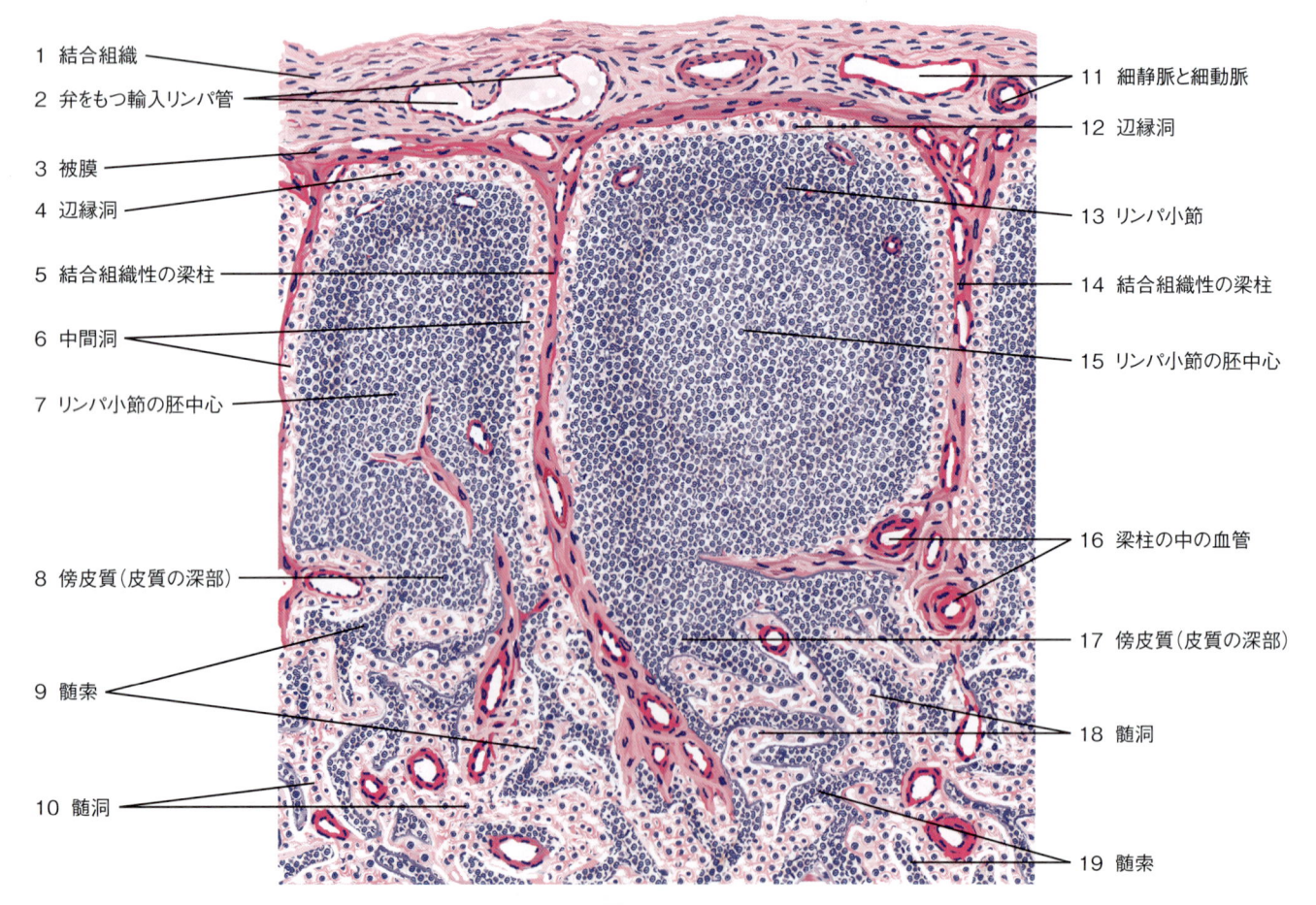

|  |  |
| --- | --- |
| 1　結合組織 | 11　細静脈と細動脈 |
| 2　弁をもつ輸入リンパ管 | 12　辺縁洞 |
| 3　被膜 | 13　リンパ小節 |
| 4　辺縁洞 | 14　結合組織性の梁柱 |
| 5　結合組織性の梁柱 | 15　リンパ小節の胚中心 |
| 6　中間洞 | |
| 7　リンパ小節の胚中心 | |
| 8　傍皮質（皮質の深部） | 16　梁柱の中の血管 |
| | 17　傍皮質（皮質の深部） |
| 9　髄索 | 18　髄洞 |
| 10　髄洞 | 19　髄索 |

**図 11-5 ■ リンパ節：被膜，皮質と髄質（部分像）**（ヘマトキシリン–エオジン染色，中倍率）

領域である．この領域は，リンパ小節(7, 13)から髄質の**髄索**(9, 19)への移行部である．髄質は相互に吻合しあった**髄索**(9, 19)とそのあいだを走る**髄洞**(10, 18)から構成されており，髄洞を通ってリンパ節から門にある輸出リンパ管にリンパは流れていく(図11-2 参照)．

リンパ節を構築しているのは細網線維に富んだ結合組織で，皮質のリンパ小節(13)や髄索(9, 19)，髄洞(10, 18)を形づくっている．髄洞にはリンパ球がほとんどみられないので(10, 18)，リンパ小節(13)と髄索(9, 19)の網目状の骨格を識別することができる．図11-9 に示すように，特別な染色をしないかぎり，リンパ球の数が非常に多いので，細網線維の網目は不明瞭である．ほとんどのリンパ球は小さく，核は凝縮したクロマチンをもっていて大きいが，細胞質は少量か全くないかのどちらかである．

## 機能との関連 11-1 ■ リンパ節

　**リンパ節**は，生体防御機構の重要な構成要素である．リンパ節は，**リンパ管**の通り道の重要なところにあり，とくに，**鼠径部**や**腋窩部**で発達が著しい．おもなはたらきは，**リンパ液を濾過**することと，濾過されたリンパ液中の細菌や異物を**貪食**し，それらが全身を流れる血流にのらないようにすることである．各リンパ節の細網線維網には，固定あるいは遊離のマクロファージが分布し異物を壊すはたらきをする．それによってリンパ節は，リンパが濾過される際に，感染を局所にとどめ，全身や他の臓器に拡がるのを防いでいる．

　また，リンパ節では，**B細胞**や**T細胞**の産生，貯蔵，活性化が行なわれ，リンパ球は増殖し，B細胞が形質細胞に変化する．その結果，輸出リンパ管を経由してリンパ節から出たリンパには抗体が含まれ，全身に分布することになる．リンパ節内では，B細胞は皮質外側の**リンパ小節**に集まり，T細胞はリンパ小節の深部の**傍皮質領域**に集中している．またリンパ節はB細胞による**抗原認識** antigenic recognition の場であり，**抗原刺激による活性化** antigenic activation によってB細胞が**形質細胞**や**メモリーB細胞**に分化する場でもある．抗原提示細胞によってB細胞が活性化されると，これらのBリンパ球はリンパ小節中央部で増殖し，比較的濃く染色されたリンパ球に囲まれて，淡く染色された胚中心を形成する．染色性の淡い胚中心を欠き，濃く染まった密なリンパ球集合のみを示すリンパ小節は，不活性な**一次リンパ小節** primary lymphatic nodule であると考えられている．**抗原刺激** antigen stimulation 後，一次リンパ小節は，淡く染色された**胚中心**を濃染リンパ球が取り囲む**二次性リンパ小節** secondary lymphatic nodule になる．胚中心はさまざまなB細胞の増殖と分化が行なわれる主要な場となり，T細胞はリンパ小節の下方やリンパ小節のあいだにある傍皮質において抗原刺激に対して，やはり増殖と分化の過程をたどる．リンパ節，扁桃，パイエル板，脾臓では，血液とリンパのあいだでリンパ球の循環が常に行なわれている．すなわちB細胞とT細胞は，動脈を経てリンパ節に入る．また，体内で形成されたリンパは最終的に血液に合流し，輸出リンパ管を経由してリンパ節を出たリンパ球もやはり血液中に戻る．リンパ節に血液を供給している動脈は，リンパ節の皮質と傍皮質で毛細血管に分かれ，リンパ球がリンパ節に入る通り道となる．ほとんどのリンパ球は，傍皮質にある毛細血管後細静脈を通ってリンパ節組織内に入る．この場所の毛細管後細静脈は**高内皮細静脈** high endothelial venule と呼ばれ，背の高い立方上皮または円柱上皮が内皮となって血管腔を囲んでいることにより名付けられた細静脈で，リンパ球のリンパ節組織への**血管外遊出** diapedesis の部位となっている．B細胞やT細胞は，この細静脈の背の高い内皮細胞上にある特殊な**接着分子** adhesion molecule を認識して，血流を離れてリンパ節に入る．この経路を経て，リンパ球はリンパ中を他のリンパ節へと移動し，最終的には全身循環に入る．B細胞やT細胞が高内皮細静脈を渡ってリンパ節に移動することは，ホーミングであると考えられている．これらの特殊な静脈は，小腸のパイエル板，扁桃，虫垂，胸腺皮質にも存在する．脾臓には高内皮細静脈はない．

## 図11-6 リンパ節の皮質と髄質

　　低倍率でリンパ節の皮質と髄質を示した顕微鏡写真である．血管や脂肪細胞(7)が入った疎性結合組織**被膜**(4)がリンパ節をおおっている．被膜(4)の内がわには**辺縁洞**(5)があり，暗く染まる**皮質**(3)をおおっている．皮質(3)には多くの**リンパ小節**(1, 6)があり，そのうちのいくつかには明るく染まった**胚中心**(2)がみられる．

　　リンパ節の中央には明るく染まった**髄質**(9)があり，その中には暗く染まった**髄索**(12)と，リンパの通路である明るく染まった**髄洞**(11)がみられる．被膜にある輸入リンパ管からリンパ節に入ってきたリンパ(図11-5参照)は，髄洞(11)を通って門へ集められる(図11-2参照)．門には多くの**動脈**(8)と静脈がみられる．リンパは**弁をもつ輸出リンパ管**(10)を通ってリンパ節から出ていく．

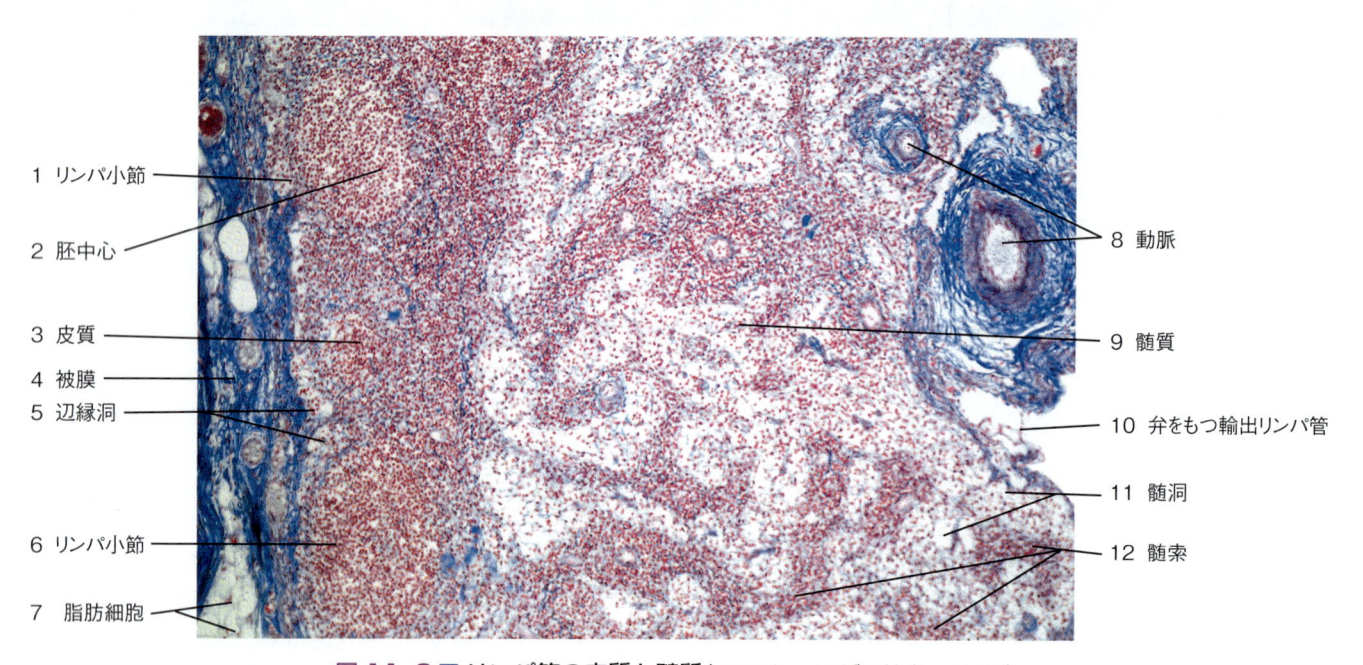

1 リンパ小節
2 胚中心
3 皮質
4 被膜
5 辺縁洞
6 リンパ小節
7 脂肪細胞
8 動脈
9 髄質
10 弁をもつ輸出リンパ管
11 髄洞
12 髄索

**図11-6 ■ リンパ節の皮質と髄質**(マロリー-アザン染色，×25)

## 図 11-7　リンパ節：辺縁洞，中間洞，細網細胞とリンパ小節

　図には高倍率でリンパ節の一部を示していて，**被膜結合組織**(3)，**梁柱**(4)，**辺縁洞**(1)がみられる．辺縁洞は，梁柱の両がわで**中間洞**(12)となってつながり，リンパ節の内部へと続いている．

　細網組織をつくる**細網細胞**(8, 11)がリンパ節のさまざまな部分に存在し，たとえば辺縁洞，中間洞，**リンパ小節**(14)の胚中心(9)などにみられる．また，それらの場所には遊走性**マクロファージ**(2, 6, 16)もみられる．

　この図ではリンパ小節とその**辺縁部**(14)や，リンパ球が成熟する胚中心(9)も観察できる．洞(1, 12)の内腔に並んでいる**内皮細胞**(5, 13)がリンパ小節(14)の表面を不完全におおっている．

　リンパ小節の辺縁部(14)には**小リンパ球**(7)が集まっているため濃く染まってみえる．このリンパ球(7)は濃く染まった核，クロマチンの凝集や，細胞質がほとんどないという特徴がある．小リンパ球は，辺縁洞(1)や中間洞(12)にも分布している．

　リンパ小節(14)の胚中心(9)には**中型リンパ球**(10)がみられる．これらのリンパ球は小リンパ球(7)より核が明るく大きく，細胞質も多いという特徴がある．中型リンパ球(10)の核の大きさやクロマチンの凝集の程度がさまざまである．クロマチンの凝集があまりみられないもっとも大型のリンパ球は胚中心(9)にみられる**リンパ芽球** lymphoblast(17)で，細胞質は大きく，核は大きく小胞様で 1-2 個の核小体をもっている．この**リンパ芽球**(15)は新たなリンパ芽球と中型リンパ球(10)を産生する．さらに有糸分裂がおこるとクロマチンが凝集し，細胞が小さくなり，小リンパ球(7)がつくられる．

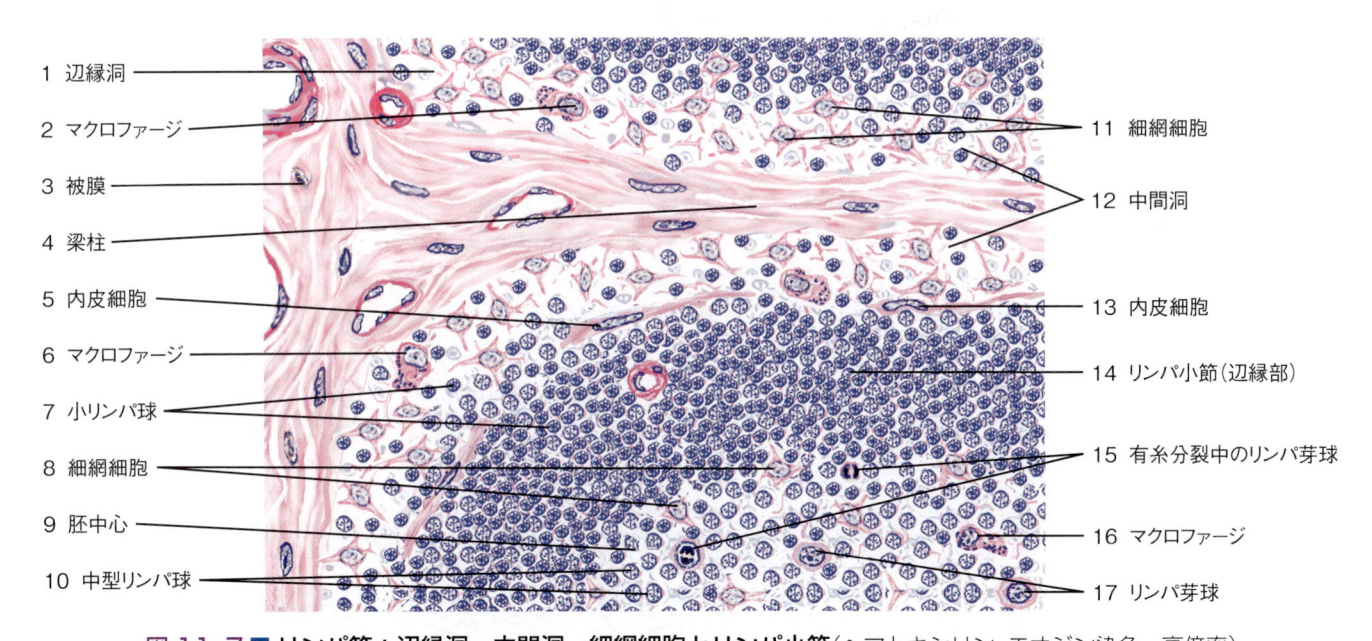

1　辺縁洞
2　マクロファージ
3　被膜
4　梁柱
5　内皮細胞
6　マクロファージ
7　小リンパ球
8　細網細胞
9　胚中心
10　中型リンパ球

11　細網細胞
12　中間洞
13　内皮細胞
14　リンパ小節(辺縁部)
15　有糸分裂中のリンパ芽球
16　マクロファージ
17　リンパ芽球

図 11-7 ■ **リンパ節：辺縁洞，中間洞，細網細胞とリンパ小節**(ヘマトキシリン-エオジン染色，高倍率)

## 図 11-8　リンパ節：傍皮質の高内皮細静脈

リンパ節の傍皮質領域には毛細血管後細静脈がある．この静脈は**リンパ球**の血管からリンパ節への**移動**を容易にするため，通常の静脈と異なる形態をとっている．この図には扁平上皮の代わりに背の高い立方上皮で内腔がおおわれた**高内皮細静脈** high endothelial venule(2)がみられる．血流によって送られてきた**リンパ球**(3)が，高内皮細静脈(2)を通ってリンパ節の**傍皮質** paracortex に移動している．高内皮細静脈の周囲には傍皮質の**リンパ球**(5)や**髄洞**(1)，赤血球が入っている**静脈**(4)がみられる．

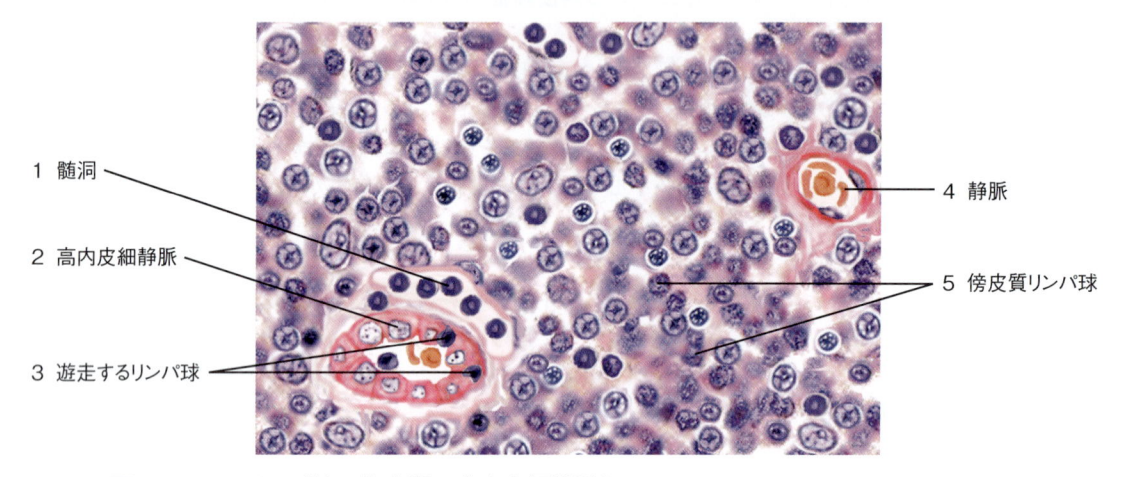

1 髄洞
2 高内皮細静脈
3 遊走するリンパ球
4 静脈
5 傍皮質リンパ球

**図 11-8 ■ リンパ節：傍皮質の高内皮細静脈**(ヘマトキシリン-エオジン染色，高倍率)

## 図 11-9　リンパ節：辺縁洞，中間洞，細網線維

リンパ節の**細網線維**(6,9)の複雑な構造を鍍銀染色で示した．**被膜**(3)の太く密なコラーゲン線維がピンク色に染まっている．細い細網線維(6,9)で構築された被膜とリンパ節は黒く染まり，リンパ節全体にわたって網目構造をつくって保持している．

図 11-5 のヘマトキシリン-エオジン染色で示された領域は，鍍銀染色でも認識できる．**被膜**(3)からのびた**梁柱**(4)が二つの**リンパ小節**(8, 12)のあいだにある．被膜(3)の内がわにある**辺縁洞**(1,7)は梁柱の両わきを平行して走る**中間洞**(2,5)へと続き，髄質に至り，さらに最終的に門において輸出リンパ管へとつながっている．また，**髄索**(10)と**髄洞**(11)もみられる．

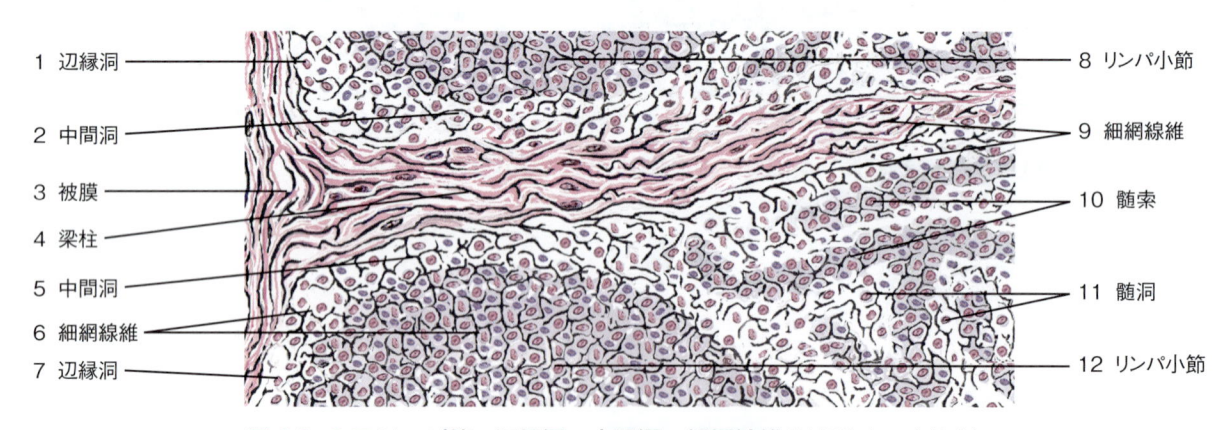

1 辺縁洞
2 中間洞
3 被膜
4 梁柱
5 中間洞
6 細網線維
7 辺縁洞
8 リンパ小節
9 細網線維
10 髄索
11 髄洞
12 リンパ小節

**図 11-9 ■ リンパ節：辺縁洞，中間洞，細網線維**(鍍銀染色，中倍率)

## 図 11-10　胸腺（全体像）

　　胸腺は，上部胸部の心臓の前方に位置し，結合組織の**被膜**(1)で囲まれた小葉構造のリンパ系器官である．被膜(1)の結合組織からのびた**梁柱**(2, 10)が胸腺内部に入り，胸腺を不完全な**小葉**(8)に分けている．小葉は，暗く染まる外がわの**皮質**(3, 13)と，明るく染まる中央部の**髄質**(4, 12)からなる．小葉の分かれ方が不完全なため，隣接する髄質(4, 12)は互いに連続している．**血管**(5, 14)が，被膜(1)と梁柱(2, 10)の結合組織の中を通って胸腺内部へと入っている．

　　小葉の皮質(3, 13)には多数のリンパ球が密集しているが，リンパ小節の形成はみられない．一方，髄質(4, 12)ではリンパ球が少なく上皮性細網細胞が多くなる．髄質には胸腺特有の構造である**ハッサル小体** Hassall's corpuscle(6, 9)が多数存在する．

　　胸腺の組織像は年齢によって変化する．胸腺は生後まもなく発達の頂点を示し，思春期になるまでに退縮と変性が始まる．その結果，リンパ球の増殖が減少し，ハッサル小体(6, 9)が目立つようになる．さらに，胸腺の実質，すなわち細胞成分は徐々に疎性**結合組織**(10)と**脂肪細胞**(7, 11)におきかわっていく．この図の胸腺には脂肪組織の蓄積がみられ，加齢に伴う退縮変化がみられる．

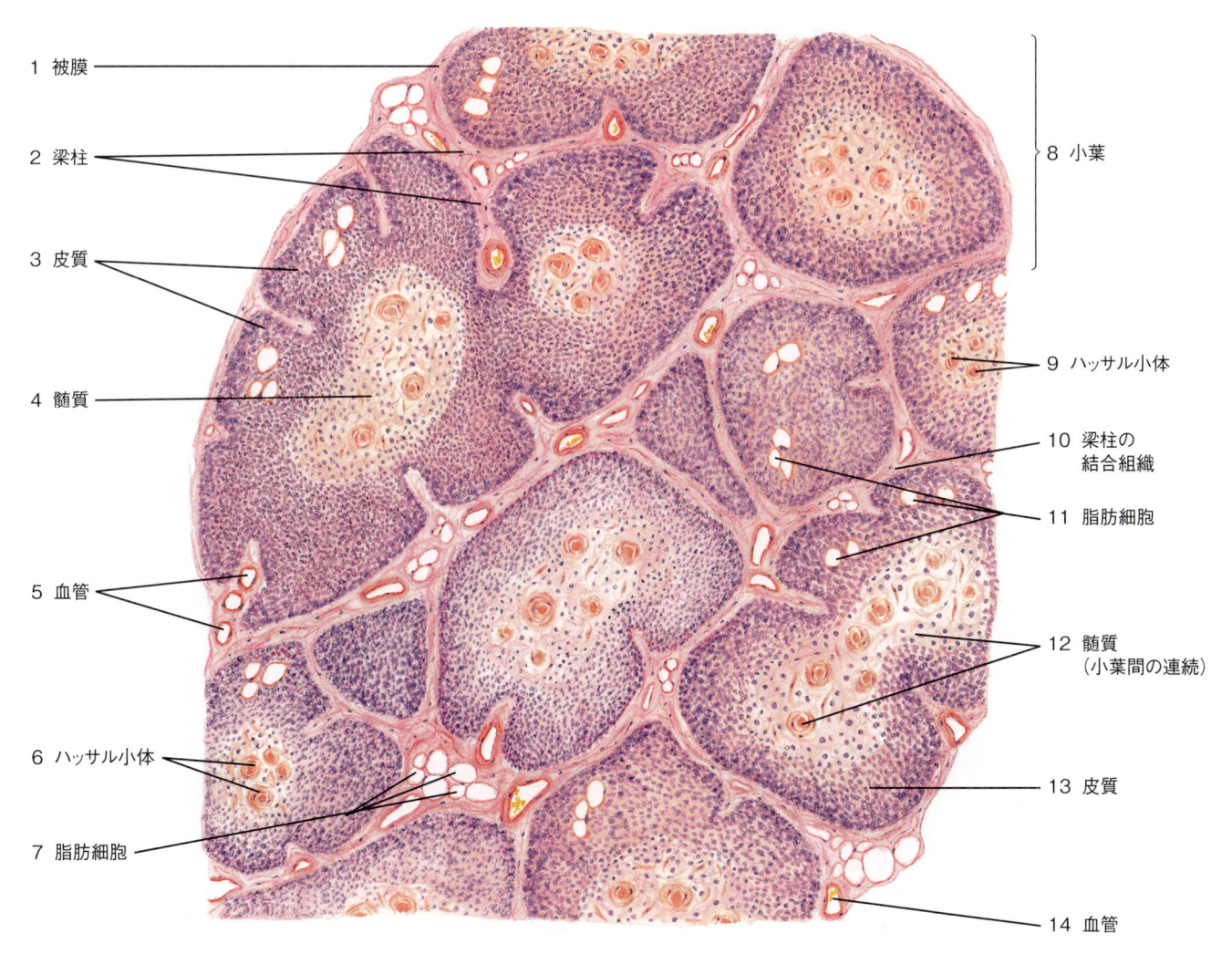

1　被膜
2　梁柱
3　皮質
4　髄質
5　血管
6　ハッサル小体
7　脂肪細胞
8　小葉
9　ハッサル小体
10　梁柱の結合組織
11　脂肪細胞
12　髄質（小葉間の連続）
13　皮質
14　血管

**図 11-10 ■ 胸腺（全体像）**（ヘマトキシリン-エオジン染色，低倍率）

## 図 11-11 胸腺(部分像)

胸腺の一部を高倍率で示したもので，小葉の**皮質**と髄質のそれぞれ一部が示されている．**皮質**(1, 5)には胸腺リンパ球が密集している．**髄質**(3)ではリンパ球が少なくなり，**上皮性細網細胞** epithelial reticular cell(7, 10)が多くなる．

扁平な上皮細胞が球状の集塊となって，楕円形の**ハッサル小体**(8, 9)をつくっている．この小体には，石灰化し好酸性に強く染まる**中心部変性**(9)もみられる．小葉内にも**梁柱**結合組織(2)にも**血管**(6)と**脂肪細胞**(4)がみえる．

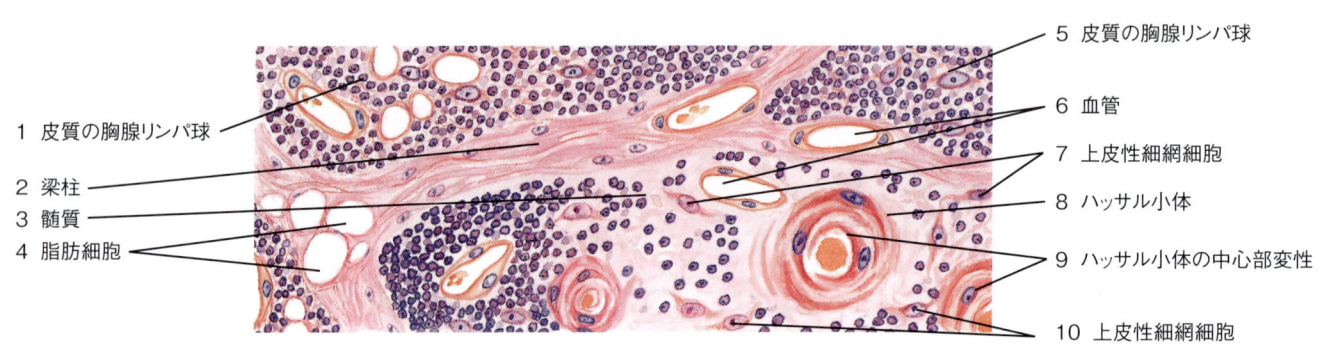

1 皮質の胸腺リンパ球
2 梁柱
3 髄質
4 脂肪細胞

5 皮質の胸腺リンパ球
6 血管
7 上皮性細網細胞
8 ハッサル小体
9 ハッサル小体の中心部変性
10 上皮性細網細胞

**図 11-11 ■ 胸腺(部分像)**(ヘマトキシリン-エオジン染色，高倍率)

## 図 11-12 胸腺の皮質と髄質

胸腺の小葉の一部を示す低倍率の顕微鏡写真である．**結合組織の梁柱**(1)が胸腺内で枝分かれして，小葉を不完全に区切っている．小葉は暗く染まる**皮質**(2)と明るく染まる**髄質**(3)からできている．小葉の一つの中心に，胸腺に特徴的な**ハッサル小体**(4)がみえる．

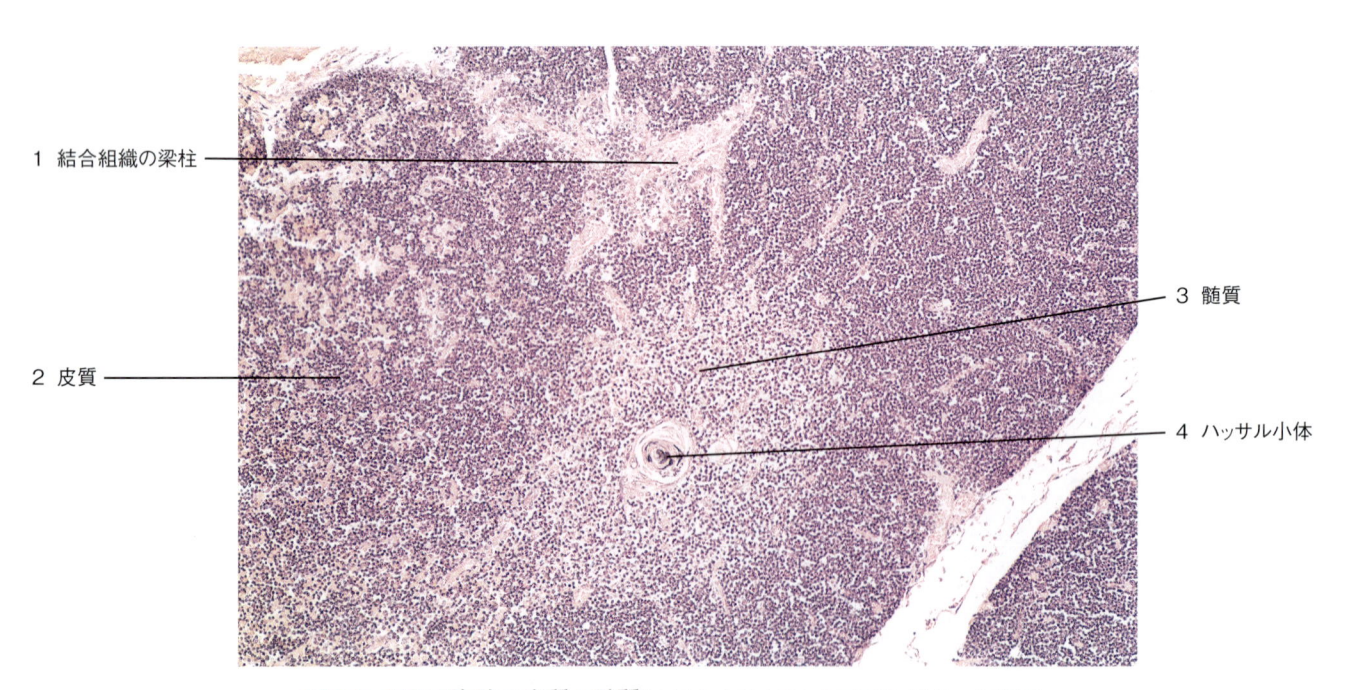

1 結合組織の梁柱
2 皮質
3 髄質
4 ハッサル小体

**図 11-12 ■ 胸腺の皮質と髄質**(ヘマトキシリン-エオジン染色，×30)

## 機能との関連 11-2 ■ 胸　腺

　胸腺のおもな機能は，抗原を認識して反応する免疫細胞である T 細胞（T リンパ球とも呼ばれる）の発達を促進することである．この胸腺は，免疫系の発達において，幼児期から小児期の早い時期に重要な役割を果たしている．未分化の**リンパ球**は骨髄から血流にのって胸腺に運ばれる．胸腺の皮質では，**上皮性細網細胞** epithelial reticular cell（**胸腺ナース細胞** thymic nurse cell）がリンパ球を囲み，それらの分化，増殖，成熟の手助けをする．ここでリンパ球が**免疫反応性 T 細胞**や**ヘルパーT 細胞**，**細胞傷害性 T 細胞**に成熟すると，表面にさまざまな抗原を認識する受容体を発現する．さらに，成熟過程のリンパ球は血液中の抗原にさらされないように，内皮細胞や上皮性細網細胞，マクロファージで形成された**血液胸腺関門** blood-thymus barrier により守られている．血中の物質が皮質に存在する成熟過程の T 細胞と接触し，自己抗原による自己免疫反応をおこさないように，毛細血管の外がわにはマクロファージが分布している．成熟後，T 細胞は血流にのって胸腺から離れ，**リンパ節**や**脾臓**，その他の胸腺依存性**リンパ組織**に集まる．

　胸腺で行なわれる T 細胞の成熟と選択は，**正の選択**と**負の選択**による複雑な過程である．胸腺でつくられたリンパ球のうち，ほんの一握りしか成熟しない．皮質における成熟過程では，T リンパ球は自己抗原と外来の抗原をもった抗原提示細胞にさらされる．抗原を認識しなかった T リンパ球や，自己抗原を認識してしまった T リンパ球は死んでマクロファージに分解される（**負の選**

択）．この過程で 95% の細胞が死ぬ．外来の抗原のみ認識したリンパ球は成熟し（**正の選択**），髄質に入って，血流に体内の他の部位へと分配される．また，血管周囲に集まって，血液胸腺関門を形成するマクロファージは，その分化やクローン選択の際に生じアポトーシスに至ったリンパ球の貪食に関与している．

　血液胸腺関門の構成に加えて，上皮性細網細胞は T リンパ球が増殖，分化，成熟して細胞表面マーカーを発現するのに必要なホルモンを分泌している．このようなホルモンとして**チムリン** thymulin，**チモポイエチン** thymopoietin，**チモシン** thymosin，**胸腺液性因子** thymic humoral factor，**インターロイキン** interleukin，**インターフェロン** interferon がある．上皮性細網細胞は胸腺の髄質に特徴的な**ハッサル小体**を形成している．ハッサル小体は，**サイトカイン**である**胸腺間質性リンホポエチン** thymic stromal lymphopoietin を産生し，抗原提示細胞（APC：樹状細胞とも呼ばれる）を誘導して制御性 T 細胞の発達を促すと考えられている．胸腺は思春期になる前に退縮が始まり，脂肪細胞に充たされ，T 細胞の産生は減少する．しかし，T 細胞の子孫が残るため，新しい T 細胞が産生されなくても免疫は維持される．もし新生児の胸腺を取り除いてしまうと，リンパ器官に免疫反応性 T 細胞がつくられず，その個体は抗原と戦うだけの免疫反応が得られない．その結果，免疫不全による複合感染症で早期に死亡することになるであろう．

## 図 11-13 脾臓（全体像）

　脾臓は密性結合組織の**被膜**(1)で包まれ，その被膜に続いた結合組織である**脾柱**(3, 5, 11)が脾臓の内部にのびている．脾柱は脾門から脾臓の中に入りこみ，枝分かれして脾臓全体に分布している．脾柱(3, 5, 11)の中を**脾柱動脈** trabecular artery(5b)と**脾柱静脈** trabecular vein(5a)が走っている．脾柱は横断像(11)では円板状ないし結節状にみえ，内部に血管がみえる．脾臓は新鮮な状態で割面を入れた時の外観から，赤脾髄および白脾髄と名付けられた二つの部分から構成されている．

　脾臓の特徴は，**リンパ小節**(脾小節)が多数存在し，**白脾髄** white pulp(4, 6)をつくっていることである．脾小節には**胚中心**(8, 9)と**中心動脈**(2, 7, 10)と呼ばれる血管がみられる．中心動脈は脾小節(4, 6)の中心からはずれたところを走っている．**中心動脈** central artery(2, 7, 10)は脾柱動脈(5b)の枝で，脾柱(3, 5, 11)から出ると，リンパ性組織のさやで包まれるが，このさやは動脈周囲リンパ鞘と呼ばれ，白脾髄を構成している脾小節(4, 6)をつくる．

　リンパ小節(脾小節)(4, 6)と結合組織性の脾柱(3, 5, 11)の周囲には，臓器の大部分を構成するびまん性の細胞網があり，**赤脾髄**(12, 13)を構成している．新鮮な状態の脾臓標本では，赤脾髄の色は広範な血管組織の存在によるものである．赤脾髄(12, 13)には，**脾髄動脈**(14)，**静脈性の脾洞**(13)，**脾索**(ビルロート索)(12)がある．脾索(12)は，静脈性の脾洞(13)のあいだに拡がった帯状構造のリンパ組織であり，細網組織の網目構造をつくっている．

　脾臓には，リンパ節にみられるような皮質と髄質はないが，脾臓全体にわたってリンパ小節(脾小節)(4, 6)がある．また，リンパ節にリンパ洞があるのに対して，脾臓には脾洞(13)がある．一方，リンパ節にみられる辺縁洞や中間洞は脾臓にはない．脾臓の被膜(1)と脾柱(3, 5, 11)はリンパ節の被膜や梁柱よりも厚く，平滑筋線維を含んでいる．

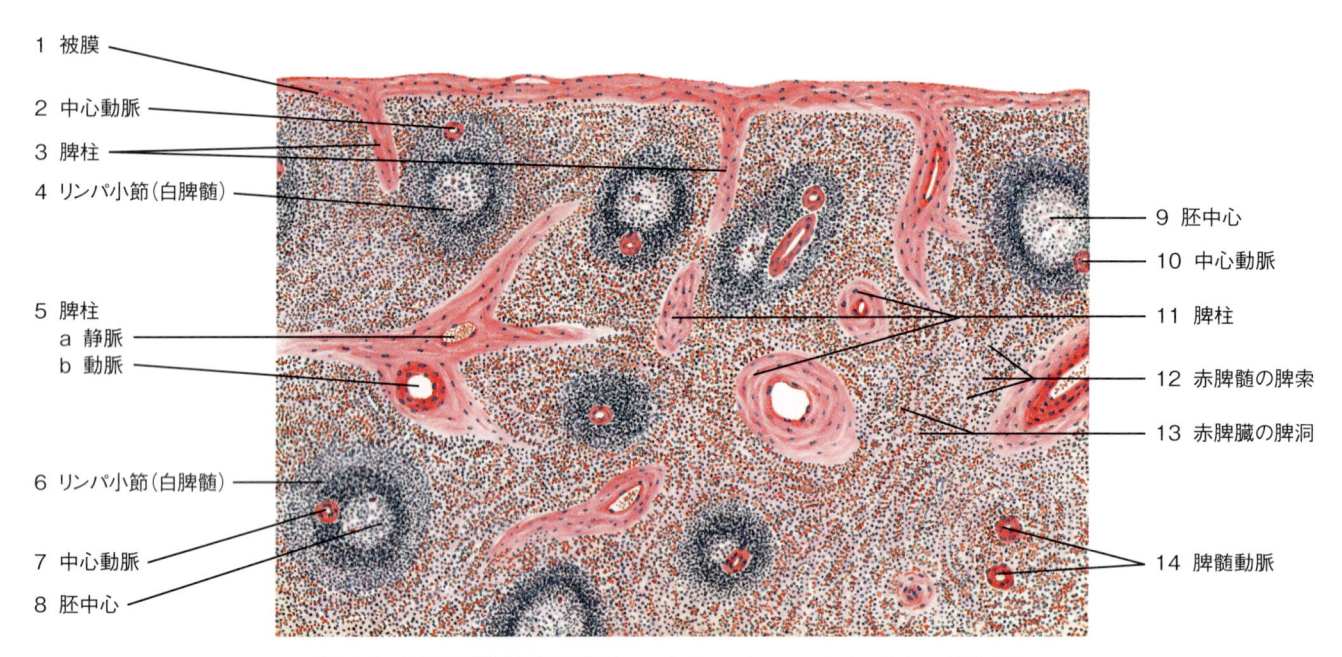

1 被膜
2 中心動脈
3 脾柱
4 リンパ小節（白脾髄）

5 脾柱
　a 静脈
　b 動脈

6 リンパ小節（白脾髄）
7 中心動脈
8 胚中心

9 胚中心
10 中心動脈
11 脾柱
12 赤脾髄の脾索
13 赤脾臓の脾洞
14 脾髄動脈

図 11-13 ■ **脾臓（全体像）**（ヘマトキシリン-エオジン染色，低倍率）

## 図 11-14 　脾臓：赤脾髄と白脾髄

　脾臓組織の一部を中倍率でみた図で，赤脾髄と白脾髄，結合組織の脾柱，血管，脾洞，脾索がみえる．

　大きい**脾小節**(3)が白脾髄に相当する．脾小節には辺縁帯，動脈周囲リンパ鞘，密集する小リンパ球がみられる．脾小節(3)内の**中心動脈** central artery(4)が中心から外れたところを走っている．しかしこの動脈は動脈周囲リンパ鞘を支配しているために，中心動脈と呼ばれている．動脈周囲リンパ鞘にみられる細胞はおもにT細胞である．**胚中心**(5)は必ずしも存在していることはない．比較的明るく染まった胚中心(5)には，B細胞が分布していて，中型リンパ球が多く，少数の小リンパ球，そしてリンパ芽球も含まれている．

　赤脾髄には**脾索**(ビルロート索)(1, 8)があり，脾索のあいだに**脾洞**(2, 9)が走っている．脾索(1, 8)はリンパ組織が細長く凝集した構造で，小リンパ球と関連細胞，さまざまな血液細胞が含まれている．脾洞(2, 9)は拡張した血管で，横断面が立方状にみえる特殊な細長い内皮細胞が内腔をおおっている．

　また赤脾髄には，中心動脈(4)が脾小節から出た後に枝分かれした**脾髄動脈** pulp artery(10)が走っている．毛細血管や脾髄静脈(細静脈)も分布している．

　脾柱内には**脾柱動脈** trabecular artery(6)と**脾柱静脈** trabecular vein(7)が明瞭にみえる．

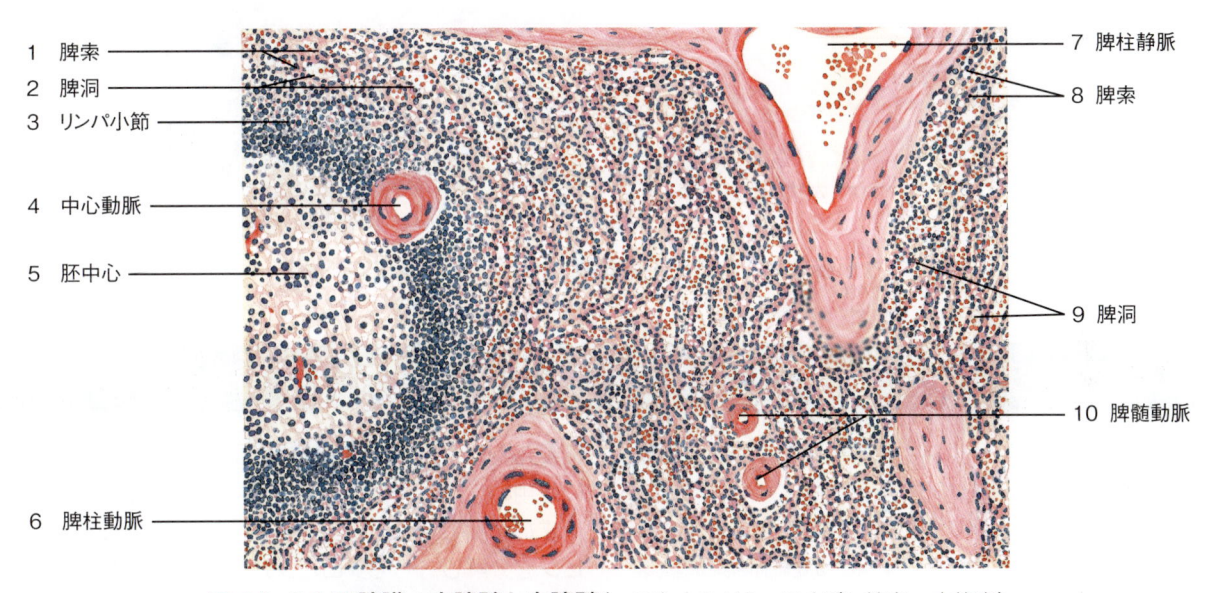

1　脾索
2　脾洞
3　リンパ小節
4　中心動脈
5　胚中心
6　脾柱動脈
7　脾柱静脈
8　脾索
9　脾洞
10　脾髄動脈

**図 11-14 ■ 脾臓：赤脾髄と白脾髄**(ヘマトキシリン-エオジン染色，中倍率)

## 図 11-15　脾臓：赤脾髄と白脾髄

　　　　脾臓の切片を低倍率で撮影した顕微鏡写真である．密性不規則性**結合組織の被膜**(1)が脾臓を包んでいる．被膜(1)から**結合組織の梁柱**(脾柱)(3)が血管を伴って脾臓内部に向かってのびている．**白脾髄**(2)はリンパ球と胚中心(2b)を伴った**リンパ小節**(脾小節)(2a)によって構成されている．1本の**中心動脈**(2c)が中心からはずれたところを通っている．白脾髄の脾小節(2)のまわりは**赤脾髄**(4)であり，ここには**脾洞**(4a)と**脾索**(4b)がある．

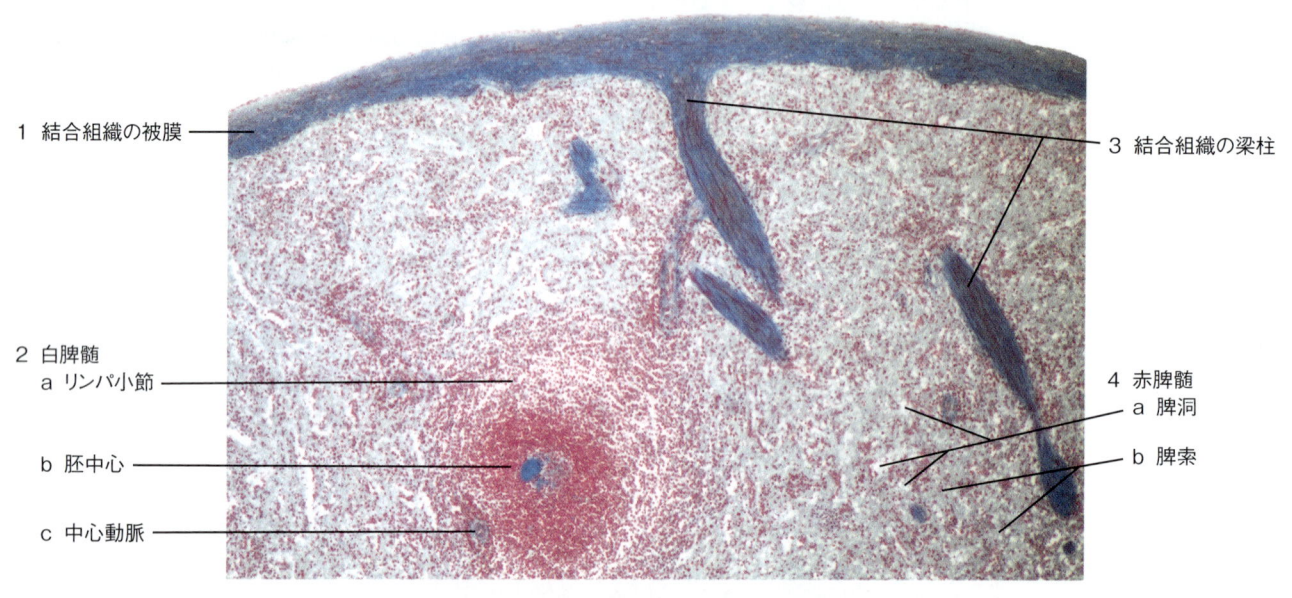

1　結合組織の被膜

2　白脾髄
　　a　リンパ小節
　　b　胚中心
　　c　中心動脈

3　結合組織の梁柱

4　赤脾髄
　　a　脾洞
　　b　脾索

**図 11-15 ■ 脾臓：赤脾髄と白脾髄**（マロリー–アザン染色，×21）

## 機能との関連 11-3 ■ 脾　臓

　**脾臓**は，多くの血液が供給される最大のリンパ系臓器である．脾臓は，血液を濾過するとともに，血液中の抗原に対する免疫反応の場でもある．脾臓の二つの主要な構成要素は，赤脾髄と白脾髄である．**赤脾髄**は細網線維の密な網状構造であり赤血球，リンパ球，形質細胞，マクロファージ，およびその他の顆粒球を含んでいる．赤脾髄のおもな機能は，血液を濾過することであり，血液中の抗原，微生物，血小板，老化した赤血球や異常な赤血球を除去する．**白脾髄**は脾臓の免疫にかかわる部分で，中心動脈または細動脈を取り囲むリンパ小節にリンパ球が集合している．白脾髄の**中心動脈**周辺のリンパ球は**動脈周囲リンパ鞘** periarteriolar lymphatic sheath（PALS）を形成し，おもに**T 細胞**，**マクロファージ**，**抗原提示細胞**（**APC**）で構成されている．リンパ小節にはおもに **B 細胞**が含まれている．脾臓の細胞は，捕捉された細菌や抗原を検出し，増殖し，それらに対する免

疫反応を開始する．その結果，T 細胞と B 細胞は相互に作用し，活性化され，増殖し，免疫反応がおこる．
　また脾臓のマクロファージは，老廃**赤血球**の**ヘモグロビン**を分解し，ヘモグロビンから鉄を再利用して**骨髄**に戻し，それを発達過程にある赤血球が新しいヘモグロビンを合成するために再利用している．なお，ヘモグロビンのヘムはさらに分解され，肝細胞によって**胆汁**中に排泄される．
　胎児期には，脾臓は**造血器官** hematopoietic organ として**顆粒球**や**赤血球**を産生する．しかし，この造血能力は出生後停止する．また，脾臓は血液の**貯蔵庫**としても重要な役割を担っている．脾臓はスポンジ様の微細構造をしているため，多くの血液を内部に蓄えることができる．貯蔵された血液は，必要なときに脾臓から全身の血液循環に戻される．脾臓は体内で複数の重要なはたらきをしているが，生命維持に不可欠な臓器ではない．

## 図 11-16　口蓋扁桃

　　**口蓋扁桃** palatine tonsil は口腔内のリンパ小節の集まりである．口蓋扁桃の表面は結合組織の被膜がない代わりに，口腔をおおう**非角化重層扁平上皮** nonkeratinized stratified squamous epithelium(1, 6)におおわれている．扁桃には**扁桃陰窩** tonsillar crypt(3, 9)という深い陥凹が形成されているが，この部分も非角化重層扁平上皮でおおわれている．

　　上皮(1, 6)の下の結合組織層には，扁桃陰窩(3, 9)に沿って多数の**リンパ小節**(2)が並んでいる．リンパ小節(2)はしばしば隣り合う小節と融合し，通常，明るく染まる**胚中心**(7)をもつ．

　　扁桃の下部には密性結合組織があり，扁桃の**被膜**(4, 10)を形成している．この被膜(4, 10)から結合組織の**梁柱**が**血管**(8)を伴ってのび，リンパ小節(2)のあいだを通って扁桃の表面に向かっている．

　　結合組織の被膜(10)の下には**骨格筋**の断面(5)がみえる．

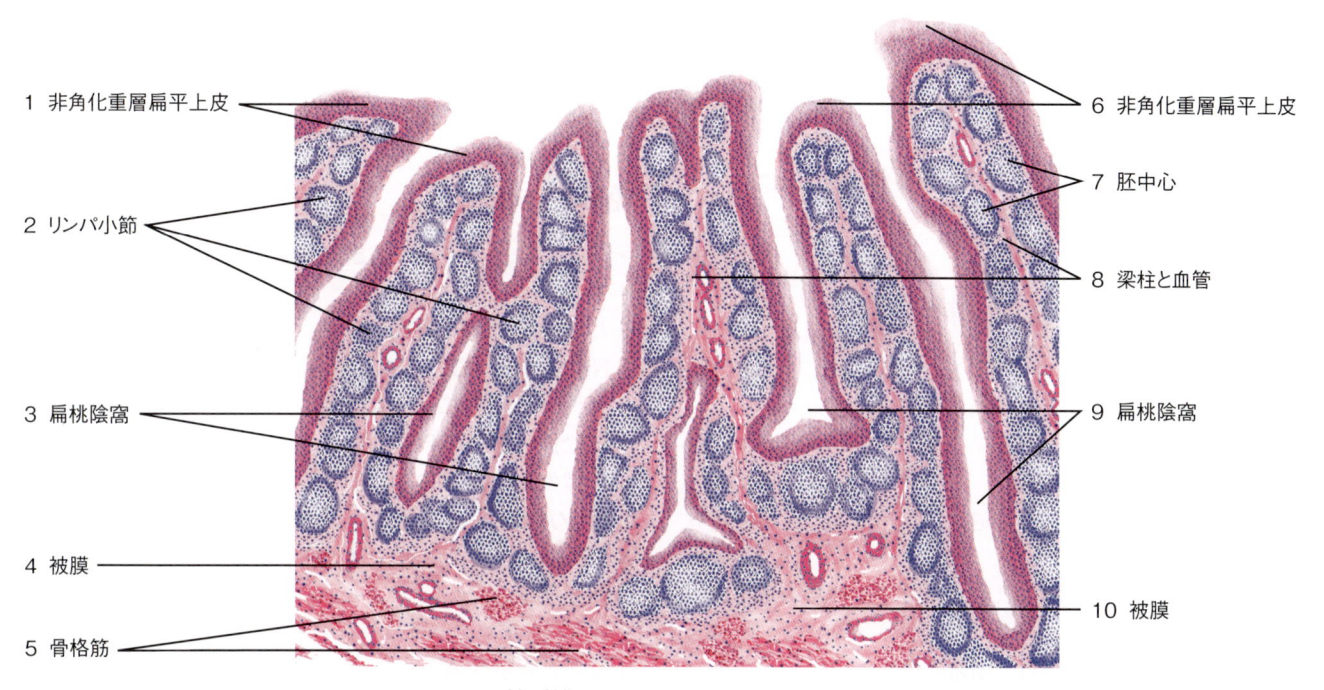

1　非角化重層扁平上皮

2　リンパ小節

3　扁桃陰窩

4　被膜

5　骨格筋

6　非角化重層扁平上皮

7　胚中心

8　梁柱と血管

9　扁桃陰窩

10　被膜

**図 11-16 ■ 口蓋扁桃**(ヘマトキシリン–エオジン染色，低倍率)

# 第11章　**まとめ**

## 免疫系

- 体内に侵入した病原体から体を防御する役割を果たし，体内で広く分布している
- リンパ小節あるいはリンパ器官に免疫細胞(リンパ球)が密に集まっている
- おもな免疫系の器官として，一次性リンパ器官と二次性リンパ器官がある
- 一次性リンパ器官は，骨髄と胸腺である
- 二次性リンパ器官は，リンパ節，扁桃，脾臓，粘膜関連リンパ組織(MALT)である
- MALTは，消化管(GALT)，呼吸器(BALT)，骨，パイエル板にある

## リンパ器官：リンパ節，胸腺，脾臓

### リンパ節

- リンパ管に沿って分布している
- もっとも顕著なリンパ節は鼠径リンパ節と腋窩リンパ節である
- おもな機能は，リンパの濾過とリンパにある異物の貪食である
- 結合組織性の被膜に囲まれ，被膜はリンパ節の深部に梁柱をのばしている
- 皮質は暗く染まり，髄質は明るく染まる
- リンパ小節は皮質にあるリンパ球の集合であり，胚中心を伴うこともある
- 胚中心を伴わないリンパ小節は一次リンパ小節である
- 抗原刺激をうけ，明るく染色される胚中心を伴うリンパ小節は二次リンパ小節である
- 弁のある輸入リンパ管が被膜を貫通し，辺縁洞に入る
- 主要な血管は結合組織の梁柱にある
- 髄質の髄索には形質細胞，マクロファージ，リンパ球がみられる
- 髄洞は皮質からのリンパが流れこむ毛細管様の通路である
- 髄洞からリンパは輸出リンパ管へ流れ，門から排出される
- B細胞とT細胞を産生し，貯蔵する
- B細胞はリンパ小節に集まり，抗原刺激をうけると胚中心を形成する
- 皮質の深部にはT細胞で充たされた傍皮質がある

- T細胞は傍皮質に集まる
- B細胞は活性化されて形質細胞やメモリーB細胞に分化する
- B細胞とT細胞は毛細血管後細静脈からリンパ節に入る
- 毛細血管後細静脈の高内皮細胞には，リンパ球ホーミング受容体としての接着分子が発現している
- B細胞とT細胞はどちらも高内皮細静脈を通って血流から離れる
- 高内皮細静脈は脾臓を除く多数のリンパ器官に存在している

## 免疫系の細胞

- リンパ球とそのはたらきを補助するさまざまな細胞が含まれる
- リンパ球には3種類の細胞，すなわちT細胞，B細胞，NK細胞がある
- 補助する細胞には，マクロファージと樹状細胞を含む，抗原提示細胞(APC)がある
- 骨髄の造血幹細胞に由来する

### Tリンパ球(T細胞)

- T細胞は，骨髄由来リンパ球が胸腺へと運ばれ，そこで成熟する
- 成熟後，Tリンパ球はリンパ組織やリンパ器官に分布する
- 抗原と接触すると，Tリンパ球はそれらを細胞傷害性機序によって破壊するか，B細胞を活性化して破壊する
- ヘルパーT細胞，細胞傷害性T細胞，メモリーT細胞，制御性T細胞の4種類がある
- ヘルパーT細胞は抗原と接触すると，サイトカインやインターロイキンを分泌する
- サイトカインはB細胞を刺激して，抗体を産生する形質細胞に分化させる
- 細胞傷害性T細胞は，ウイルス感染細胞や外来細胞，悪性細胞を，パーフォリンという細胞膜の穿孔をおこす分子によって破壊する
- メモリーT細胞は長寿命の長いT細胞で，将来同じ抗原にさらされたときに反応する
- 制御性T細胞はヘルパーT細胞と細胞傷害性T細胞の機能を減じるあるいは抑制する
- T細胞の成熟は正の選択と負の選択が行なわれる複雑な

過程である

・ほとんどの T 細胞は自己抗原を認識して死ぬ（負の選択）
・外来抗原を認識した T 細胞は成熟し（正の選択），血中に放出される

## B リンパ球（B 細胞）

・B 細胞は骨髄にとどまって成熟した後に，胸腺以外のリンパ組織やリンパ器官に移動する
・細胞表面の抗原受容体で抗原を認識し，活性化する
・ヘルパー T 細胞による抗原提示をうけるとより強く反応する
・ヘルパー T 細胞が分泌したサイトカインが B 細胞の増殖や活性化を促進する
・B 細胞は形質細胞に分化し，抗体を分泌し，外来分子を破壊する
・活性化 B 細胞の一部はメモリー B 細胞となり，将来同じ抗原に対しての防御を行なう

### ナチュラルキラー細胞（NK 細胞）と抗原提示細胞（APC）

・B 細胞や T 細胞と同じ前駆細胞に由来する
・NK 細胞は細胞傷害性 T 細胞と同じように，ウイルス感染細胞やがん細胞を攻撃する
・抗原提示細胞は抗原を貪食し，それを T 細胞に提示して免疫反応をおこさせる
・抗原提示細胞は単核食細胞系に属している
・抗原提示細胞には，結合組織のマクロファージ，肝臓のクッパー細胞や皮膚のランゲルハンス細胞，リンパ組織マクロファージなどがある

## 免疫反応の種類

### 自然免疫反応

・感染拡大を抑える生体防御の最前線である
・貪食細胞の迅速な反応とその機能が発揮される反応である
・応答は非特異的であり，メモリー細胞はつくられない

### 獲得免疫反応

・特定の侵入生物を反応対象として，抗原特異的反応を提供する
・自然免疫の反応より遅いが，二次的に反応対象に遭遇した際に対応できる記憶細胞をつくる
・寿命の長いメモリー細胞の産生が獲得免疫のおもな機能である
・特異的な反応には，液性免疫反応と細胞性免疫反応の 2 種類がある
・液性免疫反応では，抗原が B 細胞の形質細胞への変化を誘導する
・次に形質細胞は，抗原を壊すために特異的な抗体を分泌

する

・細胞性免疫反応では，T 細胞が活性化され，サイトカインを放出し，他の T 細胞や B 細胞を刺激し，標的細胞に結合し，それを壊す

## 脾　臓

・最大のリンパ器官で，豊富な血液供給をうけていて，血液の濾過や貯蔵を行なう
・結合組織の被膜におおわれ，赤脾髄と白脾髄の二つ区画から構成されている
・白脾髄は，中心動脈を囲む胚中心をもつリンパ小節からできている
・中心動脈周囲リンパ鞘（PALS）では T 細胞が優勢である
・赤脾髄は脾索と脾洞からできている
・髄索にはマクロファージ，リンパ球，形質細胞，その他，種々の血液細胞が含まれている
・皮質や髄質はないが，リンパ小節はある
・白脾髄は血液で運ばれてきた抗原に対する免疫反応が行なわれる場である
・T 細胞は中心動脈を囲んでおり，B 細胞はおもにリンパ小節内に存在する
・抗原提示細胞とマクロファージは白脾髄に存在する
・古い赤血球のヘモグロビンを代謝して，鉄を再利用する
・ヘモグロビンから遊離したヘムを分解し，胆汁に排泄する
・胎生期には重要な造血器官であり，成人では血液の貯蔵部位となっている

## 胸　腺

・小葉構造のリンパ上皮器官で，皮質は暗く染まり，髄質は明るく染まる
・幼少期にもっとも活動性が高く，免疫系の発達に重要な役割を果たす
・骨髄からの未熟なリンパ球が T 細胞やヘルパー T 細胞，細胞傷害性 T 細胞に成熟する場である
・胸腺ナース細胞はリンパ球の分化，増殖，成熟を促進する
・血液胸腺関門は成熟過程のリンパ球が血中の抗原に接触しないようにしている
・成熟 T 細胞をリンパ節や脾臓，リンパ組織に送り届ける
・細網上皮細胞はリンパ球の成熟に必要な種々のホルモンを分泌する
・髄質で細網上皮細胞はハッサル小体を形成する
・T 細胞の成熟には正の選択と負の選択がある
・胸腺は加齢とともに退縮し，脂肪細胞におきかわる
・生後早期に除去すると免疫不全になる

## 第11章　復習問題

### 問　題

次の問題について，もっとも適切な答えを選びなさい.

1. 胸腺でリンパ球が正の選択をされるということは？
   A. 外来抗原を認識するリンパ球が生き残り，成熟する
   B. 自己抗原を認識するリンパ球が生き残り，成熟する
   C. 自己抗原を認識できないリンパ球は，マクロファージによって排除される
   D. 外来抗原を認識したリンパ球は死滅する
   E. リンパ球は自己抗原を認識できない

2. 脾臓の赤脾髄のおもな機能は？
   A. 免疫系のために多くのリンパ球を供給する
   B. リンパ球の居場所を提供する
   C. 抗原提示細胞の存在を増やす
   D. 失血時に新しい血球を供給する
   E. 血液を濾過し，抗原を除去する

3. 脾臓の白脾髄をおもに構成しているものは？
   A. 結合組織と細網線維
   B. 白血球と赤血球
   C. 中心動脈周囲のリンパ球とマクロファージ
   D. 洞様毛細血管と血管
   E. 結合組織の梁柱と線維

4. 輸入リンパ管と輸出リンパ管の両者をもつ免疫系器官は？
   A. リンパ節
   B. 脾臓
   C. 胸腺
   D. 扁桃腺
   E. リンパ小節

5. 脾臓は造血器官でもあるが，この機能はいつ行なわれるか？
   A. 一生のあいだ
   B. 重症感染症および免疫反応時
   C. 出生直後
   D. 胎児期
   E. 高度の失血の後

### 解　答

1. 正解：A. 外来抗原を認識するリンパ球は生き残り，成熟する. これらの細胞は髄質に入り，血液により他のリンパ組織に分配される
2. 正解：E. 脾臓の赤脾髄は，血液を濾過してそこから抗原を除去するのがおもなはたらきである
3. 正解：C. 脾臓の白脾髄は，おもに中心動脈周囲のリンパ球とマクロファージが占めている. これらの細胞は，動脈周囲リンパ鞘(PALS)をつくっている
4. 正解：A. リンパ節. リンパは輸入リンパ管からリンパ節に入り，リンパ節の門にある輸出リンパ管を通って出ていく
5. 正解：D. 脾臓は，胎児期の造血器官である

## 顕微鏡写真による補足

1 門にある血管
2 リンパ小節（二次）
3 皮質
4 リンパ小節（一次）
5 髄洞
6 髄質
7 リンパ小節の被膜

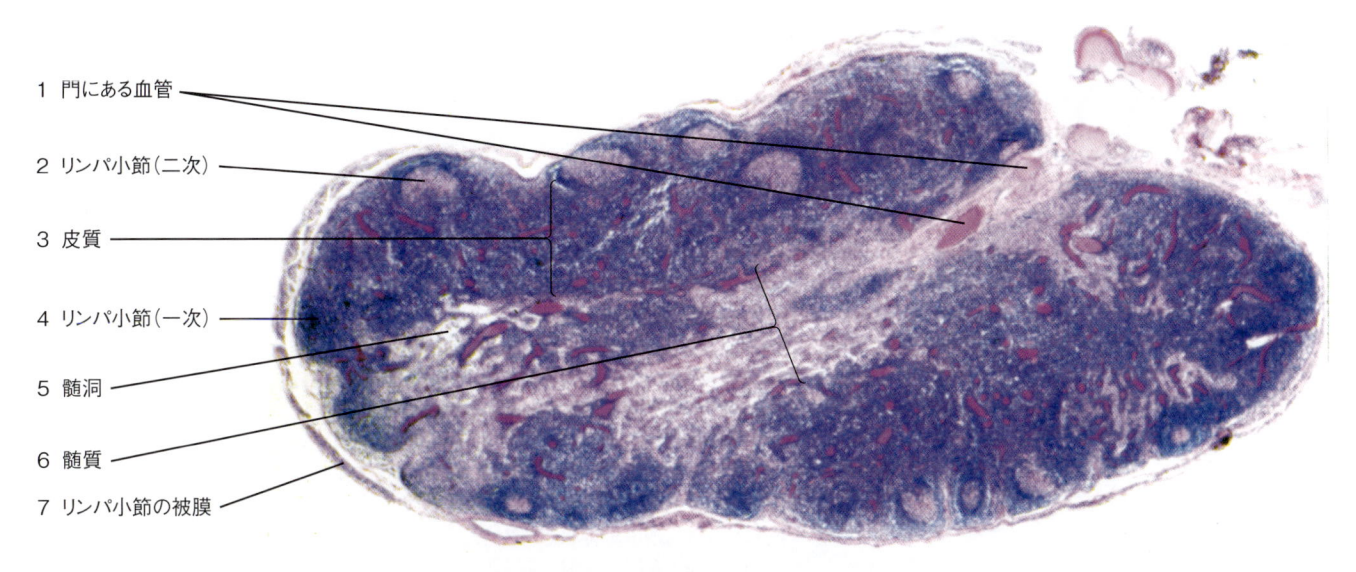

**図 11-17** ■ **サルのリンパ節：内部構造**（ヘマトキシリン–エオジン染色，×8）

1 リンパ小節
2 輸入リンパ管
3 傍皮質
4 門にある血管
5 輸出リンパ管
6 リンパ小節の胚中心
7 髄索
8 被膜
9 辺縁洞
10 髄洞

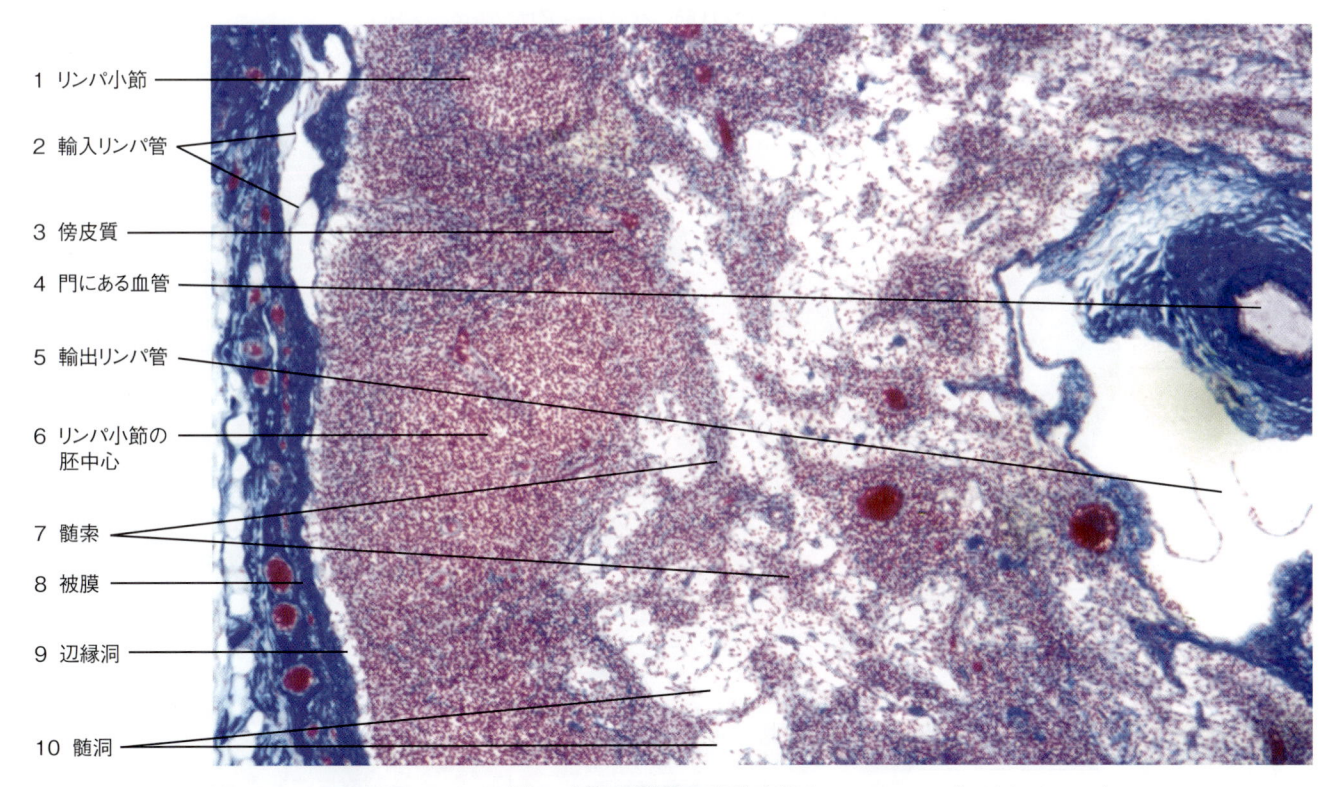

**図 11-18** ■ **サルのリンパ節：皮質と髄質の高倍率像**（マロリー–アザン染色，×50）

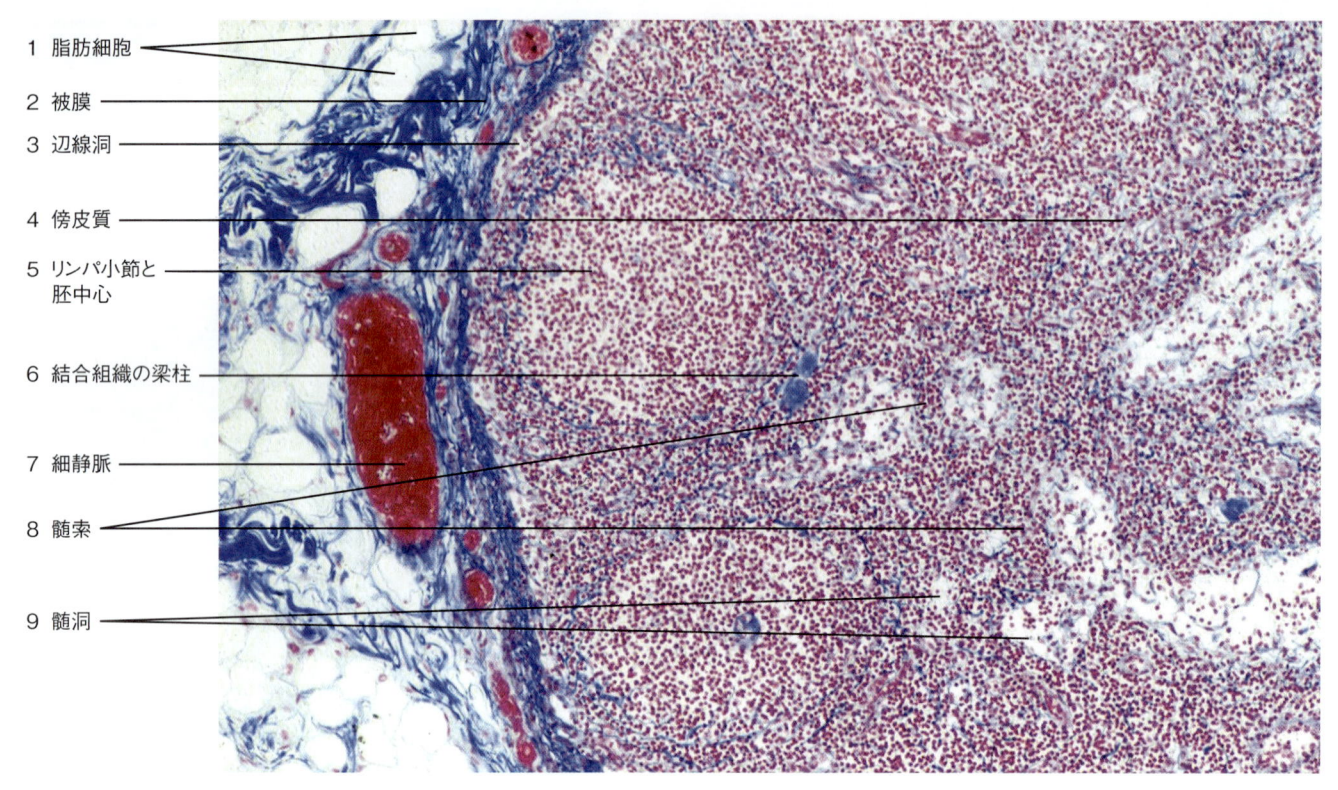

1 脂肪細胞
2 被膜
3 辺線洞
4 傍皮質
5 リンパ小節と
　胚中心
6 結合組織の梁柱
7 細静脈
8 髄索
9 髄洞

図11-19■**サルのリンパ節**（マロリー−アザン染色，×80）

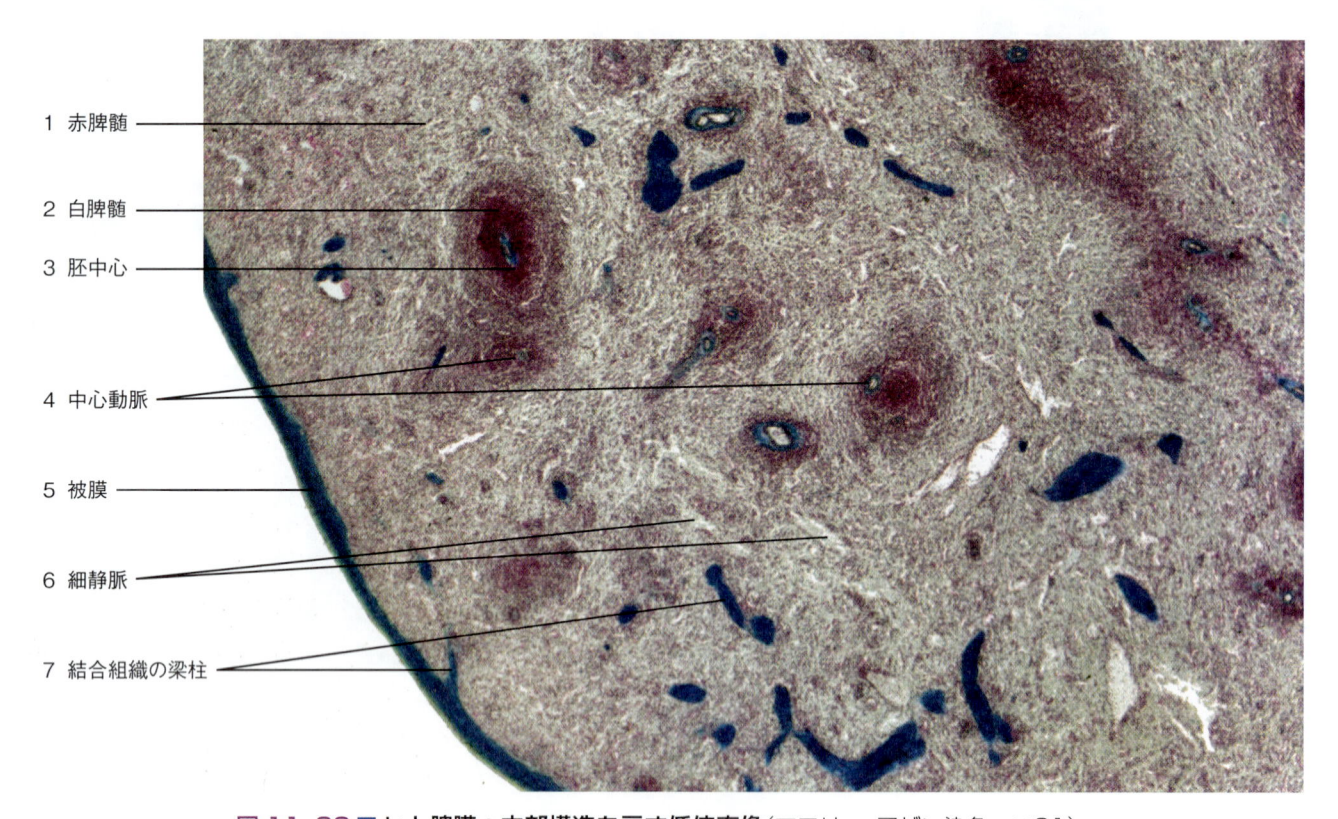

1 赤脾髄
2 白脾髄
3 胚中心
4 中心動脈
5 被膜
6 細静脈
7 結合組織の梁柱

図11-20■**ヒト脾臓：内部構造を示す低倍率像**（マロリー−アザン染色，×21）

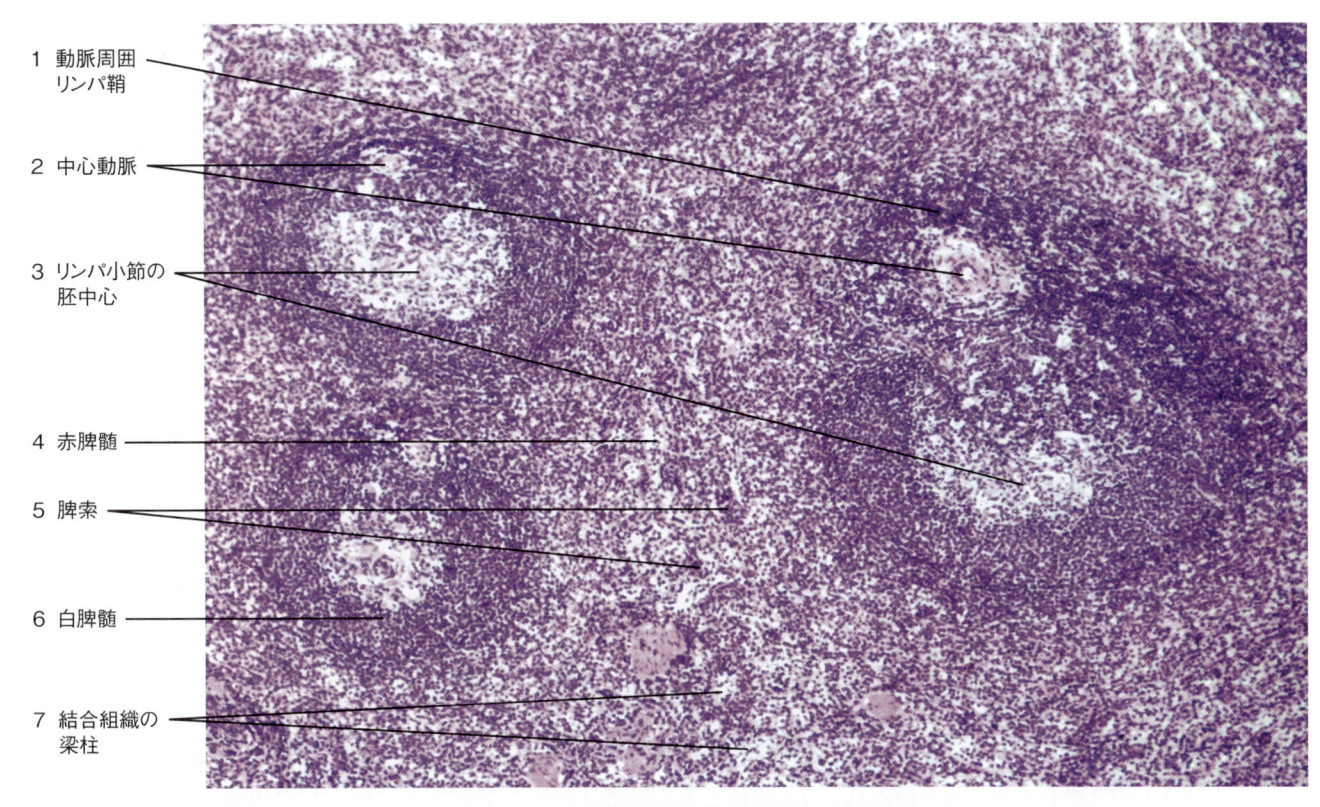

1　動脈周囲
　　リンパ鞘
2　中心動脈
3　リンパ小節の
　　胚中心
4　赤脾髄
5　脾索
6　白脾髄
7　結合組織の
　　梁柱

**図 11-21** ■ **ヒト脾臓：リンパ小節，動脈周囲リンパ鞘（PALS），赤脾髄，白脾髄**（ヘマトキシリン–エオジン染色，×65）

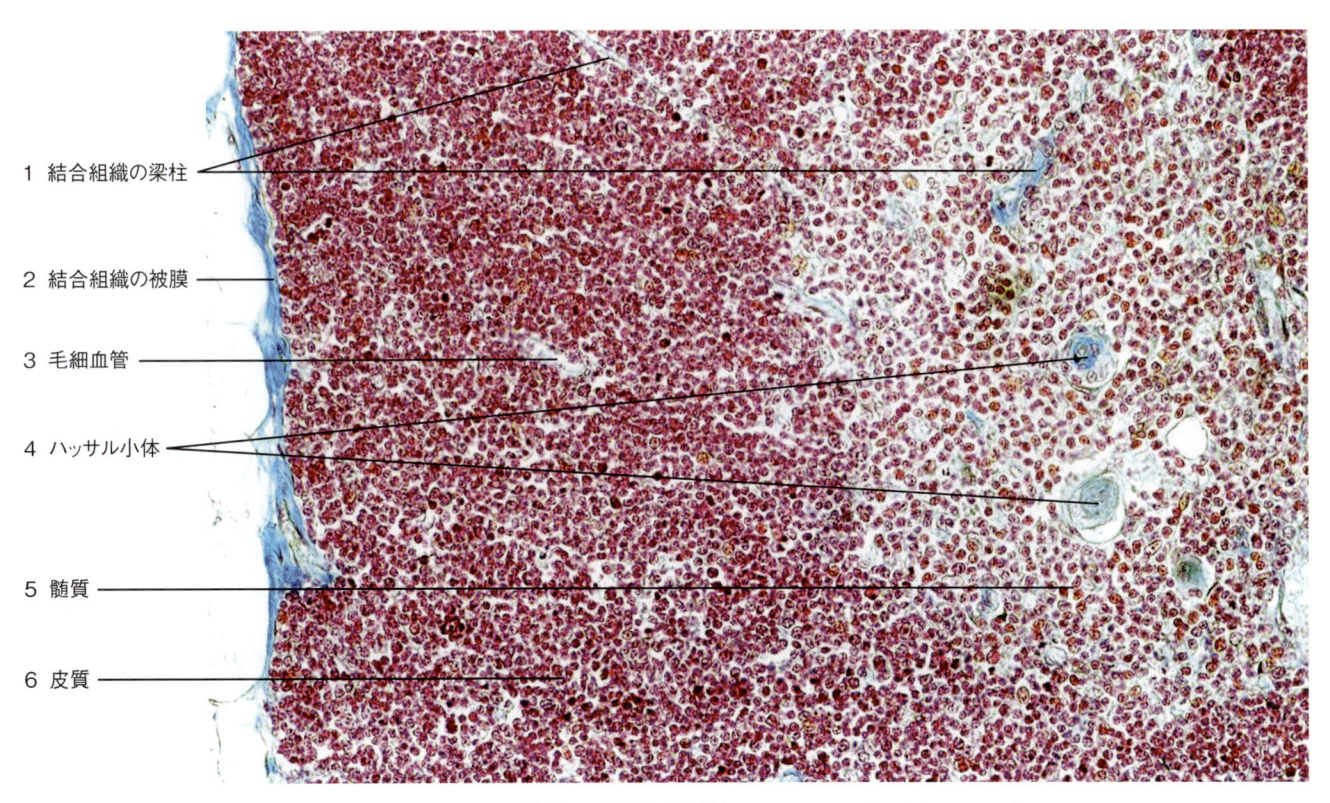

1　結合組織の梁柱
2　結合組織の被膜
3　毛細血管
4　ハッサル小体
5　髄質
6　皮質

**図 11-22** ■ **サルの胸腺：皮質と髄質**（マロリー–アザン染色，×65）

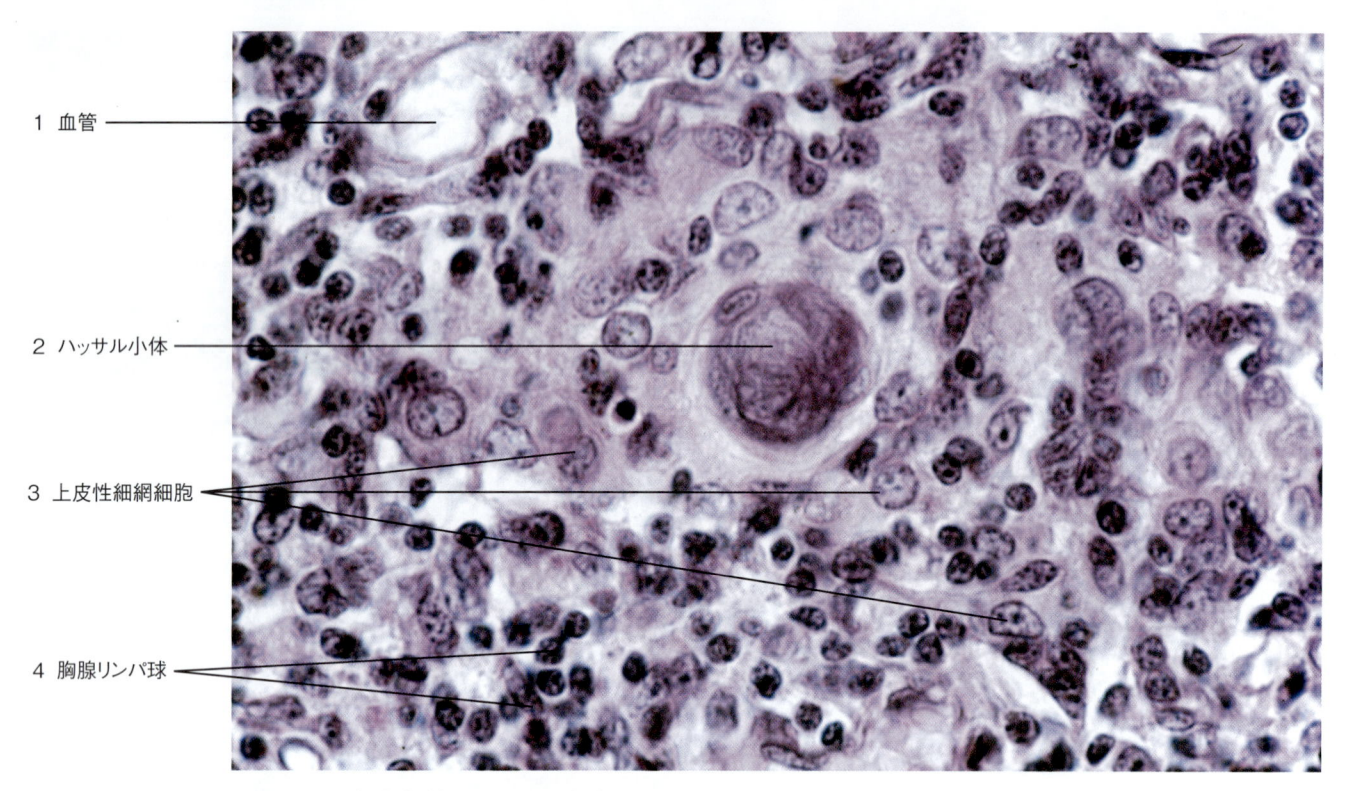

1 血管

2 ハッサル小体

3 上皮性細網細胞

4 胸腺リンパ球

**図 11-23** ■ **ヒトの胸腺皮質：ハッサル小体とその周囲の細胞**（ヘマトキシリン-エオジン染色，×100）

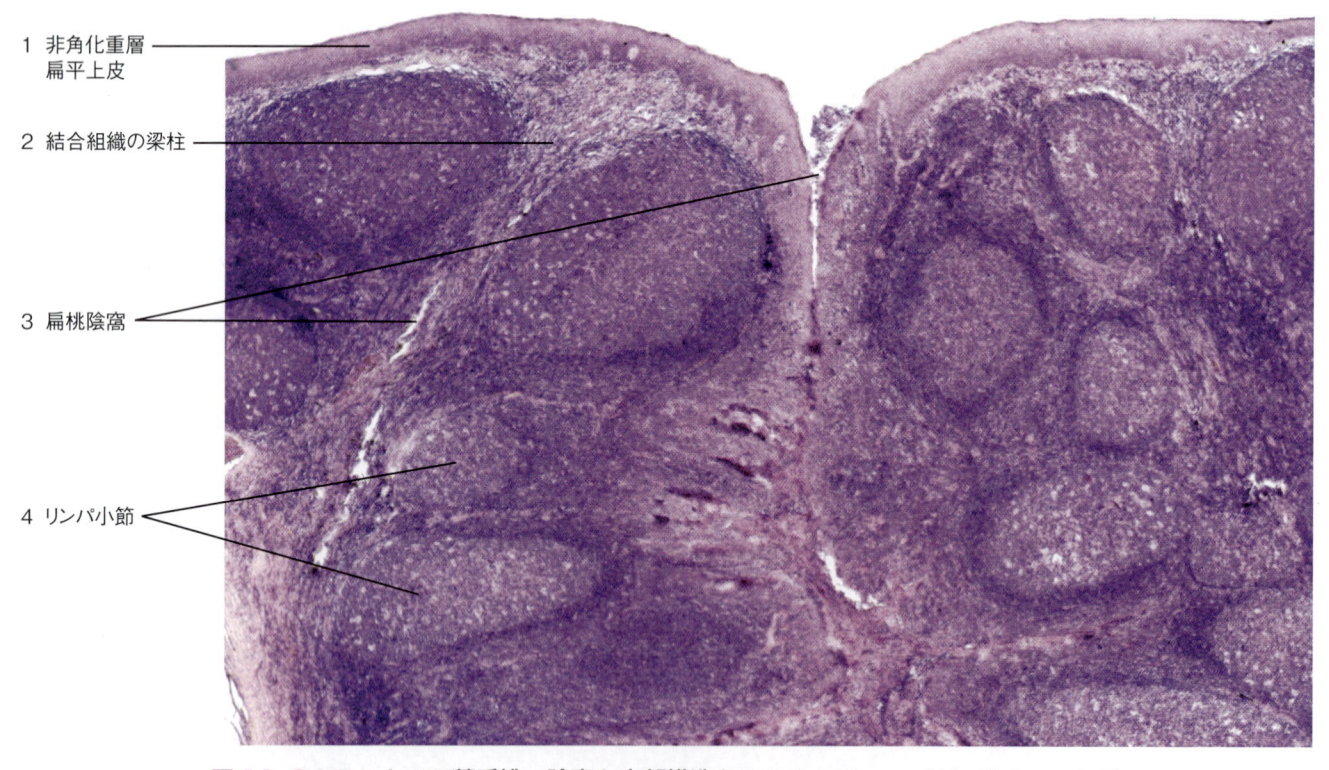

1 非角化重層
　扁平上皮

2 結合組織の梁柱

3 扁桃陰窩

4 リンパ小節

**図 11-24** ■ **ヒトの口蓋扁桃：陰窩と内部構造**（ヘマトキシリン-エオジン染色，×6.5）

## 概　要

　皮膚は体の中で最大の器官である．**外皮系** integumentary system は皮膚と皮膚から発生する組織（皮膚付属器）から構成されている．ヒトの皮膚付属器には，つめ，毛，汗腺，皮脂腺がある．身体の表面は厚い皮膚かうすい皮膚かどちらかによっておおわれている．皮膚すなわち**外皮** integument は，浅層の表皮と深層の真皮の二つの異なる層から構成されている．このうち皮膚の浅層の**表皮** epidermis は血管の分布がなく，さまざまな細胞型がつくる複数の細胞層が構成する**角化重層扁平上皮** keratinized stratified squamous epithelium であり，各層の細胞の形はそれぞれ異なる．表皮の下に位置するのが**真皮** dermis であり，密性不規則性結合組織，血管，神経，およびさまざまな腺などの存在を特徴とする．真皮の下の層は結合組織と脂肪組織がつくる**皮下組織** hypodermis あるいは subcutaneous layer であり，肉眼解剖学では浅筋膜といわれる部位に該当する．

## 真皮：乳頭層と網状層

　真皮は，表皮の下にあって表皮に結合する結合組織層であり，**基底膜** basement membrane が表皮と真皮をへだてている．真皮には汗腺，皮脂腺，毛包のような表皮の付属器が存在している．

　真皮と表皮の接合部は平坦ではない．真皮の最上部は，**真皮乳頭** dermal papilla と呼ばれる多数の突起をもつ構造で，この突起は表皮の膨出である**表皮突起** epidermal ridge と咬み合った構造になっている．この層が真皮の**乳頭層** papillary layer であり，疎性不規則性結合組織，毛細血管，動静脈，線維芽細胞，マクロファージ，その他の疎性結合組織の細胞で構成される．

　真皮のさらに深い層は**網状層** reticular layer で，乳頭層と比べて厚く細胞が少ない密性不規則性結合組織（おもにⅠ型コラーゲン）の層である．この層はより強く，機械的ストレスに耐えることができ，神経，血管，毛根，そしてすべての汗腺を保持している．これらの二つの層を分ける明瞭な境界はなく，乳頭層は網状層とは混じり合っている．また，真皮の下方では浅筋膜と脂肪組織を含む**皮下組織**と混じり合っている．

　真皮の結合組織には血管が豊富に分布しており，動静脈，リンパ管，神経がみられる．皮膚の一部では，体温調節に使われる**動静脈吻合** arteriovenous anastomosis があり，ここでは血液は動脈から静脈へ直接流れる．また真皮には，多く真皮乳頭にある**マイスネル小体** Meissner's corpuscle や真皮の結合組織の深部にある**パチニ小体** Pacinian corpuscle などの感覚受容器が存在する．

## 機能との関連 12-1 ■ 表皮の細胞と細胞層

表皮には4種類の細胞がある．その中でもっとも多い細胞は**ケラチノサイト** keratinocyte で，この細胞は分裂し，増殖し，体表へと移動しつつ**角化** keratinization, cornification して，皮膚表層を形成して身体を保護する役割を担う．表皮は角化重層扁平上皮から構成される．表皮のケラチノサイトのあいだには，その他の少数のメラノサイト，ランゲルハンス細胞，メルケル細胞が混在している．厚い皮膚では，5層の細胞層を明瞭に識別することができる．

### 基底層──第1層(最深層)

**基底層** stratum basale は表皮の最深部の層である．円柱状の基底細胞の単一細胞層であり，表皮と真皮をへだてる**基底膜** basement membrane 上に位置する．この層の細胞は**デスモソーム** desmosome によって互いに，**ヘミデスモソーム** hemidesmosome によって基底膜に接着している．基底層の細胞は表皮の幹細胞 stem cell としての役割をになっているため，この層では活発な有糸分裂がみられる．この層の細胞は細胞分裂を続け，表層に移動しつつ成熟する．基底層の細胞はすべて**中間径フィラメントのケラチン線維** intermediate keratin filament を産生する．細胞が移動するのに伴い，ケラチン線維の量は増加し，最終的には表層においてケラチン線維はケラチンの成分となる．

### 有棘層──第2層

ケラチノサイトは分裂して表層に向かって移動し，二番目の層である**有棘層** stratum spinosum が形成される．この層は4から6層の細胞層で構成されている．一般的な病理組織標本の作成では，用いられる何種類かの化学薬品によって，この層の細胞は収縮する．その結果，細胞間の間隙が拡大し，細胞表面から"とげ"のような多数の細胞質の突起(棘)が生じる．そのような突起は，デスモソームが中間型線維であるケラチン線維と結合する場所，すなわち**トノフィラメント** tonofilament と結合する場所であり，隣接する細胞との結合部位にあたる．この層の細胞では，ケラチン線維の合成が引き続き行なわれ，それらが集まってトノフィラメントの線維束がつくられる．トノフィラメントの線維束は末端でデスモソームと結合していることにより，細胞どうしの接着を維持するとともに，表皮が剥離することに抵抗する役割を果たす．

### 顆粒層──第3層

有棘層から上方に移動する細胞は成熟を続け，好塩基性の濃く染まる**ケラトヒアリン顆粒** keratohyalin granule を蓄積し，第3層の**顆粒層** stratum granulosum を形成する．この層は，3から5層の扁平な細胞の層によって構成されている．ケラトヒアリン顆粒は分泌顆粒であるが，膜で囲まれず，**フィラグリン** filaggrin と呼ばれる蛋白質を主成分としている．フィラグリンは，ケラチントノフィラメントを凝集させ，密度の高い線維束をつくらせる．角化の過程を通じてケラチントノフィラメントとフィラグリンとが結合して，**ケラチン** keratin が産生される．この過程で産生されたケラチンは皮膚の軟ケラチンとなる．さらに，顆粒層の細胞の細胞質には，脂質二重層を内部にもつ**膜結合型層板顆粒** lamellar granule が含まれている．層板顆粒は顆粒層とその上の層(角質層，あるいは存在していれば透明層)とのあいだの細胞間隙に分泌され，**脂質** lipid の層として水に対しての非透過性バリアをつくり，表皮を外傷から守り，防水作用をもたせている．

### 透明層──第4層

**透明層** stratum lucidum は厚い皮膚のみにみられ，半透明でかろうじて目にみえる層である．顆粒層の上，角質層の下に存在する．密に詰め込まれた状態にあるこの層の細胞は，核や細胞小器官をもたない死んだ細胞である．この細胞は扁平で，細胞質内はフラグリンと結合して凝集したケラチン線維で充たされている．うすい皮膚ではこの層は存在しないが，個々の細胞として存在する場合もある．

### 角質層──第5層

**角質層** stratum corneum は5番目の層で，皮膚の最表層にあたる．細胞の核や細胞内小器官がすべて消失している．角質層はおもに，扁平の軟**ケラチン線維**で充たされた死んだ細胞から構成されている．この角化した表層の細胞は，絶えず**脱落・剥離**して，最深部の基底層から上がってくる新しい細胞におきかわっている．角化の過程で，加水分解酵素が核やすべての細胞内小器官を壊し，細胞がケラチン線維で充たされるとそれらは消失する．

## その他の皮膚の細胞

　表皮には，角化上皮を形成し，その表層となる**ケラチノサイト**に加え，その他に数は少ないものの3種類の細胞が存在している．それらは，メラノサイト，ランゲルハンス細胞，メルケル細胞である．特殊な染色がされる場合を除いて，通常のヘマトキシリン‐エオジン染色のみでこれらの細胞を見分けることは難しい．

　**メラノサイト** melanocyte は，神経堤細胞由来で，細胞質が細長く不整形で樹枝状に分枝して表皮内で枝をのばし，近くの細胞との接触を確立している細胞である．メラノサイトは，表皮の基底層と有棘層のあいだや毛母基に存在する．メラノサイトは，チロシンというアミノ酸から黒褐色の色素である**メラニン** melanin を合成する．メラノサイトで合成されたメラニン顆粒は，細胞質または樹状突起の先端に移動し，そこから表皮の基底細胞層にあるケラチノサイトに貪食される．メラニンは，皮膚を暗色にする物質で，皮膚が日光に当たるとメラニンの合成が促進される．メラニンのおもな機能は，紫外線による損傷から皮膚を守ることである．

　**ランゲルハンス細胞** Langerhans cell は単球由来の樹状細胞で，骨髄で生まれて，血流にのって移動し，おもに表皮の有棘層に住みつく．メラノサイトと同様に，ランゲルハンス細胞の樹状突起は有棘層の細胞間にのびており，身体の免疫反応に関与している．ランゲルハンス細胞は，外来**抗原**を認識，貪食，処理し，免疫応答のためにTリンパ球に抗原提示を行なう．このように，この細胞は**抗原提示細胞** antigen-presenting cell（**APC**）として機能し，皮膚の免疫防御の一端を担っている．

　**メルケル細胞** Merkel cell は，表皮の基底層にあり，指尖部にもっとも多く存在する．この細胞は周囲のケラチノサイトと接しており，また求心性（感覚性）の**無髄神経軸索** unmyelinated axon にも接触している．その結果，メルケル細胞は皮膚感覚の**圧受容器** mechanoreceptor として機能する．

## おもな皮膚の機能

　皮膚は外部環境に直接触れているので，外部環境に対してのさまざまな保護機能を発揮している．

### 保　護

　表皮の**角化重層上皮** keratinized stratified epithelium は，機械的摩擦から体表面を保護し，病原微生物の体内への侵入を防ぐ障壁となっている．また，顆粒層の細胞間には**糖脂質層** glycolipid layer があるため，表皮は水を通さず，脱水による体液の損失を防いでいる．メラノサイトによるメラニン色素の合成増加は皮膚を紫外線から守るはたらきをもつ．

### 体温調節

　体を動かした場合，あるいは暖かい環境下では，**発汗量**が増え，皮膚から汗が**蒸発**することで体温が下がる．体温調節には，発汗のほかに，血管の**拡張**により，皮膚の表層に多くの血液が送られ，そこで血液が冷却され熱損失が増加する．逆に，気温が低いときには，表皮の血管の**収縮**によって皮膚への血流が減少し，体の中心部に多くの熱を維持することで，体温が保存される．

### 感覚受容

　皮膚は，外部環境に対する主要な**感覚器**である．皮膚に分布する多数の**神経終末**（被膜に包まれたものと自由終末がある）が，温度（高温・低温），触覚，痛み，圧などの刺激に応答する．

### 排出作用

　　**汗腺** sweat gland による汗の産生によって，水，ナトリウム塩，尿素，窒素老廃物が体表に排泄される．

### ビタミン D の生成

　　皮膚は**ビタミン D** vitamin D のおもな供給源である．ケラチノサイトはビタミン D の産生細胞であるだけでなく，ビタミン D を活性代謝物に代謝する酵素を所有している．皮膚が日光からの**紫外線**にさらされると，表皮ではビタミン D の前駆物質が合成され，そこからビタミン D が生成される．ビタミン D は小腸からの**カルシウムの吸収**や，無機物の適切な代謝に不可欠な物質である．

## 第 1 項 • うすい皮膚

　　すり傷や損傷をうけるリスクが高くない体の表面の大部分は**うすい皮膚** thin skin でおおわれている（図 12-1）．このような部位の表皮は，厚い皮膚と比べてうすく，かつ細胞成分の構成も単純である．うすい皮膚には，**毛包** hair follicle，**皮脂腺** sebaceous gland，異なる種類の**汗腺**（**アポクリン腺** apocrine gland と**エクリン腺** eccrin gland）が存在する．毛包の結合組織鞘と真皮の結合組織には，**立毛筋** arrector pili と呼ばれる平滑筋線維が付着している．毛包には多数の皮脂腺がつながっている．このように，「皮膚が厚い」「皮膚がうすい」という表現は，表皮の厚みを指しているだけで，その下にある層のことは含まれておらず，体内の場所によって厚みは異なる．

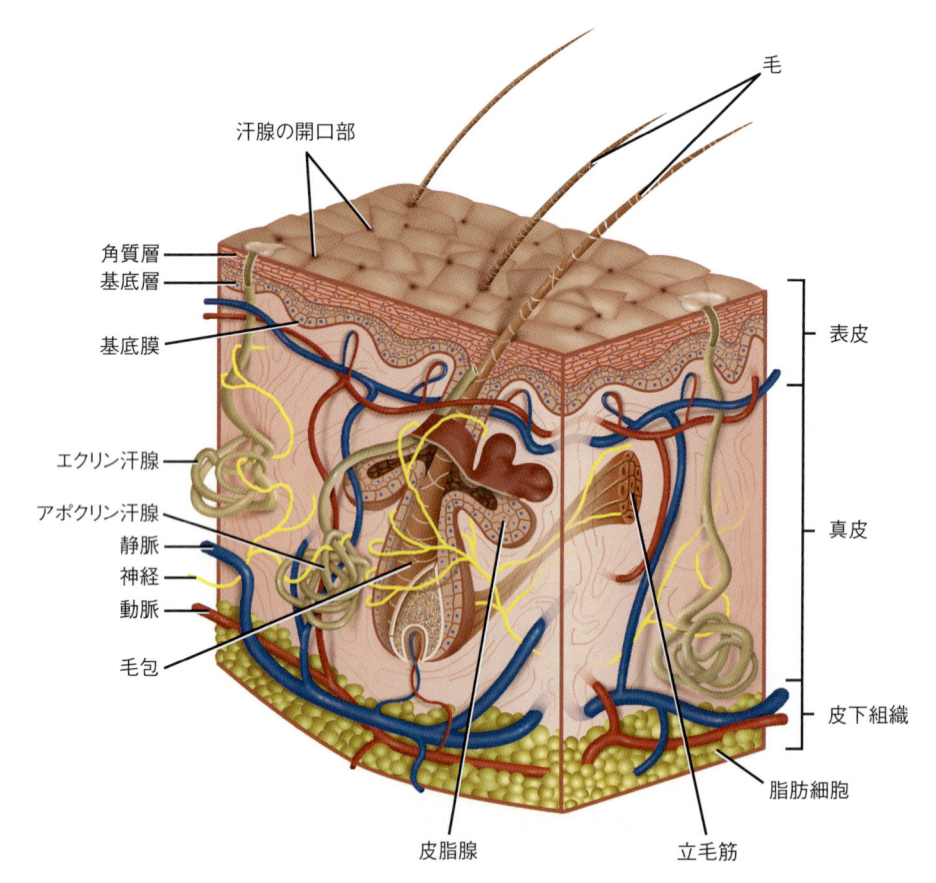

**図12-1** ■ 前腕部のうすい皮膚の真皮結合組織を構成するもの

## 図12-2 うすい皮膚：表皮と真皮の構造

　この図は，損傷をうけることがほとんどない体表部のうすい皮膚の断面である．皮膚の細胞部分と結合組織部分とを区別するため，特殊な染色がされていて，結合組織のコラーゲン線維は青色に染まり，細胞は赤色に染められている．

　皮膚は**表皮** epidermis(10)と**真皮** dermis(14)の二層で構成される．表皮(10)は皮膚表面の細胞層で，異なる形の細胞でつくられている．真皮(14)はその表皮(10)の直下にあり，結合組織と表皮由来の細胞成分を含んでいる．

　うすい皮膚では，表皮(10)は角化重層扁平上皮であり，**角質層** stratum corneum(1)と呼ばれる角化細胞のうすい層がある．角質層(1)でもっとも表層にある細胞は，表面から絶えず脱落・剥離している．また，うすい皮膚の角質層(1)は厚い皮膚のものと対照的にかなりうすい．この図では，表皮内に多角形の細胞の列が複数列みられる(10)が，これらの細胞が**有棘層** stratum spinosum(2)を形成する．

　表皮(10)の直下の，明るく染まっている不規則性結合組織の狭い層は，真皮(14)の**乳頭層** papillary layer(11)である．乳頭層(11)は表皮(10)の基底部に向かって凹凸をつくって突き出ており，**真皮乳頭** dermal papilla(3)を形成する．その下の**網状層** reticular layer(12)は，密性不規則性結合組織からなり，真皮(14)の大部分を占めている．皮下の**脂肪組織**(9)の下に少しみえているのは，**皮下組織** hypodermis(13)の表層部分である．

　**汗腺** sweat gland(7)や**毛包**(8)などの皮膚付属器は，表皮(10)から発生し，真皮(14)に存在する．汗腺(7)については図12-4に詳しく述べてある．毛包(8)の縦断面で下端の拡張した部分は**毛球** hair bulb(8a)である．毛球(8a)の基部は，結合組織が入りこんで，**真皮乳頭**(8b)を形成している．それぞれの真皮乳頭(8b)には，毛包(8)を維持するために不可欠である毛細血管が網目状に張り巡らされている．毛包(8)には，**立毛筋**(5)と呼ばれる，うすい平滑筋の帯がみられる．また，数多くの**皮脂腺**(6)も毛包(8)に付随している．

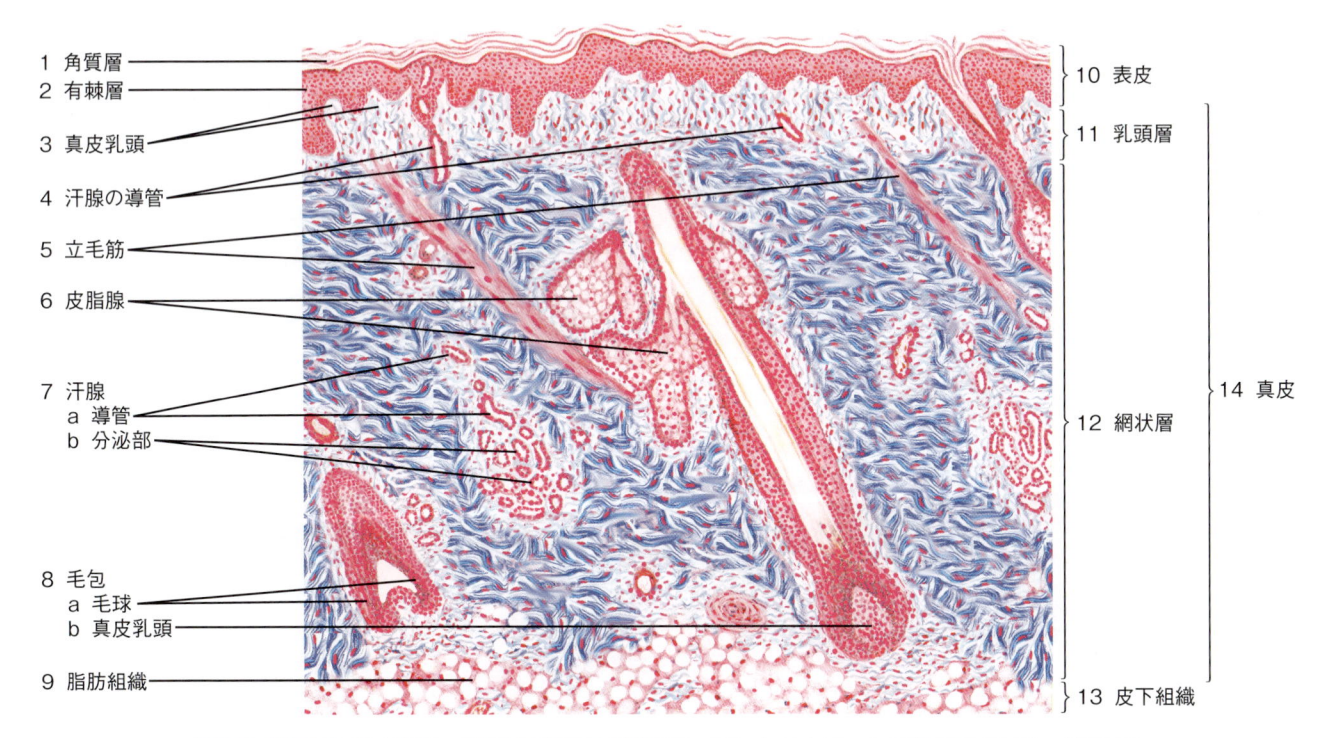

1 角質層
2 有棘層
3 真皮乳頭
4 汗腺の導管
5 立毛筋
6 皮脂腺
7 汗腺
　a 導管
　b 分泌部
8 毛包
　a 毛球
　b 真皮乳頭
9 脂肪組織

10 表皮
11 乳頭層
12 網状層
13 皮下組織
14 真皮

**図12-2** ■ **うすい皮膚：表皮と真皮の構造**〔マッソントリクローム染色（青に染色），低倍率〕

真皮(14)の網状層(12)では，汗腺(7)のコイル状になった分泌部の断面がいくつかみられる．皮膚の表面に向かって細長くのびているのは，**汗腺の導管部** ductal portion(4, 7a)である．それよりもまるい形をしていて，汗腺(7)のより深い部分に位置するのが**分泌部** secretory portion(7b)である．

## 図12-3　皮膚：頭皮の表皮，真皮，皮下組織

この図は，頭のうすい皮膚の低倍率の断面であり，表皮と真皮，深部の結合組織にみられる皮膚付属器を示している．表皮は，その下にある真皮の結合組織より濃く染まっている．表皮には，表層にある剥離性の細胞からなる**角質層**(1)，**有棘層**(2)，そして**メラニン（色素）顆粒** melanin(pigment)granule(3)を含む基底細胞がつくる**基底層**(3)がみられる．

**結合組織の真皮乳頭**(4)は，表皮の下面とのあいだで波形構造をつくっている．うすい結合組織性真皮乳頭層が，表皮の直下に存在する．真皮の**網状層**(12)の結合組織は厚く，表皮のすぐ下から，**脂肪組織のある皮下組織**(8)の層にまで拡がっている．皮下組織(8)の下には**骨格筋線維**(9)があり，横断面や縦断面がみえる．

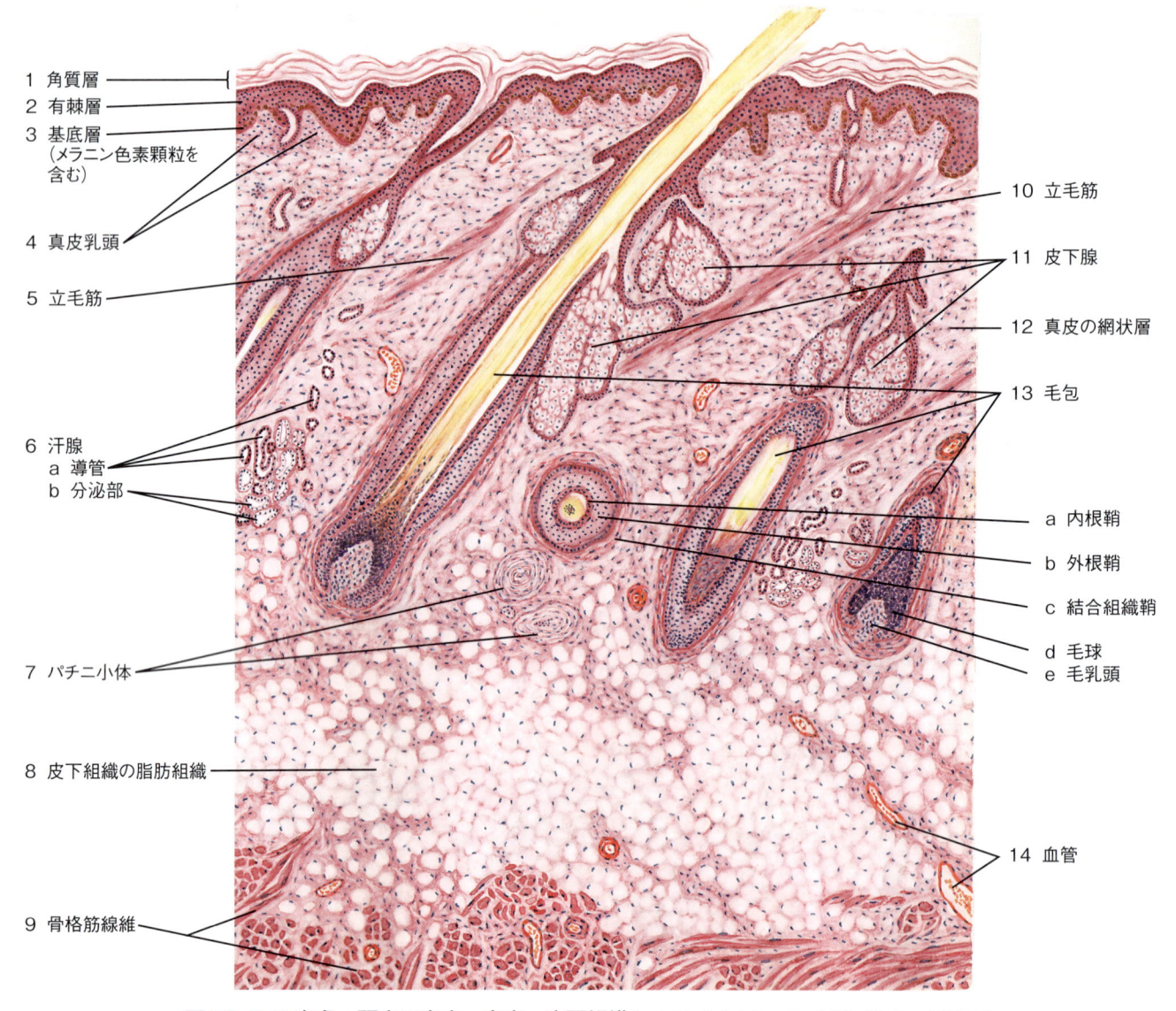

図12-3 ■ **皮膚：頭皮の表皮，真皮，皮下組織**（ヘマトキシリン-エオジン染色，低倍率）

頭皮の**毛包**(13)は，数多く密に詰まっていて，体表面に対して斜めの方向に走っている．この図では，毛包の完全な縦断面のほか，さまざまな断面の毛包の一部分も図示されている．毛包(13)の横断面では，毛小皮，**内根鞘** internal root sheath(13a)，**外根鞘** external root sheath(13b)，**結合組織鞘** connective tissue sheath(13c)，**毛球**(13d)，そして結合組織性の**毛乳頭** hair papilla(13e)などの構造がみられる．毛は，毛包(13)の中を通って皮膚表面に向かってのびている．それぞれの毛包(13)のまわりを数多くの**皮脂腺**(11)が囲んでいる．皮脂腺(11)は，明るい細胞の集塊であり，毛包内(13)に開口する1本の導管とつながっている(図12-4 および図12-5 参照).

**立毛筋**(5，10)は，毛包(13)に対して斜めに走行する平滑筋で，真皮の乳頭層と毛包(13)の結合組織鞘(13c)に付着している．立毛筋(5，10)の収縮により，毛幹はより垂直な方向に向く.

コイル状単一腺である汗腺(6)の基底部は，真皮の深部または皮下組織(8)にみられる．**汗腺**(6)の断面で明るく染まる円柱上皮からなる部分は，汗腺(6)の**分泌部**(6b)である．汗腺(6)の**導管**(6a)は分泌部とは異なり，より小さく，より濃く染まる上皮細胞(重層立方上皮)が内腔を囲んでいる．導管(6a)は，真皮の深部ではコイル状であるが，真皮の上部ではまっすぐに走り，表皮内では，らせんを描いて皮膚の表面に向かう(図12-3 参照).

皮膚には，多くの**血管**(14)が存在し，感覚受容体も多数分布している．圧や振動に対する知覚受容器は**パチニ小体**(7)であり，皮下組織(8)に存在する．図12-13 では，パチニ小体(7)の詳細な構造と高倍率像を示している.

## 図12-4 頭皮のうすい皮膚：毛包と周囲の構造

この低倍率の顕微鏡写真は，頭皮のうすい皮膚の切片像である．**表皮**(1)では，角質層(1a)，**顆粒層**(1b)，有棘層(1c)の各層は，厚い皮膚と比べて層の厚さがうすくなっている．**真皮**(4)の密性不規則性結合組織の中には，**毛包**(3)や付随する**皮脂腺**(2,5)が存在する．**立毛筋**(6)は，毛包(3)周囲にある深部の結合組織鞘から表皮下の真皮乳頭層の結合組織までのびている.

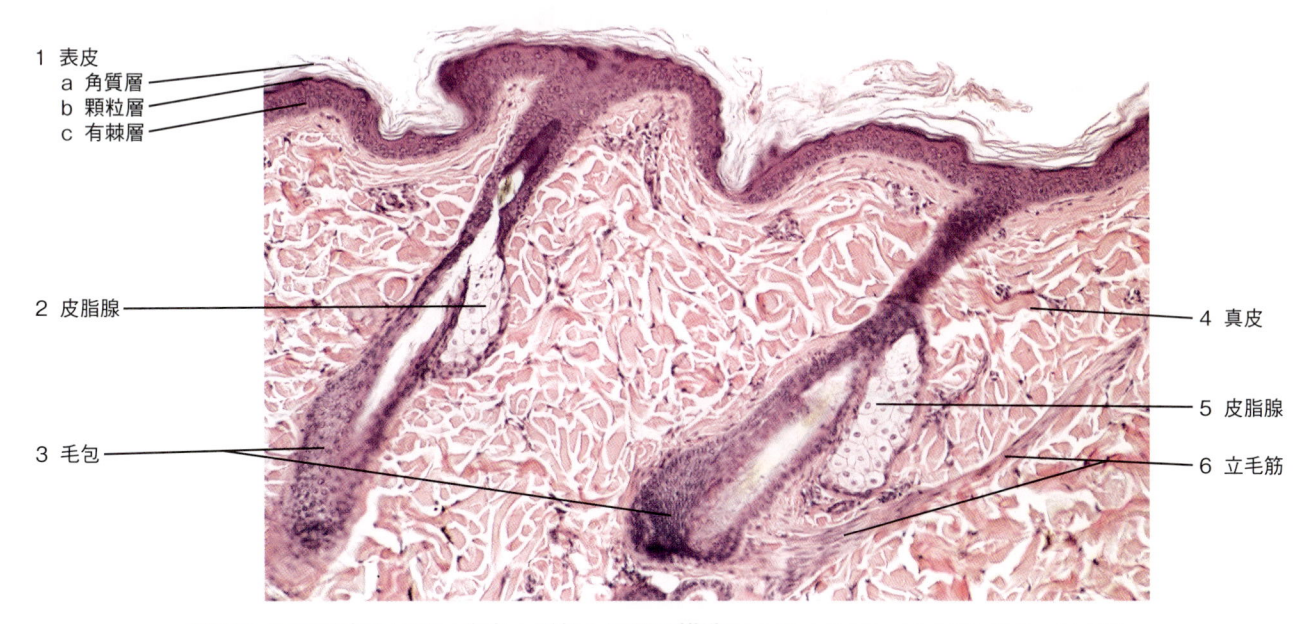

**図12-4** ■ **頭皮のうすい皮膚：毛包と周囲の構造**(ヘマトキシリン-エオジン染色，×40)

## 図12-5　毛包と周囲の構造の縦断面

　　この図は，毛包とその周囲の構造の縦断面を示している．図の右がわでは，毛包を構成する各層が見分けられる．毛包は，**真皮**(7)の**結合組織鞘**(15)に一番外がわを包まれており，その結合組織鞘(15)の下には，数層の細胞層からなる**外根鞘**(14)がある．これらの細胞層は，表皮の上皮層と連続している．**内根鞘**(13)は，厚みがうすく色が淡いヘンレ層という上皮層と，厚みがうすく顆粒状のハックスレイ層という上皮層からなる．これらの2層の細胞層の細胞は，**毛球**(21)と呼ばれる毛包のふくらんだ部分で合流し，層として見分けることができなくなる．内根鞘の内がわの細胞は**毛小皮**(12)と黄色の角化した**毛皮質**(11)をつくる．**毛根**(16)と**真皮乳頭**(18)は，毛球(21)を形成している．毛球(21)では，外根鞘(14)と内根鞘(13)が毛乳頭(18)の上方に位置する**毛母基** hair matrix(17)に合流する．毛母基(17)では細胞の有糸分裂像やメラノサイトによってつくられた**メラニン色素** melanin pigment(19)がみられる．多数の**毛細血管**(20)が毛乳頭(18)の結合組織のすきまに血液を供給している．

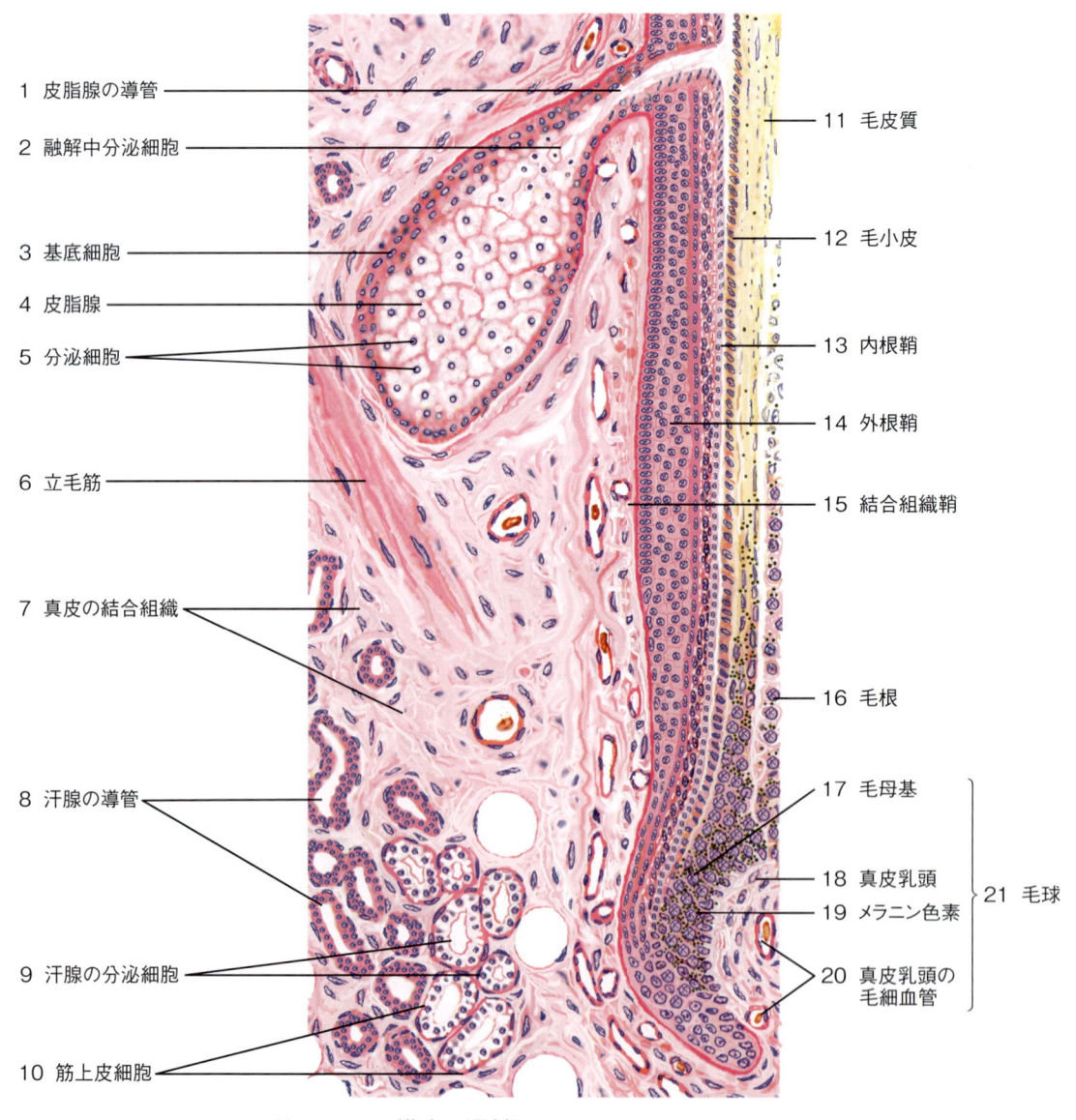

1　皮脂腺の導管
2　融解中分泌細胞
3　基底細胞
4　皮脂腺
5　分泌細胞
6　立毛筋
7　真皮の結合組織
8　汗腺の導管
9　汗腺の分泌細胞
10　筋上皮細胞

11　毛皮質
12　毛小皮
13　内根鞘
14　外根鞘
15　結合組織鞘
16　毛根
17　毛母基
18　真皮乳頭
19　メラニン色素
20　真皮乳頭の毛細血管
21　毛球

**図12-5** ■ **毛包と周囲の構造の縦断面**(ヘマトキシリン-エオジン染色，中倍率)

真皮(7)の結合組織には，毛包に接して，コイル状の**汗腺**(8,9)の横断面がみられる．汗腺の**分泌細胞**(9)は背の高い円柱状の細胞で，明るく染まっていて，その基底部は扁平で収縮性のある**筋上皮細胞** myoepithelial cell(10)が囲んでいる．汗腺の**導管**(8)は，重層立方上皮からなり，分泌部(9)よりその径は小さく，濃く染まっている．

この図では，毛包に付随している**皮脂腺**(4)の中央での断面が示されている．皮脂腺(4)を構成する角質上皮は，毛包の外根鞘(14)に連続している．皮脂腺の上皮は形を変え，基底部には単層の立方または円柱状の**基底細胞** basal cell(3)が並んでいる．この皮脂腺の基底細胞(3)は基底膜の上にあって，真皮の結合組織(7)に囲まれている．これらの基底細胞から分裂した大きい多面体の**分泌細胞**(5)が腺房を充たし，分泌物を貯蔵し**変性**(2)する．この過程でつくられたのが，皮脂と呼ばれる油状の分泌物である．皮脂は，毛包の内腔に開口する**皮脂腺の短い導管**(1)を経由して排出される．

それぞれの毛包は多数の皮脂腺(4)に囲まれている．皮脂腺は，真皮(7)の結合組織中や，毛包と**立毛筋**(6)と呼ばれる平滑筋の小片とが角度をつくるあいだに位置する．立毛筋が収縮すると，毛が立ち上がり，皮膚に小さな隆起，すなわちいわゆる鳥肌が形成され，それと同時に皮脂腺から皮脂を毛包と上皮がつくる腔内へと排出される．

## 第2項 • 厚い皮膚

皮膚の基本的な組織構造は，表皮の厚さを除けば，体のさまざまな部位で類似している．**手掌や足底**は，常に摩耗や損傷，擦過傷などをうけやすいため，これらの部位の表皮，とくにその中でもっとも表面に近い重層の角質層が厚くなっている(図12-6)．表皮の厚みが増していることから，手掌や足底の皮膚は**厚い皮膚** thick skin と呼ばれている．厚い皮膚には多数の**汗腺**があるが，毛包，皮脂腺，平滑筋線維はない．

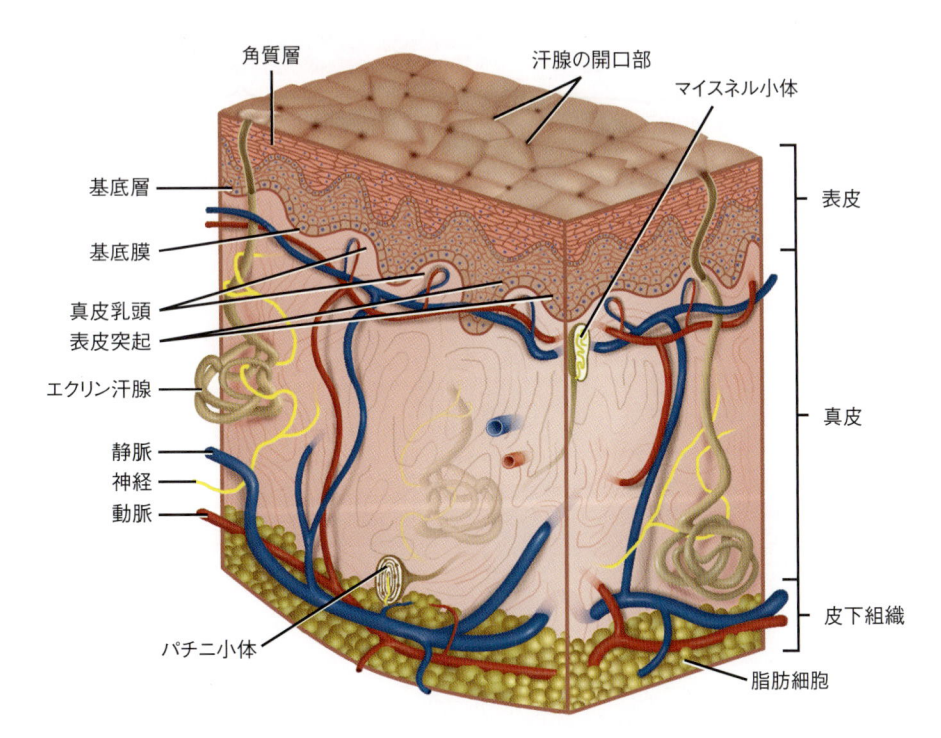

**図12-6 ■ 手掌の厚い皮膚の真皮結合組織を構成するもの**

## 図12-7　厚い皮膚：手掌の表皮，真皮，皮下組織

　低倍率の顕微鏡写真により，手掌の厚い皮膚の表層から深部までの構造を示す．この部位の**表皮**(6)では，**角質層**(7)，**顆粒層**(8)，および**基底層**(9)がみとめられる．表皮(6)の下は密性不規則性結合組織の真皮(5)である．**真皮**(5)からは真皮乳頭(11)が表層に向かってのび，表皮(6)の基底部とのあいだで凹凸をつくっている．真皮(5)の深部と**皮下組織**(4)では，コイル状単一管状腺である**汗腺**(3)と汗腺の**導管**(10)の断面がみられる．真皮(5)の深部にある**脂肪組織**(1)の層は，皮下組織(4)すなわち浅筋膜であり，皮膚には属さない．感覚受容器である**パチニ小体**(2)が二つ，皮下組織(4)中の脂肪組織(1)の下にみられる．

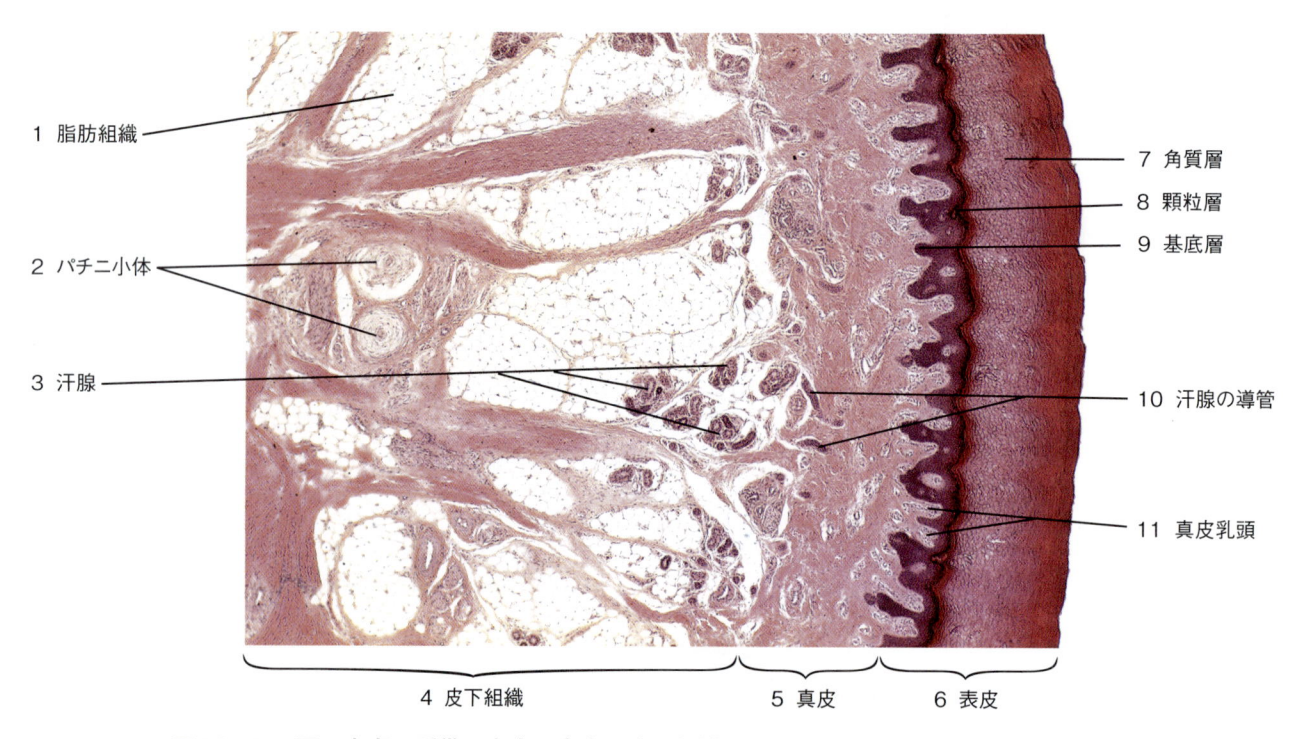

1 脂肪組織　　　　　　　　　　　　　　　　　　　　　　　7 角質層
　　　　　　　　　　　　　　　　　　　　　　　　　　　　8 顆粒層
　　　　　　　　　　　　　　　　　　　　　　　　　　　　9 基底層
2 パチニ小体

3 汗腺　　　　　　　　　　　　　　　　　　　　　　　　　10 汗腺の導管

　　　　　　　　　　　　　　　　　　　　　　　　　　　　11 真皮乳頭

4 皮下組織　　　　　　　　　　5 真皮　　6 表皮

図12-7 ■ **厚い皮膚：手掌の表皮，真皮，皮下組織**(ヘマトキシリン-エオジン染色，×17)

## 図12-8　手掌の厚い皮膚：表層の細胞層とメラニン色素

　厚い皮膚については，手掌の皮膚を観察するともっともよくわかる．厚い皮膚の表皮には5層の細胞層があり，うすい皮膚のものと比べて，より厚くなっている．下の図では，表皮の各細胞層の詳細な構造が高倍率像とともに示されている．

　厚い皮膚の最表層は**角質層**(1, 9)で，扁平の死細胞である角化細胞から構成されている．この細胞は，皮膚表面から絶えず**脱落・剥離**(8)している．角質層(1, 9)の下は，明るく染まるうすい**透明層**(2)であるが，この層は，組織切片標本では多くの場合みつけることが難しい．高倍率像では，扁平な細胞の輪郭やエレイディン小滴(訳者注：ケラチンの前駆体で光を強く屈折させる黄色の顆粒)をみとめることがある．

　透明層(2)の下の層が，**顆粒層**(3, 11)である．この層の細胞は，暗い色に染まる**ケラトヒアリン顆粒** keratohyalin granule(3)で充たされている．顆粒層(3, 11)の直下には，多面体の細胞の数層からなる厚い**有棘層**(4, 12)が存在する．この層の細胞は，とげのような細胞質の突起である細胞間橋[実際にはデスモソーム(接着斑)に相当する]によって，互いに結合している．

　皮膚の最深部の層は，**基底膜**(6, 15)の上にある**基底層**(5, 13)であり，円柱状または立方体状の細胞から構成されている．有棘層(4, 12)の深部と基底層(5, 13)には，有糸分裂像や褐色のメラニン色素(5, 13)がみられる．

　真皮の深部にある**汗腺**からの**導管**(10)が表皮を貫き，上皮性の壁を失い，うすい壁の小さな通路として，表皮の5層の細胞層(1 − 5)内をらせんを描いて上行し，皮膚表面に開口する．

　厚い皮膚では，**真皮乳頭**(7)が顕著であり，表皮の下面とのあいだで凹凸をつくっている．いくつかの真皮乳頭(7)には，触覚の感覚受容器である**マイスネル小体**(14)や**毛細血管のループ** capillary loop(16)がみられる．

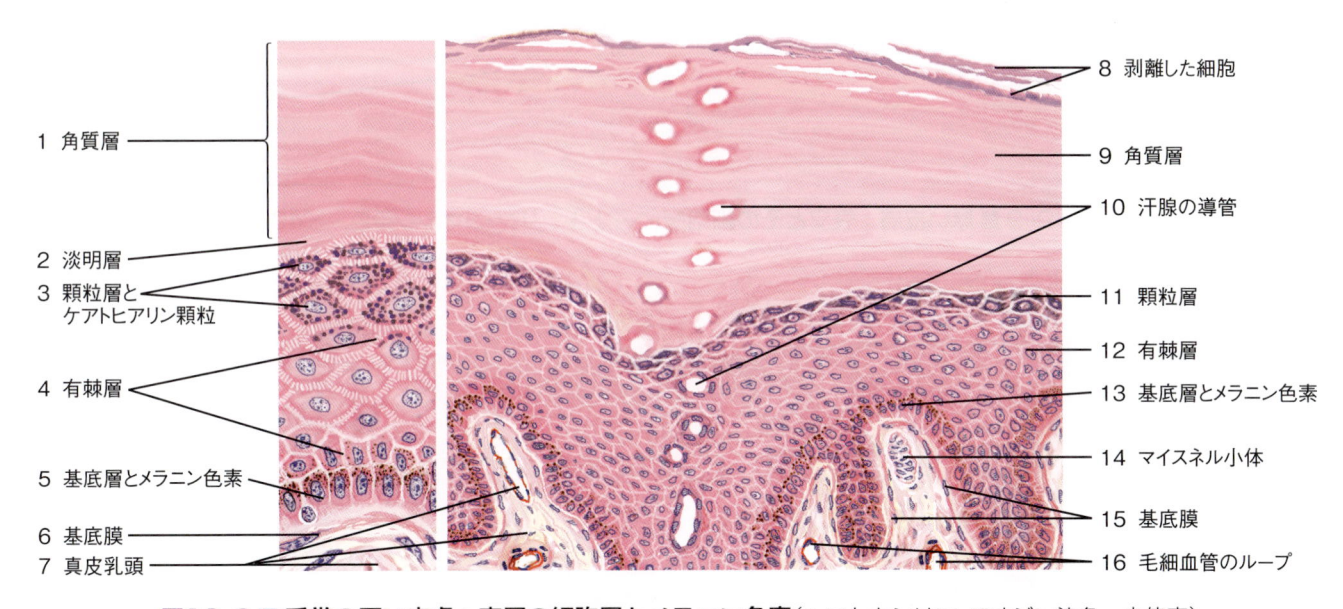

1 角質層
2 淡明層
3 顆粒層と
　ケアトヒアリン顆粒
4 有棘層
5 基底層とメラニン色素
6 基底膜
7 真皮乳頭

8 剥離した細胞
9 角質層
10 汗腺の導管
11 顆粒層
12 有棘層
13 基底層とメラニン色素
14 マイスネル小体
15 基底膜
16 毛細血管のループ

**図12-8 ■ 手掌の厚い皮膚：表層の細胞層とメラニン色素**(ヘマトキシリン–エオジン染色，中倍率)

## 図12-9　厚い皮膚：表皮とその細胞層

　　高倍率像で手掌の厚い皮膚における**表皮**(1)の各細胞層を示している．最表層のもっとも厚い層が角質層(1a)である．**角質層**(1a)の下には暗く染まる顆粒で充たされた2-3層の細胞層があり，この層が**顆粒層**(1b)である．顆粒層(1b)の下には，多面体の細胞から構成されたやや厚い**有棘層**(1c)がある．表皮(1)の最下層にあるのが，**基底層**(1d)である．この層の細胞は，褐色の**メラニン顆粒**(6)を含んでいる．基底層(1d)はうすい結合組織の**基底膜**(4)に密着していて，この基底層が表皮(1)と**真皮**(2)とをへだてている．真皮(2)の結合組織は表皮(1)の下面へとところどころで入りこみ，**真皮乳頭**(5)を形成している．真皮の深部に存在する汗腺の**導管**(3)は，真皮(2)と表皮(1)の全細胞層を貫いている．

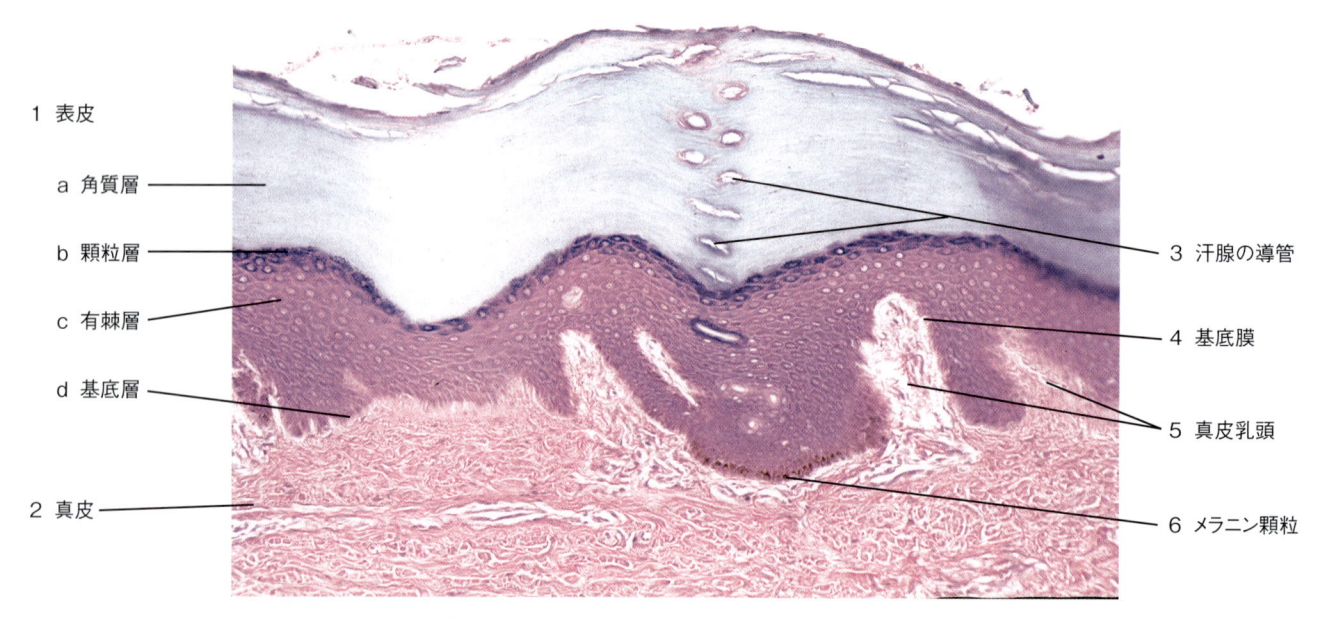

1 表皮
　a 角質層
　b 顆粒層
　c 有棘層
　d 基底層
2 真皮

3 汗腺の導管
4 基底膜
5 真皮乳頭
6 メラニン顆粒

図12-9 ■ **厚い皮膚：表皮とその細胞層**(ヘマトキシリン-エオジン染色，×40)

## 図12-10　アポクリン汗腺：汗腺の分泌部と導管部

　　アポクリン汗腺は大きい，コイル状の汗腺で，**毛包**(7)に分泌物を送り出す．この図では，アポクリン汗腺の断面が，比較のためにエクリン汗腺の分泌部とともに示されている．**アポクリン汗腺** apocrine sweat gland の**分泌部**(3)では，管腔が広く拡張している．この腺は，**真皮**(5)の結合組織の深部または**脂肪細胞**(4)と多数の**血管**(8)を含む皮下組織に存在している．**エクリン汗腺** eccrine sweat gland の**分泌部**(6)と比較すると，エクリン汗腺(6)のほうが小さく，管腔も狭くなっている．アポクリン汗腺(3)の立方体状の分泌細胞は，分泌細胞の基底部位に存在する**筋上皮細胞**(2)に囲まれている．斜めの断面では，筋上皮細胞(2)が分泌細胞をループ状に取り囲む構造がみられる．**汗腺の導管**(1)では，暗く染まった2層の重層立方上皮細胞が内腔を囲み，エクリン汗腺の導管と似たような構造になっている．

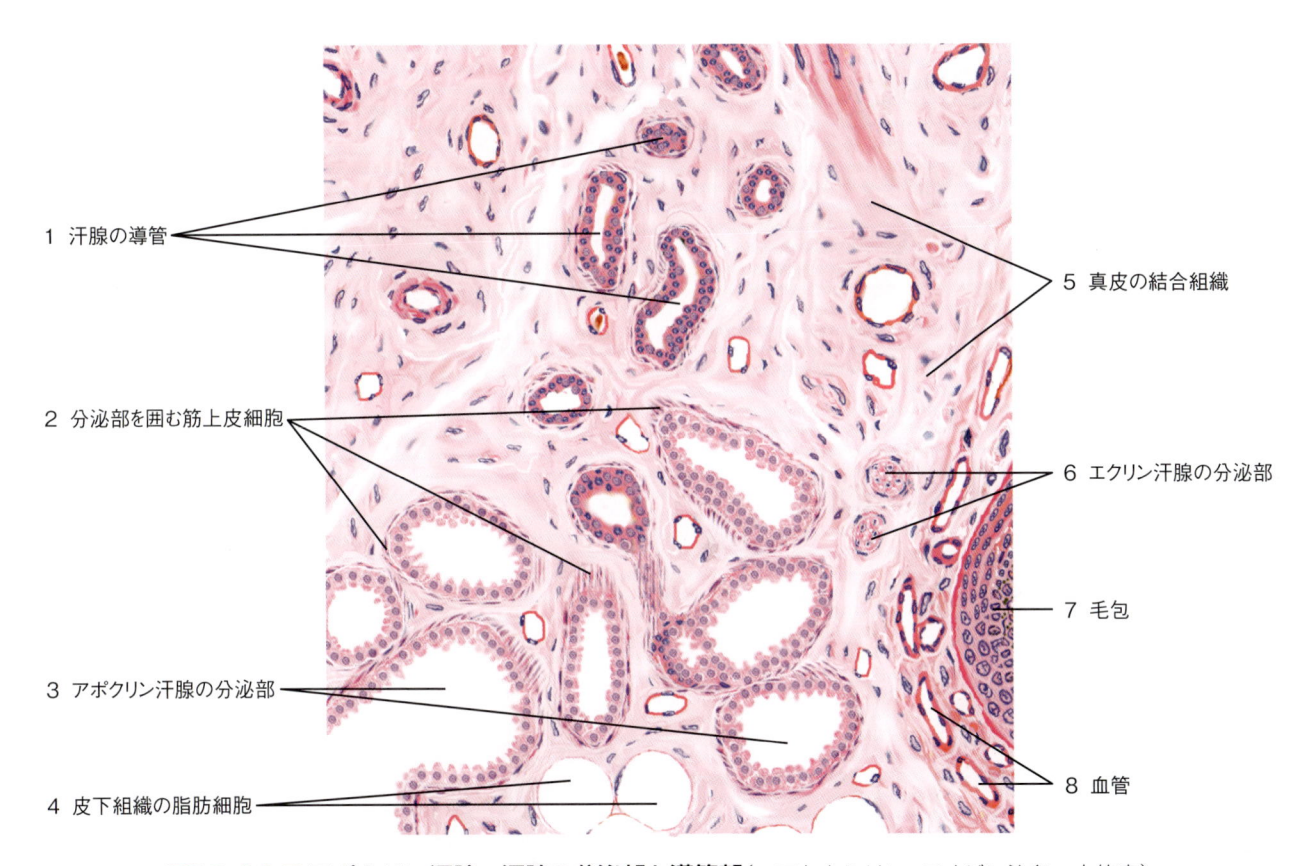

1　汗腺の導管
2　分泌部を囲む筋上皮細胞
3　アポクリン汗腺の分泌部
4　皮下組織の脂肪細胞
5　真皮の結合組織
6　エクリン汗腺の分泌部
7　毛包
8　血管

**図12-10 ■ アポクリン汗腺：汗腺の分泌部と導管部**(ヘマトキシリン-エオジン染色，中倍率)

## 図12-11　エクリン汗腺の横断面と三次元模式図

　　エクリン汗腺は，コイル状単一管状腺であり，下端は真皮の深部や皮下組織の上部までに
およぶ．エクリン汗腺の構造を理解するために，真皮から**表皮**(1, 6)までの走行を断面図(**左
がわ**)と三次元模式図(**右がわ**)を並べて示している．

　　真皮の深部にある汗腺のコイル状の部分は，**分泌部**(9)である．**分泌細胞**(4)は大きく，円
柱状で，軽度に好酸性の細胞である．分泌細胞(4)の基底部を囲むのは，紡錘状で厚みのう

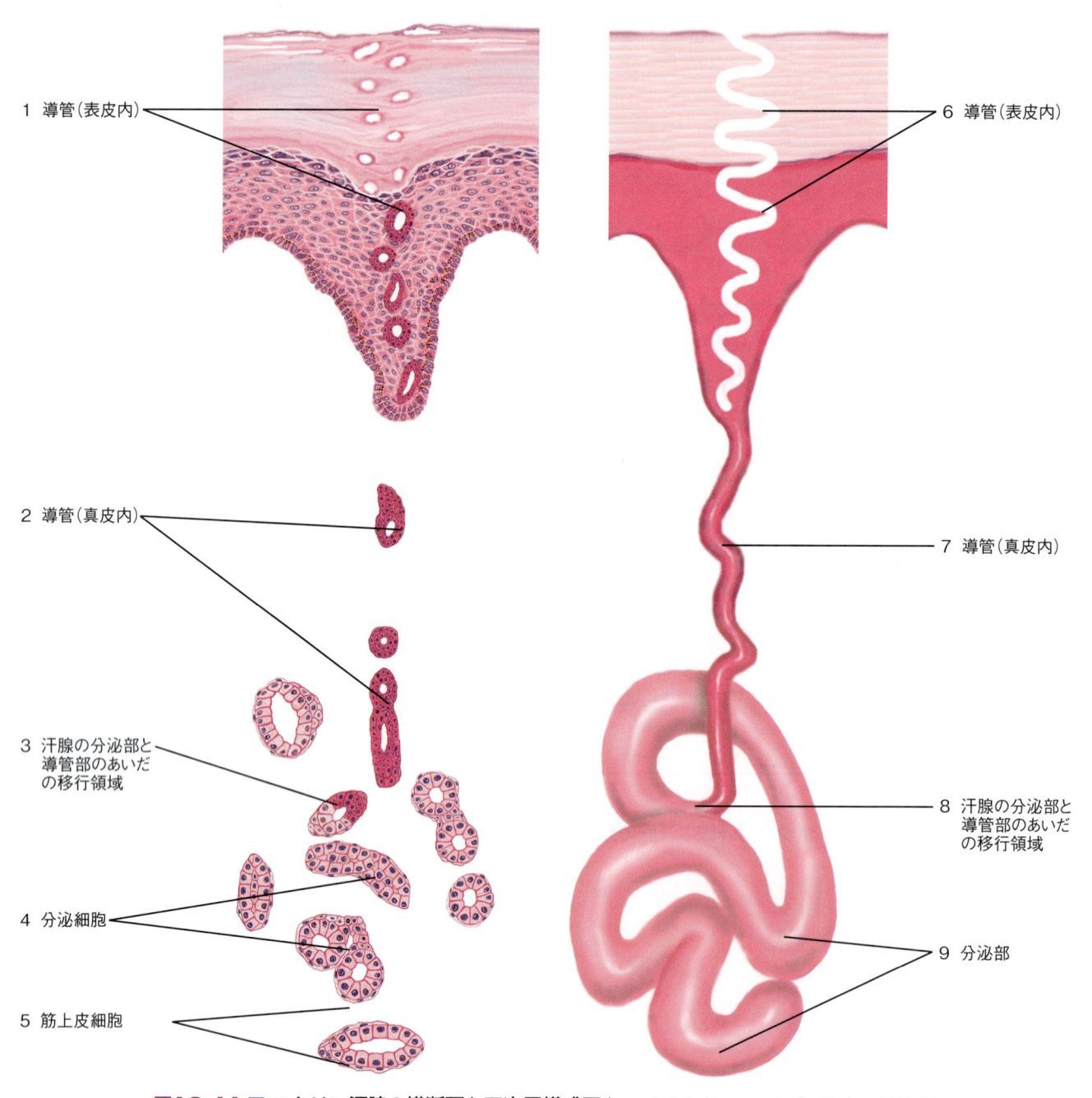

1　導管(表皮内)

2　導管(真皮内)

3　汗腺の分泌部と
　導管部のあいだ
　の移行領域

4　分泌細胞

5　筋上皮細胞

6　導管(表皮内)

7　導管(真皮内)

8　汗腺の分泌部と
　導管部のあいだ
　の移行領域

9　分泌部

**図12-11** ■ **エクリン汗腺の横断面と三次元模式図**(ヘマトキシリン-エオジン染色，低倍率)

すい**筋上皮細胞**(5)である．この細胞は，分泌細胞(4)の基底部と，分泌細胞のまわりにある基底膜(図には示していない)のあいだに存在する．明るく染まっている分泌細胞(4, 9)が暗く染まった**導管**(2, 7)に変わるところは，汗腺の分泌部と導管部のあいだの**移行領域** transition area(3, 8)を表している．

　導管の細胞(2, 7)は，分泌細胞(4)より小さい．また，導管(2, 7)の内腔は狭く，その内腔を濃く染まる重層立方細胞が囲む．導管のまわりには筋上皮細胞はない．導管は，真皮内を上行し，表皮(1, 6)の細胞層を貫き，上皮性の壁を失い，らせんを描いて皮膚表面に開口する．

## 機能との関連 12-2 ■ 皮膚付属器

　**爪**，**毛**，**汗腺**は，皮膚の付属器であり，体表の上皮から発生した構造である．発生の過程で，付属器は真皮の結合組織中へとのびて真皮深部にとどまった状態で成長する．毛は，皮膚の**毛包**からのびた，硬く角化した円筒状の構造である．毛の一部は，皮膚の上皮から外方へと出て，残りの部分は真皮内にとどまる．毛は，**毛球**と呼ばれる毛包の基底部のふくらんだ部分で成長する．毛球は分裂して毛の成長をもたらす細胞が存在する毛母基によって構成されている．また，毛球にはメラノサイトも存在しており，このメラノサイトは色素を毛に供給する．毛球の基部には**結合組織の毛乳頭**が入りこんでいる．この毛乳頭には血管が豊富に存在し，毛包の細胞に栄養を運び，この部分で毛細胞は分裂，増殖して成長し，角化して毛をつくる．

　それぞれの毛包には，一つまたは複数の**皮脂腺**が付随しており，**皮脂** sebum と呼ばれる油状の分泌物を産生する．皮脂腺も表皮細胞から発生する．皮脂腺の分泌物である皮脂は，細胞が死ぬとつくられ，腺から毛包の毛幹の表面へと排出される．また，毛包周囲の結合組織から**真皮の乳頭層**へ，**立毛筋**と呼ばれる平滑筋の束が走っている．皮脂腺は，この立毛筋と毛包のあいだに位置している．立毛筋は**自律神経**によって支配され，強い興奮や恐怖，寒さなどにより収縮する．立毛筋が収縮すると，毛が立ち上がり，毛が貫く部分の皮膚が押し下げられ，皮膚表面に小さな隆起，すなわち"鳥肌"を生じる．さらに，このような収縮によって，皮脂腺から毛包内や皮膚表面に皮脂が排出される．皮脂は，皮膚表面をおおって滑らかにし，防水作用をもたせ，皮膚の乾燥や皮膚からの細菌の侵入を防ぐはたらきがある．

　**汗腺**は，皮膚に広く分布し，エクリン汗腺とアポクリン汗腺の二つの種類がある．**エクリン汗腺**はコイル状単一管状腺である．その**分泌部**は，真皮の深部にあり，**導管**はそこから皮膚表面に向かってコイル状に走行している．導管の内腔は重層立方上皮でおおわれている．エクリン汗腺には分泌顆粒をもたない**明調細胞** clear cell と，分泌顆粒をもつ**暗調細胞** dark cell の2種の細胞が含まれている．暗調細胞からはおもに糖蛋白が分泌されるが，明調細胞からは汗の水，電解質(おもに $Na^+$ と $Cl^-$)が分泌される．それぞれの汗腺において分泌部の基底部を囲む細胞が，**筋上皮細胞**であり，これが収縮することにより，汗腺から汗が排出される．エクリン汗腺は手掌と足底の皮膚にもっとも多く分布している．エクリン汗腺は汗から水分が蒸発することによって体温調節に重要な役割を果たしている．また，汗腺は水，ナトリウム塩，アンモニア，尿酸，尿素も排出する．

　**アポクリン汗腺**もまた真皮の深部にみられるが，おもに腋窩，肛門周辺，乳房の乳輪の領域に分布がかぎられている．アポクリン汗腺も表皮が下方へ増殖した部位から発生する．アポクリン汗腺はエクリン汗腺に比べて大きく，その導管は**毛包**に開口している．分泌部は，コイル状管状腺である．しかしエクリン汗腺とは対照的に，アポクリン汗腺の分泌部の管腔は広く，拡張しており，分泌細胞は背の低い立方体状である．エクリン汗腺の導管と同じように，アポクリン汗腺の導管も重層立方上皮が内腔をおおっていて，分泌部が収縮性の**筋上皮細胞**に囲まれているところもエクリン汗腺と似ている．アポクリン汗腺は**性ホルモン**が産生される思春期になると機能をもつようになる．**粘稠の分泌物**を産生し，細菌に分解されると特有の不快臭を発する．

## 図12-12　厚い皮膚の真皮における糸球（グロムス装置）

　　手指や足趾の厚い皮膚では，動静脈吻合が豊富である．動静脈吻合には，動脈と静脈が直接つながっているものもあるが，吻合部の動脈側の壁が肥厚して**糸球（グロムス装置 glomus）(2)** と呼ばれる構造をつくるものもある．糸球(2)の血管はコイル状でねじれているため，一つの横断面に複数の内腔がみえることがある．

　　糸球(2)の動脈の中膜にある平滑筋細胞は肥大し，**類上皮細胞 epithelioid cell(6)** となり，**動静脈の移行部 arteriovenous junction(5)** で細静脈に移行する前に再びうすくなる．

　　すべての動静脈吻合では，神経支配が豊富で血管から血液が供給されている．**結合組織鞘 connective tissue sheath(7)** が糸球(2)全体を包んでいる．糸球(2)周囲の**真皮(4)** には，**血管(8)**，末梢**神経(1)**，**汗腺**の**導管(3)** が存在する．

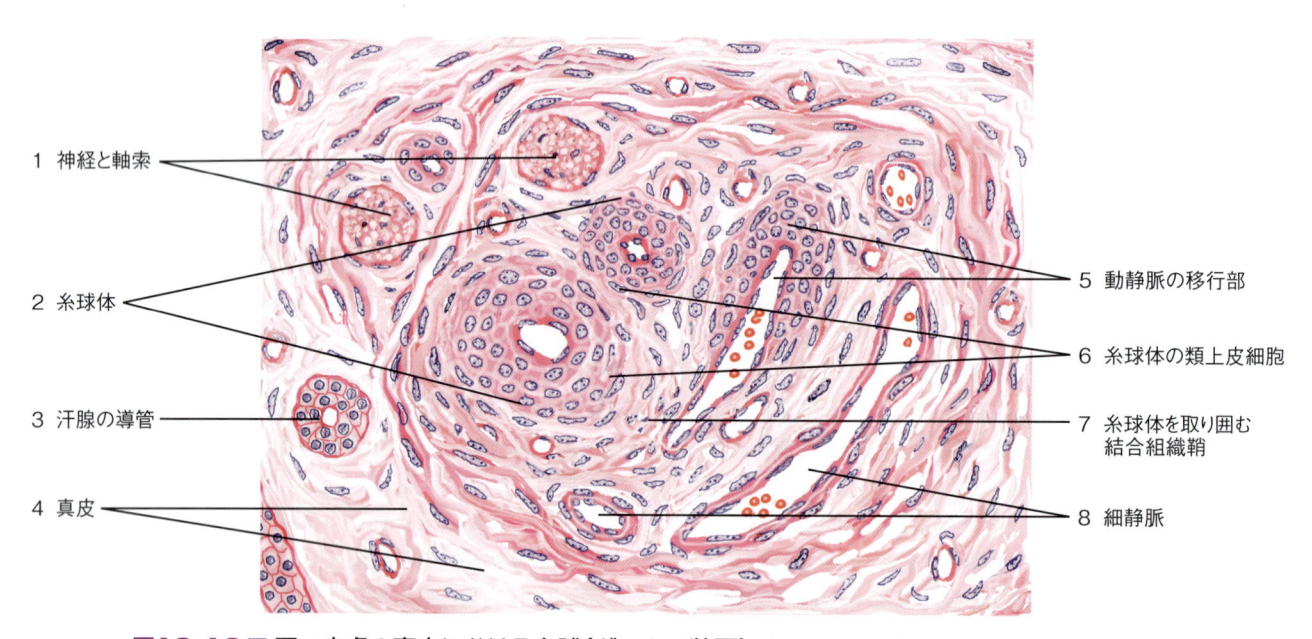

1 神経と軸索
2 糸球体
3 汗腺の導管
4 真皮
5 動静脈の移行部
6 糸球体の類上皮細胞
7 糸球体を取り囲む結合組織鞘
8 細静脈

**図12-12 ■ 厚い皮膚の真皮における糸球（グロムス装置）**（ヘマトキシリン-エオジン染色，高倍率）

## 機能との関連 12-3 ■ 動静脈吻合と糸球（グロムス装置）

　　多くの組織において，毛細血管をバイパスした動脈と静脈との直接の交通は**動静脈吻合 arteriovenous anastomosis** と呼ばれる．そのおもな機能は，血圧，血流，体温の調整や体の熱の保持である．**糸球**は動静脈吻合の中でも複雑な構造をしたものであり，コラーゲン線維の豊富な結合組織によって囲まれていて，高度にねじれたコイル状の動静脈吻合である．糸球の機能もまた，血流の調整や体の熱の保持である．これらの構造は，過度の低温にさらされる場所で動静脈吻合を必要とするような指先，外耳などの身体の末梢の部分でみられる．

## 図12-13　厚い皮膚の真皮のパチニ小体（横断面と縦断面）

　厚い皮膚では，**パチニ小体**(2, 9)が**真皮**(3)の深部にみられる．パチニ小体の一つが縦断面(2)で，もう一つは横断面(9)で示されている．

　それぞれのパチニ小体(2, 9)は卵円形で，中心に細長い**有髄軸索**(2b, 9b)があり，その周囲を緻密なコラーゲン線維の**同心円状の層板**(2a, 9a)が囲み，**結合組織被膜**(2c, 9c)がこれらを包んでいる．結合組織の層板(2c, 9c)のあいだには少量のリンパ液のような液体がある．横断面では，パチニ小体(9)の中心部の軸索(9b)を取り囲む結合組織の層板構造(9a)は，スライスされたタマネギのようにみえる．

　パチニ小体(2, 9)のまわりの真皮(3)の結合組織内には，**脂肪細胞**(5)，**細静脈**(10)，末梢**神経**(4, 6)，そして**汗腺の導管**(1)や**分泌部**(8)の断面がみられる．収縮性のある**筋上皮細胞**(7)が汗腺の分泌部(8)のまわりを取り囲んでいる．

　パチニ小体(2, 9)は，圧，振動，触覚に対する重要な感覚受容器である．

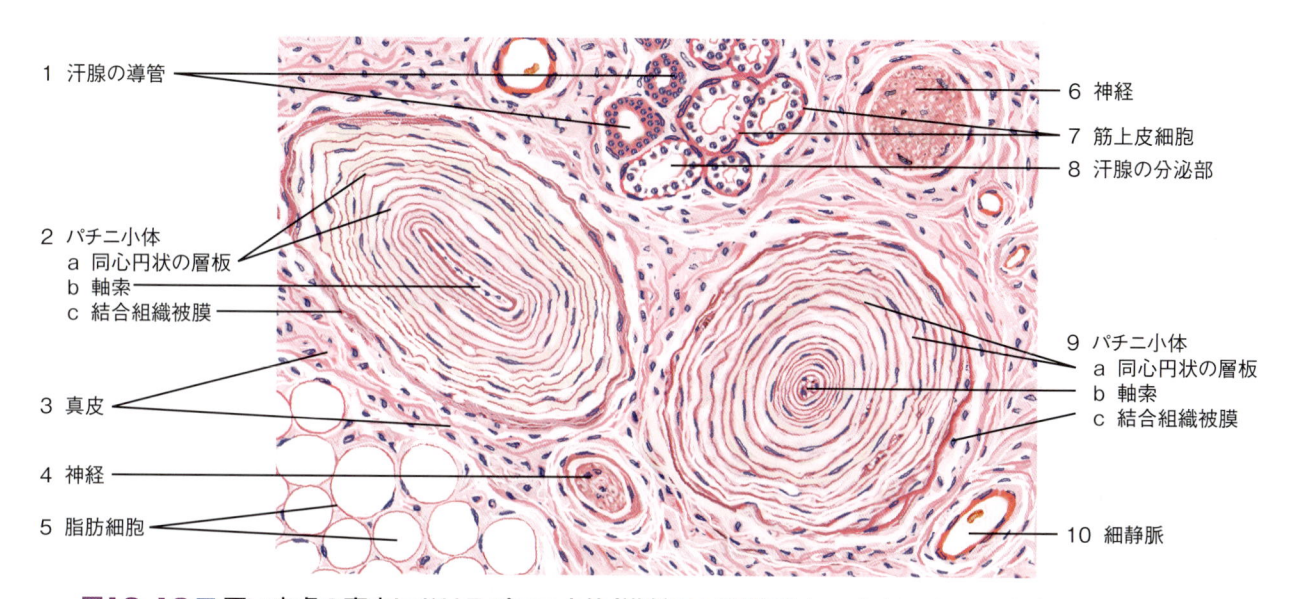

1　汗腺の導管
2　パチニ小体
　a　同心円状の層板
　b　軸索
　c　結合組織被膜
3　真皮
4　神経
5　脂肪細胞
6　神経
7　筋上皮細胞
8　汗腺の分泌部
9　パチニ小体
　a　同心円状の層板
　b　軸索
　c　結合組織被膜
10　細静脈

**図12-13 ■ 厚い皮膚の真皮におけるパチニ小体（横断面と縦断面）**（ヘマトキシリン-エオジン染色，高倍率）

# 第12章　まとめ

## 外皮系

### 概　要

- 皮膚は最大の器官であり，皮膚とその付属器は外皮系を構成する
- 体表の表皮と深部の真皮で構成される
- 血管の分布がない表皮は，角化した重層扁平上皮におおわれている
- 血管が分布する真皮は，不規則性結合組織，血管，神経，腺によって構成される
- 真皮の下部は皮下組織すなわち結合組織層であり，筋膜とも呼ばれる

### 真　皮：乳頭層と網状層

#### 乳頭層
- 基底膜が表皮と真皮をへだてている
- 真皮の浅い方にある層であり，疎性不規則性結合組織で充たされている
- 真皮乳頭と皮膚小稜は，組み合わさって凹凸の形をつくっている
- 結合組織は線維，細胞，血管で充たされている
- 感覚受容器であるマイスネル小体は，真皮乳頭の中に存在する

#### 網状層
- 真皮の深い方にある層で，乳頭層より厚く，密性不規則性結合組織で充たされている
- 細胞はほとんどなく，コラーゲンはおもにⅠ型コラーゲンである
- 乳頭層と網状層とを分ける明確な境界はない
- 下部は皮下組織（または浅筋膜と呼ばれる）と融合している
- 動静脈吻合や感覚受容器であるパチニ小体がある
- パチニ小体では，コラーゲン線維の同心円状の層板が，有髄の軸索を取り囲んでいる

### 表皮の細胞層

#### 基底層：第1層
- 表皮の最深部の層であり，基底膜上に接している基底細胞の単一層である
- 基底細胞はデスモソームによって互いに，またヘミデスモソームによって基底膜に，それぞれ接している
- 基底細胞は表皮の幹細胞としてはたらき，有糸分裂の活動亢進がみられる
- 基底細胞は表層へと移動し，中間径フィラメントのケラチン線維を産生する

#### 有棘層：第2層
- 基底層の上の二つ目の層であり，4列から6列の細胞層からつくられている
- 病理組織標本では，有棘層の細胞は収縮し，細胞間の間隙が拡がり，そこに細胞からとげ（棘）が出ている
- 有棘層の細胞はケラチン線維を産生し続けており，それらが集まってトノフィラメントの線維束を構築するようになる
- とげ（棘）は，トノフィラメントの線維束にデスモソームが付着している場所に相当する

#### 顆粒層：第3層
- 有棘層上に細胞がつくる層で，3層から5層の扁平な細胞の層で構成されている
- 顆粒層の細胞の中には，ケラトヒアリン顆粒や膜結合型層板顆粒が密に詰まっている
- ケラトヒアリン顆粒は，ケラチンフィラメントに架橋しているフィラゲリン蛋白質より構成されている
- ケラチントノフィラメントとケラトヒアリン顆粒との結合によって，軟ケラチンがつくられる
- 層板顆粒は，脂質性物質を細胞間隙に分泌し，皮膚を防水する

#### 透明層：第4層
- 顆粒層の上にあり，厚い皮膚においてのみにみられ，半透明でかろうじて目にみえる層である
- 細胞内容物は加水分解酵素によって分解されて，ケラチンフィラメントによって包まれる

#### 角質層：第5層
- 皮膚の最表層にあり，軟ケラチンで充たされた扁平の死んだ細胞からつくられている
- 角化した細胞は絶えず体表から脱落・剥離し，新しい細胞におきかわる
- 角化の過程で，加水分解酵素が核や細胞小器官を分解する

## その他の皮膚の細胞

### メラノサイト
・神経堤細胞由来で，基底層と有棘層のあいだに分布している
・細胞質は細長く不整形で，表皮の中で樹枝状に枝をのばしている
・チロシンから，暗褐色の色素であるメラニンを合成する
・細胞質の突起内にあるメラニンは，基底細胞層中のケラチノサイトに貪食される
・メラニンは皮膚の色を暗調にして，紫外線から皮膚を守る

### ランゲルハンス細胞
・樹状細胞の一種で骨髄に由来し，血液を介して皮膚に移動する
・おもに有棘層に存在し，皮膚の免疫系に関与する
・皮膚の抗原提示細胞として，皮膚の免疫系の一部を担う

### メルケル細胞
・表皮の基底層に存在し，指先にもっとも多い
・ケラチノサイトと求心性軸索に密に接し，機械的刺激に対する感覚受容器としてはたらく

## 表皮：厚い皮膚とうすい皮膚との比較
・手掌や足底部は，常に摩耗などの負荷がかかっているため，厚い皮膚におおわれている
・厚い皮膚には汗腺はあるが，毛，皮脂腺，平滑筋はみられない
・うすい皮膚には皮脂腺，毛，汗腺，立毛筋がある
・ケラチノサイトは表皮の細胞の大部分を占める
・メラノサイト細胞，ランゲルハンス細胞，メルケル細胞などの細胞も，ケラチノサイトより数は少ないが表皮の細胞として存在する

## おもな皮膚の機能
・角化した表皮によって，摩擦や病原微生物の侵入から体を保護する
・脂質層が表皮にあるため，水を通さない
・発汗や血管の径の変化により体温を調節する
・神経終末があるため，触覚，痛み，圧，温度変化に対する感覚を受容する
・汗の分泌によって，水，ナトリウム塩，尿素，窒素老廃物を排泄する
・日光にさらされると，表皮で産生された前駆体からビタミンDを生成する

## 皮膚付属器

### 毛
・毛の原基は表皮の表面の上皮から発生し，真皮の深部に移動して定着する
・毛は毛包から出てくる硬い円筒状の構造である
・外根鞘と内根鞘に囲まれている
・毛包のふくらんだ部分である毛球で毛は成長する
・毛球には，血管が豊富に分布する結合組織の乳頭が入りこんでいる
・乳頭の上をおおっている毛母基には，有糸分裂細胞やメラノサイトが含まれている

### 皮脂腺
・それぞれの毛包には，多数の皮脂腺が付随している
・皮脂腺の細胞は，成長し，分泌物を溜め，死ぬと油状の分泌物である皮脂となる
・平滑筋である立毛筋は，真皮の乳頭層や毛包の鞘に付着している
・立毛筋の収縮によって毛が立ち，毛包内に皮脂が排出される

### 汗腺
・皮膚に広く分布し，エクリン汗腺とアポクリン汗腺の2種類がある
・体温調節にかかわるとともに，水，塩，窒素老廃物の排出も行なう

### エクリン汗腺
・手掌や足底部の皮膚の，真皮の深部にあるコイル状単一管状腺である
・導管と分泌細胞である明調細胞，暗調細胞から構成されている
・暗調細胞からはおもに粘液が分泌され，明調細胞からは漿液が分泌される
・収縮性の筋上皮細胞は，分泌細胞の周囲を取り囲む
・導管は，厚さがうすく暗く染まる重層立方細胞からなる
・導管は上行し，表皮を貫き，皮膚表面に開口する

### アポクリン汗腺
・腋窩，肛門周辺，乳房の乳輪の領域における真皮の深部でみられるコイル状管状腺である
・導管は毛包に開口している
・管腔は広く拡張しており，壁は背の低い立方上皮である
・収縮性のある筋上皮細胞は分泌部のまわりを囲んでいる
・性ホルモンが産生される思春期になると，機能をもつようになる
・分泌物は，細菌に分解されると不快臭を発する

# 第12章 復習問題

## 問　題

次の問題について，もっとも適切な答えを選びなさい．

1. 毛髪や汗腺などの皮膚付属器が発生する場所は？
   A. 真皮
   B. 皮下組織
   C. 神経堤
   D. 結合組織
   E. 表皮の上皮

2. 汗腺の分泌物が腺の分泌部から排出されるのは？
   A. 立毛筋の収縮
   B. 腺の周囲の平滑筋の収縮
   C. 筋上皮細胞の収縮
   D. 分泌細胞からの圧力
   E. ホルモンの影響

3. 皮脂腺からの分泌物が排出されるのは？
   A. 立毛筋の収縮
   B. 腺の周囲にある平滑筋の収縮

   C. 筋上皮細胞の収縮
   D. 分泌細胞からの圧力
   E. ホルモンの影響

4. ランゲルハンス細胞が由来する場所は？
   A. 胸腺
   B. リンパ節
   C. 皮膚の真皮
   D. 骨髄
   E. 皮膚の表皮

5. マイスナー小体が存在する場所は？
   A. 表皮
   B. 毛包の周囲
   C. 顆粒層
   D. 皮下組織
   E. 真皮乳頭

## 解　答

1. 正解：E. 表皮の上皮．表皮の上皮細胞が下方に成長し，真皮内に入り，そこで皮膚付属器を形成する．
2. 正解：C. 筋上皮細胞の収縮．筋上皮細胞は腺の分泌部をかごのように取り囲んでいる．筋上皮細胞が収縮すると，分泌物が腺から排出される．
3. 正解：A. 立毛筋の収縮．立毛筋の平滑筋線維は，毛包の結合組織と真皮に付着している．皮脂腺は，立

毛筋と毛包のあいだにある．立毛筋線維が収縮すると，皮脂腺の分泌物が排出される
4. 正解：D. 骨髄．ここから，細胞は皮膚の表皮に運ばれてそこにとどまり，免疫機能を果たす．
5. 正解：E. 真皮乳頭．真皮は表皮に入りこんで境界面を凹凸にしているが，マイスナー小体は真皮が表に入りこんだ部位の一部に存在する．

## 顕微鏡写真による補足

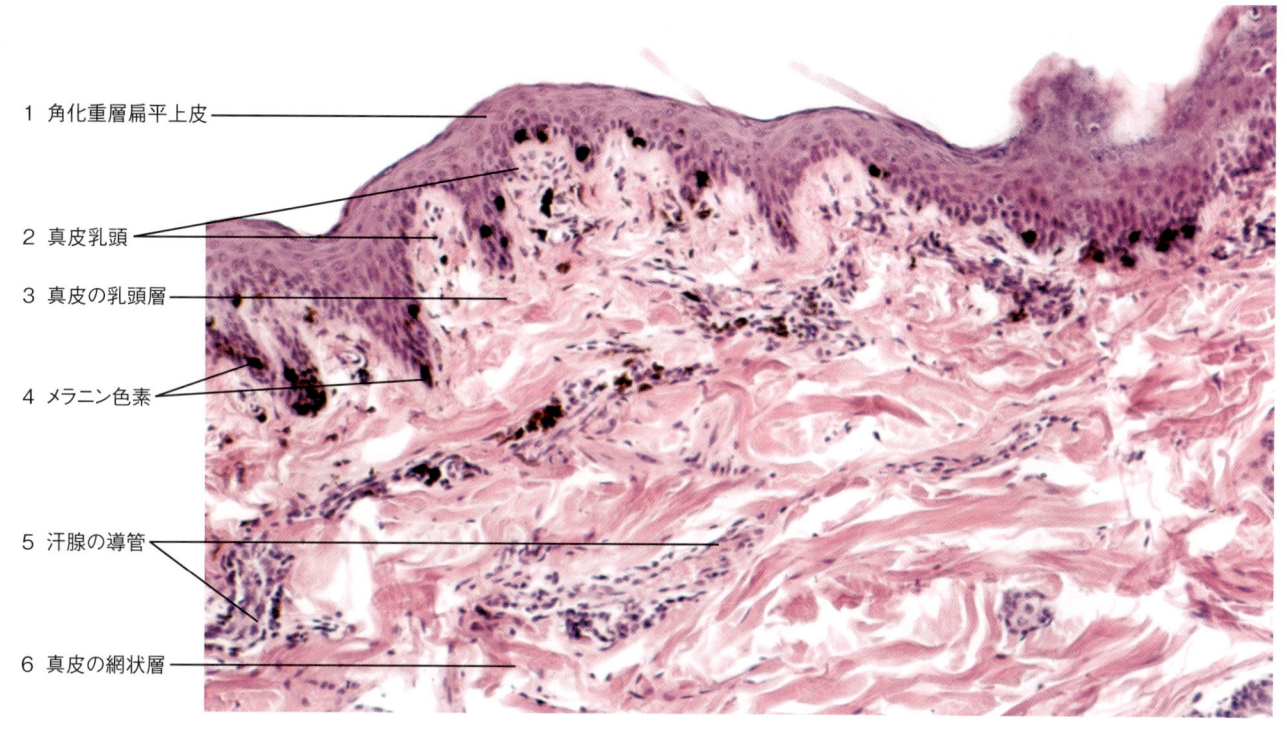

1 角化重層扁平上皮
2 真皮乳頭
3 真皮の乳頭層
4 メラニン色素
5 汗腺の導管
6 真皮の網状層

**図12-14** ■ **毛髪のある頭部のうすい皮膚：毛包とその周囲の構造**(ヘマトキシリン-エオジン染色, ×40)

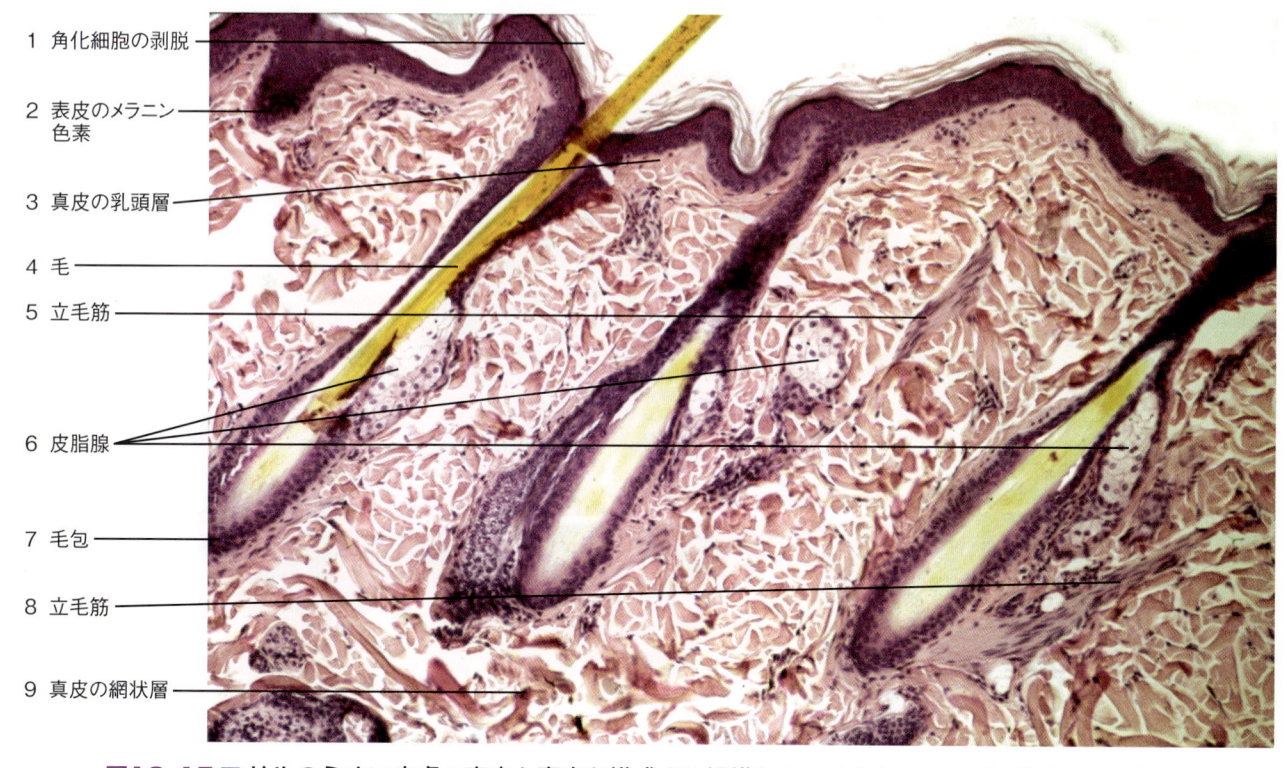

1 角化細胞の剥脱
2 表皮のメラニン色素
3 真皮の乳頭層
4 毛
5 立毛筋
6 皮脂腺
7 毛包
8 立毛筋
9 真皮の網状層

**図12-15** ■ **サルのうすい皮膚：表皮と真皮を構成する組織**(ヘマトキシリン-エオジン染色, ×40)

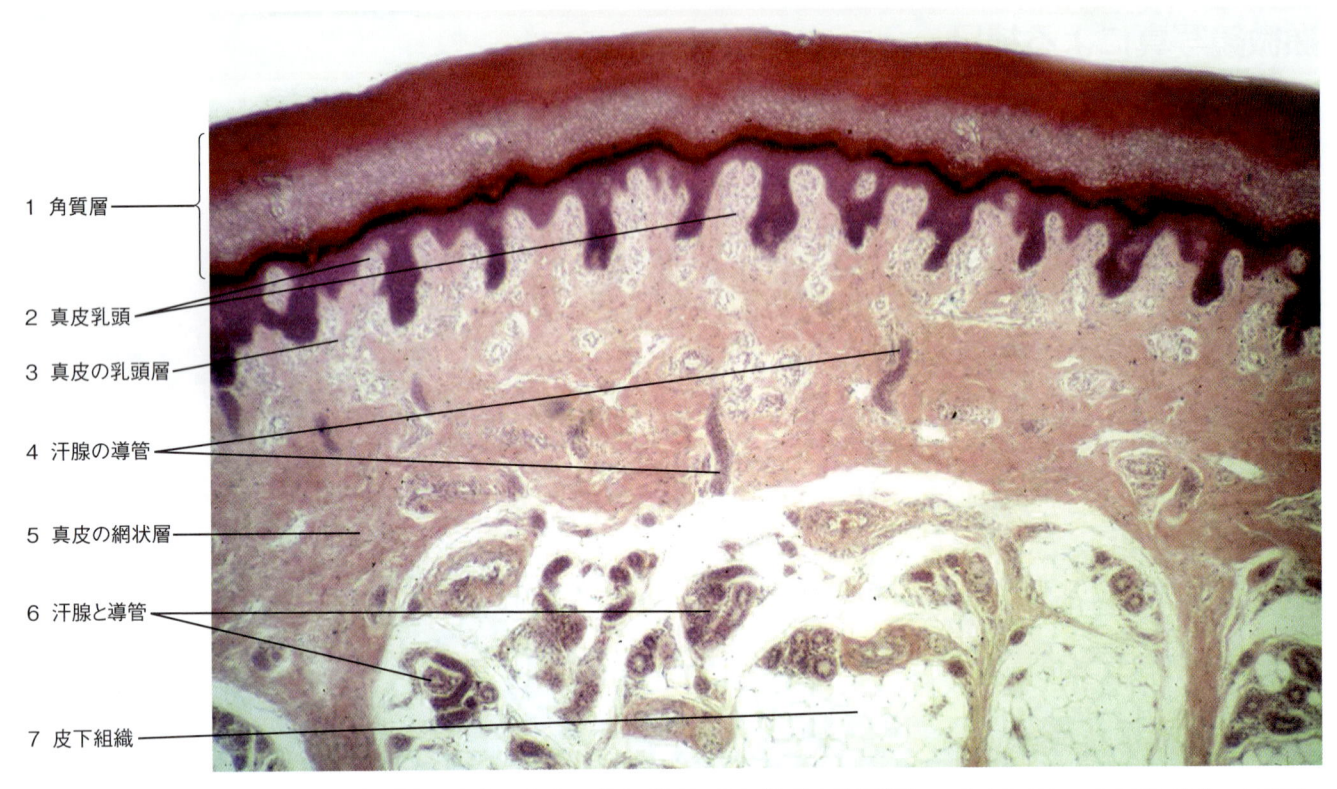

1 角質層
2 真皮乳頭
3 真皮の乳頭層
4 汗腺の導管
5 真皮の網状層
6 汗腺と導管
7 皮下組織

**図12-16** ■ **ヒトの厚い皮膚（手掌）：表皮，真皮，およびそれらを構成する組織**（ヘマトキシリン–エオジン染色，×25）

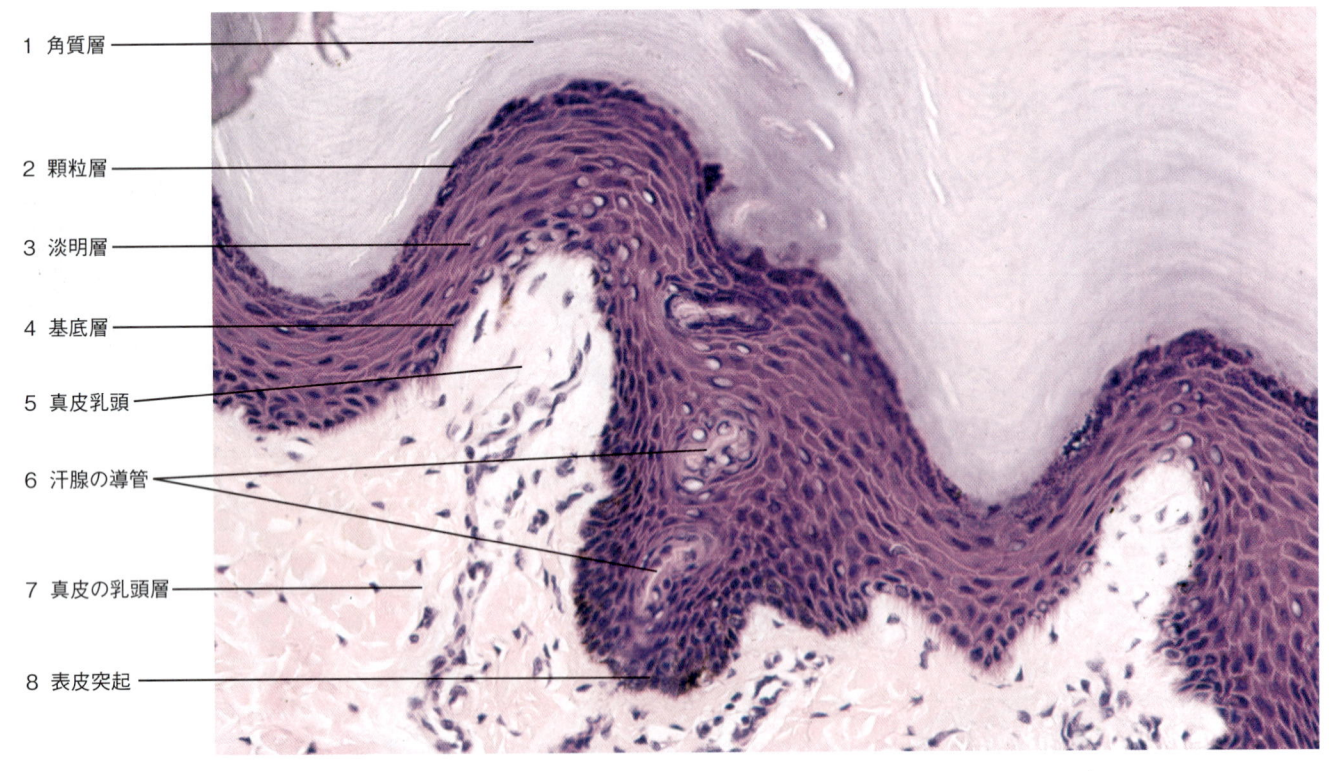

1 角質層
2 顆粒層
3 淡明層
4 基底層
5 真皮乳頭
6 汗腺の導管
7 真皮の乳頭層
8 表皮突起

**図12-17** ■ **ヒトの厚い皮膚：表皮の各層**（ヘマトキシリン–エオジン染色，×40）

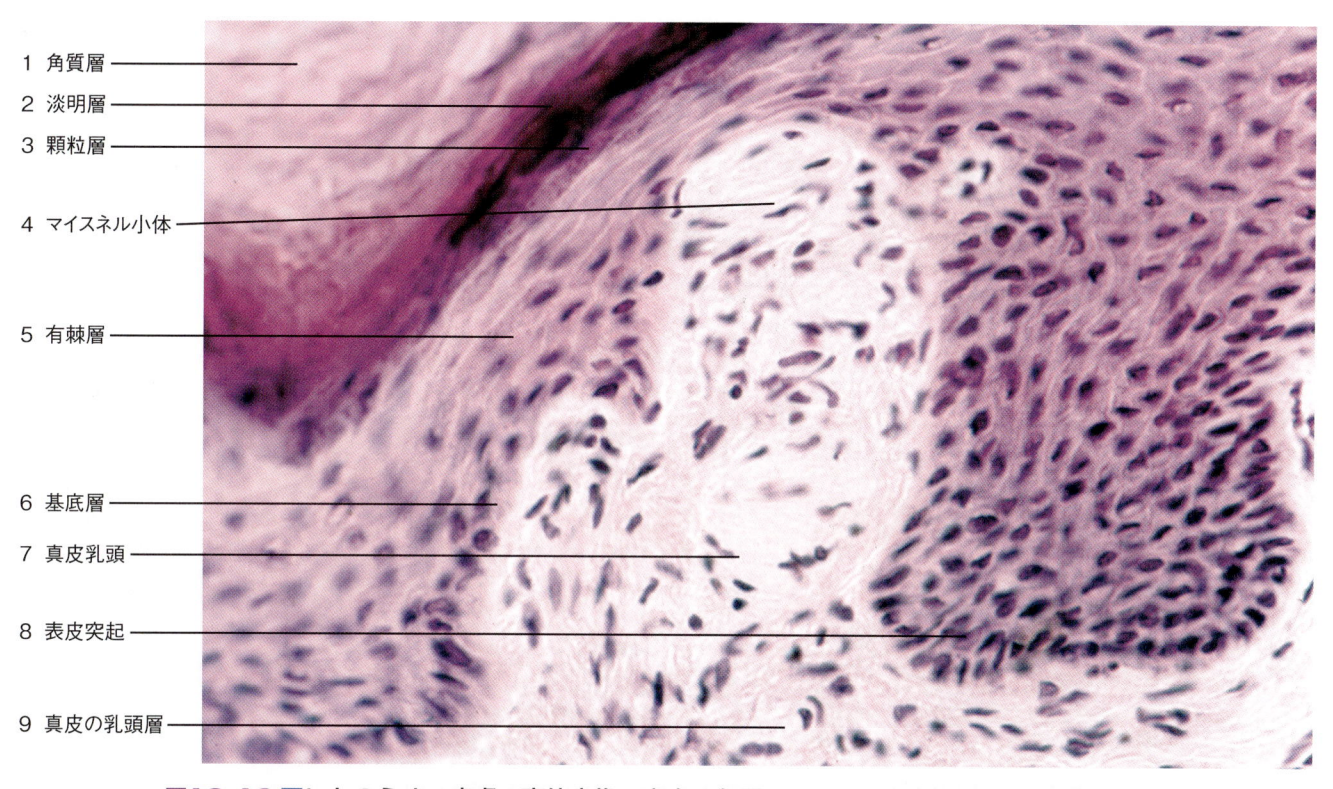

1 角質層
2 淡明層
3 顆粒層
4 マイスネル小体
5 有棘層
6 基底層
7 真皮乳頭
8 表皮突起
9 真皮の乳頭層

**図12-18 ■ヒトのうすい皮膚の高倍率像：表皮の各層，マイスネル小体，表皮の下部の真皮**
（ヘマトキシリン–エオジン染色，×250）

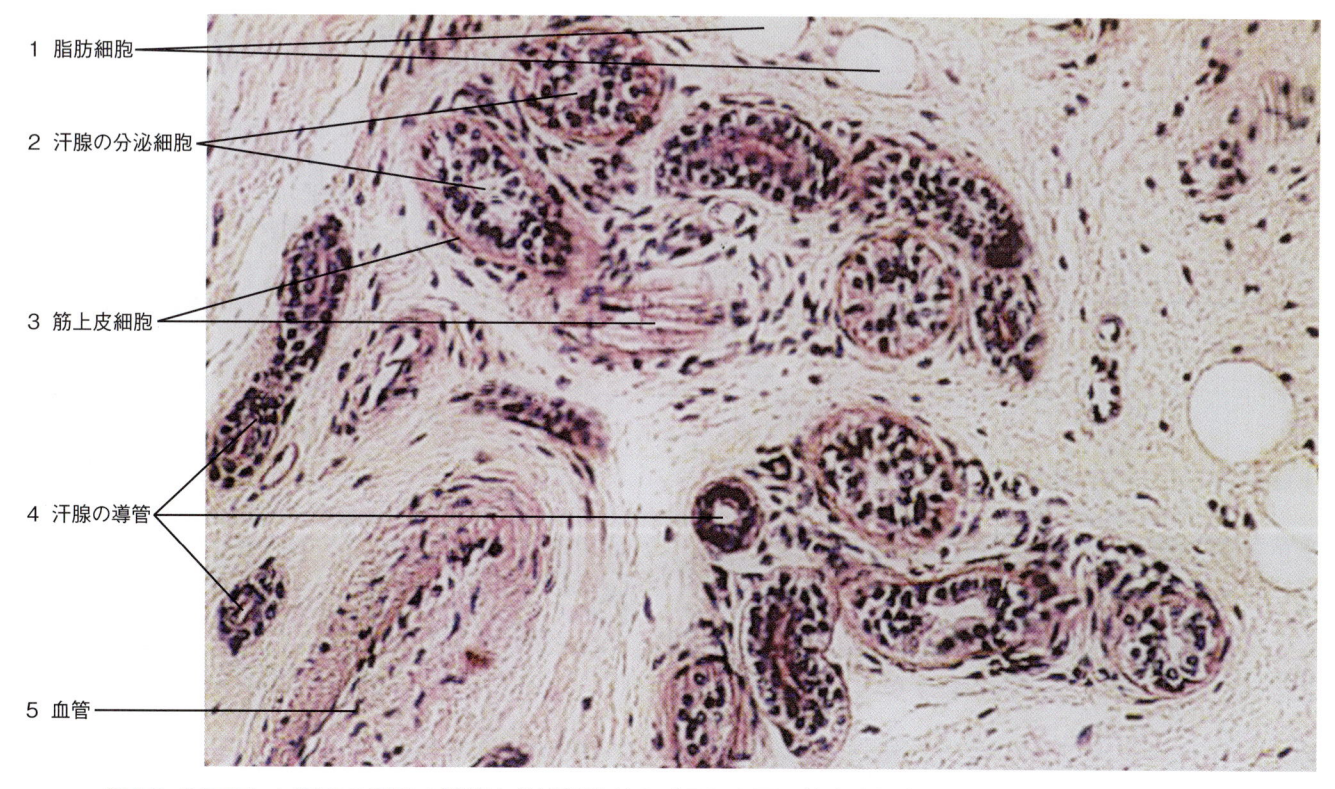

1 脂肪細胞
2 汗腺の分泌細胞
3 筋上皮細胞
4 汗腺の導管
5 血管

**図12-19 ■ヒト真皮の汗腺の導管と分泌細胞およびそれを囲む筋上皮細胞**（ヘマトキシリン染色，×100）

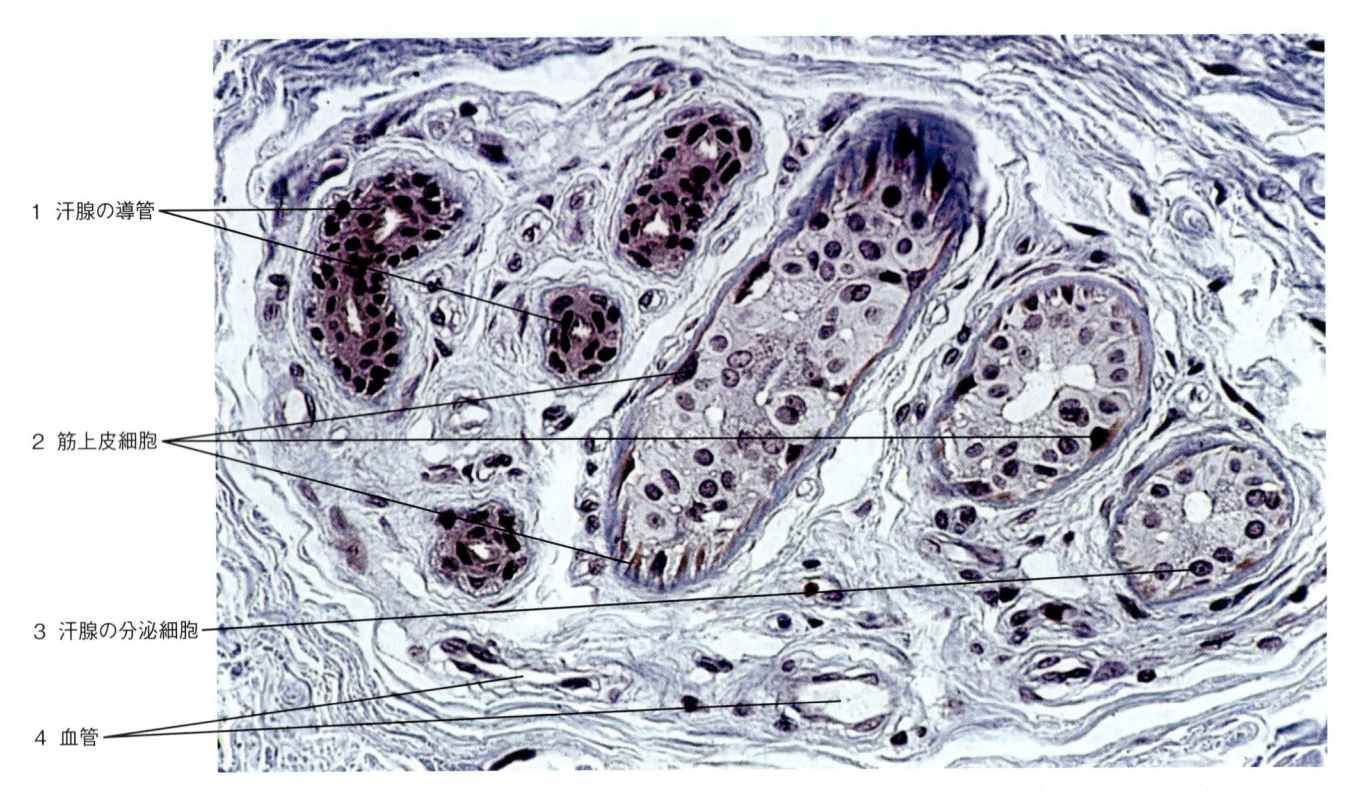

1　汗腺の導管

2　筋上皮細胞

3　汗腺の分泌細胞

4　血管

**図12-20 ■ ヒト汗腺の導管，分泌細胞および筋上皮細胞の高倍率像**（マロリー–アザン染色，×130）

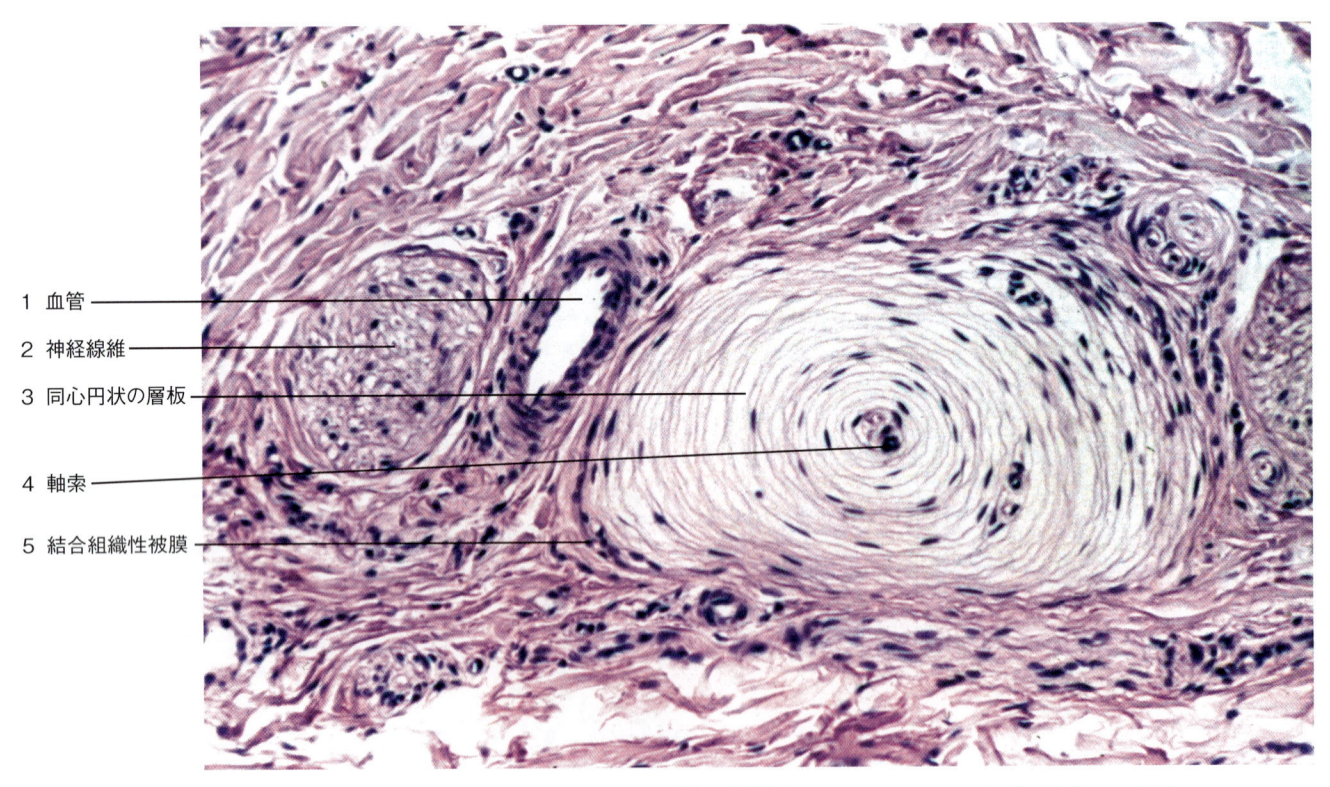

1　血管

2　神経線維

3　同心円状の層板

4　軸索

5　結合組織性被膜

**図12-21 ■ サル真皮にあるパチニ小体とその周囲の組織**（ヘマトキシリン–エオジン染色，×80）

# 消化器系Ⅰ：口腔と大唾液腺

消化器系は口腔に始まり肛門に終わる1本の長い**中空の管**で，**口腔** oral cavity，**食道** esophagus，**胃** stomach，**小腸** small intestine，**大腸** large intestine，**直腸** rectum，**肛門管** anal canal の各部から構成される．さらに消化管に付属する器官として，**唾液腺** salivary gland，**肝臓** liver，**膵臓** pancreas が消化管の外にある．これらの付属器官はさまざまな分泌物を産生し，消化管壁を貫く導管を介して消化管内に送り出す．

## 第1項・口　腔

口腔に入った食物は，歯（図13-1）で咀嚼され，飲みこみやすいように唾液とまぜられる．口腔内で食物が細かく砕かれるために，口腔の内面は**非角化重層扁平上皮** nonkeratinized stratified squamous epithelium でおおわれている．この上皮は口唇の内側面もおおっている．

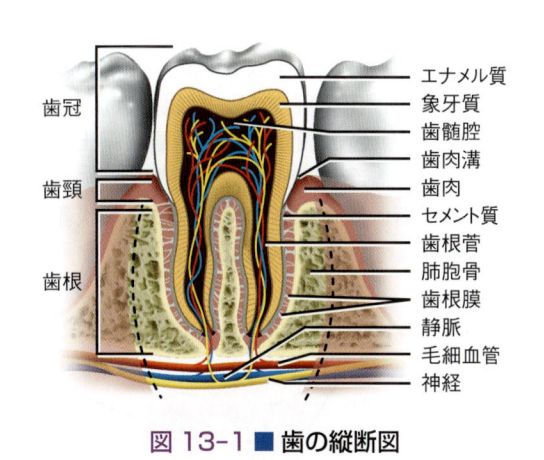

図13-1 ■ 歯の縦断図

## 口　唇

口腔の一部は口唇と頬からつくられている．口唇は角化重層扁平上皮の非常にうすい皮膚におおわれている．血管が口唇表面の近くを走っているため，口唇は赤い色となる．口唇の外表面には毛包，皮脂腺，汗腺がある．さらに口唇には**口輪筋** orbicularis oris と呼ばれる骨格筋も含まれている．口唇の自由縁より内がわでは，表面は外がわよりも厚い非角化重層扁平上皮へと移行する．口腔上皮の下には粘液分泌性の**口唇腺** labial gland がみられる．

# 舌

　舌 tongue は口腔内にある筋肉性の器官であり（図 13-2），その中心部を構成するのは**結合組織**と互いに交錯して走る**骨格筋線維束**である．舌の骨格筋線維は，さまざまな方向に配列して，咀嚼，嚥下，発語の際の複雑な舌の動きを可能としている．舌の上面は，**分界溝** sulcus terminalis と呼ばれる V 字形の陥凹によって，前 3 分の 2 と後ろ 3 分の 1 に分けられている．

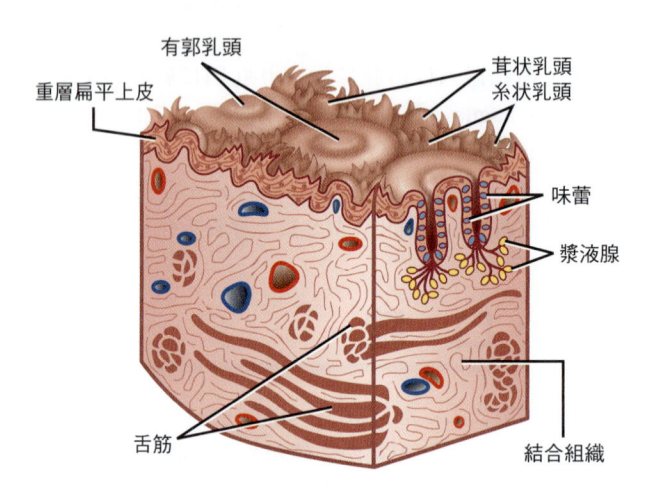

**図 13-2 ■ 舌後部の断面図：有郭乳頭と付属する味蕾と漿液腺の位置を示す**

## 舌乳頭

　舌の上面（舌背）の上皮には，**舌乳頭** lingual papilla と呼ばれる多数の突起が存在する（図 13-3）．舌乳頭の中心には，**粘膜固有層** lamina propria と呼ばれる上皮下の結合組織が入りこんでいる．舌乳頭はすべて**重層扁平上皮**でおおわれ，その一部は**角化** keratinization している．一方，舌の下面の上皮は滑らかで，上皮は角化していない．

　舌の上面（背面）にある舌乳頭には糸状乳頭，茸状乳頭，有郭乳頭，葉状乳頭（これは図中には示されていない）の 4 型がある．

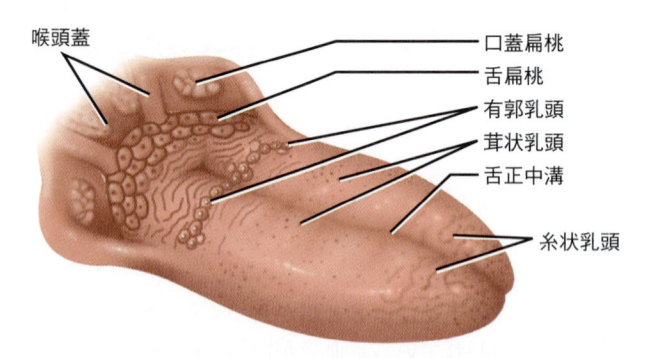

**図 13-3 ■ 舌の上面（背面）：各型の乳頭と扁桃の位置を示す**

### 糸状乳頭

　**糸状乳頭** filiform papilla は，舌表面の乳頭の中でもっとも数が多く，もっとも小さく，細長い円錐形または尖った形をした乳頭である．舌背の前部全体をおおい，角化している．糸状乳頭には味蕾はない．

### 茸状乳頭

　**茸状乳頭** fungiform papilla は，糸状乳頭より数は少ないが大型で，幅と高さがある．茸（きのこ）の形をして糸状乳頭より上に頭を出している．舌の前部と舌尖部に分布していて，舌背の糸状乳頭のあいだに散在している．

### 有郭乳頭

　**有郭乳頭** circumvallate papilla は糸状乳頭や茸状乳頭より大きく，舌の後部におよそ8〜12個分布している．周囲を深い**溝** furrow が囲んでいるのが有郭乳頭の特徴である．深部の結合組織中にある**漿液腺** serous gland（**エブネル腺** von Ebner's gland）の多数の導管が，この溝の底部に開口している．多数の味蕾がそれぞれの有郭乳頭の側面の重層扁平上皮に分布している．

### 葉状乳頭

　**葉状乳頭** foliate papilla は動物によって発達がよいものもあるが，ヒトではあまり発達していない．

## 味　蕾

　葉状乳頭と茸状乳頭の重層上皮内，および有郭乳頭の側面に，**味蕾** taste bud と呼ばれる樽型の構造がみられる（図13-4）．その他，味蕾は，軟口蓋，咽頭，喉頭蓋の上皮内にもみられる．各味蕾の上皮表面には**味孔** taste pore と呼ばれる開口部がある．味蕾は上皮の厚さの全体を占めていて，おもに3種類の細胞からつくられている．

　味蕾の中には細長い**味細胞** taste cell（あるいは gustatory cell）（**神経上皮細胞** neuroepithelial cell）が味蕾の基部から味孔へとのびている．味細胞の先端部には多数の**微絨毛** microvillus があり，味孔を通って外部へと突き出ている．この細胞は基部で小さな求心性神経線維と**シナプス** synaps をつくっている．この他に，味蕾には細長い**支持細胞** sustentacular cell があるが，数は少なく，味を感知しない．味蕾の基部には**基底細胞** basal cell という未分化の細胞があり，味細胞や支持細胞へと分化する**幹細胞** stem cell としてはたらく．

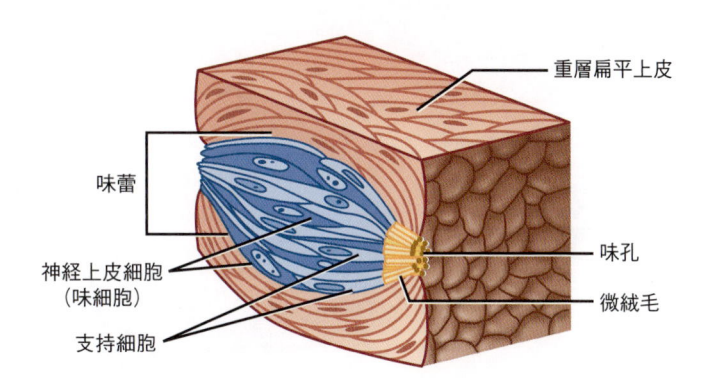

重層扁平上皮

味蕾

神経上皮細胞
（味細胞）

支持細胞

味孔

微絨毛

**図13-4** ■ 舌の上皮の断面図：重層扁平上皮の厚さの全体を占める味蕾とその細胞を示す

## リンパ球の集合体：口蓋扁桃，咽頭扁桃，舌扁桃

　扁桃は咽頭口部にあるびまん性リンパ組織とリンパ小節の集合体である．**口蓋扁桃** palatine tonsil は咽頭口部側壁にある．この扁桃は表面を非角化重層扁平上皮でおおわれていて，多数の**腺窩** crypt がみられる．口蓋扁桃は，結合組織の被膜によって隣接組織と区切られている．**咽頭扁桃** pharyngeal tonsil は，咽頭の上部と後部に存在し，多列線毛上皮でおおわれている．**舌扁桃** lingual tonsil は，舌背の後部 1/3 に存在し，多量のリンパ球の集簇からな

る小さな隆起としてみえる．舌扁桃の表面は非角化重層扁平上皮でおおわれており，この被膜上皮が陥入して多数の陰窩を形成している．陰窩の周囲にはリンパ小節がみられる．

## 図 13-5　口唇（縦断面）

　口唇の外表面は，うすい皮膚でおおわれている．**表皮**(11)は角化重層扁平上皮からなり，表面細胞の**剥脱**(10)がみられる．表皮(11)の下の**真皮**(14)には，**毛包**(4, 15)とつながる**皮脂腺**(2, 12)と，真皮の深部にある単一管状腺の**汗腺**(16)が，それぞれみられる．**立毛筋**(3, 13)は毛包(4, 15)に付着している．口唇周辺部には，**動脈**(6a)と**細静脈**(6b)もみえる．舌の中心には横紋筋である**口輪筋** orbicularis oris(5, 17)がみえる．

　皮膚の表皮(11)と口腔の上皮とのあいだの**移行部**(1)は，粘膜皮膚接合部である．口唇の内側面（口腔面）は，湿った非角化重層扁平上皮の**口腔上皮**(8)でおおわれている．この上皮は表皮(11)の上皮よりも厚い．口腔上皮(8)の表面細胞は，角化せずに**口内**の液体の中に剥脱していく(10)．さらに深部にある舌の結合組織中には，管状房状腺で粘液分泌性の**口唇腺** labial gland(9, 18)がみられる．この腺からの分泌物が口腔粘膜を湿らせる．口唇腺(9, 18)の短い導管が口腔に開口している．

　口唇の結合組織には多数の**脂肪細胞**(7)，**血管**(6)，そして多数の毛細血管が存在している．血管(6)は口唇表面の近くを走っていて，血管(6)の色が上をおおっているうすい上皮を透かしてみえるために，口唇は特有の赤い色を示す．

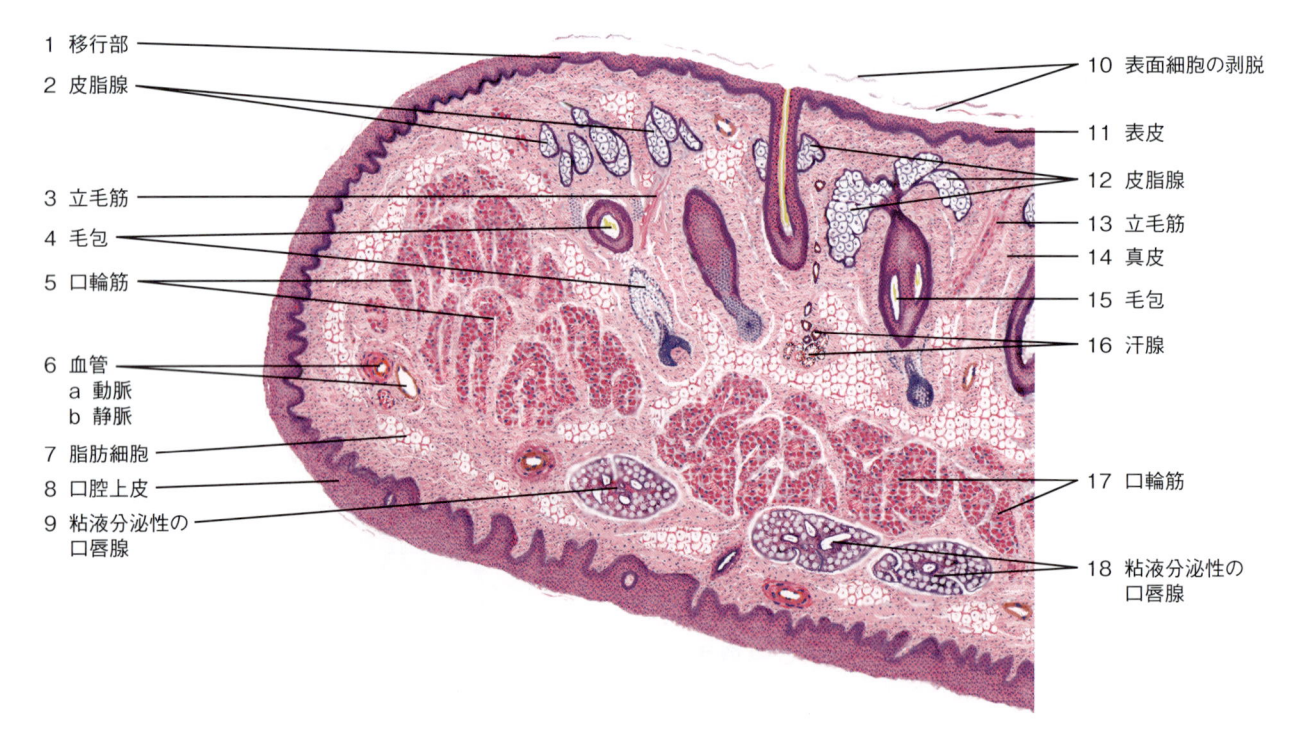

1　移行部
2　皮脂腺
3　立毛筋
4　毛包
5　口輪筋
6　血管
　a　動脈
　b　静脈
7　脂肪細胞
8　口腔上皮
9　粘液分泌性の口唇腺

10　表面細胞の剥脱
11　表皮
12　皮脂腺
13　立毛筋
14　真皮
15　毛包
16　汗腺
17　口輪筋
18　粘液分泌性の口唇腺

図 13-5 ■ **口唇（縦断面）**（ヘマトキシリン-エオジン染色，低倍率）

## 図13-6　舌の前部：舌尖(縦断面)

　この図は舌の前部を縦断面を示している．口腔は**粘膜**(5)におおわれて保護されている．粘膜を構成するのは，表面側の**上皮**(5a)とその下の**粘膜固有層**(5b)と呼ばれる結合組織層である．

　舌背の表面(舌の上面)は，**舌乳頭** lingual papilla(1, 2, 6)と呼ばれる多数の粘膜の突起があるためにザラザラしている．一方で舌の腹側面(舌の下面)の粘膜は滑らかである．細長い円錐形をした**糸状乳頭** filiform papilla(2, 6)は，乳頭の中でもっとも多く，舌の上面全体をおおっている．糸状乳頭(2, 6)の先端部は角化している．

　**茸状乳頭** fungiform papilla(1)は糸状乳頭より数が少なく，幅が広くまるみをおびて表面は非角化上皮でおおわれ，中心部には**粘膜固有層**(5b)が明瞭な芯をつくっている．

　舌の中心には**骨格筋**(3, 7)の束が互いに交差して走っている．そのため，切片上で縦断，横断，斜断などさまざまな方向の舌筋の断面がみえる．筋束のまわりの**結合組織**(9)には**動脈**(4a, 8a)，**静脈**(4b, 8b)と**神経線維**(11)がみられる．

　舌の下部半分では，**前舌腺** anterior lingual gland(10)の断面が骨格筋線維(3, 7)に囲まれている．この腺は混合腺で，**粘液性腺房** mucous acinus(10b)と**漿液性腺房** serous acinus(10c)の両方によって構成されており，混合性腺房も含まれている．前舌腺(10)の**小葉間導管** interlobular duct(10a)が**舌腺** lingual gland の太い**導管** excretory duct(12)につながり，最終的に舌腹側の面(下面)で口腔に開口している．

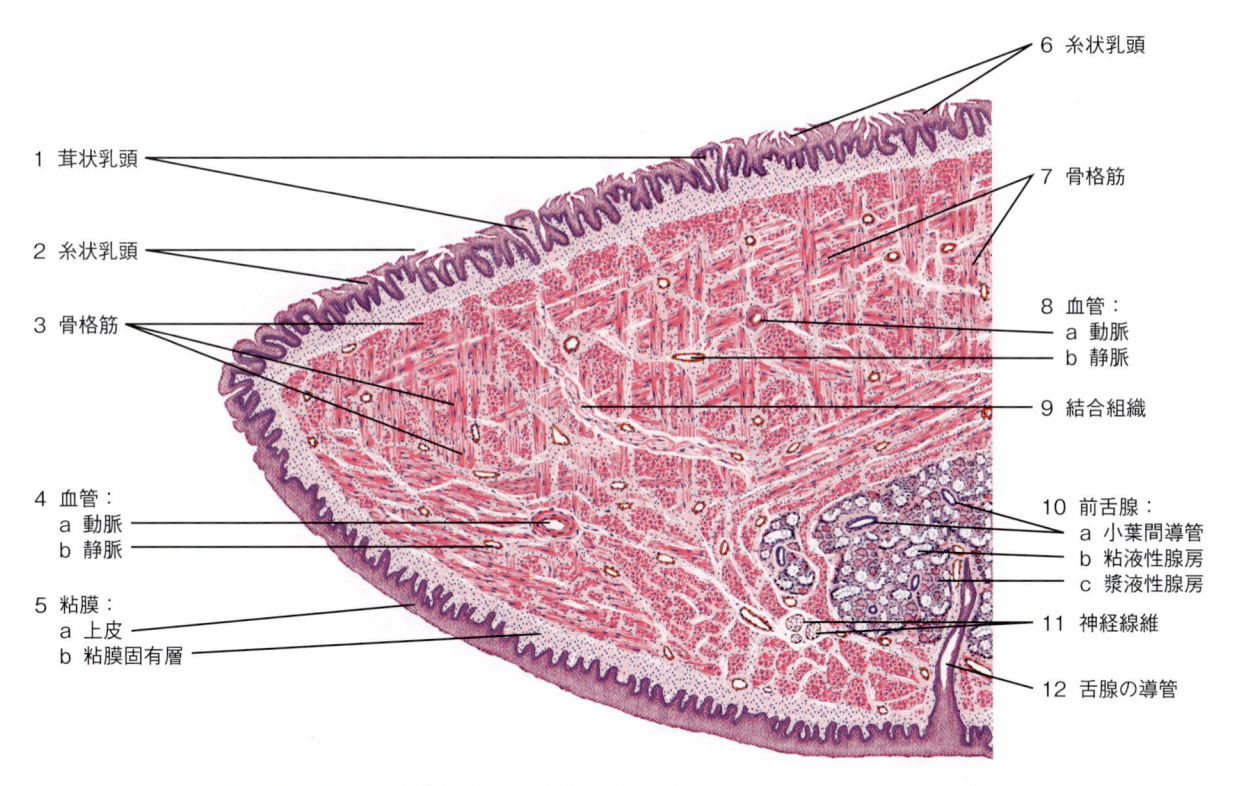

6　糸状乳頭

1　茸状乳頭
2　糸状乳頭
3　骨格筋

7　骨格筋

8　血管：
　a　動脈
　b　静脈

9　結合組織

4　血管：
　a　動脈
　b　静脈
5　粘膜：
　a　上皮
　b　粘膜固有層

10　前舌腺：
　a　小葉間導管
　b　粘液性腺房
　c　漿液性腺房
11　神経線維
12　舌腺の導管

**図13-6 ■ 舌の前部：舌尖(縦断面)**(ヘマトキシリン-エオジン染色，低倍率)

## 図 13-7　舌：有郭乳頭（横断面）

　　図は**有郭乳頭** circumvallate papilla の横断面である．有郭乳頭をおおう**舌上皮** lingual epithelium（2）は**重層扁平上皮**（1）である．その下の結合組織の**粘膜固有層**（3）には多数の**二次乳頭** secondary papilla（7）があり，それらが上部をおおう上皮（1, 2）中へ突き出ている．それぞれの有郭乳頭基底部の周囲を深い**輪状溝** circular furrow（5, 10）が取り囲んでいる．

　　有郭乳頭の側面の上皮と，輪状溝（5, 10）の側壁の上皮中に，卵円形の**味蕾** taste bud（4, 9）がみえる（味蕾の構造の詳細については，図 13-9 に高倍率で示している）．

　　舌の深部の粘膜固有層（3）と乳頭中心部分に，多数の**管状房状漿液腺** tubuloacinar serous gland（**エブネル腺** von Ebner's gland）（6, 11）があり，その**導管**（6a, 11a）が有郭乳頭の輪状溝（5, 10）の底に開口している．**漿液性腺房**（6b, 11b）は，味覚物質を溶かす溶媒をつくっている．

　　舌の中心の大部分は，さまざまな方向に走って互いに交錯する**骨格筋**（12）の束で占められている．切断された骨格筋線維をみると，**縦断面**（12a）と**横断面**（12b）が多数みられる．このように骨格筋（12）が織り交ざって配列していることで，発語，食物の咀嚼や嚥下に必要な舌の多様な動きが可能となっている．漿液腺（6, 11）と筋（12）を囲む粘膜固有層（3）では**血管**（8）が豊富である．

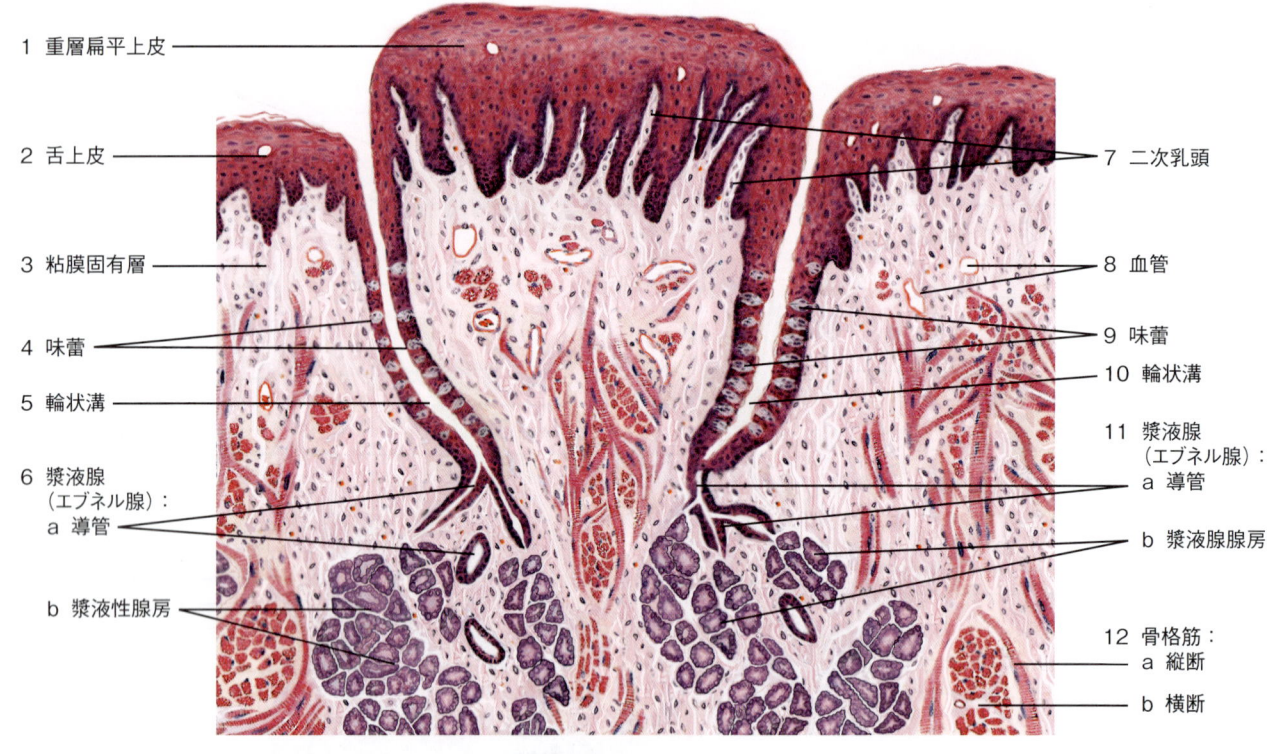

1　重層扁平上皮
2　舌上皮
3　粘膜固有層
4　味蕾
5　輪状溝
6　漿液腺
　（エブネル腺）：
　a　導管
　b　漿液性腺房

7　二次乳頭
8　血管
9　味蕾
10　輪状溝
11　漿液腺
　（エブネル腺）：
　a　導管
　b　漿液腺腺房
12　骨格筋：
　a　縦断
　b　横断

**図 13-7 ■ 舌：有郭乳頭（横断面）**（ヘマトキシリン-エオジン染色，中倍率）

## 図 13-8　舌：糸状乳頭と茸状乳頭

舌背（舌の上面）を低倍率で示す顕微鏡写真で，写真の中央に大きい**茸状乳頭** fungiform papilla（2）がみえている．茸状乳頭（2）の表面をおおう**重層扁平上皮**（3）は角化していない．茸状乳頭（2）では先端面の上皮内に多数の味蕾（4）があり，味蕾が舌乳頭の辺縁の上皮内にある有郭乳頭とは対照的である（図 13-7 参照）．

上皮下の**粘膜固有層**（5）は，茸状乳頭の表層の上皮内に突き出て多数の上皮層への陥入をつくっている．茸状乳頭（2）のまわりに細長い**糸状乳頭** filiform papilla（1）がみられる．糸状乳頭の円錐状の先端部は重層扁平上皮でおおわれており，一部が角化している．

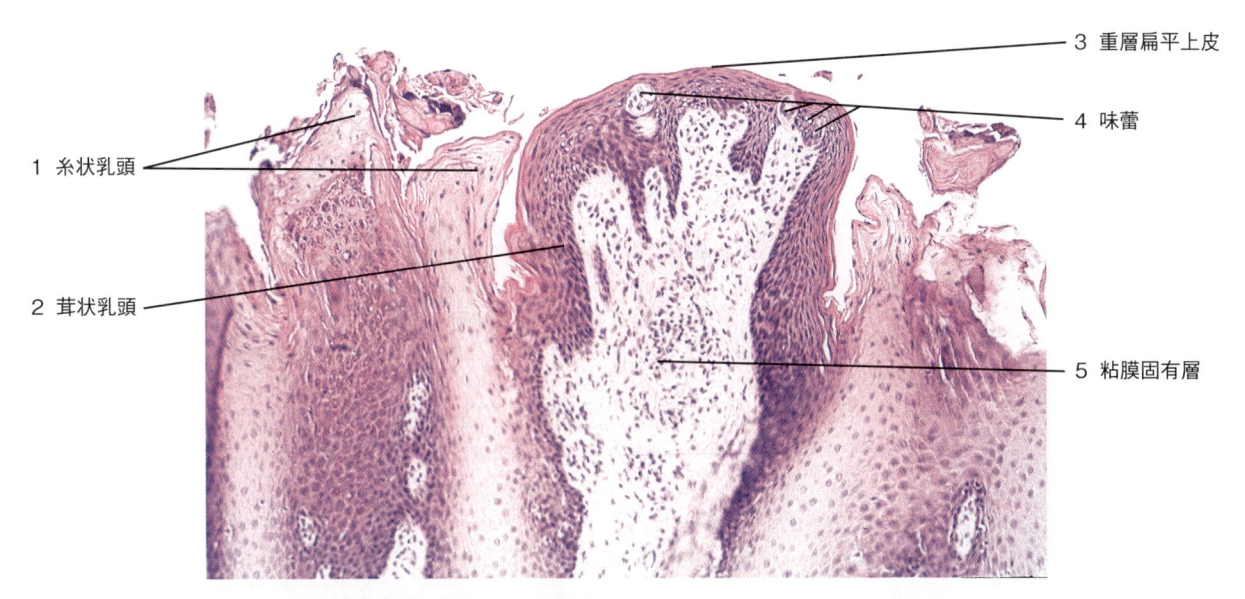

1　糸状乳頭
2　茸状乳頭
3　重層扁平上皮
4　味蕾
5　粘膜固有層

**図 13-8 ■ 舌：糸状乳頭と茸状乳頭**（ヘマトキシリン-エオジン染色，×25）

## 機能との関連 13-1 ■ 舌と味蕾

食物を摂取する際の舌のおもな役割は，**味**を感じることと，咀嚼と食物塊の嚥下を助けることである．口腔内では，舌の**茸状乳頭**と**有郭乳頭**の**味蕾**にある受容細胞によって味覚が感知される．味蕾は，舌に加えて**軟口蓋** soft palate，**咽頭** pharynx，**喉頭蓋** epiglottis の粘膜にもみられる．

味覚を引きおこす物質はまず口腔内の**唾液** saliva 中に溶け，味孔を通って味細胞と接触する．この唾液のほかに，有郭乳頭の上皮内に分布する味蕾は，上皮下にある**漿液腺（エブネル腺）**でつくられる分泌物で継続して洗われている．この分泌液は有郭乳頭の基部の**輪状溝**に入り，さまざまな物質を溶かして，味蕾の**味孔**に入る．味覚細胞の受容体はこの溶解した分子と直接接することによって刺激され，さらにその刺激はこの味覚細胞とシナプスをつくっている求心性神経線維を刺激し，さらにこの情報は味の解釈と検出のために脳に伝えられる．食べ物を十分に味わうためには，味蕾の活性化に加えて嗅覚が必要である．

味蕾が感知する味覚には，**酸味，塩味，苦味，甘味**の四つの基本味がある．さらに**旨味**と呼ばれる 5 番目の種類の味覚が，グルタミン酸ナトリウムという塩の形のグルタミン酸に対する受容体によって感知される．残りのすべての味覚は，基本的な四つの味覚のさまざまな組み合わせである．近年，すべての味に対する感度は舌全体に均等に分布していると考えられているが，舌の一部の領域は，他の領域よりも特定の種類の味に対して敏感である可能性があるとも考えられている．

## 図 13-9　舌：味蕾

　　有郭乳頭の**輪状溝**(14)の底部にみられる**味蕾**(5, 12)を高倍率で示している．味蕾(5, 12)は有郭乳頭をおおう重層上皮の**舌上皮** lingual epithelium(1)の中に埋めこまれ，上皮の厚さ全体を占めている．味蕾は卵円形をしており，その中に細長い細胞(円柱上皮の変形)が上皮(1)の表面に対して垂直方向に並んでいるので，周囲の重層上皮(1)から見分けられる．

　　味蕾(5, 12)の中では3種の細胞を区別することができる．**支持細胞** sustentacular cell(3, 8)は細長い細胞で，やや暗色に染まる細胞質と暗く染まる細長い核をもつ．**味細胞** taste cell(あるいは gustatory cell)(7, 11)はやや明るい細胞質と卵円形で明るく染まる核をもつ．**基底細胞** basal cell(13)は味蕾(5, 12)の辺縁部の基底膜近くにある．基底細胞(13)は，支持細胞(3, 8)と味細胞(7, 11)の両方へと分化する．

　　それぞれの味蕾(5, 12)表面には**味孔** taste pore(9)と呼ばれる小さな開口部がある．支持細胞(3, 8)と味細胞(7, 11)の先端部には長い**微絨毛**(**味毛** taste hair)(4)があり，味孔(9)を通って有郭乳頭を囲む輪状溝(14)に突き出ている．

　　上皮や味蕾(5, 12)の下部近傍の**粘膜固有層**(2)には，**血管**(6, 10)と神経線維が豊富である．

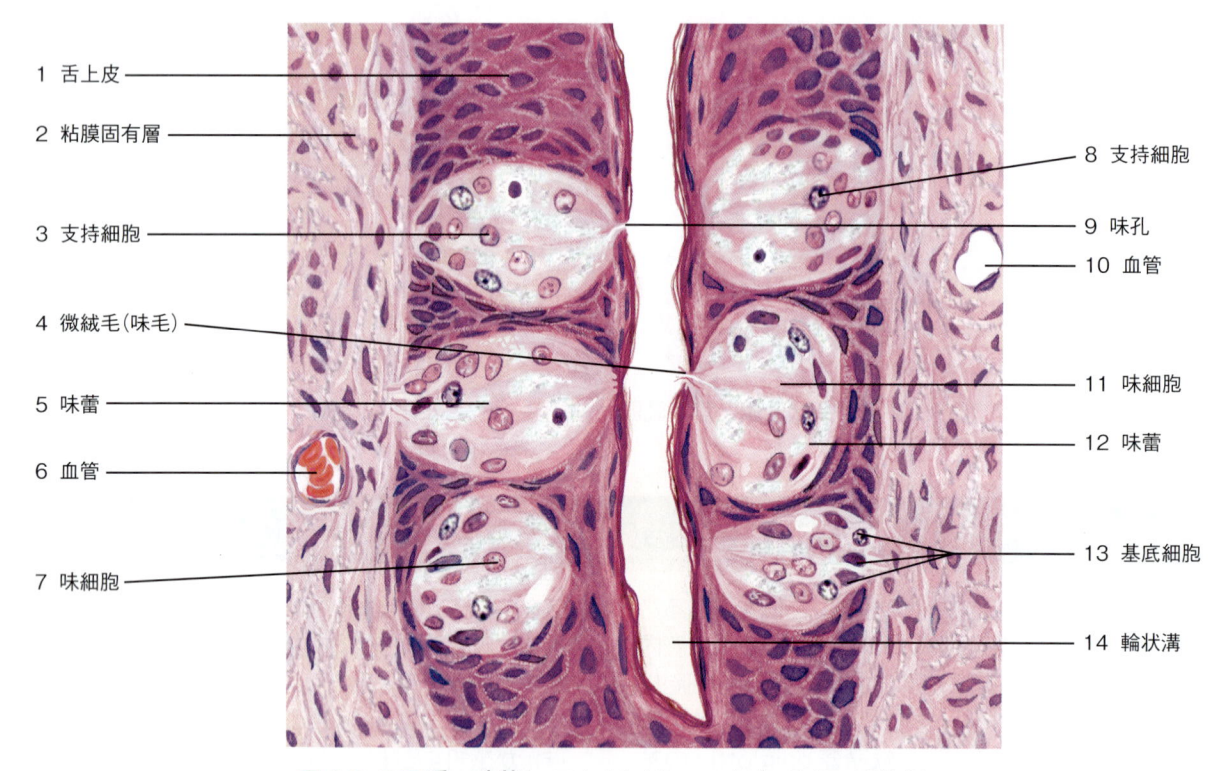

1 舌上皮
2 粘膜固有層
3 支持細胞
4 微絨毛(味毛)
5 味蕾
6 血管
7 味細胞

8 支持細胞
9 味孔
10 血管
11 味細胞
12 味蕾
13 基底細胞
14 輪状溝

**図 13-9 ■舌：味蕾**(ヘマトキシリン-エオジン染色，高倍率)

## 図 13-10　舌後部：有郭乳頭の後方の舌扁桃付近（縦断面）

　　舌の前部2/3 と後部1/3 は分界溝の陥凹によって分けられている．舌の後部は有郭乳頭の後方で舌扁桃付近の部分である．舌後部の上面には太い**粘膜隆起** mucosal ridge（1）や，舌前部の大きい茸状乳頭に似た隆起あるいは**ひだ**（7）があり，**非角化重層扁平上皮**（6）がこれらをおおっている．糸状乳頭と茸状乳頭は舌の前部にみられるが，後部にはみられない．舌扁桃のリンパ小節はこれらの隆起（7）の中にみられる．

　　**粘膜固有層**（7）は舌の前部2/3 に比べて厚くなっているが，構造は似ている．重層扁平上皮（6）の下には，**リンパ組織**（2），**脂肪組織**（4），**神経線維**（縦断面）（3），**動脈**（8），**静脈**（9）がみえる．

　　粘膜固有層（7）の結合組織の深部の交錯して走る**骨格筋線維**（5）のあいだに，**後舌腺** posterior lingual gland（11）の粘液性腺房がみえる．後舌腺（11）の**導管**（10）は，舌上面の稜線や粘膜隆起（1, 7）の基部のあいだにあるくぼみに開口する．

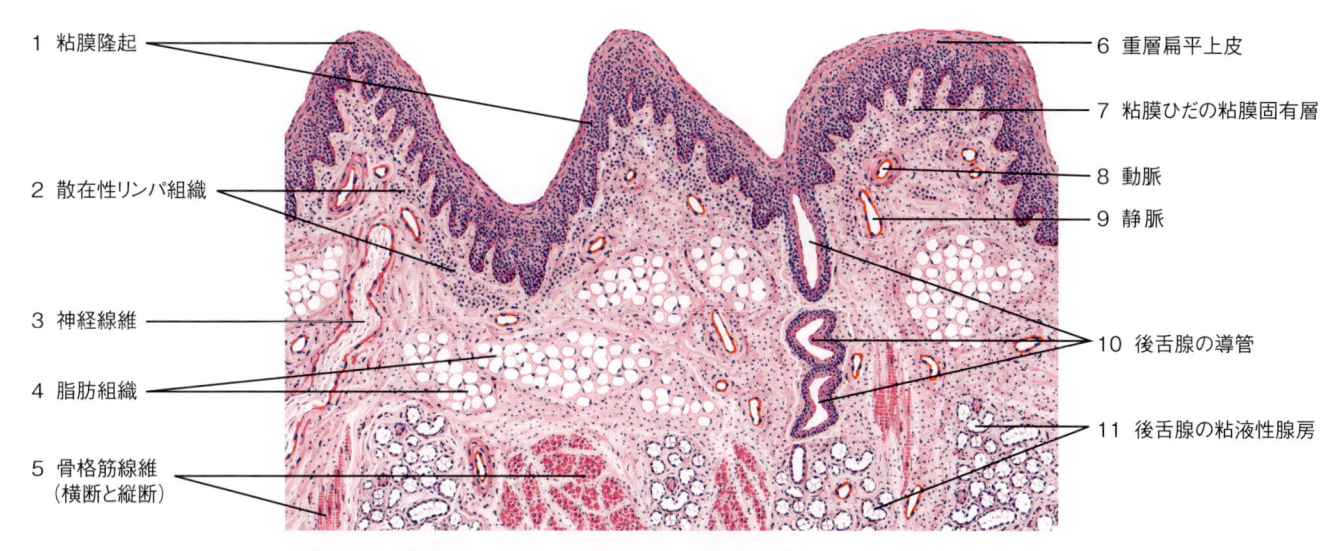

1　粘膜隆起
2　散在性リンパ組織
3　神経線維
4　脂肪組織
5　骨格筋線維（横断と縦断）
6　重層扁平上皮
7　粘膜ひだの粘膜固有層
8　動脈
9　静脈
10　後舌腺の導管
11　後舌腺の粘液性腺房

**図 13-10** ■ **舌後部：有郭乳頭の後方の舌扁桃付近（縦断面）**（ヘマトキシリン-エオジン染色，低倍率）

## 図 13-11　舌扁桃（横断面）

　　舌扁桃 lingual tonsil は，個々の小さい扁桃の集合で，それぞれの扁桃には**扁桃陰窩** tonsil-lar crypt(2, 8)があり，それらは，舌の後部すなわち舌根の上面に存在する．扁桃と扁桃陰窩(2, 8)は非角化**重層扁平上皮**(1)におおわれている．扁桃陰窩(2, 8)は深く陥入して，**粘膜固有層**(5)まで達することがある．

　　重層扁平上皮(1)の下の粘膜固有層(5)には，**リンパ小節** lymphatic nodule(3, 9)が存在して，そのうちのいくつかには**胚中心** germinal center(3, 9)がみられる．それぞれのリンパ小節(3, 9)のまわりには，密に集まった**リンパ球の浸潤**(4, 10)がみられる．粘膜固有層(5)には，**脂肪組織**(7)の脂肪細胞と，**後舌腺**の**粘液性腺房**(11)がみられる．舌腺(11)から出た細い導管が合わさって，より太い導管(6)となり，扁桃陰窩(2, 8)に開口している場合もあるが，細い導管が舌表面に直接開口しているものもある．粘膜固有層(5)の結合組織，脂肪組織(7)，後舌腺の粘液性腺房(11)のあいだには骨格筋線維(12)が分布している．

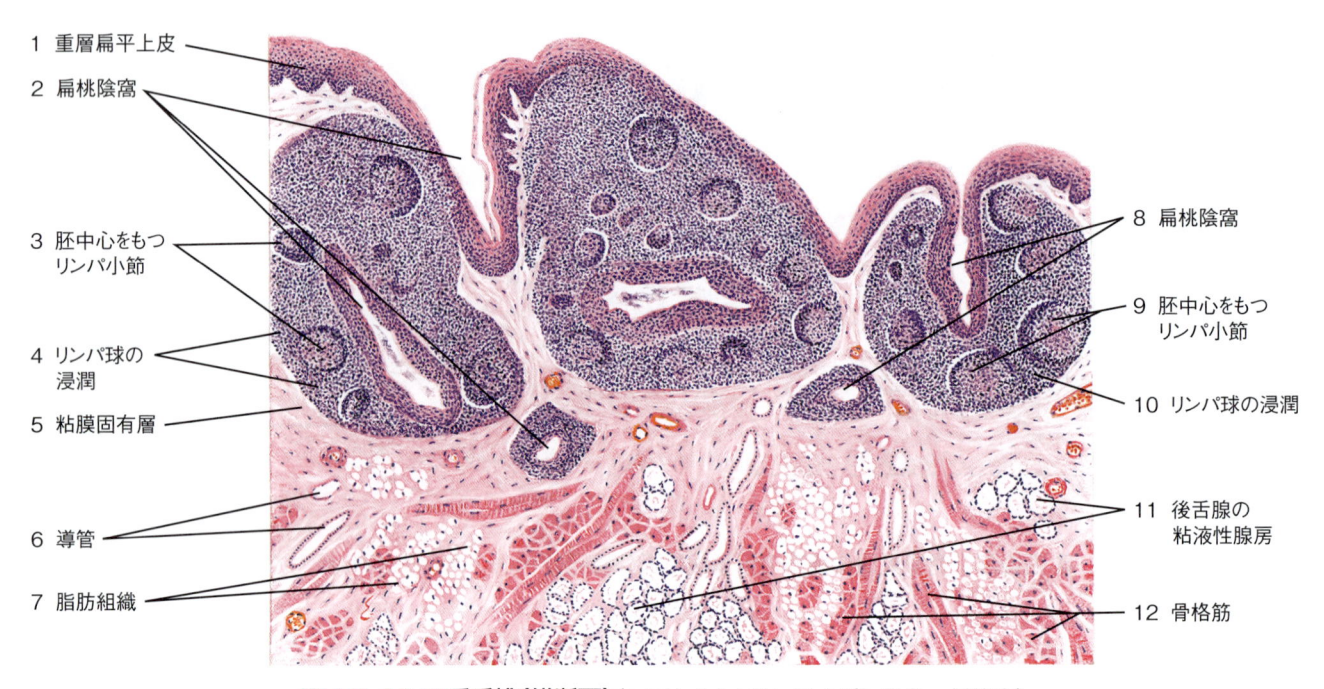

1 重層扁平上皮
2 扁桃陰窩
3 胚中心をもつリンパ小節
4 リンパ球の浸潤
5 粘膜固有層
6 導管
7 脂肪組織

8 扁桃陰窩
9 胚中心をもつリンパ小節
10 リンパ球の浸潤
11 後舌腺の粘液性腺房
12 骨格筋

図 13-11 ■ **舌扁桃（横断面）**（ヘマトキシリン-エオジン染色，低倍率）

## 図 13-12　歯の乾燥標本（縦断面）

　　図は乾燥した歯の縦断面で，石灰除去と染色は行なわれていない．歯の石灰化している部分は，エナメル質，象牙質，セメント質である．歯肉上に出る部位で，**象牙質** dentin(3)が**エナメル質** enamel(1)でおおわれている．歯根ではエナメル質は存在せず，象牙質は**セメント質** cementum(6)でおおわれている．セメント質の中には，セメント質産生細胞であるセメント芽細胞が入っているセメント小腔と，それらのあいだをつなぐ細管が存在する．象牙質(3)は**歯髄腔** pulp cavity(5)とその歯肉内への延長である**歯根管** root canal(11)の両者を囲んでいる．生体では，歯髄腔と歯根管は密性結合組織と，線維芽細胞と組織球，そして象牙質を生成する象牙芽細胞で充たされている．毛細血管と神経は歯根先端の**根尖孔** apical foramen(13)を通って歯髄腔(5)に入る．

　　象牙質(3)には波状にうねりながら平行して走る象牙細管がみえる．初期にできる一次象牙質は歯の辺縁部に位置する．遅れてできる二次象牙質は歯髄腔のまわりにあり，ここでは象牙芽細胞が生涯，象牙質をつくり続けている．乾燥標本の切片では，歯冠部の**エナメル象牙境** dentinoenamel junction(2)に，空気で充たされた不規則な形の黒い空隙が多数ある．これらを**球間区** interglobular space(4, 10)といい，生体の歯では石灰化の不十分な象牙質(球間象牙質)で充たされている．同じような，しかしもっと小さくて密集した領域が，歯根部の象牙質とセメント質の接合部近くにあり，（トームス）**顆粒層** granular layer(of Tomes)(12)をつくっている．

　　歯冠部では厚いエナメル質(1)の層が象牙質をおおっている．エナメル質はエナメル小柱が小柱間接合物質で束ねられたものである．このエナメル質の沈着する速度の変化を反映する成長線が**レチウス線条** lines of Retzius(7)である．エナメル小柱は歯の表面に向かってのびる際にねじれが生じるが，そのねじれによって乾燥標本切片を通過する光が屈折する．これが**シュレーゲル線条** lines of Schreger(8)としてみえる．エナメル質が形成される際エナメル小柱の石灰化が乏しいと，**エナメル叢** enamel tuft(9)が生じる．これはエナメル象牙境からエナメル質の中にのびている(図 13-3 参照)．

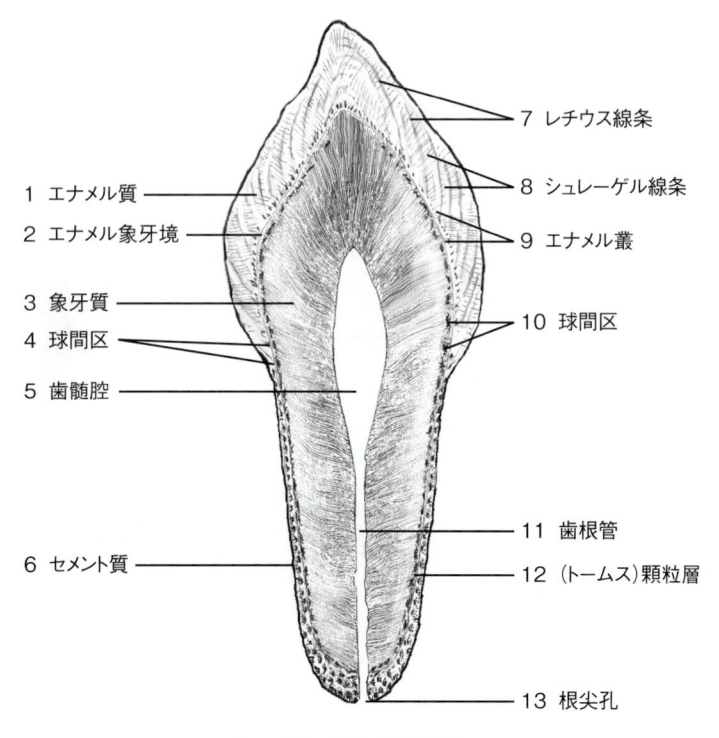

　　　1　エナメル質　　　　　　　　　7　レチウス線条
　　　2　エナメル象牙境　　　　　　　8　シュレーゲル線条
　　　3　象牙質　　　　　　　　　　　9　エナメル叢
　　　4　球間区　　　　　　　　　　　10　球間区
　　　5　歯髄腔
　　　6　セメント質　　　　　　　　　11　歯根管
　　　　　　　　　　　　　　　　　　12　（トームス）顆粒層
　　　　　　　　　　　　　　　　　　13　根尖孔

**図 13-12** ■ **歯の乾燥標本（縦断面）**（無染色，低倍率）

## 図 13-13　歯の乾燥標本：エナメル象牙境

　　エナメル象牙境 dentinoenamel junction（1）における**象牙質の基質**（4）と**エナメル質**（5）が，高倍率で描かれている．エナメル質は，エナメル芽細胞と呼ばれる細胞によって産生される．この細胞は連続切片でみると，細長い**エナメル小柱** enamel rod or prism（7）を形成することがわかる．**エナメル叢**（6）は石灰化の程度が低い，ねじれたエナメル小柱の集まりで，エナメル象牙境（1）からエナメル質（5）の中へのびている．象牙質の基質（4）は象牙芽細胞と呼ばれる細胞から生成される．象牙芽細胞の突起は象牙質のトンネル状の空間を占め，明瞭にみとめられる**象牙細管** dentin tubule（3）と，空気で充たされて黒くみえる**球間区**（2）を形成する．

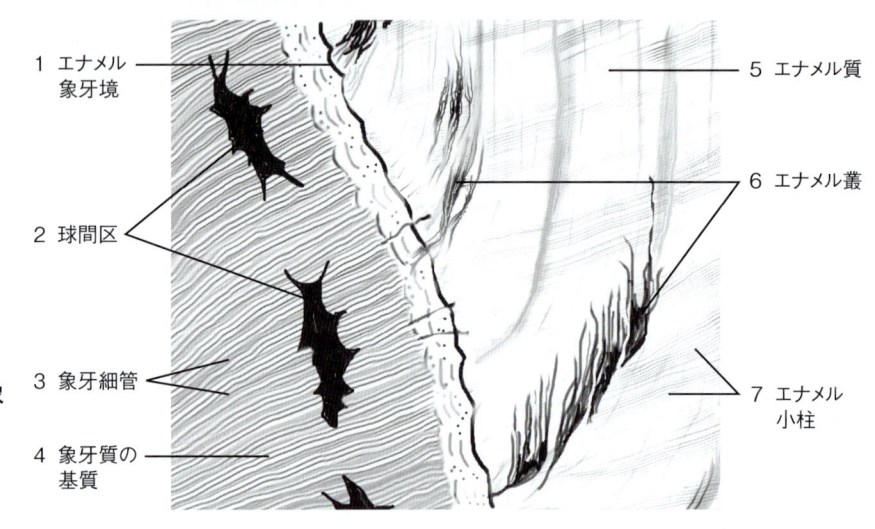

1　エナメル象牙境
2　球間区
3　象牙細管
4　象牙質の基質
5　エナメル質
6　エナメル叢
7　エナメル小柱

**図 13-13 ■歯の乾燥標本：エナメル象牙境**（無染色，中倍率）

## 図 13-14　歯の乾燥標本：セメント質と象牙質の接合部

　　**象牙質の基質**（5）と**セメント質**（2）の接合部が高倍率で示されている．セメント質の象牙質基質との接合部は，うすい球間区の層で，（**トームス**）**顆粒層**（7）と呼ばれている．この層の内がわの象牙質基質（5）内には，大きい不規則な形の**球間区**（4, 8）があり，これは一般的には歯冠でみられるが歯根でみられることもある．

　　**セメント質**（2）は，セメント芽細胞（成熟するとセメント細胞）と呼ばれる細胞から分泌される骨物質のうすい層である．この骨様のセメント質には，セメント細胞を収容する**セメント小腔**（1）と，セメント細胞の細胞質の突起が入っている**セメント細管**（3）がみえる．

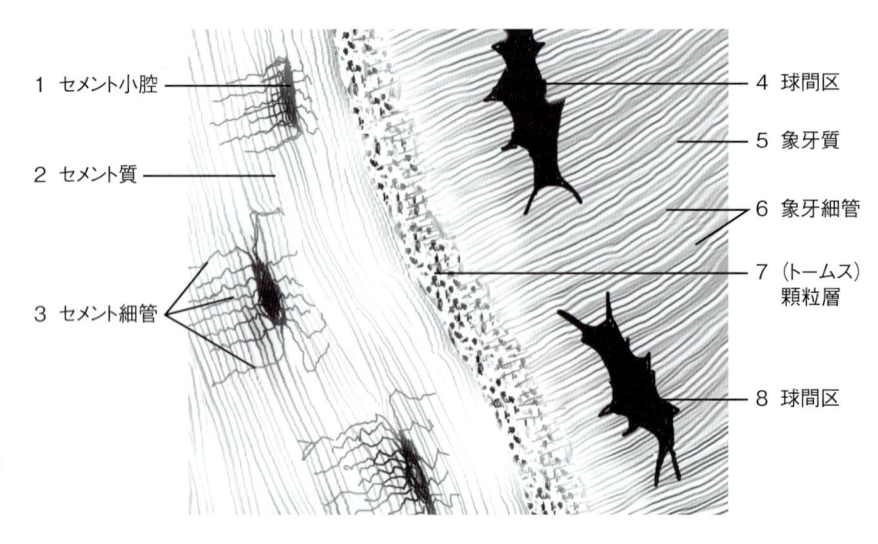

1　セメント小腔
2　セメント質
3　セメント細管
4　球間区
5　象牙質
6　象牙細管
7　（トームス）顆粒層
8　球間区

**図 13-14 ■歯の乾燥標本：セメント質と象牙質の接合部**（無染色，中倍率）

## 図 13-15　歯の発生（縦断面）

　　発生中の歯が，下顎骨(9)の**歯槽** dental alveolus(23)のくぼみの中に埋もれていて，下にある**粘膜固有層**の結合組織(2, 12)とともに，非角化重層扁平上皮である**口腔上皮**(1, 11)によっておおわれている．口腔上皮(1, 11)が下方にのびて，粘膜固有層(2, 12)と原始結合組織に入りこみ，**歯堤** dental lamina(3)をつくる．原始**結合組織**(8, 17)層は発生中の歯を取り囲み，歯周辺に**歯囊** dental sac(8, 17)をつくる．

　　口腔上皮(1, 11)からのびた歯堤(3)は増殖して，帽子状の形のエナメル器となる．エナメル器は**外エナメル上皮** external enamel epithelium(4)，細胞外の**星状網** stellate reticulum(5, 14)，**内エナメル上皮のエナメル芽細胞** ameloblast of the inner enamel epithelium(6)からなる．内エナメル上皮のエナメル芽細胞(6)は，**象牙質**(16)のまわりに固いエナメル質(7, 13)を分泌する．**エナメル質**(7, 13)は濃赤色に染まるうすい層としてみえる．

　　エナメル器の反対がわ，すなわちエナメル器の凹方向の部分では，**歯乳頭** dental papilla(21)が原始結合組織の**間葉組織**(21)から発生して，発生過程にある歯の中心部の歯髄をつくっている．**血管**(20)と神経が，下方から歯乳頭(21)の中へと入って分布している．歯乳頭(21)の間葉細胞が**象牙芽細胞** odontoblast(15, 19)に分化して，歯乳頭(21)の外縁を形成する．象牙芽細胞(15)は**前象牙質** predentin(18)と呼ばれる石灰化していない象牙質を分泌する．前象牙質(18)は石灰化され，暗く染まるエナメル質(7, 13)に隣接してピンクに染まる象牙質(16)の層がつくられる．

　　歯の基部では，外エナメル上皮(4)と，内エナメル上皮のエナメル芽細胞(6)が下方への成長を続け，二層からなる**（ヘルトヴィッヒの）上皮根鞘** epithelial root sheath(of Hertwig)(10, 22)をつくる．この上皮根鞘(10, 22)の細胞は，近くの間葉組織(21)の細胞が象牙芽細胞(15, 19)へと分化するのを誘導し，それによって象牙質(16)がつくられる．

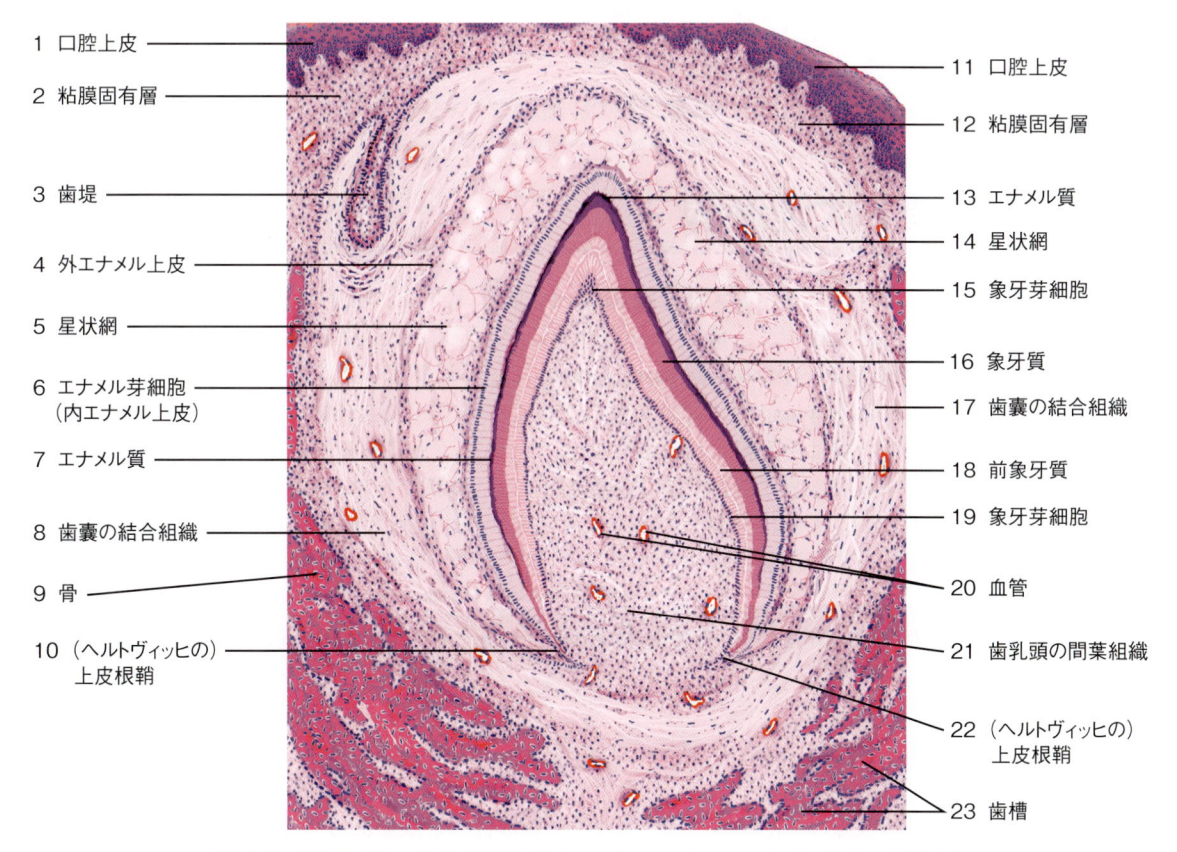

1　口腔上皮
2　粘膜固有層
3　歯堤
4　外エナメル上皮
5　星状網
6　エナメル芽細胞（内エナメル上皮）
7　エナメル質
8　歯囊の結合組織
9　骨
10　（ヘルトヴィッヒの）上皮根鞘

11　口腔上皮
12　粘膜固有層
13　エナメル質
14　星状網
15　象牙芽細胞
16　象牙質
17　歯囊の結合組織
18　前象牙質
19　象牙芽細胞
20　血管
21　歯乳頭の間葉組織
22　（ヘルトヴィッヒの）上皮根鞘
23　歯槽

**図 13-15 ■ 歯の発生（縦断面）**（ヘマトキシリン-エオジン染色，低倍率）

## 図 13-16　歯の発生：エナメル象牙境の詳細

　発生過程の歯のエナメル象牙境を高倍率で示している．図の左がわはエナメル質の**星状網**(1)の領域で，それに隣接して**エナメル質**(3)を分泌する円柱形の**エナメル芽細胞**(2)がみられる．エナメル質の形成中のエナメル芽細胞にある先端部の突起は，変形して(トームスの)終末突起となっている．成熟したエナメル質(3)は，石灰化した細長いエナメル小柱(4)から構成されている．エナメル小柱は暗く染まったエナメル質(3)の中にかろうじてみえる．**エナメル小柱**(4)はエナメル質(3)の厚さ全体にのびている．

　図の右がわには，**歯乳頭**の中にある**間葉細胞**(5)の核がみえる．象牙芽細胞(6)は歯乳頭(5)に連接していて，石灰化されていない有機基質である**前象牙質**(8)を分泌する．これがのちに石灰化して，**象牙質**(9)となる．象牙芽細胞(6)には先端の変形した細い突起がみられ，それらは(トームスの)**象牙芽細胞突起** odontoblast processes(of Tomes)(7)と呼ばれている．この突起は前象牙質(8)と象牙質(9)を貫いている．

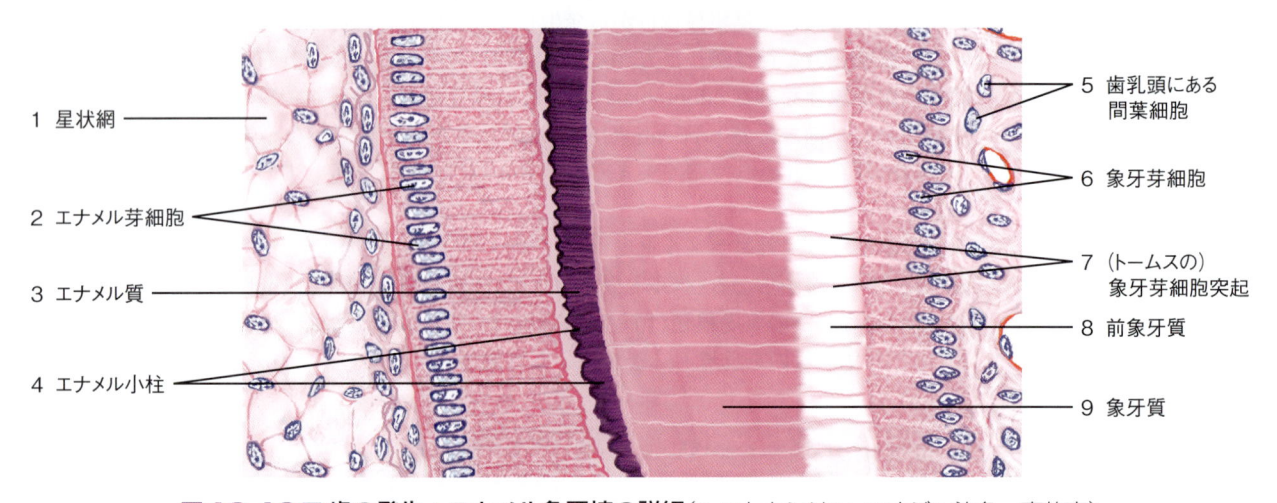

1　星状網

2　エナメル芽細胞

3　エナメル質

4　エナメル小柱

5　歯乳頭にある　間葉細胞

6　象牙芽細胞

7　(トームスの)　象牙芽細胞突起

8　前象牙質

9　象牙質

**図 13-16 ■ 歯の発生：エナメル象牙境の詳細**(ヘマトキシリン–エオジン染色，高倍率)

# 第2項・大唾液腺

　口腔には三つの**大唾液腺** salivary gland(耳下腺，顎下腺，舌下腺)がある．唾液腺は口腔の外部に位置し，**導管** excretory duct を通って分泌液を口腔内へと送る．もっとも大型の唾液腺は1対の**耳下腺** parotid gland で，外耳の前下方にある．**顎下腺** submandibular(submaxillary)gland の1対はこれに比べて小さく，口腔底部の下顎に位置する．もっとも小さい唾液腺は**舌下腺** sublingual gland で，舌の下方にある小さな腺の集合体である．

　唾液腺は密性結合組織の被膜で囲まれ，被膜からのびた中隔が分泌を行なう領域を複数の葉ないし小葉に分割している．それぞれの唾液腺は**腺房** acinus(単数形は acini)と呼ばれる腺細胞の**分泌部** secretory unit と，導管によって構成されている．導管は唾液腺内のそれぞれの場所によってさまざまな組織学的特徴を備えている．腺房は，導管の始まる部分，すなわち腺の**介在部**(介在導管)intercalated duct の先端に位置している小さい嚢状にふくらんだ構造である．

### 唾液腺の腺房細胞

　唾液腺の分泌細胞には，漿液性と粘液性の2型がある．腺房には，蛋白質が豊富な水溶性の分泌物を産生する**漿液性細胞** serous cell を含むもの，粘液を分泌する粘液性細胞を含む

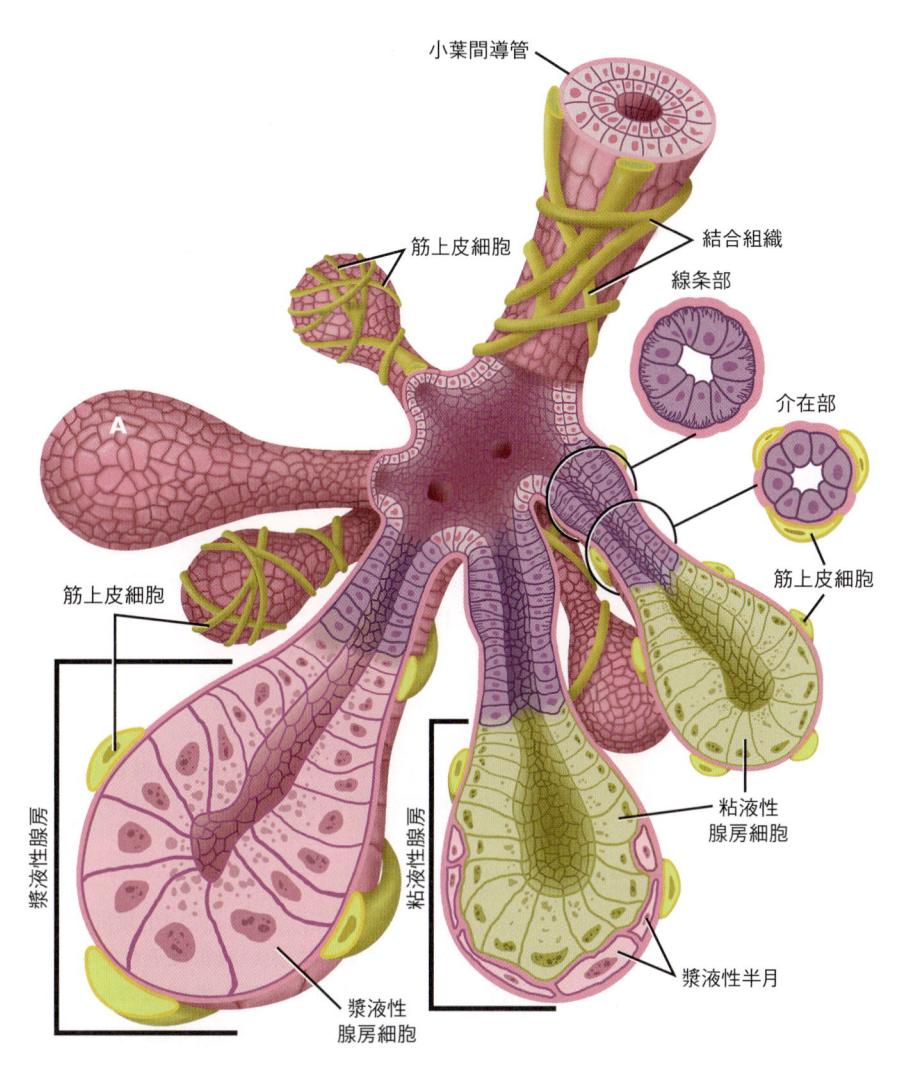

図 13-17 ■ **唾液腺：腺房の各型［漿液性，粘液性，混合性（漿液性半月を伴う）］，導管の各型（介在部，線条部，小葉間導管），唾液腺筋上皮細胞を示す**

もの，またはそれらの両方の種類の分泌物を産生する混じった腺房細胞を含むもの，の3種類がある（図 13-17）．

　腺房内の**漿液性細胞**はピラミッドのような形をしている．それらの先端部の細胞質には分泌顆粒が貯留するため，まるい核が基底部に偏在する．

　**粘液性細胞** mucous cell は漿液性細胞と似た形をしているが，細胞質は明るく染まる分泌産物である**粘液**で完全に充たされている．貯まった分泌顆粒によって核が扁平にされ，細胞質の基底部に押しやられている．

　唾液腺によっては粘液性細胞と漿液性細胞が同じ分泌腺房に存在することもある．このような混合性腺房では粘液性細胞が主となり，漿液性細胞は**漿液性半月** serous demilune と呼ばれる半月の形をして，帽子のように粘液性細胞の上にかぶさる位置にある．通常の組織切片作製過程でつくられた切片では，これらの漿液性半月の構造は，その名のとおり漿液性半月と呼ばれているものであるが，最近の急速凍結固定法で作製された切片を観察すると，この半月構造は固定によるアーチファクト（人工産物）であると考えられている．半月内の漿液性細胞からの分泌物は，粘液性腺房細胞のあいだを走る細い細胞間小管を通って，腺房の内腔に入る．

　**筋上皮細胞** myoepithelial cell は，漿液性腺房と粘液性腺房の両者と導管系の最初の部分である介在部（介在導管）を取り囲む扁平な細胞である．筋上皮細胞は，かごのように細胞質の突起で腺房を取り囲むため，"かご細胞"と呼ばれることもある．筋上皮細胞は，腺房分泌細胞の細胞膜と，それを囲む基底膜とのあいだに位置している．

## 唾液腺の導管

　　唾液腺は，結合組織線維によって多数の**小葉** lobule に分けられ，さらに小葉には分泌部とその導管が含まれている．

### 介在部（介在導管）

　　漿液性腺房，粘液性腺房，そして混合性腺房は，分泌物をまず**介在部**（介在導管）へと放出する．介在部は唾液腺でもっとも細い管で，その狭い内腔は高さの低い立方上皮で囲まれている．収縮能をもつ筋上皮細胞が，介在部の一部を取り囲んでいる．

### 線条部（線条導管）

　　数本の介在部が合流して，より太い**線条部（線条導管）** striated duct となる．この導管の内腔の上皮は円柱上皮であり，特殊な染色をすると微小な基底線条が染まってみえる．この線条は上皮細胞基底部の細胞膜のひだ状の陥入（基底嵌入）に相当する．さらにこの細胞膜の基底の陥入部には，細長い形をしたミトコンドリアが多数みられる．

　　漿液腺にはよく発達した介在部と線条部がみられるのに対して，粘液腺では介在部も線条部もあまり発達していない．

### 小葉内導管

　　線条部は集まって，より太い**小葉内導管** intralobular duct となり，徐々に太さを増すが，このように導管が移行するのに伴って，まわりを囲む結合組織線維層も厚さを増す．

### 小葉間導管と葉間導管

　　小葉内導管は合流して，さらに太い**小葉間導管** interlobular duct，さらに**葉間導管** interlobar duct となる．これらの太い導管はそれぞれの唾液腺のおもな導管として，末端部から唾液を口腔内へ運ぶ．小葉間導管と葉間導管が太さを増す過程で，内腔上皮も高さの低い立方上皮から重層円柱上皮へと変わる（図 13-17 参照）．

## 図 13-18　耳下腺

　　耳下腺は大きい漿液腺で，複合管状房状腺に分類される．この図は耳下腺組織の低倍率での像で，腺の各部の特徴的構造を下段の別枠に高倍率で示している．

　　耳下腺のまわりを豊富な結合組織の被膜が包んでおり，そこから多数の**小葉間結合組織中隔** interlobular connective tissue septa(6)がのびて，腺組織をいくつかの葉と小葉に分けている．小葉間にある結合組織中隔(6)には，**細動脈**(9)，**細静脈**(1)，**小葉間導管** interlobular duct(2, 13, Ⅳ)が走っている．

　　唾液腺の小葉では，ピラミッド形の分泌細胞が内腔を囲んで並んでおり，**漿液性腺房** serous acinus(5, 8, Ⅰ)をつくっている．漿液性腺房細胞（Ⅰ）の細胞質は好塩基性に淡く染まり，まるい核が基底部にある．つくられた切片の切られ方によっては，腺房(5, 8, Ⅰ)の内腔がみえないこともある．高倍率でみると，漿液性腺房(5, 8, Ⅰ)の頂部に小さい**分泌顆粒** secretory granule（Ⅰ）がみえる．漿液性分泌細胞内の分泌顆粒の数は，腺の活動状態によって変化する．すべての漿液性腺房(5, 8, Ⅰ)は，収縮能をもつ厚さがうすい**筋上皮細胞** myoepithelial cell に囲まれている(7, Ⅰ)．筋上皮細胞は基底膜と漿液性腺房細胞(5, 8, Ⅰ)のあいだにあるが，小さい細胞であるために切片によっては核のみがみられることもある(7, Ⅰ)．耳下腺の小葉には**脂肪細胞**(3)が含まれるものもあり，暗く染まる漿液性腺房(5, 8, Ⅰ)に取り囲まれた明るい卵円状の構造としてみえる．

　　漿液性腺房(5, 8, Ⅰ)は産生した分泌物を**介在部** intercalated duct(10, 12, Ⅱ)の狭い管腔に

放出する．この管の内腔は狭く，単層扁平上皮ないし高さの低い立方上皮で囲まれ，しばしば筋上皮細胞に囲まれている（図13-19参照）．分泌物は介在部（10, 12, Ⅱ）から**線条部** striated duct（11, Ⅲ）に流れ出る．線条部の内腔は介在部より広く，基底線条（11, Ⅲ）をもつ単層円柱状細胞で囲まれている．この基底線条は分泌細胞の基底部の細胞膜が深く陥入してつくられている．

分泌物は線条部（11, Ⅲ）から，腺の小葉の中にある**小葉内導管** intralobular duct（4）に送られる．この導管は唾液腺の小葉のまわりにある結合組織中隔（6）の中へ集まり，そこでより太い小葉間導管（2, 13, Ⅳ）となる．小葉間導管（2, 13, Ⅳ）の管腔は次第に太くなり，それにつれて上皮の丈も高くなる．さらに導管が太さを増していき，上皮が厚くなり，単層円柱上皮から多列上皮へとかわり，耳下腺の葉の全体の分泌物が集まる太い導管になると，重層円柱上皮へと変化する．

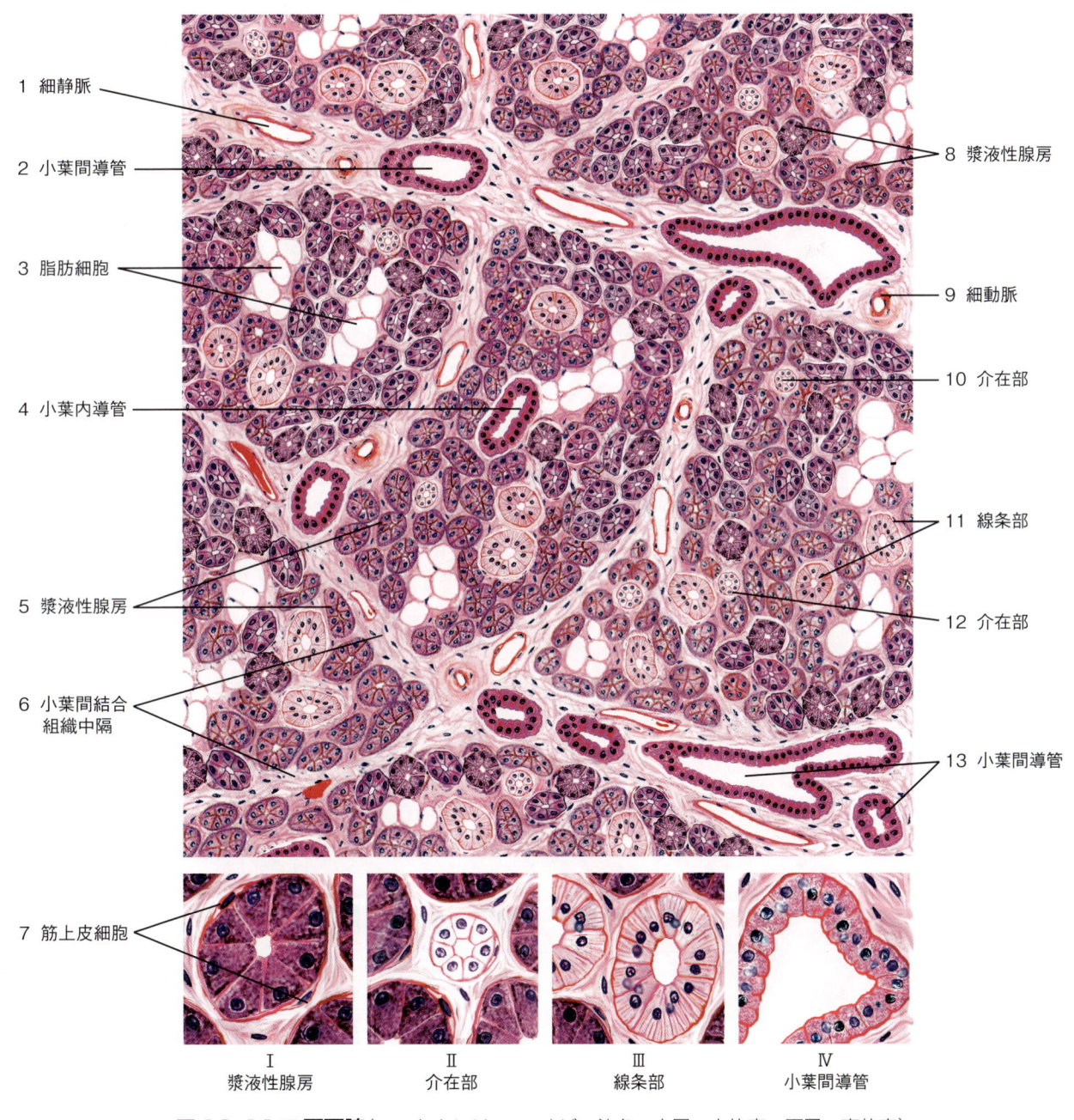

| | | | |
|---|---|---|---|
| 1 細静脈 | | | 8 漿液性腺房 |
| 2 小葉間導管 | | | 9 細動脈 |
| 3 脂肪細胞 | | | 10 介在部 |
| 4 小葉内導管 | | | 11 線条部 |
| 5 漿液性腺房 | | | 12 介在部 |
| 6 小葉間結合組織中隔 | | | 13 小葉間導管 |
| 7 筋上皮細胞 | | | |

| Ⅰ | Ⅱ | Ⅲ | Ⅳ |
|---|---|---|---|
| 漿液性腺房 | 介在部 | 線条部 | 小葉間導管 |

**図13-18 ■ 耳下腺**（ヘマトキシリン-エオジン染色，上図：中倍率，下図：高倍率）

## 図 13-19　顎下腺

　顎下腺は複合管状房状腺で，かつ漿液腺と粘液腺の混合腺であるが，漿液性腺房が圧倒的に多い．漿液腺と粘液腺の両方の腺房があることで，顎下腺は漿液腺のみで構成されている耳下腺と区別することができる．

　この図は顎下腺にある数個の小葉を示したものである．顎下腺の**漿液性腺房** serous acinus(6, Ⅰ)のあいだに**粘液性腺房** mucous acinus(5, 11, 13, Ⅱ)がまじっている．下部の別図には，それぞれの腺房と導管の特徴的構造を高倍率で示している．

　漿液性腺房(6, Ⅰ)は耳下腺の腺房(図 13-18)とほぼ同じで，特徴は比較的小型のやや暗く染まるピラミッド形の細胞であり，それらの細胞ではまるい核が基底部にあって，頂部には分泌顆粒がみえる．それに対して，粘液性腺房(5, 11, 13, Ⅱ)は漿液性腺房(6, Ⅰ)より大型で，管腔も広く，大きさも形も変化に富んでいる．粘液性腺房細胞(5, 11, 13, Ⅱ)は円柱状で，通常の染色ではごく淡く染まるか，ほとんど無色であり，核は，細胞膜の基底部に押しつけられて扁平である．

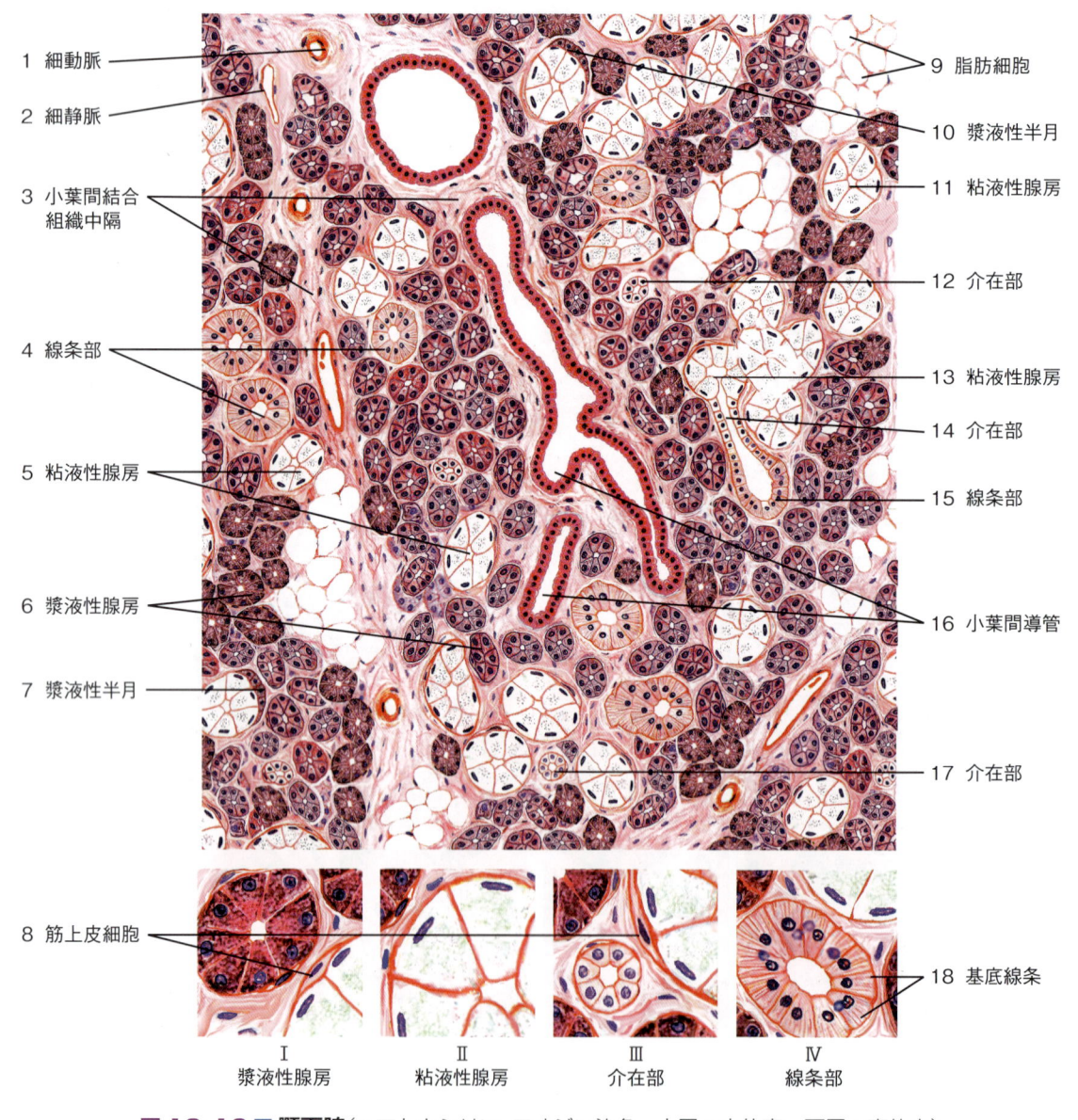

1　細動脈
2　細静脈
3　小葉間結合組織中隔
4　線条部
5　粘液性腺房
6　漿液性腺房
7　漿液性半月
8　筋上皮細胞

9　脂肪細胞
10　漿液性半月
11　粘液性腺房
12　介在部
13　粘液性腺房
14　介在部
15　線条部
16　小葉間導管
17　介在部
18　基底線条

| Ⅰ | Ⅱ | Ⅲ | Ⅳ |
|---|---|---|---|
| 漿液性腺房 | 粘液性腺房 | 介在部 | 線条部 |

図 13-19 ■ **顎下腺**(ヘマトキシリン-エオジン染色，上図：中倍率，下図：高倍率)

　混合性腺房では，通常一つか複数の漿液性腺房の細胞が，帽子のように粘液性腺房を囲み，**漿液性半月** serous demilune(7, 10)をつくっている．厚さのうすい**筋上皮細胞**(8)は，収縮能をもち，漿液性腺房（Ⅰ），粘液性腺房（Ⅱ），介在部（Ⅲ）を囲んでいる．

　顎下腺の導管系は耳下腺のものと似ている．小葉内の**介在部**(12, 14, 17, Ⅲ)は内腔が狭く，耳下腺に比べて短いが，はっきりとした基底線条(18)を伴う**線条部**(4, 15, Ⅳ)は耳下腺のものより長い．この図では，粘液性腺房(13)がまず介在部(14)に開口し，さらに内腔の広い線条部(15)へと続いているところが示されている．小葉間導管(16)は**小葉間結合組織中隔**(3)の中にある．ここには，神経，**細動脈**(1)，**細静脈**(2)，脂肪細胞(9)もみとめられる．

## 図 13-20　舌下腺

　舌下腺も顎下腺と同様に，**粘液性腺房**(9, Ⅰ, Ⅱ)が目立ちながら**漿液性腺房**(11)も合わせてもつ複合管状房状の混合腺である．大部分の腺房は粘液性腺房(9, Ⅰ, Ⅱ)で，**漿液性半月**

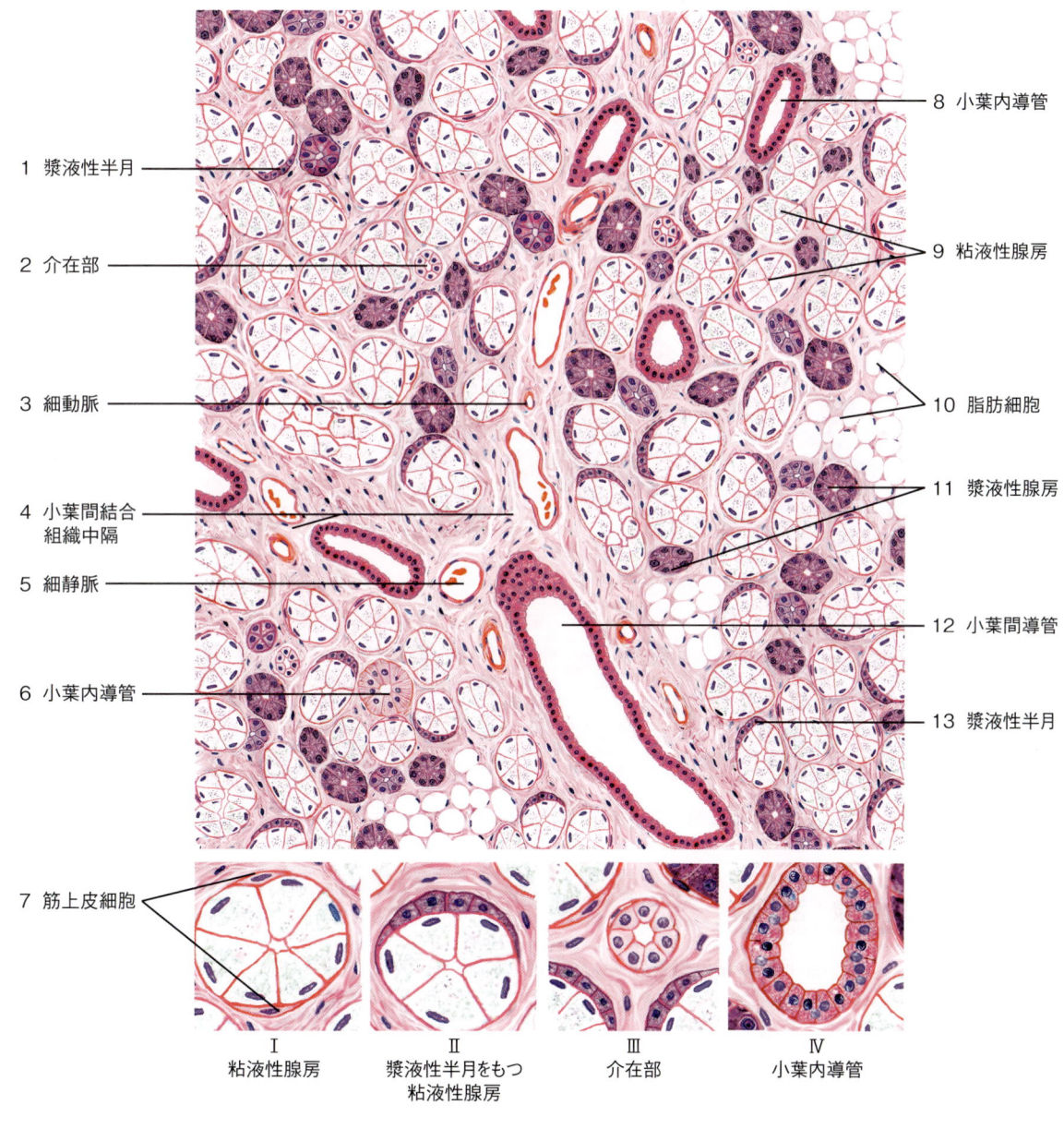

1　漿液性半月　　　　　　　　　　　　　　　8　小葉内導管
2　介在部　　　　　　　　　　　　　　　　9　粘液性腺房
3　細動脈　　　　　　　　　　　　　　　　10　脂肪細胞
4　小葉間結合組織中隔　　　　　　　　　　11　漿液性腺房
5　細静脈　　　　　　　　　　　　　　　　12　小葉間導管
6　小葉内導管　　　　　　　　　　　　　　13　漿液性半月
7　筋上皮細胞

Ⅰ　粘液性腺房　　　Ⅱ　漿液性半月をもつ粘液性腺房　　　Ⅲ　介在部　　　Ⅳ　小葉内導管

図 13-20 ■ **舌下腺**(ヘマトキシリン-オジン染色，上図：中倍率，下図：高倍率)

(1, 13, Ⅱ)を伴っている．舌下腺では純粋な漿液性腺房の数は比較的少ないが，粘液性分泌細胞と漿液性分泌細胞との構成比率は腺によってさまざまである．この図では漿液性腺房(11)が多くみえているが，舌下腺の切片標本によっては全くみえない場合もある．高倍率でみると，収縮能をもつ**筋上皮細胞**(7, Ⅰ)がすべての腺房のまわりにみられる．

　他の唾液腺と比較すると導管系にも違いがみられる．**介在部**(2, Ⅲ)は短いか容易にみつけることができないこともあるのに対して，線条をもたない**小葉内導管**(6, 8, Ⅳ)が多くみられる．この導管(6, 8, Ⅳ)は顎下腺や耳下腺の線条部に相当するが，細胞膜のひだ状の陥入(基底嵌入)である基底線条はみられない．

　**小葉間結合組織中隔**(4)は耳下腺や顎下腺よりも豊富である．**細動脈**(3)，**細静脈**(5)，神経線維，**小葉間導管**(12)が中隔にみとめられる．小葉間導管(12)の内腔を囲む上皮は，細い導管では低円柱上皮であるが，太い導管では多列ないし重層上皮に変化する．さらに卵形の**脂肪細胞**(10)が，結合組織内に散在している．

## 図 13-21　漿液性唾液腺：耳下腺

　耳下腺の切片の顕微鏡写真である．ヒトの耳下腺はすべて**漿液性腺房**(1)とその導管から構成された漿液腺である．この写真では，漿液性腺房細胞の細胞質が小さい分泌顆粒で充たされている．立方上皮をでつくられた小型の**介在部**(2)を漿液性腺房(1)が取り囲んでいる．それらより明るく染まった比較的太い導管がみえるが，これが**線条部**(3)である．

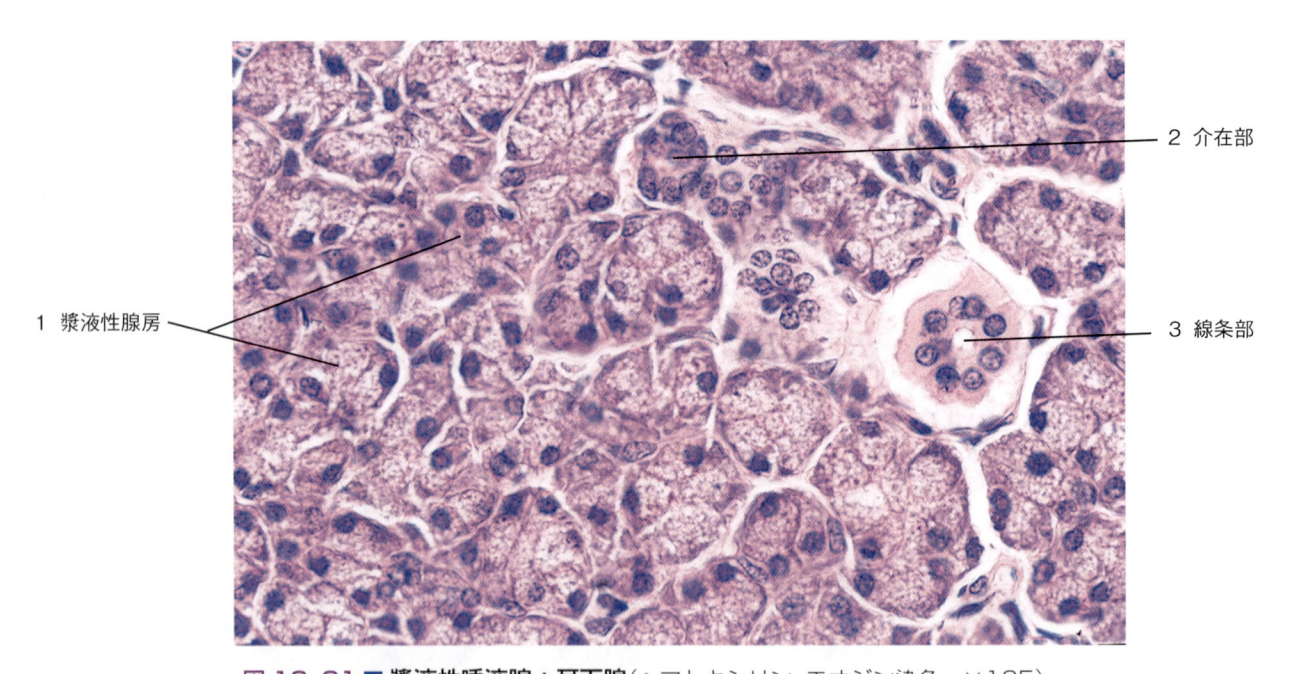

1 漿液性腺房　　2 介在部　　3 線条部

図 13-21 ■ **漿液性唾液腺：耳下腺**(ヘマトキシリン-エオジン染色，×165)

## 図 13-22　混合性唾液腺：舌下腺

　舌下腺は**粘液性腺房**(2)と**漿液性腺房**(3)の両者をもつ混合腺である．粘液性腺房(2)は漿液性腺房(3)よりも大きく，明るく染まる．粘液性腺房(2)の細胞質は**粘液**(1)で充たされている．漿液性腺房(3)はやや暗く染まり，小さい分泌顆粒が細胞質の頂部にみられる．粘液性腺房(2)の周囲を囲んでいる漿液性腺房(3)は，**漿液性半月**(4)と呼ばれる半月状構造をつくっている．立方上皮でつくられた細い**介在部**(5)と，それより太く円柱上皮でつくられた**線条部**(6)がみえる．

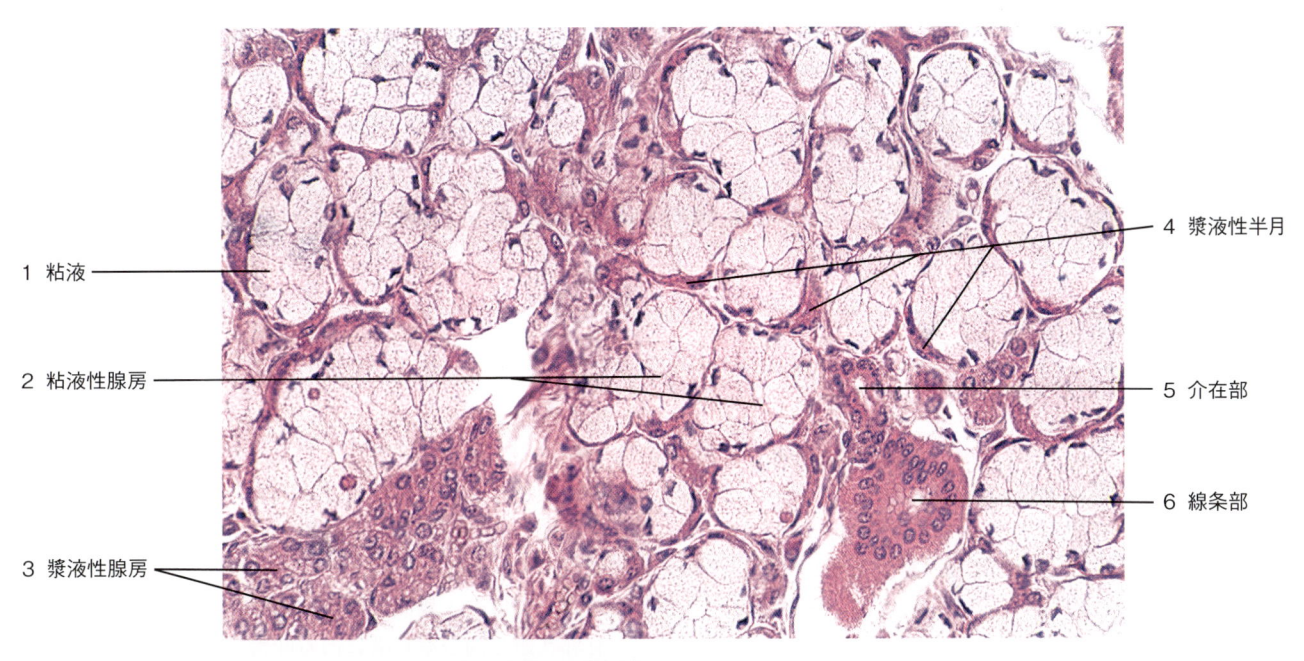

1 粘液
2 粘液性腺房
3 漿液性腺房
4 漿液性半月
5 介在部
6 線条部

**図 13-22 ■ 混合性唾液腺：舌下腺**（ヘマトキシリン-エオジン染色，×165）

## 機能との関連 13-2 ■ 唾液腺，唾液，唾液腺の導管

　唾液腺は**唾液** saliva と呼ばれる分泌液を，1日約1L産生する．唾液は数本の太い導管を通って口腔に分泌される．**筋上皮細胞**は唾液腺の腺房と介在部の開始部を囲んでおり，神経刺激の結果，この細胞が収縮すると各腺房から分泌液が口腔内に排出される．

　唾液は異なる唾液腺の細胞が産生する分泌液が混ざりあったものである．唾液の主成分は**水**であるが，この中に各種イオン，蛋白質，粘液，酵素，抗体（免疫グロブリン）が含まれている．視覚，嗅覚，味覚などの感覚刺激や，実際に口の中に食物が入ることによって，唾液腺に対して**自律神経の刺激**がおきて，唾液の分泌量と口腔内への放出量が増加する．

　唾液は多くの重要な役割を果たしている．まず，咀嚼された食物を湿らし，味を感じさせるために必要な溶媒としての役割ももっている．また食物塊の潤滑性を増やして，嚥下や食道から胃への食物の通過を容易にしている．さらに唾液は多数の**電解質**（カルシウム，カリウム，ナトリウム，塩素，重炭酸イオンなど）を含んでいる．消化酵素の**唾液アミラーゼ** salivary amylase は主として唾液腺の**漿液性腺房**でつくられ，唾液中に含まれる．唾液アミラーゼは食物が口腔にある短い時間でデンプンを小さい炭水化物へと分解する．食物は，胃に入るとすぐに胃液によって酸化される．これによってアミラーゼの活性は低下して，炭水化物の消化もおさえられる．

　唾液は口腔内に生息する**細菌叢** bacterial flora の調節にもかかわっており，病原微生物が口腔内で増殖するのを防いでいる．唾液中に含まれる**ライソザイム（リゾチーム）** lysozyme という酵素も漿液性腺房でつくられ，細菌の細胞壁を加水分解して口腔内での増殖を抑えている．さらに唾液は**抗体**を含んでいる．この抗体はおもに免疫グロブリンA（IgA）であり，唾液腺内の結合組織に分布する**形質細胞** plasma cell により産生される．唾液腺の腺房細胞は，免疫グロブリンに結合する成分を分泌する．この成分によって，免疫グロブリンが結合組織中の形質細胞から唾液へと輸送される．その後，抗体は抗原と複合体をつくることで，口腔内に侵入した細菌に対する免疫学的防御を補助する．

　唾液は，唾液腺の導管系を通過する際に，選択的な物質輸送，再吸収，あるいは分泌が行われ，イオン組成が変化する．**線条部**は唾液から**ナトリウムイオン**と塩化物イオンを活発に吸収するとともに，**カリウムイオン**と線条部で産生された緩衝イオンである重炭酸イオンを分泌し，唾液を低張にする．線条部にみられる多数の細胞基底部のひだ状の陥入（基底嵌入），すなわち線条部線条には，細長い形をしたミトコンドリアが含まれており，細胞膜をこえて水や電解質を輸送する際に必要とされるエネルギーを供給する．

　各小葉の線条部は小葉間導管または排出管へとづづき，最終的には腺の主要な導管になって内容物を口腔へ注ぐ．

# 第13章 まとめ

## 消化器系Ⅰ：口腔と大唾液腺

### 概　要

- 消化管は，中空の管である口腔，食道，胃，小腸，大腸，直腸，および肛門管で構成される
- 唾液腺，肝臓，膵臓は消化管の外にある付属器官である
- すべての付属器官からの分泌物は導管を介して消化管へ運ばれる

### 口　腔

- 上皮は重層扁平上皮である
- 食べ物を咀嚼して，唾液によって潤滑にする

### 口　唇

- 上皮は角化重層扁平上皮である
- 血管が表面近くを走っているため赤くみえる
- 毛包，皮脂腺，汗腺，粘液分泌性の口唇腺が存在する
- 中心部は骨格筋の口輪筋が占める

### 舌

- 交錯して走行する骨格筋線維と結合組織から構成されている
- 上面（舌背面）は分界溝によって前方の 2/3 と後方の 1/3 に分けられる
- 上面は，糸状乳頭，茸状乳頭，有郭乳頭と呼ばれる突起におおわれている
- 糸状乳頭はもっとも小さく，またもっとも多くみられる乳頭で，角化しており，味蕾は含まれていない
- 茸状乳頭は糸状乳頭より数が少なく，大きい，茸（きのこ）の形をした乳頭で，味蕾を含んでいる
- 有郭乳頭はもっとも大きい乳頭で，舌の後部にあり，輪状溝によって囲まれている
- 多数の味蕾がそれぞれの有郭乳頭の側面に分布している
- 有郭乳頭では粘膜下にある漿液腺が，輪状溝内に漿液を分泌する
- 葉状乳頭はヒトでは発達していない
- 舌の上皮下の結合組織中にある後舌腺は舌上面に開口している

### 味　蕾

- 葉状乳頭，茸状乳頭，有郭乳頭，咽頭，口蓋，喉頭蓋に分布している
- 味孔をもち，上皮の厚さ全体を占めている
- 神経上皮細胞が，味覚を感じる受容体となり，求心性の神経線維とシナプスをつくる
- その他，支持細胞と，幹細胞としてはたらく基底細胞が構成する
- 味覚物質はまず唾液に溶け，それから味孔に入る
- 有郭乳頭を囲む輪状溝にある味蕾は，漿液腺からの分泌物によって洗われる
- 五つの基本味は酸味，塩味，苦味，甘味と旨味である
- すべての味覚は舌全体のどの場所でも感じられる
- 舌の特定の部位では特定の味覚に対して感受性が高い場合がある

### リンパ球の集合：扁桃

- 咽頭口部には散在性リンパ組織とリンパ小節が分布している
- 口蓋扁桃と舌扁桃は重層扁平上皮におおわれ，扁桃陰窩がみとめられる
- 他の扁桃は対で存在しているが，咽頭扁桃は無対（すなわち１個）で，多列線毛上皮でおおわれている
- リンパ小節には胚中心をもつものがある

### 歯

- 発生過程にある歯は顎骨の歯槽の中にとどまっている
- 口腔上皮は下方へと増殖して歯堤を形成し，エナメル芽細胞を産生する
- 間葉組織が歯乳頭と象牙芽細胞をつくる
- 象牙芽細胞は象牙質を分泌して，エナメル芽細胞は歯のエナメル質をつくる

### 大唾液腺

- 耳下腺，顎下腺，舌下腺が唾液を産生する大唾液腺である
- 分泌部である腺房と，唾液を口腔へ運ぶ導管から構成される
- 細胞には漿液性と粘液性があり，漿液性細胞は粘液性腺

房の周囲で漿液性半月をつくる
・収縮能をもつ筋上皮細胞が漿液性腺房，粘液性腺房，介在部の一部を囲んでいる
・漿液性腺房，粘液性腺房，混合性腺房は，分泌物を介在部へと排出する
・複数の介在部が合わさって，さらに太い，基底陥入がみられる線条部へと移行する
・線条部は合わさって，さらに太い小葉内導管を形成して，小葉間導管へと分泌物を送る
・唾液腺は1日約1Lの唾液を生成するが，その大半は水分である

・唾液は自律神経による刺激をうけてつくられる
・唾液は電解質と炭水化物の消化酵素である唾液アミラーゼを含んでいる
・唾液には形質細胞によってつくられた抗体とライソザイムが含まれ，口腔内細菌を制御している
・唾液は，介在部と線条部を通過する過程でイオンの輸送により修飾される
・線条部は，ナトリウムイオンと塩素イオンを再吸収し，カリウムイオンと重炭酸イオンを唾液に加え，唾液を低張にする

# 第13章 復習問題

## 問　題

次の問題について，もっとも適切な答えを選びなさい．

1. 唾液腺の介在部は，そこを通過する唾液を次のように修飾する
   A. 重炭酸イオンを分泌し，塩化物イオンを吸収する
   B. ナトリウムイオンを吸収し，カリウムイオンと重炭酸イオンを加える
   C. 重炭酸イオンとカリウムイオンを分泌する
   D. 水と酵素を加える
   E. 重炭酸イオンと塩化物イオンを吸収する

2. 唾液腺の線条部は，そこを通過する唾液を次のように修飾する
   A. 重炭酸イオンを分泌し，塩化物イオンを吸収する
   B. ナトリウムイオンを吸収し，カリウムイオンと重炭酸イオンを加える
   C. 重炭酸イオンとカリウムイオンを分泌する
   D. 水と酵素を加える
   E. 重炭酸イオンと塩化物イオンを吸収する

3. 唾液アミラーゼのおもな機能は何か？
   A. 口腔内デンプンの分解

   B. 食塊の湿潤と潤滑
   C. 唾液中の抗体産生の増加
   D. 口腔内細菌叢の制御
   E. 唾液産生の増加の刺激

4. 筋上皮細胞のおもな機能は何か？
   A. 唾液に電解質を付加する
   B. 口腔内の酵素含有量を増加させる
   C. 介在部および線条部を収縮させる
   D. 分泌腺の腺房を収縮させて分泌物を排出する
   E. 口腔内の食塊を滑らかにする

5. 唾液に含まれる免疫グロブリンがつくられる場所は？
   A. 唾液腺の漿液性腺房
   B. 唾液腺の粘液性腺房
   C. 線条部
   D. 唾液腺房および線条部の形質細胞
   E. 唾液腺周囲の結合組織の形質細胞

## 解　答

1. 正解：A. 重炭酸イオンを分泌し，塩化物イオンを吸収する．これらのイオンの交換により，口腔用の低張唾液が形成される
2. 正解：B. ナトリウムイオンを吸収し，カリウムイオンと重炭酸イオンを加える．これによって唾液に対して緩衝作用を発揮し，低張性の唾液を産生する
3. 正解：A. 口腔内でデンプンの分解．デンプンは口腔内にあっても，嚥下の前にアミラーゼによって分解される

4. 正解：D. 分泌腺の腺房を収縮させて分泌物を排出する．収縮性筋上皮細胞は，分泌性腺房を囲み，収縮することにより，分泌物を導管に排出する
5. 正解：E. 唾液腺周囲の結合組織の形質細胞．腺房細胞によって分泌される蛋白質が免疫グロブリンと結合し，形質細胞から唾液へと輸送する

## 顕微鏡写真による補足

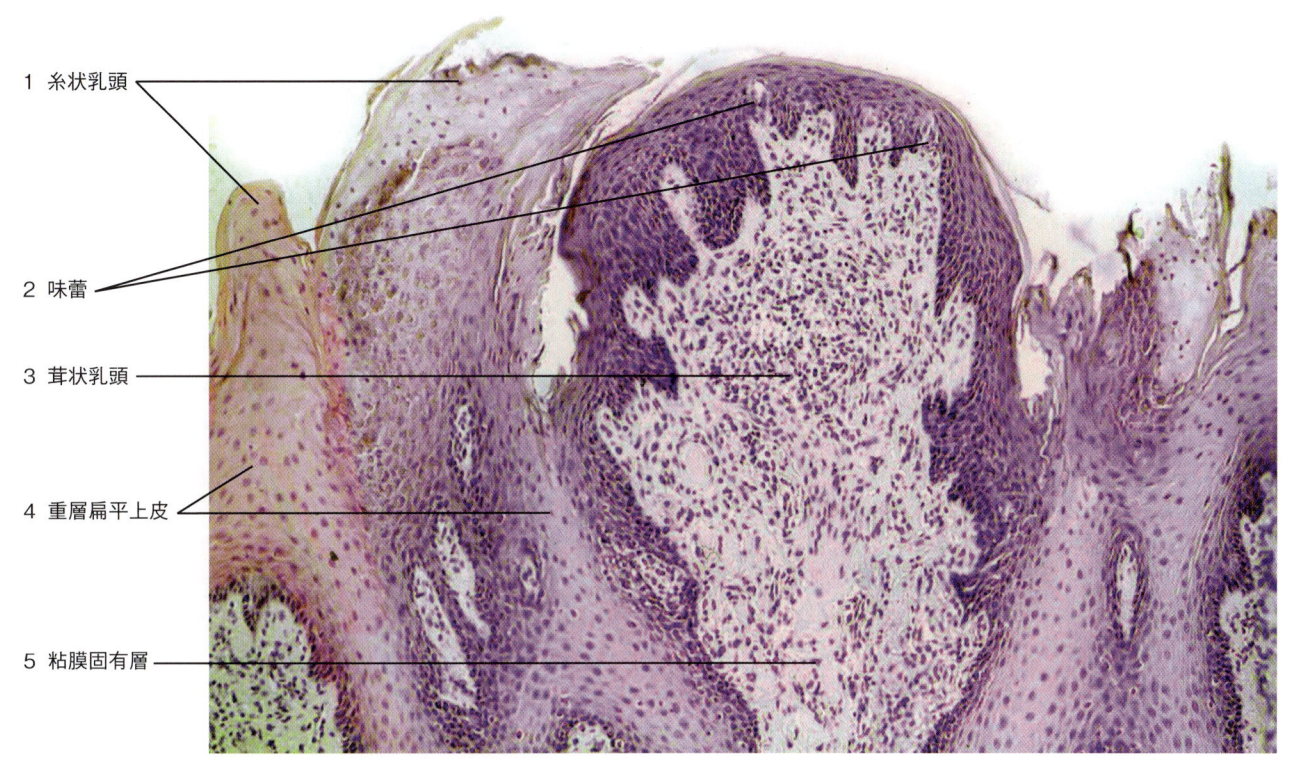

1 糸状乳頭
2 味蕾
3 茸状乳頭
4 重層扁平上皮
5 粘膜固有層

**図 13-23** ■ **ヒトの舌上面（舌背面）の糸状乳頭と味蕾をもつ茸状乳頭**（ヘマトキシリン-エオジン染色，×25）

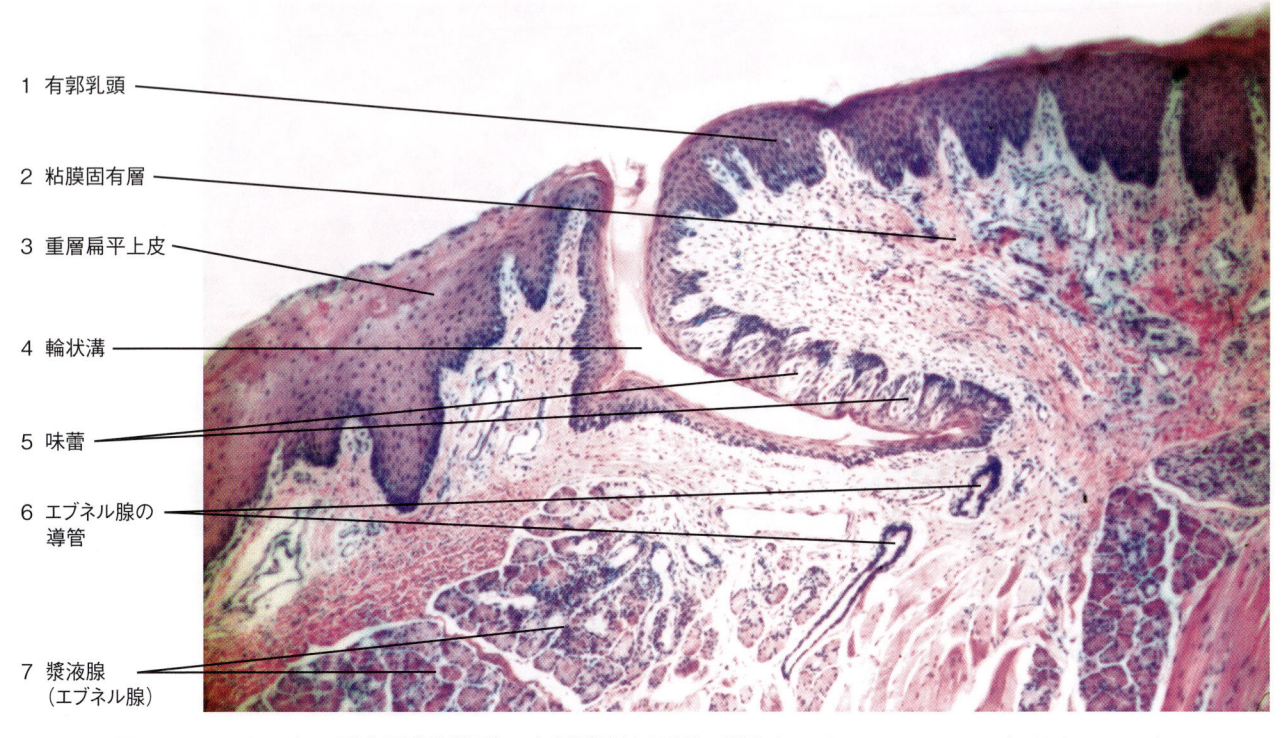

1 有郭乳頭
2 粘膜固有層
3 重層扁平上皮
4 輪状溝
5 味蕾
6 エブネル腺の
　導管
7 漿液腺
　（エブネル腺）

**図 13-24** ■ **ヒトの舌上面（舌背面）の有郭乳頭と周囲の構造**（ヘマトキシリン-エオジン染色，×25）

1 味孔

2 重層扁平上皮

3 味蕾

  a 味細胞

  b 支持細胞

  c 基底細胞

4 粘膜固有層

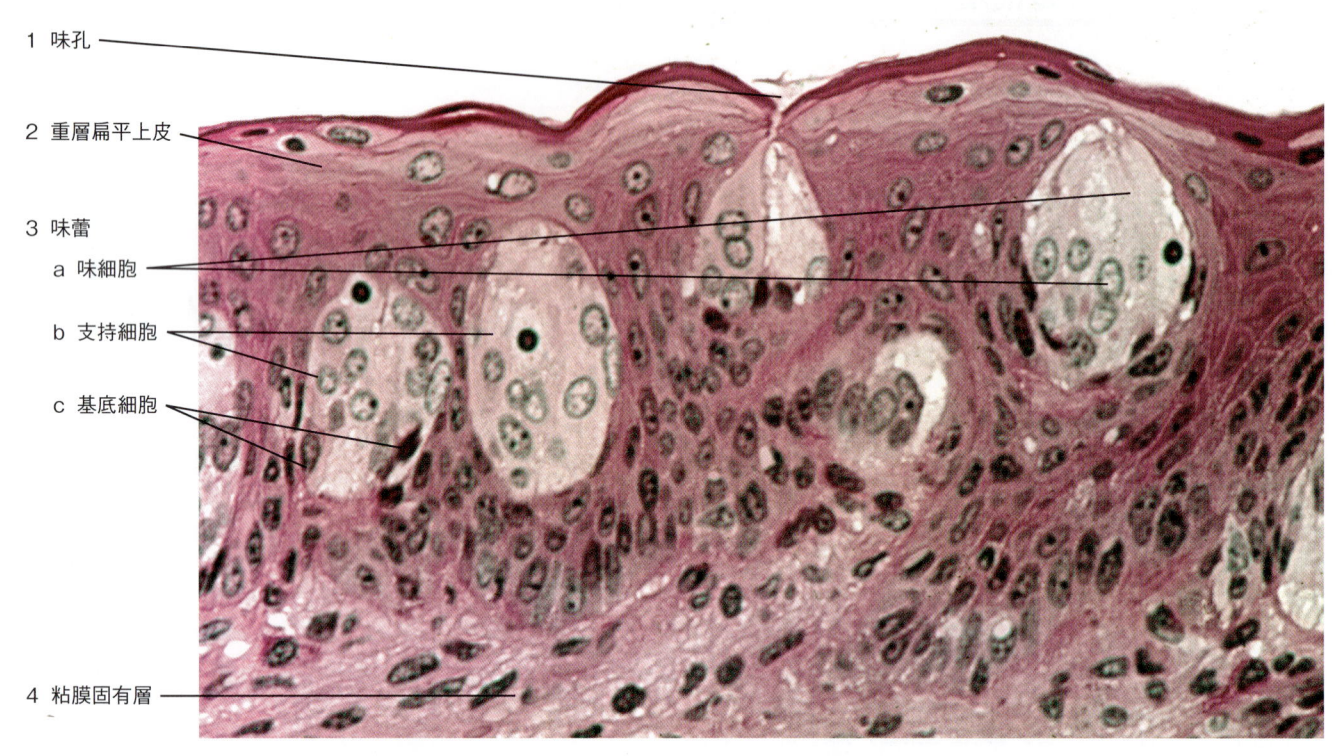

**図 13-25** ■ **サルの舌の茸状乳頭と味蕾**(樹脂包埋切片，ヘマトキシリン–エオジン染色，×130)

1 分泌顆粒の
  漿液性腺房

2 線条部

3 筋上皮細胞

4 漿液性腺房
  の核

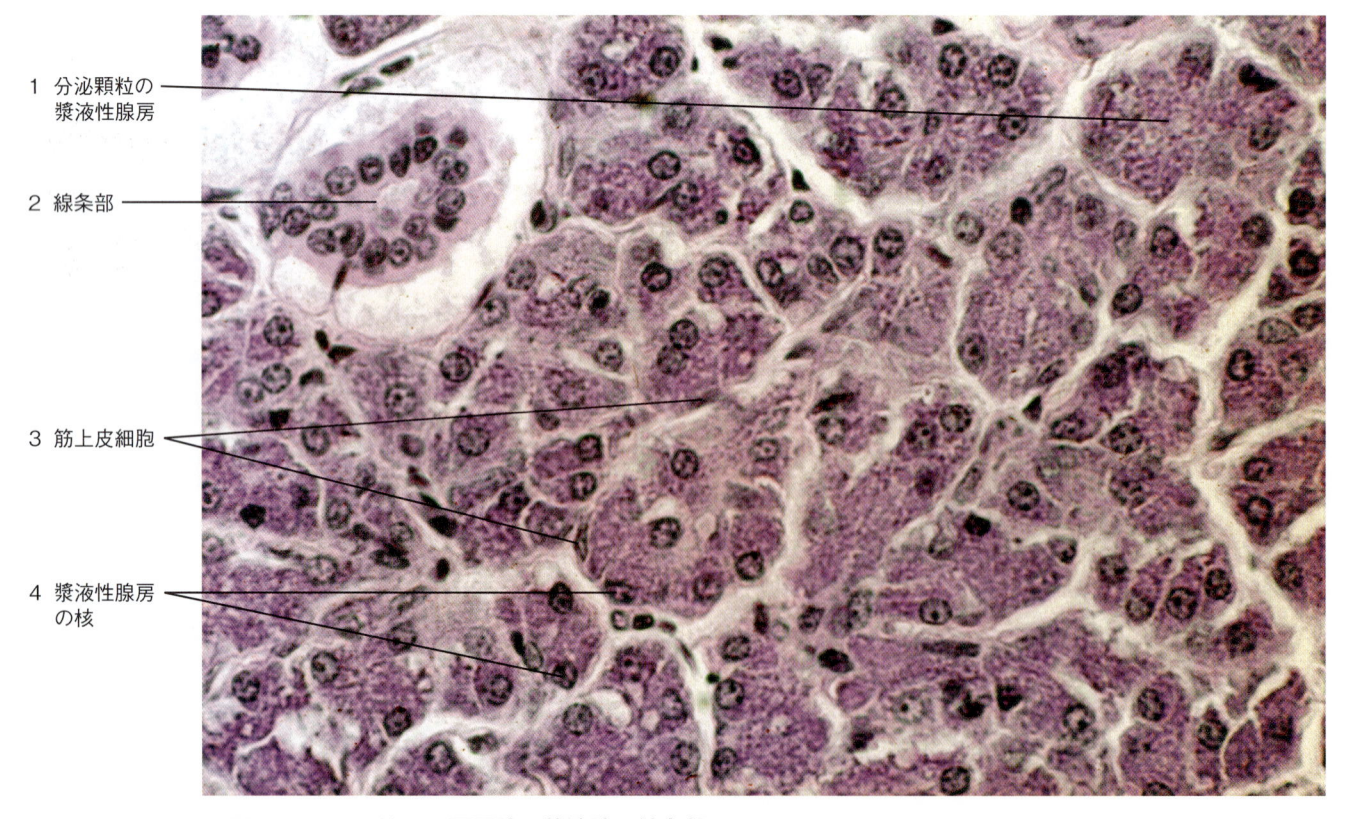

**図 13-26** ■ **サルの耳下腺の漿液腺と線条部**(ヘマトキシリン–エオジン染色，×165)

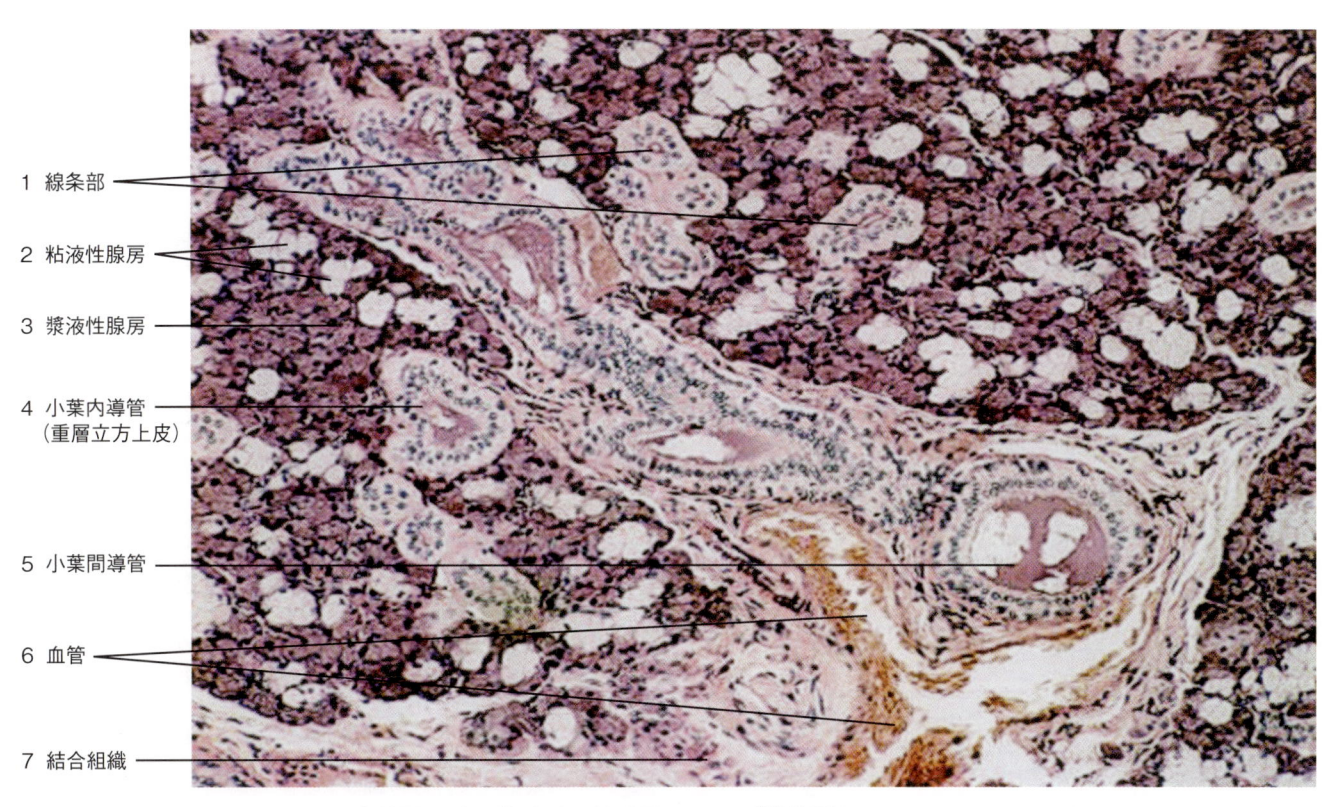

1 線条部
2 粘液性腺房
3 漿液性腺房
4 小葉内導管
（重層立方上皮）
5 小葉間導管
6 血管
7 結合組織

**図 13-27** ■ **サルの混合性顎下腺の漿液腺，粘液腺，および導管系**（ヘマトキシリン-エオジン染色，×60）

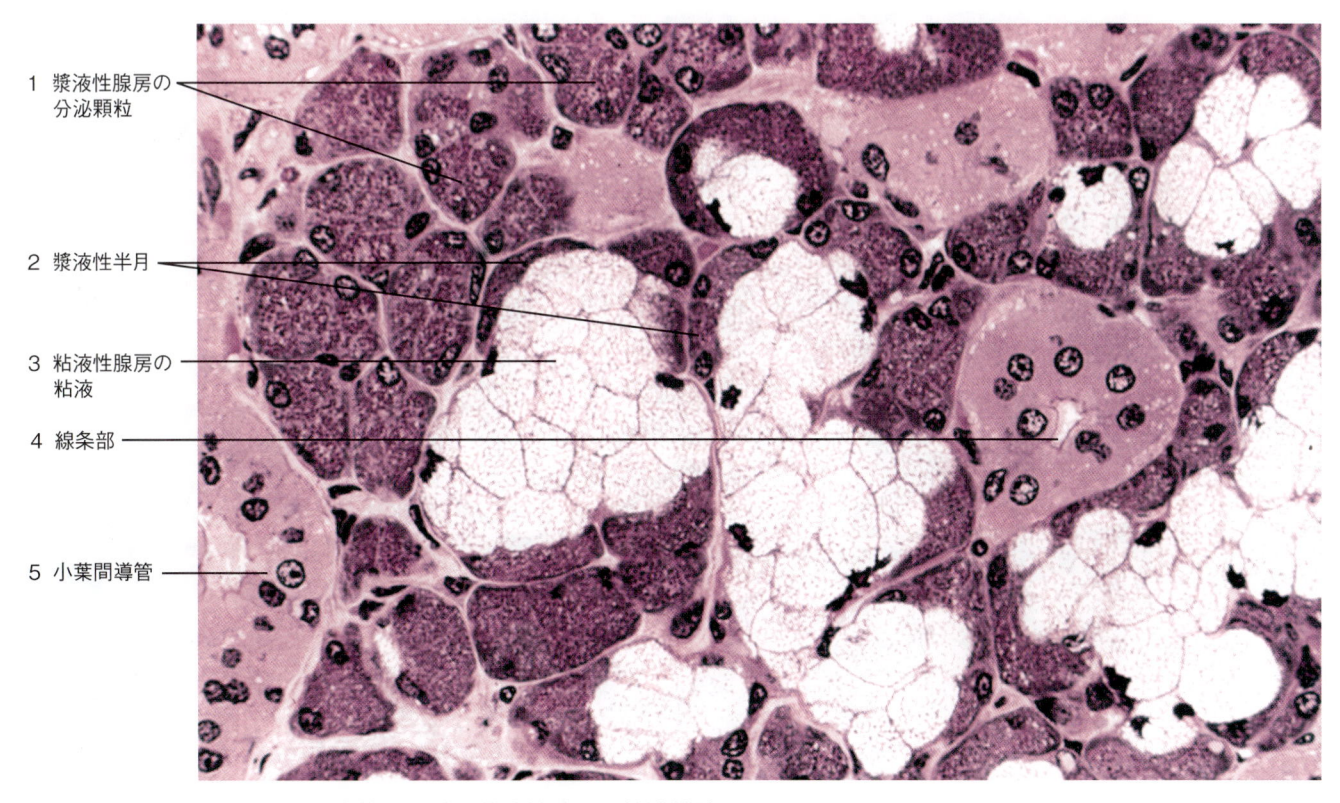

1 漿液性腺房の
分泌顆粒
2 漿液性半月
3 粘液性腺房の
粘液
4 線条部
5 小葉間導管

**図 13-28** ■ **サルの舌の混合性顎下腺の漿液性腺房と粘液性腺房**（樹脂包埋切片，ヘマトキシリン-エオジン染色，×160）

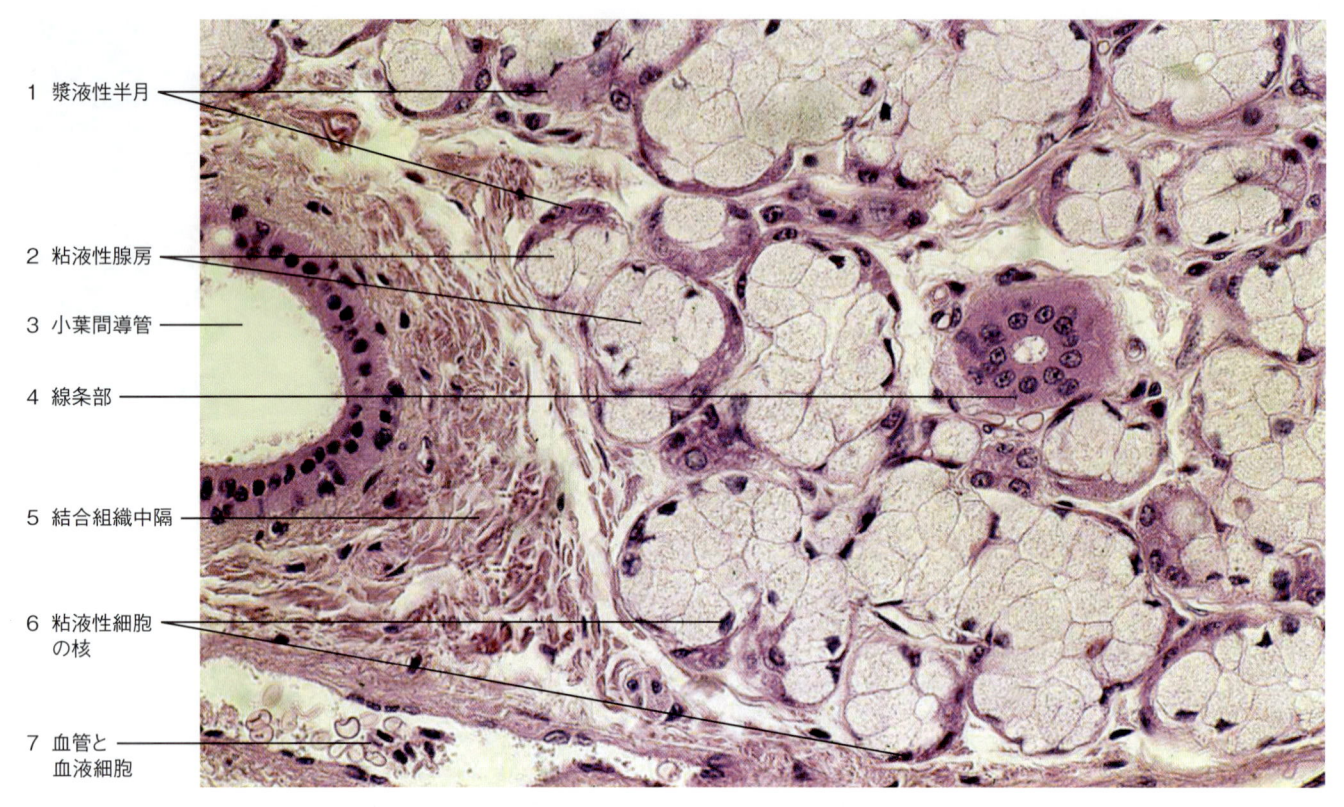

1 漿液性半月
2 粘液性腺房
3 小葉間導管
4 線条部
5 結合組織中隔
6 粘液性細胞の核
7 血管と血液細胞

**図 13-29** ■ サルの舌の混合性舌下腺の粘液性腺房，漿液性半月および導管系（ヘマトキシリン–エオジン染色，×130）

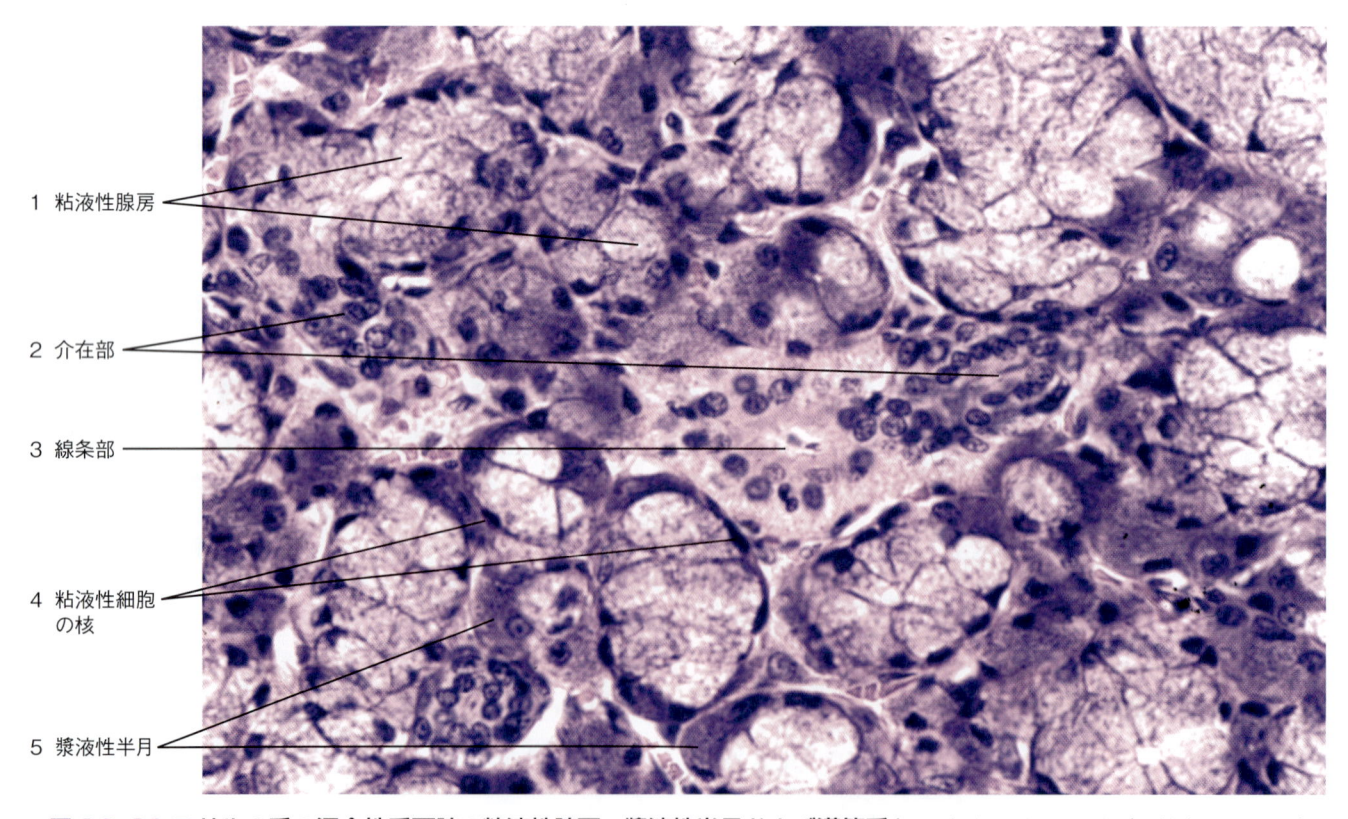

1 粘液性腺房
2 介在部
3 線条部
4 粘液性細胞の核
5 漿液性半月

**図 13-30** ■ サルの舌の混合性舌下腺の粘液性腺房，漿液性半月および導管系（ヘマトキシリン–エオジン染色，×165）

# 第14章 消化器系Ⅱ：食道と胃

## 消化管の基本構造—概要

　消化管は食道から直腸にわたる1本の長い中空の器官で，食道，胃，小腸（十二指腸，空腸，回腸），大腸（結腸），直腸から構成されている．消化管壁は四つの明確な層でつくられ，これが消化管全体の組織学的基本構造となっている．この4層とは：**粘膜** mucosa，**粘膜下層** submucosa，**筋層** muscularis externa，**漿膜** serosa または**外膜** adventitia（訳者注：これらのラテン語名称は，冒頭にあるべき tunica：層　という女性名詞を省略して，形容詞だけを用いた形である）．それぞれの消化の過程でそれぞれの消化管の機能が異なるため，消化管壁の各層も場所によって形態学的に違いがある．その違いはとくに上皮で明確で，消化管の各部位によって機能が異なることを示している．

### 粘　膜

　粘膜は消化管の最内層であり，**上皮** epithelium と腺で構成されている．腺は**粘膜固有層** lamina propria と呼ばれる上皮の下にある層の疎性結合組織までのびている．**粘膜筋板** muscularis mucosa と呼ばれるうすい平滑筋の内輪状筋層と外縦走筋層が，粘膜と外がわとの境界をつくっている．

### 粘膜下層

　粘膜下層は粘膜の下方にある．血管とリンパ管が豊富な密性不規則性結合組織でつくられ，副交感神経の節後神経ニューロンが含まれる**粘膜下神経叢** submucosal nerve plexus（**マイスネル神経叢** Meissner nerve plexus）もみられる．この粘膜下神経叢のニューロンと軸索によって，粘膜の運動性や，粘液腺の分泌活性が制御される．小腸の起始部である十二指腸には，粘膜下層に多数の分岐した粘液腺がみられる．

### 筋　層

　筋層は厚い平滑筋層であり，粘膜下層の下方に位置する．大腸以外では，内層の輪状平滑筋と外層の縦走平滑筋が含まれている．二つの筋層のあいだには，結合組織と，**筋層間神経叢** myenteric nerve plexus（**アウエルバッハ神経叢** Auerbach nerve plexus）と呼ばれる別の神経叢がある．この神経叢も副交感神経の節後神経を含んでおり，筋層の平滑筋の運動を調節している．

### 漿　膜

　漿膜は腹部食道，胃，小腸の最外層で，腸間膜や腹腔の内膜と連続している．漿膜は**中皮** mesothelium という単層扁平上皮とその下にあるうすい疎性結合組織からつくられている膜で，内臓を包んでいる．中皮が内臓をおおうのは，臓器が**腹腔内**にあるときで，このときの外層が漿膜と呼ばれる．また，漿膜は上行結腸と下行結腸の前面と側面のみをおおっている．結腸の後面は後腹部体壁に結合していて中皮におおわれておらず，腸間膜から吊り下がっていることもない．

### 外　膜

　　消化管が中皮におおわれていないときには，管は**後腹膜**と呼ばれる腹腔外の場所にある．この部位では臓器の最外層は結合組織層のみの**外膜**で体壁に接着している．

　　消化管のそれぞれの層の特徴的な機能は，消化管の各部位の図で詳細に説明する．

## 第1項・食　道

　　**食道** esophagus は長さ約 25 cm の管で，**咽頭** pharynx から始まり，**胃** stomach に終わる．食道は**胸腔** thoracic cavity の縦隔内にあり，気管の後ろに位置している．食道は胸腔内を下まで下って，筋性の**横隔膜** diaphragm を貫き，腹腔内で短い走行ののちに胃に到達する．食道は胸腔内では**外膜**と呼ばれる結合組織に囲まれている．腹腔内では，単層扁平上皮の中皮が食道の短い部分の最外層を囲んでいて，これが**漿膜**を形成している．

　　食道の内部の管腔は，湿った**非角化重層扁平上皮**でおおわれている．食道が空のとき，内腔に多数の粘膜の**縦ひだ** longitudinal fold ができるが，これは一時的なもので，食道の筋肉の収縮によってつくられたものである．食道壁には粘液を分泌する2種類の腺が存在しているが，それらは食道の異なる部位にある．食道の胃付近の粘膜固有層には，胃の噴門にある粘液腺と類似した**食道噴門腺** esophageal cardiac gland がある．また食道の全長にわたって粘膜下層には小さな**固有食道腺** esophageal glands proper が分布している．この二つの腺から分泌される粘液によって，粘膜が保護され，また食物が食道を通過しやすくなっている．

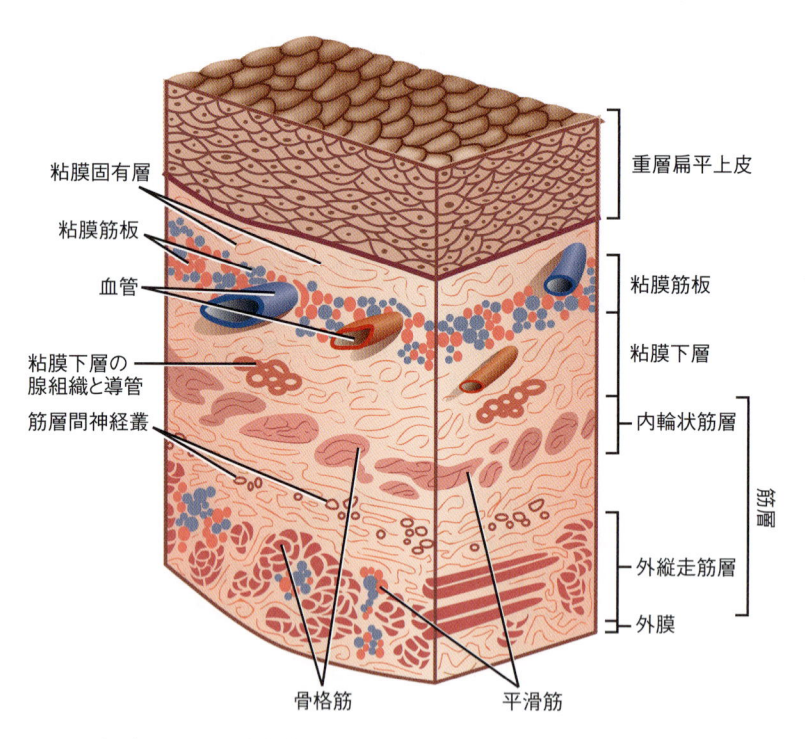

**図 14-1 ■ 食道壁の4層（粘膜，粘膜下層，筋層，外膜）とその特徴的な構成要素**

　　食道の外壁である**筋層**には，骨格筋線維と平滑筋線維の両方が含まれ，異なった種類の筋線維が混ざっている．食道の上部 1/3 の筋層は内層，外層ともに，横紋筋である**骨格筋線維**が，中央部 1/3 の筋層には**骨格筋線維**と**平滑筋線維**の両方が，食道の下部 1/3 の筋層は**平滑筋線維**が，それぞれ構成している（図 14-1 参照）．

## 図 14-2　上部食道の壁（横断面）

　　食道は長い中空の管で，その壁は粘膜，粘膜下層，筋層，外膜からなる．図は食道の上部を横断したものである．

　　食道の**粘膜** mucosa（1）は，内腔の表面をおおう非角化**重層扁平上皮**（1a），その下の細い線維に富んだ結合組織からなるうすい**粘膜固有層**（1b），縦走平滑筋層である**粘膜筋板** muscu-

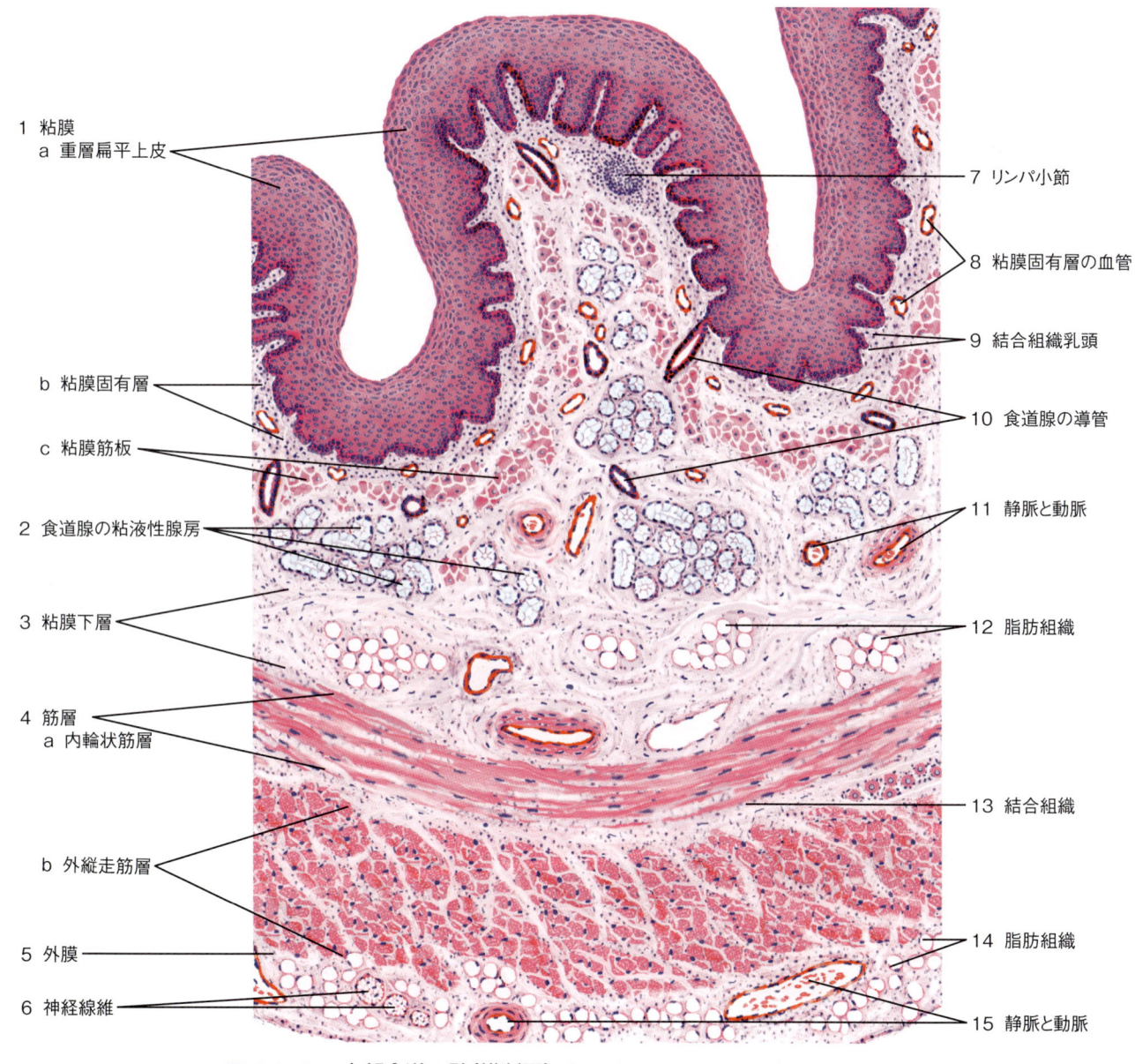

1 粘膜
　a 重層扁平上皮
　b 粘膜固有層
　c 粘膜筋板
2 食道腺の粘液性腺房
3 粘膜下層
4 筋層
　a 内輪状筋層
　b 外縦走筋層
5 外膜
6 神経線維

7 リンパ小節
8 粘膜固有層の血管
9 結合組織乳頭
10 食道腺の導管
11 静脈と動脈
12 脂肪組織
13 結合組織
14 脂肪組織
15 静脈と動脈

**図 14-2** ■ **上部食道の壁（横断面）**（ヘマトキシリン-エオジン染色，低倍率）

laris mucosa(1c)の三つの部分からつくられていることが横断面で示されている．粘膜固有層(1b)の結合組織乳頭 connective tissue papillae(9)が上皮(1a)に湾入している．粘膜固有層(1b)には小血管(8)とびまん性リンパ組織があり，リンパ小節(7)もみえる．

　食道内の粘膜下層 submucosa(3)はやや密性の不規則性結合組織の層で，一部には脂肪組織(12)が含まれている．固有食道腺の粘液性腺房(2)が，食道全域にわたって粘膜下層(3)に点在している．固有食道腺(2)の導管(10)は粘膜筋板(1c)と粘膜固有層(1b)を通って食道の内腔に開口している．暗染される固有食道腺の導管の上皮が，食道の重層扁平上皮(1a)に移行している(図14-3)．多数の血管 blood vessel(11)が，粘膜下層(3)の結合組織中にみられる．

　粘膜下層(3)の下方には筋層 muscularis externa(4)があり，内輪状筋層(4a)と外縦走筋層(4b)に区別ができる．これらの層の筋線維もこの横断図ではみえており，2層間にはうすい結合組織(13)の層がある．

　ヒトの食道の上部1/3では，筋組織は横紋をもつ骨格筋である．中部1/3の内輪状筋層と外縦走筋層では平滑筋と骨格筋線維がまじり合っており，下部1/3では平滑筋だけになる．

　食道の外膜 adventitia(5)は疎性結合組織の層で，気管の外膜やそのほかの食道周囲組織とつながっている．外膜の結合組織には，脂肪組織(14)，動脈と静脈(15)の太い血管，神経(6)がある．

## 図 14-3　上部食道(横断面)

　次の二つの組織切片は食道の上部と下部の壁の違いを示している．

　上部食道の粘膜は(図12-1で示したように)非角化重層扁平上皮(1)，結合組織である粘膜固有層(2)，平滑筋層である粘膜筋板(3)（横断面）で構成されている．リンパ小節(4)が粘膜固有層(2)にみえる．粘膜下層(7)には脂肪細胞と，固有食道腺の粘液性腺房(6)およびその導管(5)がある．筋層をつくる内輪状筋層(10)と外縦走筋層(14)は，骨格筋でできており，結合組織(11)の層で仕切られている．食道周囲の最外層は結合組織からなる外膜(8)であり，脂肪組織，神経(13)，静脈(9)，動脈(12)を含んでいる．

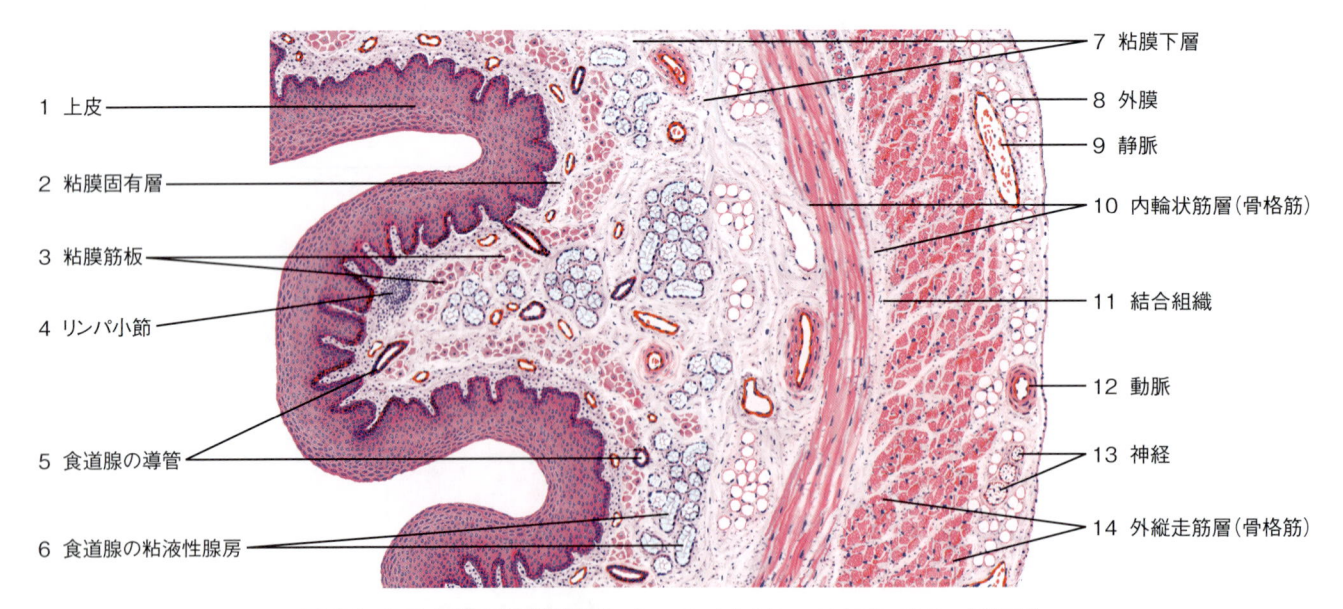

1 上皮
2 粘膜固有層
3 粘膜筋板
4 リンパ小節
5 食道腺の導管
6 食道腺の粘液性腺房
7 粘膜下層
8 外膜
9 静脈
10 内輪状筋層(骨格筋)
11 結合組織
12 動脈
13 神経
14 外縦走筋層(骨格筋)

図 14-3 ■ 上部食道(横断面)（ヘマトキシリン-エオジン染色，低倍率）

## 図 14-4　下部食道（横断面）

この図は胃に近い食道下端部を示している．

食道上部のように，食道下部の**粘膜**(1)は非角化重層扁平**上皮**(1a)，結合組織である**粘膜固有層**(1b)，平滑筋層である**粘膜筋板**(1c)（横断）からなる．また，上皮(1a)へと陥入している**結合組織乳頭**(2)と**リンパ小節**(3)もみられる．

**粘膜下層**(6)は，**固有食道腺**(5)の粘液性腺房，その**導管**(4)，**脂肪組織**(7)を含んでいる．食道にはこれらの腺が存在しない部位もある．

食道の上部と下部の大きな違いは，次の2層にある．食道下部の**筋層**(10)は**内輪状筋層**(10a)と**外縦走筋層**(10b)ともに平滑筋の層である．食道下部の最外層は**漿膜**(8)すなわち臓側腹膜である．漿膜(8)は単層扁平上皮の中皮におおわれた結合組織から構成されている．これに対して，胸部において食道は，結合組織の外膜によって囲まれている．

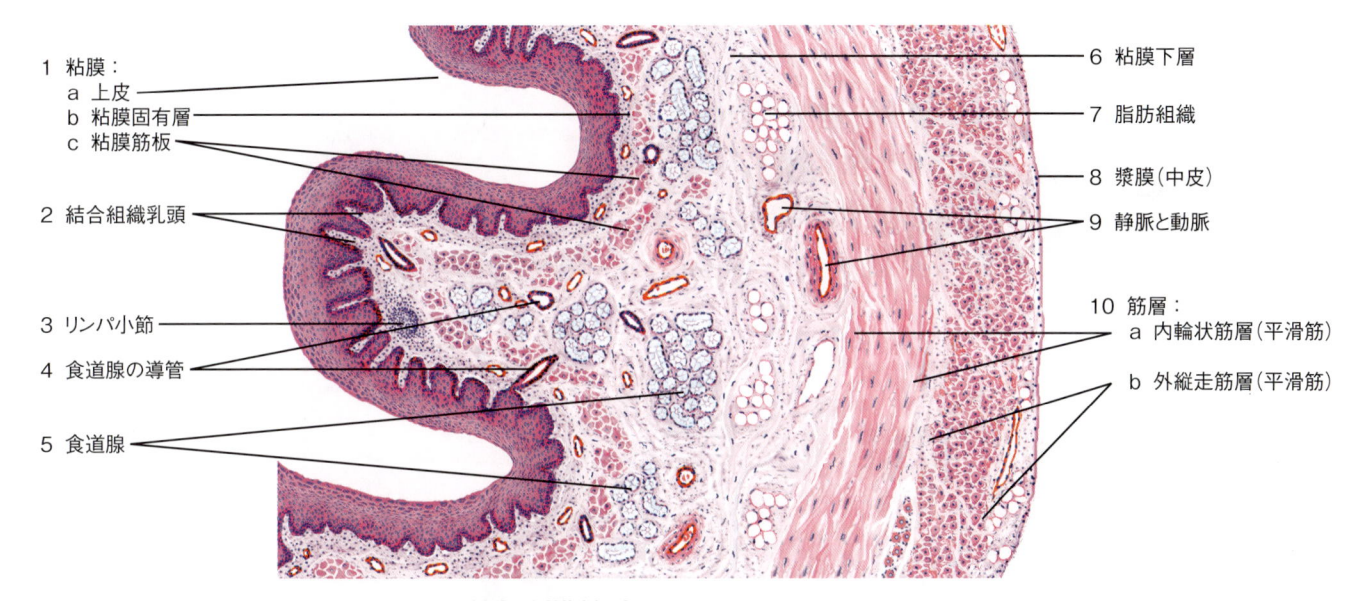

1 粘膜：
　a 上皮
　b 粘膜固有層
　c 粘膜筋板
2 結合組織乳頭
3 リンパ小節
4 食道腺の導管
5 食道腺
6 粘膜下層
7 脂肪組織
8 漿膜（中皮）
9 静脈と動脈
10 筋層：
　a 内輪状筋層（平滑筋）
　b 外縦走筋層（平滑筋）

**図 14-4 ■ 下部食道（横断面）**（ヘマトキシリン–エオジン染色，低倍率）

## 図 14-5　上部食道：粘膜と粘膜下層（縦断面）

　　食道の上部を異なった視点で観察するために，やや高倍率の縦断面を示している．粘膜筋板（9）の平滑筋線維が縦方向に走っており，内輪状筋層の線維は横断されている．

　　食道内腔の上皮は重層扁平**上皮**（7）である．結合組織でつくられた**粘膜固有層**（8）には多数の血管，リンパ球の集合，および小さな**リンパ小節**（2）を含んでいる．粘膜固有層（8）の**結合組織乳頭**（1）が上皮（7）とのあいだで凹凸面をつくっている．**粘膜筋板**（9）が平滑筋束の縦断面としてみえている．

　　その下の**粘膜下層**（3, 10）には**固有食道腺の粘液性腺房**（4）が存在する．この腺（4）から単層上皮の細い**導管**（11）が出て，それがさらに太い重層上皮の導管に続く．この太い導管はさらに食道内腔の重層扁平上皮（7）につながっている．粘膜下層（3, 10）には**血管**（12），**神経**（5），**脂肪細胞**（6）もある．

　　**内輪状筋層**（筋層の中の 13 の部位）は骨格筋で構成されていて，図の下部に横断面が描かれている．

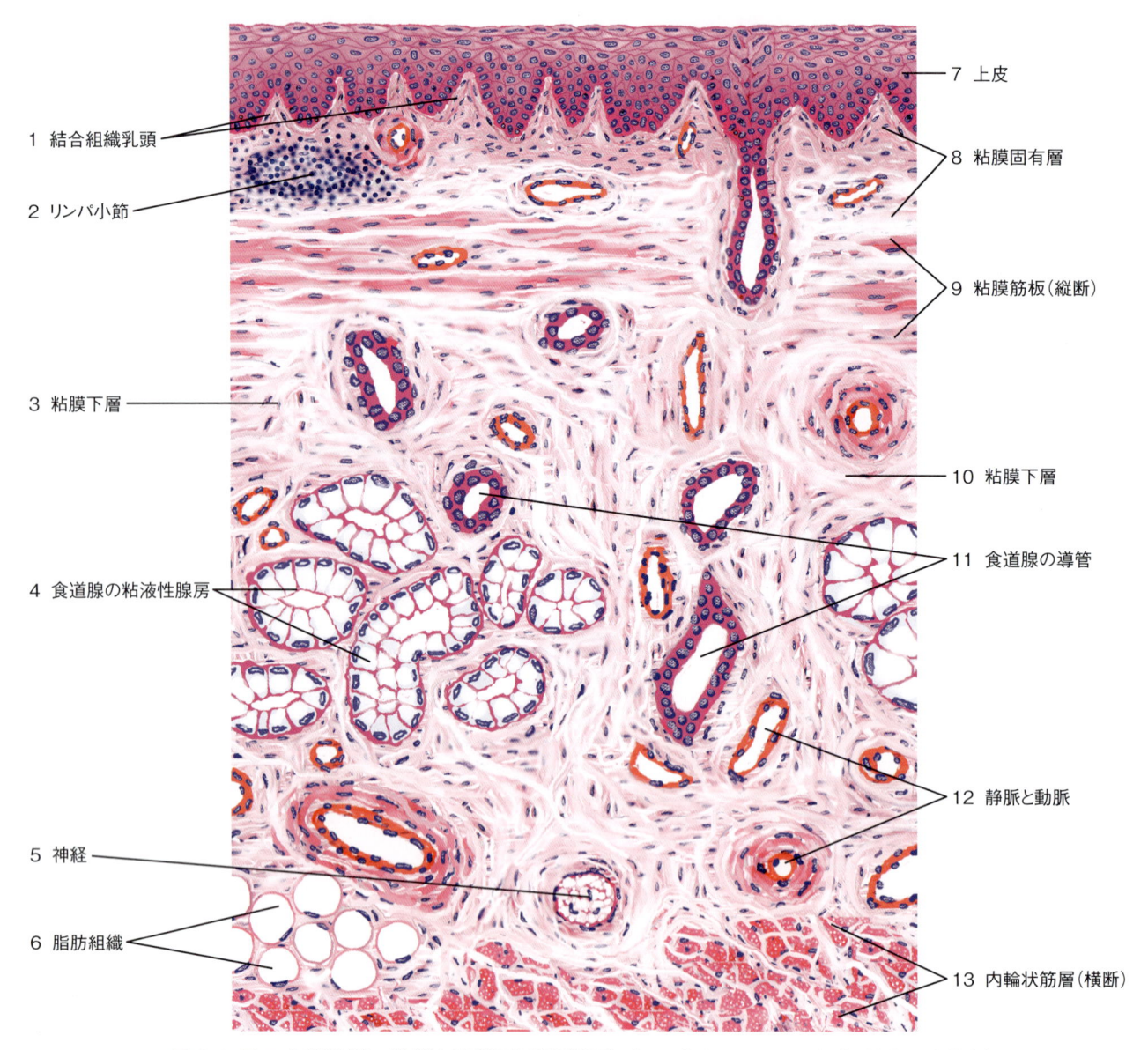

1　結合組織乳頭
2　リンパ小節
3　粘膜下層
4　食道腺の粘液性腺房
5　神経
6　脂肪組織

7　上皮
8　粘膜固有層
9　粘膜筋板（縦断）
10　粘膜下層
11　食道腺の導管
12　静脈と動脈
13　内輪状筋層（横断）

図 14-5 ■ **上部食道：粘膜と粘膜下層（縦断面）**（ヘマトキシリン-エオジン染色，中倍率）

## 図14-6　下部食道の壁（横断面）

　　　　下部食道の低倍率の顕微鏡写真である．粘膜は，厚いが角化していない**重層扁平上皮**（1），結合組織の**粘膜固有層**（2），うすく平滑筋の帯である**粘膜筋板**（3）から構成されている．粘膜筋板の下には粘膜下層内に固有食道腺があり，胃に近いところには粘膜固有層に食道噴門腺がある．

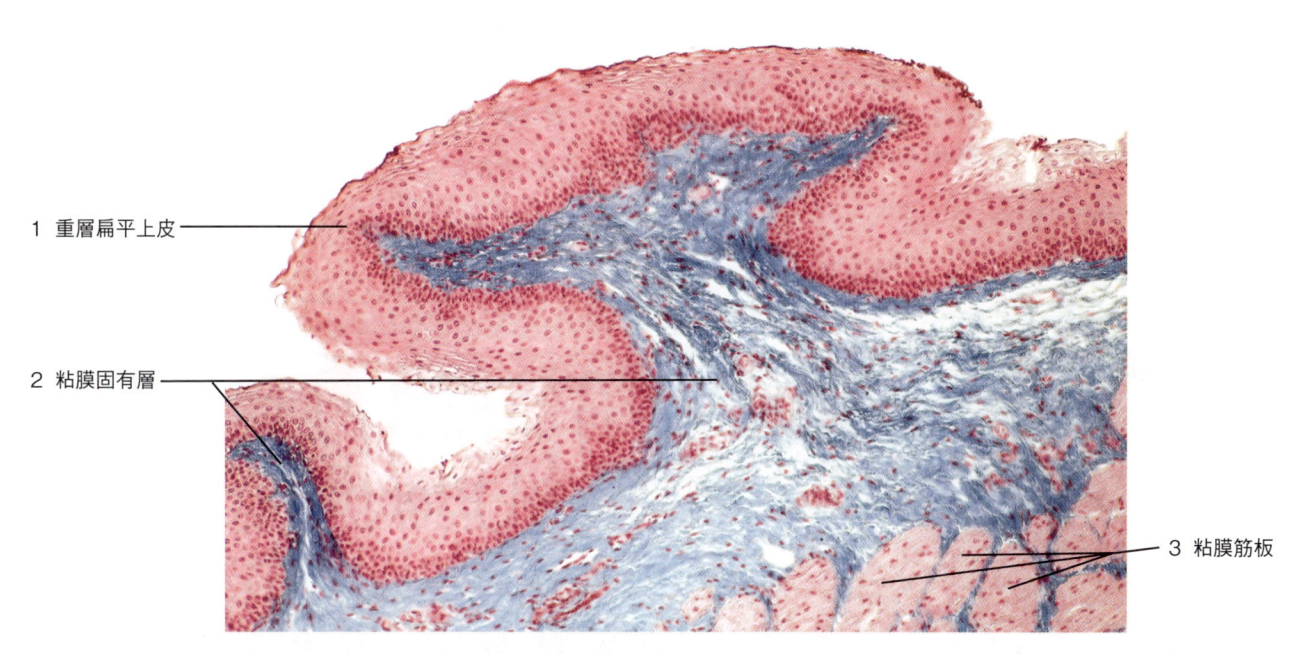

1 重層扁平上皮

2 粘膜固有層

3 粘膜筋板

図14-6 ■ **下部食道の壁（横断面）**（マロリー–アザン染色，×30）

## 機能との関連 14-1 ■ 食　道

　食道のおもな機能は，液体や咀嚼された食物（食塊）を口腔から胃へ運ぶことである．この機能のために，食道の内腔は非角化重層扁平上皮で保護されている．この機能を助けるために，食道壁には食道腺がある．食道噴門腺は食道上部および下部の粘膜固有層にある．この腺は食道の末端である胃の噴門部でみられるものと似た形態をもつ．固有食道腺は粘膜下層の結合組織にある．食道噴門腺と固有食道腺のどちらの種類の食道腺でも，そこから分泌された粘液は食道内腔で潤滑剤としての役目を果たし，嚥下された固形物が通過する際に内腔の粘膜を保護する役目を果たしている．嚥下された食物は**蠕動運動** peristalsis と呼ばれる強い筋収縮によって，食道内を上から下へ送られる．食道の下端には，**胃食道括約筋** gastroesophageal sphincter があって，食道の内腔をしめつけ，摂取した食物が胃から逆流するのを防いでいる．

## 図 14-7　食道－胃接合部

　　食道はその下端部において胃につながり，食道－胃接合部をつくる．食道の非角化**重層扁平上皮**(1)は，ここで突然，胃の噴門部の**胃上皮** gastric epithelium(10)である粘液分泌性の単層円柱上皮に変わる．

　　食道－胃接合部の**粘膜下層**(8)に**固有食道腺**(7)がみられることがある．この固有食道腺の**導管**(4, 6)は食道の**粘膜筋板**(5)と**粘膜固有層**(2)を通り，食道の内腔に開口している．胃の近くの食道における粘膜固有層(2)では**食道噴門腺** esophageal cardiac gland(3)がみられる．固有食道腺(7)と食道噴門腺(3)はいずれも粘液分泌性である．

　　食道の粘膜固有層(2)は胃の粘膜固有層(12)へと続く．胃の粘膜固有層(12)は**腺組織**(16, 17)とびまん性リンパ組織で充たされている．胃の粘膜固有層(12)に浅い**胃小窩** gastric pit (11)が入りこんでいて，噴門腺(胃)と**胃底腺** gastric gland(16, 17)がこのくぼみに分泌物を放出している．

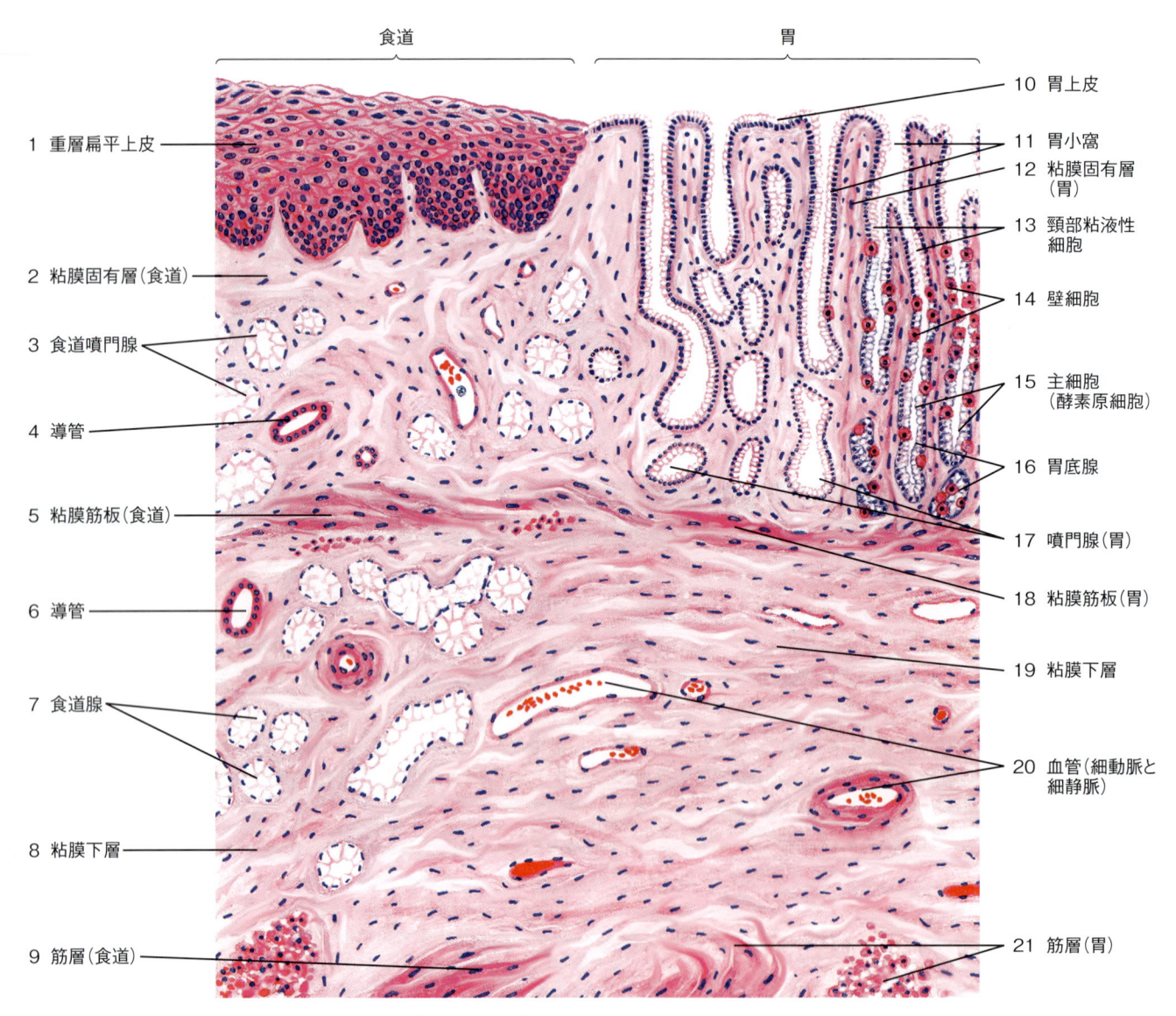

図 14-7 ■ **食道－胃接合部**(ヘマトキシリン-エオジン染色，低倍率)

　単純管状腺の**噴門腺** cardiac gland（17）は，胃の噴門部への移行部に限局してみられ，淡く染まっている粘液分泌性の円柱細胞でおおわれている．胃の噴門部の下方には単純管状腺の**胃底腺**（16）がみえる．胃底腺には下部で分岐しているものもみられる．

　噴門腺（17）とは異なり，胃底腺（16）には4種類の細胞がある．すなわち淡く染まる**頸部粘液細胞** mucous neck cell（13），大型で好酸性の**壁細胞** parietal cell（14），好塩基性の**主細胞**（**酵素原細胞**）chief cell（あるいは zymogenic cell）（15），そして腸内分泌細胞と総称される数種類の内分泌細胞（図には示されていない）である．

　**胃の粘膜筋板**（18）も食道の粘膜筋板（5）からの続きである．食道の粘膜筋板（5）は通常1層の縦走する平滑筋線維であるが，胃では内がわの輪状に走る第二の平滑筋層が加わっている．

　食道の**粘膜下層**（8, 19）と**筋層**（9, 21）も胃のそれぞれの層に連続している．粘膜下層（8, 19）には**血管**（20）がみえる．これらの血管から細い血管が分かれて，胃の別の領域に分布する．

## 図 14-8　食道－胃接合部（横断面）

　食道－胃接合部を示す低倍率の顕微鏡写真である．食道－胃接合部は，食道の厚い**重層扁平上皮**（1）から胃の単層円柱上皮（4）に急激に変わるのが特徴である．上皮（1）の下に**粘膜固有層**（2）があり，さらにその下には平滑筋の粘膜筋板（3）がみえる．粘膜固有層（2）が食道上皮の下面とのあいだに入りこんで凹凸をつくり，結合組織乳頭が形成されている．胃の表面には多数の胃小窩（5）があり，このくぼみに**胃底腺**（6）が開口している．胃の**粘膜固有層**（7）は食道とは違い，密集した胃底腺（6）のあいだに，細長いひものような結合組織としてみられる．

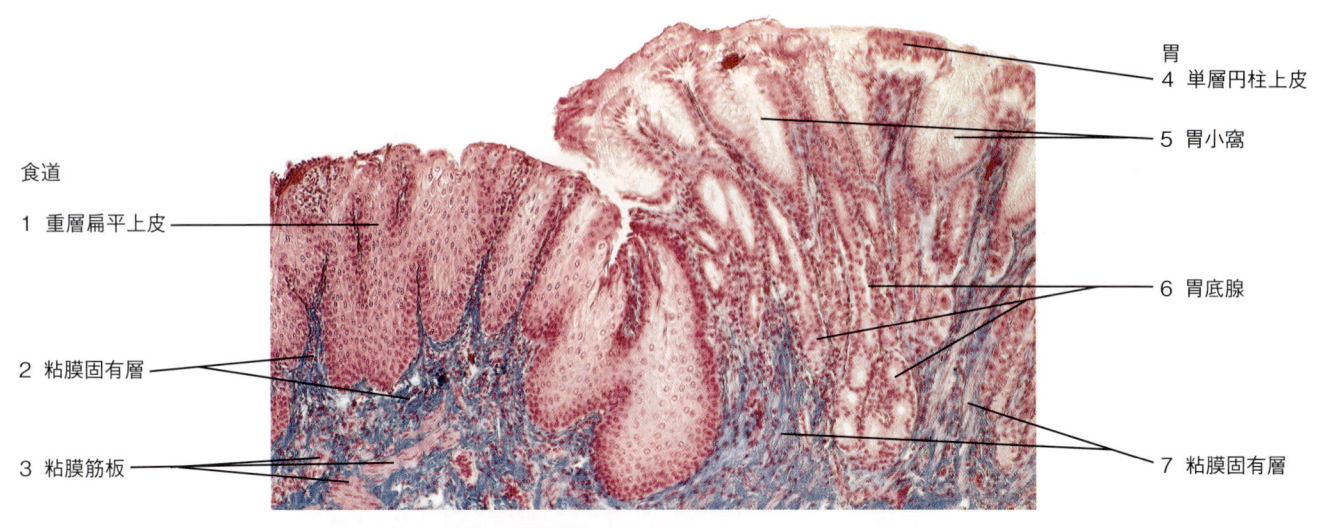

食道
1 重層扁平上皮
2 粘膜固有層
3 粘膜筋板

胃
4 単層円柱上皮
5 胃小窩
6 胃底腺
7 粘膜固有層

**図14-8** ■ **食道－胃接合部（横断面）**（マロリ――アザン染色，× 30）

# 第2項・胃

　胃は食道と小腸のあいだにあって，中空のふくらんだ器官である．食道−胃接合部において，食道の重層扁平上皮が急に大量の粘液を分泌する**単層円柱上皮**に移行する．この粘液は表面の上皮に付着し，胃腺から分泌される腐食性の胃液から胃粘膜を保護する役割を担っている．

　胃は解剖学的には，食道の終末部にあたる狭い領域が**噴門部** cardia である．ドーム状の上部にあたる**胃底** fundus，下部の**胃体** body あるいは corpus があり，漏斗状の胃の終末部が**幽門部** pylorus である．胃底と胃体で胃の 2/3 を占めているが，両者は組織学的に似た構造で胃の主要な部分となっている．したがって，胃は組織学的には三つの異なる領域：噴門部，胃体/胃底，幽門部に分けられる．胃の全域にわたって，粘膜と粘膜下層が縦方向の**ひだ** ruga をつくっているが，このひだは一時的に生じる構造で，胃の中に液体や固形物が入ってきて胃がふくらむと消失する．

　胃の内腔表面には**胃小窩** gastric pit と呼ばれる無数の小さいくぼみがある（図 14-9）．これは胃内腔をおおう上皮が，その下の**粘膜固有層**に陥入してできたものである．管状の**胃腺** gastric gland は内腔上皮の下にあり，胃小窩に直接開口し，分泌物を胃の内腔に分泌する．胃底腺は粘膜固有層を通り，**粘膜筋板** muscularis mucosa まで下る．胃粘膜は，さまざまな細胞の種類と消化に必要な胃分泌液すなわち胃液の大部分を産生する深部の胃腺で構成されている．

　粘膜の下には密性結合組織の**粘膜下層**があり，太い血管と神経が走っている．外側の厚い**筋層**は，食道や小腸では通常 2 層であるのに対して筋層が 3 層になっている．胃の外層は**漿膜**すなわち臓側腹膜でおおわれている（図 14-9 参照）．

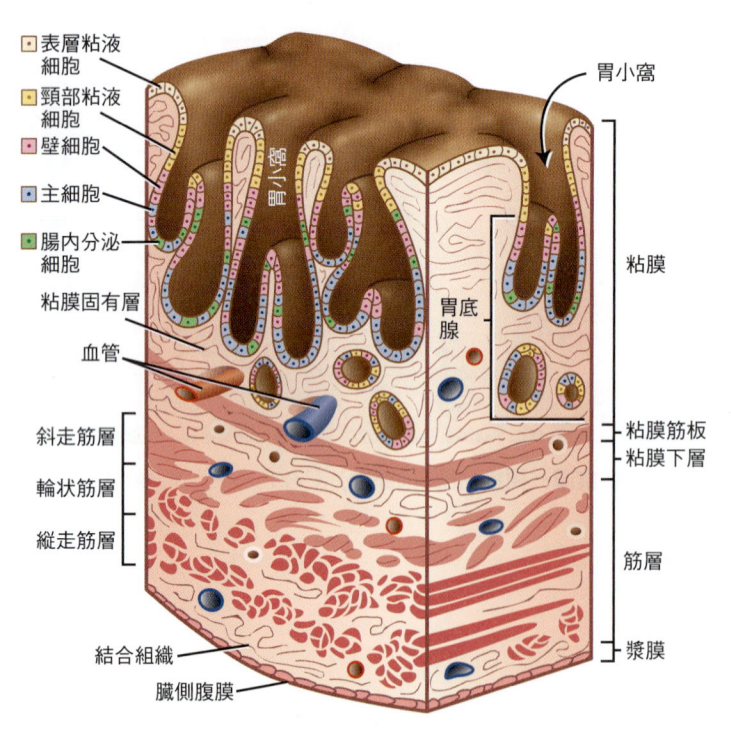

図 14-9 ■ 胃の壁の4層（粘膜，粘膜下層，筋層，漿膜）とその特徴的な構成要素

## 図 14-10　胃：胃底と胃体(横断面)

　　ヒトの胃は組織学的に3領域に分けられる，すなわち，噴門部，胃底と胃体，幽門部である．胃底と胃体は胃の中でもっとも広い領域を占めている．胃壁は四つの層に分けられる．すなわち**粘膜**(1, 2, 3)，**粘膜下層**(4)，**筋層**(5, 6, 7)，**漿膜**(8)である．

　　**粘膜**は**上皮**(1)，**粘膜固有層**(2)，**粘膜筋板**(3)から構成されている．胃の表面は**単層円柱上皮**(1, 11)でおおわれている．この上皮が，表面上皮(11)の管状のくぼみである**胃小窩**(10)まで続いている．胃底でみられる胃小窩(10)はそれほど深くなく，その深さは粘膜の厚さの1/4程度である．上皮の下の**粘膜固有層**(2, 12)は，胃底腺のあいだの空間を埋めている．うすい平滑筋の**粘膜筋板**(3, 15)は内輪状筋層と外縦走筋層の2層になっていて，粘膜の外側境界をつくっている．平滑筋の細い筋束が**胃底腺**(13, 14)のあいだの粘膜固有層(2, 12)を通って内腔面の上皮(1, 11)に向かってのびている．これについては図14-11で(8)として高倍率で図示してある．

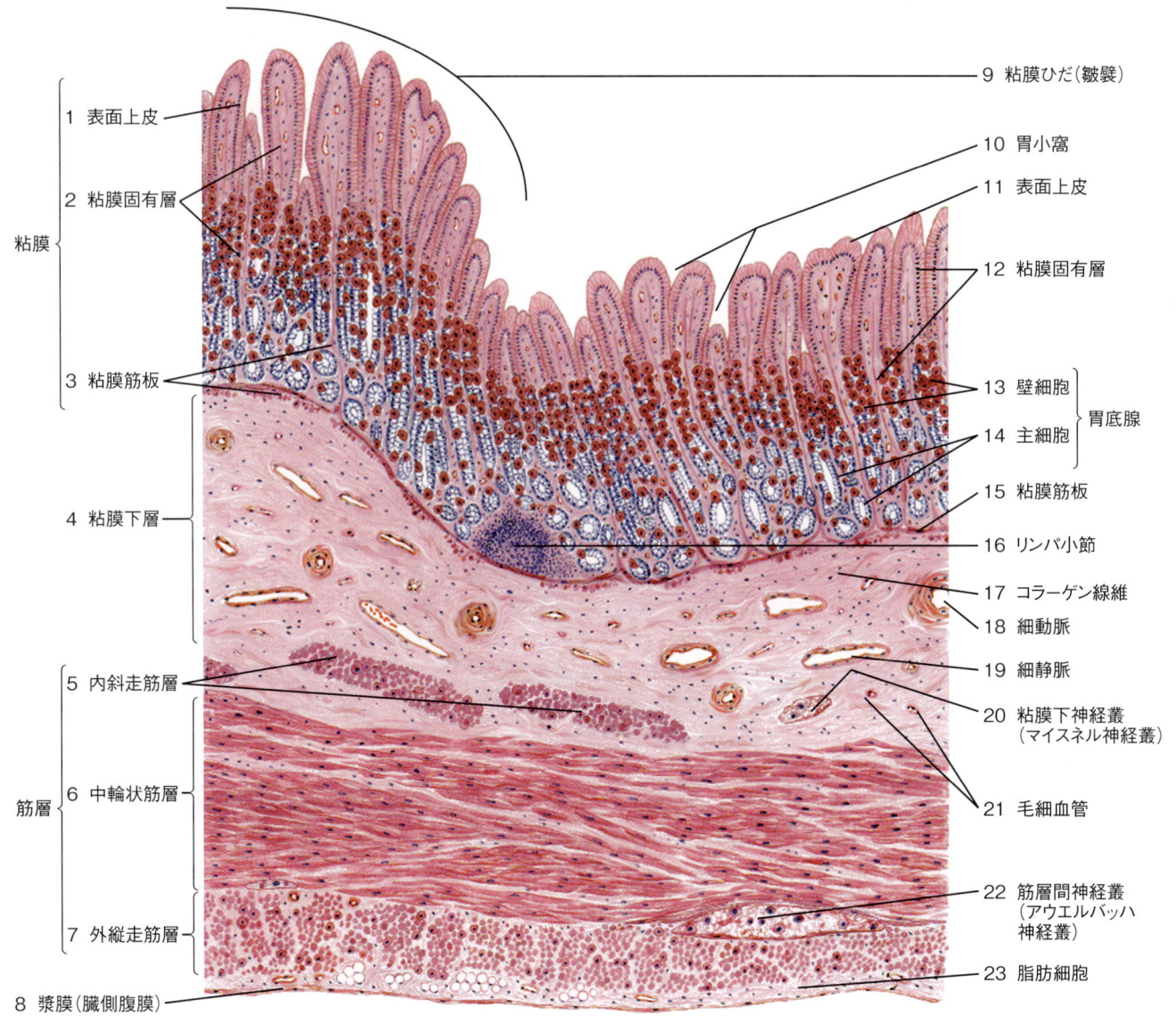

図 14-10 ■ **胃：胃底と胃体(横断面)**（ヘマトキシリン-エオジン染色，低倍率）

　　胃底腺(13, 14)は粘膜固有層(2, 12)内で密に並んでいて，深さは粘膜(1, 2，3)の厚さの全域を占めている．胃底腺は胃小窩(10)の底部に開口する．噴門部から幽門部にかけて，胃粘膜をおおう上皮は同じ種類の細胞でつくられているが，胃底腺の細胞は胃の部位によって区別できる．胃底腺では二つの型の細胞が見分けられる．好酸性の**壁細胞**(13)は腺の上部に位置して，好塩基性の**主細胞** chief cell（**酵素原細胞** zymogenic cell）(14)は下部を占めている．また，粘膜固有層の腺組織の下(2, 12)に，各リンパ組織ないし**リンパ小節**(16)がみられることがある．

　　胃が空のとき，粘膜には**皺襞**(9)と呼ばれる一時的なしわができる．皺襞(9)は粘膜筋板(3, 15)の収縮によってできる．胃が固形物や液体で充たされると，皺襞が消えて粘膜は平らになる．

　　**粘膜下層**(4)は粘膜筋板(3, 15)の下に拡がる．胃が空のときには粘膜下層(4)が皺襞(9)の内部に入りこむ．粘膜下層(4)は密性不規則性結合組織からできており，粘膜固有層(2, 12)よりも**コラーゲン線維**(17)が豊富である．さらに粘膜下層(4)はリンパ管，**毛細血管**(21)，やや太い**細動脈**(18)と**細静脈**(19)を含んでいる．副交感神経節の集団である**粘膜下神経叢（マイスネル神経叢）** submucosal（Meissner's）nerve plexus (20)が粘膜下層の深部にみられる．

　　**筋層**(5, 6，7)はそれぞれ異なる方向に走る3層の平滑筋：内**斜走筋層** oblique muscle layer(5)，中**輪状筋層**(6)，外**縦走筋層**(7)から構成される．斜走筋層は完全に連続した層ではないため，胃壁の組織切片上で常にみえるとはかぎらない．この図では輪状筋層が縦断され，縦走筋層が横断されている．平滑筋の輪状筋層と縦走筋層のあいだに**筋層間神経叢（アウエルバッハ神経叢）** myenteric（Auerbach's）nerve plexus (22)の副交感神経節と神経線維がみえる．

　　**漿膜**(8)は結合組織のうすい外層で，筋層(5, 6，7)の外がわで胃を包んでいる．漿膜表面は**臓側腹膜** visceral peritoneum(8)の単層扁平中皮におおわれている．また，漿膜は**脂肪細胞**(23)を蓄えることができる．

## 図 14-11　胃：胃底と胃体の粘膜（横断面）

　　胃底の粘膜と粘膜下層をやや倍率を上げて示した図である．**単層円柱上皮**(1, 13)が**胃小窩**(11)へと拡がっていて，そこに管状の**胃底腺**(5)が開口している．**粘膜固有層**(6)が密に配列する胃底腺(5)のあいだの狭いすきまを充たし，上皮(1)から**粘膜筋板**(9)までのあいだを埋めている．

　　粘膜固有層(6)とコラーゲン線維が**粘膜稜** mucosal ridge（小窩をとりまく高まり）(2)では比較的よくみられる．粘膜固有層(6)の全体に，線維芽細胞の核，集合**リンパ小節**(17)，リンパ球，さらに疎性結合組織の各種細胞がみられる．

　　胃底腺(5)は粘膜の厚さの全てを占めていて，粘膜の深部では胃底腺が分岐していることがある．その結果，胃底腺は横断像や斜断像としてみえる．胃底腺は三つの部分に分けられる．胃小窩と胃底腺の接合部は**峡部** isthmus(14)で，粘膜上皮細胞(1, 13)と**壁細胞**(4)におおわれている．その下部は**頸部** neck(15)で，おもに**頸部粘液細胞**(3)と壁細胞(4)におおわれている．**底部**(16)は胃底腺の深部で，**主細胞（酵素原細胞）**(7)が多くを占め，壁細胞(4)が少数ある．これらの細胞に加えて，腺の基底部には未分化細胞や腸内分泌細胞（図には示されていない）も含んでいる．腸内分泌細胞はさまざまなホルモンを分泌して，消化器系器官のはたらきを調節している．

　　図では，胃底腺の3種の細胞が明瞭に区別できる．頸部粘液細胞(3)は胃小窩のすぐ下にあって，腺頸部の壁細胞(4)のあいだに点在している．壁細胞(4)は一様に好酸性（ピンク色）に染まって，それによって壁細胞は胃底腺のほかの細胞と区別できる．一方主細胞（酵素原細胞）(7)は好塩基性に染まるので，周囲の好酸性の壁細胞(4)とは見分けがつく．

　　胃の粘膜筋板(9)は**内輪状筋層**(9a)と**外縦走筋層**(9b)のうすい2葉の平滑筋層からつくら

れている．この図では内輪状筋層(9a)は縦断され，外縦走筋層(9b)は横断されている．粘膜
筋板(9)から表面上皮にかけて上方に**平滑筋束**(8, 12)がのびている．

　粘膜筋板(9)の下には，密性結合組織を含む**粘膜下層**(10)があり，**コラーゲン線維**(18)と
**線維芽細胞**(19)の核がみえるほかに，脂肪細胞に加えて，**細動脈**(20)，**細静脈**(21)，リンパ
管，毛細血管が含まれている．

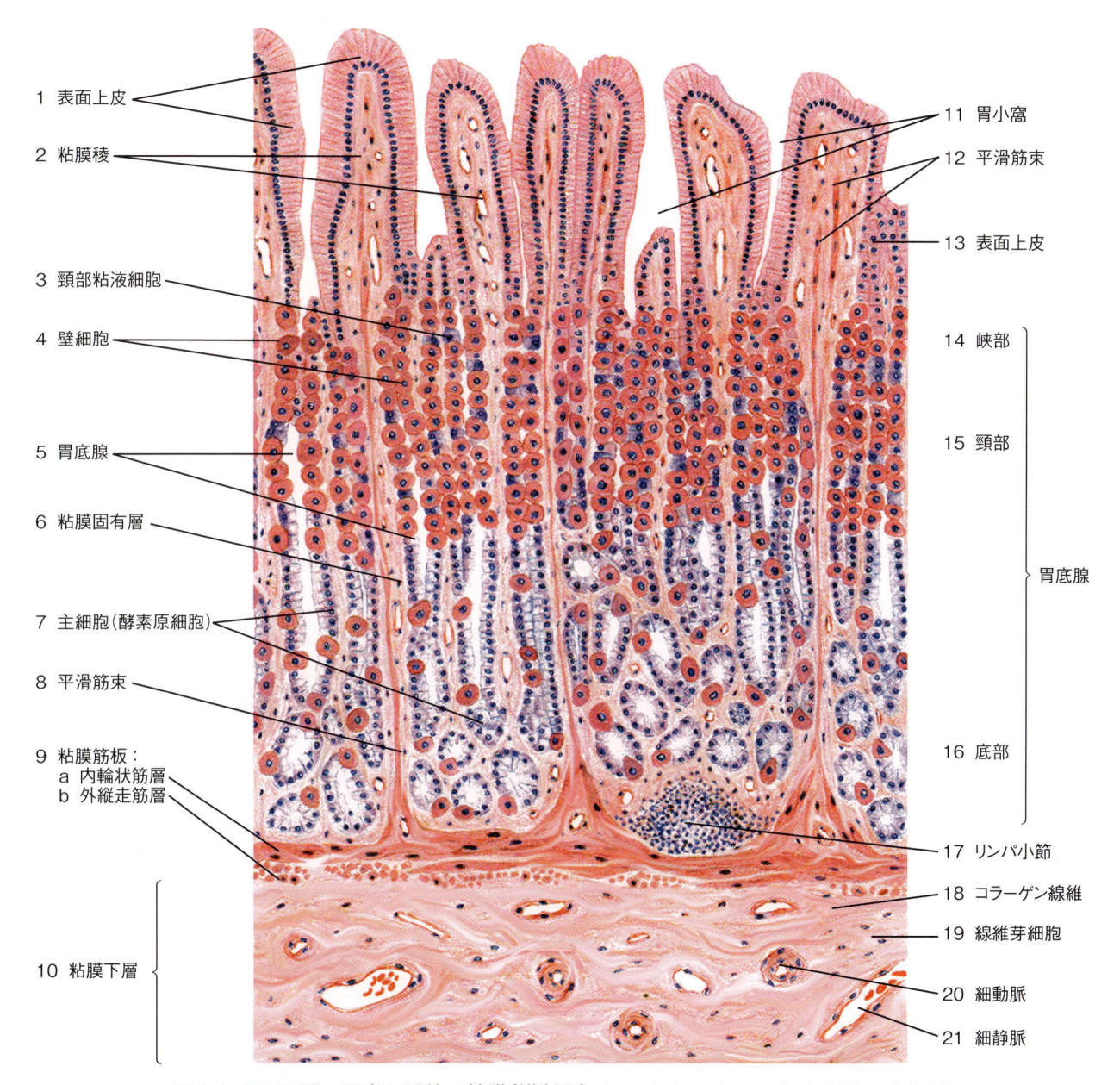

1　表面上皮
2　粘膜稜
3　頸部粘液細胞
4　壁細胞
5　胃底腺
6　粘膜固有層
7　主細胞(酵素原細胞)
8　平滑筋束
9　粘膜筋板：
　a　内輪状筋層
　b　外縦走筋層
10　粘膜下層

11　胃小窩
12　平滑筋束
13　表面上皮
14　峡部
15　頸部
　　　　　胃底腺
16　底部
17　リンパ小節
18　コラーゲン線維
19　線維芽細胞
20　細動脈
21　細静脈

**図 14-11 ■ 胃：胃底と胃体の粘膜(横断面)**（ヘマトキシリン-エオジン染色，中倍率）

## 図 14-12　胃：胃底と胃体（樹脂包埋切片）

　　胃壁の粘膜を示す低倍率の顕微鏡写真である．胃底と胃体の組織像は類似している．胃表面は粘液分泌性の**単層円柱上皮**(1)でおおわれており，この上皮がくぼんで**胃小窩**(2)をつくっている．胃底と胃体の胃小窩(2)は浅い．胃小窩の下端は**胃底腺**(5)につながっている．胃底腺(5)には各種の細胞が密に並んでおり，腺腔ははっきりみえない．胃底腺(5)の中で淡く染まっている大型の細胞は酸を分泌する壁細胞(3)で，胃底腺(5)の上部に多くみられる．それより濃く染まっているのが**主細胞(酵素原細胞)**(6)で，ほとんどが胃底腺(5)の基底部に限局している．胃底腺(5)のあいだに**粘膜固有層**(7)のうすい層がみえる．うすい**粘膜筋板**(8)が胃の**粘膜下層**(4)と粘膜をへだてている．

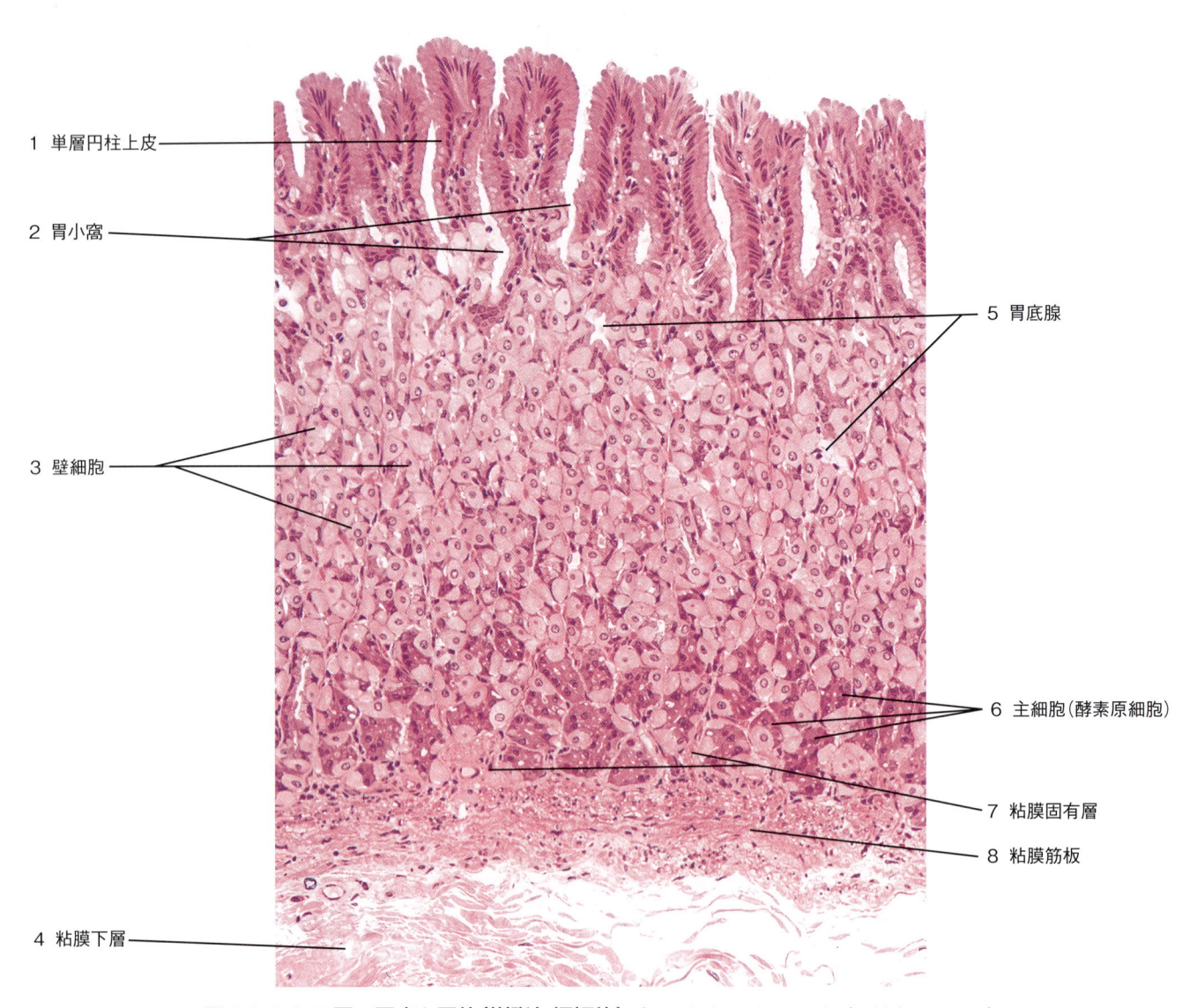

1 単層円柱上皮
2 胃小窩
3 壁細胞
4 粘膜下層
5 胃底腺
6 主細胞(酵素原細胞)
7 粘膜固有層
8 粘膜筋板

図 14-12 ■ **胃：胃底と胃体（樹脂包埋切片）**（ヘマトキシリン-エオジン染色，×50）

## 機能との関連 14-2 ■ 胃小窩と胃底腺の細胞

胃の両端に位置するのが**噴門部** cardia と**幽門部** py-lorus であり，互いに胃の反対がわにある．噴門部は食道から胃にいたる入り口を囲んでいる．食道－胃接合部には**噴門腺**がある．幽門部は胃のもっとも下部にある漏斗の形をした部位で，小腸起始部となっている十二指腸との境界で終わる．噴門部の**胃小窩**は浅いのに対して，幽門部の胃小窩は深い．しかし，これら両領域の胃底腺は組織学的には互いに類似しており，細胞の大部分は**粘液分泌性**である．

一方，胃底と胃体にある胃底腺は異なった組織像を示し，おもに 3 種類の細胞が存在している．胃小窩近くの胃底腺の上部には**頸部粘液細胞**が分布している．大型で多角形の細胞で，特徴的な好酸性物質を細胞質にもっているのが**壁細胞**である．この細胞はおもに胃底腺の上半分にあり，別の種類の胃底腺細胞のあいだにはさまれている．おもに胃底腺の下部に位置し，好塩基性に染まる立方体状の細胞が**主細胞（酵素原細胞）**である．

胃底腺にある細胞以外に，消化管の粘膜には**腸内分泌細胞** enteroendocrine cell も分布している．これらの細胞はびまん性神経内分泌系に属するものとしてさまざまな消化管の外分泌細胞のあいだに散在している．びまん性神経内分泌系細胞は，特別な染色を行なわないかぎり，通常の組織切片でみつけることは難しい．

また，胃底腺の頸部には未分化な幹細胞があり，胃粘膜で細胞を絶えず更新している．これらの幹細胞は上方に向かって移動し，失われ，あるいは死細胞となった表面細胞とおきかわり，あるいは下方に向かって移動して，胃底腺の奥の細胞とおきかわる．

## 図 14-13　胃：胃底粘膜の表層部

胃の表層部をやや高倍率で示した図で，胃底と胃体の粘膜を構成する細胞を示している．

表面の円柱**上皮**(1)は細胞基底部に卵円形の核をもち，細胞質にムチン前駆体の小滴があるため明るく染まっている．上皮(1)と粘膜固有層(3, 7, 8)はうすい**基底膜**(2)によってへだてられていて，基底膜は下方の胃小窩(4)へとひろがっている．粘膜固有層(3, 7, 8)には**血管**(9)が豊富に分布している．**胃底腺**(5)は胃小窩(4)下方の粘膜固有層(3, 7, 8)内にある．胃底腺(5)の頸部には，卵円形で基底部に核をもつ**頸部粘液細胞**(10)が並んでいる．胃底腺のくびれた頸部(5)は，胃小窩(4)の底に開口する．

**壁細胞**(6, 11)はピラミッド形をした大型の細胞で，円形の核と好酸性に強く染まる細胞質をもつ．この細胞は頸部粘液細胞(10)のあいだに散在している．壁細胞(6, 11)は胃粘膜でもっとも目立つ細胞で，おもに胃底腺(5)の上部 1/3 から上部 1/2 までにみられる．壁細胞(6, 11)の内腔面は胃底腺(5)内腔にむかって拡がっていて，核を二つもつものもある．

胃底腺(5)の下半分では，好塩基性の主細胞（酵素原細胞）(12)がみられる．**主細胞**(12)は腺の内腔に面している．ここにも少数の壁細胞(6, 11)がみられる．

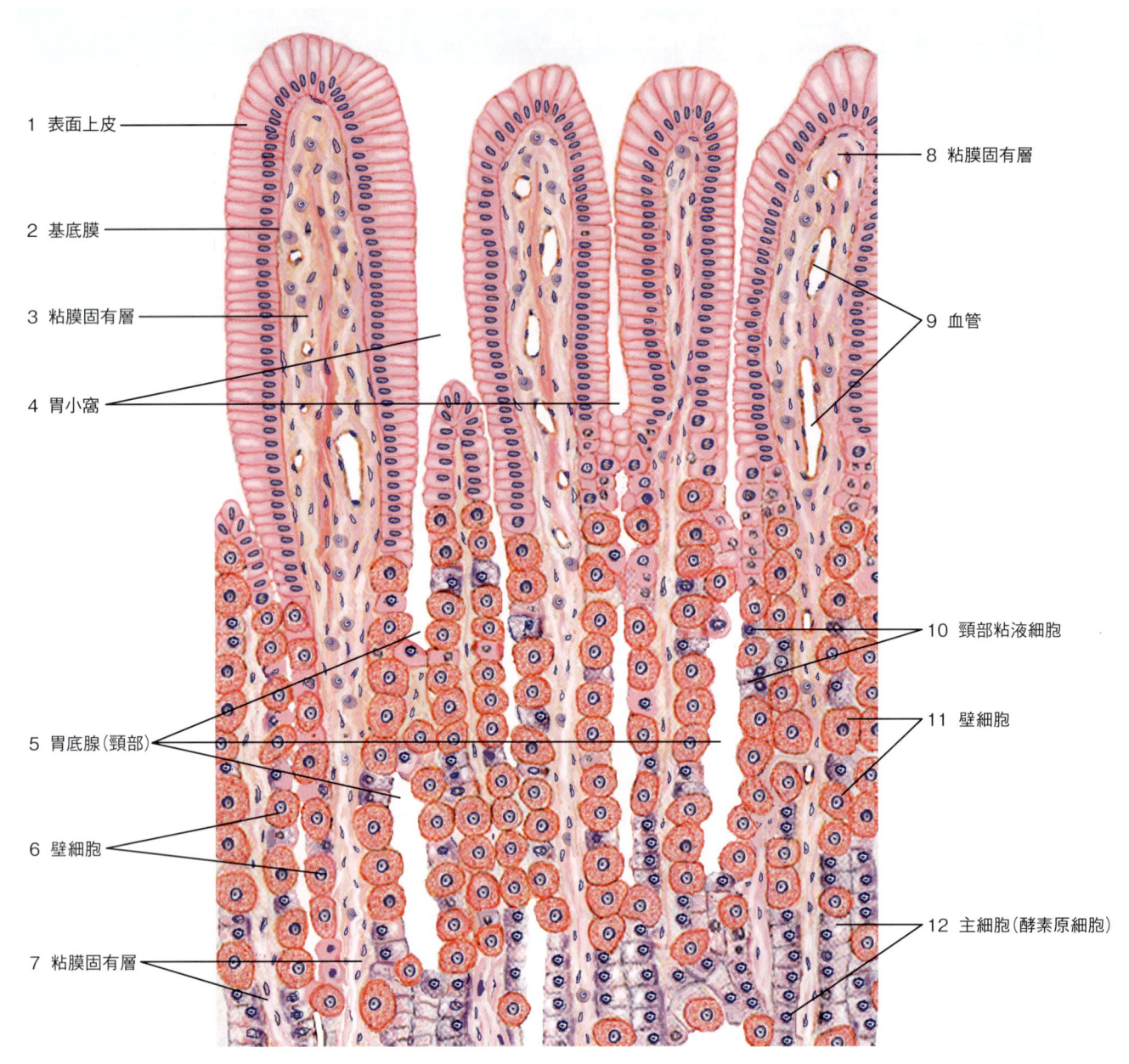

1 表面上皮

2 基底膜

3 粘膜固有層

4 胃小窩

5 胃底腺（頸部）

6 壁細胞

7 粘膜固有層

8 粘膜固有層

9 血管

10 頸部粘液細胞

11 壁細胞

12 主細胞（酵素原細胞）

図 14-13 ■ 胃：胃底粘膜の表層部（ヘマトキシリン-エオジン染色，高倍率）

## 図 14-14　胃：胃底粘膜の底部

　　胃体と胃底の**胃底腺**(1, 9)は，腺の基底部で**分岐** basal branching(9)している．腺の上部では，**主細胞**(**酵素原細胞**)（6, 10)は胃底腺(1, 9)内腔に接している．底部では，**壁細胞**(2)が基底膜にくさびのように押しこまれていて，常に胃底腺の内腔と直接に面しているわけではない．

　　**粘膜固有層**(3, 7)が胃底腺(1)を囲んでいる．小さな**リンパ小節**(4)が，胃底腺(1, 9)に隣接する粘膜固有層(3)内にある．**粘膜筋板**(5)の2葉，すなわち内輪状筋層と外縦走筋層は，胃底腺(1, 9)の下方にある．**平滑筋のうすい層** strands of smooth muscle(8)は粘膜筋板(5)から上方にのびて，胃底腺(1, 9)のあいだの粘膜固有層(3, 7)に達する．

　　粘膜筋板(5)に隣接しているのが**粘膜下層**(11)である．

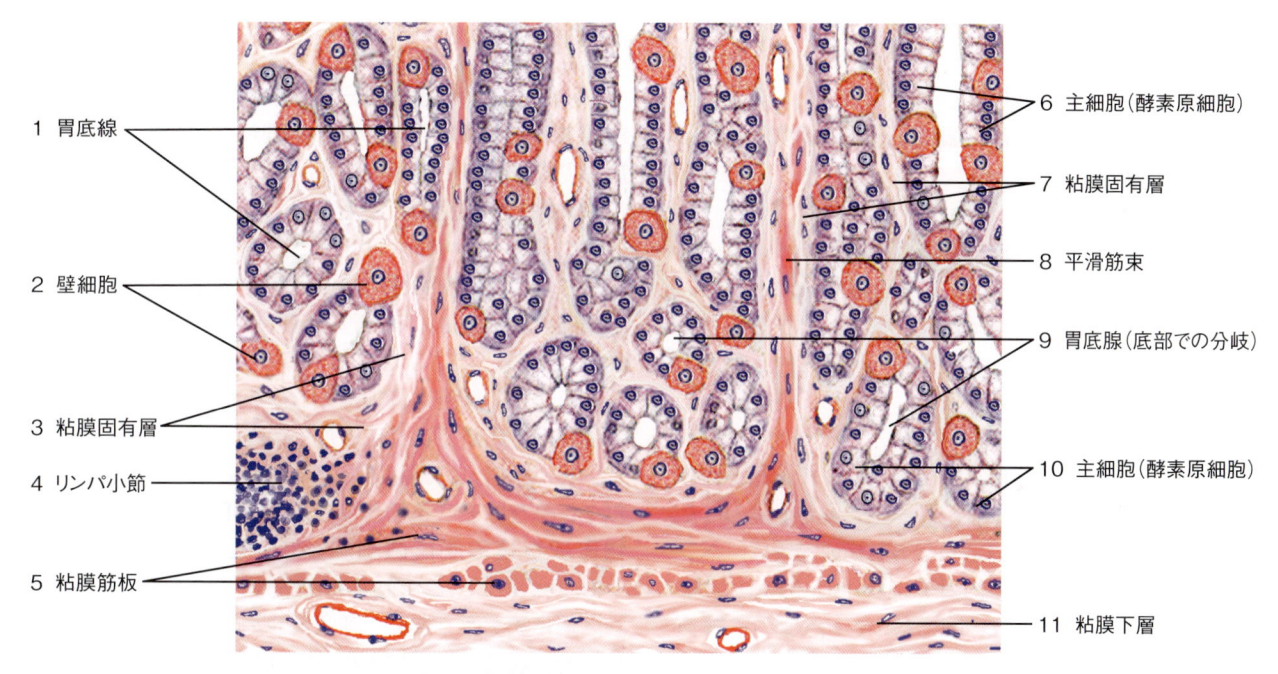

1　胃底線
2　壁細胞
3　粘膜固有層
4　リンパ小節
5　粘膜筋板

6　主細胞(酵素原細胞)
7　粘膜固有層
8　平滑筋束
9　胃底腺(底部での分岐)
10　主細胞(酵素原細胞)
11　粘膜下層

図 14-14 ■ **胃：胃底粘膜の底部**(ヘマトキシリン–エオジン染色，高倍率)

## 機能との関連 14-3 ■ 胃

　胃は摂取された食べ物を**うけ容れ**，**貯留**し，**まぜ合わせ**，**消化**する．また，さまざまなホルモンを分泌して消化機能を調節している．こうした胃の機能には機械的なものと化学的なものとがある．いくつかの機能は，摂取した**食物塊** bolus を消化して大きさを減らし，**糜粥** chyme と呼ばれる半流動体にするためのものである．食べ物が胃に入ると，胃壁の筋が強い規則的な収縮をおこし，これによって食物塊を機械的に小さくする．このとき幽門は閉じられており，胃内容物は**胃底腺**でつくられる**胃液**を含んだ胃内容物と一緒に，筋の収縮によって撹拌され混ぜられる．この収縮運動は，胃壁の**粘膜下神経叢**と**筋層間神経叢**にある神経によって調節される．また，胃はある程度の吸収機能ももっているが，吸収するのはおもに水，アルコール，塩類，一部の薬物にかぎられている．

### 噴門部，胃体，および胃底の胃底腺細胞

　噴門腺の細胞は，食道への開口部を取り囲む胃の狭い領域にみられる粘液細胞である．噴門腺で産生される粘液は，食道噴門腺からの粘液とともにこの腺と食道の心臓腺によって生成される粘液は，胃からの逆流を中和し，食道粘膜を保護する．

　胃における食物の化学的な消化は，とくに胃底と胃体に分布する胃底腺の各種の細胞が産生する分泌液のはたらきによっている．この胃液のおもな構成物質は，**ペプシン** pepsin，**塩酸**，**粘液**，**内因子** intrinsic factor，**水**，**ライソザイム（リゾチーム）** lysozyme，各種の**電解質** electrolyte である．

　胃の粘膜表面の細胞と胃小窩頸部粘液皮細胞は，厚い**粘液**の層を分泌する．この分泌物は，胃の表面をうるおし，胃底腺から分泌される酸性の胃液によって胃粘膜がただれないように守っている．

　胃液の主成分は胃底腺上部の**壁細胞**から分泌される**塩酸**である．ヒトの壁細胞は**内因子**も分泌する．これは小腸末端部での**ビタミン B$_{12}$** の吸収に必要な糖蛋白質である．ビタミン B$_{12}$ は赤色骨髄における**赤血球**産生に必要で，欠乏すると**赤血球産生**の障害である**悪性貧血** pernicious anemia になる．

　**主細胞（酵素原細胞）**を充たしている分泌顆粒は，ペプシンの前駆物質である**ペプシノゲン** pepsinogen を含んでいる．胃液中に分泌されたペプシノゲンは，胃内の酸性環境下で，不活性型のペプシノゲンから蛋白質分解酵素として高い活性をもつペプシンになる．このペプシンは大きな蛋白質分子を小さなペプチドへと消化することによって，ほとんどの蛋白質を小さな分子に変える．ペプシンは固形の食物成分を液体状の糜粥に変えるのに重要な役割を果たしている．主細胞は，脂質を消化するための**胃リパーゼ**も産生する．

　主細胞と壁細胞の分泌活性は，自律神経系と，ホルモンの**ガストリン** gastrin によって調節される．ガストリンは胃の幽門部の腸内分泌細胞から分泌される．

　**腸内分泌細胞**は，消化管の諸機能を調節するホルモン活性をもつさまざまな**ポリペプチド**と**蛋白質**を分泌する．これらの細胞は胃のホルモンを産生すること，また消化管に分布していることから，腸内分泌細胞と呼ばれている．腸内分泌細胞は，アミン前駆体を取りこみカルボキシ基を除去することから，**APUD 細胞（アミン前駆物質取り込み脱炭酸細胞** amine precursor uptake and decarboxylation cell）とも呼ばれている．この細胞は消化管だけでなく，呼吸器やその他の器官にもみられ，その場合には別の名称で呼ばれている．すべての腸内分泌細胞がアミン前駆体を蓄積するわけではないため，近年 APUD という表現は，**びまん性神経内分泌系** diffuse neuroendocrine system（DNES）という用語におきかえられている．腸内分泌細胞の詳しい図と説明は第 15 章で述べられている．

## 図 14-15　胃の幽門部

　　胃の幽門部の粘膜では，胃体や胃底に比べて**胃小窩**(3, 8)が深く，粘膜の厚さの半分以上にも達している．胃の内腔をおおう**粘液分泌性単層円柱上皮**(1)も胃小窩(3, 8)まで続き，そこの表面をおおっている．

　　**幽門腺** pyloric gland(5, 9)は胃小窩(3, 8)の底に開口している．幽門腺(5, 9)は粘液性の管状腺で，分岐や蛇行をするため，横断像(5)と縦断像(9)の両方がみられる．胃の噴門部と同じく，この腺の上皮細胞は 1 種類のみである．背の高い円柱上皮細胞が粘液原を含むため明るく染まっていて，扁平または卵円形の核を基部にもつ．この部位にも腸内分泌細胞は存在していて，特殊な染色を施すことでみることができる．

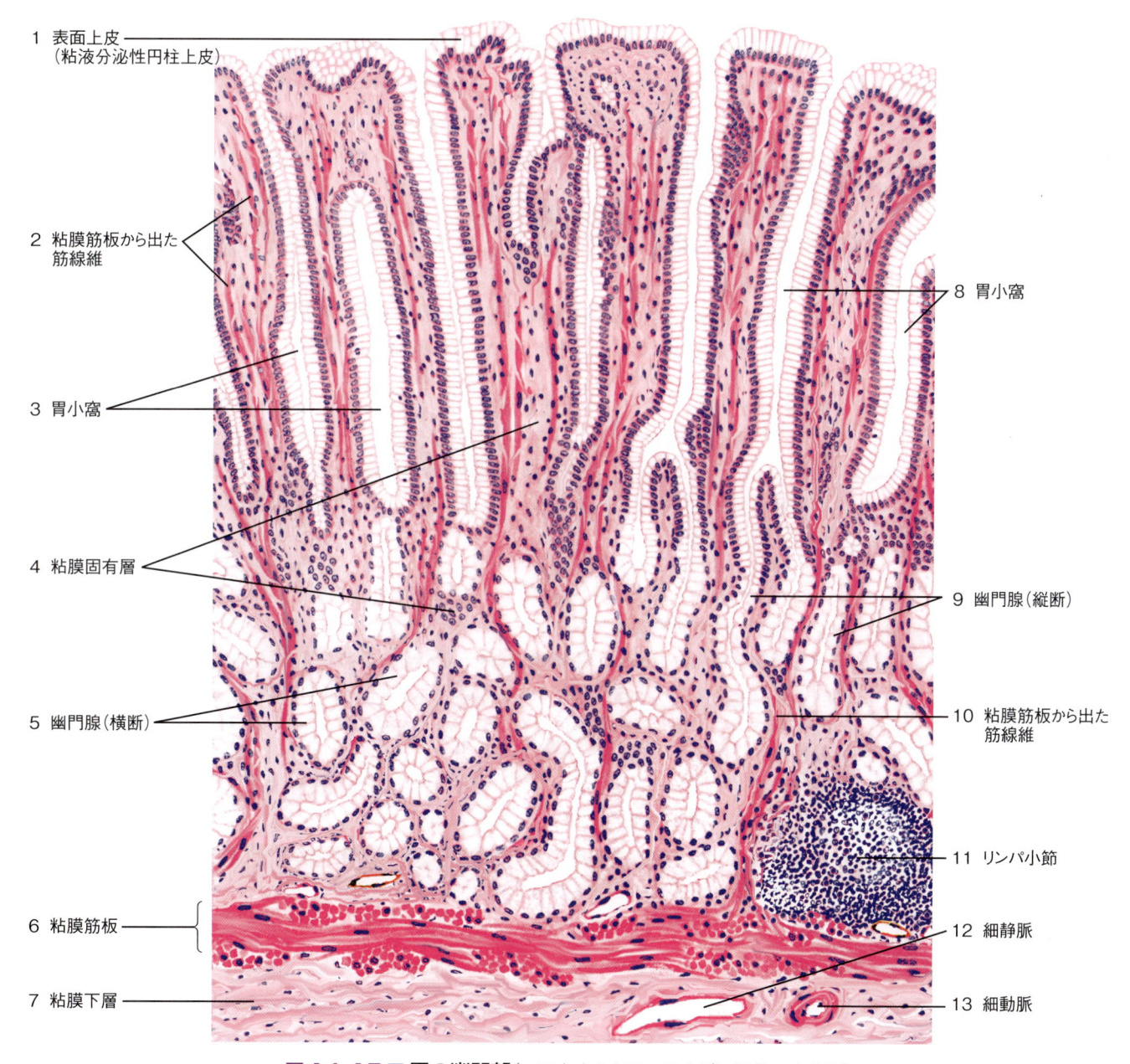

1 表面上皮
　（粘液分泌性円柱上皮）
2 粘膜筋板から出た
　筋線維
3 胃小窩
4 粘膜固有層
5 幽門腺（横断）
6 粘膜筋板
7 粘膜下層
8 胃小窩
9 幽門腺（縦断）
10 粘膜筋板から出た
　筋線維
11 リンパ小節
12 細静脈
13 細動脈

**図 14-15** ■ **胃の幽門部**（ヘマトキシリン-エオジン染色，中倍率）

　　　幽門部のその他の構造は他の部位の構造と似ている．**粘膜固有層**(4)にはリンパが浸潤し，ときにリンパ小節(11)もみられる．**リンパ小節**(11)の下方には平滑筋の**粘膜筋板**(6)がある．**粘膜筋板**(6)の輪状筋層からのびる**平滑筋線維**(2, 10)が，幽門腺(5, 9)のあいだを通って粘膜固有層(4)および粘膜上部へとのびている．粘膜筋板(6)の下方には，**粘膜下層**(7)があり，**細動脈**(13)と**細静脈**(12)が分布している．

## 機能との関連 14-4 ■ 幽門腺の細胞

　　幽門腺には噴門腺と同じ種類の細胞が含まれている．粘液分泌性の細胞がおもにみられ，幽門部の粘膜を保護している．幽門腺には，胃の中の細菌を破壊する**ライソザイム（リゾチーム）**lysozyme という酵素を分泌する細胞，壁細胞の塩酸の産生を刺激するガストリンを分泌する腸内分泌細胞の**ガストリン分泌細胞（G 細胞** G cell）がある．

## 図 14-16　幽門－十二指腸接合部（縦断面）

　　　胃の**幽門部**(1)と小腸の**十二指腸** duodenum(11)は，**幽門括約筋** pyloric sphincter(8)と呼ばれる厚い平滑筋層でへだてられている．この括約筋は，胃の**輪状筋層**(9)が厚くなってできたものである．

　　　十二指腸(11)との接合部では，**胃小窩**(3)を取り囲む胃の**粘膜稜**(4)は幅が広く不規則で，さまざまな形をしている．曲がりくねった管状粘液腺の**幽門腺**(6)は粘膜固有層(5)にあり，胃小窩(3)の底部に開口している．**リンパ小節**(16)が胃(1)と十二指腸の移行部にみられる．

　　　**胃の粘液分泌上皮**(2)は，十二指腸では**小腸上皮**(12)へと変化している．小腸上皮(12)は杯細胞と，刷子縁（微絨毛）をもつ円柱細胞から構成されていて，これは小腸の全長にわたって変わらない．十二指腸(11)の内面は，**絨毛**villus(13)という特殊な形になっている．絨毛(13)は木の葉の形をした表面突起である．それぞれの絨毛のあいだは**絨毛間腔** intervillous space(14)と呼ばれている．

　　　十二指腸の粘膜固有層には，短い単一管状腺の腸腺 intestinal gland（リーベルキューン陰窩 crypt of Lieberkühn）(15)が存在する．腸腺の細胞はおもに，杯細胞と，刷子縁（微絨毛）をもつ表面上皮細胞である．

　　　十二指腸(11)上部では**十二指腸腺** duodenal gland（ブルンネル腺 Brunner's gland）(18)が**粘膜下層**(19)の大部分を占めており，これは十二指腸上部の特徴となっている．十二指腸腺(18)の導管は十二指腸の**粘膜筋板**(17)を貫いて腸腺の底部に開くので，粘膜筋板(17)はところどころで途切れている．固有食道腺を除けば，十二指腸腺(18)は消化管において唯一の粘膜下層に存在する外分泌腺である．胃でも十二指腸でも，**筋層**(9, 20)の中には**筋層間神経叢**(10, 21)の神経と軸索が含まれている．

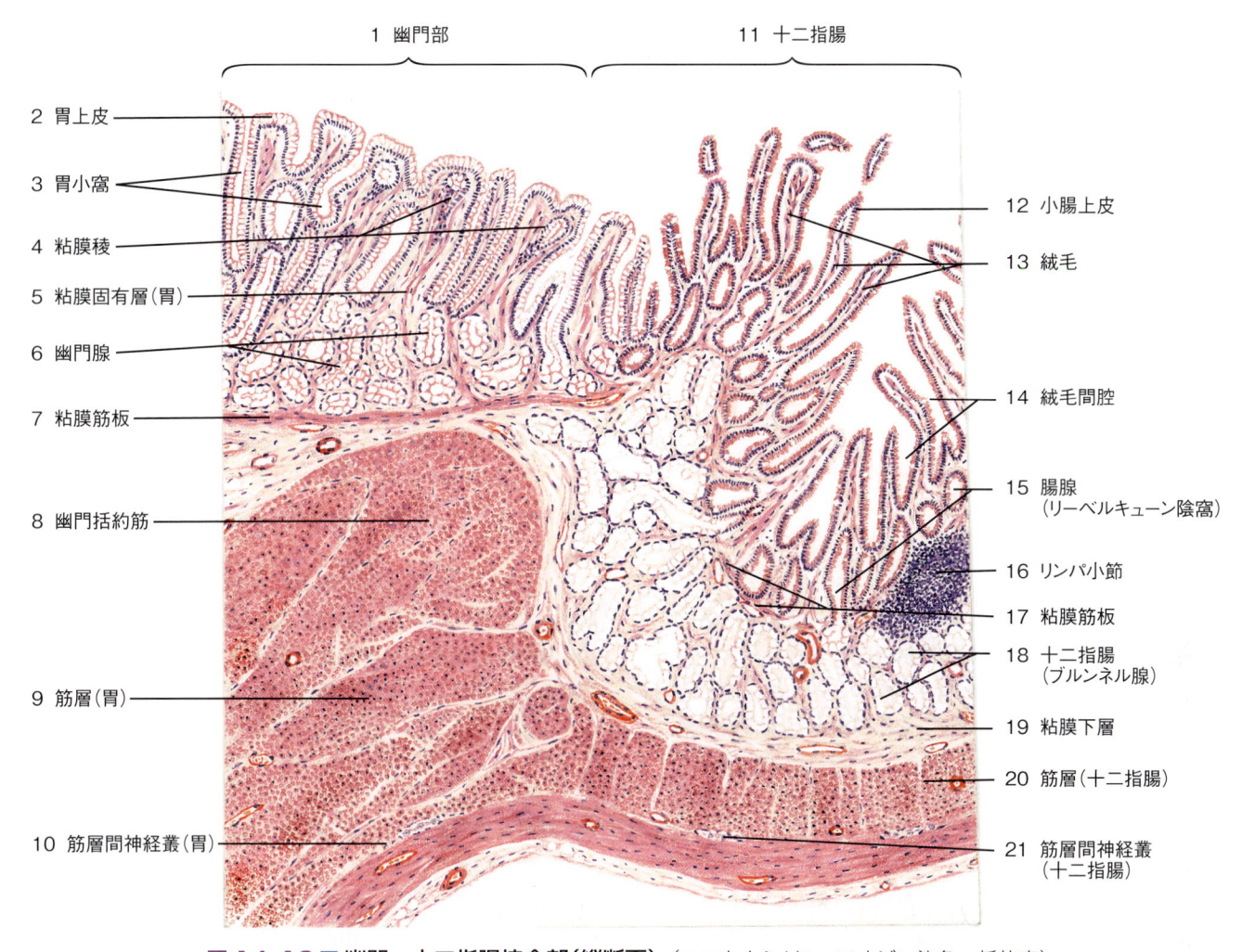

1 幽門部

11 十二指腸

2 胃上皮

3 胃小窩

4 粘膜稜

5 粘膜固有層（胃）

6 幽門腺

7 粘膜筋板

8 幽門括約筋

9 筋層（胃）

10 筋層間神経叢（胃）

12 小腸上皮

13 絨毛

14 絨毛間腔

15 腸腺
（リーベルキューン陰窩）

16 リンパ小節

17 粘膜筋板

18 十二指腸
（ブルンネル腺）

19 粘膜下層

20 筋層（十二指腸）

21 筋層間神経叢
（十二指腸）

図 14-16 ■ 幽門－十二指腸接合部（縦断面）（ヘマトキシリン-エオジン染色，低倍率）

# 第14章 まとめ

## 消化器系Ⅱ：食道と胃

### 消化器系の基本構造

- 口腔から直腸までのびる中空の管である
- 管壁は管全域にわたって共通の基本構造をとる
- 壁と上皮の形態は，それぞれの部位の異なる機能のために変化する

### 粘　膜

- 消化管の最内層であり，上皮と腺で構成されている
- 分泌腺の周囲の疎性結合組織が粘膜固有層である
- 粘膜筋板の平滑筋層が粘膜の外がわの層を形成する
- 粘膜筋板の平滑筋層には，内輪状筋層と外縦走筋層がある

### 粘膜下層

- 粘膜の下にある
- 血管，神経，リンパ管を含んだ，密性不規則性結合組織層である
- 粘膜筋板を制御する粘膜下神経叢を含んでいる

### 筋　層

- 粘膜下層の下にある厚い平滑筋層である
- 通常は平滑筋の内輪状筋層と外縦走筋層から構成されている
- 筋層間神経叢が内輪状筋層と外縦走筋層のあいだにある
- 筋層間神経叢は筋層の平滑筋の運動を制御する

### 漿　膜

- 腹部消化管のほとんどの表層になっている
- うすい結合組織の層からなる中皮で，内臓をおおっている
- 腹部食道，胃，小腸，および結腸の前壁をおおっている

### 外　膜

- 中皮の層がなく結合組織層のみで構成されている
- 胸部食道と，上行結腸と下行結腸のそれぞれの後壁をおおう

### 食　道

- 咽頭から胃までをつなぐ柔らかい管で，気管の後方にある
- 横隔膜を貫いて，腹腔に入り短い部分を経て胃に達する
- 胸腔では，外層は結合組織の外膜である
- 内腔は湿った非角化重層扁平上皮におおわれる
- 液性の固有食道腺は，粘膜固有層と粘膜下組織の両方にある
- 上部1/3では筋層は骨格筋からなる
- 中央部では筋層には平滑筋と骨格筋の両方が含まれる
- 下部1/3では筋層は平滑筋のみからなる
- 粘膜筋板と粘膜下層は食道から胃へと連続している

### 胃

- 食道から胃への移行は重層扁平上皮から単層円柱上皮への急激な変化である
- 噴門部，胃底，胃体，幽門部からなる
- 収縮しているときや，中が空のときには，壁に一時的な皺壁がみられる
- 胃底と胃体が主要部位となっており，組織学的に両者は類似している
- 食物をうけ入れ，貯え，混合し，消化し，吸収して液状の粥を形成する
- 食物の固まりを消化し，半流動体の糜粥とする
- 表面に胃小窩のくぼみがあり，このくぼみは粘膜固有層の胃底腺とつながっている
- 表面は粘液分泌性の単層円柱上皮によっておおわれることにより保護されている
- 胃底腺は塩酸と蛋白質消化酵素を豊富に含む胃酸を分泌する
- 筋層は内層が斜走筋層，中層が輪状筋層，外層が縦走筋層である
- 粘膜下神経叢と筋層間神経叢は蠕動運動を制御する
- 漿膜または臓側腹膜が胃の外層をおおっている

## 胃小窩と胃底腺の細胞

・噴門部では胃小窩は浅く，幽門部では深い；どちらも粘液を産生する
・胃体と胃底の壁細胞は大型の好酸性の細胞で，胃底腺の上部にみられる
・胃底腺の下部には主細胞（酵素原細胞）が多い
・噴門部と幽門部の表面上皮と単層円柱上皮の腺は粘液を産生する
・幽門部の腺は粘液と，細菌を死滅させる酵素のライソザイム（リゾチーム）を産生する
・幽門部の腺のG細胞は壁細胞の塩酸の産生を刺激する

ガストリンを分泌する
・収縮しているときや，中が空のときには，壁に一時的な皺襞がみられる
・胃体と胃底の壁細胞は，塩酸と内因子を産生する
・胃の内因子は赤血球生成に必要なビタミン$B_{12}$の吸収に不可欠である
・主細胞（酵素原細胞）は，酸性環境下でペプシンに変換されるペプシノゲンを産生する
・腸内分泌細胞は，消化機能に必要なさまざまなポリペプチドと蛋白質を分泌する
・胃の粘液分泌性細胞は十二指腸では腸上皮へと変わる

# 第14章　復習問題

## 問　題

次の問題について，もっとも適切な答えを選びなさい.

1. ペプシノゲンをペプシンに変換するものは？
   A．内腔細胞による粘液の分泌
   B．胃の内因子の放出
   C．塩酸を含む酸性環境
   D．ガストリン分泌
   E．糜粥に含まれる重炭酸または中性の成分

2. 胃の内因子が消化の過程で担っている役割は？
   A．消化管の運動性を高め，内容物の消化を促進する
   B．ペプシノゲンやペプシンを中和する
   C．塩酸の産生を促進する
   D．ビタミン $B_{12}$ の小腸からの吸収に必要である
   E．腸内分泌細胞を活性化し，ホルモンを分泌させる

3. 胃底腺の主細胞が産生するものは？
   A．胃の内因子
   B．ペプシノゲン
   C．ペプシン

   D．塩酸
   E．ガストリン

4. 消化の過程で表面上皮細胞が担っている役割は？
   A．胃底腺から分泌される胃液に分泌物を加える
   B．粘液を分泌して胃粘膜を胃液の腐食性作用から保護する
   C．胃液に塩酸を追加分泌する
   D．ペプシノゲンを産生する
   E．消化管ホルモンを分泌し，消化を助ける

5. 胃の粘膜固有層にあるものは？
   A．結合組織と胃底腺
   B．さまざまな神経叢
   C．3層の平滑筋層
   D．外膜
   E．大血管と神経

## 解　答

1. 正解：C．塩酸を含む酸性の環境．ペプシノゲンが胃の酸性の環境に触れると，蛋白質分解酵素であるペプシンに変換される.
2. 正解：D．小腸からビタミン $B_{12}$ を吸収するのに必要である．内因子は壁細胞で産生され，骨髄での赤血球造血に重要な役割を果たす.
3. 正解：B．ペプシノゲン．ペプシノゲンはペプシンの不活性な前駆体であり，ペプシンは胃の酸性環境に達した後につくられる.
4. 正解：B．腐食性の胃液から胃粘膜を保護するために粘液を分泌している．表面細胞は，胃の内腔表面をおおう粘液を大量に生産する.
5. 正解：A．結合組織と胃底腺．結合組織は，胃底腺のあいだで短冊状の状態で分布している.

## 顕微鏡写真による補足

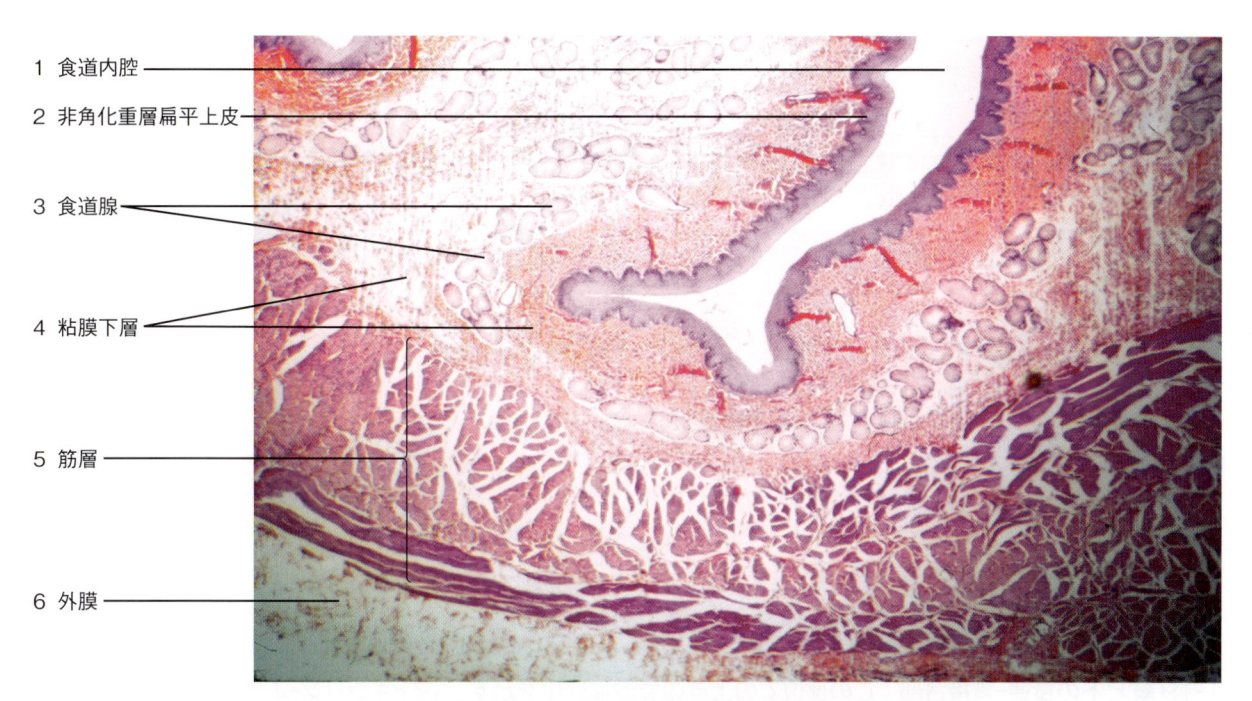

1 食道内腔
2 非角化重層扁平上皮
3 食道腺
4 粘膜下層
5 筋層
6 外膜

**図 14-17 ■ サルの食道：壁の構造（横断面）．固有食道腺は粘膜下層にある**（ヘマトキシリン–エオジン染色，×10）

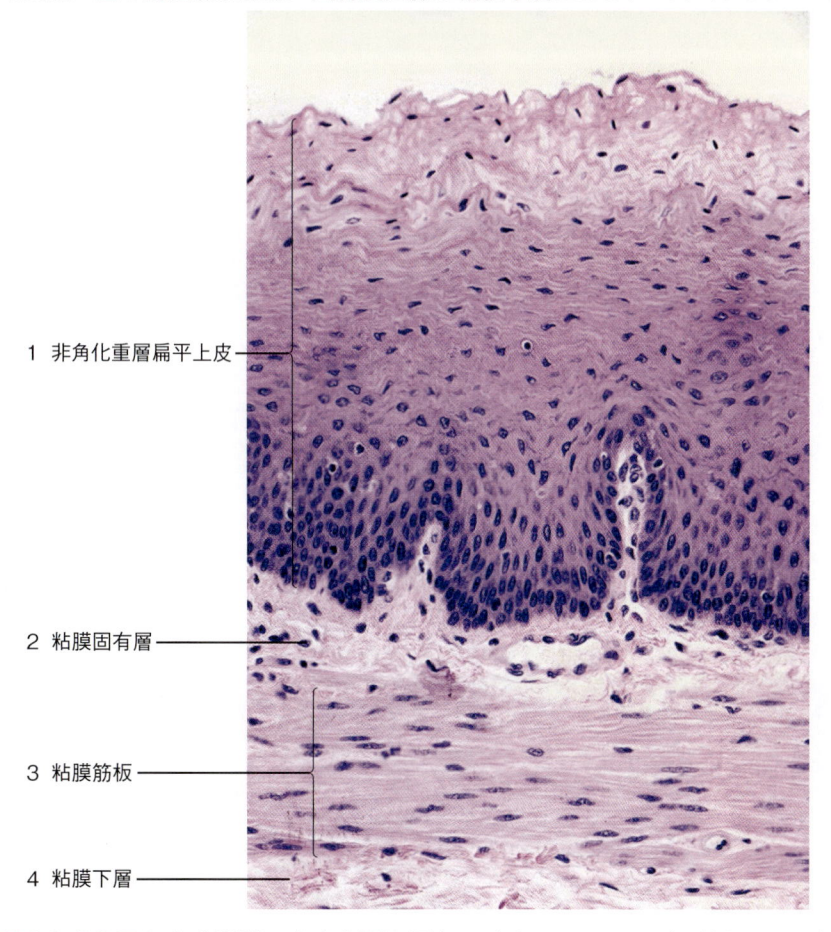

1 非角化重層扁平上皮
2 粘膜固有層
3 粘膜筋板
4 粘膜下層

**図 14-18 ■ ヒト食道壁：上皮と固有層**（ヘマトキシリン–エオジン染色，×64）

1 分泌された粘液
2 単層円柱上皮
3 胃小窩
4 粘膜固有層
5 非角化重層扁平上皮
6 噴門腺

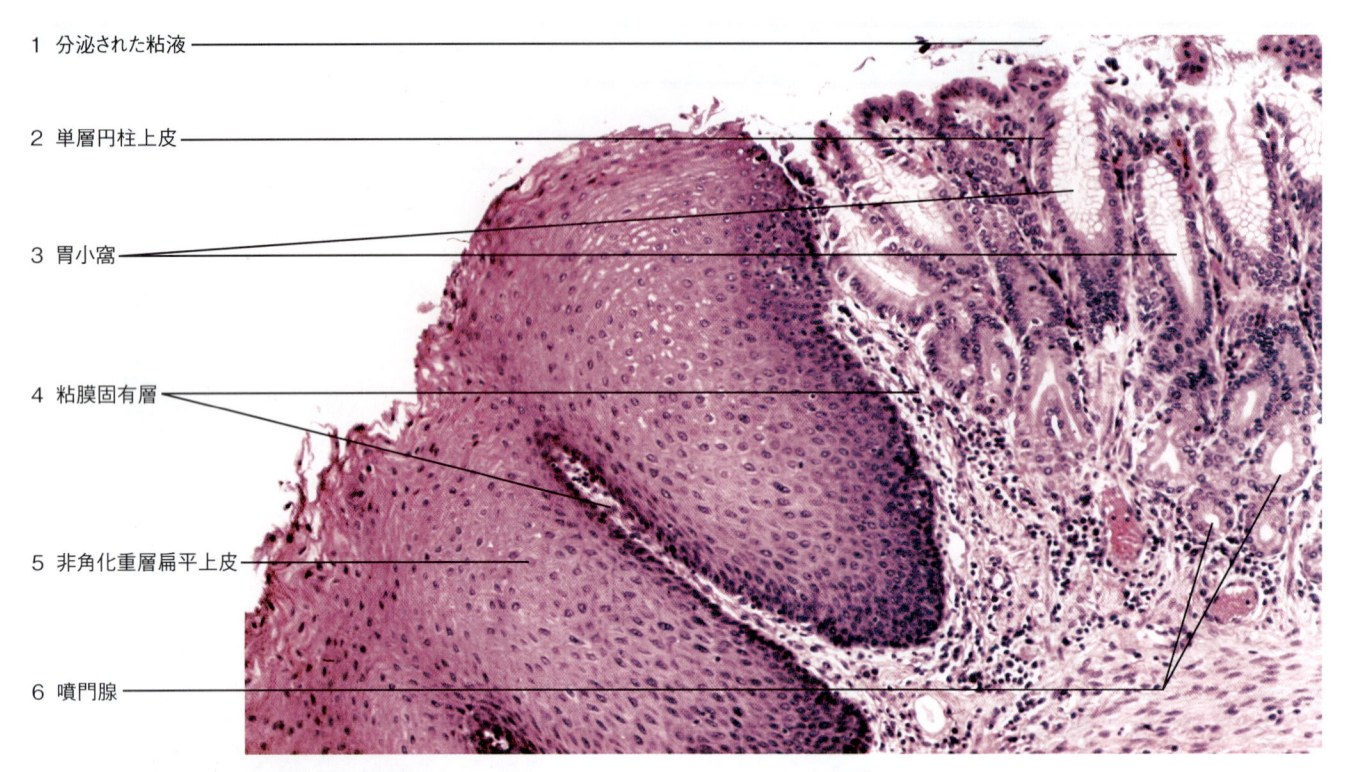

図 14-19 ■ ヒトの食道-胃接合部：この部位での上皮の急激な変化を示す（ヘマトキシリン-エオジン染色，×50）

1 胃小窩
2 胃底腺
3 粘膜筋板
4 粘膜下層
5 筋層

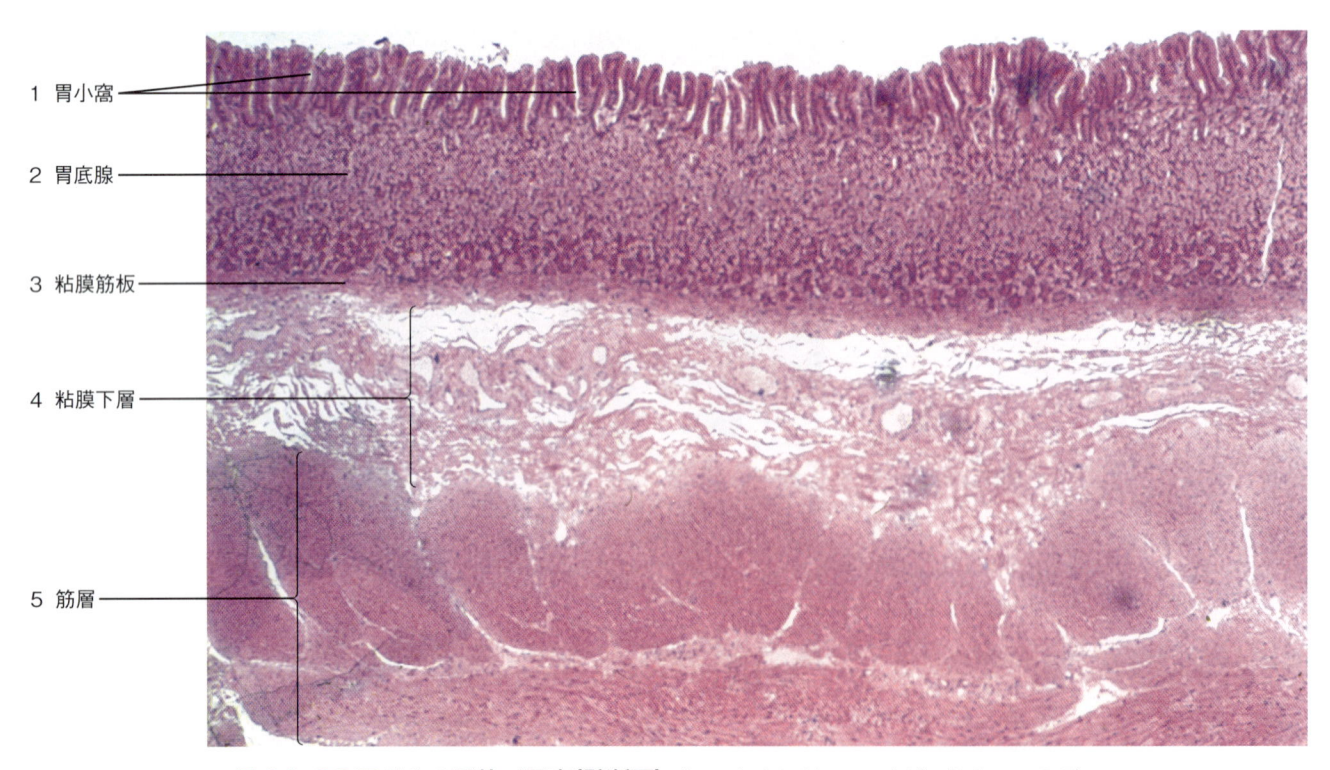

図 14-20 ■ サルの胃体／胃底（壁断面）（ヘマトキシリン-エオジン染色，×6.5）

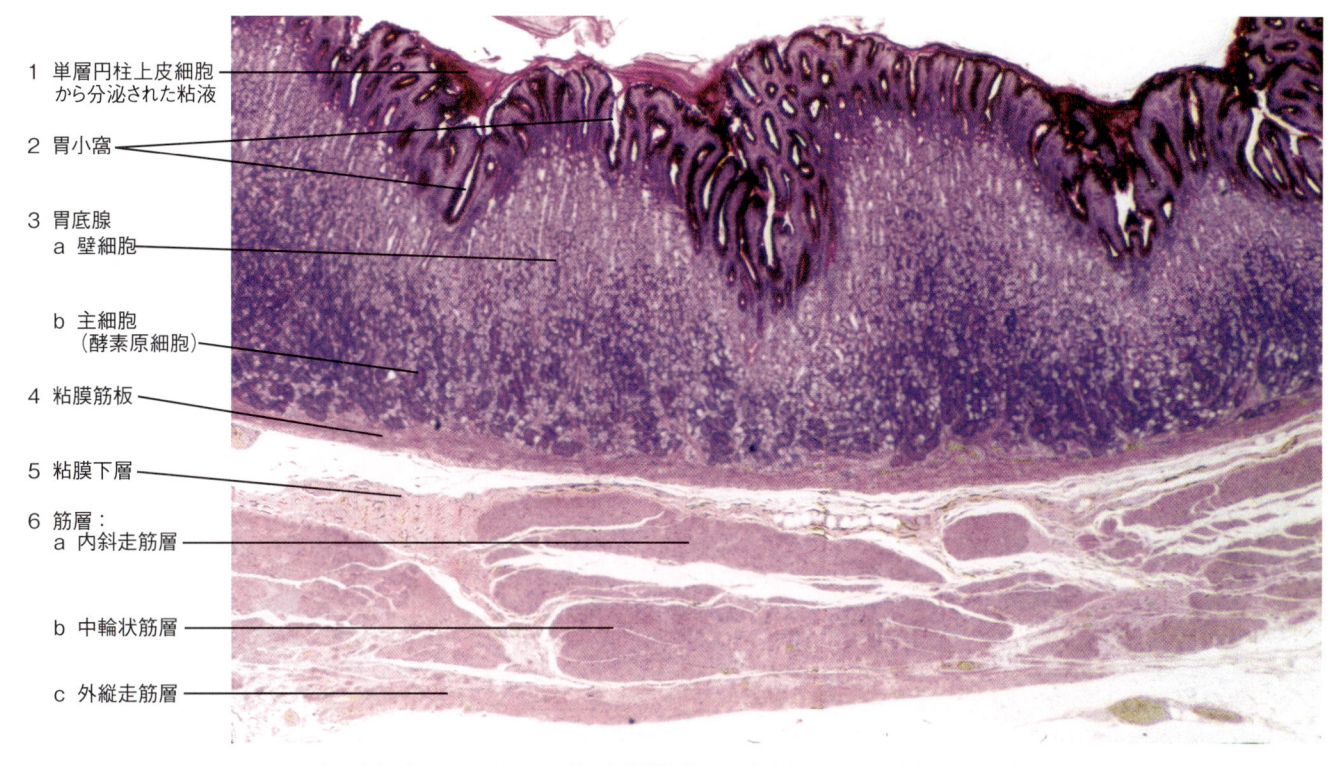

1 単層円柱上皮細胞
　から分泌された粘液

2 胃小窩

3 胃底腺
　a 壁細胞

　b 主細胞
　　（酵素原細胞）

4 粘膜筋板

5 粘膜下層

6 筋層：
　a 内斜走筋層

　b 中輪状筋層

　c 外縦走筋層

**図 14-21** ■ **ヒトの胃体／噴門部**（過ヨウ素酸–シッフ染色，×8.0）

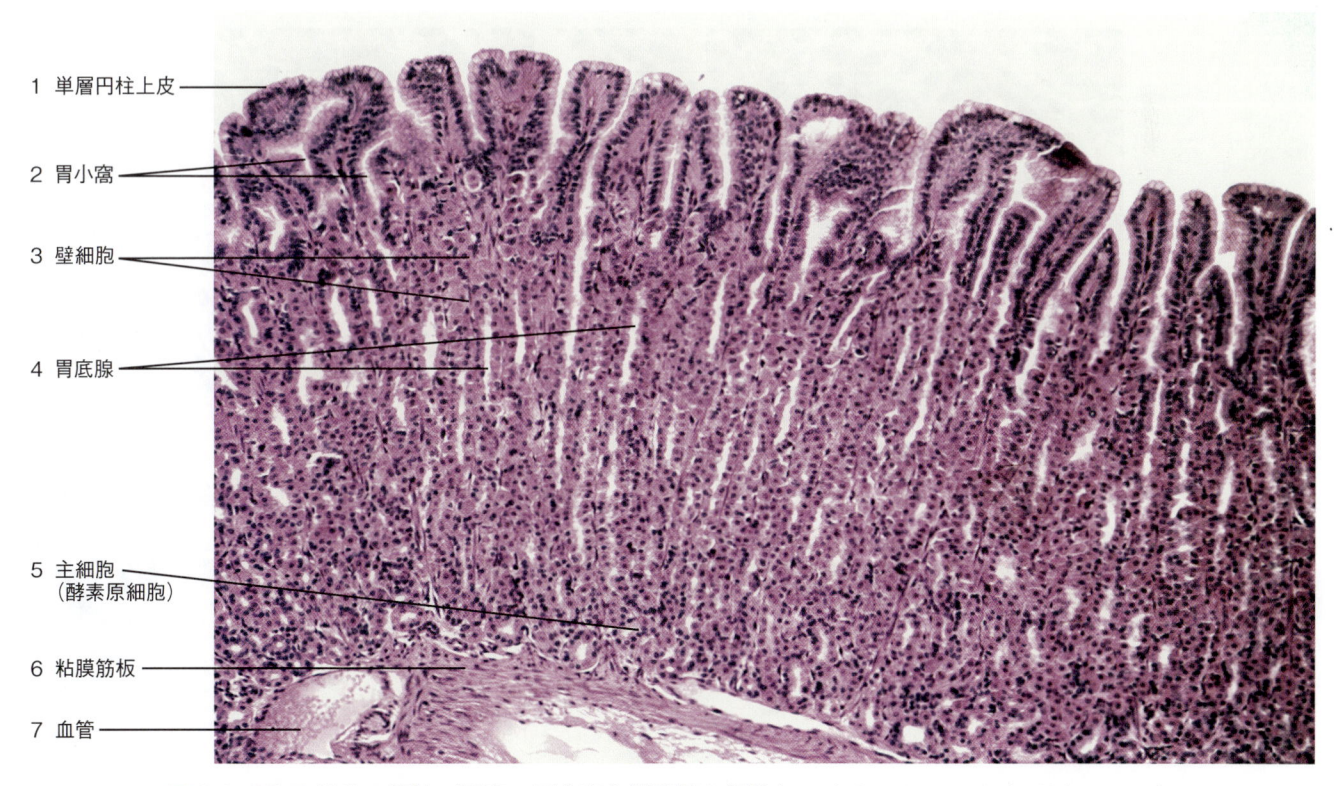

1 単層円柱上皮

2 胃小窩

3 壁細胞

4 胃底腺

5 主細胞
　（酵素原細胞）

6 粘膜筋板

7 血管

**図 14-22** ■ **サルの胃体／胃底：胃小窩と胃底腺の細胞**（ヘマトキシリン–エオジン染色，×25）

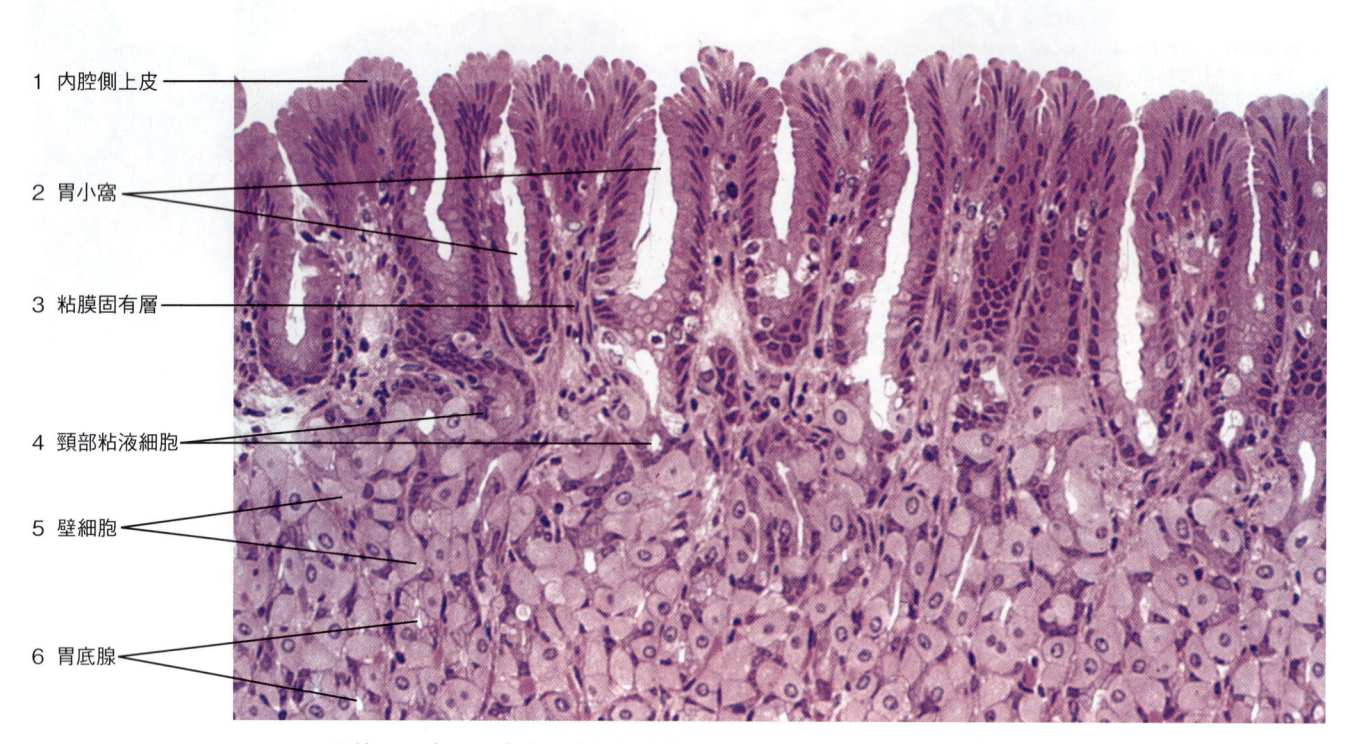

1 内腔側上皮

2 胃小窩

3 粘膜固有層

4 頸部粘液細胞

5 壁細胞

6 胃底腺

**図14-23** ■ **サルの胃体／胃底：胃底腺の上部領域（樹脂包埋切片）**（ヘマトキシリン-エオジン染色，×65）

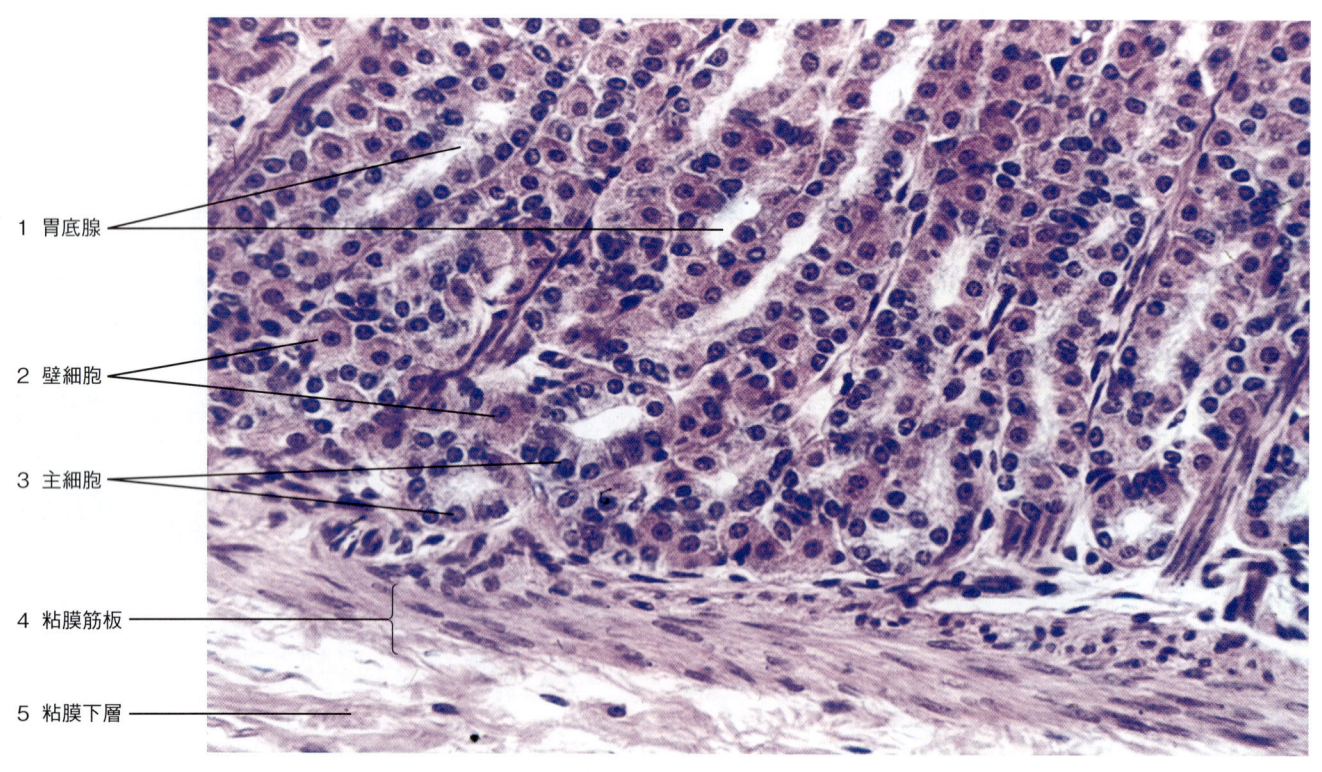

1 胃底腺

2 壁細胞

3 主細胞

4 粘膜筋板

5 粘膜下層

**図14-24** ■ **サルの胃体／胃底：胃底腺の底部**（ヘマトキシリン-エオジン染色，×65）

# 第15章 消化器系Ⅲ：小腸と大腸

## 第1項・小　腸

### 小　腸

　　小腸 small intestine は 5〜7 m の長さの屈曲した管であり，消化管の中でもっとも長い部分である．小腸は胃との境界部から**大腸（結腸）**large intestine（または colon）までのあいだの部分である．小腸は，**十二指腸** duodenum，**空腸** jejunum，**回腸** ileum の三つの部分に分けられる．これらの各部分を顕微鏡でみると，各部分のあいだの違いは小さいが，その違いによってそれぞれの部分の識別は可能である．

　　小腸のおもな機能は，胃内容物の消化と，栄養を毛細血管やリンパ系の乳糜管へ吸収することである．

### 吸収のための小腸の特殊な構造

　　小腸の粘膜は，栄養や流動体の吸収を高めるために，特殊な構造をとって細胞表面積を増やしている．その特殊な構造とは，輪状ひだ，絨毛，および微絨毛である．

　　胃の粘膜ひだと異なり，**輪状ひだ** plica circularis は粘膜のらせん状のひだ（隆起）であり，（粘膜下層が芯となって）小腸内腔に持続的に突出している構造である）．粘膜ひだは吸収が一番盛んな空腸近位部でもっとも発達しており，回腸に近づくにつれて目立たなくなる．

　　**絨毛** villus は持続的な粘膜固有層の指状の突出による小腸管腔への粘膜の突出構造である．絨毛は**単層円柱上皮**でおおわれ，輪状ひだと同じく小腸の近位部で発達していて，絨毛の高さも回腸に近づくにつれ低くなっていく．それぞれの絨毛の結合組織の芯には，**乳糜管** lacteal と呼ばれる毛細リンパ管，毛細血管，平滑筋束が含まれている（図 15-1）．

　　絨毛はそれぞれ，血管，毛細リンパ管，神経，平滑筋，そして不規則性疎性結合組織で充たされているが，さらに，**粘膜固有層**はリンパ球，形質細胞，組織好酸球，マクロファージ，肥満細胞のような免疫細胞の貯蔵場所にもなる．

　　粘膜筋板から発した**平滑筋線維**は，各絨毛の芯の中へのびて絨毛に運動性を与えている．この絨毛の運動により，腸管内の消化された食物と絨毛との接触の機会を増やすことができる．

　　**微絨毛** microvillus は小腸の吸収上皮細胞の上面をおおう細胞質の突起である．光学顕微鏡下では微絨毛は，**刷子（上皮）縁** brush（striated）border としてみることができる．透過型電子顕微鏡では，吸収細胞の細胞質の規則的で密な指状の延長としてみえる．この微絨毛は糖蛋白質の被膜（糖衣）によっておおわれ，その中には**刷子縁酵素** brush border enzyme が含まれている．微絨毛は吸収のための内腔面積を何倍にも増加させる．

### 小腸の腸腺，上皮細胞，リンパ系細胞，リンパ小節

腸　腺

　　**腸腺** intestinal gland（リーベルキューン陰窩 crypt of Lieberkühn）は小腸全体にわたって分布している．腸腺は，絨毛底部へ開口している．絨毛をおおう単層円柱上皮は腸腺の上皮へ

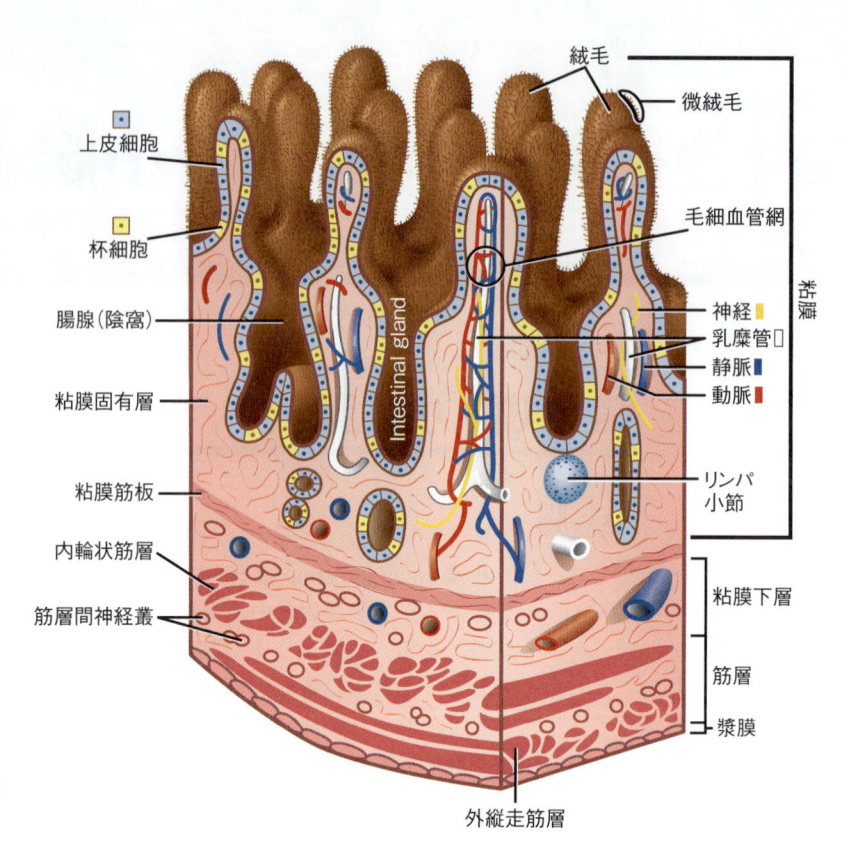

**図15-1** ■ 小腸壁の細胞の種類とそれぞれ
　　　　の層の違い

と連続していて，幹細胞，吸収細胞，杯細胞，パネート細胞，腸内分泌細胞などが腸腺に含まれている．

小腸上皮細胞
- **吸収細胞** absorptive cell は腸上皮でもっとも多くみられる細胞である．背の高い円柱状の細胞で，**微絨毛**による刷子縁が顕著である．厚い**糖衣** glycocalyx におおわれることで，腐蝕性の化学物質から微絨毛を守っている．
- **杯細胞** goblet cell は腸上皮の円柱状の吸収細胞の中に散らばっていて，小腸の遠位端領域（回腸）に近づくにつれ，数が増えていく．
- **腸内分泌細胞** enteroendocrine cell，別名 APUD 細胞（アミン前駆物質取り込み脱炭酸細胞）は，絨毛や腸腺の上皮全体に散在している．
- **十二指腸腺** duodenal gland（ブルンネル腺 Brunner's gland）はおもに十二指腸起始部の**粘膜下層**にみられ，小腸の中でもこの領域にきわめて特徴的である．十二指腸腺は分岐管状房状腺，淡く染まる粘液細胞を含んでいる．導管は粘膜筋板を貫いて，絨毛のあいだの腸腺基部で分泌産物を排出する．
- **未分化細胞** undifferentiated cell，すなわち**幹細胞**は，腸腺の底部にあり，有糸分裂活性を示している．これらの細胞は，古くなった円柱状吸収細胞や杯細胞，腸腺細胞とおきかわる．
- **パネート細胞** Paneth cell は腸腺の底部にみられる．濃く染まる好酸性顆粒を細胞質中に含むのが特徴である．

リンパ小節とリンパ系細胞
　**パイエル板** Peyer's patch は，密集し永続的に存在する**リンパ小節** lymphatic nodule の集合体で，おもに小腸の遠位部である回腸の壁にみられる．このリンパ小節は，回腸の粘膜固有層と粘膜下層のほぼ全層におよぶ大きさである．分散しているリンパ球とパイエル板は，

消化管全体の免疫バリアとしてはたらく**腸関連リンパ組織** gut-associated lymphoid tissue（**GALT**）を構成する.

　**M 細胞** M cell はパイエル板や大きなリンパ小節をおおう，非常に特殊な上皮細胞であり，小腸以外にはみられない. この細胞の管腔側面には，微絨毛の代わりに多数の頂部マイクロフォールドがみられることから，「M 細胞」と呼ばれている. M 細胞は管腔にある抗原を貪食し，粘膜固有層に位置するリンパ球および抗原提示樹状細胞にそれらを輸送し，獲得免疫が成立し，特異抗体が産生される. この抗体はその後，腸管腔に輸送され，その表面から有害な病原体を排除する.

### 小腸の部位による違い

　**十二指腸** duodenum は小腸の中でもっとも短い部位である. この部位の絨毛は幅が広く，背が高く，数も多く，上皮中にはわずかな杯細胞が含まれる. 粘膜下層に粘液分泌細胞を含む，分岐した**十二指腸腺（ブルンネル腺）**がみられるのがこの部位の特徴である.

　**空腸** jejunum は十二指腸より長く，消化された物質を吸収するための表面積がもっとも大きい. 絨毛は丈が高く，吸収細胞と粘液分泌性の杯細胞からなる単層円柱上皮でおおわれている. 空腸の上皮には，十二指腸よりも多くの杯細胞が存在する. 空腸には十二指腸腺（ブルンネル腺）やリンパ小節の集合体（パイエル板 Peyer's patch）はない.

　**回腸**では絨毛は細く短く，上皮は十二指腸や空腸に比べ杯細胞を多く含んでいる. 粘膜固有層のリンパ球数の増加に加えて，回腸遠位部では，集合リンパ小節（パイエル板）が大きく，もっとも多くみられる. 集合リンパ小節は粘膜固有層と粘膜下層で，明瞭なパイエルを形成している.

## 図15-2　小腸：十二指腸（縦断面）

　十二指腸の壁は 4 層から構成されている. すなわち**粘膜層[上皮(7a)，粘膜固有層(7b)，粘膜筋板(9, 12)が構成する]**，**粘膜下層[粘液性の十二指腸腺（ブルンネル腺）(3, 13)を含む]**，**筋層(2 層の平滑筋層からなる)(14)**，そして臓側腹膜の**漿膜(15)**である. これらの層は胃か

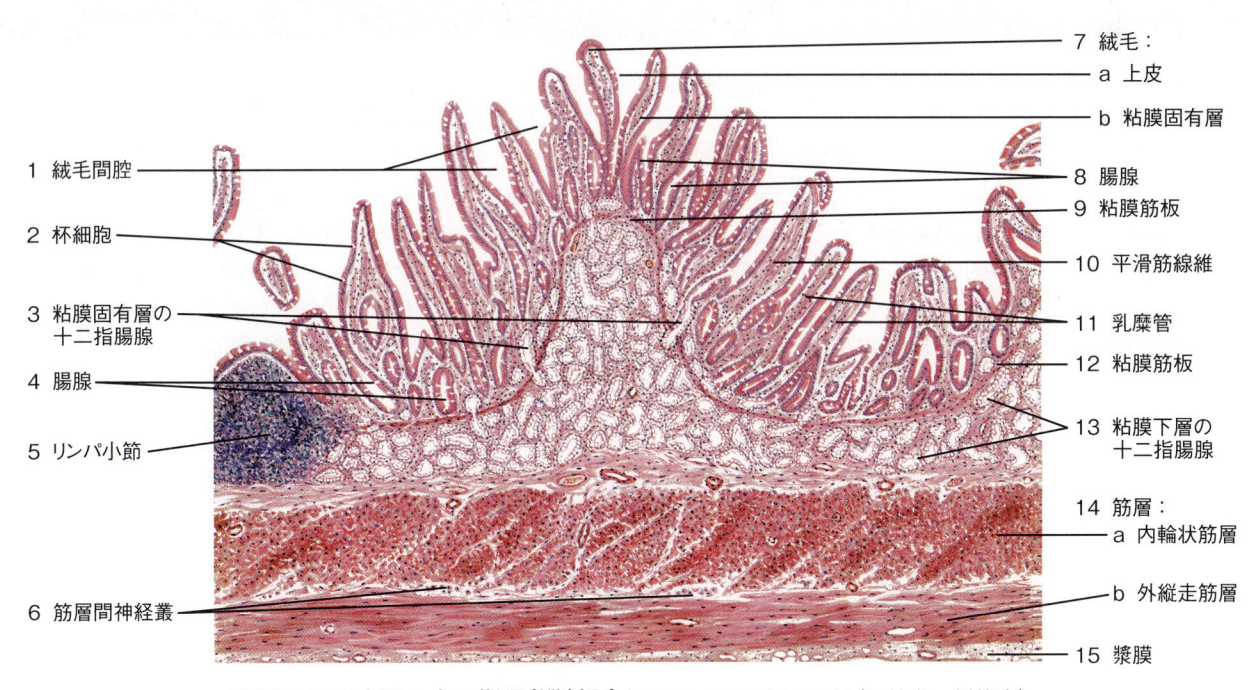

1 絨毛間腔
2 杯細胞
3 粘膜固有層の十二指腸腺
4 腸腺
5 リンパ小節
6 筋層間神経叢

7 絨毛：
　a 上皮
　b 粘膜固有層
8 腸腺
9 粘膜筋板
10 平滑筋線維
11 乳糜管
12 粘膜筋板
13 粘膜下層の十二指腸腺
14 筋層：
　a 内輪状筋層
　b 外縦走筋層
15 漿膜

**図15-2 ■ 小腸：十二指腸（縦断面）**（ヘマトキシリン-エオジン染色，低倍率）

ら小腸，大腸（結腸）まで続いている.

　小腸の特徴としては，**絨毛** villus（7）と呼ばれる指状の突起があること，小腸内面をおおう円柱上皮細胞（7a）には微絨毛がつくる刷子縁があること，また淡く染まる**杯細胞** goblet cell（2）が存在すること，および粘膜固有層（7b）には短い管状の**腸腺（リーベルキューン陰窩）**（4, 8）がみられること，があげられる. なお，粘膜下層（13）に十二指腸腺（3, 13）がみられるのが十二指腸の特徴で，小腸の他の部分（空腸，回腸）や大腸ではみられない.

　絨毛（7）は粘膜表面が変形したものである. 絨毛（7）のあいだには**絨毛間腔** intervillous space（1）がある. 上皮（7a）が絨毛と腸腺（4, 8）をおおっている. それぞれの絨毛（7）には，芯となる粘膜固有層（7b）と，粘膜筋板（9, 12）から絨毛に向かってのびている**平滑筋線維**（10）の束と，または**乳糜管** lacteal（11）と呼ばれる中心リンパ管が存在している（詳細は図 15-8 を参照）.

　腸腺（4, 8）は粘膜固有層（7b）にあり，絨毛間腔（1）へと開口している. 十二指腸の切片によっては，粘膜下層の十二指腸腺（13）が粘膜固有層（3）にまでのびている. また粘膜固有層（7b）には細網細胞を含む細い結合組織線維，散在性リンパ組織，**リンパ小節** lymphatic nodule（5）がみられる.

　十二指腸の粘膜下層（13）のほとんどを充たしているのが，分岐性管状の十二指腸腺（13）である. 十二指腸腺（13）は粘膜固有層（3）を貫いているときには粘膜筋板（9, 12）に途切れがある. 十二指腸腺（3）の分泌物は腸腺（3, 4, 8）の底部に排出される.

　十二指腸の横断面では，筋層（14）は平滑筋の**内輪状筋層**（14a）と**外縦走筋層**（14b）で構成されている. しかし，この図の十二指腸は縦断されているため，それらの筋層の平滑筋線維の走行方向が逆になってみえる. 小腸と大腸では，両筋層（14）間の結合組織に，**筋層間神経叢（ア ウエルバッハ神経叢）**（6）の副交感神経節細胞がみられ，類似しているが，これより小さい神経叢が，小腸と大腸の粘膜下層に存在する（図では示されていない）.

　**漿膜（臓側腹膜）**（15）には，結合組織細胞，血管，脂肪細胞が含まれている. 漿膜は十二指腸起始部の最外層となっている.

## 機能との関連 15-1 ■ 十二指腸

　十二指腸の特徴は，分岐性管状房状腺の**十二指腸腺（ブルンネル腺）**が粘膜下層に存在することである. 腺の導管は粘膜筋板を貫いてのび，腸腺の基底部で分泌物を排出する. 十二指腸腺から腸管腔への分泌物の放出は，胃から**酸性の消化物** acidic chyme が十二指腸内に入ることや，迷走神経による副交感神経刺激に応じて引きおこされる.

　十二指腸腺のおもな機能は，胃の内容物の強い侵蝕性から十二指腸粘膜を保護することである. 十二指腸腺に

よるアルカリ性の**粘液**と**重炭酸イオン**の分泌は，胃からの酸性の糜粥に対して，十二指腸内で緩衝液としてはたらき，また中和を行い，さらに膵臓由来の消化酵素が十二指腸内で活性を保つのに好都合な環境をつくる.

　十二指腸腺（ブルンネル腺）にある腸内分泌細胞は，**ウ ロガストロン** urogastrone と呼ばれるポリペプチドホルモンを産生し，このホルモンは胃における壁細胞による塩酸の分泌を抑制し，あるいは減少させる.

## 図15-3　小腸：十二指腸(横断面)

　　これは十二指腸の横断面を示す低倍率の顕微鏡写真である．十二指腸の管腔表面には**絨毛**(2)がみられ，絨毛は刷子縁をもつ**単層円柱上皮**(1)でおおわれている．各絨毛(2)の芯の部分には**粘膜固有層**(4,6)があり，結合組織細胞，リンパ系細胞，形質細胞，マクロファージ，平滑筋細胞，その他の細胞成分が含まれている．また，粘膜固有層(4,6)には豊富な血管と，**乳糜管**(3)と呼ばれる盲端に終わる拡張したリンパ管がある．絨毛のあいだには**腸腺**(7)があり，**粘膜筋板**(8)までのびている．粘膜筋板(8)の下には**粘膜下層**(9)が存在する．十二指腸の粘膜下層(9)は，明るく染まる粘液分泌性の**十二指腸腺**(5)で充たされている．十二指腸腺の導管は粘膜筋板(8)を貫いて，腸腺(7)の基底部に達して，分泌産物を排出する．粘膜下層(9)と十二指腸腺(5)を**筋層**(10)が囲んでいる．

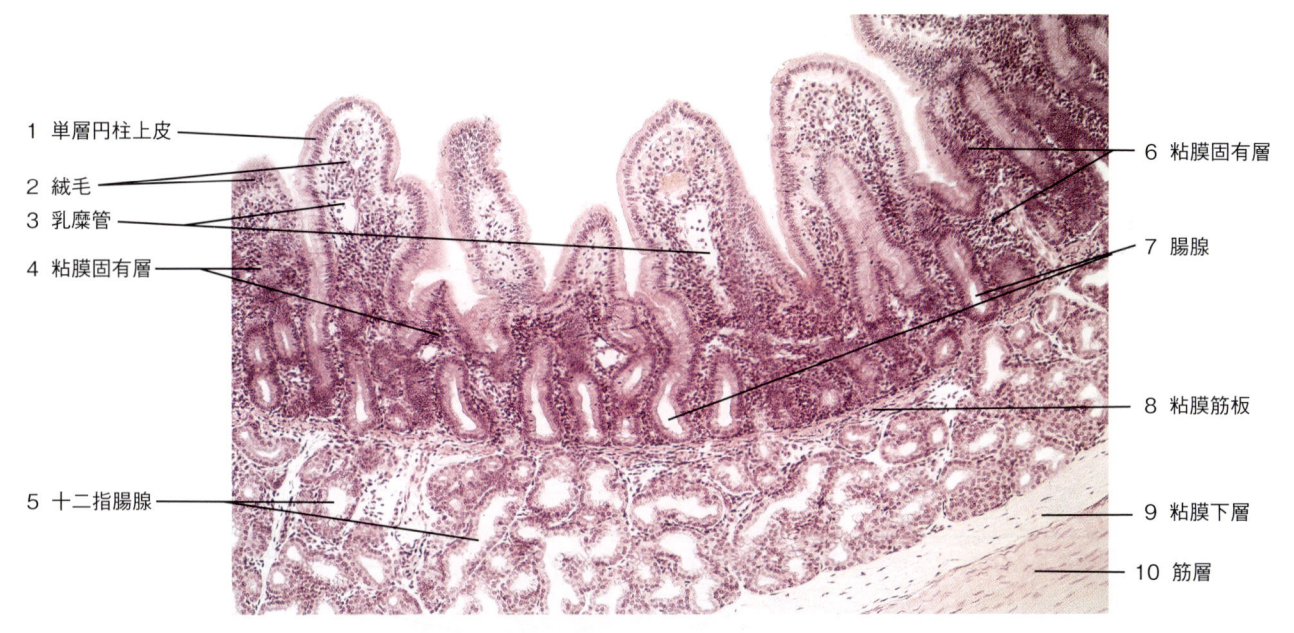

1　単層円柱上皮
2　絨毛
3　乳糜管
4　粘膜固有層
5　十二指腸腺

6　粘膜固有層
7　腸腺
8　粘膜筋板
9　粘膜下層
10　筋層

**図15-3 ■ 小腸：十二指腸(横断面)**(ヘマトキシリン-エオジン染色，×25)

## 図15-4　小腸：空腸(横断面)

下部十二指腸，空腸，回腸は，組織学的に上部十二指腸と似ている(図15-2参照)．唯一の違いは十二指腸腺(ブルンネル腺)の有無である．十二指腸腺は通常，上部十二指腸の粘膜下層に限局してみられる．

この図では空腸内腔にまでのびている小腸の持続的にある**輪状ひだ** plicae circularis(10)を示している．輪状ひだ(10)の芯は，**動脈**と**静脈**(13)を多数含んだ**粘膜下層**(3, 15)により形成されている．指状の突起である**絨毛**(12)が輪状ひだ(10)をおおっている．絨毛のあいだは**絨毛間腔**(11)で，絨毛(12)の基底部には**粘膜固有層**(5)に位置する**腸腺**(14)がある．腸腺(リーベルキューン陰窩)(14)は絨毛間腔(11)に開口している．

各絨毛(12)には刷子縁をもち，杯細胞を含む**円柱上皮**(1)がみえる．上皮(1)の下の粘膜固有層(5)には，胚中心をもつ**リンパ小節**(6)がある．**粘膜筋板**(2)からのびた平滑筋線維束が，絨毛(12)の粘膜固有層へとのびている．絨毛にはそれぞれ中心**乳糜腔**(4)と毛細血管がある(図15-8参照)．

小腸を囲む**筋層**には，平滑筋の**内輪状筋層**(7)と**外縦走筋層**(8)がある．筋層間神経叢(16)の副交感神経節細胞が，両筋層(7, 8)間の結合組織の中にみられる．類似の粘膜下神経叢が粘膜下層にも存在するが，この図では示されていない．

臓側腹膜，すなわち**漿膜** serosa(17)が小腸をおおっている．漿膜下には結合組織線維，血管，**脂肪細胞**(9)がある．

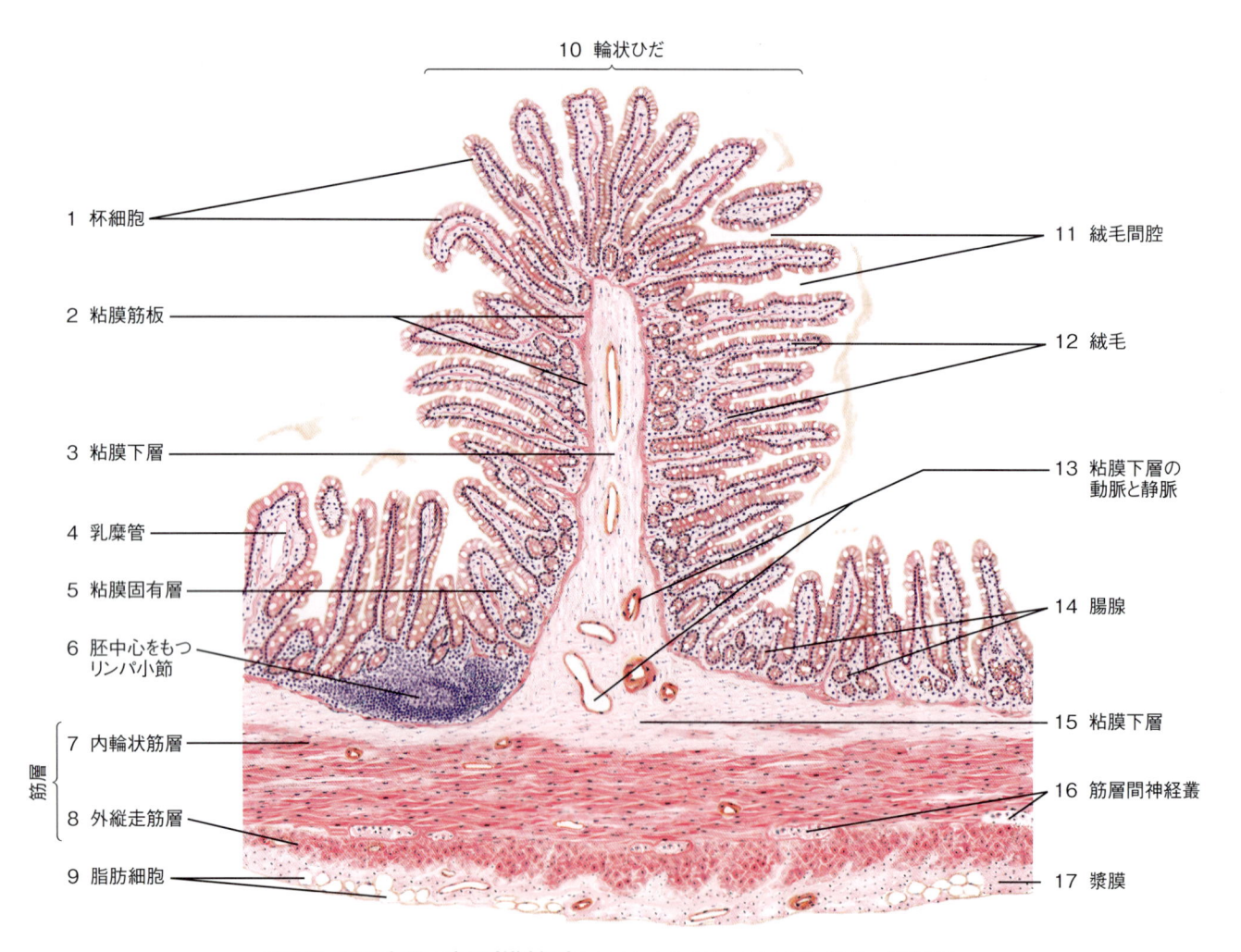

10 輪状ひだ

1 杯細胞
2 粘膜筋板
3 粘膜下層
4 乳糜管
5 粘膜固有層
6 胚中心をもつリンパ小節
7 内輪状筋層
8 外縦走筋層
9 脂肪細胞
筋層

11 絨毛間腔
12 絨毛
13 粘膜下層の動脈と静脈
14 腸腺
15 粘膜下層
16 筋層間神経叢
17 漿膜

**図15-4** ■ **小腸：空腸(横断面)**(ヘマトキシリン-エオジン染色，低倍率)

## 図15-5　パネート細胞と腸内分泌細胞を含む腸腺

　　腸管内腔の絨毛間腔から**粘膜固有層**(6)を通って**粘膜筋板**(5)までのびているのが**腸腺**(1, 8)である．この高倍率の図は，腸腺(1, 8)の基底部を縦断面(1)と横断面(8)で示したものである．腸腺の基底部(1, 8)には，種々の細胞が存在する．もっとも目立つのは，大きな好酸性顆粒で充たされたピラミッド型の細胞で，核は細胞基底部へと押しやられている．これは**パネート細胞**(4, 10)であり，小腸の全長にわたって腸腺内に存在する．絨毛と同様に，腸腺にも多数の**杯細胞**(2)が存在する(1, 8)．

　　杯細胞(2)のほか，腸腺(1, 8)から失われた細胞を再生するための幹細胞としてはたらく**有糸分裂細胞** mitotic cell(7)が多数存在する．また，腸腺細胞，杯細胞(2)，パネート細胞(4, 10)のあいだには，**腸内分泌細胞**(3, 9)が点在している．腸内分泌細胞(3, 9)は細胞質内基底部に分泌顆粒をもち，粘膜固有層(6)や血管に近い場所に存在する．これらの細胞は，**びまん性神経内分泌系** diffuse neuroendocrine system(**DNES**)の一部であり，消化管(胃，小腸，大腸)，呼吸器，膵臓，甲状腺など，さまざまな器官の上皮に存在する．

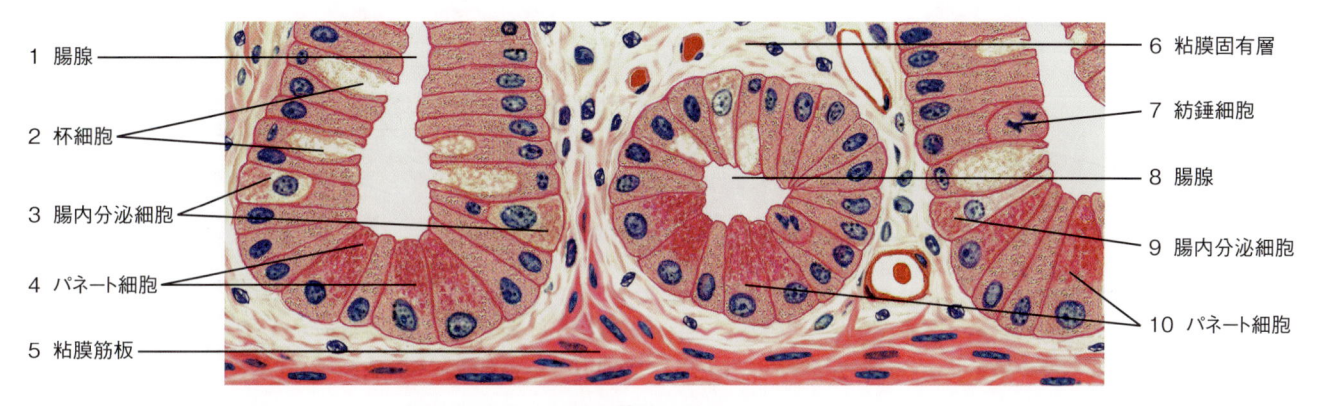

1　腸腺
2　杯細胞
3　腸内分泌細胞
4　パネート細胞
5　粘膜筋板
6　粘膜固有層
7　紡錘細胞
8　腸腺
9　腸内分泌細胞
10　パネート細胞

**図15-5 ■ パネート細胞と腸内分泌細胞を含む腸腺**(ヘマトキシリン−エオジン染色，高倍率)

## 図15-6　小腸：空腸とパネート細胞

　　空腸の粘膜を示す低倍率の顕微鏡写真である．**絨毛**(1)は**単層円柱上皮**(2)でおおわれ，刷
子縁をもつ．円柱細胞のあいだには粘液で充たされた**杯細胞**(3)がある．それぞれの絨毛の
**粘膜固有層**(6)にはリンパ球，マクロファージ，平滑筋細胞，**血管**(7)，リンパ管である乳糜
管（この図ではみられない）がある．絨毛のあいだには腸腺(8)があり，その基底部に好酸性
に赤く染まる分泌顆粒をもつ**パネート細胞**(9)がある．腸腺(8)は**粘膜筋板**(4)付近までのび
ており，その下方には**粘膜下層**(5)がある．

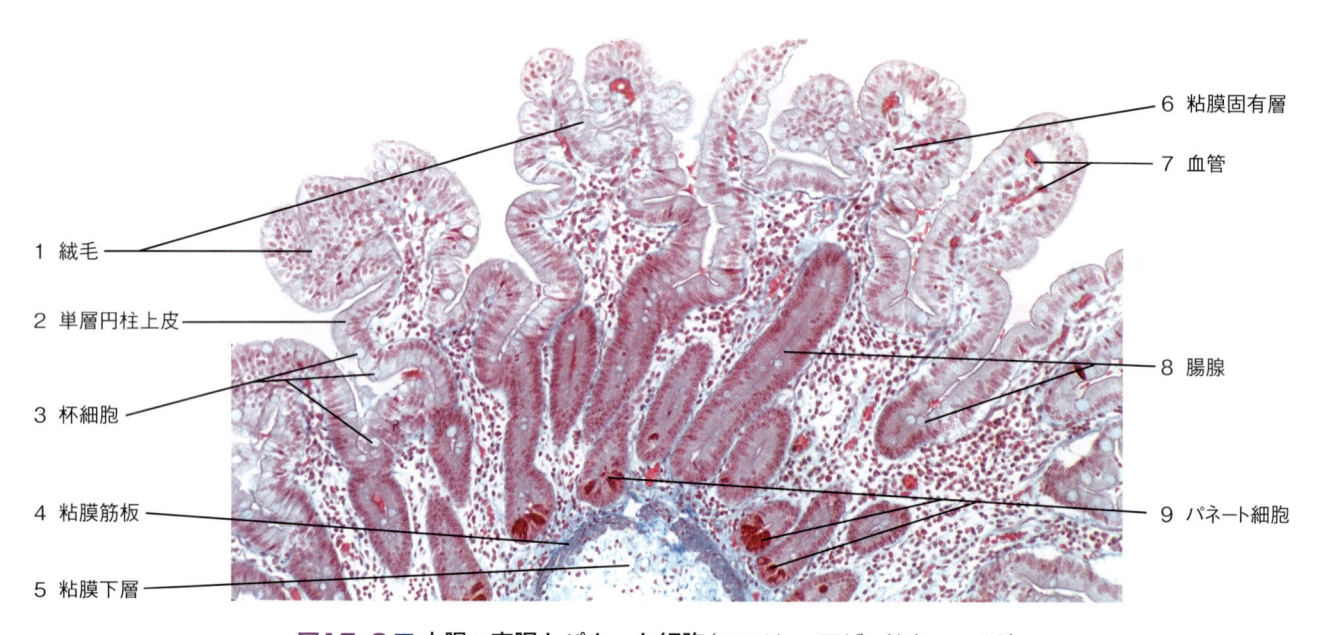

1 絨毛
2 単層円柱上皮
3 杯細胞
4 粘膜筋板
5 粘膜下層

6 粘膜固有層
7 血管
8 腸腺
9 パネート細胞

**図15-6 ■ 小腸：空腸とパネート細胞**（マロリー–アザン染色，×40）

---

## 機能との関連 15-2 ■ 小腸のパネート細胞と腸内分泌細胞

　**パネート細胞** Paneth cell は腸腺の基底部にあり，消化管で**防御機能**を果たしている．パネート細胞は**ライソザイム（リゾチーム）**lysozyme を産生する．ライソザイムは抗菌作用をもつ酵素で，細菌の細胞壁や微生物細胞壁を消化する．また，パネート細胞は細菌の存在に反応して**ディフェンシン** defensin という疎水性ペプチドを放出する．このようにパネート細胞は小腸の細菌叢を制御し，小腸陰窩の微小環境を調節する役割を担っている．

　小腸の**腸内分泌細胞**は，腸管上皮にあり，**胃抑制ペプチド** gastric inhibitory peptide，**セクレチン** secretin，**コレチストキニン** cholecystokinin（**パンクレオ**

**ザイミン** pancreozymin）など，多数の**調節ホルモン** regulatory hormone を分泌する．これらのホルモンを直接毛細血管へ放出するため，腸内分泌細胞の分泌顆粒は，細胞中の粘膜固有層や毛細血管に近接している部位すなわち基底部にある．

　**胃抑制ペプチド**は，壁細胞における塩酸の産生を抑制する．酸性の糜粥が十二指腸に入ると，**セクレチン**の放出も引きおこされ，これが膵臓の外分泌細胞に重炭酸イオンが豊富な膵液を分泌させ，管腔内の酸性度を中和し，小腸の消化酵素の活性を促進させる．**コレチストキニン**は，小腸への膵臓の酵素の分泌を増加させ，胆嚢収縮を誘発して胆嚢内に貯蔵された胆汁を排出させる．

## 図15-7 小腸：回腸とリンパ小節(パイエル板)(横断面)

　　回腸の粘膜固有層と粘膜下層には，高度に発達した腸管関連リンパ組織(GALT)がある．回腸壁の特徴は，**パイエル板**(5, 12)と呼ばれる多数の集合**リンパ小節**(5, 12)があり，それらが境界を不明瞭にしながら合していることである．これらのリンパ小節(5, 12)の多くは**胚中心** germinal center(5)を示している．

　　リンパ小節(5, 12)は**粘膜固有層**(10)の散在性リンパ組織に由来している．リンパ小節(5, 12)が拡大して粘膜表面にまで達し，**粘膜下層**(6)にも拡がっている部位の腸管腔面では絨毛を欠いている．

　　またこの図では，上皮(1)がおおって絨毛(2, 8)，腸腺(4, 11)，絨毛内の乳糜管(3, 9)，筋層(14)の内輪状筋層(14a)と外縦走筋層(14b)，そして漿膜(7)などが示されている．

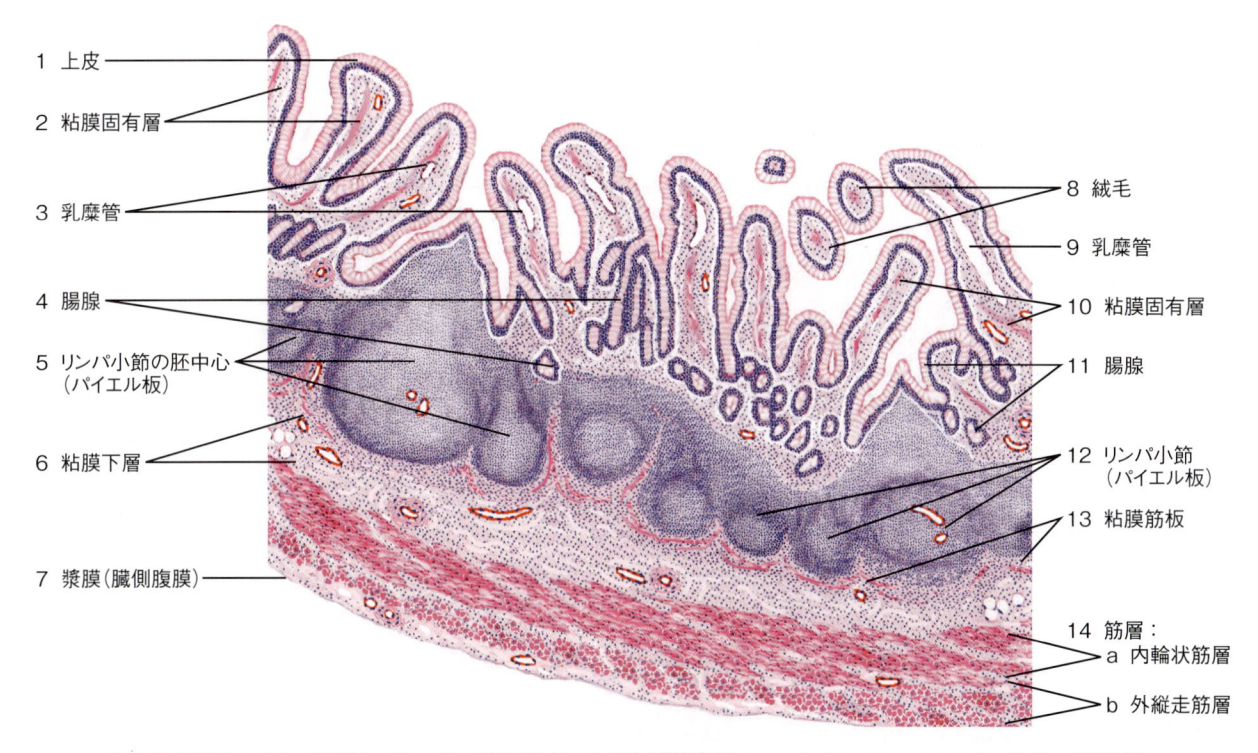

| | |
|---|---|
| 1 上皮 | 8 絨毛 |
| 2 粘膜固有層 | 9 乳糜管 |
| 3 乳糜管 | 10 粘膜固有層 |
| 4 腸腺 | 11 腸腺 |
| 5 リンパ小節の胚中心(パイエル板) | 12 リンパ小節(パイエル板) |
| 6 粘膜下層 | 13 粘膜筋板 |
| 7 漿膜(臓側腹膜) | 14 筋層： a 内輪状筋層 b 外縦走筋層 |

図15-7 ■ **小腸：回腸とリンパ小節(パイエル板)(横断面)**(ヘマトキシリン-エオジン染色，低倍率)

## 図15-8　小腸：絨毛（縦断面と横断面）

　　絨毛(1)の縦断面と横断面が示されているやや高倍率の顕微鏡図である．絨毛(1)をおおっている単層円柱**上皮**(2)には，粘液分泌性の**杯細胞**(7)と，**刷子縁** striated border（**微絨毛** microvillus）(3)をもった吸収細胞がみとめられている．図は粘液を示すために切片に糖染色を施したもので，杯細胞(7)は深紅色に染まっている．

　　上皮(2)と粘膜固有層(4)のあいだにうすい**基底膜** basement membrane(8)がみえる．**粘膜固有層**(4)には，結合組織細胞，コラーゲン線維，血球，**平滑筋線維**(5)がみえる．また，内腔が内皮で囲まれたリンパ管の**中心乳糜腔** central lacteal(6)もそれぞれの絨毛に存在する（切片によってはみえない場合もある）．絨毛内には細動脈，細静脈，**毛細血管**(9)もみられる．

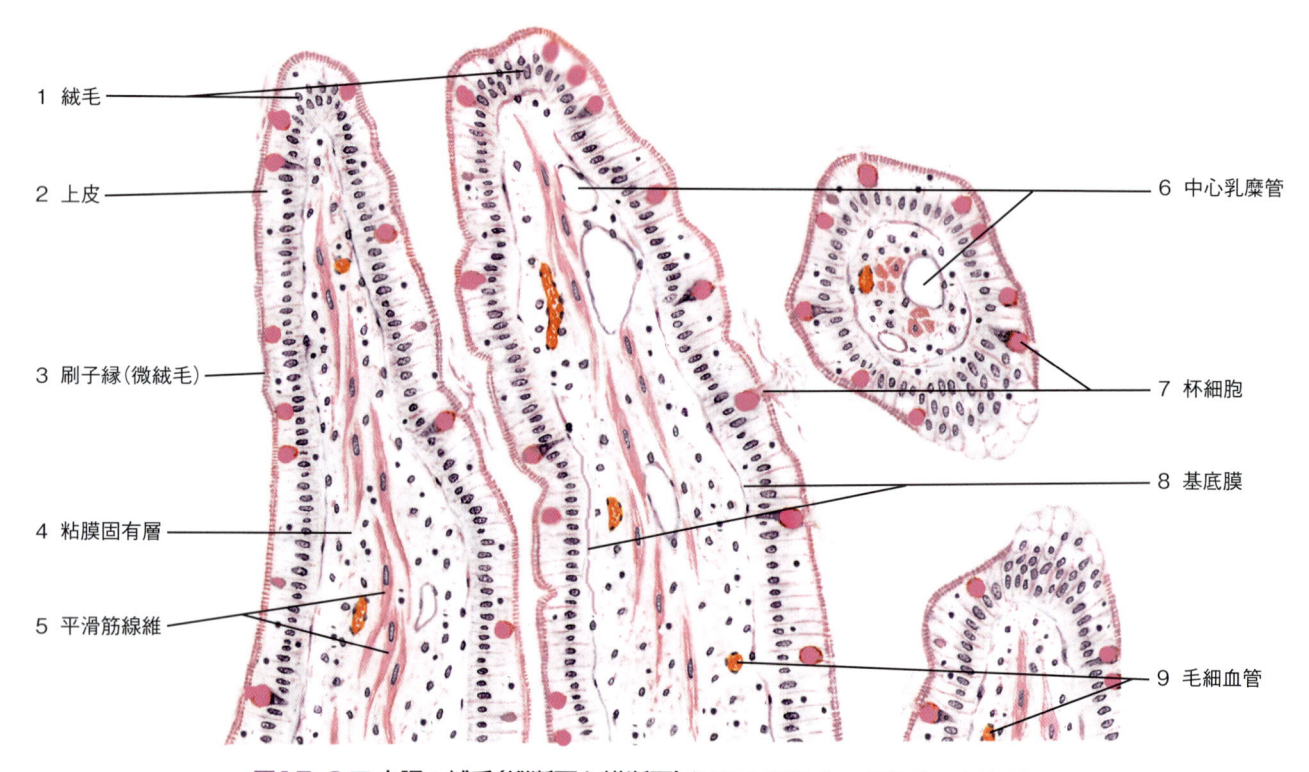

1　絨毛
2　上皮
3　刷子縁（微絨毛）
4　粘膜固有層
5　平滑筋線維
6　中心乳糜管
7　杯細胞
8　基底膜
9　毛細血管

**図15-8 ■ 小腸：絨毛（縦断面と横断面）**（過ヨウ素酸−シッフ染色，中倍率）

## 図15-9　小腸の吸収細胞の微絨毛の電子顕微鏡写真

　　光学顕微鏡で糖鎖を染色した小腸切片を観察すると，微絨毛は腸の吸収細胞上にピンク色に染まった刷子縁としてみられる．一方，透過型電子顕微鏡で小腸をみると，刷子縁は吸収細胞の上部細胞膜から突き出た密な指状の突起である微絨毛(1, 5)としてみられる．**微絨毛**(1, 5)はさまざまな種類の細胞でみられるが，小腸の絨毛表面にもっとも豊富に存在する．

　　微絨毛の中心部(1, 5)は垂直方向に走るアクチンフィラメントから構成されており，その端は**終末扇** terminal web(2, 6)と呼ばれるアクチンフィラメントによって細胞質に付着している．また，多数の**細胞質小胞** cytoplasmic vesicle(4)，**分泌顆粒** secretory granule(3)，多数の**ミトコンドリア**(7)が(さまざまな異なる断面として)みられる．

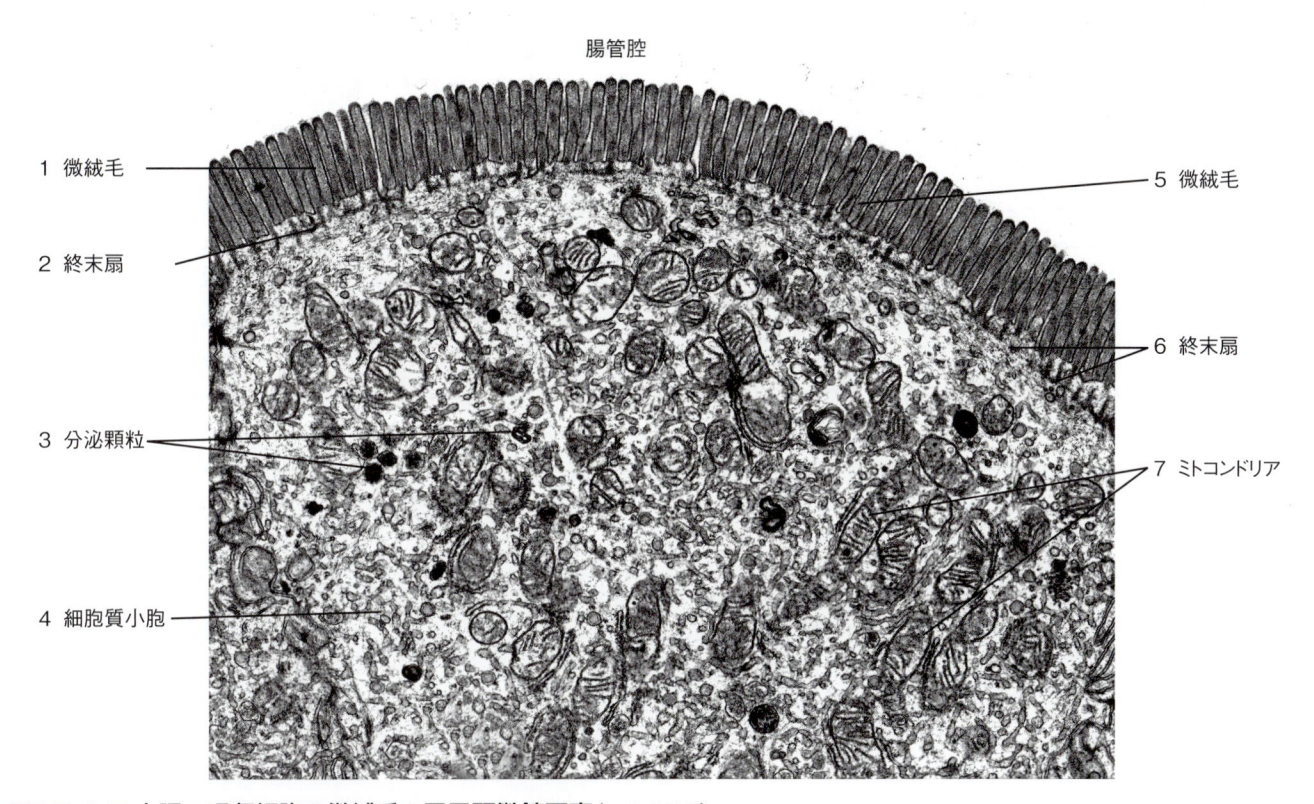

**図15-9 ■ 小腸の吸収細胞の微絨毛の電子顕微鏡写真**(×6,150)
[Rex A. Hess 名誉教授(Comparative Biosciences, College of Veterinary Medicine, Illinois 州 Urbana 市)のご厚意による]

## 機能との関連 15-3 ■ 回腸のパイエル板

　回腸の粘膜固有層と粘膜下層には，多数の大きなリンパ小節が集合した，**パイエル板**と呼ばれる構造がある．このパイエル板をおおう特殊な上皮細胞は**M 細胞**と呼ばれる．M 細胞の細胞膜には深いくぼみがあり，ここにマクロファージとリンパ球の両方を抱え込む．パイエル板のリンパ小節には多数の**B リンパ球**と，少数の**T リンパ球**，**マクロファージ**，**形質細胞**が含まれている．M 細胞は絶えず小腸内腔の**抗原**を集めてこれを飲み込み，下の粘膜固有層に存在するリンパ球やマクロファージに抗原を提示する．これにより，外来抗原に対する適切な免疫反応をおこす．パイエル板とリンパ球の集合は，**腸関連リンパ組織（GALT）**の代表的構造である．

### 小　腸：機能の概要

　小腸は次のようなさまざまな消化機能を担っている．(1)肝臓や膵臓，そして小腸粘膜の細胞が産生する化学物質や酵素のはたらきによって，食物の**消化**(口腔や胃で開始されている)を引き継ぎ，完結する，(2)毛細血管と毛細リンパ管内に栄養を選択的に**吸収**する，(3)糜粥と消化老廃物を大腸へ**運ぶ**，(4)消化器の分泌機能と運動を調節するために，各種**ホルモン**を血中に放出する．
　上皮の**杯細胞**は**粘液**を分泌して，小腸内腔を潤滑にするとともに，各種消化酵素や化学物質による侵蝕作用から腸表面を保護している．吸収細胞の上面をおおう**糖衣glycocalyx**は，小腸表面が消化されることを保護するだけでなく，種々の食物成分の最終的な分解に必要な**刷子縁酵素**を含んでいる．二糖類分解酵素，ペプチダーゼ，スクラーゼ，リパーゼ，ラクターゼ，その他の酵素は吸収上皮細胞でつくられ，糖衣の膜蛋白質の一部となる．したがって，刷子縁は腸管腔の吸収面積を増やすだけでなく，消化酵素が炭水化物と蛋白質の最終的な消化を行なう場所となる．小腸での栄養の吸収は，拡散，促進拡散，浸透圧のはたらき，能動輸送，などによって行なわれる．小腸細胞はアミノ酸，グルコース，脂肪酸を吸収する．これらはそれぞれ蛋白質，炭水化物，脂肪の消化による最終産物である．アミノ酸，水，種々のイオン，グルコースは，絨毛の粘膜固有層にある毛細血管に運ばれ，さらにここから門脈を介して肝臓へと運ばれる．しかし，長鎖脂肪酸とモノグリセリドの大部分は毛細血管に入らず，代わりに各絨毛の粘膜固有層にある乳糜管と呼ばれる盲端に終わる細いリンパ管に入る．絨毛は平滑筋線維により運動や収縮をするが，それによって，乳糜管の内容物は粘膜下層に存在するより太いリンパ管へと運ばれる．

## 第 2 項 • 大腸（結腸）

　　**大腸** large intestine は回腸末端部と肛門とのあいだの部分で，小腸に比べて短く，屈曲も少ない．起始部である盲腸から，上行結腸，横行結腸，下行結腸，S 状結腸を経て直腸，肛門にいたる.

　　**糜粥**は回腸から回盲弁を通って大腸に入る．小腸からの未吸収や未消化の食物残渣は，筋層（図 15-10 参照）の平滑筋の強い蠕動運動によって大腸へと送られる．食物残渣は大腸に入るときは半液状であるが，大腸の終末部に到達するときには半固体状の**糞便** fece となっている.

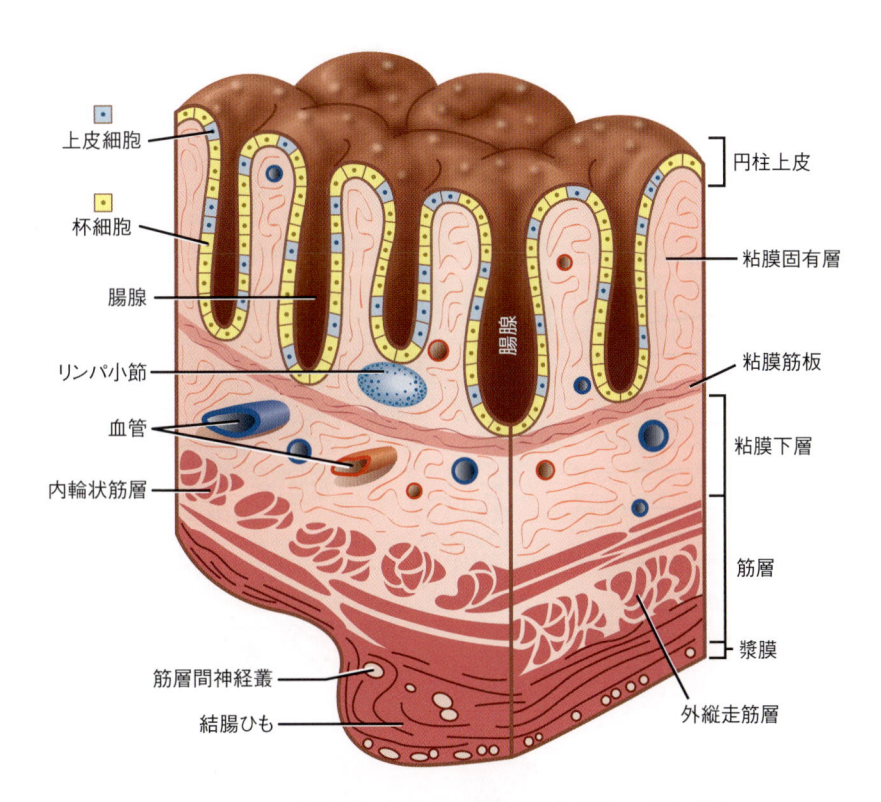

上皮細胞
杯細胞
腸腺
リンパ小節
血管
内輪状筋層
筋層間神経叢
結腸ひも

円柱上皮
粘膜固有層
粘膜筋板
粘膜下層
筋層
漿膜
外縦走筋層

腸腺

**図15-10 ■ 大腸壁の細胞の種類とそれぞれの層の違い**

## 図15-11　大腸：結腸と腸間膜（全体図，横断面）

結腸の壁の基本的な層構造は小腸と同じである．**粘膜**(4〜7)は単層円柱**上皮**(4)，**腸腺**(5)，**粘膜固有層**(6)，**粘膜筋板**(7)で構成される．その下の**粘膜下層**(8)には結合組織の細胞と線維，種々の血管，神経がある．2層の平滑筋層が**筋層**(13)を構成している．**漿膜**(**臓側腹膜** visceral peritoneum と**腸間膜** mesentery)(3, 17)は横行結腸とS状結腸をおおっている．

結腸には絨毛や輪状ひだがなく，粘膜の管腔表面は平滑である．ただしのばされていない結腸では，粘膜(4〜7)と粘膜下層(8)が**一時的なひだ**(12)をつくる．結腸の粘膜固有層(6)や粘膜下層(8)には**リンパ小節**(9, 11)がある．

結腸では筋層(13)の平滑筋層も小腸の筋層とは異なっている．**内輪状筋層**(16)は結腸の管壁を途切れることなく取り囲んでいるが，外縦走筋層は**結腸ひも** taeniae coli(1, 10)と呼ばれる3本の縦走する筋束に集まっている．結腸ひも(1, 10)のあいだに，ごくうすい**外縦走筋層**(15)がみられるが，連続せず途切れている部分も多い．筋層(13)の2層の平滑筋層のあいだに，**筋層間神経叢**(**アウエルバッハ神経叢**)(2, 14)の副交感神経節細胞がみえる．

横行結腸とS状結腸はいずれも**腸間膜**(18)によって体壁につながっている．そのため，これらの結腸では漿膜(3, 17)が最外層となる．

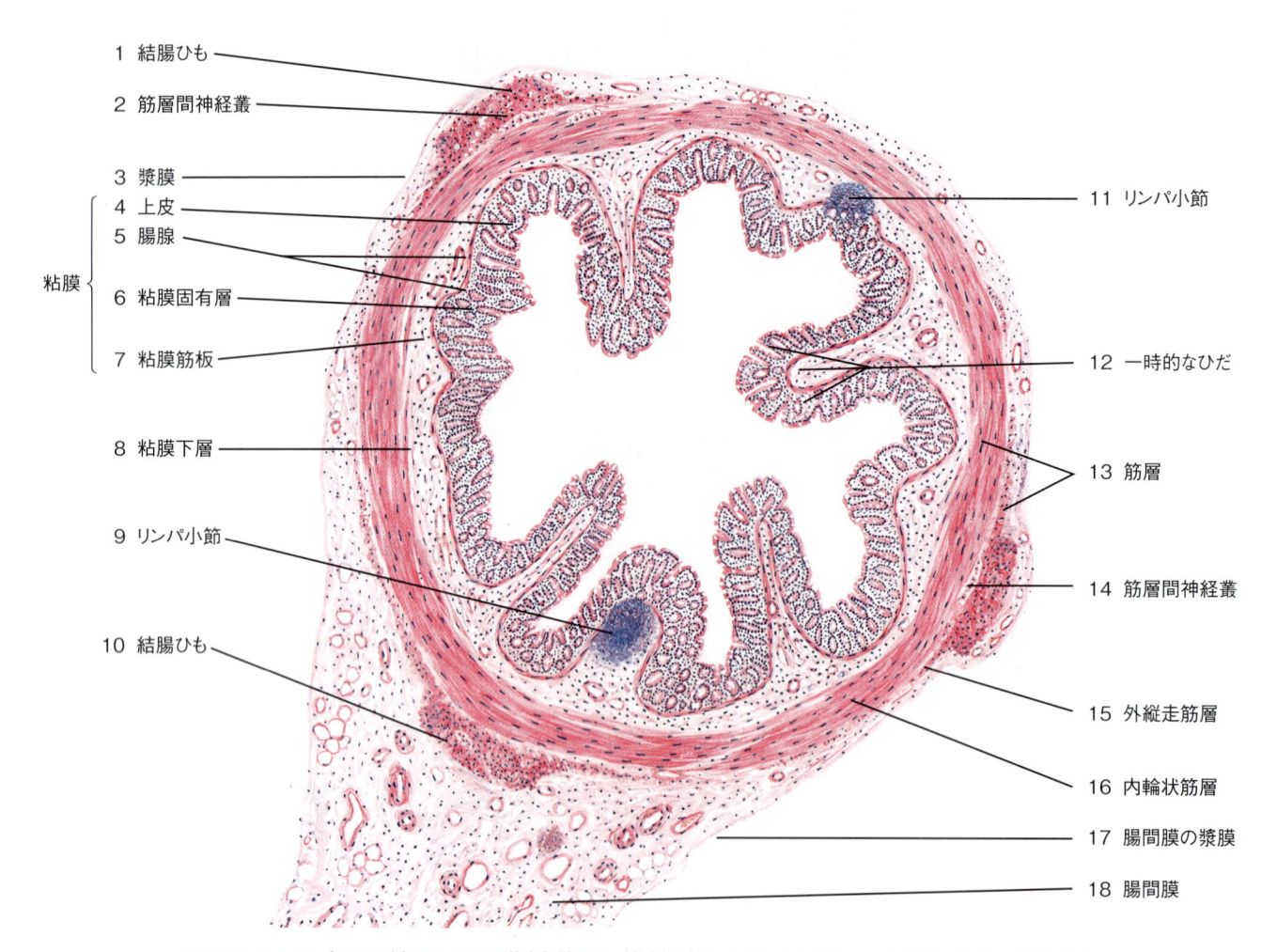

1 結腸ひも
2 筋層間神経叢
3 漿膜
4 上皮
5 腸腺
6 粘膜固有層
7 粘膜筋板
粘膜
8 粘膜下層
9 リンパ小節
10 結腸ひも
11 リンパ小節
12 一時的なひだ
13 筋層
14 筋層間神経叢
15 外縦走筋層
16 内輪状筋層
17 腸間膜の漿膜
18 腸間膜

**図15-11 ■ 大腸：結腸と腸間膜（全体図，横断面）**（ヘマトキシリン–エオジン染色，低倍率）

## 図15-12 大腸：結腸壁(横断図)

結腸壁の一部を低倍率の顕微鏡写真で示している．単層円柱上皮はおもに**吸収上皮細胞**(1)と，粘液で充たされた**杯細胞**(2, 6)から構成されている．杯細胞は結腸の末端に向かうにしたがってその数を増す．結腸では**腸腺**(4)は**粘膜固有層**(3)を通って下へのび，**粘膜筋板**(8)に達している．粘膜固有層(3)と粘膜下層(9)はリンパ系細胞の集合と**リンパ小節**(5, 7)で充たされている．

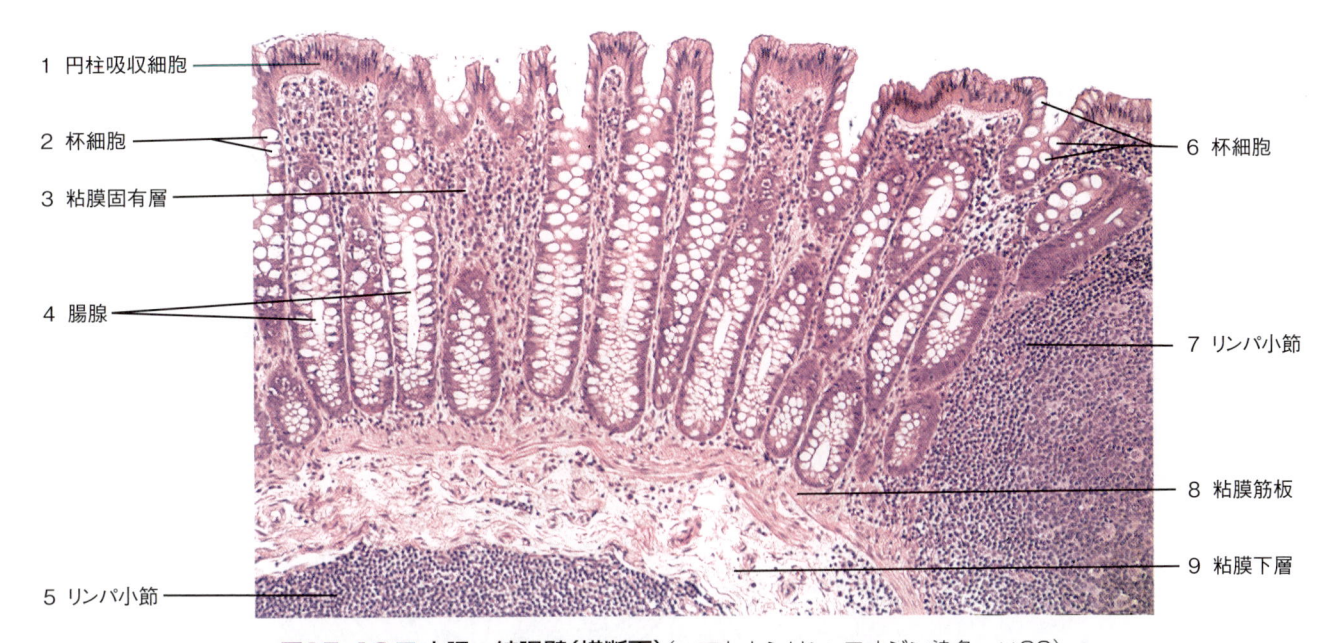

1 円柱吸収細胞
2 杯細胞
3 粘膜固有層
4 腸腺
5 リンパ小節
6 杯細胞
7 リンパ小節
8 粘膜筋板
9 粘膜下層

図15-12 ■ **大腸：結腸壁(横断面)**(ヘマトキシリン-エオジン染色，×30)

## 図15-13　大腸：結腸壁（横断面）

　　　　図は拡張していない結腸壁の切片で，**粘膜**（10～12）と**粘膜下層**（13）がつくる**一時的なひだ** temporary fold（8）が示されている．大腸の管壁は粘膜（10～12），粘膜下層（13），**筋層**（14），**漿膜**（5）の4層からなり，各層は小腸のそれぞれの層が続いたものである．

　　　　結腸には絨毛は存在しない．**粘膜固有層**（11）には長い腸腺（1, 9）（リーベルキューン陰窩）があり，粘膜固有層（11）を通って**粘膜筋板**（2, 12）に達している．

　　　　大腸の**上皮**（10）は杯細胞の存在を特徴とする単層円柱上皮であり，腸腺（1, 10）と連続している．この図では腸腺（1, 10）の縦断面と横断面（9）がみられる．

　　　　小腸と同様に，結腸の粘膜固有層（11）には散在性リンパ組織が存在している．この図では，粘膜固有層（11）の結合組織中深部に明瞭な**リンパ小節**（3）がみえる．一部の大きいリンパ小節は，粘膜筋板（2, 12）をこえて粘膜下層（13）まで拡がっていることもある．

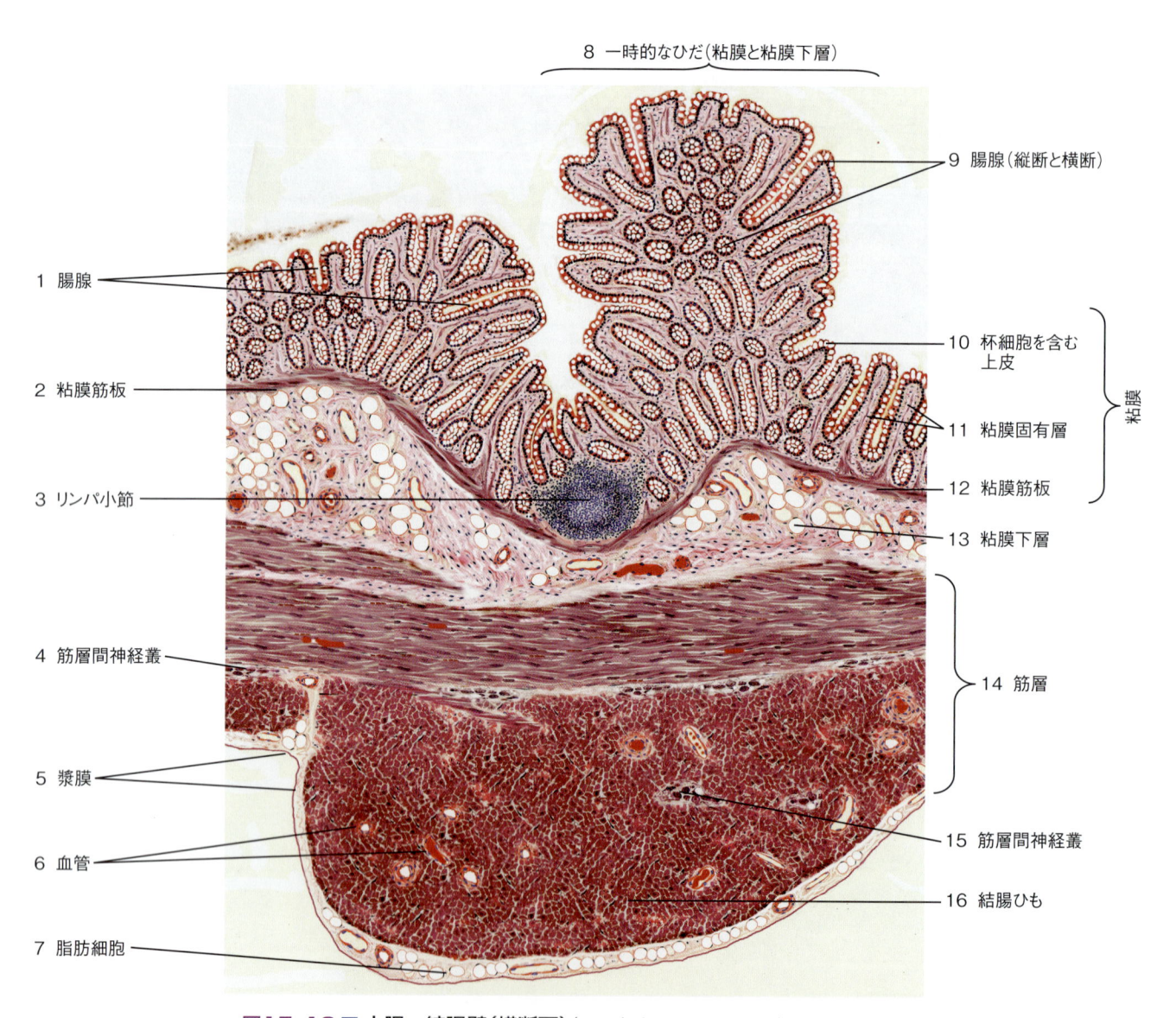

図15-13 ■ **大腸：結腸壁（横断面）**（ヘマトキシリン-エオジン染色，中倍率）

　　小腸とは対照的に，筋層(14)は特徴的な構造をしていて，外縦走筋層が平滑筋の束として集まって**結腸ひも** taeniae coli(16)をつくって，**血管**(6)から血液供給をうける．**筋層間神経叢**(4, 15)の副交感神経節は筋層(14)の 2 層間にみえる．

　　最外層の**漿膜**(5)は結合組織と**脂肪細胞**(7)をおおっている．しかし，漿膜(5)は横行結腸とＳ状結腸のみをおおっていて，上行結腸と下行結腸は後腹膜臓器として腹壁に付着しており，これらの後面は結合組織の外膜が囲んでいる．

## 機能との関連 15-4 ■ 大　腸

　　大腸のおもな機能は，回腸から運ばれてきた消化できていない内容物から，**水**と**無機質（電解質）**を吸収して，糞便としてまとめ，体から排出させることである．この機能を果たすため，大腸の上皮には小腸上皮に類似した**吸収細胞**と粘液分泌性の**杯細胞**がある．杯細胞は粘液を産生して大腸の内腔を潤滑にさせることで，糞便の通過を容易にする役割を果たしている．大腸の細胞は消化酵素の産生を行なっていない．

### 小腸と大腸（結腸）の組織学的な違い

　　輪状ひだと絨毛は小腸の特徴であり，大腸には存在しない．大腸の腸腺は小腸のものに類似している．しかし，大腸の腸腺はより深く（より長く），基底部にパネート細胞は存在しない．小腸と同様に，大腸の上皮にはさまざまな腸内分泌細胞が含まれている．

　　**杯細胞**は小腸にも存在するが，大腸の上皮には小腸より多数存在する．また杯細胞の数は，盲腸からＳ状結腸の末端部にかけて増えていく．大腸の粘膜固有層には孤立リンパ小節，集合リンパ球小節，形質細胞，そしてマクロファージが大量に含まれている．大腸においてGALT が発達しているのは，大腸にある腸内細菌の数が多いことによる．

　　大腸と盲腸の筋層においては，内輪状筋層は完全な形で存在するが，小腸と違い，外縦走筋層は**結腸ひも**と呼ばれる 3 本の縦走する筋束にまとまっている．結腸ひもの収縮や緊張によって**膨起** haustra と呼ばれる大腸の囊状のふくらみが形成される（図 15-10 参照）.

## 図15-14　虫垂（全体図，横断面）

　　図は**虫垂** vermiform appendix の横断面の低倍率像である．構造は結腸と似ているが，虫垂にはいくつかの特徴的な違いが結腸とのあいだにある．

　　虫垂の**上皮**(1)には多数の杯細胞が含まれ，その下の**粘膜固有層**(3)には**腸腺**（リーベルキューン陰窩）(5)があり，また**粘膜筋板**(2)がみられる．虫垂の腸腺(5)は結腸のものほど発達しておらず，隣の腸腺との距離も離れていることが多い．また虫垂では粘膜固有層(3)の**散在性リンパ組織** diffuse lymphatic tissue (6)が豊富で，時に**粘膜下層**(8)まで拡がっていることもある．

　　虫垂の大きな特徴は，胚中心をもつリンパ小節(4, 9)が多数みられることである．このリンパ小節は粘膜固有層(3)から発して，粘膜下層(8)にまで達することもある．

　　**粘膜下層**(8)は血管(11)が豊富である．筋層(7)は内輪状筋層(7a)と外縦走筋層(7b)からできており，筋層間神経叢(12)の副交感神経節(12)は，この両方の平滑筋層(7a, 7b)のあいだにある．

　　虫垂の最外層は**漿膜**(10)であり，その下には**脂肪細胞**(13)がみえる．

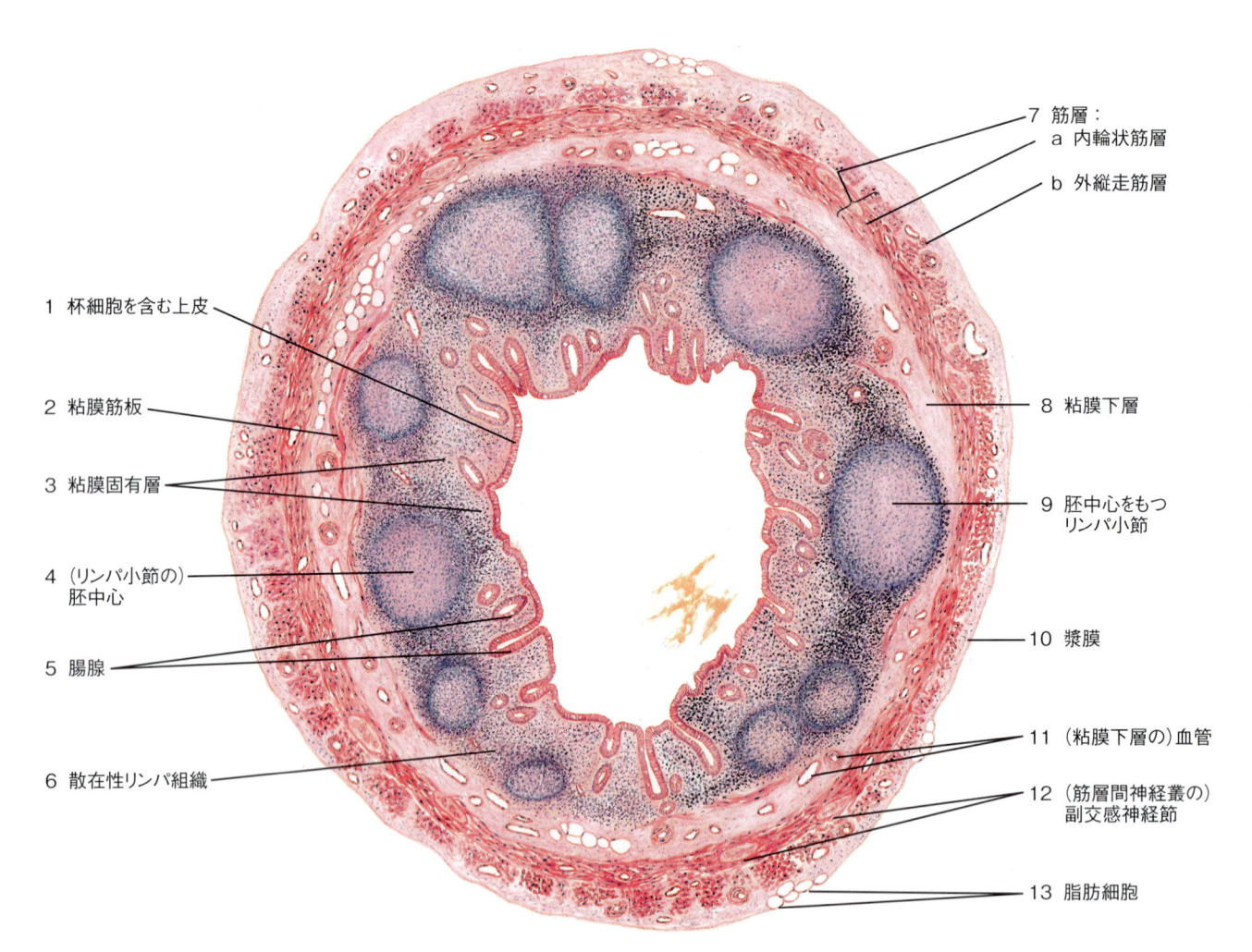

7　筋層：
　a　内輪状筋層
　b　外縦走筋層

1　杯細胞を含む上皮

2　粘膜筋板

3　粘膜固有層

4　(リンパ小節の)胚中心

5　腸腺

6　散在性リンパ組織

8　粘膜下層

9　胚中心をもつリンパ小節

10　漿膜

11　(粘膜下層の)血管

12　(筋層間神経叢の)副交感神経節

13　脂肪細胞

**図15-14 ■ 虫垂（全体図，横断面）**（ヘマトキシリン-エオジン染色，低倍率）

## 図15-15　直腸（全体図，横断面）

　　組織学的には上部直腸は結腸と似ている.

　　**内腔**（5）に面する**上皮**（1）は刷子縁をもつ単層円柱上皮細胞と杯細胞から構成されている. **腸腺**（4），**脂肪細胞**（12），**粘膜固有層**（2）の**リンパ小節**（10）も結腸のものと似ている. ただし, 直腸の腸腺は結腸のものに比べて長く，互いの間隔が近く，杯細胞で充たされている. 粘膜固有層（2）の下には**粘膜筋板**（11）がある.

　　上部直腸と結腸にみられる**縦走ひだ**（3）は一時的な構造である. この縦走ひだ（3）は**粘膜下層**（8）の芯を粘膜でおおった構造である. 永続的な縦走ひだ（肛門柱）は下部直腸と肛門管でみられる.

　　結腸の結腸ひもは直腸へと続くが，直腸では**筋層**（13）が**内輪状筋層**（13a）と**外縦走筋層**（13b）から構成される. この二つの平滑筋層のあいだには**筋層間神経叢（アウエルバッハ神経叢）**（14）の副交感神経節がある.

　　**外膜** adventitia（9）が直腸の一部をおおい，残りの部分は漿膜がおおっている. 粘膜下層（8）と外膜（9）に多数の**血管**（6, 7, 15）がみえている.

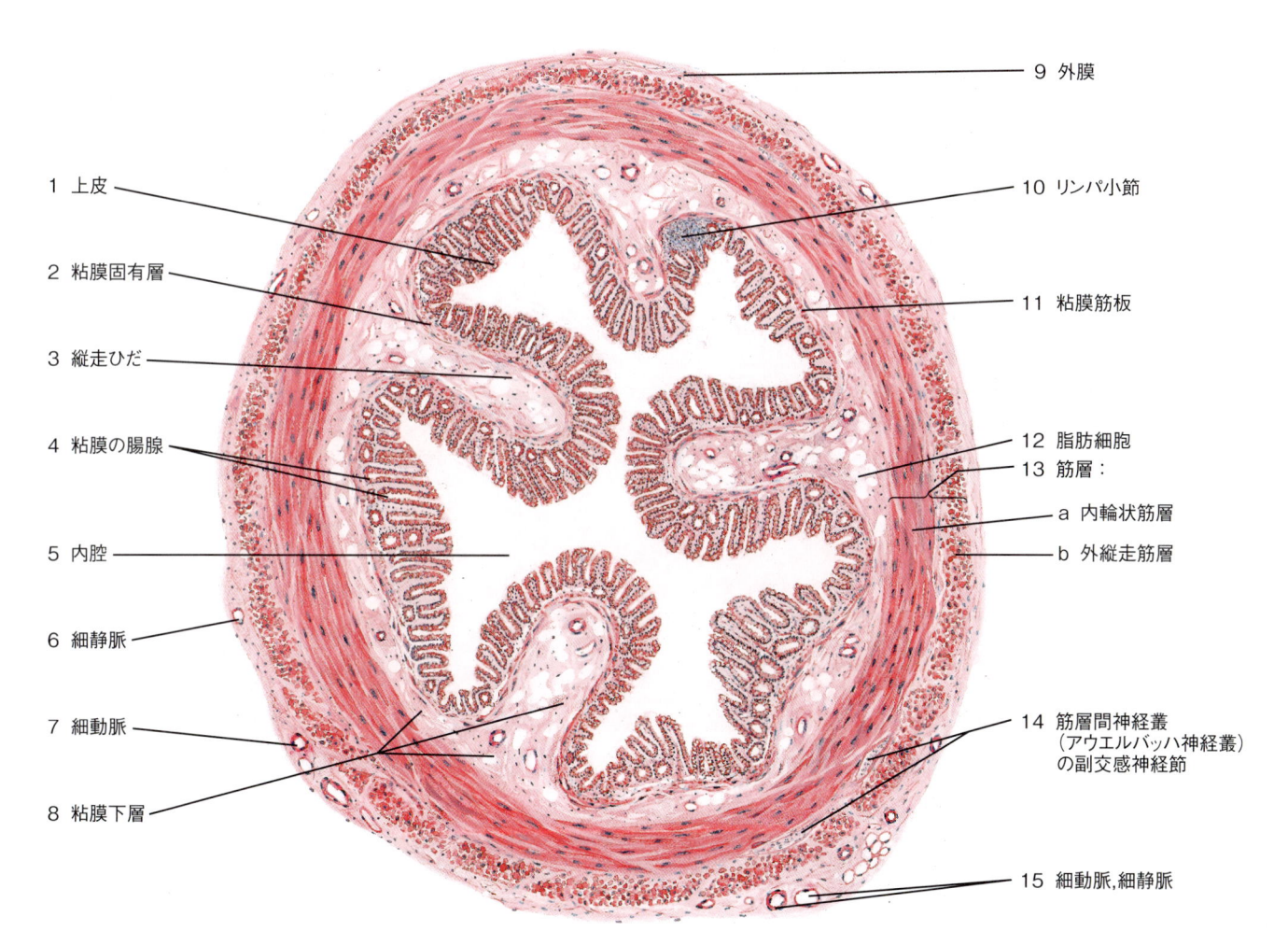

| | |
|---|---|
| 1　上皮 | 9　外膜 |
| 2　粘膜固有層 | 10　リンパ小節 |
| 3　縦走ひだ | 11　粘膜筋板 |
| 4　粘膜の腸腺 | 12　脂肪細胞 |
| 5　内腔 | 13　筋層： |
| 6　細静脈 | 　　a　内輪状筋層 |
| 7　細動脈 | 　　b　外縦走筋層 |
| 8　粘膜下層 | 14　筋層間神経叢（アウエルバッハ神経叢）の副交感神経節 |
| | 15　細動脈, 細静脈 |

**図15-15** ■ **直腸（全体図，横断面）**（ヘマトキシリン-エオジン染色, 低倍率）

## 図15-16　肛門直腸移行部（縦断面）

　　　肛門管 anal canal の**肛門直腸移行部** anorectal junction（7）より上部は，直腸の最下部に相当する．肛門管の肛門直腸移行部（7）より下部では，上皮が**単層円柱上皮**（1）から**重層扁平上皮**（8）へと移行する．すなわち，直腸粘膜から肛門粘膜への変化は肛門直腸移行部（7）でおきる．

　　　直腸粘膜は結腸の粘膜と似ているが，**腸腺**（3）は短く，分布もまばらである．結果として**粘膜固有層**（2）がより明瞭になり，リンパ球の浸潤が強く，孤立**リンパ小節**（11）も数多くみられる．

　　　**粘膜筋板**（4）と腸腺（3）は肛門直腸移行部（7）の近くで終わっている．直腸の粘膜固有層（2）は**肛門管**（9）では密性不規則性結合組織の粘膜固有層におきかわる．**粘膜下層**（5）は肛門管の結合組織に合している．この領域は非常に血管に富んでおり，肛門管の粘膜中には**内直腸静脈叢** internal hemorrhoidal plexus（10）がある．ここから血管が直腸の粘膜下層（5）へと続いている．

　　　**筋層**（6）の平滑筋の輪状筋層は上部肛門管で厚く，**内肛門括約筋** internal anal sphincter（6）をつくる．そこから下部の肛門管では，内肛門括約筋（6）は骨格筋でつくられている**外肛門括約筋** external anal sphincter（12）におきかわる．この括約筋の外がわに，骨格筋の**肛門挙筋** levator ani muscle（13）がある．

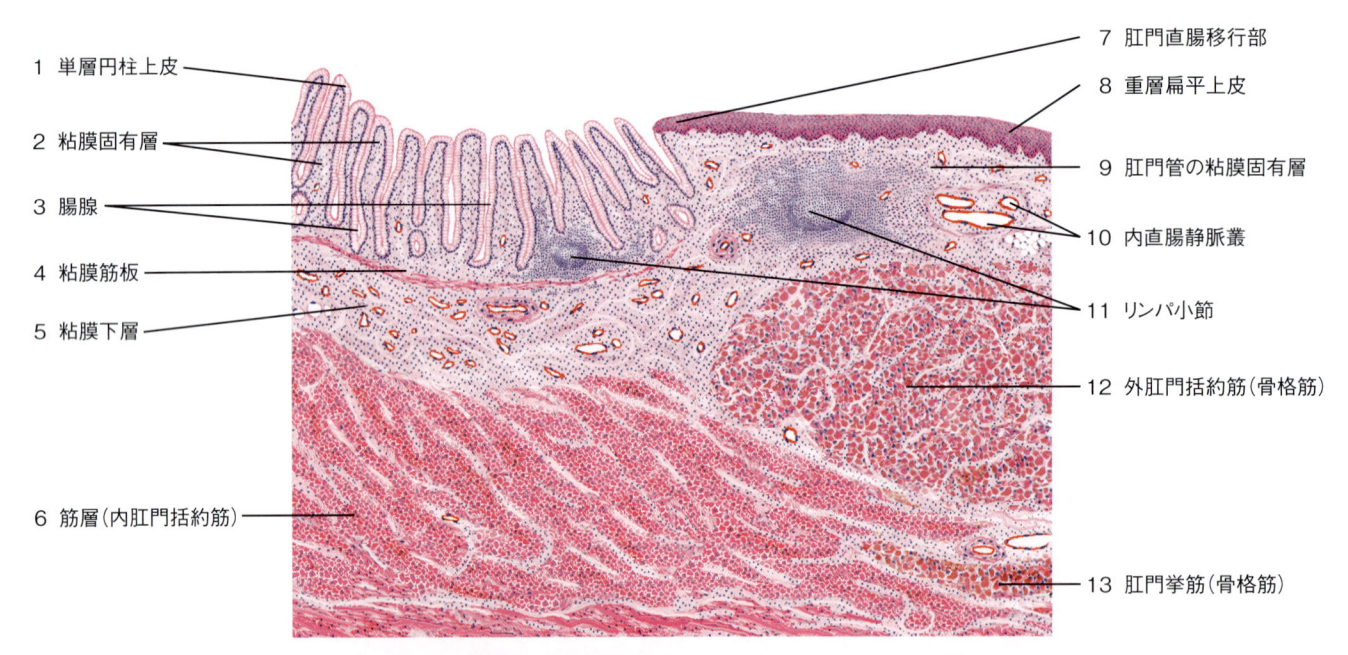

　1　単層円柱上皮
　2　粘膜固有層
　3　腸腺
　4　粘膜筋板
　5　粘膜下層
　6　筋層（内肛門括約筋）

　7　肛門直腸移行部
　8　重層扁平上皮
　9　肛門管の粘膜固有層
　10　内直腸静脈叢
　11　リンパ小節
　12　外肛門括約筋（骨格筋）
　13　肛門挙筋（骨格筋）

図15-16 ■ **肛門直腸移行部（縦断面）**（ヘマトキシリン–エオジン染色，低倍率）

# 第**15**章 **まとめ**

## 消化器系Ⅲ：小腸と大腸

## 小　腸

- 長く，屈曲する管で，十二指腸，空腸，回腸に区別される
- 十二指腸はもっとも短い部分であり，絨毛は幅が広く，背が高く，数が多い
- 胃内容物を消化して，栄養を毛細血管，リンパの乳糜管へと吸収する
- 糜粥と老廃物を大腸へと輸送する
- 分泌機能と消化管の運動性を調節するために，多数のホルモンを分泌する
- アミノ酸，水，イオン，グルコース，その他の物質が吸収されて毛細血管に運ばれる
- 長鎖脂肪酸とモノグリセリドは，乳糜管によって運ばれる
- 腸管内腔と細胞との接触面積を増やして吸収に役立てるために，表面は持続的な変形した構造になっている
- 輪状ひだは粘膜下層がつくる芯とともに粘膜が折りたたまれ，腸管腔に向かってのびるらせん状のひだである
- 絨毛は，粘膜から腸管腔に向かってのびた粘膜固有層の指状突起構造である
- 微絨毛は，吸収細胞の細胞質が腸管腔の方向へのびたものである
- 微絨毛は，食物を吸収する前に最終的な消化を行なう刷子縁酵素でおおわれている
- 絨毛の芯は，毛細血管，乳糜管，平滑筋線維束を含んだ結合組織である
- 粘膜固有層はリンパ球，形質細胞，マクロファージ，好酸球，肥満細胞で充たされている
- 絨毛の粘膜固有層に含まれる平滑筋束は，絨毛の運動と収縮をおこす

### 小腸の細胞

- 糖衣に包まれた微絨毛をもつ吸収細胞は，腸上皮細胞でもっとも多くみられる細胞である
- 杯細胞は吸収細胞のあいだに散在し，小腸の遠位へと進むにつれて数が増えていく
- 腸内分泌細胞は上皮全体と腸腺中に分布している
- 腸内分泌細胞はびまん性神経内分泌系（DNES）の一部である

- 腸内分泌細胞の分泌顆粒は細胞の基底部の毛細血管に近い部分にある
- 腸内分泌細胞は多くの消化器系の調節ホルモンを分泌する
- 腸腺基底部にある未分化細胞が，古くなって内腔に脱落する細胞とおきかわる
- ピンク色に染まる好酸性顆粒を細胞質に含むパネート細胞が腸腺内にある
- パネート細胞は抗菌性の酵素であるライソザイム（リゾチーム）と疎水性ペプチドであるディフェンシンを産生して，防御機能を果たす
- M 細胞はパイエル板をおおう特殊な細胞であり，免疫防御機構の一部としてはたらく

### 小腸の腺

- 腸腺は絨毛のあいだにあり，小腸全体にわたって存在する
- 腸腺は絨毛基底部において腸管腔に開口している
- 十二指腸の粘膜下層にある十二指腸腺は，十二指腸の特徴である
- 十二指腸腺は粘膜筋板を貫いて，粘液と重炭酸イオンを分泌する
- 腸腺の基底部で分泌された重炭酸イオンは，酸性の糜粥から十二指腸を保護する
- 十二指腸腺から分泌されるポリペプチドのウロガストロンは塩酸の分泌を抑制する

### 小腸のリンパ集合体

- パイエル板は持続性のリンパ小節が，多数集合した構造である
- パイエル板はおもに小腸末端部の粘膜固有層と粘膜下層でみられる
- パイエル板の上皮には特殊な M 細胞があり，この細胞は小腸以外の腸管ではみられない
- パイエル板とリンパ小節は消化管関連リンパ系組織 gut-associated lymphatic tissue （GALT）の一部である
- M 細胞にはミクロフォールドと呼ばれる深いくぼみがあり，ここでマクロファージやリンパ球を抱え込む
- M 細胞は腸の抗原を取り込み，下にあるリンパ球に抗原提示して，免疫応答をおこさせる

## 大　腸

・回腸の末端部と肛門とのあいだにある
・小腸よりも短く，屈曲は少ない
・盲腸，上行結腸，横行結腸，下行結腸，S状結腸に区分される
・半液体状の糜粥が回盲弁を通って盲腸に入る
・遠位末端部では，半液体状の食物残渣は，硬いまたは半固体状の糞便となる
・おもな機能は水分と電解質の吸収である
・上皮は単層円柱上皮細胞で構成され，含まれる杯細胞の数は小腸より多くなっている
・杯細胞は粘液を生成して管腔内を潤滑にすることで，糞便の通過を容易にする
・酵素や化学物質は産生されないが，腸内分泌細胞が上皮にある
・輪状ひだ，絨毛，パネート細胞は存在しない；腸腺は深い
・粘膜固有層では，孤立リンパ小節の数が増えている
・筋層は内輪状筋層と，結腸ひもと呼ばれる3本の筋束をつくる外縦走筋層から構成されている
・結腸ひもの収縮により結腸膨起が形成される

# 第15章 復習問題

## 問　題

次の問題について，もっとも適切な答えを選びなさい.

1. 小腸の乳糜管のある場所は？
 A．粘膜下層
 B．絨毛の粘膜固有層
 C．十二指腸腺
 D．腸腺
 E．吸収上皮細胞

2. 大腸のおもな機能は？
 A．未消化物の酵素消化を継続する
 B．さらに消化するために酵素を産生する
 C．未消化の物質を粘液分泌で中和する
 D．未消化の物質から水と電解質を吸収する
 E．小腸で始まった栄養素の吸収を終える

3. 大腸はおもな特徴は？
 A．よく発達した輪状ひだ
 B．多数の粘膜下腺
 C．深部にある腸腺と杯細胞の優位性

 D．腸腺にある多数のパネート細胞
 E．多数の絨毛

4. 大腸の筋層の特徴は？
 A．大腸ひもと呼ばれる3本の縦走筋束
 B．内輪状筋層の欠如
 C．3層の平滑筋層
 D．骨格筋層
 E．平滑筋線維と骨格筋線維の両方の存在

5. 消化された物質との接触を増やすための個々の絨毛の運動をおこすものは？
 A．内輪状筋層の収縮
 B．外縦走筋層の収縮
 C．消化管壁の蠕動運動
 D．絨毛の個々の細胞におけるアクチンフィラメントの収縮
 E．粘膜筋板から絨毛へとのびる平滑筋線維の収縮

## 解　答

1. 正解：B．絨毛の粘膜固有層．各絨毛には，乳糜管と呼ばれる小さい盲端のチャネルがあり，脂肪酸は乳糜管からより大きなリンパ管へと輸送される.

2. 正解：D．未消化の物質から水と電解質を吸収する.このはたらきによって，摂取された食物は硬くなる.結腸には他の消化機能はない.

3. 正解：C．深部にある腸腺と杯細胞の優位性．杯細胞は，硬くなった便が腸管内を移動するために必要な

潤滑剤を提供する.

4. 正解：A．結腸ひもと呼ばれる3本の縦走筋束．外縦走筋層が集まって3本の平滑筋束である結腸ひもをつくる.

5. 正解：E．粘膜筋板から絨毛へとのびる平滑筋線維の収縮．絨毛の運動とその収縮は，絨毛と消化された物質との接触を増加させ，また絨毛の乳糜管からより太いリンパ管への脂肪酸の移動を促進させる.

# 顕微鏡写真による補足

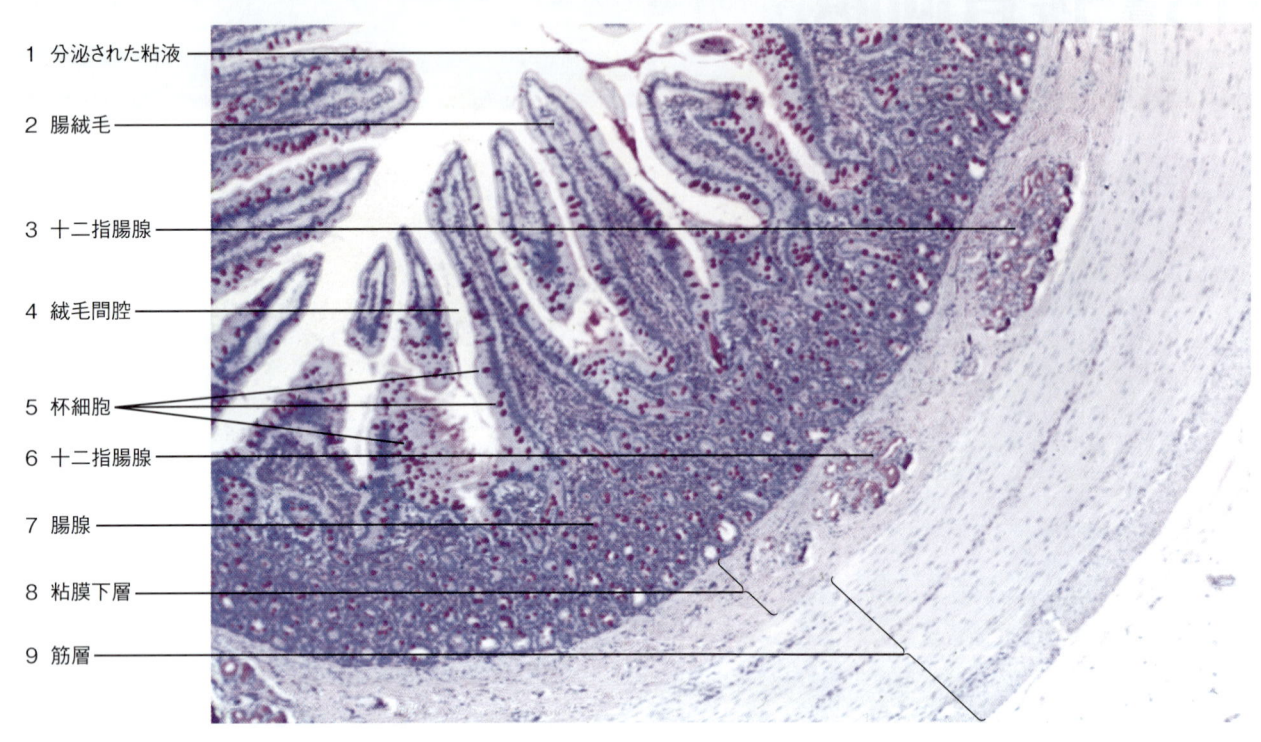

1 分泌された粘液
2 腸絨毛
3 十二指腸腺
4 絨毛間腔
5 杯細胞
6 十二指腸腺
7 腸腺
8 粘膜下層
9 筋層

**図15-17 ■ ネコ十二指腸（横断面）：十二指腸の特徴を示す**（鉄ヘマトキシリン–アルシャンブルー染色，×25）

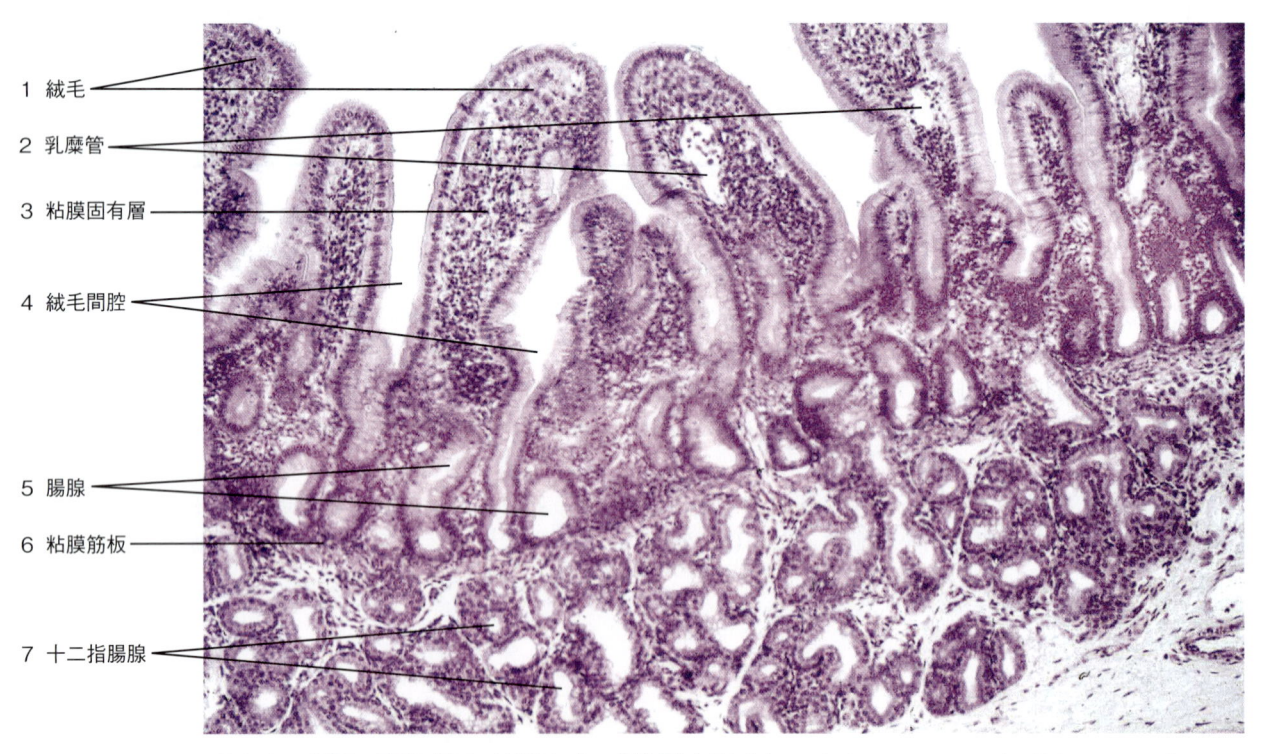

1 絨毛
2 乳糜管
3 粘膜固有層
4 絨毛間腔
5 腸腺
6 粘膜筋板
7 十二指腸腺

**図15-18 ■ サル十二指腸の高倍率図：腸腺と十二指腸腺を示す**（ヘマトキシリン–エオジン染色，×130）

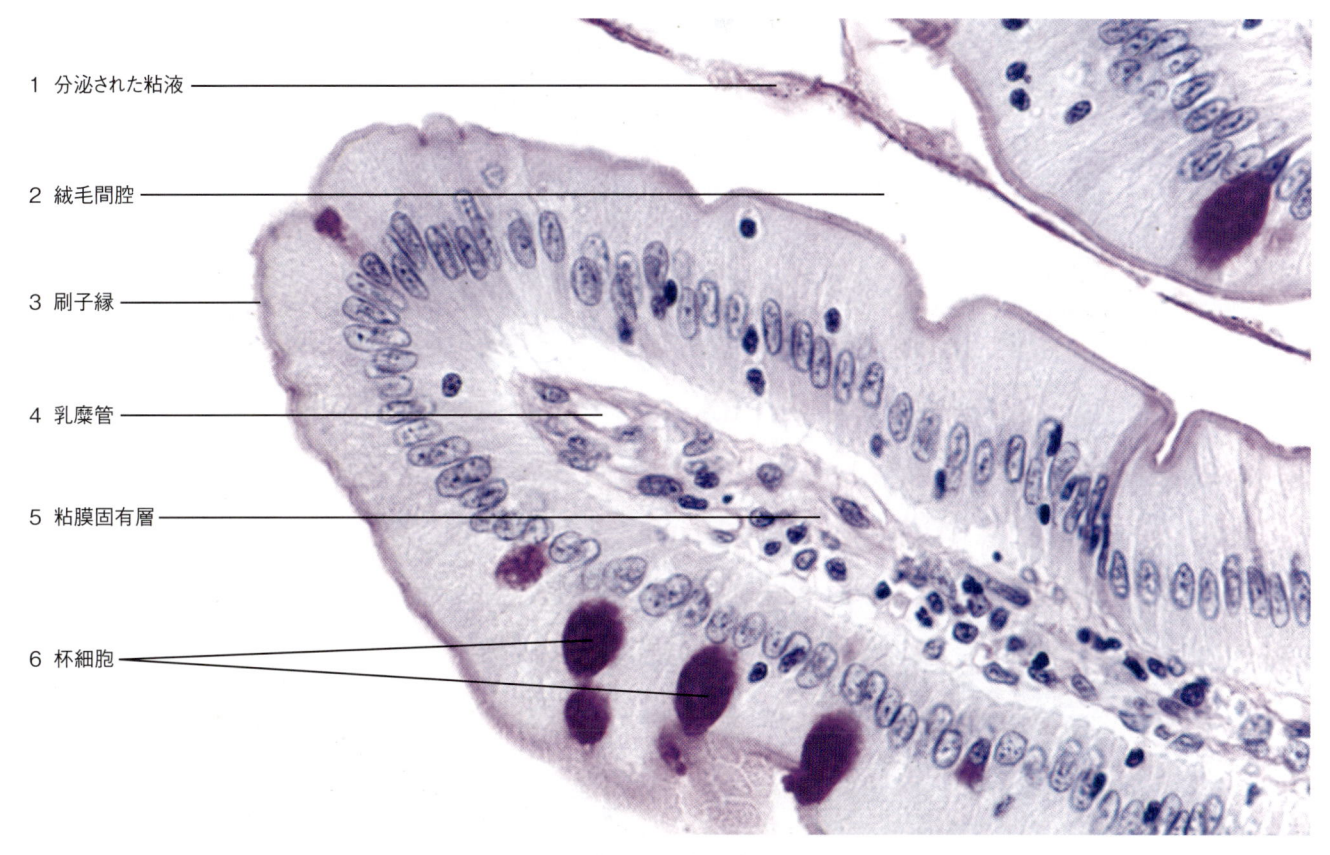

1 分泌された粘液
2 絨毛間腔
3 刷子縁
4 乳糜管
5 粘膜固有層
6 杯細胞

**図15-19** ■ **ヒト十二指腸絨毛の構造を示す高倍率図**（過ヨウ素酸–シッフ染色，×130）

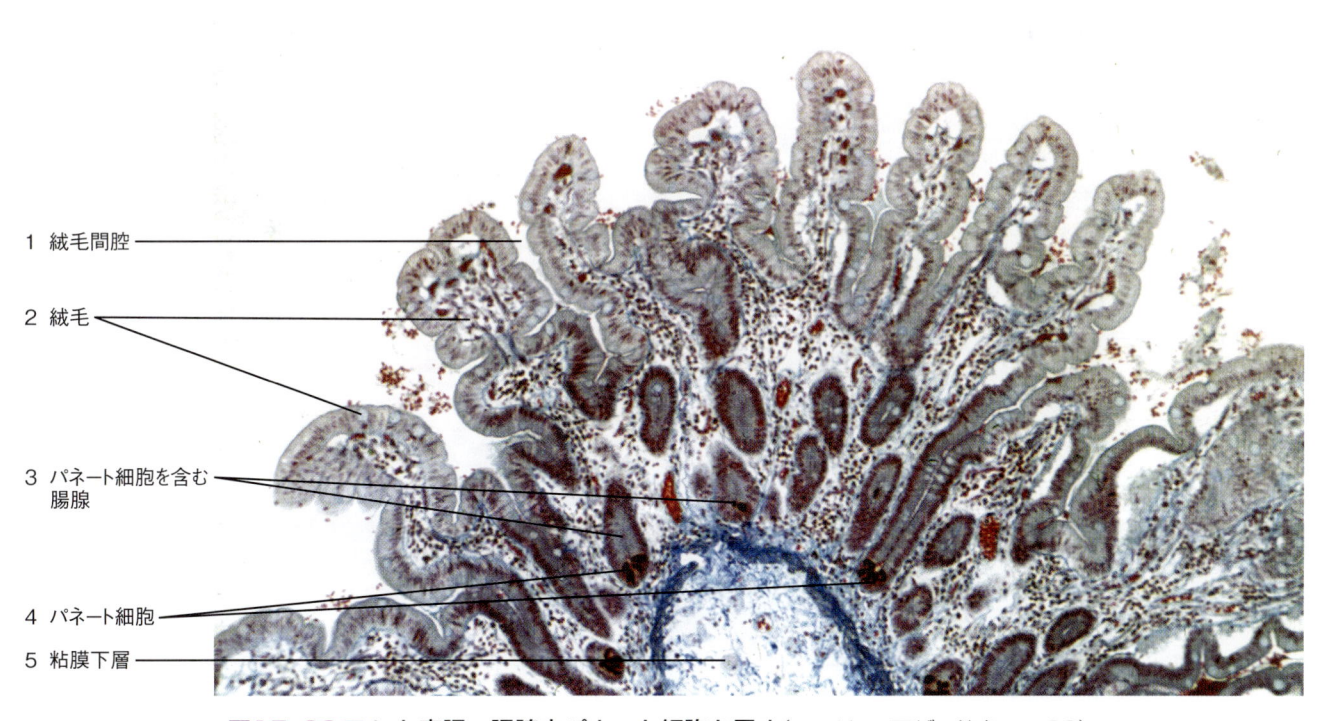

1 絨毛間腔
2 絨毛
3 パネート細胞を含む腸腺
4 パネート細胞
5 粘膜下層

**図15-20** ■ **ヒト空腸：腸腺内パネート細胞を示す**（マロリー–アザン染色，×30）

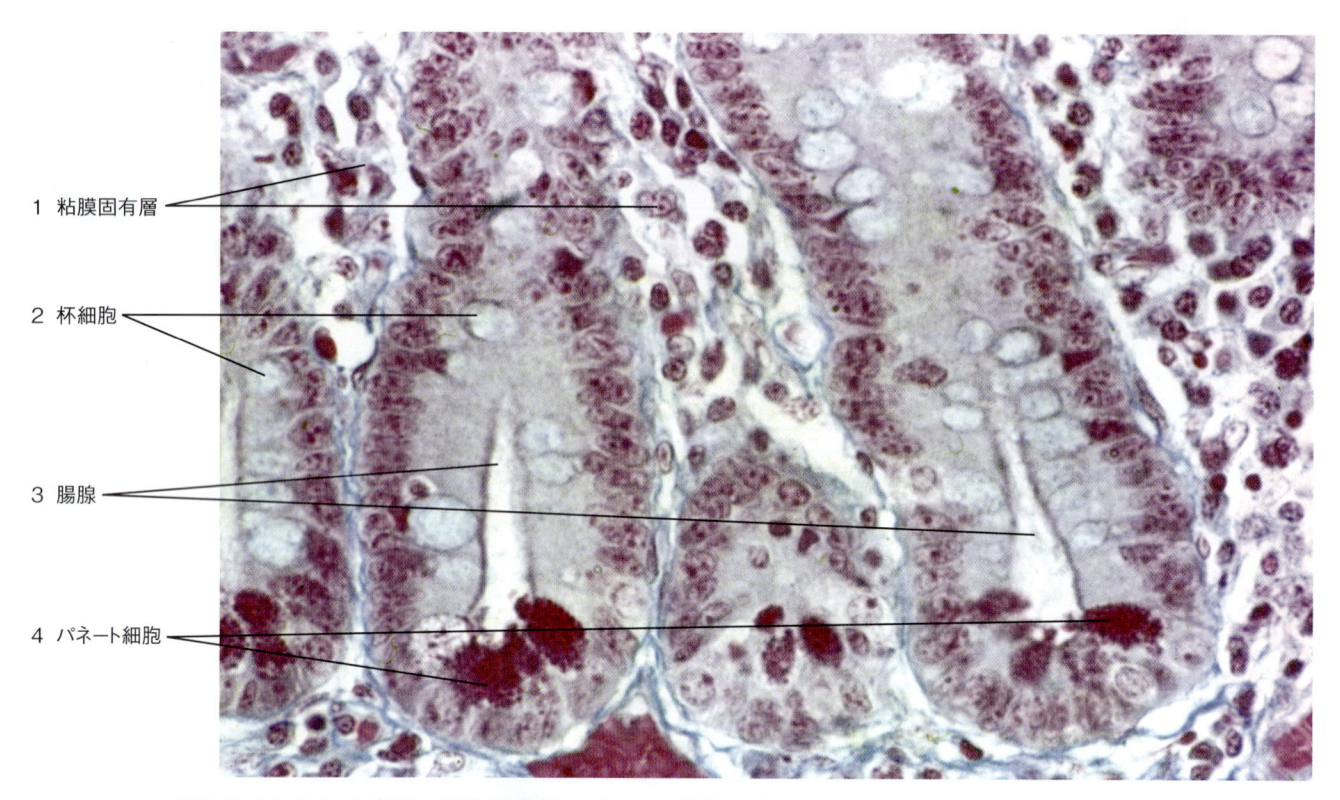

1 粘膜固有層
2 杯細胞
3 腸腺
4 パネート細胞

**図15-21** ■ **ヒト空腸：腸腺基底部のパネート細胞を示す**（過ヨウ素酸–シッフ染色，×165）

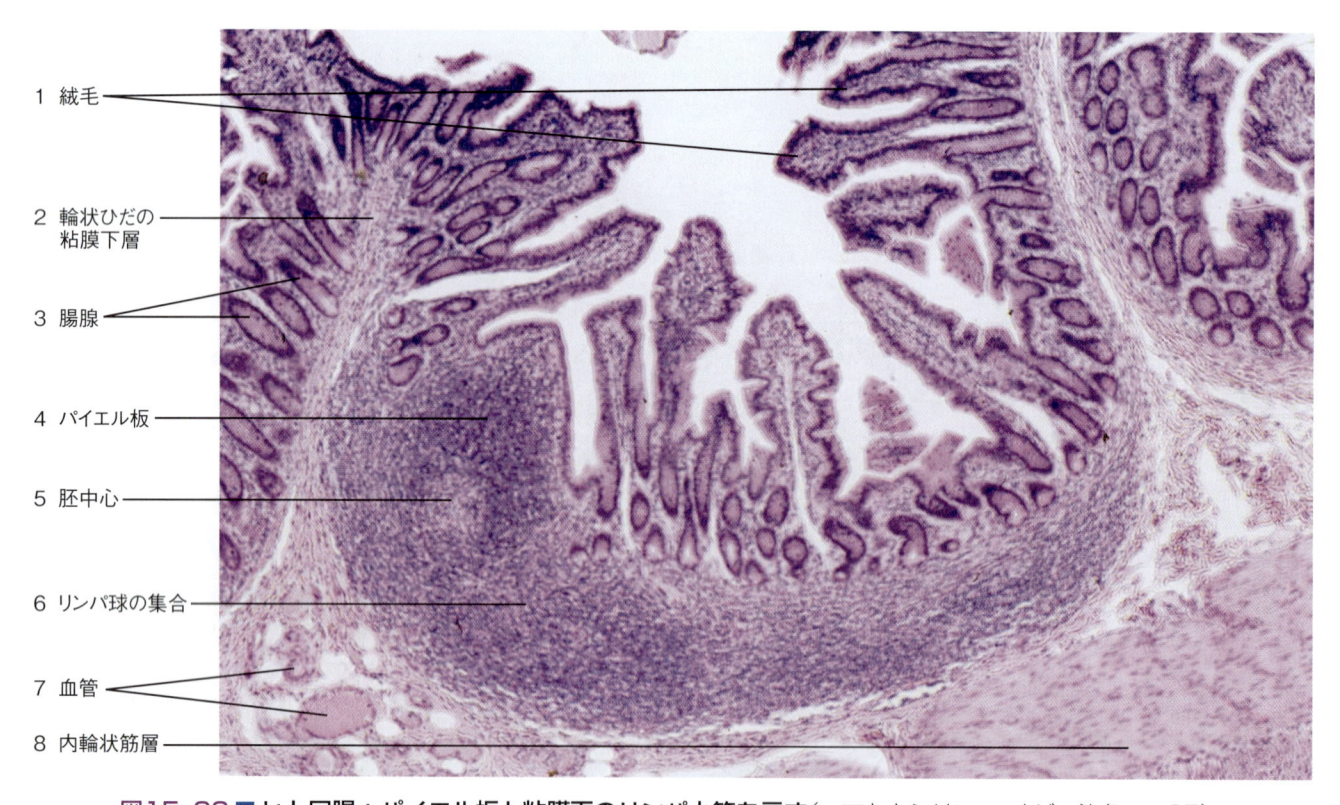

1 絨毛
2 輪状ひだの粘膜下層
3 腸腺
4 パイエル板
5 胚中心
6 リンパ球の集合
7 血管
8 内輪状筋層

**図15-22** ■ **ヒト回腸：パイエル板と粘膜下のリンパ小節を示す**（ヘマトキシリン–エオジン染色，×25）

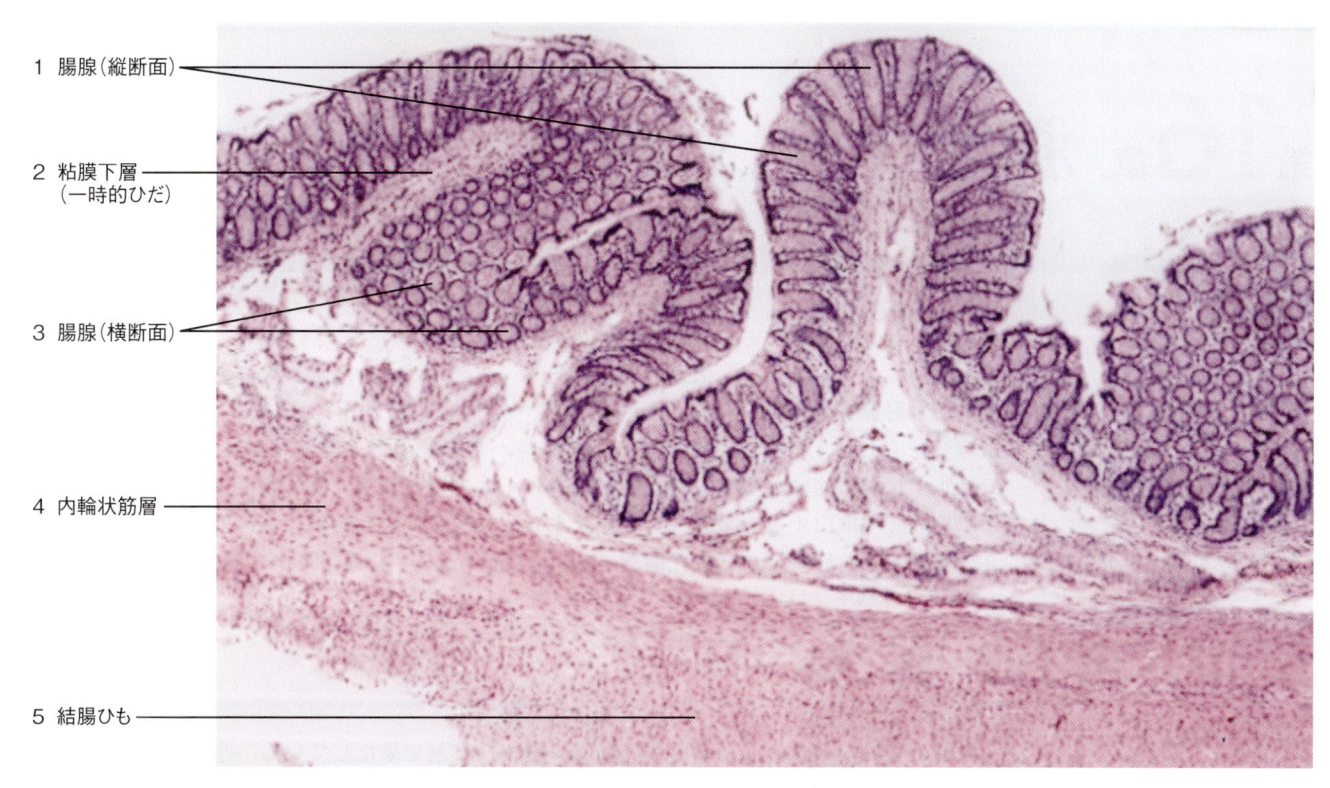

1 腸腺（縦断面）
2 粘膜下層（一時的ひだ）
3 腸腺（横断面）
4 内輪状筋層
5 結腸ひも

**図15-23** ■ **ヒト結腸：一時的につくられたひだ，腸腺，結腸ひもの断面を示す**（ヘマトキシリン-エオジン染色，×15）

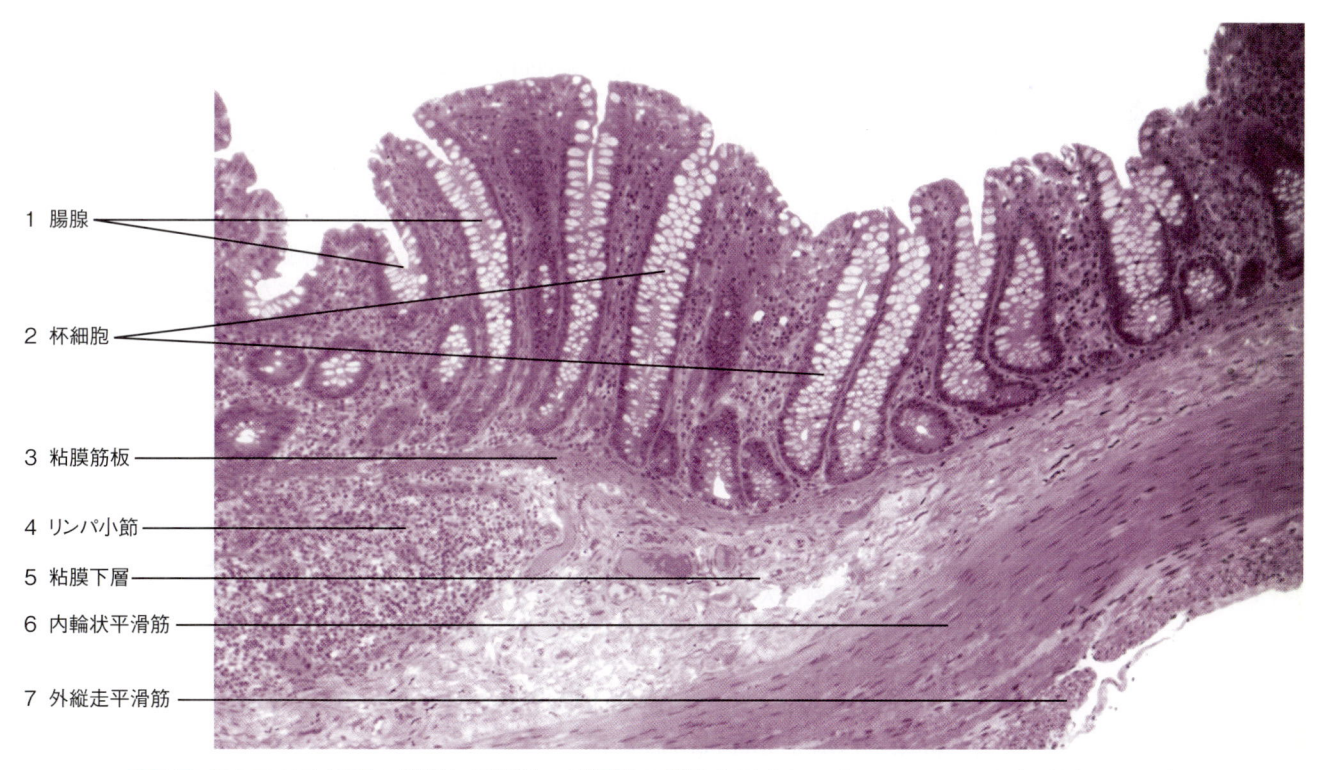

1 腸腺
2 杯細胞
3 粘膜筋板
4 リンパ小節
5 粘膜下層
6 内輪状平滑筋
7 外縦走平滑筋

**図15-24** ■ **サル結腸の樹脂包埋切片：結腸壁の構造を示す**（ヘマトキシリン-エオジン染色，×60）

　消化器系の付属器官は消化管の外部にある．たとえば，唾液腺からの導管は口腔に開口している．**肝臓** liver，**胆嚢** gallbladder，**膵臓** pancreas は腹腔内にあり，それらからの分泌物は導管を介して十二指腸へと運ばれる．肝臓からの**総胆管** common bile duct と膵臓の**主膵管**は十二指腸係蹄に入って合流して，共通の１本の管となる．この管は十二指腸壁を貫いて小腸の内腔へ開口する．胆嚢は，胆嚢管を介して総胆管につながっている．こうして胆嚢からの**胆汁** bile と膵臓からの**消化酵素** digestive enzyme が，共通の管を介して小腸に送られる．

## 第1項● 肝　臓

　肝臓は体内で最大の器官であり，非常に重要な役割を果たしている．小腸で吸収された栄養や液体は，リンパ管に入ってリンパ系で輸送される複合脂質以外は，すべて**(肝)門脈** hepatic portal vein を通って肝臓へ入る．吸収された物質は，まず**類洞** sinusoid と呼ばれる肝臓の毛細血管系で濾過される(図16-1)．すなわち，門脈中の栄養に富む血液は，体循環に入る前にまず肝臓へ送られることになる．消化器官から送られてきた門脈中の静脈血は酸素濃度が低いため，大動脈からの**肝動脈** hepatic artery が，酸素を豊富に含んだ血液を肝細胞に供給する．こうして肝臓は**二重の血液供給** dual blood supply をうけている．

　組織切片では肝臓は，**肝小葉** liver (hepatic) lobule と呼ばれる六角柱の構造単位の集まりとしてみえる．各小葉の中心に**中心静脈** central vein があり，そこから**肝細胞** hepatocyte と類洞が辺縁部に向かって放射状に拡がっている．小葉辺縁部では小葉を囲んでいる結合組織が**門脈域** portal area (**門脈管** portal canal) をつくっており，ここでは**肝動脈**，**門脈**，**胆管** bile duct，リンパ管のそれぞれの枝がみとめられる．ヒトの肝臓では小葉一つあたり3〜6の門脈域がある．門脈域からの動静脈血は，まず肝類洞の中でまじり合い，中心静脈に向けて流れていく．血液はその後，肝静脈を通って肝臓から出て，下大静脈を経て，体循環に入る．

　肝類洞は蛇行し拡張した毛細血管で，基底膜に窓がある不連続な**有窓性内皮細胞** fenestrated endothelial cell によって内腔は囲まれている．肝類洞とその周囲にある肝細胞は，内皮下の**類洞周囲腔** perisinusoidal space (**ディッセ腔** Disse's space) によりへだてられている．類洞周囲腔には，肝細胞の微絨毛と結合組織線維の束がみられる．肝細胞の微絨毛は血流と肝細胞とのあいだで行なわれる代謝物交換の面積を増やしている．このような類洞の構造によって，吸収されて類洞内に運ばれてきた物質は，不連続性の内皮の壁を通りぬけて肝細胞と直接に接し，血液中と肝細胞内のあいだで物質交換が効率よく行なわれる．また肝類洞では**クッパー細胞** Kupffer cell と呼ばれる単球由来のマクロファージが内皮の一部となっている．クッパー細胞は大きく，その突起は肝類洞の内腔全体にまたがることもある．このほか，類洞周囲腔には伊東細胞 Ito cell とも呼ばれる**肝星状細胞** hepatic stellate cell が分布している．伊東細胞は，多量のビタミンAを蓄蔵する脂肪貯蔵細胞であるが，さらに特定の病的条件下では，**筋線維芽細胞** myofibroblast に分化し，類洞周囲腔内で細胞外基質を産生し，その結果，**肝線維症** liver fibrosis を引きおこす．

　個々の肝細胞のあいだには**毛細胆管** bile canaliculus と呼ばれる細い導管があり，ここに

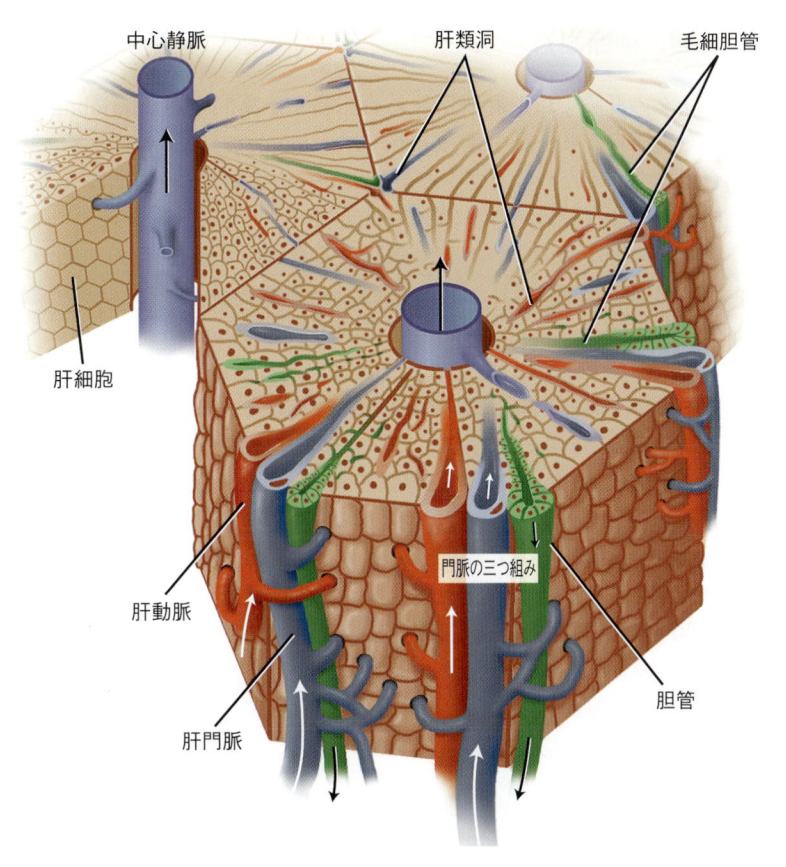

中心静脈

肝類洞

毛細胆管

肝細胞

門脈の三つ組み

肝動脈

胆管

肝門脈

**図16-1** ■ 肝臓の断面図．肝小葉の詳細を強調

肝細胞が生成する胆汁が分泌される．毛細胆管は肝小葉の辺縁部の門脈域に集まり，**ヘリング管** canals of Hering という短い管を経て**細胆管** bile ductule となる．細胆管の内腔は立方上皮あるいは円柱上皮によって囲まれている．細胆管はさらに集まり，より太い左と右の**肝管** hepatic duct となり，胆汁は肝臓から運び出される．小葉内では，胆汁は毛細胆管の中を門脈域の細胆管に向かって流れ，一方，類洞の血液は中心静脈に向かって反対方向へ流れる．

## 図16-2 ブタの肝臓（全体図，横断面）

　ブタの肝臓では，肝門から結合組織が**小葉間中隔** interlobular septa（5, 9）として小葉のあいだにひろがり，**肝小葉** hepatic（liver）lobule（7）を囲んでいる．肝小葉（7）の外縁をつくる結合組織を示すために，ブタの肝臓の切片をマロリー–アザン染色で染めているので，結合組織中隔（5, 9）は濃い青色に染まっている．

　一つの肝小葉全体（左）と，隣接する数個の肝小葉（7）の一部がみえている．青く染まった小葉間中隔（5, 9）には，門脈，胆管，肝動脈の各々の枝である**小葉間静脈** portal vein（4, 11），**小葉間胆管** bile duct（2, 12），**小葉間動脈** hepatic artery（3, 13）があり，それらすべてをあわせて**門脈域** portal area ないし門脈管，あるいは門脈三管という．各小葉の周辺領域の小葉間中隔（5, 9）には3〜5個の門脈域がみられる．また，小葉間中隔（5, 9）には細いリンパ管と神経も走っているが，小さくてみえないことが多い．

　肝小葉（7）の中心には**中心静脈** central vein（1, 8）がある．ここから小葉の辺縁に向かって，**肝細胞板** plate of hepatic cell（6）が放射状にのびている．肝細胞板（6）のあいだには**肝類洞** hepatic sinusoid（10）と呼ばれる血液の通路がある．肝臓に入った動脈血と静脈血は肝類洞（10）で混ざり，各小葉（7）の中心静脈（1, 8）へと流れていく．

　胆汁は肝細胞内でつくられ，肝細胞のあいだの細い毛細胆管を通り，**小葉間胆管**（2, 12）へと流れる（図16-6参照）．

　小葉間の動静脈と胆管（2〜4, 11〜13）は肝臓内で多数の枝に分岐している．そのため，肝小葉を横断した切片では，一つの門脈域でこれらの動静脈と胆管の構造の複数の断面がみえる．

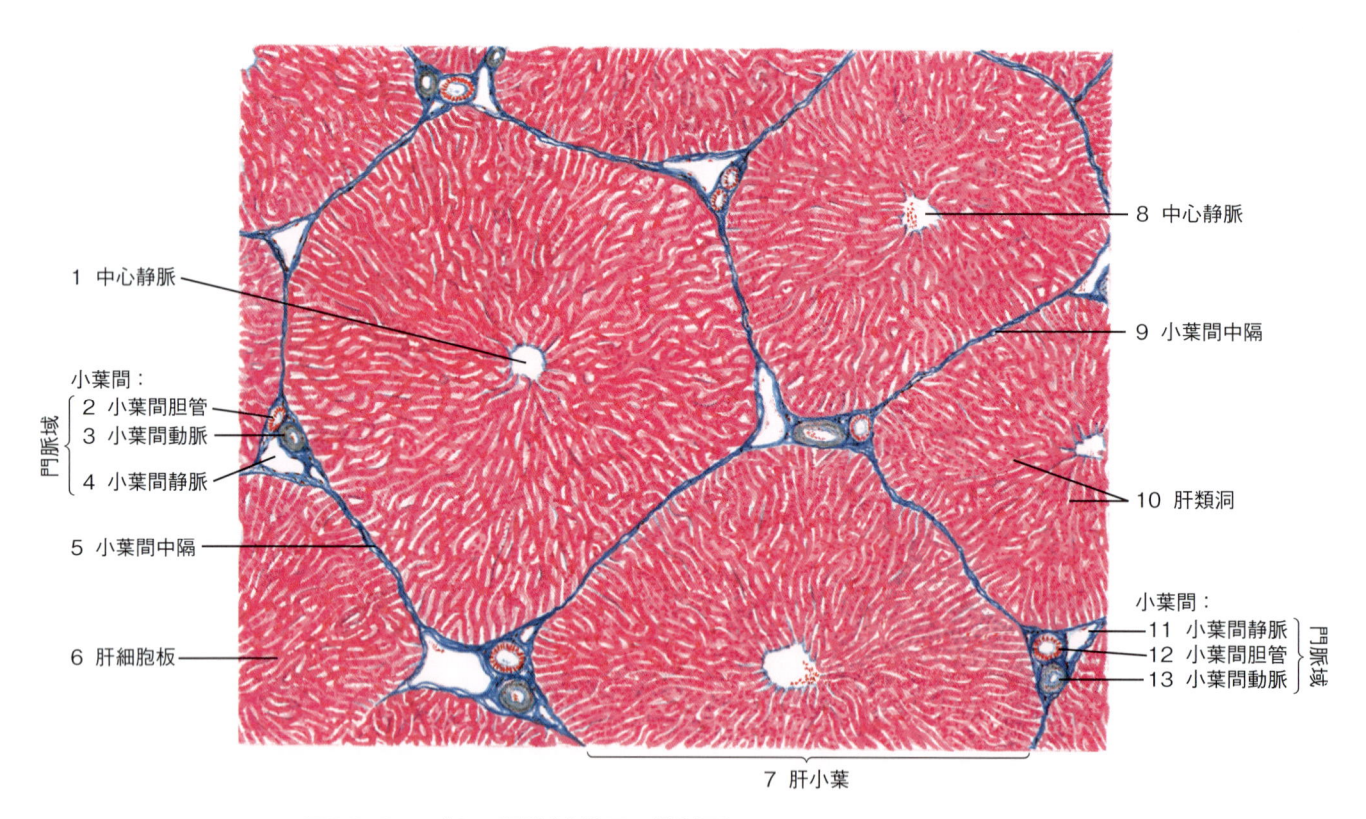

図16-2 ■ ブタの肝臓（全体図，横断面）（マロリー–アザン染色，低倍率）

## 図16-3　サルの肝臓（全体図，横断面）

　　サルまたはヒトの肝臓では，個々の**肝小葉**(8)のあいだの結合組織中隔がブタのものほどはっきりしておらず，隣接する小葉間の肝類洞が互いにつながっている．こうした違いがあるものの，小葉(8)辺縁の小葉間中隔(4, 10)には，**小葉間静脈**(2, 11)，**小葉間動脈**(3, 13)，**小葉間胆管**(1, 12)を含む**門脈域**がみられる．

　　それぞれの肝小葉(8)の中心には**中心静脈**(6, 9)がある．ここから**肝細胞板**(7)が小葉(8)の辺縁に向けて放射状にのびており，そのあいだには**肝類洞**(5)がみえる．図16-1で示されているように，肝小葉(8)の一つの門脈域の中に複数の分岐した小葉間動静脈と小葉間胆管がみえる．

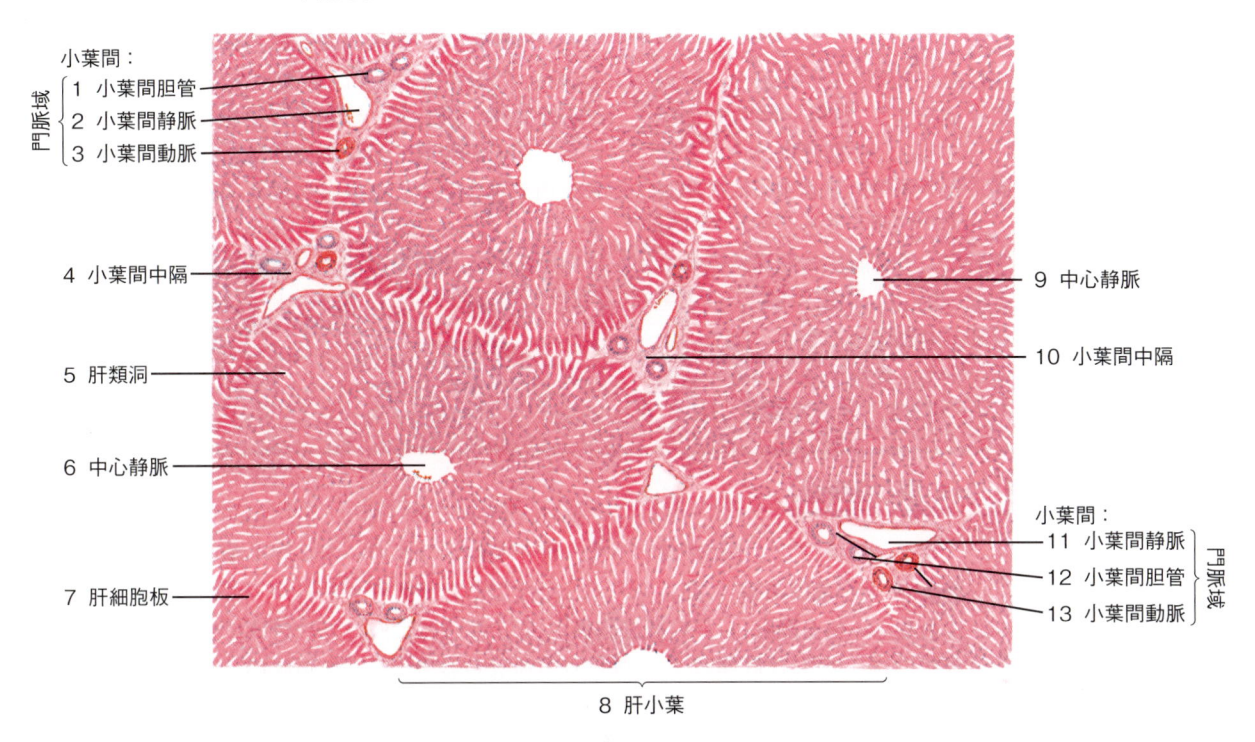

小葉間：
- 1　小葉間胆管
- 2　小葉間静脈
- 3　小葉間動脈

門脈域

4　小葉間中隔

5　肝類洞

6　中心静脈

7　肝細胞板

9　中心静脈

10　小葉間中隔

小葉間：
- 11　小葉間静脈
- 12　小葉間胆管
- 13　小葉間動脈

門脈域

8　肝小葉

**図16-3 ■ サルの肝臓（全体図，横断面）**（ヘマトキシリン-エオジン染色，低倍率）

## 機能との関連 16-1 ■ 肝　臓

　肝細胞は生体内のどの細胞よりも多彩な機能をもっている．さらに，内分泌と外分泌の両方の役割を果たしていて，前者の場合には胆管系へ，後者の場合には類洞血液中へ分泌する．さらに，肝臓はヒトの一生の中で早期より生体の重要な機能を発揮していて，胎児では，肝臓は**造血** hemopoiesis（すなわち血球産生）の場にもなる．

### 外分泌機能

　肝細胞のおもな**外分泌機能** exocrine function の一つは，1日500〜1,200 mL の**胆汁** bile の合成と**毛細胆管** bile canaliculus への分泌である．胆汁は毛細胆管から小葉間胆管を経て胆管系を流れて，**胆嚢**へと入る．胆汁は胆嚢で蓄えられ，水分を除去されて濃縮され

る．肝臓と胆嚢からの胆汁の分泌は，おもにホルモンで調整されている．糜粥に含まれる食物の脂肪が十二指腸に入ると，十二指腸粘膜にある腸内分泌細胞から**コレチストキニン** cholecystokinin などのホルモンが分泌され，胆汁流量が増える．このホルモンが胆嚢壁の平滑筋の律動的収縮と，括約筋の弛緩をおこすことで，胆汁が十二指腸に入る．

　胆汁中に含まれる胆汁酸塩が，部分的に消化された脂肪をより小さな分子に乳化し，膵臓によって産生される**膵リパーゼ** pancreatic lipase による消化をより効率的に完了させる．消化された脂肪は小腸で吸収され，長鎖脂肪酸は絨毛中の粘膜固有層にある盲端で終わるリンパの**乳糜管** lacteal に入る．吸収された脂肪は乳糜管から

## 機能との関連 16-1 ■ 肝　臓（続き）

さらに太いリンパ管へと運ばれ，最終的に大静脈へと流れ，体循環中に入る．

　肝細胞は**ビリルビン** bilirubin の排出も行なう．ビリルビンは**クッパー細胞** Kupffer cell と呼ばれる肝臓のマクロファージによって古くなった赤血球が分解されてつくられる有毒な化学物質である．ビリルビンは肝細胞によって血中から回収されて，胆汁へと排出される．

### 内分泌機能

　肝細胞は**内分泌細胞** endocrine cell でもあり，物質を直接血流に放出する．肝細胞は，血液の内容物と直接接触して炭水化物，蛋白質，および脂肪を取り込み，代謝し，細胞質に貯蔵することを可能にするように肝小葉において配列している．血液が類洞を通って流れて肝細胞に接触している状態の時に，肝細胞は代謝産物の多くを血流に放出する．また肝細胞は，アルブミン，リポ蛋白質，糖蛋白質，および血液凝固因子であるプロトロンビンおよびフィブリノゲンなど，循環血漿蛋白質のほとんどを合成する．さらに肝細胞は，必須栄養素，脂肪，さまざまなビタミン，ミネラル，炭水化物をグリコゲンとして，それぞれ貯蔵している．肝臓に貯蔵されたグリコゲンは，必要に応じてグルコースに変換され，血流に放出される．

### 貪食機能

　肝細胞は類洞を通る血液から，薬物や有害物質を取り除き血液を解毒するはたらきもある．類洞に並んでいるクッパー細胞は，血中の単球に由来する固定肝臓食細胞である．クッパー細胞は，突起を枝のように類洞中にのばした大型の細胞で，細胞質ライソゾームで充たされている．この細胞は，類洞を通る粒子状の物質，細胞の断片，古くなったまたは損傷した赤血球を濾過して，貪食する．

　さらに腸の粘膜固有層の形質細胞によってつくられた抗体は，肝細胞により血中から回収されて，毛細胆管，胆汁へと運ばれる．抗体はそこから腸管腔へと入り，腸内細菌叢を調節する．

## 図16-4　ウシの肝臓：肝小葉（横断面）

　ウシの肝臓の低倍率顕微鏡写真で，肝小葉が示されている．肝小葉の門脈域には，**小葉間静脈**(5)と**小葉間動脈**(6)がみられる．通常は小葉間胆管もあるが，この顕微鏡写真ではみえていない．**中心静脈**(1)から肝細胞板(2)が小葉辺縁に向けて放射状に拡がっている．肝細胞板(2)のあいだには**肝類洞**(3)と呼ばれる血液の通路がある．類洞(3)を通って小葉間静脈(5)と小葉間動脈(6)からの血液が中心静脈(1)へと運ばれる．中心静脈(1)と類洞(3)は内腔が連続性有窓性**内皮**(4)で囲まれている．

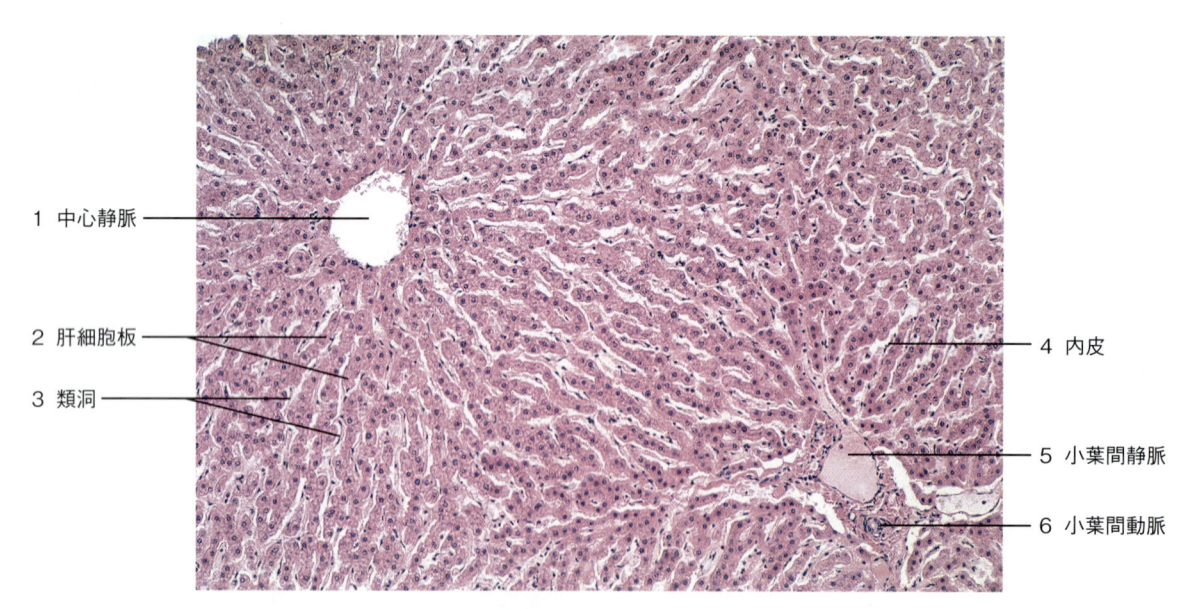

1　中心静脈
2　肝細胞板
3　類洞
4　内皮
5　小葉間静脈
6　小葉間動脈

図16-4 ■ **ウシの肝臓：肝小葉（横断面）**（ヘマトキシリン-エオジン染色，×30）

## 図16-5　肝小葉（部分図，横断面）

　　**中心静脈**(9)と辺縁の門脈域の結合組織性**小葉間中隔** interlobular septum(1, 6)のあいだの肝小葉の領域を，さらに詳しく示している．小葉間中隔(1, 6)内には，**門脈**(4)，**肝動脈**(3)，胆管(5)と**リンパ管**(2)がみえる．また小葉間動脈(3)と小葉間胆管(5)は中隔の中で枝分かれしており，また中隔の内外へとつながっているため，両者とも複数の断面がみられる．

　　門脈(4)と小葉間動脈(3)の分岐した枝は小葉間中隔(1, 6)を通って**肝細胞板**(7)のあいだを通る**肝類洞**(8, 10)を形成する．類洞(8, 10)と中心静脈(9)の内腔は不連続性の**内皮細胞**(10)によって囲まれている．**類洞内の血球**(8)（赤血球と白血球）は各小葉の中心静脈(9)へと流れる．類洞(10)にはクッパー細胞と呼ばれる固定マクロファージも存在する（図16-7参照）．

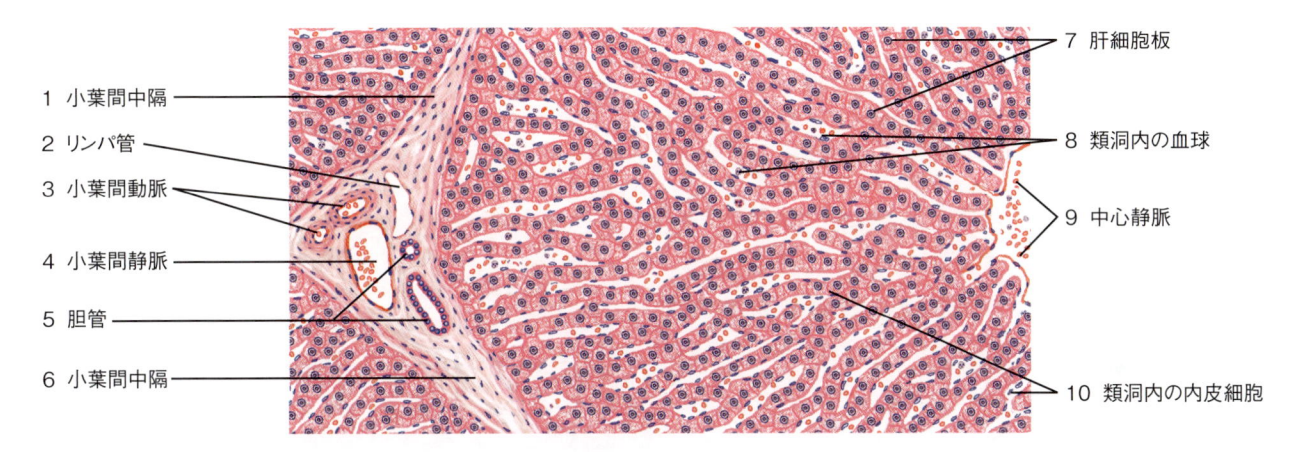

1 小葉間中隔
2 リンパ管
3 小葉間動脈
4 小葉間静脈
5 胆管
6 小葉間中隔

7 肝細胞板
8 類洞内の血球
9 中心静脈
10 類洞内の内皮細胞

**図16-5** ■ **肝小葉（部分図，横断面）**（ヘマトキシリン–エオジン染色，高倍率）

## 図16-6　肝小葉の毛細胆管（オスミウム酸固定）

　　肝臓の切片をオスミウム酸で固定して，ヘマトキシリン–エオジンで染色したもので，**毛細胆管** bile canaliculus(3, 5)がみえている．毛細胆管は，**肝細胞板**(4)の肝細胞のあいだを走る細い通路である．毛細胆管(3, 5)は肝細胞板(4)のあいだを不規則に走り，肝細胞板(4)の内部でさまざまに分岐している．

　　類洞(6)の内腔は不連続性**内皮細胞**(1)によって囲まれている．類洞(6)の血液はすべて**中心静脈**(2)へと流れる．

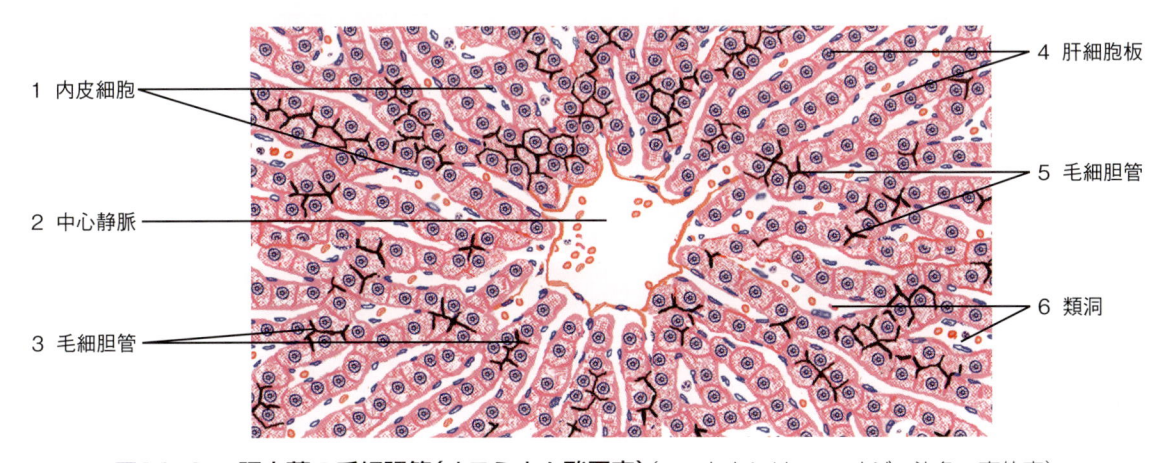

1 内皮細胞
2 中心静脈
3 毛細胆管

4 肝細胞板
5 毛細胆管
6 類洞

**図16-6** ■ **肝小葉の毛細胆管（オスミウム酸固定）**（ヘマトキシリン–エオジン染色，高倍率）

## 図16-7　肝小葉のクッパー細胞（インディアインク処理）

　　肝類洞(5)の内腔を囲んでいる細胞の大部分は**内皮細胞**(2)である．この小型の細胞は，細胞質が細長く，核は小さい．肝類洞(5)にある食細胞を示すために，あらかじめ動物にインディアインクを静脈注射してある．食細胞である**クッパー細胞**(3,7)がインクの炭素粒子を貪食しているため，細胞質が黒い蓄積物で充たされている．これにより，**肝細胞板**(6)のあいだの類洞(5)で，クッパー細胞(3,7)が明瞭にみえている．クッパー細胞(3,7)は大型の細胞で，数本の突起をのばした不整形の星形をしており，辺縁部は類洞(5)へと突き出ている．クッパー細胞(3,7)の核は細胞内に取り込まれた炭素粒子のためにみえにくい．

　　小葉の辺縁には結合組織の**小葉間中隔**(1)と，立方体の細胞が内腔を囲んでいる**小葉間胆管**(4)の一部がみえている．

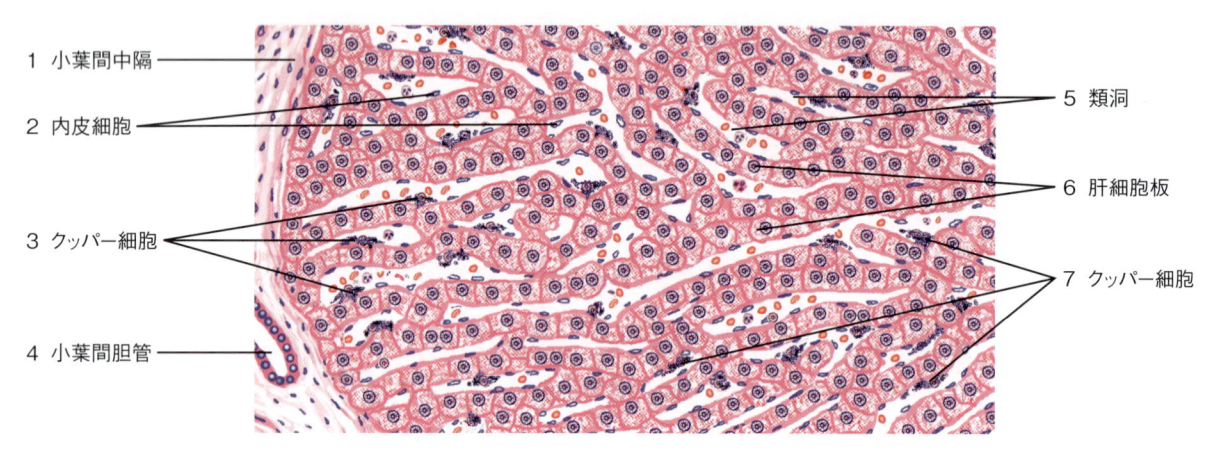

1　小葉間中隔
2　内皮細胞
3　クッパー細胞
4　小葉間胆管
5　類洞
6　肝細胞板
7　クッパー細胞

**図16-7 ■ 肝小葉のクッパー細胞（インディアインク処理）**（ヘマトキシリン–エオジン染色，高倍率）

## 図16-8　肝細胞内のグリコゲン顆粒

　　肝細胞の細胞質は，栄養状態によって外観が変わる．食後，生体の**肝細胞**(1)は細胞質へのグリコゲン貯蔵量を増やす．過ヨウ素酸–シッフ（PAS）染色によって，肝細胞(1)の細胞質中の**グリコゲン顆粒** glycogen granule(2,4)が明るい赤色に染まり，細胞質内に不均等に分布しているのがみえる．

　　この図では肝**類洞**(3)と，その内腔を囲んでいる扁平な**内皮細胞**(5)がみえる．

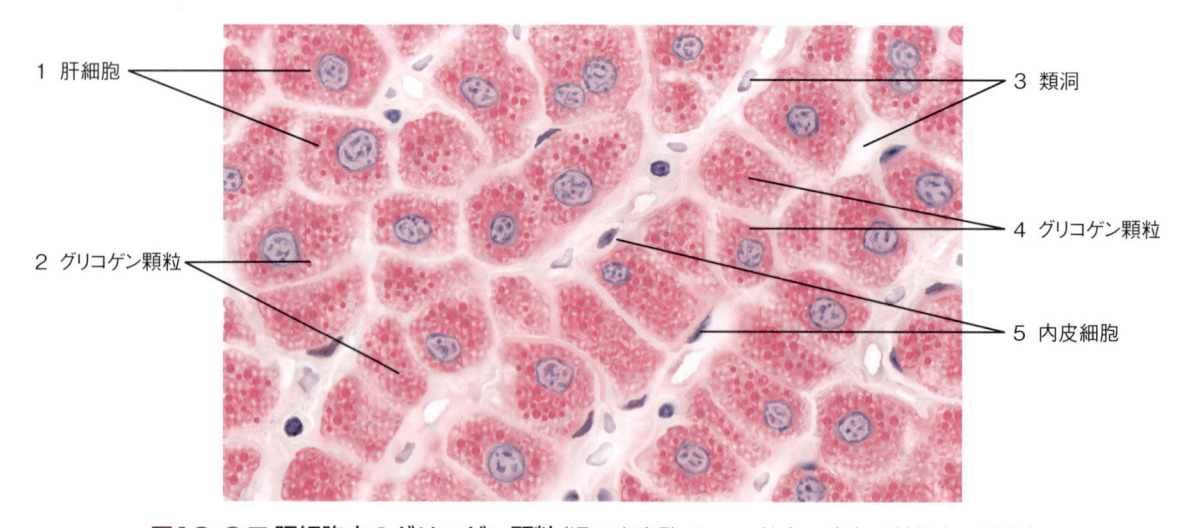

1　肝細胞
2　グリコゲン顆粒
3　類洞
4　グリコゲン顆粒
5　内皮細胞

**図16-8 ■ 肝細胞内のグリコゲン顆粒**（過ヨウ素酸–シッフ染色，青色の核染色，油浸）

## 図16-9　肝小葉の細網線維

　　　細い**細網線維**(6,8)が肝臓を支持する結合組織の主体である．この図では，細網線維は黒く，肝細胞は淡いピンクないし紫色に染まっている．細網線維(6,8)は，**類洞**(8)の内腔を囲んで，内皮細胞を支持し，また，**中心静脈**(7)の壁に緻密な線維網をつくっている．細網線維(6,8)は**小葉間中隔**で**コラーゲン線維**(1)と一緒になって**小葉間静脈**(2)と**小葉間胆管**(3)を囲んでいる．

　　　また細網線維網の中で，ピンク色に染まった**肝細胞**(4)の**核**と**肝細胞板**(5)が中心静脈(7)から小葉間中隔(1)に向かって放射状に拡がっているのがみえる．

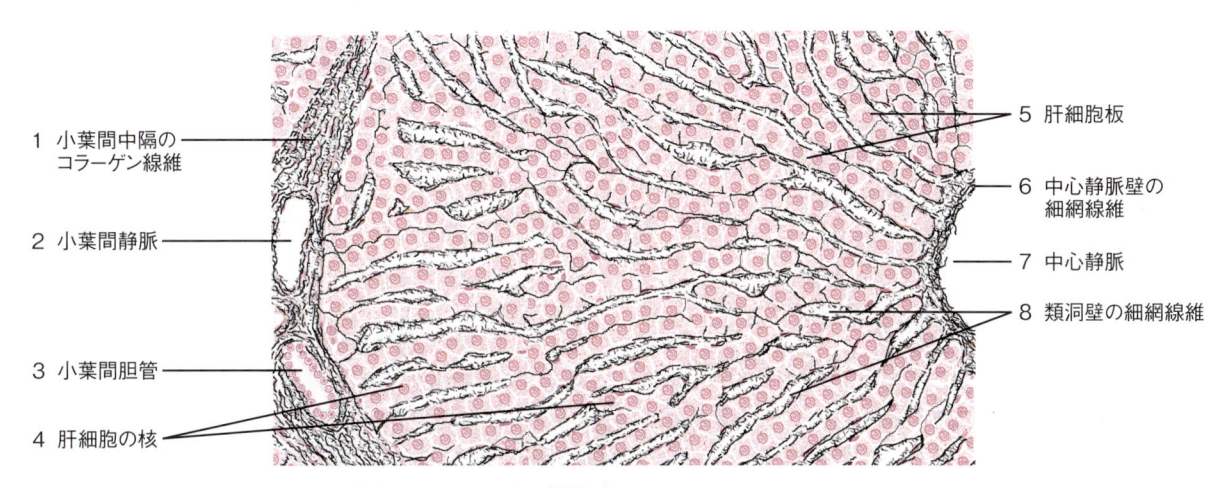

1　小葉間中隔の
　　コラーゲン線維

2　小葉間静脈

3　小葉間胆管

4　肝細胞の核

5　肝細胞板

6　中心静脈壁の
　　細網線維

7　中心静脈

8　類洞壁の細網線維

**図16-9**■**肝小葉の細網線維**(レチクリン染色，中倍率)

## 図16-10　肝小葉内の類洞，ディッセ腔，肝細胞，内皮細胞

　　　この高倍率の顕微鏡写真は，肝小葉の細胞と構造の詳細を示している．**類洞**(1, 7)には不連続性**内皮細胞**(6,8)が並んでいる．内皮細胞(6,8)と**肝細胞**(9)のあいだの狭い間腔は**ディッセ腔**(3,5)である．また，類洞(1,7)には，大きな食細胞である**クッパー細胞**(4,10)が類洞(1,7)をまたがっているのがみえる．肝細胞(9)のあいだには，断面では点としてみえる小さなチャネルがあるが，これらは**毛細胆管**(2)である．

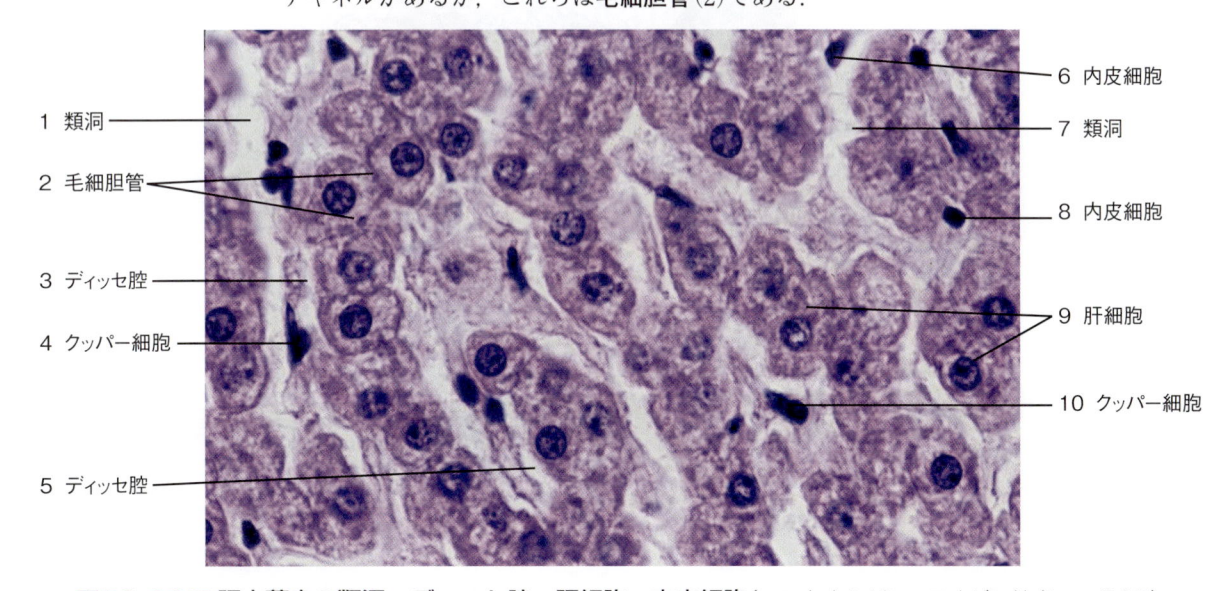

1　類洞

2　毛細胆管

3　ディッセ腔

4　クッパー細胞

5　ディッセ腔

6　内皮細胞

7　類洞

8　内皮細胞

9　肝細胞

10　クッパー細胞

**図16-10**■**肝小葉内の類洞，ディッセ腔，肝細胞，内皮細胞**(ヘマトキシリン-エオジン染色，×205)

## 第2項●膵　臓

### 膵臓外分泌部

　膵臓は柔らかく細長い器官で，胃の後方に位置している．膵臓の**頭部**は十二指腸係蹄にあり，**尾部**は腹部を横へと脾臓付近までのびている．膵臓の大部分は**外分泌腺** exocrine gland である．外分泌部である腺房には，先端部が分泌顆粒で充たされたピラミッド形の**腺房細胞** acinar cell が含まれている．この分泌顆粒には数種類の膵臓の**消化酵素**の前駆物質が含まれていて，**非活性型**の形で導管を経て腸管腔内に分泌される．

　外分泌部腺房は**小葉** lobule に細分され，各小葉は疎性結合組織でつながれている．膵臓外分泌腺の**導管** excretory duct は，それぞれの腺房の中心に位置する淡い青色に染まる**腺房中心細胞**からはじまり，**介在部** intercalated duct と呼ばれる腺房の外の短い管に続く（図16-11）．いくつかの腺房からの介在部は集まって結合組織で囲まれた**小葉内導管** intralobular duct となり，それらが集まってさらに太い**小葉間導管** interlobular duct となり，それらは**主膵管** main pancreatic duct につながる．膵臓の導管には線条部はなく，筋上皮細胞はない．

### 膵臓内分泌部

　膵臓の内分泌部は，外分泌部腺房のあいだに散在し，非常に豊富な血管分布をうけた**膵島** pancreatic islet（**ランゲルハンス島** islet of Langerhans）と呼ばれる淡染性の構造単位である．それぞれの膵島は細網組織の細網線維に包まれている．特別に免疫組織化学的染色により，各膵島内では**A細胞**，**B細胞**，**D細胞**の3種類の細胞が同定される．その他膵島には，**PP** pancreatic polypeptide **細胞**など少数の細胞がある．これらの細胞はそれぞれ一種類のホルモンを分泌する．

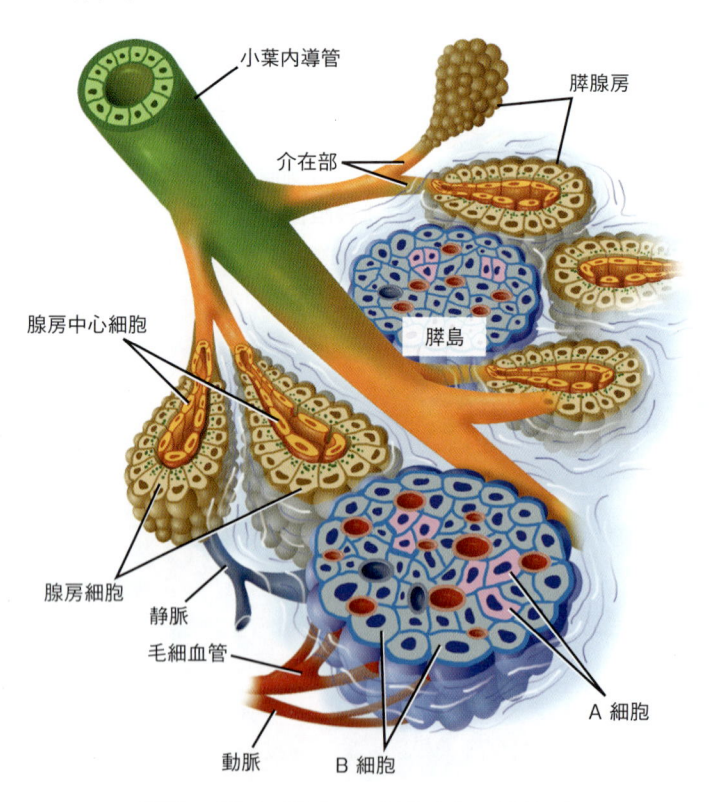

図16-11 ■ 膵臓の断面の模式図．外分泌部の導管系の詳細を強調

A細胞は膵島細胞のおよそ20％を占め，主として膵島の辺縁にある．B細胞はもっとも数が多く，膵島細胞のおよそ70％で，おもに膵島の中心に集まっている．残りの細胞の種類は数が少なく，膵島内全体のさまざまな場所にある．

## 図16-12　膵臓の内分泌部と外分泌部（部分図）

膵臓には内分泌部と外分泌部の両方があり，外分泌部が膵臓の大部分を占める．膵外分泌部は，小葉内に並んで密に詰まっている**漿液性酵素原性の腺房細胞** serous acini and zymogenic cell（5）によって構成されている．小葉は，うすい小葉内結合組織と**小葉間結合組織中隔** interlobular connective tissue septa（1）によって囲まれており，この結合組織には，**血管**（2，10），**小葉間導管**（6），神経が含まれる．ここに**パチニ小体** Pacinian corpuscle（8）と呼ばれる感覚受容器がみえることもある．漿液性腺房（5）のあいだには孤立して**膵島** pancreatic islet（**ランゲルハンス島** islet of Langerhans）（3，11）がみられる．この膵島（3，11）が膵臓内分泌部であり，膵臓という器官の特徴である．

膵臓の腺房（5）では，ピラミッド形をした蛋白質を分泌する**腺房細胞**（1）が狭い内腔を囲んでいる．腺房（5）の導管の起始部は，腺房の中心にある淡く青色に染まった**腺房中心細胞** centroacinar cell（7，9）である．分泌物は**介在部** intercalated duct（**小葉内導管** intralobular duct）（4）を通って腺房から出ていく．介在部の内腔では，背の低い立方上皮が管腔壁を形成している．腺房中心細胞（7，9）は介在部（4）の上皮と連続している．

介在部（4）は，小葉間結合組織中隔（4）内の小葉間導管（6）へと続く．小葉間導管（6）の内腔では単層立方上皮によって内腔壁がつくられており，導管が太くなるのに伴い，上皮の丈が高くなり，重層上皮になる．

膵島（3，11）は，細網線維のうすい層によって周囲の外分泌性腺房（5）からへだてられている．膵島（3，11）は腺房よりも大きく，有窓性**毛細血管**（11）が入りこんだ上皮細胞の集合体である．膵島（3，11）の細胞については，図16-13と図16-14に高倍率で示している．

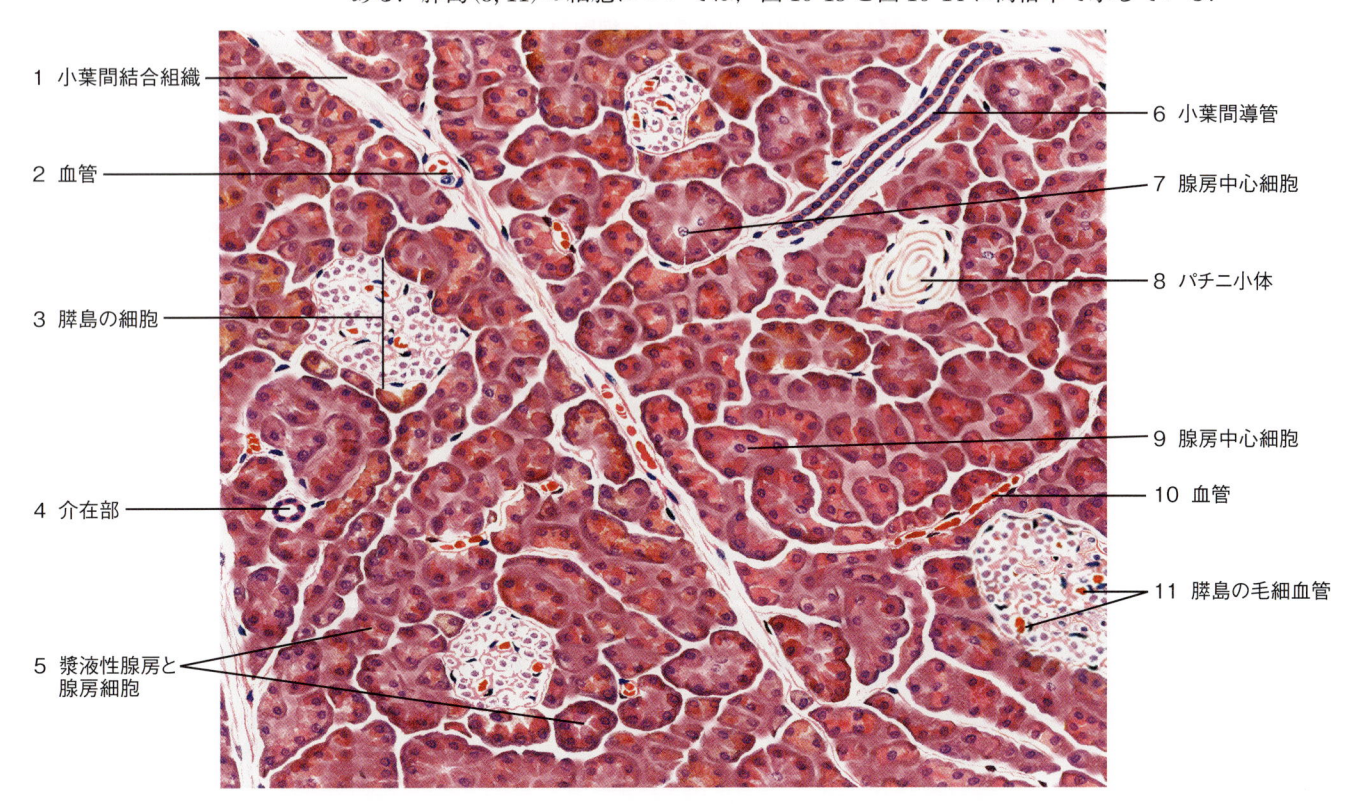

1　小葉間結合組織
2　血管
3　膵島の細胞
4　介在部
5　漿液性腺房と腺房細胞
6　小葉間導管
7　腺房中心細胞
8　パチニ小体
9　腺房中心細胞
10　血管
11　膵島の毛細血管

図16-12 ■ 膵臓の内分泌部と外分泌部（部分図）（ヘマトキシリン-エオジン染色，低倍率）

## 機能との関連 16-2 ■ 膵外分泌部

　膵臓の外分泌と内分泌の機能は，それぞれ別の細胞で担われている．膵臓は消化酵素を産生して，太い分泌管を介して腺から排出しているが，他方，膵臓で産生されたホルモンは血管を介して膵臓から運び出される．

　膵臓の外分泌機能は，ホルモンと迷走神経刺激の両方によって調節されている．腸管ホルモンである**セクレチン** secretin と**コレチストキニン** cholecystokinin(CCK)の二つは，十二指腸粘膜の**腸内分泌(DNES)細胞**から血流へと分泌され，膵臓の分泌機能を調節するおもなホルモンである．

　小腸(十二指腸)に酸性の糜粥が入ると**セクレチン**が分泌され，これが膵臓の外分泌細胞を刺激して，**重炭酸イオン**に富む水様の液が大量に産生される．この液体は，おもに**腺房中心細胞**と，細い**介在部**の細胞でつくられるもので，酵素活性は弱いかもしくは全くない．この分泌液のおもな機能は，酸性の糜粥を中和し，胃から分泌さ

れたペプシンの作用を止め，膵臓の消化酵素活性が発揮されるために十二指腸の pH を中性にすることである．

　小腸内に脂肪や蛋白質があると，コレチストキニンが血中に分泌され，膵臓の腺房細胞を刺激して大量の消化酵素を分泌させる．この消化酵素には，炭水化物を消化する**膵アミラーゼ**，脂質を消化する**膵リパーゼ**，核酸を消化する**デオキシリボヌクレアーゼとリボヌクレアーゼ**，蛋白質分解酵素の**トリプシノゲン**，**キモトリプシノゲン**，**プロカルボキシペプチダーゼ**などがある．

　腺房細胞で生成される膵臓の酵素は，当初は**不活性型**である．この酵素は，小腸粘膜から分泌されるホルモンの**エンテロキナーゼ** enterokinase によって，十二指腸内でのみ活性化される．このホルモンがまずトリプシノゲンをトリプシンへと変換して，このトリプシンにより他の膵臓の酵素すべてが活性型の消化酵素へと変換される．

## 図16-13　膵　島

　膵島(ランゲルハンス島)(2)を高倍率で示してある．膵島(2)内分泌細胞は索状あるいは塊状に並び，そのあいだに結合組織線維と**毛細血管**(3)が網状に分布している．うすい**結合組織の被膜**(5)によって膵臓内分泌部は周囲の膵臓外分泌部の漿液性腺房(4,6)からへだてられている．**腺房**(4,6)の中には**腺房中心細胞**(4,6)がみえるものもある．この細胞は介在部(1)へとつながる導管系の起始部である．他の腺の分泌性腺房とは異なり，膵臓には腺房を取り囲む筋上皮細胞は存在しない．

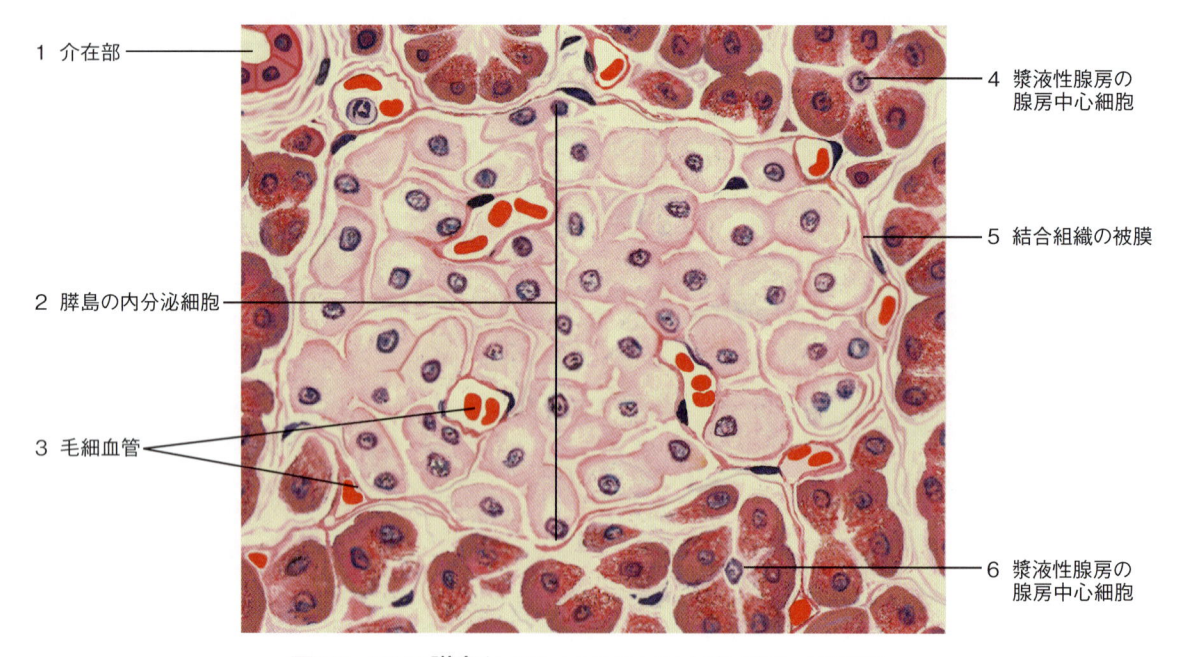

1　介在部
4　漿液性腺房の　腺房中心細胞
5　結合組織の被膜
2　膵島の内分泌細胞
3　毛細血管
6　漿液性腺房の　腺房中心細胞

**図16-13■膵島**(ヘマトキシリン-エオジン染色，高倍率)

通常の組織染色では膵島(2)内のホルモン分泌細胞を識別することはできない．しかし，図16-14 や図 16-16 で示されるように他の染色法を用いれば，ホルモン分泌細胞は同定される．

## 図16-14　膵島（特殊染色）

膵臓の，グルカゴンを分泌する **A 細胞**(1)とインスリンを分泌する **B 細胞**(3)を同定するために特殊な染色を施してあり，A 細胞(1)の細胞質がピンクに，B 細胞(3)の細胞質が青に染まっている．A 細胞(1)は膵島の辺縁部に，B 細胞(3)は膵島の中心部に多くみえる．また B 細胞(3)は膵島細胞の大部分，約 70％を占める．膵島には D 細胞もあるが，図では示されていない．D 細胞はもっとも少なく，細胞の形は多様であり，膵島のどの部分にも存在し得る．

内分泌細胞の周囲に **毛細血管**(2)がみとめられ，膵島の血管分布が豊富なことがわかる．膵島細胞と **漿液性腺房**(6)のあいだはうすい **結合組織の被膜**(4)でへだてられている．腺房には，**腺房中心細胞**(5)がみえるものもある．

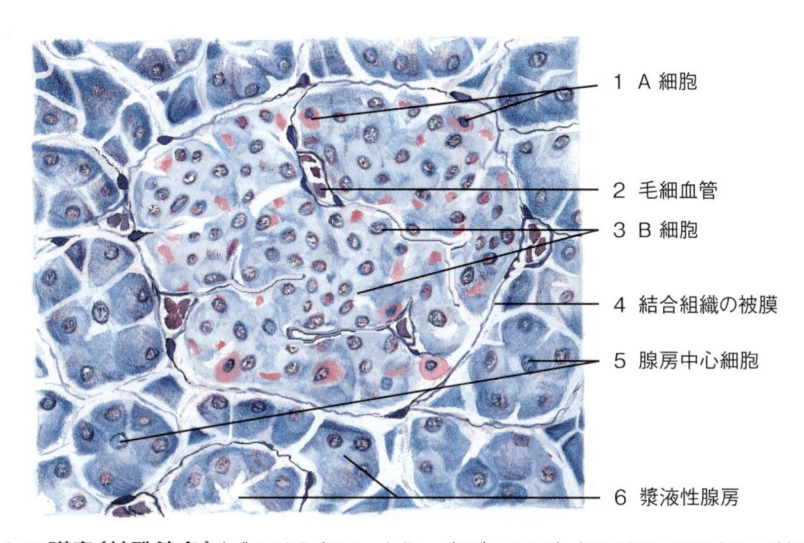

1　A 細胞
2　毛細血管
3　B 細胞
4　結合組織の被膜
5　腺房中心細胞
6　漿液性腺房

**図16-14 ■ 膵島（特殊染色）**（ゴモリのクロームミョウバンヘマトキシリン–フロキシン染色，高倍率）

## 機能との関連 16-3 ■ 膵臓の内分泌部

膵臓の内分泌部は，血中グルコース濃度とグルコース代謝を調整する二つの主要なホルモンを分泌する **膵島（ランゲルハンス島）** である．

膵島の **A 細胞** は **グルカゴン** glucagon を産生している．グルカゴンは血中グルコース濃度の低下によって分泌される．グルカゴンは肝細胞においてグリコゲン，アミノ酸，脂肪酸からグルコースへの転換を促進することによって，血中グルコース濃度を上昇させる．

膵島の **B 細胞** は **インスリン** insulin を産生する．インスリンの分泌は食後の血中グルコース濃度上昇によって刺激される．インスリンは肝臓，筋肉，脂肪細胞において膜輸送によるグルコースの細胞内への取り込みを促進することで，血中グルコース濃度を低下させる．また，

インスリンは肝臓におけるグルコースのグリコゲンへの転換を促進する．インスリンの血中グルコース濃度に対する作用は，グルカゴンと逆の作用である．

膵島の **D 細胞** は **ソマトスタチン** somatostatin と呼ばれるホルモンを分泌する．このホルモンは膵島内の局所作用により A 細胞（グルカゴン分泌）と B 細胞（インスリン分泌）の両方の分泌作用を抑制する．また，膵臓の外分泌細胞による重炭酸塩および酵素の産生を阻害する．

F 細胞（**PP 細胞**）は **膵臓ポリペプチド** pancreatic polypeptide と呼ばれるホルモンを産生する．このホルモンは胆汁産生と腸管運動を抑制し，膵臓の酵素の生成とアルカリ液の分泌をともに抑制し，胃の主細胞を刺激する．

## 図16-15　膵臓：内分泌部（膵島）と外分泌部

　　膵臓のやや高倍率の顕微鏡写真で，内分泌部と外分泌部が示されている．中央には淡く染まる内分泌部の**膵島**(3)がある．膵島(3)と外分泌性の**分泌腺房** secretory acinus(5)のあいだは，うすい**結合組織の被膜**(2)によってへだてられている．膵島(3)には血管と毛細血管(6)が豊富に分布している．外分泌性の分泌腺房(5)は細い内腔を囲んで並ぶピラミッド形の細胞でつくられ，その中央に淡く染まる**腺房中心細胞**(4)が一つかそれ以上みえる．

　　膵臓における最小の導管は**介在部**(1)で，管腔壁は単層立方上皮である．

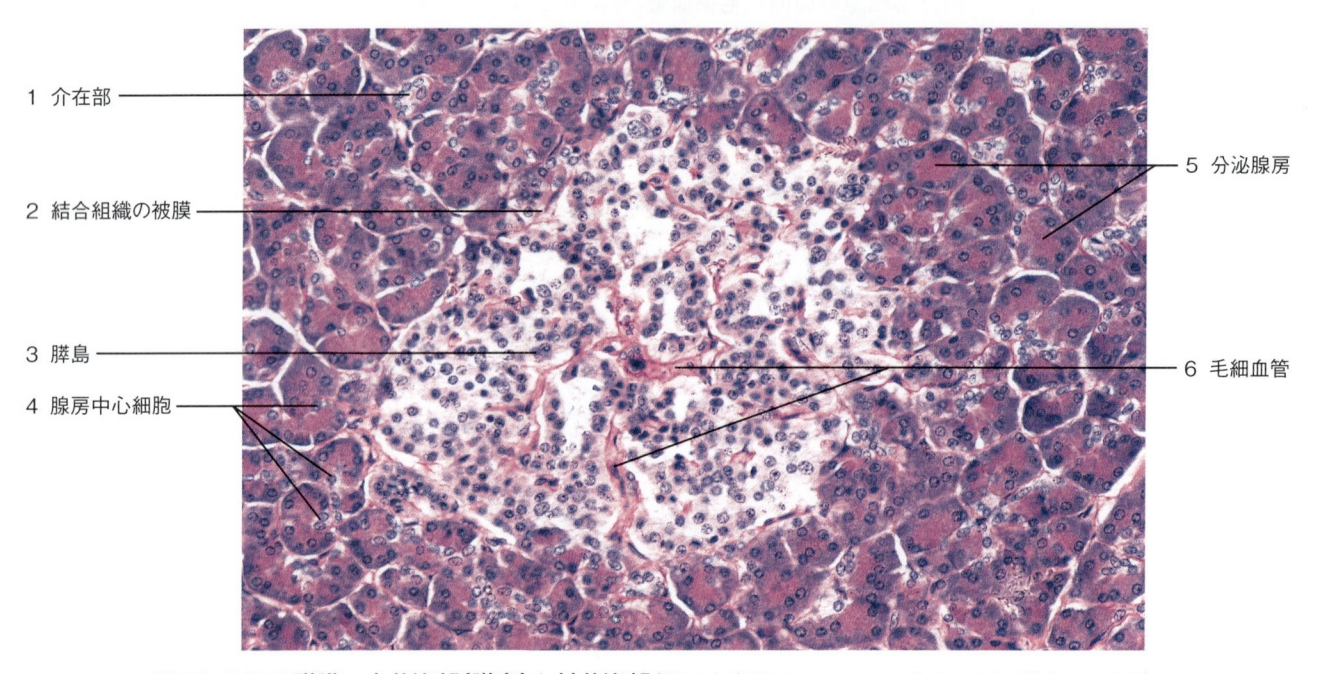

1　介在部
2　結合組織の被膜
3　膵島
4　腺房中心細胞
5　分泌腺房
6　毛細血管

図16-15 ■ **膵臓：内分泌部（膵島）と外分泌部**（過ヨウ素酸-シッフ-ヘマトキシリン染色，×80）

## 図16-16　哺乳類の膵島の免疫組織化学染色標本

　　免疫組織化学染色によって，膵島にある異なった種類の細胞をみることができる．この高倍率の写真は，膵島における二つの主要な細胞種の正確な分布を示している．**グルカゴン産生細胞** glucagon-producing cell（**A 細胞**）は明るい赤に染色され，膵島の辺縁部に局在している．**インスリン産生細胞** insulin-producing cell（**B 細胞**）は明るい**緑色**に染色されており，辺縁部にある A 細胞に囲まれた膵島の内がわに局在している．

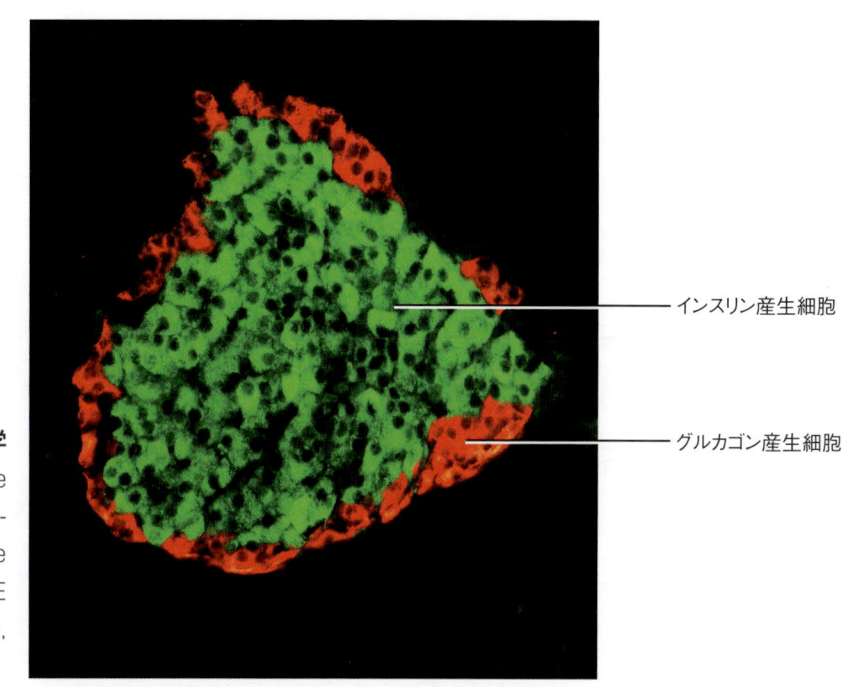

インスリン産生細胞

グルカゴン産生細胞

**図16-16 ■ 哺乳類の膵島の免疫組織化学染色標本**［Ernest Adeghate 博士（Department of Anatomy Faculty of Medicine and Health Sciences, UAE University, 主任教授, Al Ain, UAE)のご厚意による］

# 第３項●胆　囊

　　胆囊は肝臓の下面に付着している小さい中空の器官である．肝細胞で生成された胆汁が，肝臓を離れて胆囊へと流れ，貯蔵され，濃縮される．ホルモンの刺激によって，胆囊内の胆汁は胆囊管を通って胆囊から排出され，**総胆管**を経て，十二指腸壁の指状の突起である**大十二指腸乳頭** major duodenal papilla を通り，十二指腸内腔に入る．

　　胆囊は分泌腺ではなく，おもな機能は胆汁から水分を吸収して濃縮することである．脂肪を含んでいる食事を摂ると，ホルモンの刺激によって，胆汁は消化管へと放出される．胆囊内が空の時には，粘膜には深い**しわ**がよっている．

## 図16-17 胆嚢壁

　**胆嚢** gallbladder は筋性の嚢状臓器である．胆嚢壁は粘膜，筋層，外膜ないし漿膜の3層から構成されており，粘膜筋板と粘膜下層は存在しない．

　粘膜を構成しているのは，**単層円柱上皮**(1)とその下の**粘膜固有層**(2)である．粘膜固有層には疎性結合組織，散在性リンパ組織，血管(**細静脈**と**細動脈**)(9)がある．胆嚢壁が拡張していない状態では，一時的な**粘膜ひだ** mucosal fold(7)が現われるが，胆汁によって膨らむことで粘膜ひだ(7)はみえなくなる．粘膜ひだ(7)は小腸の絨毛と似ているが，大きさや形がさまざまであり，並び方も不規則である．粘膜ひだ(7)のあいだは，**憩室** diverticulum ないし**陰窩** crypt(3, 8)と呼ばれる粘膜の深いくぼみである．胆嚢頸部を除き，胆嚢に腺は存在しない．

　粘膜固有層(2)の外がわに，不規則な方向に走る**平滑筋線維**(10)束をもつ胆嚢の筋層がある．他の層との境界は明瞭ではなく，**弾性線維**(4)が混在している．

　平滑筋線維(10)のまわりを，**密性結合組織**(6)が取り囲んでいる．この結合組織には太い**動脈**と**静脈**(11)，リンパ管，そして**神経**(5)が含まれる．

　**漿膜**(12)が胆嚢表面の非付着部全体をおおっている．胆嚢が肝臓表面に付着している場所では，結合組織層が外膜となる．

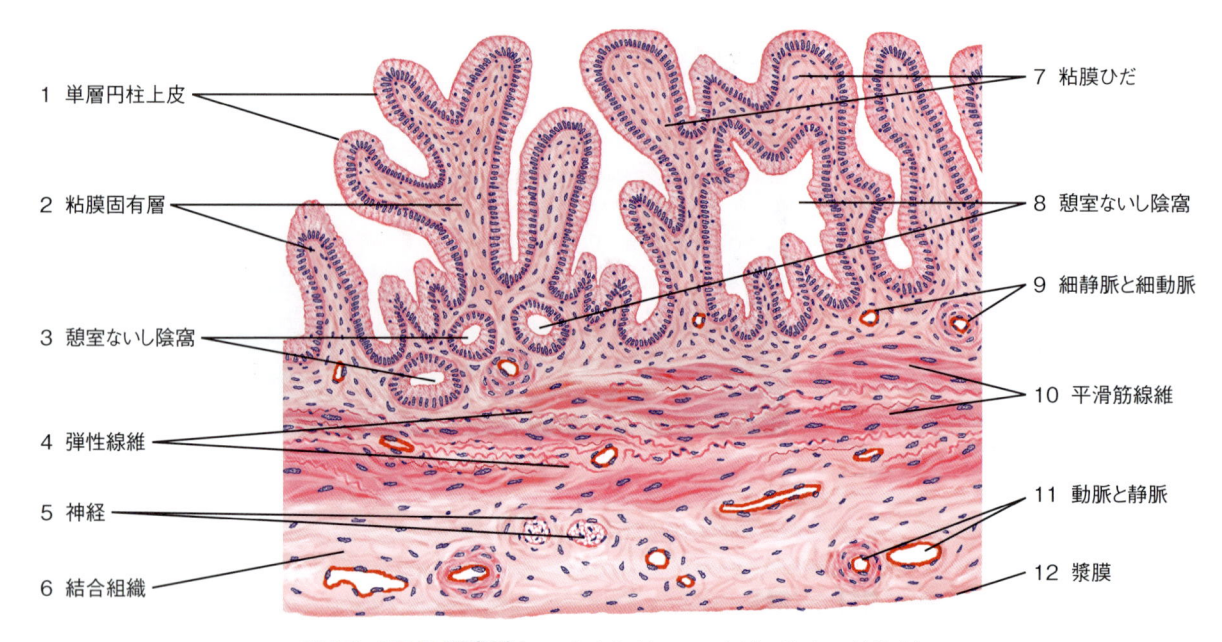

1 単層円柱上皮　　　　　　　　　　　7 粘膜ひだ
2 粘膜固有層　　　　　　　　　　　　8 憩室ないし陰窩
3 憩室ないし陰窩　　　　　　　　　　9 細静脈と細動脈
4 弾性線維　　　　　　　　　　　　　10 平滑筋線維
5 神経　　　　　　　　　　　　　　　11 動脈と静脈
6 結合組織　　　　　　　　　　　　　12 漿膜

**図16-17 ■ 胆嚢壁**(ヘマトキシリン-エオジン染色，低倍率)

## 機能との関連 16-4 ■ 胆　嚢

　胆嚢のおもな機能は，**胆汁** bile をうけ取り，貯蔵し，濃縮して，腸管内の脂肪の乳化に必要なときに排出することである．胆汁は肝細胞によって常に生成されており，導管を通って胆嚢に輸送され，貯蔵される．胆嚢の上皮細胞には，他の分子の膜貫通輸送に関与する細胞と同様の細胞内小器官が存在する．胆嚢上皮細胞の基底膜と外側膜のナトリウムポンプによって，ナトリウムイオンは上皮を通過して細胞外結合組織へと活発に輸送され，強い浸透圧をつくり出す．それによって水と塩化物イオンのほとんどは胆汁から受動的に輸送されることで，胆汁は濃縮される．

　胆汁の十二指腸への分泌はホルモンによる調節をうける．食物の脂肪が近位十二指腸に入ると，腸粘膜の腸内分泌細胞から**コレチストキニン** cholecystokinin(CCK)と呼ばれるホルモンが血中に分泌される．CCK は血流にのって胆嚢へと運ばれ，胆嚢壁の平滑筋の，強い律動収縮を引きおこす．同時に，胆嚢の頸部を取り囲む**括約筋**が弛緩する．このように二つの作用の組み合わせにより，胆汁が総胆管を通って十二指腸へと送り出される．

# 第16章 まとめ

## 消化器系 Ⅳ：付属器官（肝臓，胆嚢，膵臓）

### 肝　臓

- 消化管外の機能上有利な位置にある
- 腸管で吸収された栄養はすべて門脈から肝類洞を経て肝臓を通る
- 門脈と肝動脈の二重の血液供給をうけている
- 中心に中心静脈をもつ肝小葉が集まった組織である
- 肝細胞板が，中心静脈から小葉辺縁に向けて放射状に拡がっている
- 肝小葉辺縁にある門脈，肝動脈，胆管をまとめて門脈域という
- 動脈血と静脈血は類洞で混ざり，中心静脈へ向かって流れる
- 肝類洞は有窓性不連続性内皮によって囲まれている
- 血液中の物質は内皮下類洞周囲腔（ディッセ腔）を介して肝細胞と接触する
- 貪食能をもつクッパー細胞と脂肪貯蔵星状細胞（伊東細胞）がそれぞれ類洞内と類洞外にある
- 肝臓が障害をうけると，星状細胞（伊東細胞）が筋線維芽細胞に分化して結合組織基質を産生する
- 他のどの器官よりも多くの機能をもつ
- 胎児において造血の場となる
- 個々の肝細胞は外分泌機能と内分泌機能の両方をもつ

### 外分泌機能

- 肝細胞から毛細胆管へと分泌された胆汁は，さらに毛細胆管からヘリング管へと集まる
- ヘリング管を経て，胆汁は門脈域の胆管に向かって流れるが，このような胆汁の流れは血液とは逆向きである
- 胆汁は胆嚢に蓄えられ，水分を除かれて濃縮される
- ホルモンであるコレチストキニンは，肝臓および胆嚢からの胆汁分泌を調節する
- 糜粥中の脂肪が十二指腸に入ると，腸粘膜の腸内分泌細胞がコレチストキニンを分泌する
- コレチストキニンは胆嚢を収縮させ胆汁を押し出させる
- 胆汁が脂肪を乳化することで，膵リパーゼによる効率的な消化が可能となる
- 脂肪は小腸の絨毛にあるリンパ系の乳糜管へと吸収される
- 肝細胞はビリルビンを胆汁へと排出し，また抗体を血中から胆汁へと移動させる

### 内分泌機能

- 血中の栄養物質を取り込み，代謝し，蓄積し，貯蔵を行なう
- 血液凝固因子など，ほとんどの血漿蛋白質を合成して分泌する
- グリコゲンを貯蔵し，必要に応じてグルコースとして放出する

### 貪食機能

- 類洞中を流れる薬物や有害物質を解毒する
- 特殊な肝臓マクロファージであるクッパー細胞が類洞内腔に並んでいる
- クッパー細胞は血中を流れる構造物の断片や，古くなった赤血球を濾過して除き，それらを貪食する

### 膵　臓

### 外分泌部

- 頭部は十二指腸係蹄に位置し，尾部は脾臓までのびている
- 外分泌部は膵臓の大半を占め，漿液性腺房で構成されている
- 腺房の腺房細胞は，消化酵素を含む顆粒で充たされている
- 腺房には淡い青色に染まる腺房中心細胞があり，そこから導管が始まる
- 腺房中心細胞は短い介在部の細胞へと続く
- 導管には線条細胞，線条部あるいは筋上皮細胞が存在していない
- セクレチンとコレチストキニンの両ホルモンにより，外分泌は調整される
- 酸性の糜粥が小腸に入ると，腸管の腸内分泌細胞がホルモンを放出する
- セクレチンは，腺房中心細胞および介在部の細胞による重炭酸ナトリウムの産生を促進する
- アルカリ性の重炭酸ナトリウムを含む分泌液により，酸性の糜粥が中和され，膵臓由来の酵素がはたらく
- コレチストキニンは脂肪や蛋白質が糜粥に含まれるときに分泌される

・コレチストキニンは種々の膵消化酵素の産生と分泌を促進する
・酵素はまず不活性型として産生され，放出され，十二指腸内ではじめて活性型となる
・腸粘膜由来のエンテロキナーゼによって，膵臓からのトリプシノゲンはトリプシンに変換される
・トリプシンはすべての膵臓由来酵素を活性型の消化酵素に変換する

## 内分泌部
・外分泌性腺房のあいだに孤立して内分泌部が点在している
・各膵臓ランゲルハンス島は細網線維で囲まれて，外分泌部よりへだてられる
・膵臓ランゲルハンス島にはA細胞，B細胞，D細胞，F細胞（PP細胞）の4種類の細胞が存在する
・A細胞は血糖値の低下に反応してグルカゴンを生成する
・グルカゴンは肝臓でのグリコゲンからグルコースへの変換を加速させ，血糖値を上昇させる
・B細胞は血糖値が上がるとインスリンを産生する
・インスリンはグルコースの肝臓，筋肉，脂肪細胞への輸送を促して血糖値を下げる
・D細胞は，A細胞とB細胞のはたらきを抑制するソマトスタチンを生成する
・D細胞はまた，外分泌細胞による重炭酸塩と酵素の産生を抑制する
・PP細胞は胆汁産生と膵臓の酵素性膵液とアルカリ性膵液の分泌を抑制し，胃の主細胞を刺激する

## 胆　嚢
・肝臓の下にあって，胆汁を貯蔵し，濃縮する機能をもつ中空の器官である
・肝細胞によって産生される胆汁は，総胆管によって運ばれる
・ナトリウムが能動輸送されるに伴ない，水と塩化物イオンが受動的に運ばれ，胆汁が濃縮される
・胆汁は，十二指腸内の脂肪に反応したコレチストキニンの作用により，放出される
・括約筋が弛緩し，胆嚢が収縮することによって，胆汁が十二指腸に排出される

# 第16章 復習問題

## 問　題

次の問題について，もっとも適切な答えを選びなさい．

1. 血糖値が低下しているあいだ，血糖値をもとに戻すのは？
   A. インスリンレベルの上昇
   B. グルカゴンのレベルの低下
   C. ソマトスタチンのレベルの低下
   D. グルカゴンレベルの上昇
   E. 膵島のすべての細胞からの分泌の増加

2. 食後の血糖値を下げる膵臓の細胞は？
   A. A 細胞
   B. B 細胞
   C. D 細胞
   D. PP 細胞
   E. 腺房中心細胞

3. インスリンとグルカゴンの分泌を抑制または阻害するホルモンは？
   A. ソマトスタチン
   B. セクレチン
   C. コレチストキニン
   D. 膵臓ポリペプチド
   E. エンテロキナーゼ

4. 胆汁は胆嚢に蓄えられると，どのような変化がおこるか？
   A. 希釈される
   B. ナトリウムイオンと塩素イオンが胆汁に加えられる
   C. 胆汁にさらに水が追加される
   D. より濃縮される
   E. 変化しない

5. 胆嚢を収縮させて胆汁を排出させるホルモンは？
   A. セクレチン
   B. エンテロキナーゼ
   C. 膵臓ポリペプチド
   D. トリプシノゲン
   E. コレチストキニン

## 解　答

1. 正解：D．グルカゴンレベルの増加．このホルモンは，肝臓内のグリコゲン，アミノ酸，および脂肪酸のグルコースへの変換と血流への放出を促進することにより，グルコースの上昇を増加させる．

2. 正解：B．B 細胞．この細胞は，血糖値が高いとインスリンを放出し，インスリンはグルコースを肝細胞，筋細胞，脂肪細胞へ輸送することによって血糖値を低下させる．

3. 正解：A．ソマトスタチン．このホルモンは，膵島のD 細胞によって産生される．インスリン（B 細胞）とグルカゴン（A 細胞）を産生する細胞に対して抑制作用がある．

4. 正解：D．胆汁が濃縮される．膜輸送により，ナトリウムは胆汁から能動輸送され，それによって水と塩化物イオンが輸送され，胆汁が濃縮される．

5. 正解：E．コレチストキニン．脂肪分の多い食物が十二指腸に入ると，コレチストキニンの放出が誘導され，それによって胆嚢の筋性壁が収縮して胆汁が排出される．

## 顕微鏡写真による補足

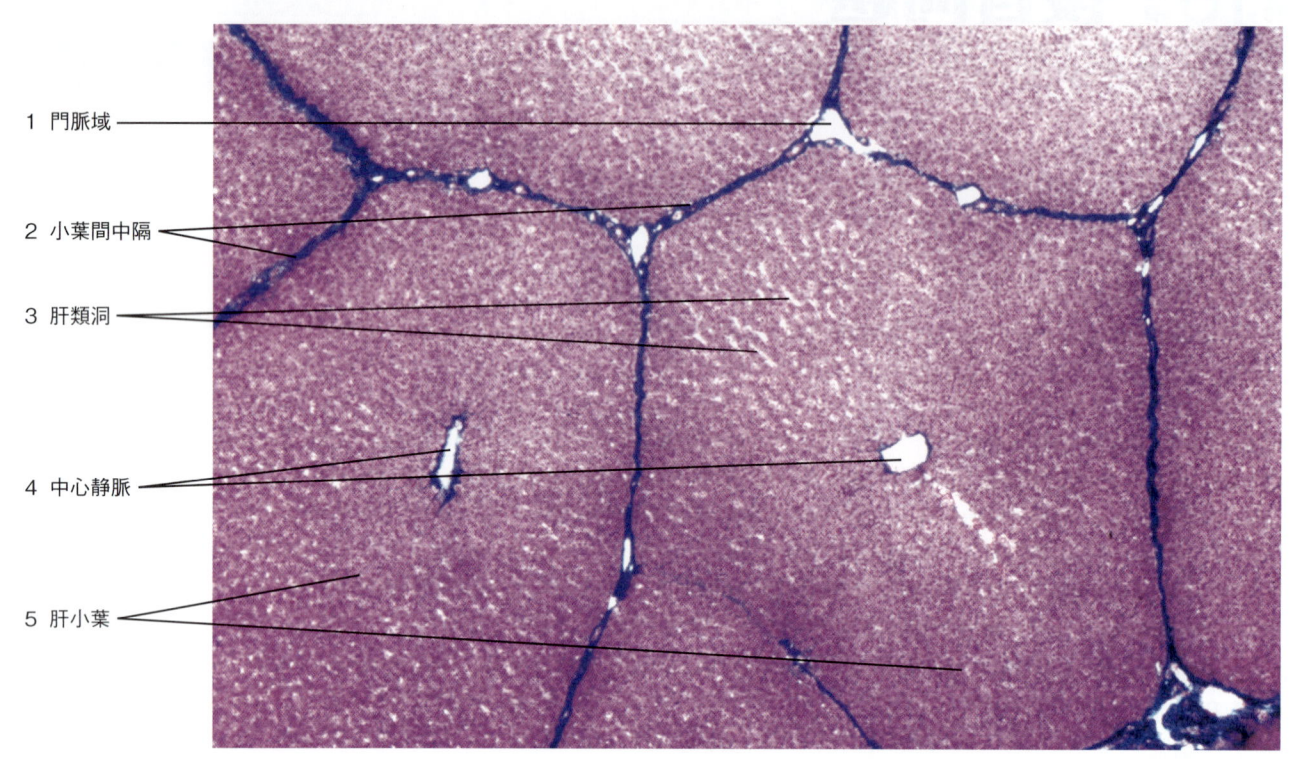

1　門脈域

2　小葉間中隔

3　肝類洞

4　中心静脈

5　肝小葉

**図16-18 ■** ブタ肝臓の低倍率像．結合組織中隔によって分けられた肝小葉を示す（マロリー–アザン染色，×17）

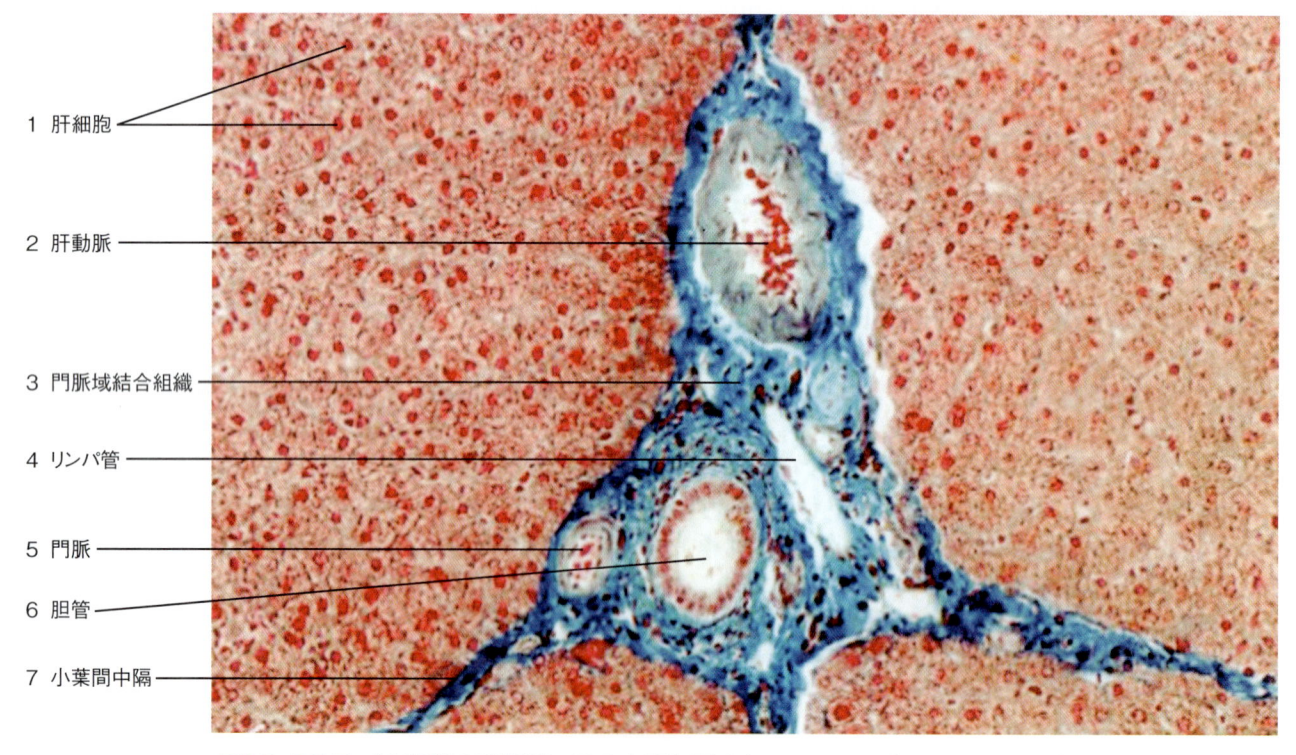

1　肝細胞

2　肝動脈

3　門脈域結合組織

4　リンパ管

5　門脈

6　胆管

7　小葉間中隔

**図16-19 ■** ブタ肝臓の門脈域．その内容を示す（マロリー–アザン染色，×100）

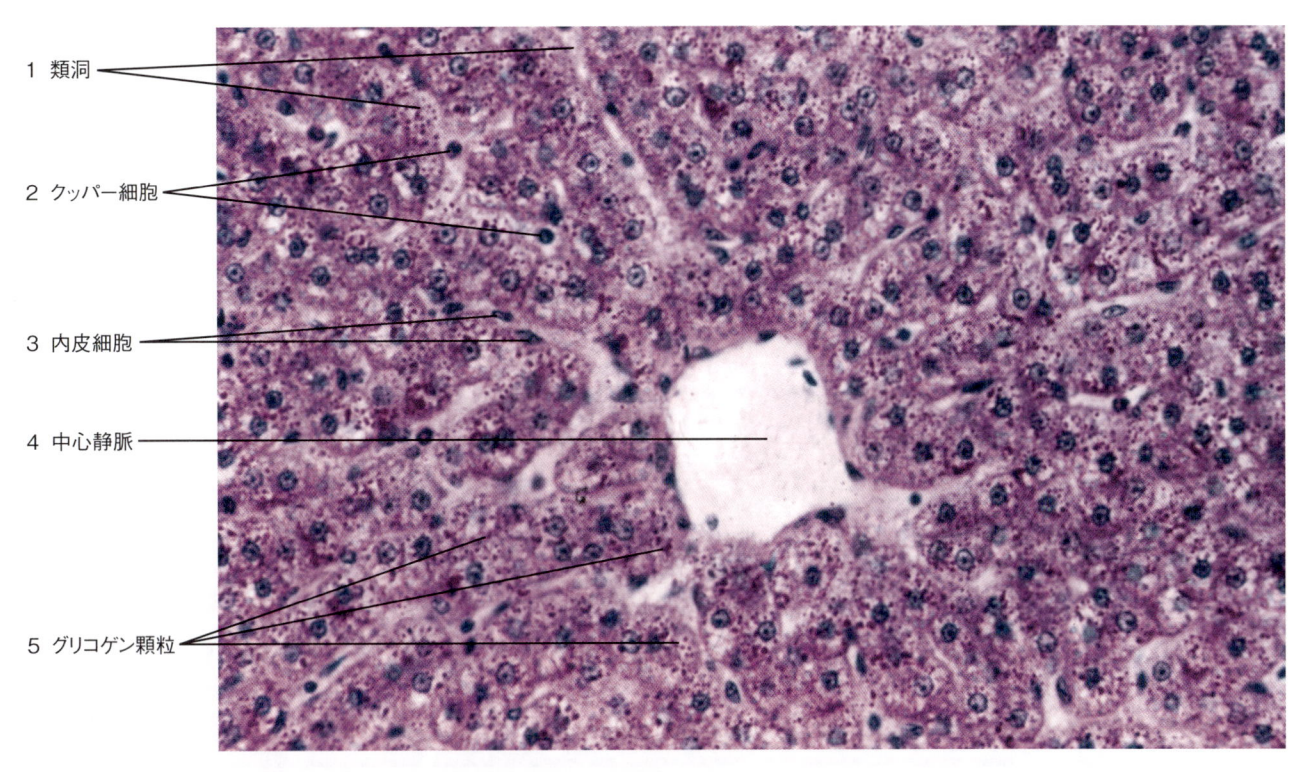

1 類洞
2 クッパー細胞
3 内皮細胞
4 中心静脈
5 グリコゲン顆粒

**図16-20** ■ **中心静脈を囲む肝小葉の高倍率像．肝細胞内グリコゲンを示す**（過ヨウ素酸–シッフ染色，×100）

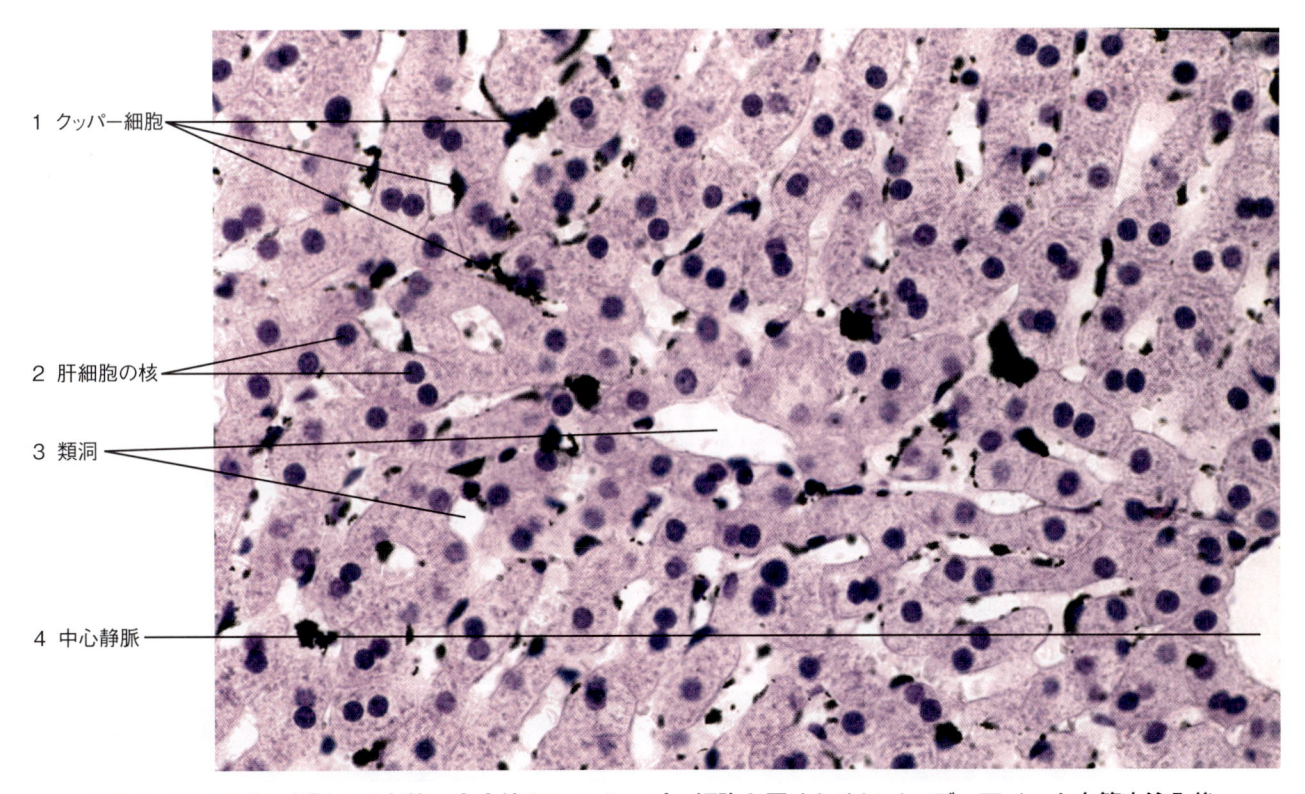

1 クッパー細胞
2 肝細胞の核
3 類洞
4 中心静脈

**図16-21** ■ **げっ歯類の肝小葉．貪食能をもつクッパー細胞を示すためにインディアインク血管内注入後**
（ヘマトキシリン–エオジン染色，×100）

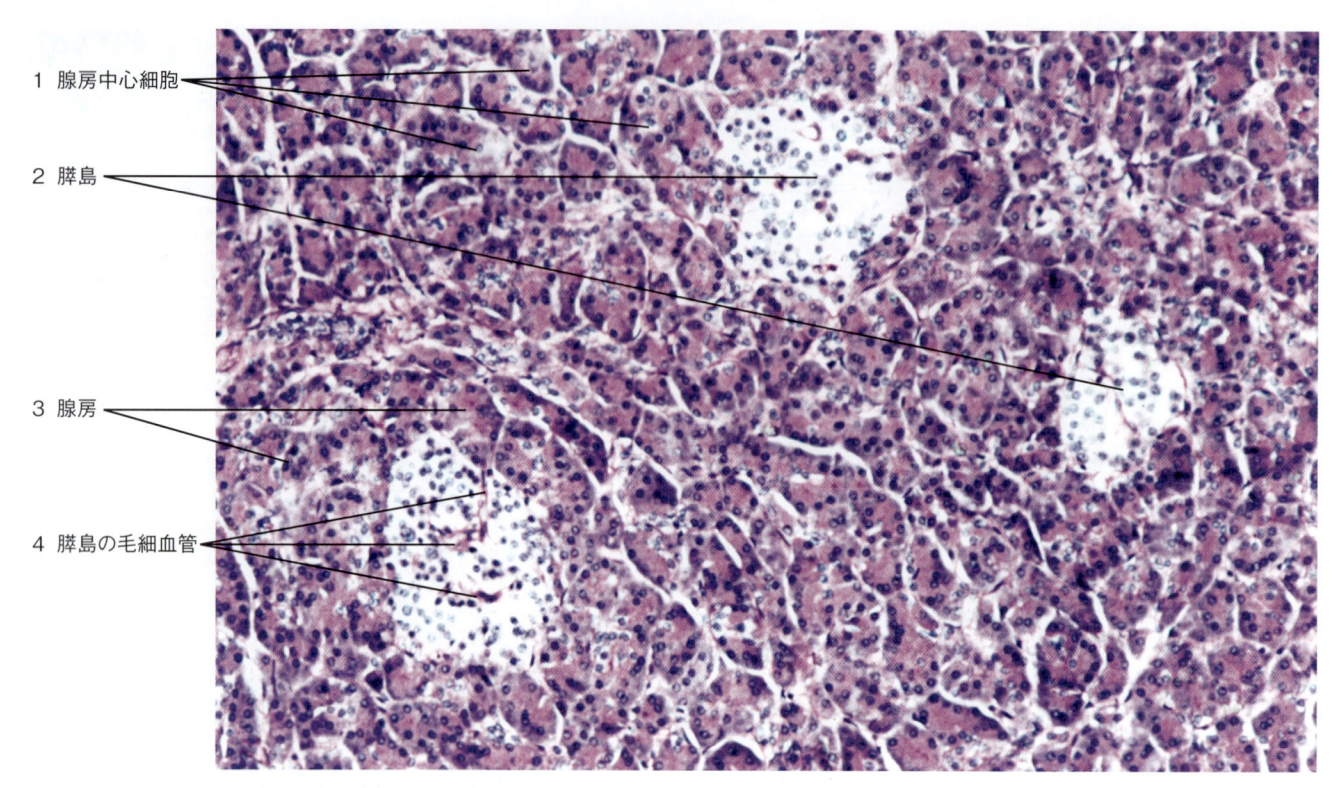

1 腺房中心細胞
2 膵島
3 腺房
4 膵島の毛細血管

**図16-22** ■ サルの膵臓の低倍率像．内分泌部膵島とその周囲の外分泌部腺房を示す（ヘマトキシリン–エオジン染色，×50）

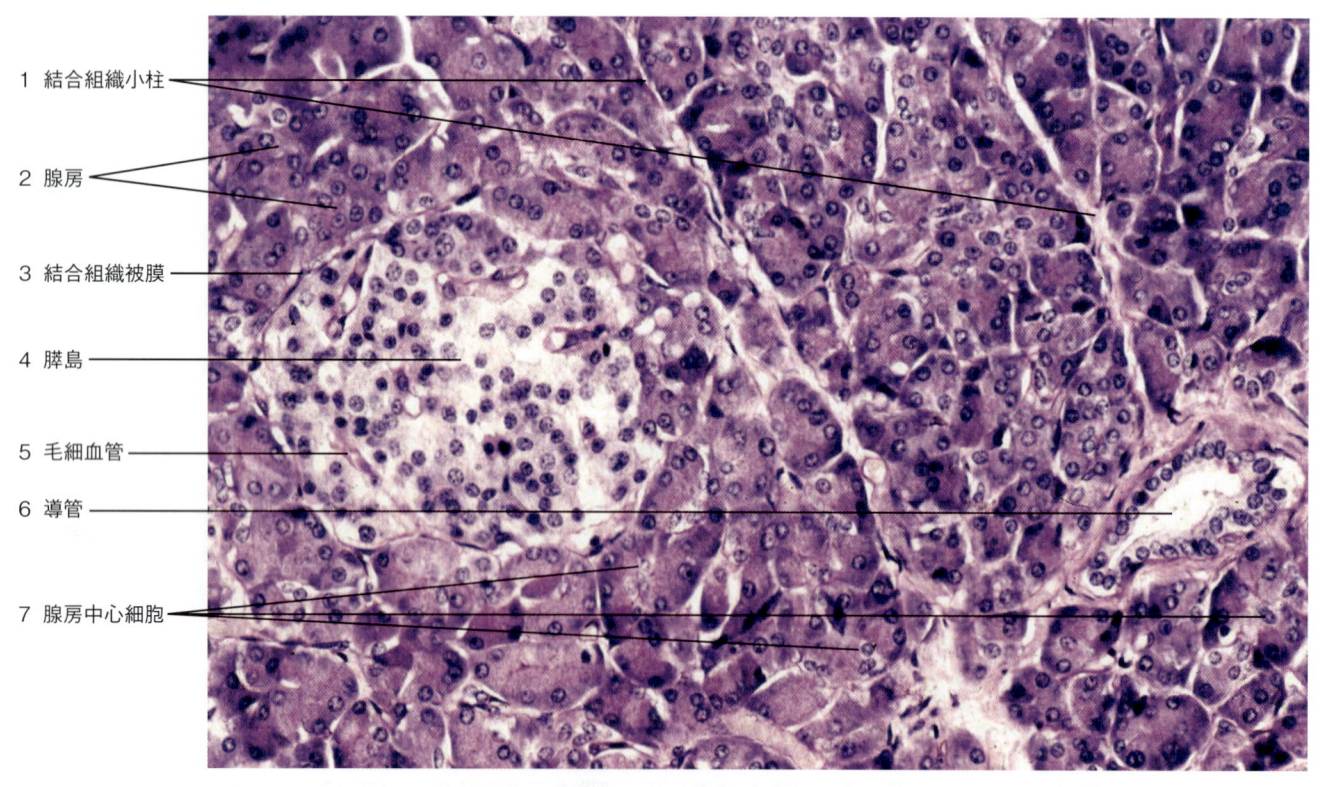

1 結合組織小柱
2 腺房
3 結合組織被膜
4 膵島
5 毛細血管
6 導管
7 腺房中心細胞

**図16-23** ■ サルの膵島，周囲の腺房，導管のより高倍率の像（ヘマトキシリン–エオジン染色，×80）

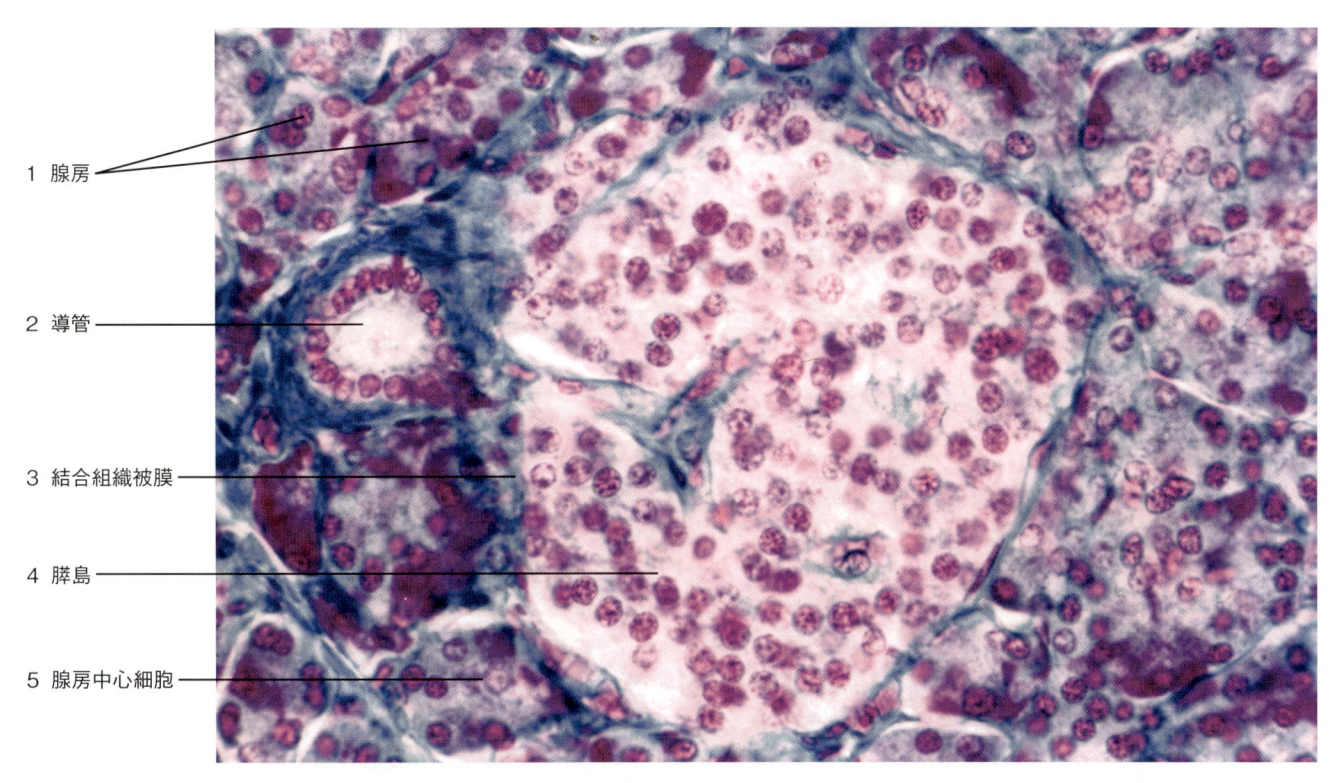

1 腺房
2 導管
3 結合組織被膜
4 膵島
5 腺房中心細胞

**図16-24** ■ **サルの膵島，周囲の腺房，導管のより詳細な像**（マロリー–アザン染色，×100）

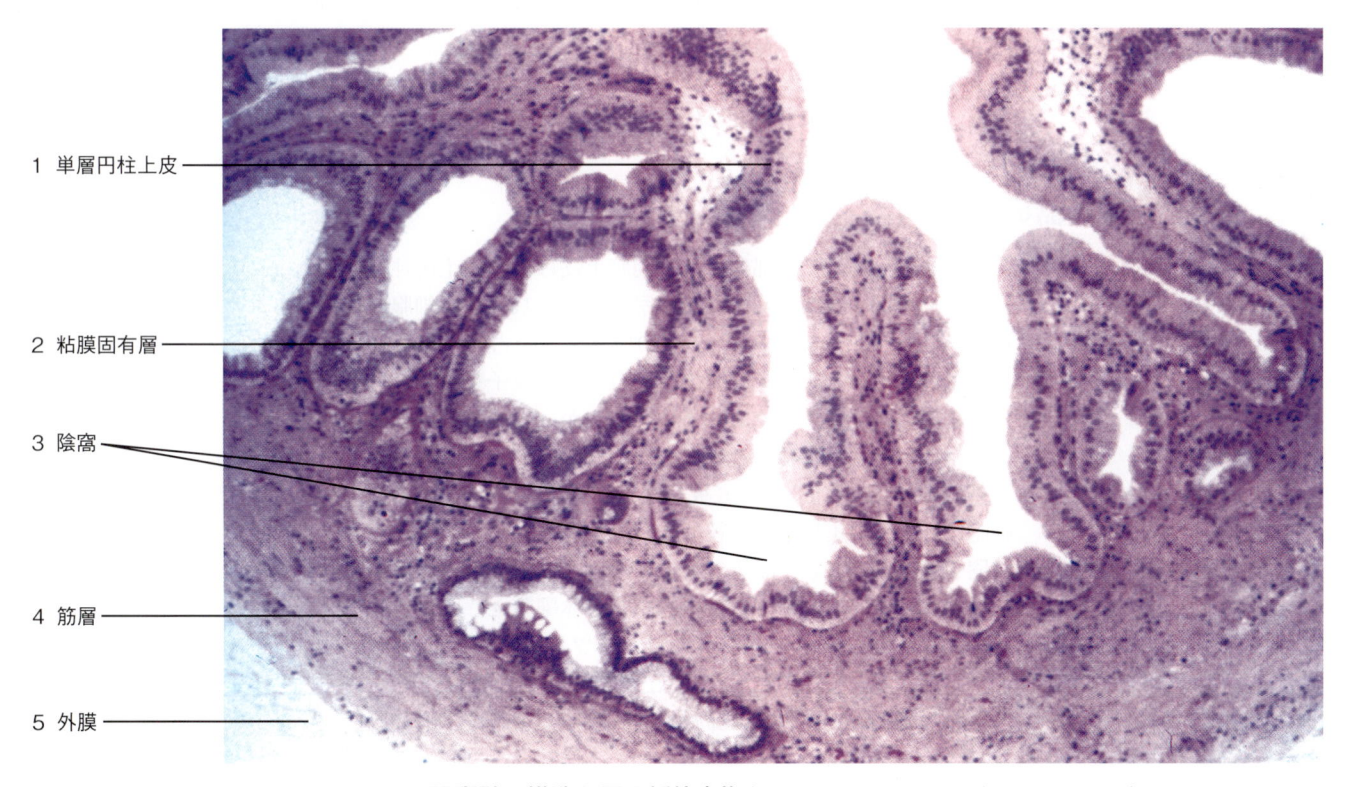

1 単層円柱上皮
2 粘膜固有層
3 陰窩
4 筋層
5 外膜

**図16-25** ■ **サルの胆嚢壁の構造を示す低倍率像**（ヘマトキシリン–エオジン染色，×17）

# 第17章 呼吸器系

## 呼吸器系の構成要素

呼吸器系 respiratory system は，気道部と呼吸部の二つの部分で構成されている．また，鼻の空気の通路には，匂いを検出する神経上皮感覚細胞もある．

**気道部** conducting portion は肺の内外にある連続した管であり，ガス交換のために空気を肺へ送り，また肺から外へ出す役割を果たしている．一方，**呼吸部** respiratory portion は空気の通り道であるだけでなく，**呼吸** respiration すなわちガス交換が行なわれる場所でもある．

肺の外にある気道，すなわち気管とさまざまな太さの気管支の上皮は，多数の**杯細胞** goblet cell を含む**多列線毛上皮** pseudostratified ciliated epithelium である．**気管支** bronchus が肺に入ると，分岐を繰り返し，それらの内径は次第に小さくなる．同時に，気道の内腔の上皮細胞の高さも徐々に低くなっていき，線毛の量と杯細胞の数も減少する．細気管支は最終的に**呼吸細気管支** respiratory bronchiole となる．呼吸細気管支は空気の通路とガス交換の部位との**移行部** transition zone である．

**呼吸部**は呼吸細気管支と肺胞管，肺胞囊，**肺胞** alveolus で構成されている（図 17-1）．ガス交換はおもに，呼吸器系の終末部位で壁が非常にうすい空間である肺胞で行なわれる．肺胞では杯細胞は存在せず，内腔の上皮はうすい**単層扁平上皮** simple squamous epithelium である．肺胞は毛細血管に非常に近い位置にある．

## 呼吸器の上皮

呼吸器のほとんどの部位では，内腔上皮は多列線毛円柱上皮である．この上皮を光学顕微鏡と透過型電子顕微鏡の両者で観察すると，数種類の細胞がみとめられる．**線毛円柱上皮細胞** ciliated columnar cell は，上皮の厚さ全体を占めるもっとも豊富な細胞である．線毛は上皮の表面の掃除を行ない，吸入された小さな粒子を除去して肺を保護する．

**杯細胞**は，気道の近位では多数であるが，遠位部分に向かって徐々に少なくなる．この細胞は粘液性糖蛋白質を含んでおり，それを上皮表面に放出して保護層を形成する．

**基底細胞** basal cell は基底板の近くにあり，細胞の先端は上皮の内腔に到達しない．この細胞は，他の上皮細胞と継続的におきかわるための幹細胞としてはたらく．

**刷子細胞** brush cell は他の細胞よりも数が少ない．この細胞の基底部表面は求心性神経終末に接触しているため，この細胞は受容体細胞として機能すると考えられている．

**小顆粒細胞** small granule cell（**クルチツキー細胞** Kulchitsky cell）は，多数の膜結合顆粒を含み，びまん性神経内分泌系（DNES）の腸内分泌細胞に類似の細胞である．

鼻腔，細気管支，および肺胞にはこの他の細胞もみられる．

## 嗅上皮

肺に入る空気はまず鼻腔か口腔のどちらかを通過する．このうち鼻腔の天蓋部を中心とした上部と，外側部の**上鼻甲介**と呼ばれる骨性の突出構造の領域には，高度に特化した感覚性

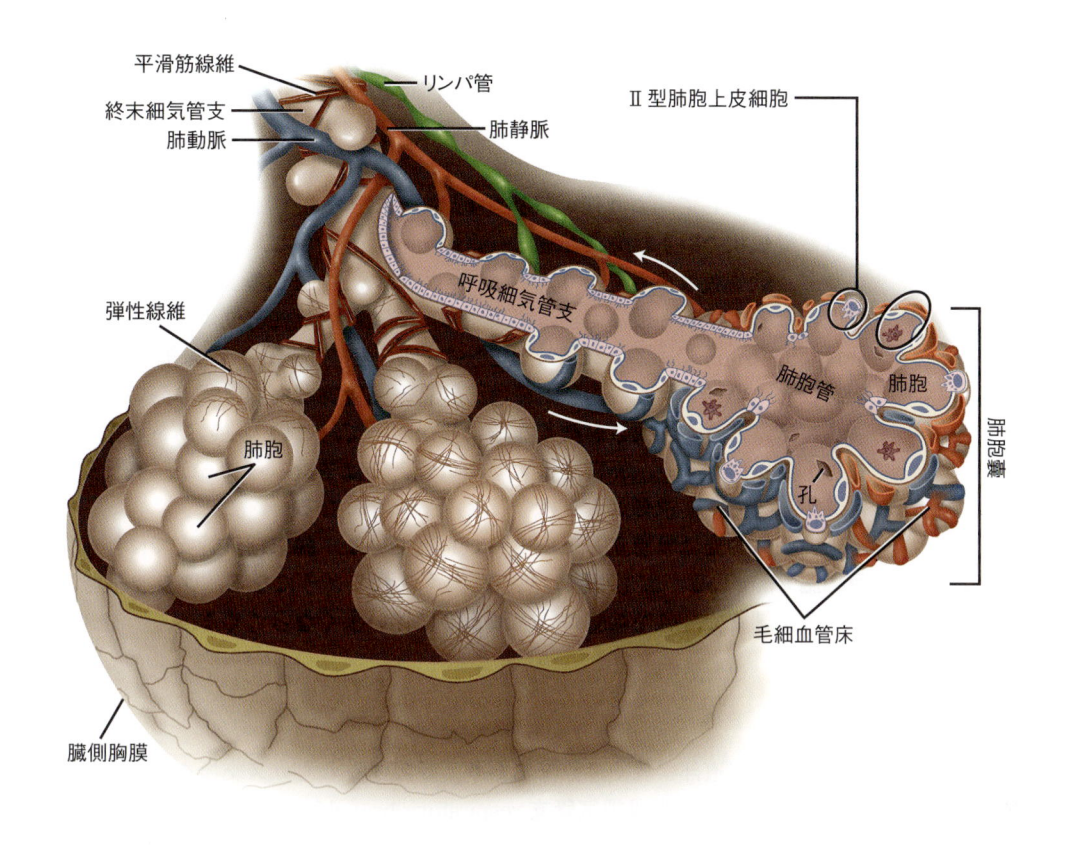

**図17-1** ■ 肺の三次元図と横断面：円で囲んだ部位の細気管支とⅡ型肺胞上皮細胞をそれぞれ図 17-2 と図 17-3 で拡大して示す

の移行上皮が存在する．この上皮は**嗅上皮** olfactory epithelium と呼ばれ，臭いを感知し脳へ伝える役割を果たしていて，支持細胞，基底細胞，嗅細胞の 3 種類の細胞から構成される．この上皮の下層にある粘膜固有層には，**漿液性の嗅腺** serous olfactory gland（**ボーマン腺** Bowman's gland）が存在する．呼吸上皮とは対照的に，嗅上皮では杯細胞や細胞上部の運動性線毛はみられない．

　　**嗅細胞** olfactory cell は**感覚性双極性細胞** sensory bipolar neuron で鼻腔側にある**支持細胞** supportive cell と**基底細胞**のあいだに分布している．嗅細胞の高さは嗅上皮の厚さと等しく，粘膜表面の末端部は**嗅小胞** olfactory veside と呼ばれる小さい球形の構造で終わる．嗅小胞からは上皮表面に平行に放射状に長く運動性のない**嗅線毛** olfactory cilia が拡がっている．この嗅線毛は，非運動性で，嗅覚の受容体としての役割を担っている．嗅細胞の基底部は軸索となって，基底膜を通って嗅上皮を離れ，上皮下の粘膜固有層で集まって神経線維束を形成した後に頭蓋の篩骨を通り，脳の嗅球（第 1 脳神経，嗅神経）でシナプスをつくる．

　　嗅粘膜の粘膜固有層には，嗅神経，嗅腺（ボーマン腺），血管，リンパ管，およびその他の結合組織の細胞成分がある．嗅腺（ボーマン腺）は漿液を産生し，これによって嗅線毛を湿らせ，嗅細胞を刺激するために匂い分子を溶解して匂いを検出させる溶媒としてはたらく．

## 呼吸器系の気道部

　　呼吸器系の気道部は鼻腔，咽頭，喉頭，気管，肺外気管支，および肺の内部に続く一連の気管支と細気管支からなる．気管支は徐々に細くなって，最後に**終末細気管支** terminal bronchiole となる．比較的太い気道には**硝子軟骨** hyaline cartilage があり，常に十分な空気

を通せるよう，気道の構造を保っている．**気管** trachea は，C 字形をした不完全な輪状の**硝子軟骨**で支えられている．気管の C 字形軟骨の両端間の軟骨のない部分は気管の後ろがわで食道に隣接しており，弾性線維と気管支平滑筋と呼ばれる平滑筋線維が硝子軟骨の端と端をつないでいる．

　気管は分岐して，より細い**気管支** bronchus となり，肺の中に入る．このとき硝子軟骨は分離して板状の**硝子軟骨板** hyaline cartilage plate となる．気管支が枝分かれしてさらに細くなると，軟骨板は小さくなり，数も減少していく．細気管支がさらに分岐して直径が 1 mm 程度になると，軟骨板は完全に消失する．気道部の最終部位は終末細気管支であり，その直径は 0.5〜1 mm である．気管支は 20〜25 回の分岐を経て，終末細気管支に至る．

　比較的太い細気管支の内腔上皮は，気管や気管支と同様に背の高い**多列線毛上皮**でおおわれている．気管支の太さが細くなるにしたがって，この上皮の高さは徐々に低くなって**単層線毛上皮**に移行する．**杯細胞**は太い細気管支では多数みられるが，気管支が細くなると徐々に数が減って，終末細気管支になるとみられなくなる．

　細い細気管支は**単層立方上皮**でおおわれている．終末細気管支では杯細胞の代わりに**クララ細胞** Clara cell が線毛細胞のあいだにみられるようになる．クララ細胞は線毛のない立方状の分泌細胞で，線毛細胞の数が減るのに伴い多くなってくる．

## 呼吸部

　呼吸部は気道部に続く遠位部にあり，呼吸すなわちガス交換を行なう部分である．終末細気管支が分岐して**呼吸細気管支** respiratory bronchiole となると，壁のうすい特徴的なふくらみである**肺胞** alveolus をつくるようになる．したがって呼吸細気管支は，単なる空気の通り道から呼吸（ガス交換）の場となる最初の領域であり，**移行部** transitional zone である．

　肺胞は毛細血管叢に囲まれていて（図 17-2），取り込まれた空気と毛細血管内の静脈血とのあいだの壁がきわめてうすく，ガス交換が可能になっている．その他の**肺胞管** alveolar duct，**肺胞囊** alveolar sac においても，呼吸（ガス交換）が行なわれる．

　肺胞には 2 種類の細胞があるが，もっとも多数を占めるのが**扁平肺胞細胞** squamous alveolar cell（**Ⅰ型肺胞細胞** type I pneumocyte）である．この細胞は非常にうすく，肺胞の表面の

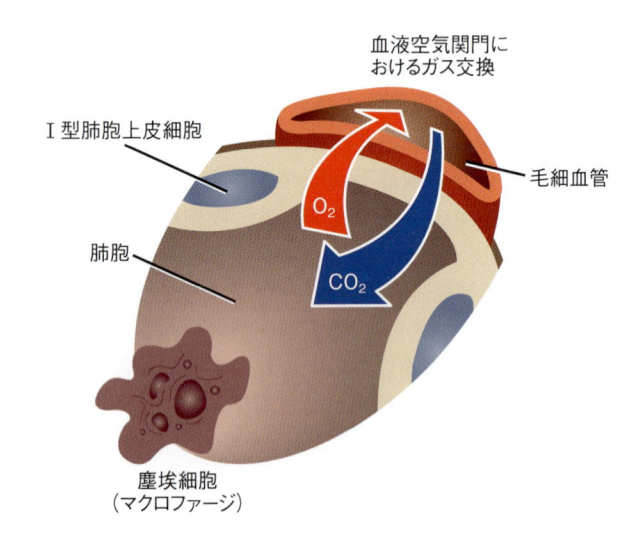

図17-2 ■ 肺の呼吸細気管支の内部構造：肺胞内の空気と毛細血管内の血液，肺胞マクロファージが近接した位置関係を示す

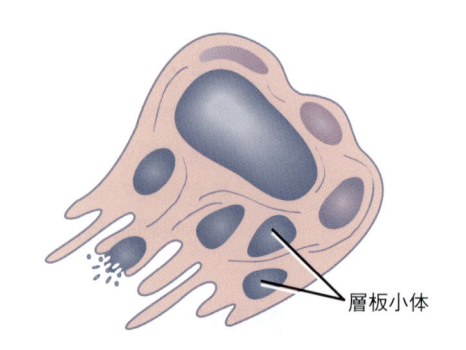

図17-3 ■ 肺胞のⅡ型肺胞細胞の高倍率図

ほとんどをおおっている．もう一つの種類は，**II型肺胞細胞** type II pneumocyte で，I型肺胞細胞にはさまって1個ないし数個の集まりをつくっている（図17-3）．**肺胞マクロファージ** alveolar macrophage は，循環血中の単球に由来する細胞である．肺胞壁や肺胞間中隔の結合組織には肺胞マクロファージとして，肺胞内では**塵埃細胞** dust cell として存在する．肺胞中隔には発達した毛細血管網，肺動脈と肺静脈の枝，リンパ管，神経もみられる．

## 図17-4　嗅粘膜と上鼻甲介（全体図）

　**嗅粘膜** olfactory mucosa は，鼻腔の天蓋部，鼻中隔の両側上部，および鼻腔内にある骨性の突出構造の一つである**上鼻甲介** superior concha（1）の表面にある．

　**嗅上皮** olfactory epithelium（2, 6）（図17-4 と図17-6 参照）は呼吸部の上皮と異なっていて，匂いを感知するために特殊な形態をしており，杯細胞はみられず，運動性の線毛もない背の高い多列円柱上皮である．

　上皮の下の粘膜固有層には，分岐する管状房状腺の**嗅腺** olfactory gland（**ボーマン腺** Bowman's gland）（4, 5）がある．この腺は漿液性の分泌物を産生しており，鼻腔内のほかの腺が粘液と漿液を分泌する混合腺であるのとは対照的である．粘膜固有層にみられる細い神経は**嗅神経** olfactory nerve（3, 7）で，嗅細胞からの求心性神経として頭蓋腔に入り，そこでシナプスを形成する．

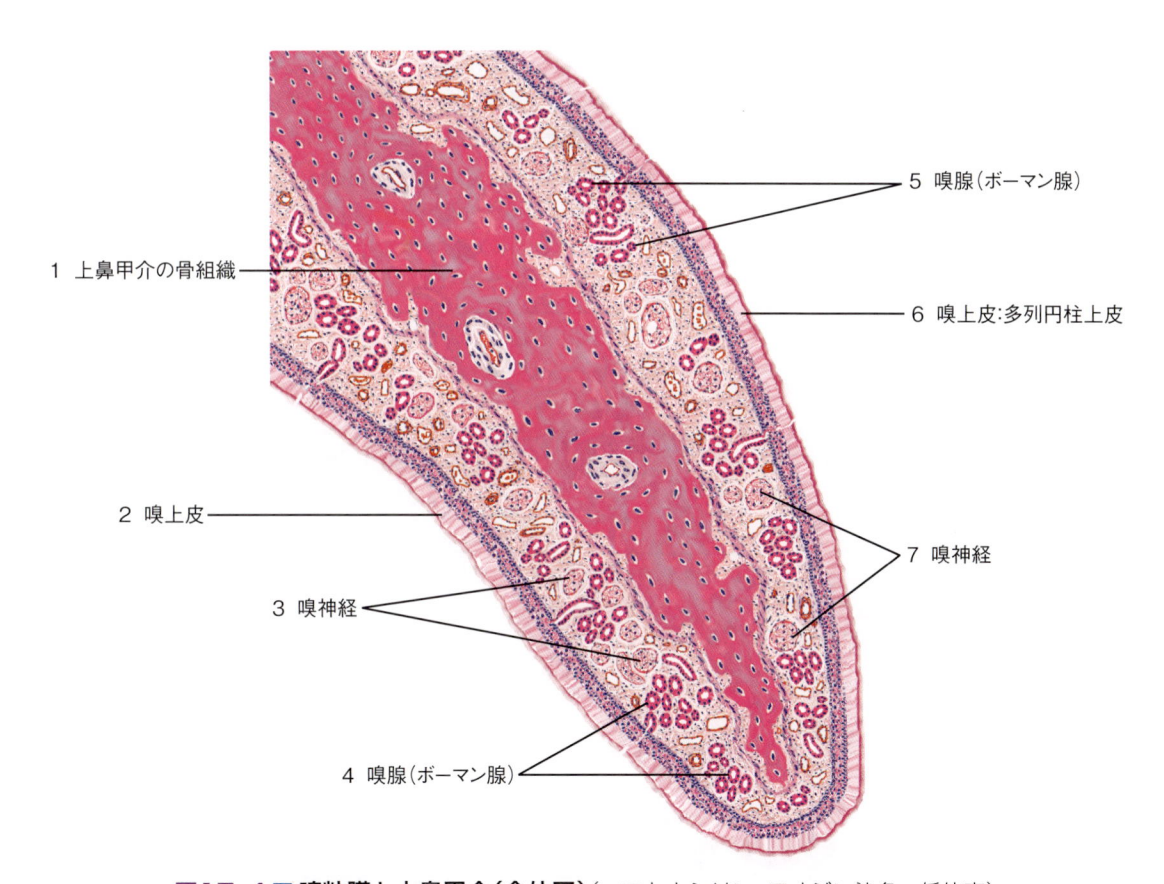

1　上鼻甲介の骨組織
2　嗅上皮
3　嗅神経
4　嗅腺（ボーマン腺）
5　嗅腺（ボーマン腺）
6　嗅上皮：多列円柱上皮
7　嗅神経

**図17-4** ■ **嗅粘膜と上鼻甲介（全体図）**（ヘマトキシリン–エオジン染色，低倍率）

## 図17-5 嗅粘膜：移行部の詳細

　この図は**嗅上皮**(1)と**呼吸部上皮**(9)の移行部を示している．嗅上皮(1)は背の高い多列円柱上皮で，3種類の細胞，すなわち支持細胞，基底細胞，神経上皮性の嗅細胞から構成されている．通常の組織染色では，嗅上皮を構成する各細胞の輪郭を見分けることは困難であるが，核の位置と形によって細胞種を見分けることができる．

　**支持細胞** supportive cell または sustentacular cell(3)は細長い細胞で，卵円形の核が比較的上端寄り（表面の近く）に位置する．**嗅細胞** olfactory cell(4)は卵円形ないし円形の核をもつが，この核は支持細胞(3)と**基底細胞** basal cell(5)の核の高さのほぼ中間の高さにある．嗅細胞(4)の先端と基底部は細くなっている．嗅細胞の先端面には細長く運動能のない微絨毛があり，上皮をおおう**粘液** mucus(2)の中へとのびている．基底細胞(5)は，上皮の基底部にみられる背の低い小型の細胞で，支持細胞(3)と嗅細胞(4)の基底部にはさまれるように位置している．

　嗅細胞(4)の基底部は細くなって軸索突起となり，**粘膜固有層**(6)に入り，無髄の**嗅神経** olfactory nerve の小束すなわち**嗅糸** fila olfactoria(14)をつくる．この嗅神経(14)は鼻腔を離れ，脳底部にある**嗅球** olfactory bulb に入る．

　嗅上皮(1)から呼吸部上皮(9)への移行は明確である．この図では，呼吸部上皮(9)は細胞表面に明瞭な運動能のある**線毛**(10)をもつ多列円柱上皮として示され，多数の**杯細胞**(11)を含んでいる．呼吸部上皮(9)と嗅上皮(1)は高さは同じくらいである．その他の部分では嗅上皮(1)と比較して呼吸部上皮(9)の高さは低い．

　嗅上皮の下の粘膜固有層(6)には，毛細血管，リンパ管，細動脈(8)，細静脈(13)が豊富に分布している．さらに管状房状腺の**嗅腺（ボーマン腺）**(7)がみられる．この漿液腺は，嗅上皮(1)を貫いて表面に開く細い**導管** excretory duct(12)を介して分泌物を排出する．嗅腺(7)の分泌物は鼻粘膜を湿らせ，溶媒として匂い分子を溶かし，嗅細胞(4)を刺激する．

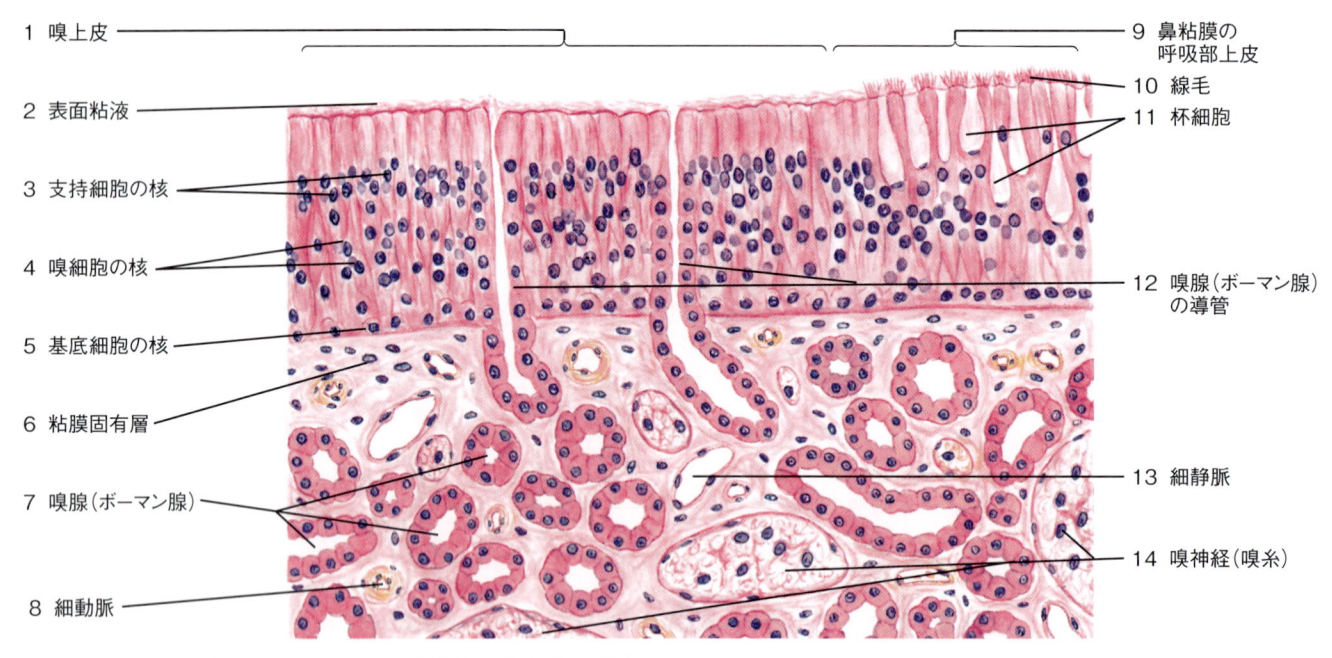

1 嗅上皮
2 表面粘液
3 支持細胞の核
4 嗅細胞の核
5 基底細胞の核
6 粘膜固有層
7 嗅腺（ボーマン腺）
8 細動脈

9 鼻粘膜の呼吸部上皮
10 線毛
11 杯細胞
12 嗅腺（ボーマン腺）の導管
13 細静脈
14 嗅神経（嗅糸）

**図17-5 ■ 嗅粘膜：移行部の詳細**（ヘマトキシリン-エオジン染色，高倍率）

## 図17-6　鼻腔の嗅粘膜：移行部

　　　　鼻腔の上部で，**呼吸部の上皮**は明確に嗅上皮に移行する．この顕微鏡写真は，両上皮の移行部をやや高倍率で示したものである．

　　　　呼吸部上皮は運動能をもつ**線毛**(1)でおおわれており，多数の**杯細胞**(2)を含んでいる．嗅上皮には線毛(1)と杯細胞(2)が存在しない．嗅上皮の鼻腔面の近くに**支持細胞**(5)の核，中間の高さに匂いを感知する**嗅細胞**(6)の核，**基底膜**(3)の近くに**基底細胞**(7)の核がみえる．

　　　　嗅上皮の下にある結合組織の粘膜固有層(4)に，血管(9)，嗅神経(10)，嗅腺（ボーマン腺）(8)がある．

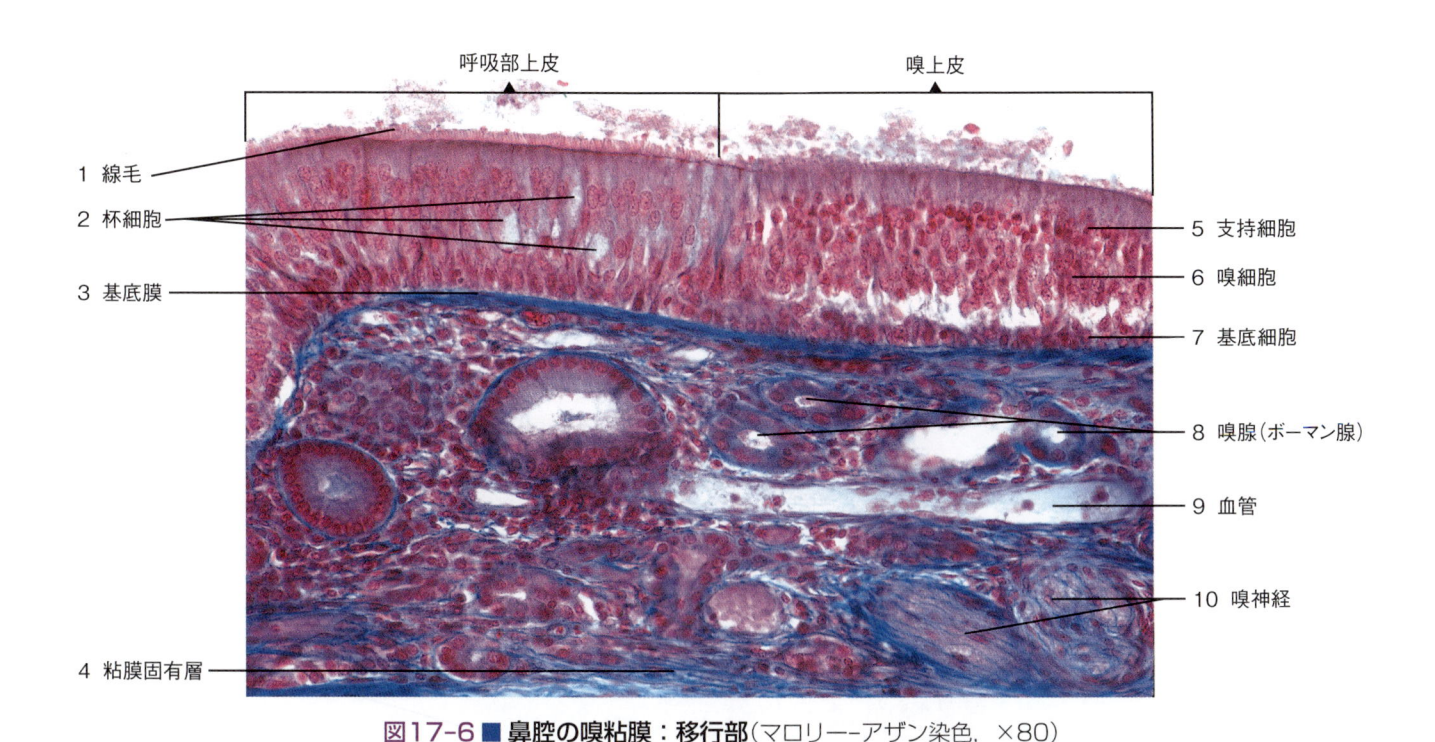

呼吸部上皮　　　　　　　　　　　嗅上皮

1 線毛
2 杯細胞
3 基底膜

5 支持細胞
6 嗅細胞
7 基底細胞
8 嗅腺（ボーマン腺）
9 血管
10 嗅神経

4 粘膜固有層

**図17-6** ■ **鼻腔の嗅粘膜：移行部**（マロリー–アザン染色，×80）

## 機能との関連 17-1 ■ 嗅上皮

　匂いを感知するためには，まず匂い物質が嗅腺でつくられた漿液中に溶解することが必要である．溶解した匂い分子は，粘膜固有層中にある嗅腺から分泌された漿液中の**匂い分子結合蛋白質**と結合する．匂い分子結合蛋白質は，匂い分子を嗅細胞の非運動性の線毛にある**嗅覚受容体蛋白質**に提示し，嗅上皮を刺激して電気刺激を発生させる．嗅細胞からのびる求心性の無髄神経は，嗅上皮を出て粘膜固有層内で集まり，**嗅神経束**をつくる．そして嗅細胞からの電気刺激は，頭蓋骨の篩骨 ethmoid bone を貫いて，脳の**嗅球** olfactory bulb にあるシナプスに達する．嗅球は鼻腔上方の頭蓋内に位置する．ここから匂いを知覚する大脳皮質の高次中枢へと情報が伝えられる．

　嗅上皮は，上皮下の粘膜固有層にある漿液性の**嗅腺**（**ボーマン腺**）がつくる漿液性の水様分泌液によって，常に湿った状態に保たれている．この分泌液は導管によって嗅上皮を通って鼻腔内に排出され，嗅上皮の表面を絶えまなく洗い流している．これによって，匂い分子は捉えられ，溶解され，さらに新しい分泌液によって洗い流されるために，嗅細胞が新しい匂いを感知して反応できるようになっている．

　支持細胞は隣接する嗅細胞と接合部複合体をつくり，嗅細胞を機械的に支えている．一方，基底細胞は幹細胞として嗅上皮の嗅細胞と支持細胞に分化する．

## 図17-7　喉頭蓋（縦断面）

喉頭の上部には喉頭蓋 epiglottis があり，喉頭の前壁から上方に突き出ている．喉頭蓋には舌側面と喉頭面の2面がある．

中心部にある弾性軟骨が**喉頭蓋軟骨** elastic cartilage of epiglottis（3）の基本構造をつくっている．喉頭蓋の**舌粘膜** lingual mucosa（前面）（2）は**非角化重層扁平上皮**（1）でおおわれている．その下の粘膜固有層は喉頭蓋軟骨の弾性軟骨（3）の**軟骨膜** perichondrium（4）に続いている．

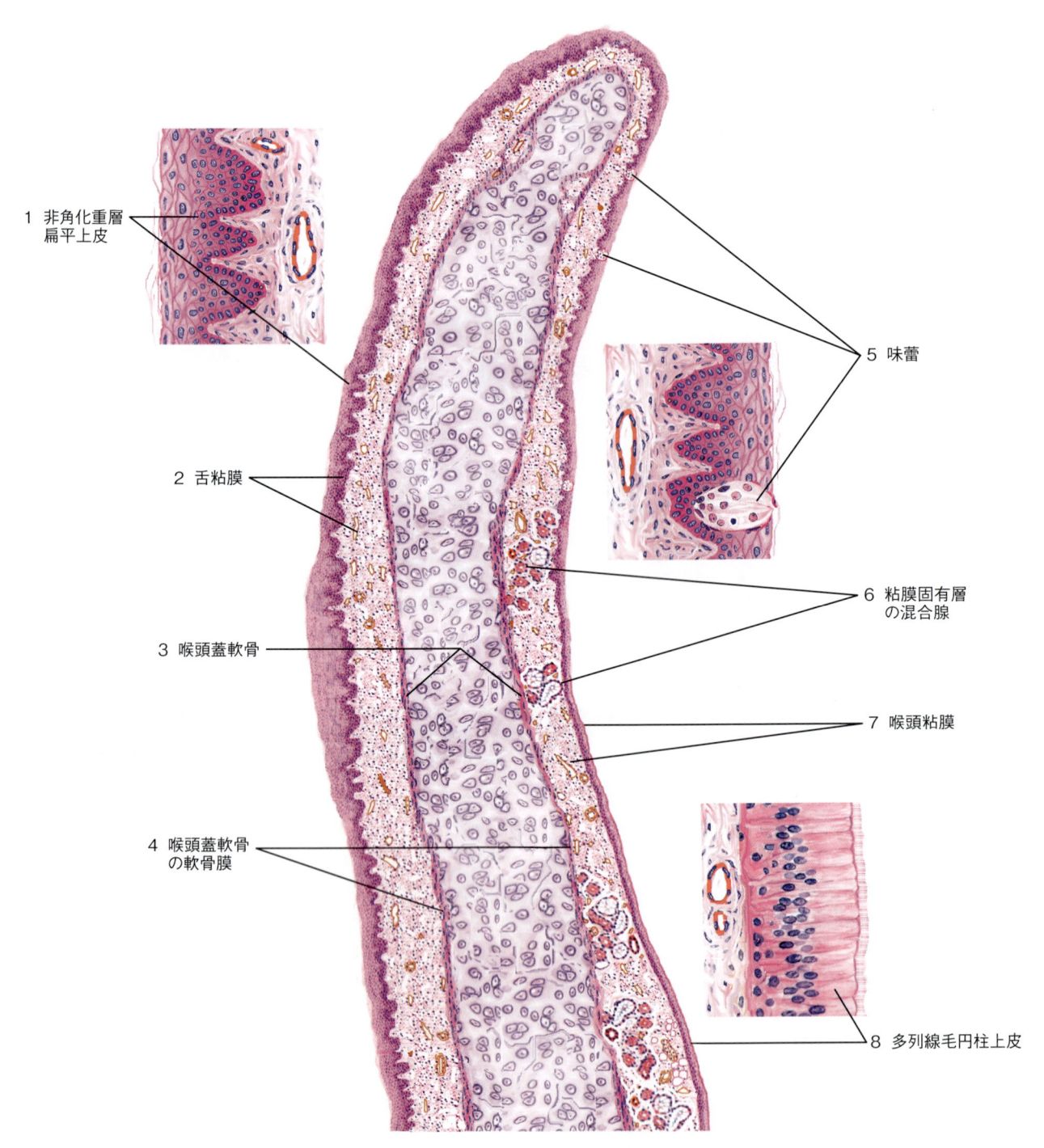

1 非角化重層扁平上皮
2 舌粘膜
3 喉頭蓋軟骨
4 喉頭蓋軟骨の軟骨膜
5 味蕾
6 粘膜固有層の混合腺
7 喉頭粘膜
8 多列線毛円柱上皮

**図17-7** ■ **喉頭蓋（縦断面）**（ヘマトキシリン-エオジン染色，低倍率）（挿入図：高倍率）

　　重層扁平上皮でおおわれた舌粘膜(2)は，喉頭蓋の先端から**喉頭**後面(7)の半分以上をおお
う．喉頭面(7)から喉頭蓋の基部に向かって，重層扁平上皮(1)が**線毛のある多列円柱上皮**(8)
に移行している．喉頭面(7)の**粘膜固有層**には**管状房状腺**(6)がみられる．
　　舌に加えて，この部位の舌粘膜(2)の上皮や喉頭粘膜(7)の上皮にも，**味蕾** taste bud(5)や
孤立リンパ小節がみられる．

### 図17-8　喉頭(冠状断面)

　　図は喉頭 larynx の片がわの冠状断面である．
　　上のひだは仮声帯の別名をもつ**前庭ひだ** false(superior)vocal fold(9)で，粘膜は喉頭蓋の
後面から連続している．喉頭蓋と同じように，前庭ひだ(9)の表面の上皮は，杯細胞をもつ

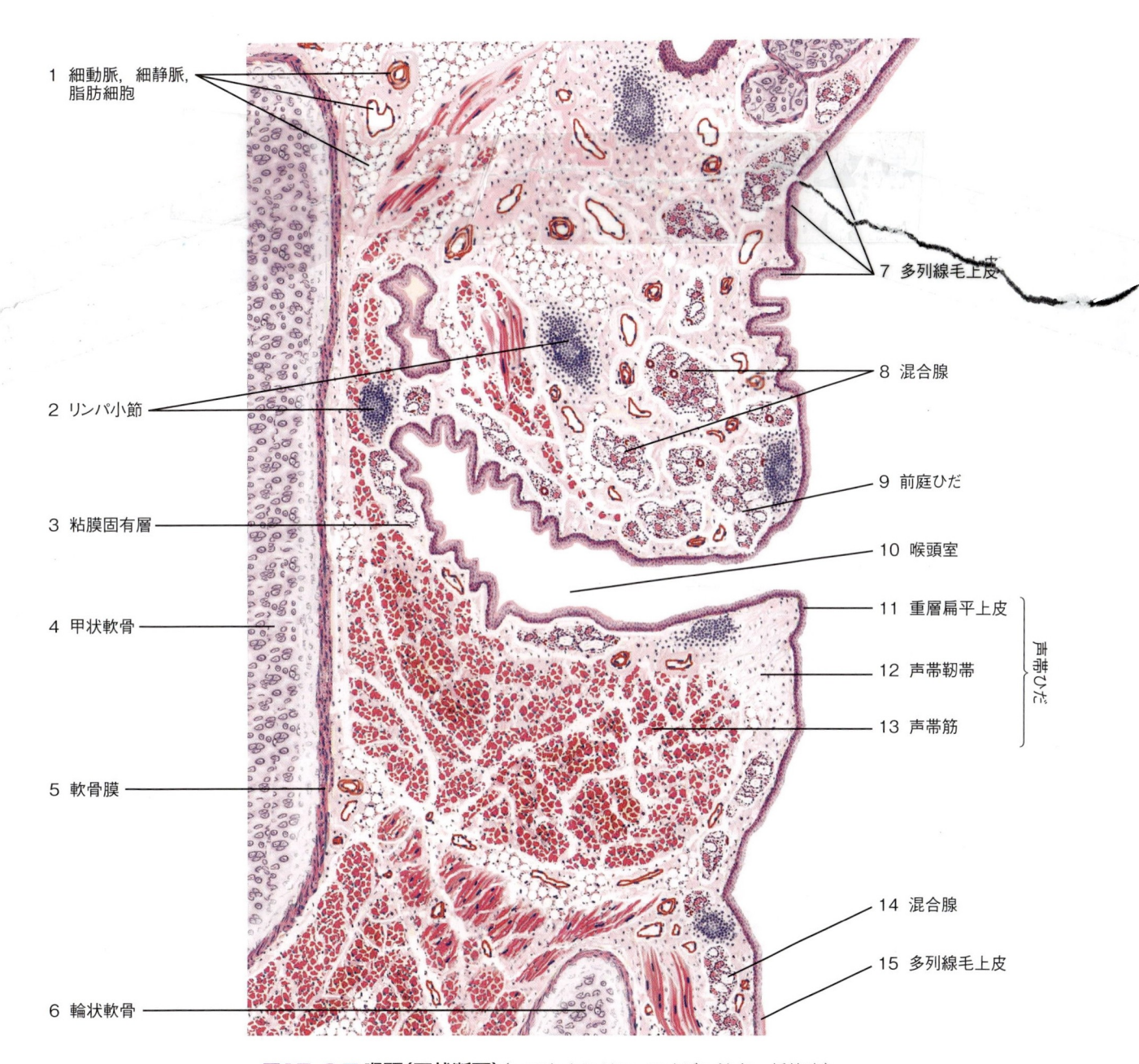

1　細動脈，細静脈，
　　脂肪細胞

2　リンパ小節

3　粘膜固有層

4　甲状軟骨

5　軟骨膜

6　輪状軟骨

7　多列線毛上皮

8　混合腺

9　前庭ひだ

10　喉頭室

11　重層扁平上皮

12　声帯靱帯

13　声帯筋

声帯ひだ

14　混合腺

15　多列線毛上皮

**図17-8 ■ 喉頭(冠状断面)**(ヘマトキシリン-エオジン染色，低倍率)

多列線毛円柱上皮(7)である．上皮の下の粘膜固有層(3)に，**混合腺**(8)がみられ，その排出導管は上皮の表面(7)に開口している．また，多数の**リンパ小節**(2)や**血管**(1)，**脂肪細胞**(1)もみられる．

　**喉頭室** ventricle(10)は深く陥凹したくぼみで，前庭ひだ(9)と**声帯ひだ** true(inferior)vocal fold(11〜13)のあいだにある．喉頭室(10)の壁の粘膜は前庭ひだ(9)の粘膜と似ている．ここにはリンパ小節(2)が比較的多く存在し，それらを喉頭扁桃 laryngeal tonsil と呼ぶこともある．粘膜固有層(3)は硝子軟骨である**甲状軟骨** thyroid cartilage(4)の**軟骨膜**(5)と癒合している．はっきりした粘膜下層はない．喉頭室(10)の下壁は声帯ひだ(11〜13)へと移行する．

　声帯ひだ(11〜13)の粘膜は**非角化重層扁平上皮**(11)と，うすく密性の粘膜固有層から構成されている．粘膜固有層には腺組織，リンパ組織，および血管はみられない．声帯ひだの先端に，**声帯靭帯** vocalis ligament(12)があり，この靭帯からの密な弾性線維がまわりの粘膜固有層と骨格筋性の**声帯筋** vocalis muscle(13)の中へ拡がっている．骨格筋の甲状披裂筋 thyroarytenoid muscle と甲状軟骨(4)があって，壁の残りの部分を占めている．

　喉頭をさらに下ると，上皮は再び**多列線毛円柱上皮**(15)となり，その深部の粘膜固有層に**混合腺**(14)がみえる．**輪状軟骨** cricoid cartilage(6)は喉頭の一番下の軟骨である．

## 図17-9　気管（全体図，横断面）

　気管 trachea の壁は粘膜，粘膜下層，硝子軟骨，外膜から構成されている．気管は C 字形の**硝子軟骨** hyaline cartilage(3)によって常に開いている．硝子軟骨(3)は**軟骨膜**(9)に包まれている．軟骨膜は一方で**粘膜下層**(4)に，反対がわでは外膜(1)に移行する．外膜(1)には**神経**(6)，**血管**(8)，**脂肪組織**(2)がみられる．

　C 字形の硬子軟骨(3)の両側後端のあいだの軟骨のない場所は，**気管平滑筋**(7)が占めている．気管平滑筋(7)は粘膜の弾性膜(14)の深部にある．気管平滑筋(7)のほとんどの筋線維は硝子軟骨(3)をおおう軟骨膜(9)の中に入りこんでいる．

　気管の内腔は杯細胞を含む**多列線毛円柱上皮**(12)でおおわれている．その下の粘膜固有層(13)には結合組織線維，散在性リンパ組織と，少数の孤立リンパ小節がみえる．**粘膜固有層**(13)の深部に，弾性線維が縦走する弾性膜 elastic membrane(14)をつくっている．弾性膜(14)

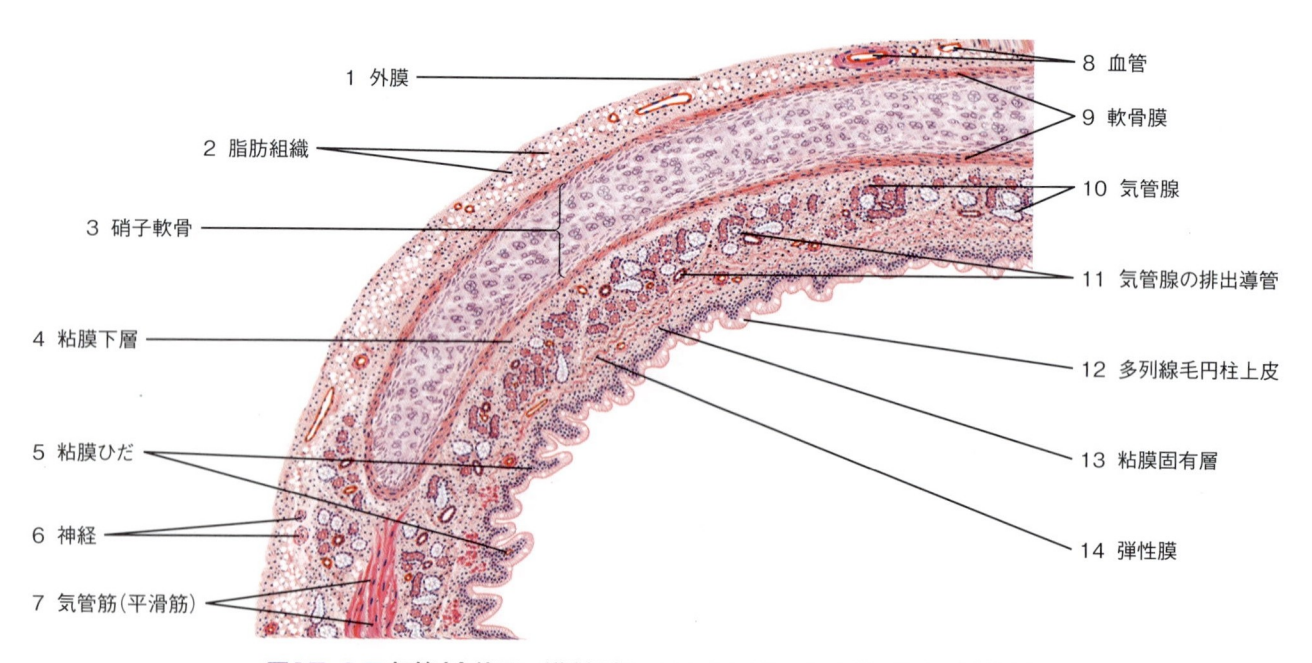

1 外膜
2 脂肪組織
3 硝子軟骨
4 粘膜下層
5 粘膜ひだ
6 神経
7 気管筋（平滑筋）

8 血管
9 軟骨膜
10 気管腺
11 気管腺の排出導管
12 多列線毛円柱上皮
13 粘膜固有層
14 弾性膜

**図17-9 ■ 気管（全体図，横断面）**（ヘマトキシリン-エオジン染色，低倍率）

は粘膜固有層(13)とその下の粘膜下層(4)を分けている．粘膜下層(4)には管状房状性混合腺である**気管腺** seromucous tracheal gland(10)がみられ，その**排出導管**(11)は粘膜固有層(13)を通って気管内腔に開口している．

　気管の後壁に沿って粘膜は**粘膜ひだ**(5)をつくっている．粘膜下組織にある混合腺の気管腺(10)は外膜(1)までのびている．

### 図17-10　気管壁(横断面)

　**硝子軟骨**(1)と**杯細胞**(10)を含む**多列線毛円柱上皮**(8)のあいだにある気管壁の断面を高倍率で示している．うすい**基底膜**(9)が上皮(8)と**粘膜固有層**(11)のあいだをへだてている．

　**粘膜下組織**(6)には，**漿液性半月**(7)が粘液性腺房を囲んでいる混合腺の**気管腺**(3)がみられる．気管腺(3)の**排出導管**(5)の内腔は単層立方上皮でおおわれ，粘膜固有層(11)を通りぬけ，上皮表面(8)へとのびている．

　**硝子軟骨**(1)の周囲は**軟骨膜**(2)でおおわれている．硝子軟骨(1)の内部にある軟骨小腔にみられる比較的大きい**軟骨細胞** chondrocyte in lacuna(4)は，粘膜下組織(6)と混ざっている軟骨膜(2)に近づくにつれて扁平になる．**細動脈**と**細静脈**(12)が粘膜下組織(6)と粘膜固有層(11)に血液を供給する．

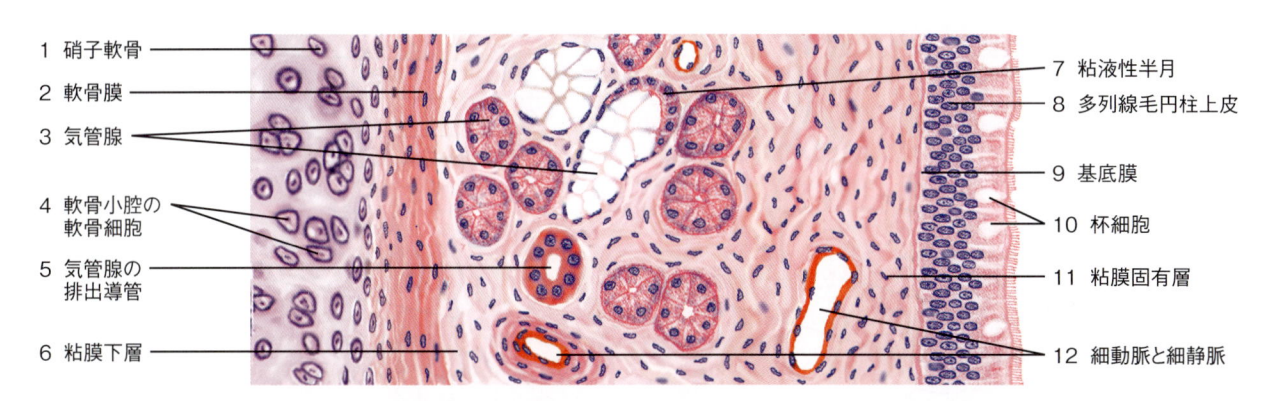

1 硝子軟骨
2 軟骨膜
3 気管腺
4 軟骨小腔の軟骨細胞
5 気管腺の排出導管
6 粘膜下層

7 粘液性半月
8 多列線毛円柱上皮
9 基底膜
10 杯細胞
11 粘膜固有層
12 細動脈と細静脈

**図17-10 ■気管壁(横断面)**(ヘマトキシリン-エオジン染色，中倍率)

## 図17-11　肺（低倍率像）

この図は，空気を取り込み，ガス交換（呼吸）を行なうための肺のおもな構造を示している．

肺内の気管支の組織像は，気管や肺外気管支の組織像と類似しているが，肺内気管支では気管のC字形の軟骨輪が軟骨板におきかわっている．気管と肺のすべての軟骨は硝子軟骨である．

**肺内気管支** intraplumonary bronchus（5）は，**硝子軟骨板** hyaline cartilage plate（7）の存在によって同定できる．肺内気管支の壁（5）は上皮，粘膜固有層（4），**平滑筋層**（3），**気管支腺**（6）が散在する**粘膜下層**（2），硝子軟骨板（7），および**外膜**（1）で構成されている．気管支（5）の内腔面も，杯細胞を有する多列線毛円柱上皮である．

肺内の気管支（5）が分岐してより細い気管支，さらに細気管支になると，上皮の背が低くなり軟骨板の量が減少する．さらに末梢では軟骨の小片がときおりみられるだけになり，気管支の直径が1mmほどになると，軟骨はもはやみられなくなる．

**細気管支** bronchiole（17）では，内腔面は多列線毛円柱上皮で，ときおり杯細胞がみられる．内腔は**平滑筋層**（19）の収縮による**粘膜ひだ**（18）が形成されている．気管支腺や軟骨板は存在

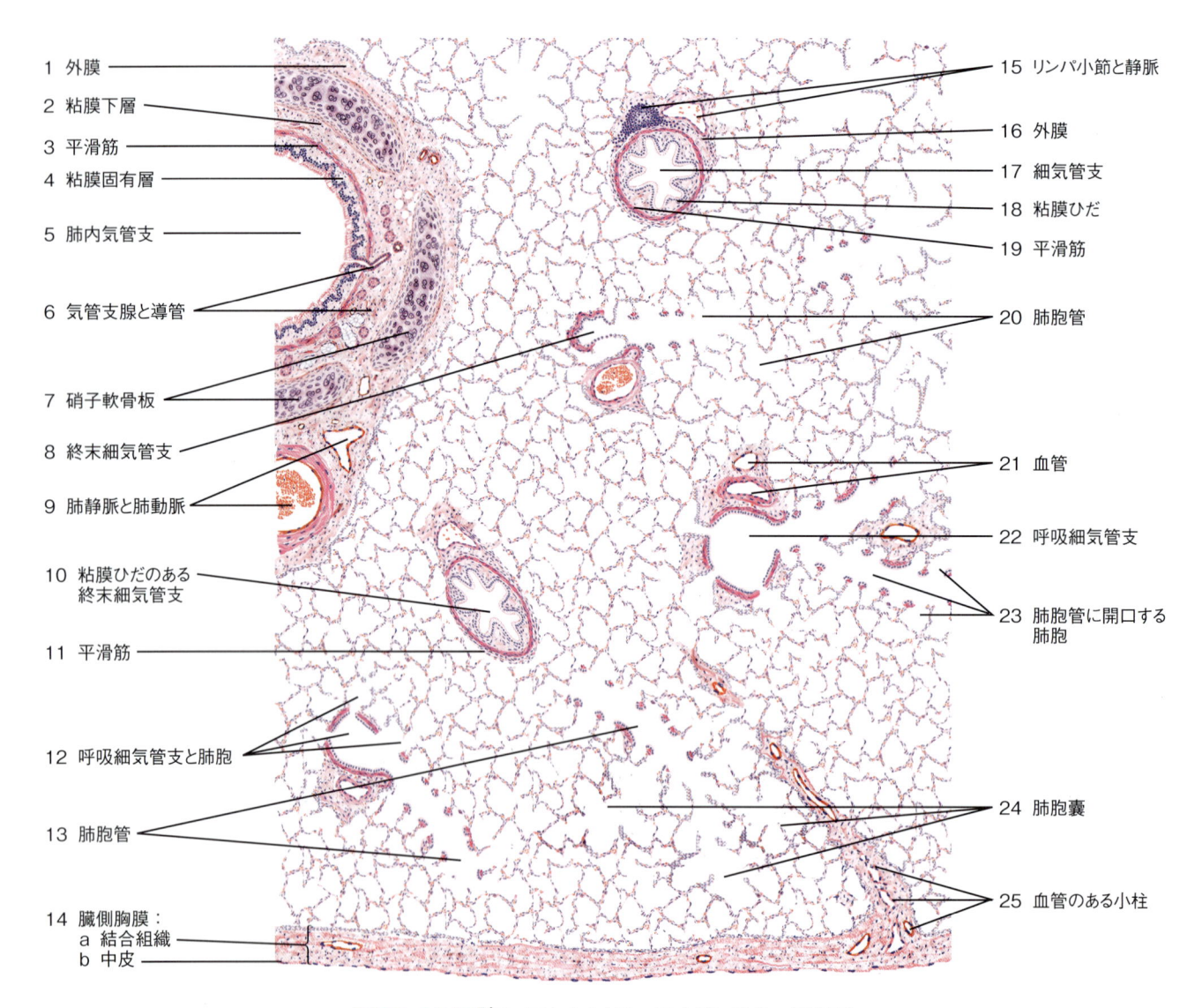

1　外膜
2　粘膜下層
3　平滑筋
4　粘膜固有層
5　肺内気管支
6　気管支腺と導管
7　硝子軟骨板
8　終末細気管支
9　肺静脈と肺動脈
10　粘膜ひだのある
　　終末細気管支
11　平滑筋
12　呼吸細気管支と肺胞
13　肺胞管
14　臓側胸膜：
　　a　結合組織
　　b　中皮

15　リンパ小節と静脈
16　外膜
17　細気管支
18　粘膜ひだ
19　平滑筋
20　肺胞管
21　血管
22　呼吸細気管支
23　肺胞管に開口する
　　肺胞
24　肺胞嚢
25　血管のある小柱

**図17-11 ■ 肺**（ヘマトキシリン-エオジン染色，低倍率）

しないため，外膜(16)が直接平滑筋層を囲んでいる．この図では，細気管支(17)の外膜の近くにリンパ小節と静脈(15)がみられる．

　　**終末細気管支** terminal bronchiole(8, 10)には**粘膜ひだ**(10)があり，内腔は杯細胞のない線毛円柱上皮内腔でおおわれ，さらにうすい粘膜固有層，**平滑筋層**(11)，外膜が囲んでいる．

　　**呼吸細気管支** respiratory bronchiole(12, 22)は**肺胞管** alveolar duct(13, 20)と**肺胞**(23)に直接つながる小管で，上皮は低い円柱上皮ないし立方上皮である．近位部では線毛がみられることもある．うすい結合組織層が，平滑筋と粘膜固有層の弾性線維，伴走する**血管**(21)を支えている．小さい袋状の**肺胞**(12)が呼吸細気管支の壁から膨らんでいるようにみえる．

　　呼吸細気管支(12, 22)は分岐していくつかの肺胞管(13, 20)になる．肺胞管(13, 20)の壁には肺胞管につながる肺胞(23)が並んでいる．肺胞管(13, 20)のまわりを囲んで開口している一塊の肺胞(23)を**肺胞囊** alveolar sac(24)という．この図では，終末細気管支(8)から呼吸細気管支，肺胞管(20)に至る様子が断面として示されている．

　　**肺静脈** pulmonary vein(9)と**肺動脈** pulmonary artery(9)は肺の中を気管支や細気管支に沿って枝分かれしている．肺を異なる肺区に分けしている**結合組織小柱** trabeculae(25)内にも小血管が走っている．

　　**漿膜**(14)である臓側胸膜が肺を取り囲んでいる．この漿膜(14)を構成するのは，胸膜**結合組織**の薄層(14a)と胸膜**中皮**の単層扁平上皮層(14b)である．

## 図17-12　肺内の気管支（横断面）

　　気管は肺に入る前に一次気管支(肺外気管支)に分かれる．一次気管支は肺内に入って一連の細い気管支(肺内気管支)へと続いていく．

　　肺内気管支内腔面は，**多列線毛円柱上皮**(6)でおおわれ，その下に弾性線維(図示されていない)と少量のリンパ球を含む密性結合組織の**粘膜固有層**(7)がある．**平滑筋**のうすい層(10, 16)が粘膜固有層(7)の外がわをおおい，粘膜下層(8)とのあいだをへだてている．**粘膜下層**(8)には混合腺の**気管支腺** seromucous bronchial gland(5, 18)があり，その**排出導管**(18)が粘膜

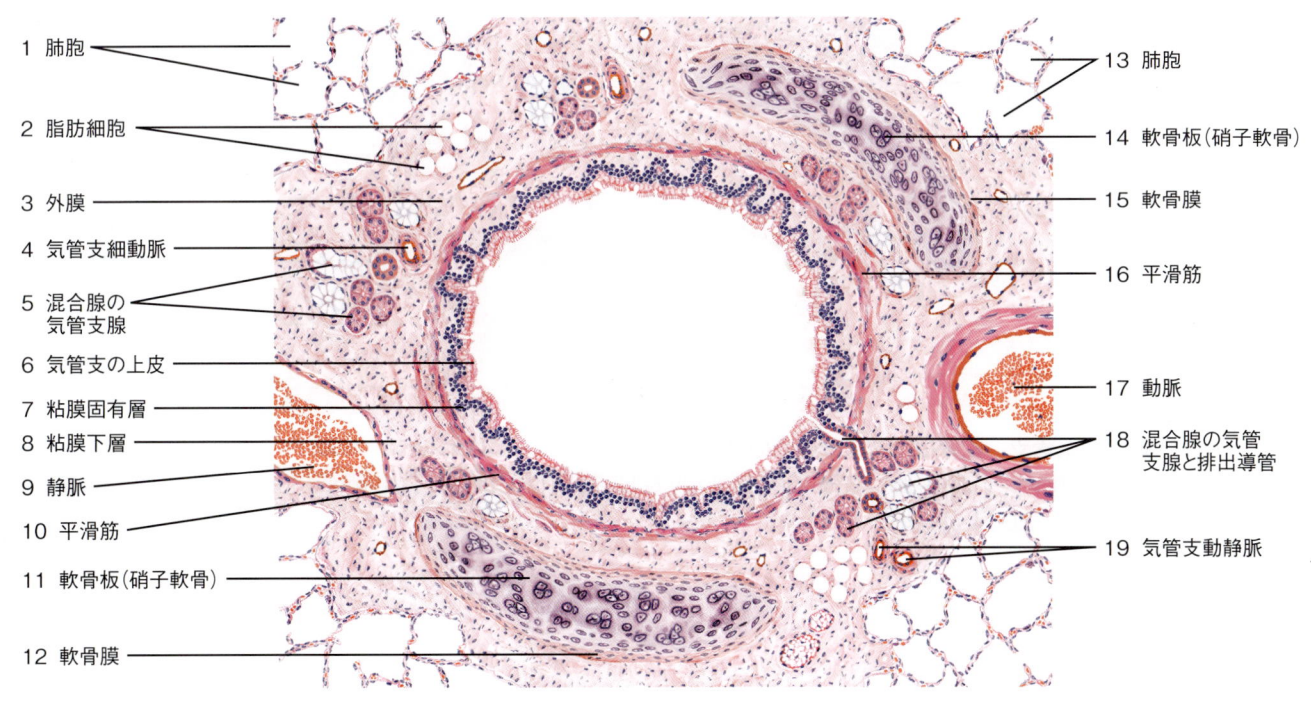

|  |  |
|---|---|
| 1 肺胞 | 13 肺胞 |
| 2 脂肪細胞 | 14 軟骨板(硝子軟骨) |
| 3 外膜 | 15 軟骨膜 |
| 4 気管支細動脈 | 16 平滑筋 |
| 5 混合腺の気管支腺 | 17 動脈 |
| 6 気管支の上皮 | 18 混合腺の気管支腺と排出導管 |
| 7 粘膜固有層 | 19 気管支動静脈 |
| 8 粘膜下層 | |
| 9 静脈 | |
| 10 平滑筋 | |
| 11 軟骨板(硝子軟骨) | |
| 12 軟骨膜 | |

**図17-12** ■ **肺内の気管支（横断面）**(ヘマトキシリン–エオジン染色，低倍率)

固有層(7)を通って気管支の内腔に開口している．混合腺(5, 18)には漿液性半月がみえることもある．

肺では気管支のまわりを**硝子軟骨板**(11, 14)が囲んでおり，一つひとつの軟骨板は**軟骨膜**(12, 15)におおわれている．軟骨板(11, 14)は気管支が分岐を繰り返すとともに小さくなり，間隔があいていく．軟骨板(11, 14)のあいだは粘膜下層(8)が**外膜**(3)とつながっている．太い気管支の粘膜下層(8)には気管腺(5, 18)と脂肪細胞(2)が分布している．

気管支のまわりの結合組織には**気管支動静脈**(19)と**気管支細動脈**(4)がみられる．太い**静脈**(9)と**動脈**(17)が気管支に伴走している．

肺内気管の結合組織や硝子軟骨の軟骨板(11, 14)のまわりには**肺胞**(1, 13)がみられる．

## 図17-13 肺内気管支，軟骨板，および周囲の肺胞

この細い肺内気管支の中倍率顕微鏡写真では，気管支の**内腔**(2)のまわりの**軟骨板**(5, 9)がみられる．気管支(2)の内腔は線毛細胞と杯細胞から構成された**呼吸上皮**(1)によっておおわれている．軟骨板(5, 9)を囲むのは**軟骨膜**(3)である．呼吸上皮(1)の下には，気管支を囲んだ**平滑筋層**(7)があり，呼吸の際にその直径を制御する．上皮の下の結合組織には**混合腺の気管支腺**があり(8)，そのうちのいくつかは気管支(1)の内腔に開口している．また結合組織には，リンパ球が集まった**リンパ小節**(11)も存在する．**外膜**(10)が気管支とその関連組織を囲んでいる．肺内気管支の外膜の外がわには壁のうすい**肺胞**がある(4, 6)．

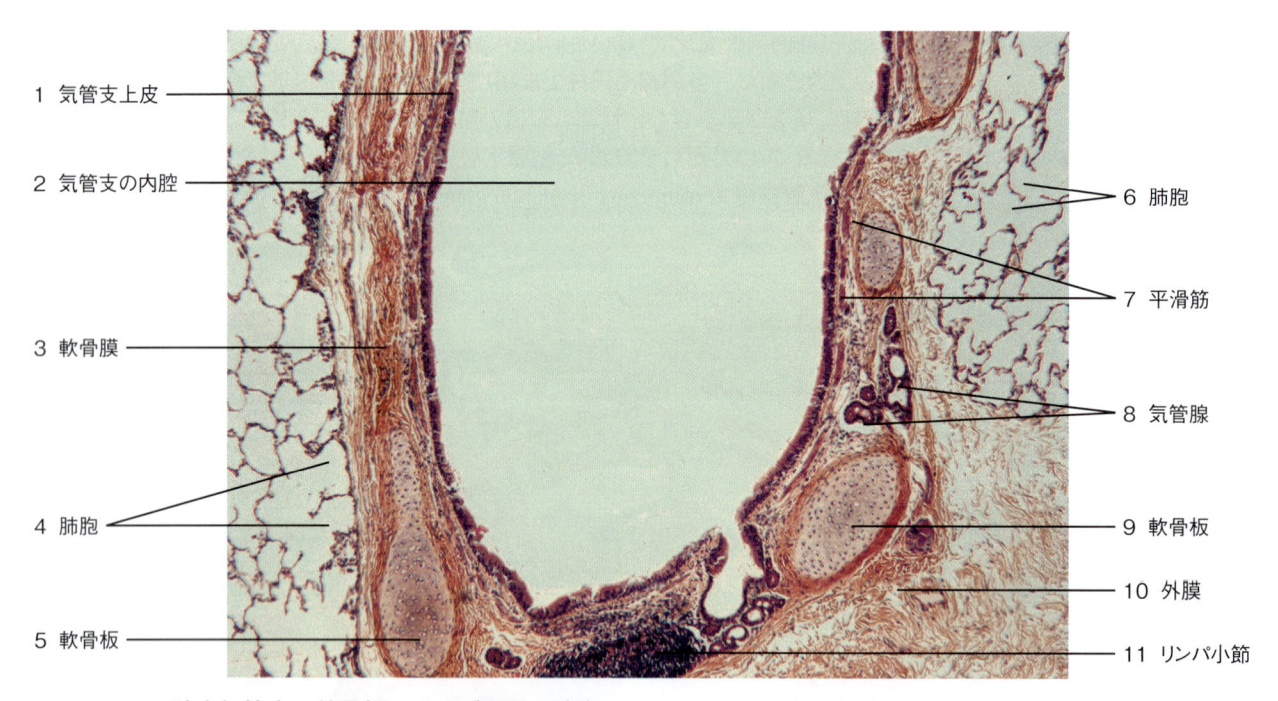

図17-13 ■ **肺内気管支，軟骨板，および周囲の肺胞**(ヘマトキシリン-エオジン染色，×75)
[Gartner LP, Hiatt JM：BRS Cell Biology & Histology. 6th ed., Baltimore, Lippincott Williams & Wilkins, 2011 より]

## 図17-14 終末細気管支(横断面)

　細気管支は分岐し，さらに細い終末気管支 terminal bronchiole となる．終末気管支の直径は1mmかそれ以下で，内腔の上皮は**単層円柱上皮**(3)である．また，終末気管支では軟骨板や気管支腺，杯細胞はみられない．終末気管支は気道の中でもっとも細い部分である．

　平滑筋が収縮するため**粘膜ひだ**(7)がはっきりとみとめられる．発達した**平滑筋層**(5)がうすい**粘膜固有層**(6)を囲み，さらに平滑筋層を**外膜**(8)がおおっている．

　細気管支の隣には**肺動脈**(2)の枝が接している．終末細気管支のまわりの**肺胞**(1)は，毛細血管を伴ううすい**肺胞中隔**(4)で囲まれている．

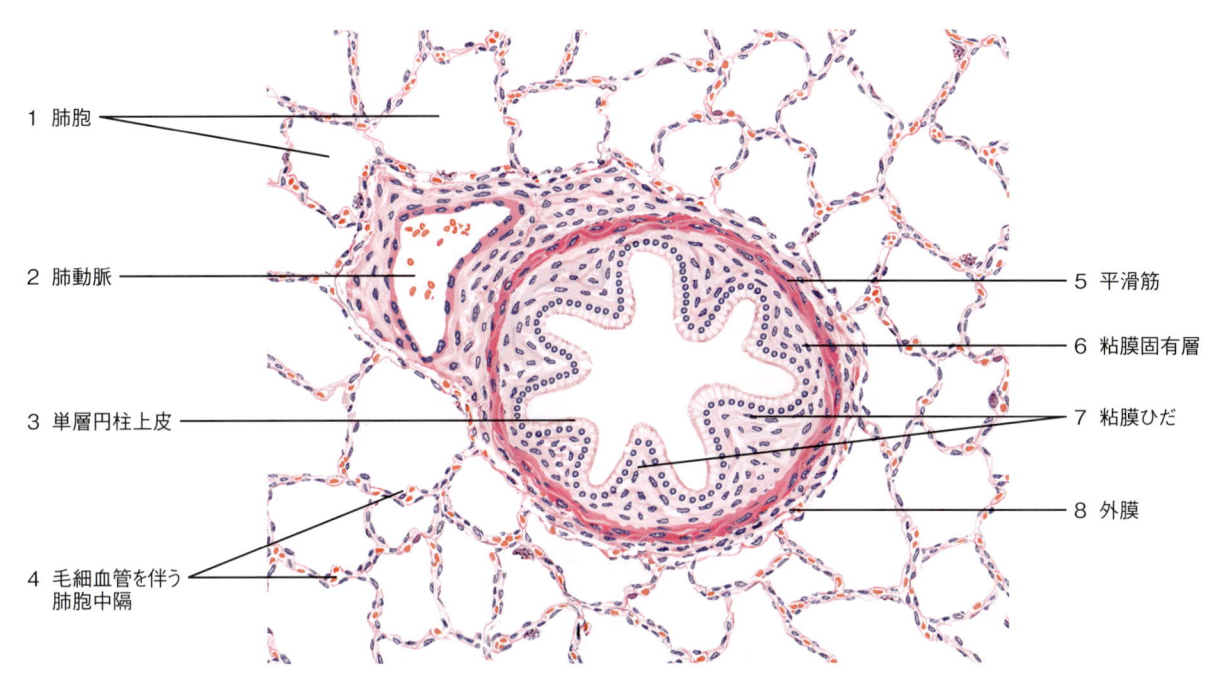

1 肺胞
2 肺動脈
3 単層円柱上皮
4 毛細血管を伴う
　肺胞中隔

5 平滑筋
6 粘膜固有層
7 粘膜ひだ
8 外膜

**図17-14 ■ 終末細気管支(横断面)**(ヘマトキシリン-エオジン染色，低倍率)

## 図17-15　呼吸細気管支，肺胞管，肺胞

終末細気管支の先は呼吸細気管支となる．**呼吸細気管支** respiratory bronchiole（2）は呼吸器系の気道部から呼吸部への移行部である．

呼吸細気管支（2）の壁は**単層立方上皮**（3）でおおわれており，それぞれの呼吸細気管支（2）の壁から一つずつ**袋状に膨らんで肺胞**（1, 6）がつくられている．呼吸細気管支（2）の近位部の上皮には線毛が観察されることがあるが，遠位部では線毛はみられない．上皮の外がわはうすい**平滑筋層**（7）がおおっている．**肺動脈**（4）の細い枝が呼吸細気管支（2）に伴走している．

それぞれの呼吸細気管支（2）の先は**肺胞管**（9）となり，多くの肺胞（8）がそこに開口している．肺胞の開口部を囲む部位の肺胞管（9）の粘膜固有層には**平滑筋束**（5）がみられる．これらの平滑筋束（5）は隣接する肺胞間でこぶのような隆起にみえる．

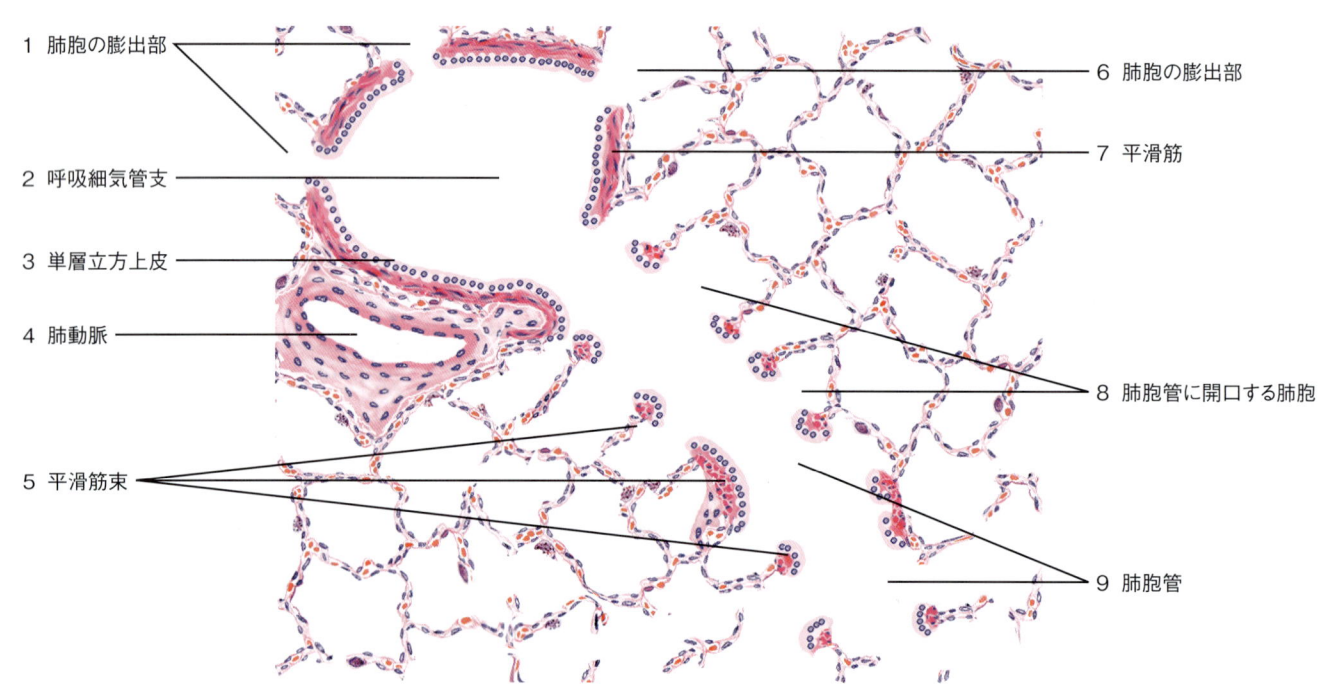

1　肺胞の膨出部
2　呼吸細気管支
3　単層立方上皮
4　肺動脈
5　平滑筋束

6　肺胞の膨出部
7　平滑筋
8　肺胞管に開口する肺胞
9　肺胞管

図17-15 ■ **呼吸細気管支，肺胞管，肺胞**（ヘマトキシリン-エオジン染色，低倍率）

## 図17-16　肺：終末細気管支，呼吸細気管支，肺胞管，肺胞，血管

　　　この顕微鏡写真には肺のもっとも細い気道部である**終末細気管支**(7)が示されている．終末細気管支は細い**呼吸細気管支**(3)になり，その壁に**肺胞**(2)が形成されている．呼吸細気管支(3)は**肺胞管**(1, 4, 8)となり**肺胞囊**(5)へと続く．終末細気管支(7)の近傍には肺胞(2)に囲まれた**血管**(6)がみられる．

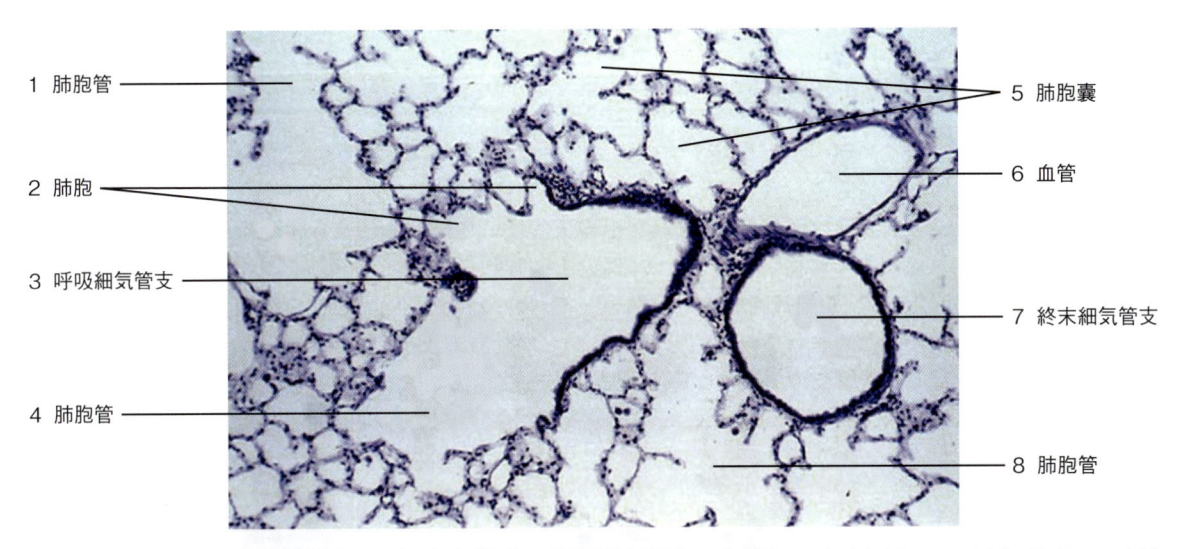

1 肺胞管
2 肺胞
3 呼吸細気管支
4 肺胞管
5 肺胞囊
6 血管
7 終末細気管支
8 肺胞管

**図17-16**■**肺：終末細気管支，呼吸細気管支，肺胞管，肺胞，血管**(ヘマトキシリン–エオジン染色，×40)

## 図17-17　肺胞壁と肺胞の細胞

　　　**肺胞**(3)とは呼吸細気管支，肺胞管，肺胞管終末の肺胞囊から膨んだ部分のことである．肺胞(3)の内腔はうすい単層扁平の**肺胞細胞** alveolar cell（Ⅰ型肺胞細胞）(7)でおおわれている．隣接する肺胞(3)とのあいだは**肺胞中隔** interalveolar septum(4)（肺胞壁）でへだてられている．

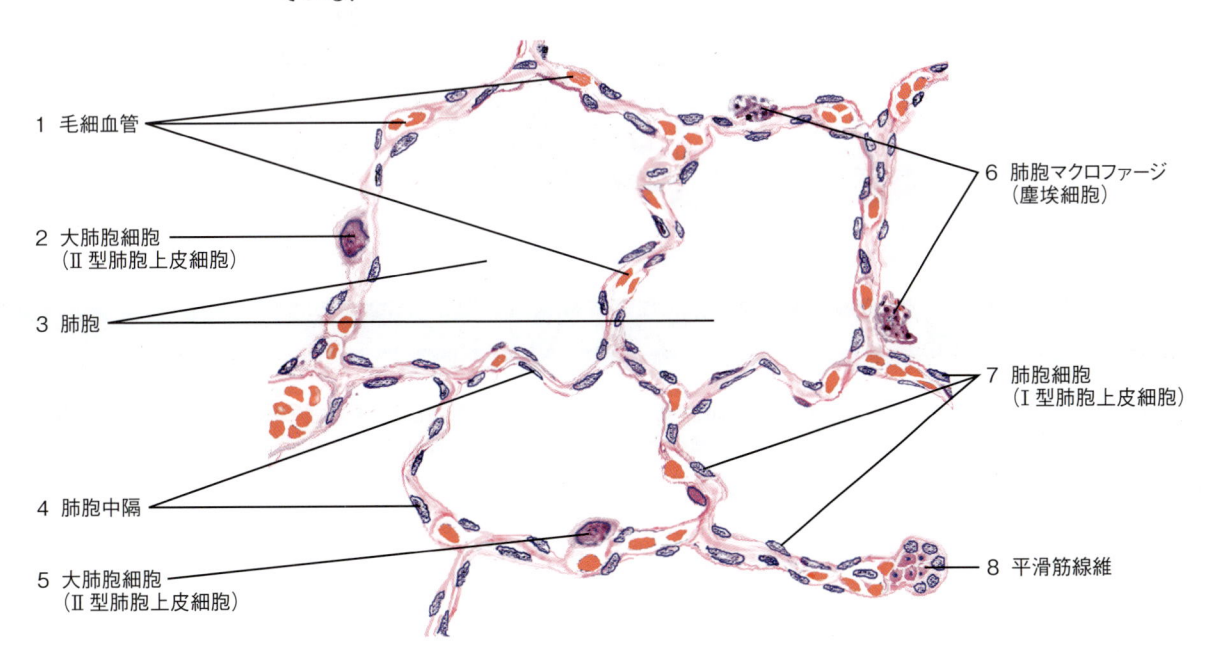

1 毛細血管
2 大肺胞細胞（Ⅱ型肺胞上皮細胞）
3 肺胞
4 肺胞中隔
5 大肺胞細胞（Ⅱ型肺胞上皮細胞）
6 肺胞マクロファージ（塵埃細胞）
7 肺胞細胞（Ⅰ型肺胞上皮細胞）
8 平滑筋線維

**図17-17**■**肺胞壁と肺胞の細胞**(ヘマトキシリン–エオジン染色，×40)

418　第IV部　器官系

肺胞中隔(4)を構成するのは，Ⅰ型肺胞細胞(7)，結合組織線維，線維芽細胞，多数の毛細血管(1)である．**毛細血管**(1)は隣接する肺胞(3)のⅠ型肺胞細胞(7)の近くを走る．

さらに，肺胞(3)は**肺胞マクロファージ**(6)ないし塵埃細胞を含んでいる．通常，肺胞マクロファージ(6)は細胞質に数個の炭粒子や塵粒子をもっている．肺胞(3)にはⅠ型肺胞細胞のあいだに**大肺胞細胞** great alveolar cell(Ⅱ型肺胞細胞)(2, 5)も散見される．

肺胞中隔(4)の自由端や肺胞(3)の開口部には細い**平滑筋線維**(8)の帯があるが，これらの平滑筋線維は呼吸細気管支を囲んでいる平滑筋に続いているものである．

## 図17-18　細気管支壁と隣接する肺胞の横断面

この顕微鏡写真は，肺のさまざまな細胞と構造を高倍率で示している．ある**肺胞**(2)は内腔に何もみられないが，隣接する肺胞には**肺胞マクロファージ（塵埃細胞）**(1)がみとめられる．肺胞に隣接して**血球**(3, 5)が入っていて壁が非常にうすい毛細血管もみえる．肺胞の内面は，単層扁平上皮の**上皮細胞（Ⅰ型肺胞細胞）**(4)と，より顕著な立方上皮細胞である**大肺胞細胞（Ⅱ型肺胞細胞）**(6)によっておおわれている．細長い**肺胞管**(8)の壁には，**平滑筋**(7)がみとめられる．肺胞に隣接して，**単層立方上皮**(10)に囲まれ，**内腔**(9)が明瞭な終末／呼吸細**気管支**の横断面がみられる．

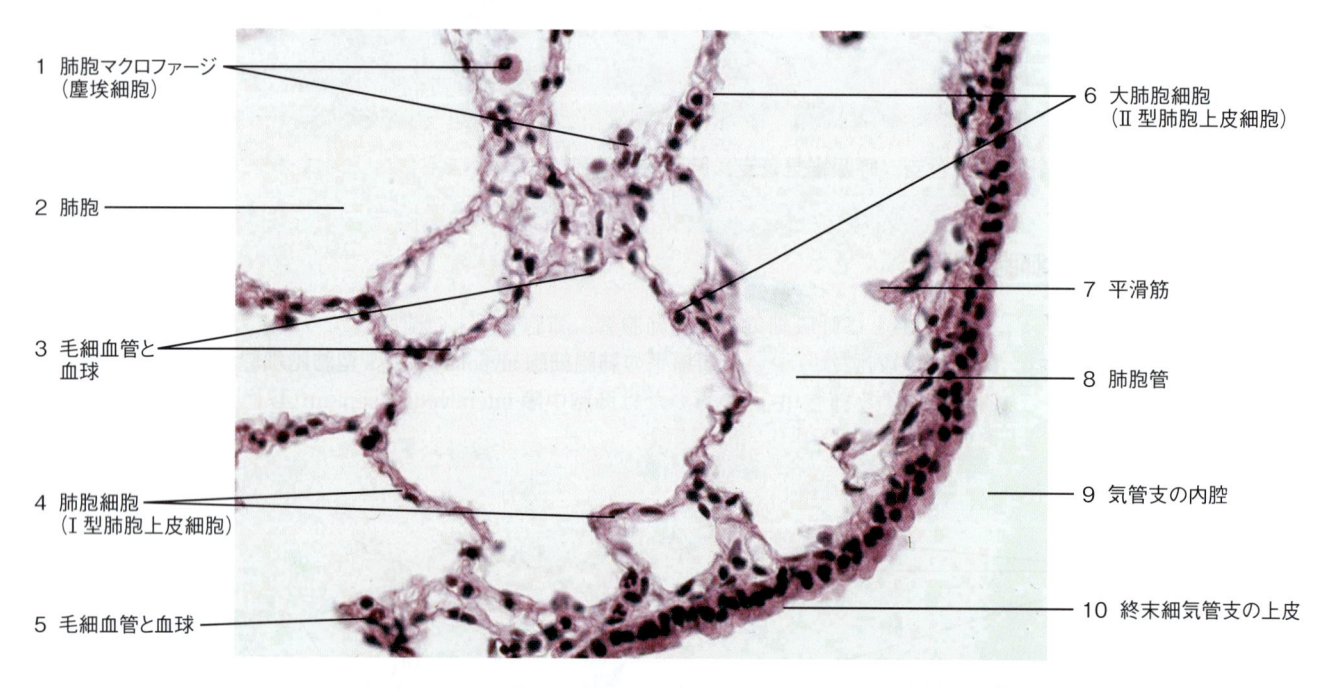

1 肺胞マクロファージ（塵埃細胞）
2 肺胞
3 毛細血管と血球
4 肺胞細胞（Ⅰ型肺胞上皮細胞）
5 毛細血管と血球
6 大肺胞細胞（Ⅱ型肺胞上皮細胞）
7 平滑筋
8 肺胞管
9 気管支の内腔
10 終末細気管支の上皮

**図17-18 ■ 細気管支壁と隣接する肺胞の横断面**（ヘマトキシリン-エオジン染色，×205）

## 機能との関連 17-2 ■ クララ細胞

クララ細胞は終末細気管支でもっとも豊富な細胞で，とくに呼吸細気管支の終末部では線毛細胞の数が減少するのに伴い，細胞の多数を占めるようになる．クララ細胞はいくつかの重要な役割を担っている．まず，気管支上皮の表面をおおう**界面活性物質**のリポ蛋白質を分泌し，（蛋白質分解酵素のはたらきを介して）気管支内腔にある粘液の粘稠性を低下させ，効率的な呼吸を可能としている．このリポ蛋白質は肺胞の張力を低下させる物質として，気道が虚脱することを抑えている．また，クララ細胞は**幹細胞**として損傷したあるいは死んだ線毛上皮細胞あるいは線毛のない上皮細胞とおきかわることができる．さらにクララ細胞は蛋白質とリゾチームを気管支に分泌して，吸気中の酸化汚染物質，あるいは炎症と気管支内腔への免疫グロブリンの移動から肺を守っている．

## 図17-19　細気管支壁と隣接する肺胞を示す電子顕微鏡写真

　　この肺は固定液で灌流されているために，毛細血管の中には血球がみられない．この肺の低倍率電子顕微鏡写真では，細気管支壁および肺胞の断面が示されている．**細気管支の内腔**(14)面は，分泌型でドーム状の**クララ細胞**(1, 8)と**線毛細胞**(2, 9)でおおわれている．クララ細胞(1,8)の細胞質には，高電子密度の分泌顆粒が含まれている．**毛細血管**(5, 11)の壁は，同じく細胞質が非常にうすく，肺胞内腔面をおおう**肺胞細胞**(6, 13)(Ⅰ型肺胞細胞)に隣接している．細気管支の壁を囲むのは，**結合組織層**(10)，**平滑筋細胞**(3)，および内腔に**白血球**(4)が入っている血管である．

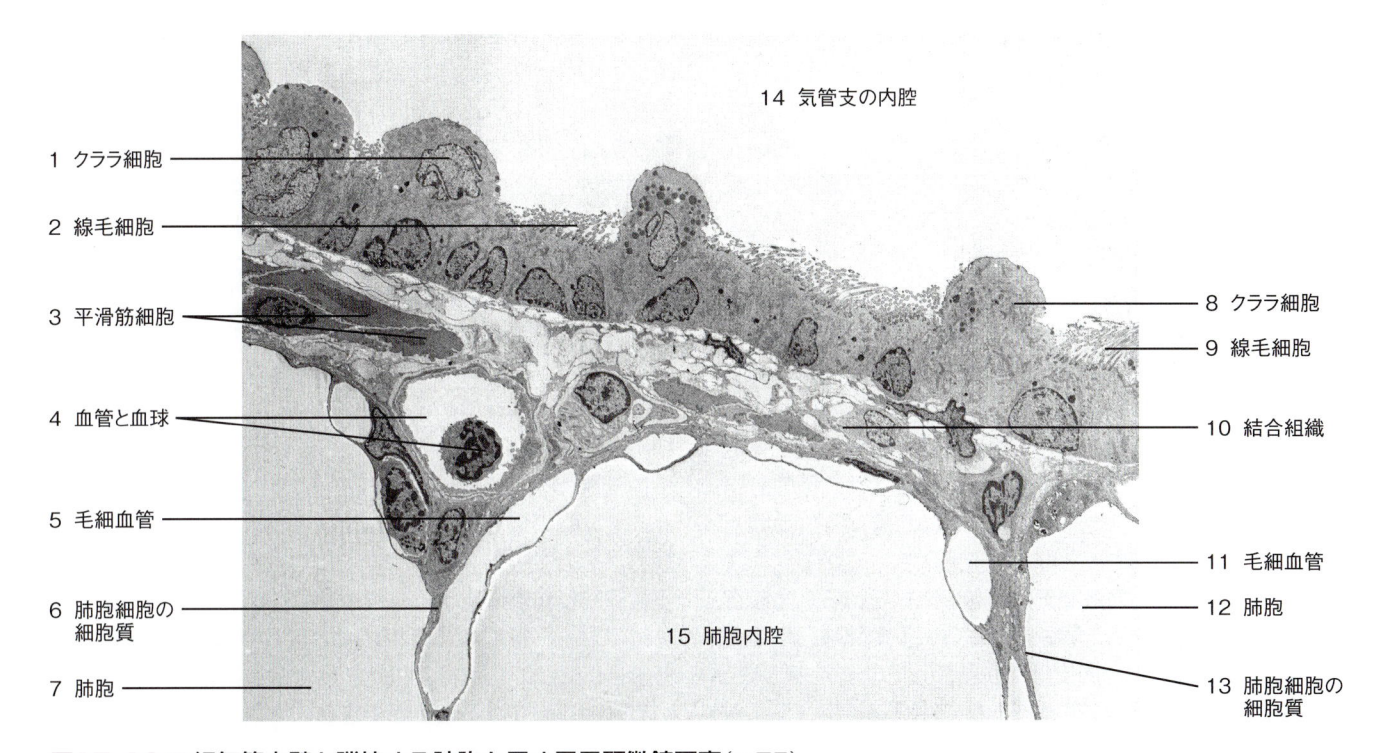

14　気管支の内腔

1　クララ細胞

2　線毛細胞

3　平滑筋細胞

4　血管と血球

5　毛細血管

6　肺胞細胞の
　細胞質

7　肺胞

8　クララ細胞

9　線毛細胞

10　結合組織

11　毛細血管

12　肺胞

13　肺胞細胞の
　　細胞質

15　肺胞内腔

**図17-19** ■ **細気管支壁と隣接する肺胞を示す電子顕微鏡写真**(×75)

[Gartner LP, Hiatt JM：BRS Cell Biology & Histology. 6th ed., Baltimore, Lippincott Williams & Wilkins, 2011 より]

## 機能との関連 17-3 ■ 肺の細胞

### 呼吸器系の気道部

　呼吸器系の気道部は，外界から取り込まれた空気の状態を整える．多列線毛上皮にある**杯細胞**と粘膜固有層の**粘液腺**のそれぞれから産生された**粘液**は抗菌物質を含んでいる．またこれらの粘液には，免疫グロブリン，リゾチーム，および細菌を破壊する酵素が含まれており，気道内腔表面をおおう粘液層を形成している．結果として，**湿った気道粘膜**が空気を**加湿**する．また，粘液と線毛上皮とともに空気中に含まれる粒子状物質や感染性微生物，その他の空気によって運ばれる物質を取り除き，空気を濾過し，きれいにしている．これらの分泌物は線毛の運動によって咽頭に向かって移動され，咽頭において嚥下されるか排出される．さらに，粘膜固有層内の上皮下にある発達した**毛細血管網**は，吸気が肺の呼吸部に達する前に**あたためる**役割を果たしている．

### 肺を構成する細胞

　肺を構成する細胞にはいくつか種類がある．**Ⅰ型肺胞細胞**は非常にうすい単層扁平上皮細胞で，肺胞にあっておもなガス交換の場となっている．細い細網線維と弾性線維でつくられたうすい**肺胞中隔**が隣接する肺胞のあいだにあり，そこには毛細血管網がみられる．Ⅰ型肺胞上皮細胞は毛細血管内皮と非常に近くに接していて，ガス交換の行なわれる**血液空気関門**を形成している．血液空気関門は，分泌された界面活性物質，Ⅰ型肺胞細胞の細胞質と，肺胞細胞と内皮細胞が融合してできた基底膜，毛細血管内皮の細胞質で構成されている．

　**Ⅱ型肺胞細胞**は立方形の細胞で，Ⅰ型肺胞細胞と比べて数は少なく，Ⅰ型肺胞細胞の近傍に1個ないし集団をつくって存在する．Ⅱ型肺胞細胞の内腔側上部は円形で，Ⅰ型肺胞細胞よりも肺胞内腔に突出している．この細胞は分泌性の細胞で，内腔側上部細胞質に濃く染まる**層板小体**をもち，リン脂質に富む**界面活性物質**を産生し分泌する．この物質は分泌されるとⅠ型肺胞上皮細胞の表面に拡がってうすい層をつくり，血液空気関門において肺胞の**表面張力**を低下させる．これによって呼気の際に肺胞を膨らませるのに必要な力を弱める．界面活性物質は肺胞を一定の大きさに保って安定させ，呼吸中の肺胞を虚脱させようとする力を最小限にとどめ，肺胞の虚脱を防ぐ．発生過程にある胎児においては，Ⅱ型肺胞上皮細胞は，28〜32週齢の胎児が呼吸するのに十分な量の界面活性物質を分泌している．さらにこのような分泌機能のほか，Ⅱ型肺胞上皮細胞は肺損傷の際に肺胞においてⅠ型肺胞上皮細胞とおきかわることができる**幹細胞**としての役割を担っている．界面活性物質は吸気の中に含まれている病原体，真菌，ウイルス，細菌に対抗して肺胞内で**殺菌作用**や免疫反応を誘導する効果をもっている．

　血液中の単球が肺の中隔結合組織や肺胞に入りこむと，その両領域で**肺胞マクロファージ**または**塵埃細胞**になる．そのおもな機能は，侵入した微生物や吸気中にある粒子を**食作用**によって，取り除くことである．肺胞マクロファージは個々の肺胞内やうすい肺胞中隔にあり，どちらにおいても貪食された微粒子や炭素粒子をもっていることでみつけることができる．

# 第17章 まとめ

## 呼吸器系

### 呼吸系の構成要素—概要

- 気道部は比較的固い組織でつくられた空気の通り道で，空気を肺内へ送り，あるいは肺外へ出す役割をもつ
- 肺外気道には気管と気管支が属している
- 太い気道の内腔の上皮は，多数の杯細胞を含む多列線毛上皮である
- 気道は肺内に入って分岐を繰り返すにしたがって，内径が次第に細くなり，上皮の高さは低くなる
- 終末細気管支は，気道部の最末端部である
- 呼吸細気管支は，気道部と呼吸部との移行部である

### 呼吸器の上皮

- 線毛細胞がもっとも一般的で，上皮の厚さ全体を占め，上皮の表面を掃除する役割を担う
- 杯細胞は気道部では多数分布し，気道を保護する粘液を分泌しているが，遠位部では数が減少する
- 基底細胞は基底膜に近いところにあり，表面に到達せず，幹細胞としての役割を担っている
- 刷子細胞は数が少なく，求心性軸索と接していて，受容体細胞として機能していると考えられている
- 小顆粒細胞は顆粒を含んでいて，腸内分泌細胞（散在性神経内分泌系 DNES）に類似している

### 嗅上皮

- 鼻腔の天蓋部と，両側上鼻甲介に分布している
- 杯細胞を含まない3種類の細胞から構成される特殊な多列上皮である
- 支持細胞，基底細胞，および双極性感覚ニューロンである嗅細胞を含んでいる
- 嗅細胞は，匂いを感知する双極性感覚ニューロンである
- 嗅細胞の高さは上皮の厚さ全体を占め，鼻腔表面がわの末端部は嗅小胞として終わる
- 嗅小胞の表面から，匂い物質の嗅覚受容体を含む非運動性の嗅線毛が放射状に出ている
- 嗅線毛には，匂い分子によって刺激される匂い物質結合受容体が分布している
- 嗅細胞の基底部から出た無髄神経軸索は神経束を形成する
- 神経束は頭蓋骨を通って脳の嗅球でシナプスをつくる
- 嗅上皮の下には漿液性嗅腺があり，その分泌液は嗅毛を湿らせ，匂い物質を溶解させる溶媒としての役割をもつ
- 溶解した匂い物質分子は，嗅腺によって生成される分泌液体中の匂い物質結合蛋白質に結合する
- 支持細胞は組織構造を支え，基底細胞は嗅上皮の幹細胞の役割を担っている
- 嗅上皮から気道上皮への移行は明瞭である

## 呼吸器系—気道部

- 肺外の気道には，鼻，咽頭，喉頭，気管，および肺外気管支が属している
- 肺内の気道には，気管支，細気管支，終末細気管支が属している
- 線毛と粘液によって，空気は加湿，加温，濾過され，調整される
- 腺からの分泌物には，免疫グロブリン，リゾチーム，細菌を殺す酵素などが含まれている
- C字形の不完全な輪の形をした硝子軟骨によって，気管の開存が維持されている
- 肺内では，硝子軟骨板がC字形の気管軟骨とおきかわって，比較的太い気管支を囲んでいる
- 直径約1mmの細気管支では軟骨板はみられない
- 気管支の径が細くなると，上皮は単層の線毛上皮になり，杯細胞は消失する

### クララ細胞

- 終末細気管支と呼吸細気管支では杯細胞に代わってクララ細胞が優位になる
- 線毛のない分泌細胞で，線毛細胞が減ると増える
- 粘液の粘稠性を減らして表面張力を下げる界面活性作用をもつリポ蛋白質を分泌する
- 幹細胞として傷害された気管支上皮細胞とおきかわる
- 肺を炎症や有毒物質から守るための蛋白質とリゾチームを分泌する

## 呼吸器系—呼吸部

- ・気道部の先でガス交換が行なわれる最初の部位から始まる
- ・終末細気管支の先は，ガス交換が行なわれる部位への移行部である呼吸細気管支となる
- ・呼吸細気管支には，ガス交換が行なわれる薄壁の肺胞の膨らみがある
- ・肺胞のある部分でのみガス交換がおこる
- ・肺胞は気道の先の最終的な領域であり，ガス交換のために毛細血管叢に囲まれている
- ・呼吸部は呼吸細気管支，肺胞管，肺胞囊，および肺胞から構成される
- ・肺胞には杯細胞がみられず，ガス交換が行われる場所の内膜は非常にうすい

## 肺胞の細胞

- ・Ⅰ型肺胞細胞は，肺胞の内がわをおおっている非常に背の低い細胞である
- ・毛細血管内皮細胞とⅠ型肺胞細胞が非常にうすい血液空気関門を形成している
- ・Ⅱ型肺胞細胞は，Ⅰ型肺胞細胞に隣接している
- ・Ⅱ型肺胞細胞は分泌細胞であり，その頂部はⅠ型肺胞細胞より上方に出ている
- ・多数の層板小体を含んでいる
- ・リン脂質の界面活性物質を合成して，肺胞の表面張力を下げる
- ・界面活性物質は肺胞の表面張力を低下させて拡張を可能にし，肺胞虚脱を防ぐ
- ・胎児の発育中，呼吸のために十分な量の界面活性物質が産生される
- ・界面活性剤には吸入した病原体に対する殺菌効果がある
- ・Ⅱ型肺胞細胞は，肺の損傷後にⅠ型肺胞細胞をおきかわる幹細胞としても機能する

## 肺胞マクロファージ

- ・血中の単球細胞が肺の結合組織や肺胞に移動したものをさす
- ・肺胞に侵入した微生物を除去し，微粒子物質を貪食する

## 喉頭蓋

- ・喉頭上部で喉頭壁から上方に向かって突き出た部分を指す
- ・中心にある弾性軟骨が喉頭蓋の芯をつくっている
- ・舌側面（前面）と一部の喉頭面（後面）は重層扁平上皮でおおわれている
- ・喉頭蓋の基底部は多列線毛円柱上皮でおおわれている
- ・味蕾が舌側面にも喉頭面にもみられる

## 喉　頭

- ・前庭ひだは喉頭蓋後面とともに，多列線毛円柱上皮でおおわれている
- ・混合腺，血管，リンパ小節，脂肪細胞が粘膜固有層にみられる
- ・深いくぼみになっている喉頭室が前庭ひだと声帯ひだを分けている
- ・声帯ひだは非角化重層扁平上皮でおおわれている
- ・声帯靭帯が声帯ひだの最上部の位置にあり，その靭帯に隣接して骨格筋の声帯筋が並走している
- ・甲状軟骨（硝子軟骨）と輪状軟骨が喉頭を支えている
- ・喉頭下部は多列線毛円柱上皮におおわれている

## 気　管

- ・気管壁は，粘膜，粘膜下組織，硝子軟骨，および外膜で構成されている
- ・C字形の軟骨である気管軟骨は，気道を常に開いた状態にしており，気管軟骨のC字の両端のあいだは気管の平滑筋が占めている
- ・内腔の上皮は杯細胞を伴う多列線毛円柱上皮である
- ・粘膜下層には漿液腺の気管腺があり，その排出導管が気管内腔に開口している

# 第17章　復習問題

## 問　題

次の問題について，もっとも適切な答えを選びなさい．

1. Ⅰ型肺胞上皮細胞とおきかわる幹細胞としての機能をもつ細胞は？
   - A．杯細胞
   - B．中隔細胞
   - C．Ⅱ型肺胞細胞
   - D．単球
   - E．Ⅰ型肺胞細胞

2. 細胞質に層状小板を含んでいる細胞は？
   - A．Ⅰ型肺胞細胞
   - B．Ⅱ型肺胞細胞
   - C．杯細胞
   - D．中隔細胞
   - E．上記のすべての肺胞の細胞

3. 界面活性物質のおもな機能は？
   - A．肺への空気の流量を減らす
   - B．肺への空気の流量を増やす
   - C．肺胞の表面張力を低下させる
   - D．肺胞腔を減らす
   - E．血液空気関門を減少させる

4. 嗅上皮を更新する幹細胞としてはたらく細胞は？
   - A．杯細胞
   - B．支持細胞
   - C．線毛細胞
   - D．基底細胞
   - E．結合組織細胞

5. 匂い分子が溶解する漿液性分泌物質を産生するのは？
   - A．嗅腺（ボーマン腺）
   - B．嗅胞
   - C．杯細胞
   - D．嗅線毛
   - E．基底細胞

## 解　答

1. 正解：C．Ⅱ型肺胞細胞．この細胞は界面活性物質を産生するだけでなく，肺損傷時にⅠ型肺胞細胞におきかわる幹細胞としても機能する．
2. 正解：B．Ⅱ型肺胞細胞．この細胞は，肺胞の張力を下げる物質界面活性物質を合成して放出する．
3. 正解：C．肺胞表面張力を低下させ，それにより，肺胞の拡張が容易になり，呼吸中の肺胞虚脱を防ぐことができる．
4. 正解：D．基底細胞．この細胞は，嗅上皮の嗅細胞および支持細胞となる．
5. 正解：A．嗅腺（ボーマン腺）．この腺からの分泌物には，匂い物質と結合する匂い物質結合蛋白質が含まれており，匂い物質はこの蛋白質と結合して非運動性嗅線毛の表面にある匂い受容体に提示される．

# 顕微鏡写真による補足

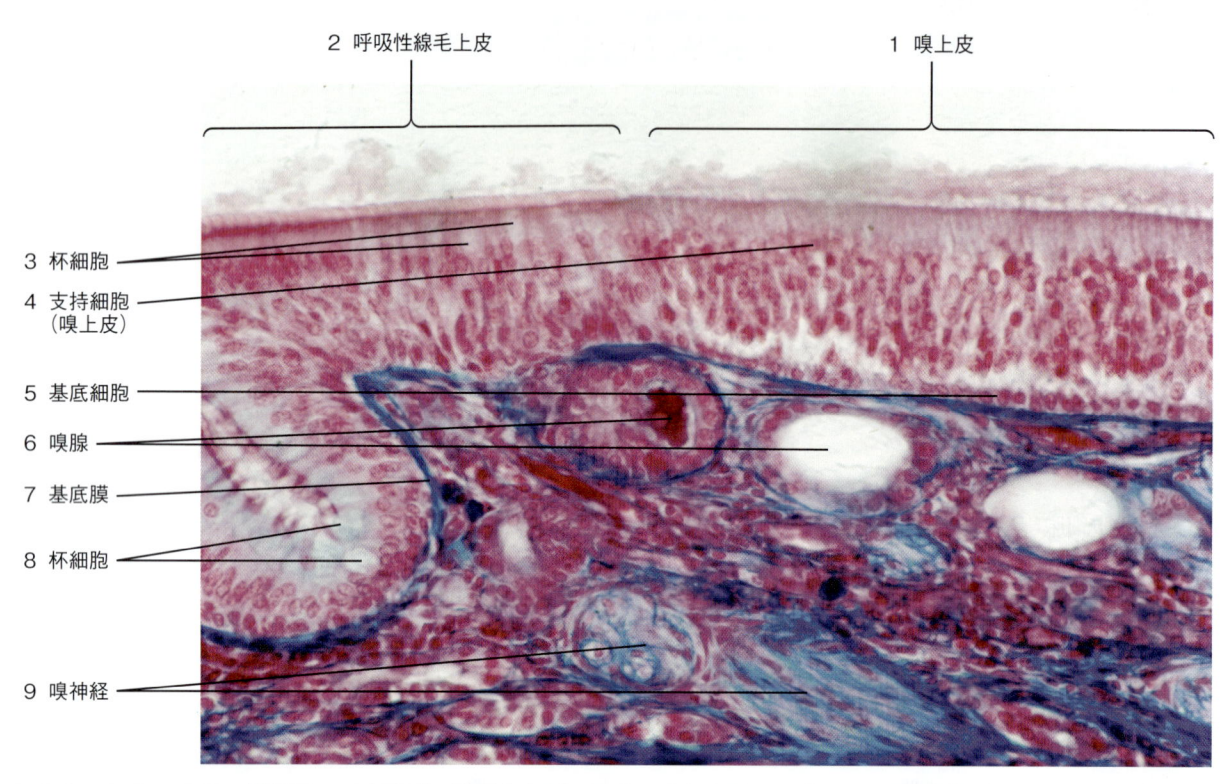

2 呼吸性線毛上皮　　　1 嗅上皮

3 杯細胞
4 支持細胞（嗅上皮）
5 基底細胞
6 嗅腺
7 基底膜
8 杯細胞
9 嗅神経

**図17-20** ■ ヒトの鼻腔の横断図：呼吸器系の線毛上皮（左がわ），嗅上皮（右がわ）とその移行部（マロリー–アザン染色，×80）

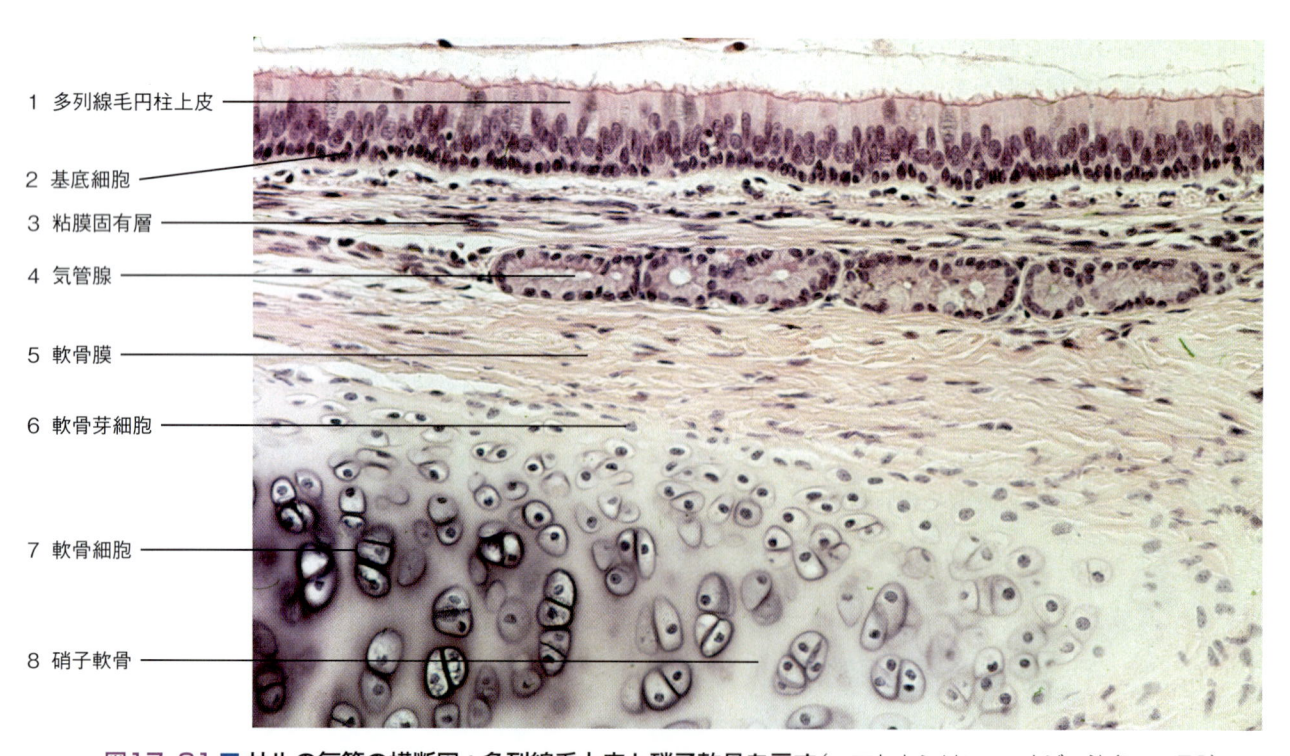

1 多列線毛円柱上皮
2 基底細胞
3 粘膜固有層
4 気管腺
5 軟骨膜
6 軟骨芽細胞
7 軟骨細胞
8 硝子軟骨

**図17-21** ■ サルの気管の横断図：多列線毛上皮と硝子軟骨を示す（ヘマトキシリン–エオジン染色，×50）

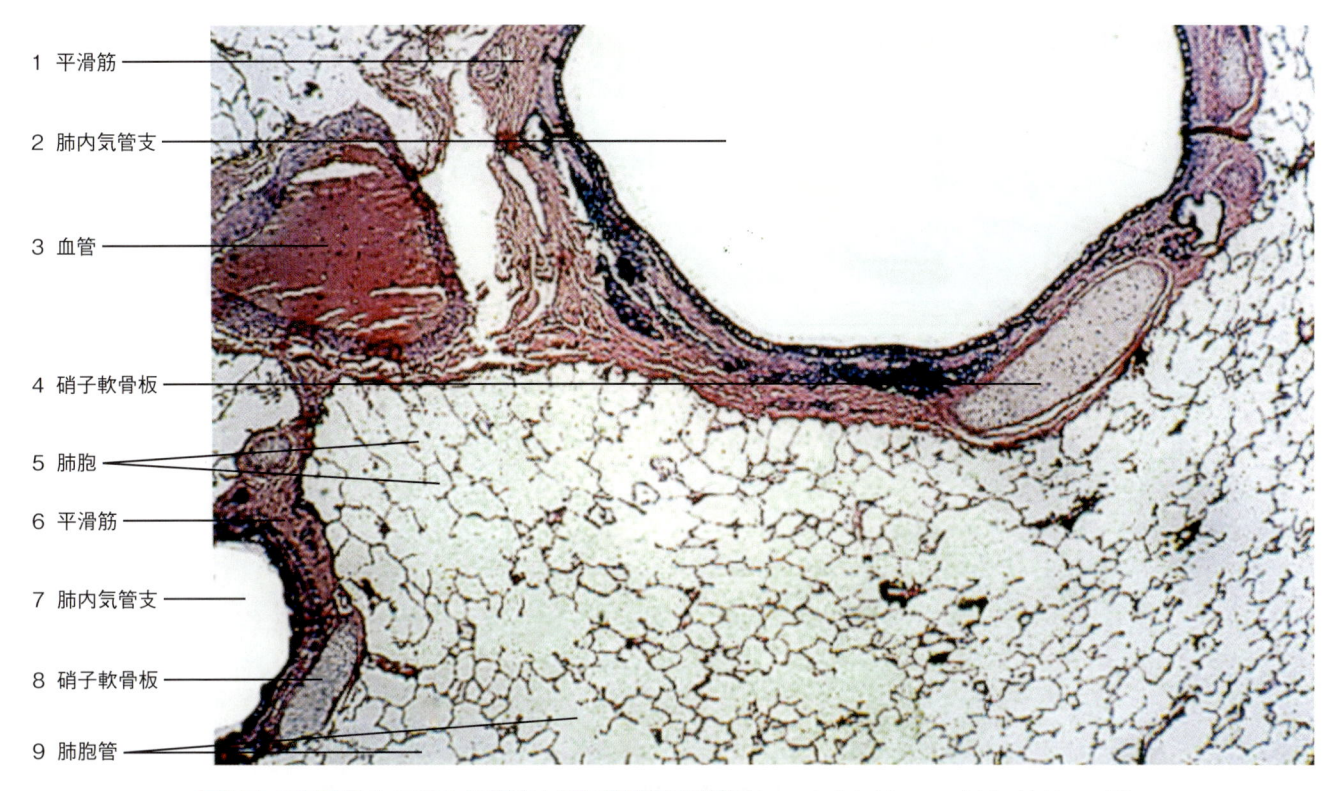

1 平滑筋
2 肺内気管支
3 血管
4 硝子軟骨板
5 肺胞
6 平滑筋
7 肺内気管支
8 硝子軟骨板
9 肺胞管

**図17-22** ■ **サルの肺内気管支と周囲組織の横断図**（ヘマトキシリン-エオジン染色，×5）

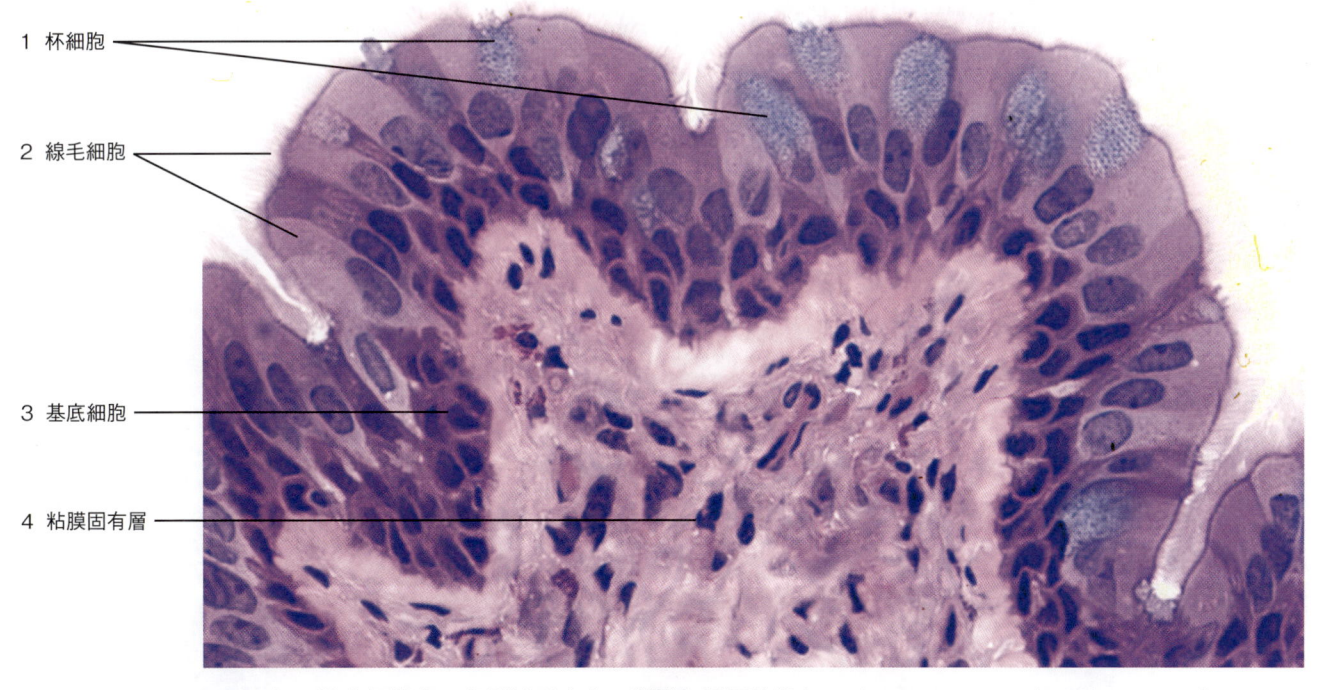

1 杯細胞
2 線毛細胞
3 基底細胞
4 粘膜固有層

**図17-23** ■ **ヒトの肺内気管支の多列線毛上皮の樹脂包埋切片像**（ヘマトキシリン-エオジン染色，×165）

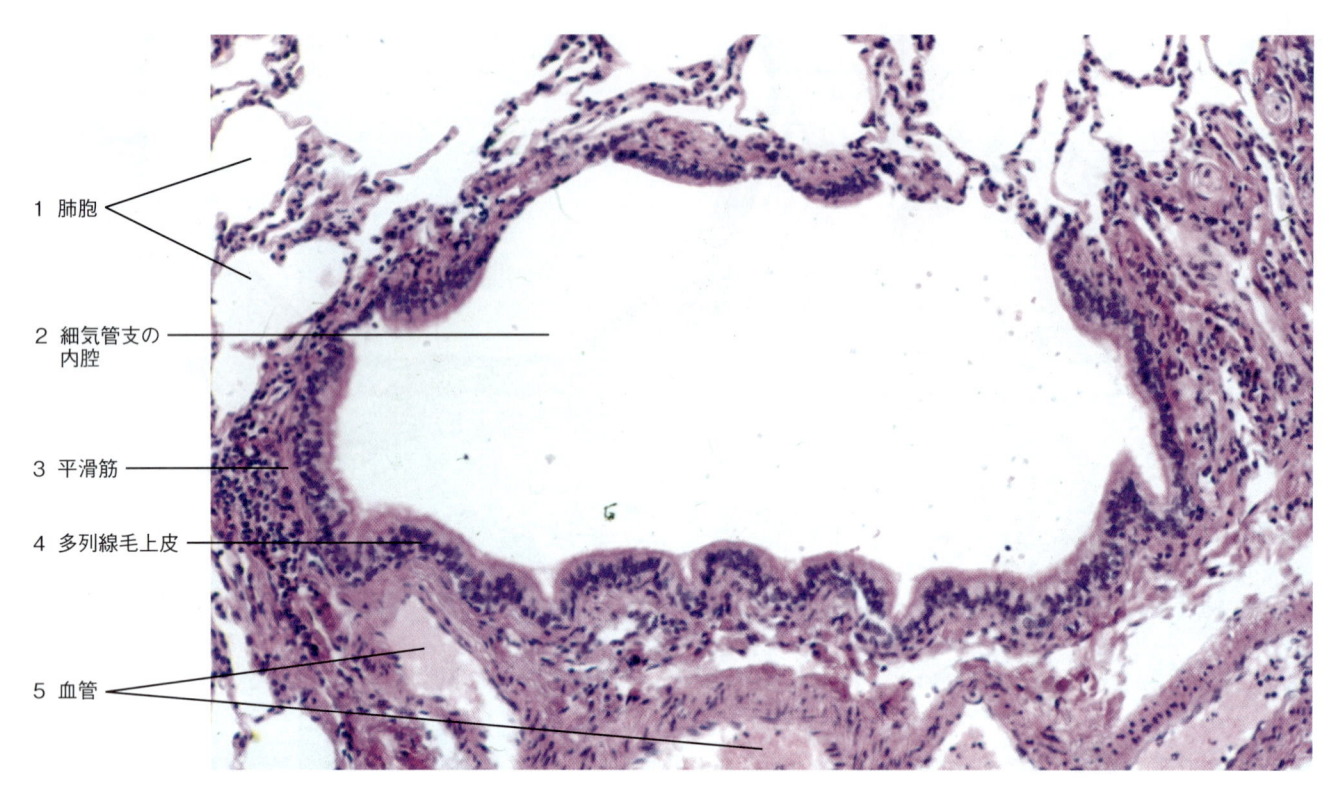

1 肺胞
2 細気管支の
　内腔
3 平滑筋
4 多列線毛上皮
5 血管

**図17-24 ■ サルの細気管支と周囲組織の横断図**（ヘマトキシリン−エオジン染色，×45）

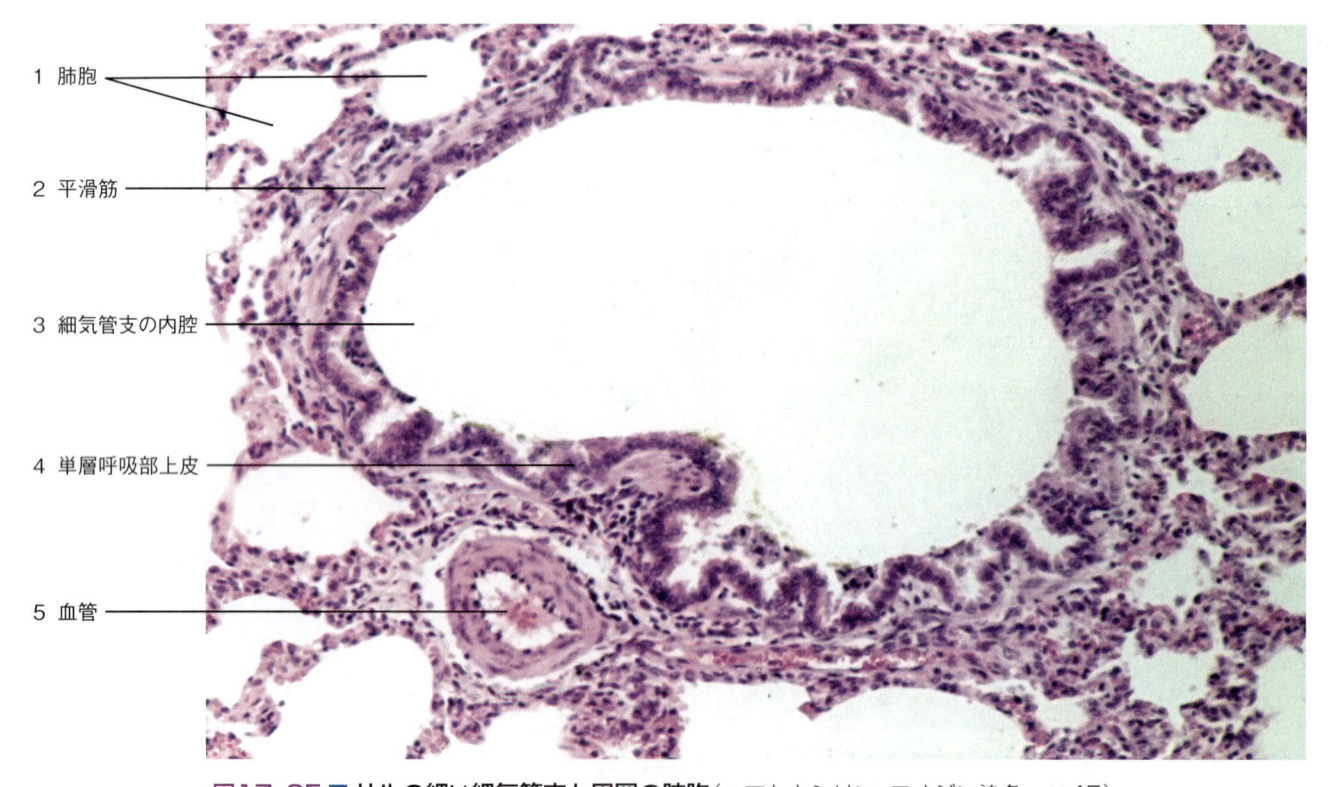

1 肺胞
2 平滑筋
3 細気管支の内腔
4 単層呼吸部上皮
5 血管

**図17-25 ■ サルの細い細気管支と周囲の肺胞**（ヘマトキシリン−エオジン染色，×45）

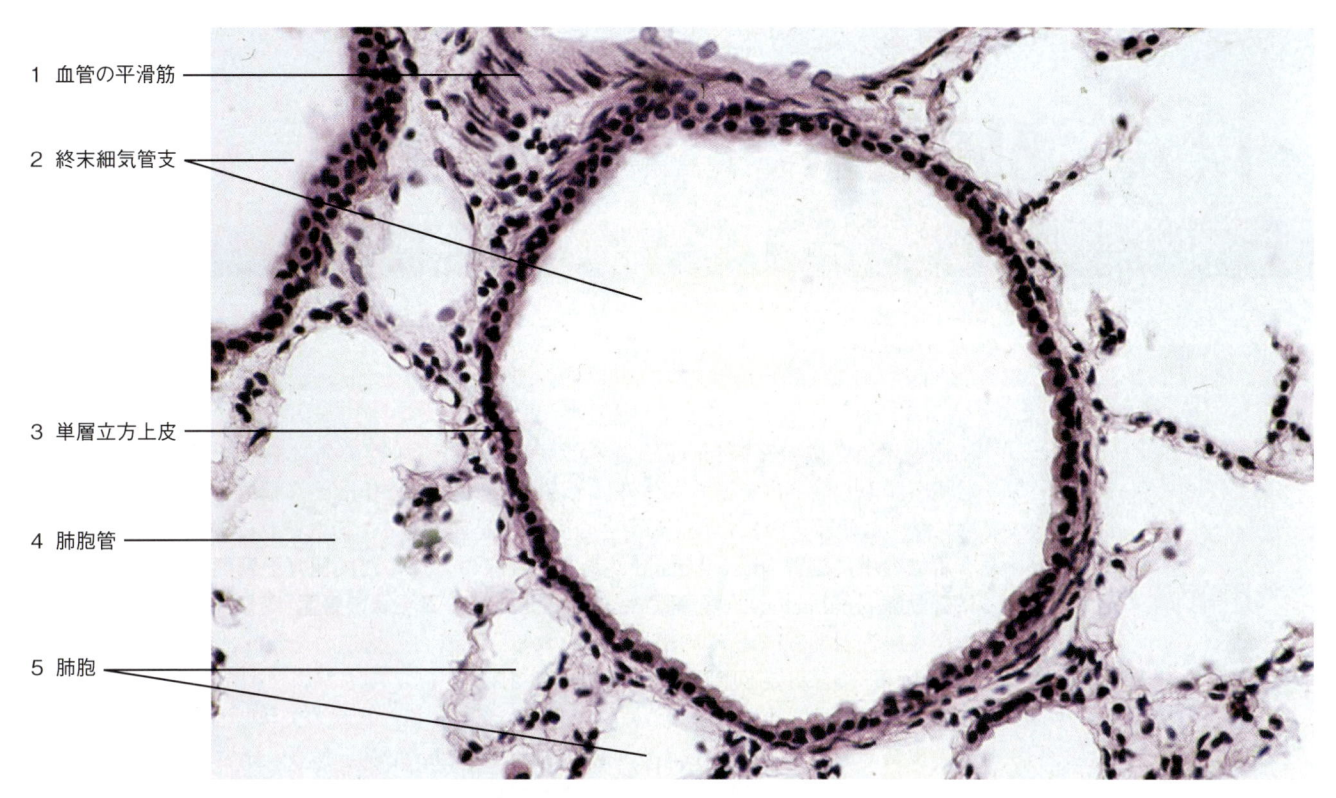

1 血管の平滑筋

2 終末細気管支

3 単層立方上皮

4 肺胞管

5 肺胞

**図17-26** ■ **サルの終末細気管支と周囲の肺胞**（ヘマトキシリン–エオジン染色，×80）

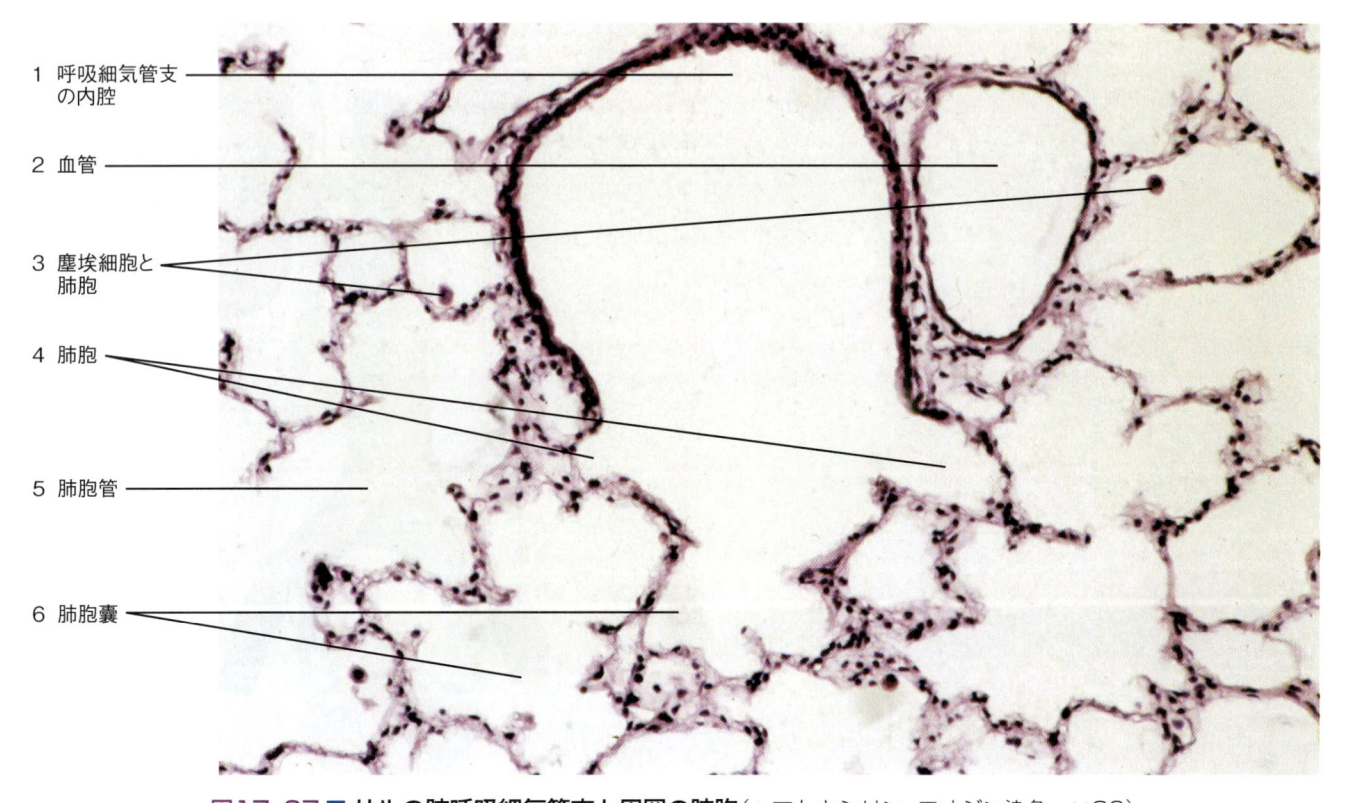

1 呼吸細気管支の内腔

2 血管

3 塵埃細胞と肺胞

4 肺胞

5 肺胞管

6 肺胞囊

**図17-27** ■ **サルの肺呼吸細気管支と周囲の肺胞**（ヘマトキシリン–エオジン染色，×80）

# 第18章 泌尿器系

## 腎　臓

　泌尿器系は2個の**腎臓** kidney，2本の**尿管** ureter，尿管の先にある1個の**膀胱** bladder，そして膀胱から陰茎内を通って体外に至る1本の**尿道** urethra から構成される．腎臓は後部体壁に接する腹膜後隙に存在する大きな豆形の器官である．それぞれの腎臓の上部の脂肪と結合組織の中に**副腎** adrenal gland がある．腎臓のくぼんだ内側縁を**腎門** hilum といい，ここに**腎動脈** renal artery，**腎静脈** renal vein，そして漏斗状の**腎盂**（腎盤）renal pelvis（狭窄部位を経て尿管となる）の三つの構造がみられる．これらの構造のまわりは**腎洞** renal sinus と呼ばれる疎性結合組織と脂肪に充ちた空間がある．

　腎臓は密性不規則性結合組織の被膜におおわれている．腎臓の矢状断面では外がわにある暗調の**皮質** cortex と内がわにある明調の**髄質** medulla がみられる．髄質は円錐形をした複数の**腎錐体** renal pyramid によって構成されている（図18-1）．それぞれの錐体の底面は皮質に対して皮髄境界部を形成している．錐体の先端はまるく，腎盂へのびてドーム状の**腎乳頭**

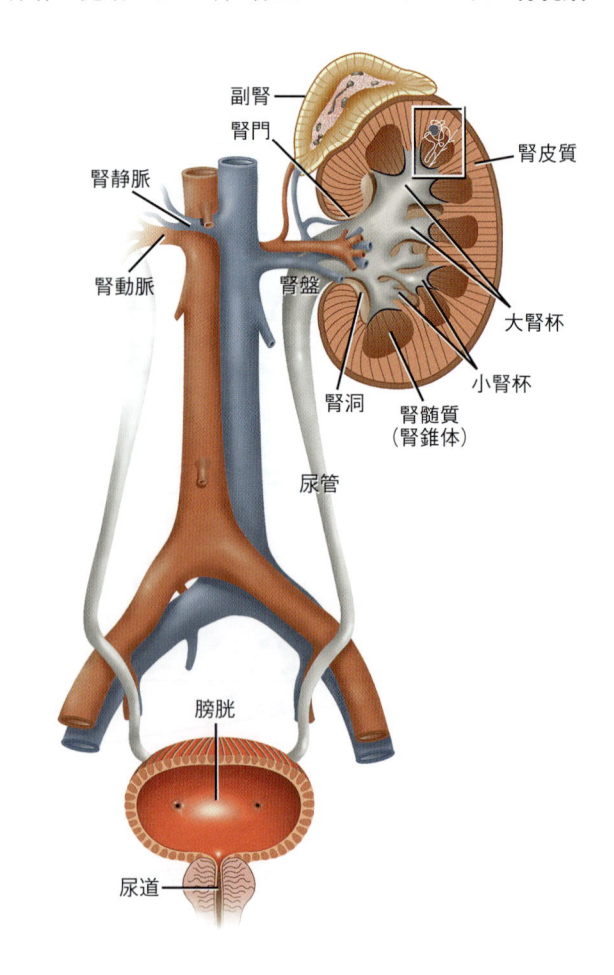

図18-1 ■ 皮質と髄質を示す腎臓の矢状断図，
　　　　　および腎盂，血管と尿管

renal papilla を形成している．皮質の一部は腎錐体の両がわを腎盂へとのびて**腎柱** renal column を形成している．

それぞれの腎乳頭のまわりは漏斗状の**小腎杯** minor calyx に囲まれており，腎乳頭から出た尿が集められる．腎洞で小腎杯は集まって**大腎杯** major calyx を形成し，大腎杯は集まって単一の漏斗状の腎盂を形成する．腎盂は腎門を通って腎臓を離れ，細くなって筋性の**尿管**になり，両がわの後部体壁を下って膀胱に向かう．

### 尿輸送細管

腎臓の機能単位は顕微鏡レベルでみとめられる**尿輸送細管** uriniferous tubule であり，**ネフロン** nephron と**集合管** collecting duct からなる．集合管はネフロンが濾過した液体を排出する管である．腎皮質には数百万個のネフロンが存在する．ネフロンはさらに腎小体と尿細管 renal tubule に分けられる．

### ネフロン

ネフロンは，その位置により二つの種類に分けられる．**皮質ネフロン** cortical nephron は腎皮質に，**傍髄質ネフロン** juxtamedullary nephron は皮髄境界部付近に，それぞれ分布している．いずれのネフロンも尿の生成過程に関与しているが，傍髄質ネフロンは髄質の細胞間質を高張性にして，尿の濃縮（高張尿の生成）に必要な環境をつくりだしている．

### 腎小体

腎小体 renal corpuscle は**糸球体** glomerulus と呼ばれる毛細血管のかたまりと，そのまわりを包む**ボーマン嚢** Bowman's capsule（**糸球体嚢** glomerular capsule）と呼ばれる 2 層の上皮細胞層から構成されている．ボーマン嚢の内層である**臓側葉** visceral layer は，**足細胞** podocyte と呼ばれる特殊な枝分かれした上皮細胞で構成されている．足細胞は糸球体毛細血管に接し，細胞質の長い突起で有窓性毛細血管を完全におおっている．細胞突起から多数の小さな足突起すなわち**脚** pedicle が出て，隣接する足細胞からの足突起と嵌合（互いに絡み合った）のあいだの狭いすき間，すなわち**濾過細隙** filtration slit をつくっている．うすく半透性の**スリット膜** filtration slit diaphragm が，各濾過細隙をおおっている．ボーマン嚢の**外層**は単層扁平上皮細胞からなる**壁側葉** parietal layer である．

腎小体はネフロンのはじまりの部分であり，輸入細動脈が糸球体の腎小体に入り，輸出細動脈が腎小体から出るところが**血管極** vascular pole である．腎小体の血管極の反対がわには**尿細管極** urinary pole があり，糸球体で濾過された濾液が腎小体から出るところである．

#### 血液の濾過

腎臓を流れる血液は，腎小体内で糸球体の毛細血管を通って濾過され，濾液は，腎小体のボーマン嚢の壁側葉と臓側葉のあいだにある**ボーマン腔**（**尿腔** urinary space）に入り，糸球体濾液は，近位尿細管の起点である尿細管極で腎小体から排出される．腎小体における血液濾過関門となっているのは，糸球体**毛細血管内皮**，その下にある厚い糸球体基底膜，ボーマン嚢の**臓側葉**（**足細胞**，足細胞の**足突起**（小足）など）の，3 種類の構成要素からなる．

#### 糸球体の濾過関門

血液の濾過は，毛細血管の糸球体内皮で行なわれる．この内皮はうすく，有窓性で，血液中の多くの物質に対して透過性があるが，血液成分や大きな血漿蛋白質に対しては透過性がない．毛細血管内皮と臓側足細胞のあいだには，血管内皮と足細胞の臓側層が融合して形成されたより密な**糸球体基底膜**が存在する．糸球体基底膜は，血液中のアルブミンなどの高分子の移動を制限しつつ濾過を行なっている選択性をもった物理的関門である．足細胞の個々の足突起間の半透性のスリット膜は，そのおもな構造であり機能を司っている**ネフリン**とい

う膜貫通蛋白質を含む高度に特殊な接着複合体である．このネフリンという蛋白質は，隣接する足細胞の足突起内のアクチンフィラメントと強固に結合し，腎小体の中で細かいふるいのようなはたらきをするスリット膜を形成している．このように，糸球体における濾過関門の各構成要素は血液濾過に寄与しているが，足細胞のスリット膜は分子の大きさに関する**選択的な分子フィルター**として機能するため，糸球体の透過性と濾過の役割を担っている．したがって，腎小体部のボーマン腔に入る濾液は，尿ではない．むしろ，この液は蛋白質がないことを除けば，血漿に類似した限外濾液となっている．

## 尿細管

糸球体濾液は腎小体から出て，糸球体と集合管とをつなぐ**尿細管** renal tuble に入る．尿細管は組織学的，機能的にいくつかの部分に分けられる（図 18-2）．

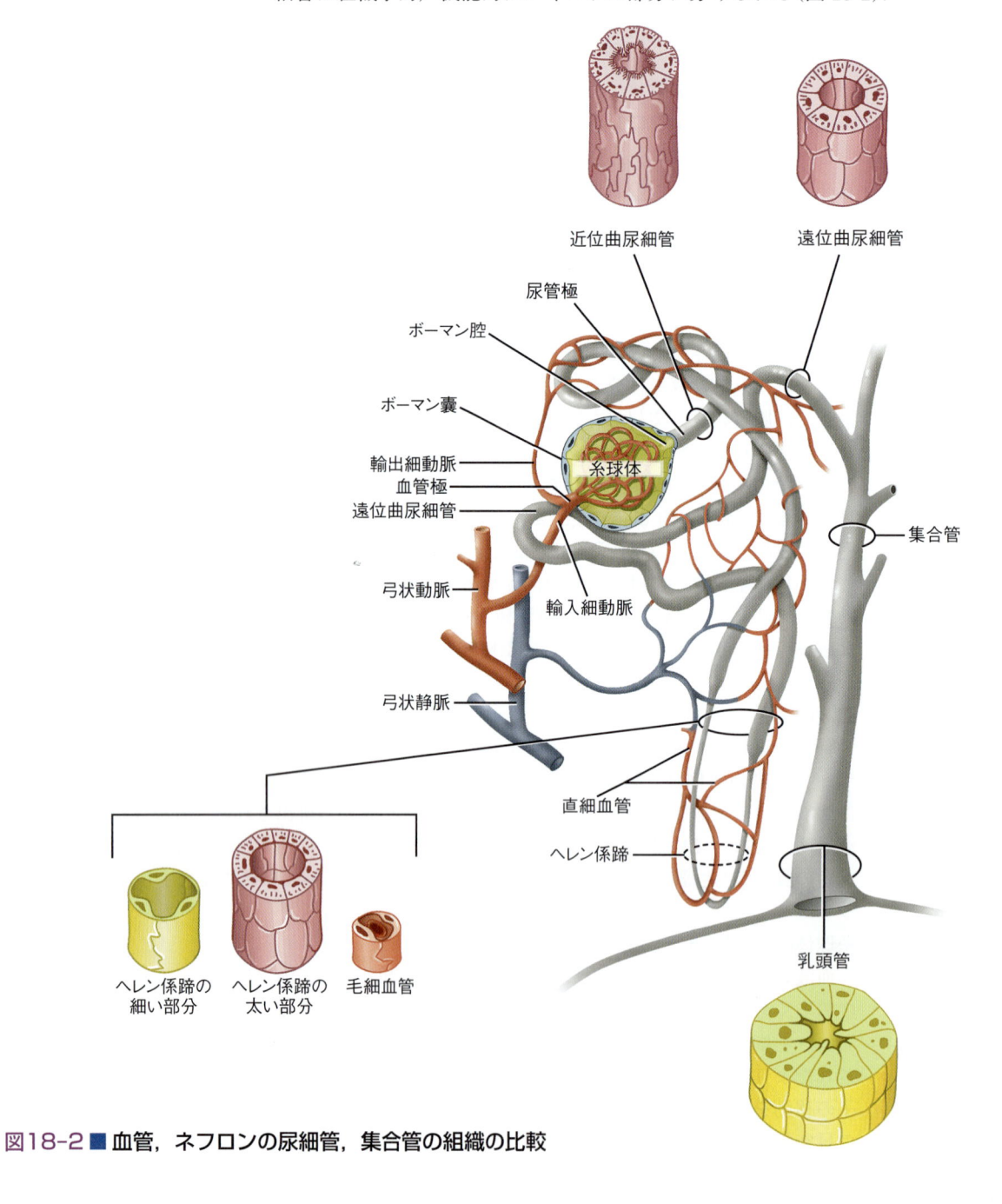

図18-2 ■ 血管，ネフロンの尿細管，集合管の組織の比較

　　腎小体からはじまる尿細管は高度に曲がりくねり，そのために**近位曲尿細管** proximal convoluted tubule と呼ばれる．はじめ近位曲尿細管は皮質に位置し，それから下行して髄質に入り，**ヘンレ係蹄** loop of Henle に続く．ヘンレ係蹄は近位直尿細管（近位尿細管の下行部），細い下行脚，細い上行脚，そして太い遠位直尿細管（遠位尿細管の上行部）の各部から構成されている．**遠位曲尿細管** distal convoluted tubule は腎皮質へ上行し，近位曲尿細管に比べて短く，曲がり方も小さい．近位曲尿細管は遠位曲尿細管に比べて長いので，腎小体の近接と腎皮質において高い頻度でみつけやすい．遠位尿細管は，その後，**集合管**に合流する．傍髄質ネフロンでは，ヘンレ係蹄は非常に長く，腎皮質から髄質の深部にまで下行した後に，折り返して再び皮質まで上行する．

　　結合細管と集合管はネフロンに属さない．短い結合細管は合わさって，より太い**集合管**となる．何本かの集合管はさらに太くなって乳頭管 papillary duct と呼ばれ，髄質の乳頭へと下行していく．細い集合管の内腔の上皮は立方上皮である．髄質深部では，これらの管の上皮細胞は円柱上皮に変わる．各乳頭の先端において，乳頭管の内容物は小腎杯へ運ばれる．乳頭管の開口部を**篩状野** area cribrosa と呼ぶ．

　　腎皮質には腎錐体基底部から皮質へ垂直にのびる多数の明るく染まる**髄放線** medullary ray が存在する．髄放線は主として集合管，血管，そして多数のネフロンの直部からつくられている．

## 腎臓の血液供給

　　腎臓の機能を理解するためには，腎臓の血液供給を理解することが重要になる（図 18-1）．腎臓は**腎動脈** renal artery を介して血液が供給される．腎動脈は腎門で数本の区動脈に分かれ，さらに枝分かれし**葉間動脈** interlobar artery となる．葉間動脈は腎錐体のあいだを通り，皮質に向かう．皮髄境界部で葉間動脈は枝分かれし**弓状動脈** arcuate artery となり，弓状に走って腎錐体底部をこえて**小葉間動脈** interlobular artery となる．さらに小葉間動脈は枝分かれして**輸入細動脈** afferent arteriole となった後に腎小体の**糸球体**の**毛細血管**となる．腎小体から出た**輸出細動脈** efferent arteriole は，皮質の尿細管のまわりに**傍尿細管毛細血管網** peritubular capillary network や，髄質の長くまっすぐな毛細血管である**直細血管** vasa recta となる．この直細血管はヘンレ係蹄と平行にループを形成し，髄質から皮髄境界部へと折り返す．間質の水分は小葉間静脈に移り，さらに弓状静脈へ流れる．

## 図18-3　腎臓：皮質，髄質，腎錐体，腎乳頭，小腎杯(全体図)

　　　矢状断面において，腎臓は暗染される外がわの**皮質** cortex と，明染される内がわの**髄質** medulla に分けられる．皮質は結合組織性の**腎被膜** renal capsule(1)でおおわれている．

　　　皮質には遠位および**近位曲尿細管** proximal convoluted tubule(4, 11)，**糸球体** glomerulus (2)，そして**髄放線** medullary ray(3)，**小葉間動脈** interlobular artery(12)，**小葉間静脈** interlobular vein(13)がみられる．髄放線(3)はネフロンの直部，血管，そして髄質で合流して**集合管** collecting duct(6)となる集合細管から形成される．髄放線は**被膜下曲尿細管** subcapsular convoluted tubule(10)があるため，腎被膜まで達していない．

　　　髄質は腎錐体により構成される．**腎錐体基底部** base of pyramid(5)は皮質に隣接し，尖端

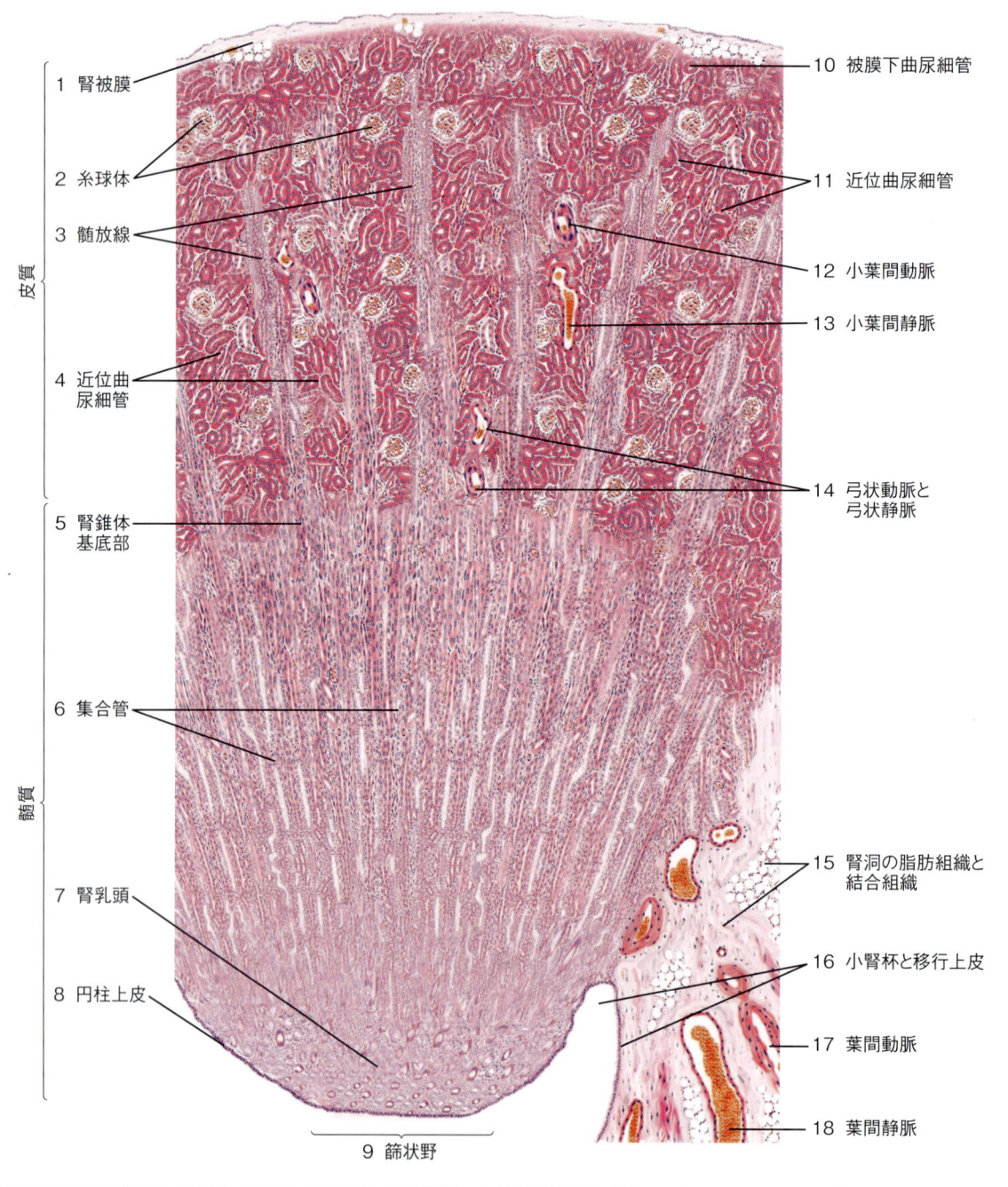

図18-3 ■ **腎臓：皮質，髄質，腎錐体，腎乳頭，小腎杯(全体図)**（ヘマトキシリン-エオジン染色，低倍率）

は内方へ向いて**腎乳頭** renal papilla(7)を形成し，尿管の拡張部位である漏斗状の**小腎杯** minor calyx(16)の中に突き出ている．**篩状野** area cribrosa(9)には小さな穴が多数あいていて，集合管(6)が小腎杯(16)へ開口している．

　腎乳頭の尖端は**単層円柱上皮** columnar epithelium(8)でおおわれている．この上皮が小腎杯(16)の外壁へと折れ返るところで**移行上皮** transitional epithelium(16)となる．移行上皮の下の結合組織のうすい層と平滑筋(図示されていない)が**腎洞** renal sinus(15)の結合組織とつながっている．

　腎洞には腎動脈と腎静脈が枝分かれした**葉間動脈** interlobar artery(17)と**葉間静脈** interlobar vein(18)がある．葉間動静脈(17, 18)は腎臓に入り，皮髄境界部で**弓状動脈** arcuate artery と**弓状静脈** arcuate vein(14)になって腎錐体の底部を弧を描いてこえる．弓状動脈はより細い小葉間動脈(12)と小葉間静脈(13)になり，腎皮質へ放射状に進み糸球体輸入細動脈となり，さらに糸球体毛細血管となる．

## 図18-4　腎皮質と髄質上部

　図は高倍率で腎皮質の詳細を示している．**腎小体** renal corpuscle(5, 9)は**糸球体** glomerulus(5a)と**ボーマン嚢** Bowman's capsule(**糸球体嚢** glomerular capsule)(5b)からなる．糸球体

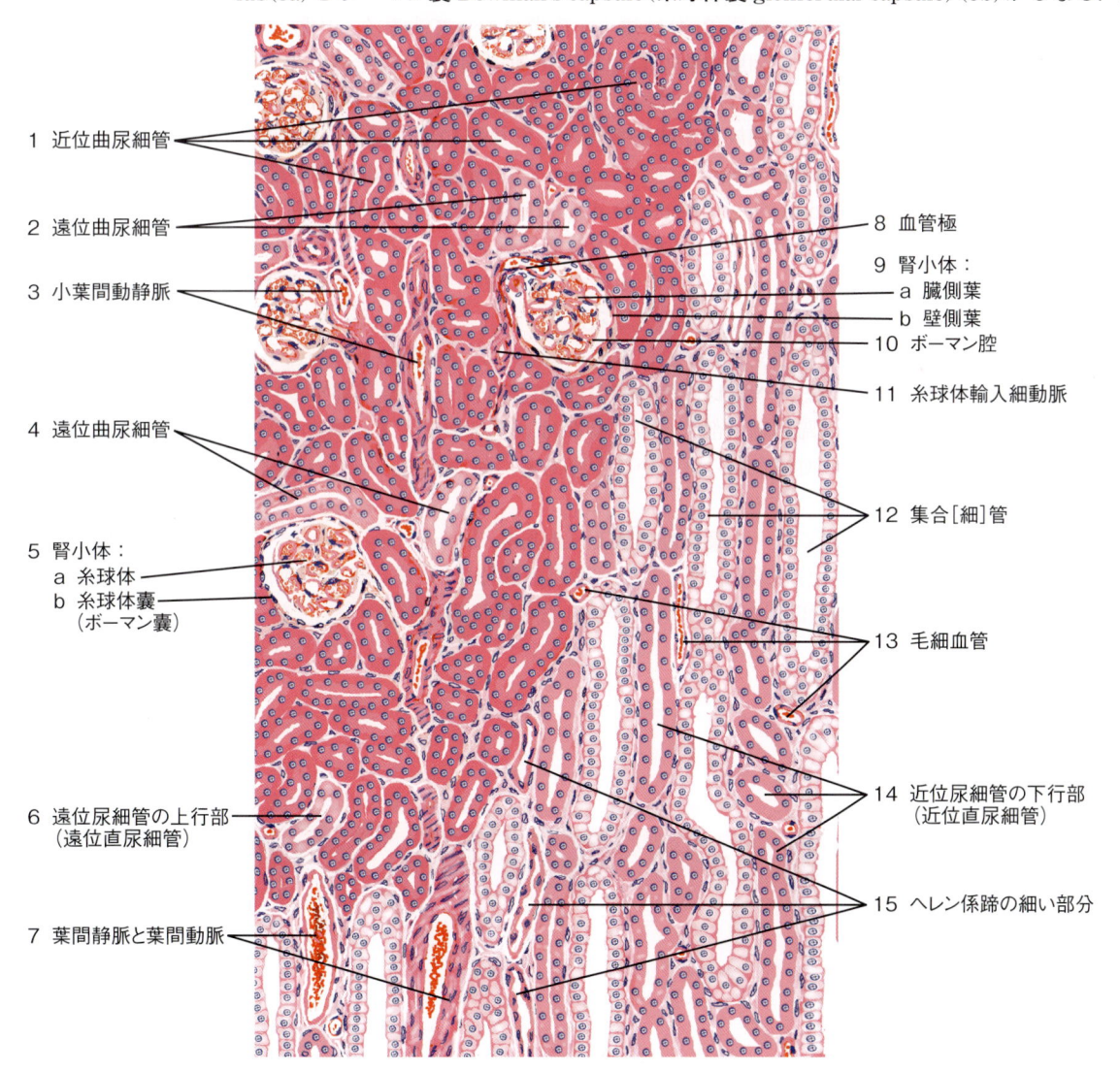

1　近位曲尿細管
2　遠位曲尿細管
3　小葉間動静脈
4　遠位曲尿細管
5　腎小体：
　　a　糸球体
　　b　糸球体嚢
　　　（ボーマン嚢）
6　遠位尿細管の上行部
　　（遠位直尿細管）
7　葉間静脈と葉間動脈

8　血管極
9　腎小体：
　　a　臓側葉
　　b　壁側葉
10　ボーマン腔
11　糸球体輸入細動脈
12　集合[細]管
13　毛細血管
14　近位尿細管の下行部
　　（近位直尿細管）
15　ヘレン係蹄の細い部分

**図18-4 ■ 腎皮質と髄質上部**（ヘマトキシリン–エオジン染色，低倍率）

（5a）は**糸球体輸入細動脈** glomerular arteriole（11）からの毛細血管叢で，結合組織によって支えられボーマン嚢（5b）に囲まれている．

ボーマン嚢（5b）の**臓側葉** visceral layer（9a）では，**足細胞** podocyte（9a）と呼ばれる特殊な上皮細胞が，糸球体の毛細血管叢を包んでいる．腎小体（9）の**血管極** vascular pole（8）において臓側葉の上皮は折り返して，ボーマン嚢（5b）の単層扁平上皮の壁側葉 parietal layer（9b）を形成する．腎小体（9）の臓側葉（9a）と壁側葉（9b）のあいだの空間を**ボーマン腔** capsular space（10）と呼ぶ．

腎小体（5, 9）を囲んでさまざまな断面の**近位曲尿細管** proximal convoluted tubule（1）と**遠位曲尿細管** distal convoluted tubule（2, 4）がみられる．それらは尿細管のはじめと終わりの部分に相当する．近位曲尿細管（1）は遠位曲尿細管（2, 4）よりも長く，皮質に多くみとめられる．近位曲尿細管（1）の内腔は狭く不定形で，上皮は顆粒状の好酸性細胞質（エオジンにより濃く染色される）の単層立方上皮である．刷子縁（微絨毛）が細胞の管腔側に並んでいるが，切片に残っていない場合がある．近位曲尿細管（1）の細胞境界は，基底細胞膜や隣接する細胞とのあいだの側面細胞膜で相互嵌合が発達しているために明瞭でない．

腎小体（5, 9）のボーマン腔（10）は尿細管極（図18-5 参照）において近位曲尿細管の管腔へ続く．尿細管極において，ボーマン嚢（5b）の壁側葉（9b）の扁平上皮は近位曲尿細管（1）の立方上皮に変わる．

遠位曲尿細管（2, 4）は短く，皮質において少なく，内腔は広く，上皮は小さい立方細胞である．上皮細胞の細胞質は，近位曲尿細管（1）に比べて淡く染まり，刷子縁は存在しない．近位曲尿細管（1）と同様に，基底細胞膜と側面細胞膜では深い陥入と相互嵌合を示す．

皮質では髄放線が観察できる．髄放線には，**近位直尿細管（近位尿細管の下行部）**straight（descending）segment of the proximal tubule（14），**遠位直尿細管（遠位尿細管の上行部）**straight（ascending）segment of the distal tubule（6）そして**集合［細］管** collecting tubule（12）の３種類の尿細管が含まれている．近位直尿細管（14）は近位曲尿細管（1）と，遠位直尿細管（6）は遠位曲尿細管（2, 4）とそれぞれよく似ている．皮質の結合細管（12）は明染された立方細胞と明瞭な細胞膜によって区別できる．

髄質は近位および遠位直尿細管とヘンレ係蹄の下行脚と上行脚（ともに細い部分）で構成されている．**ヘンレ係蹄の細い部分**（15）の上皮は単層扁平上皮で**毛細血管**（13）に似ている．ヘンレ係蹄の細い部分（15）の特徴は，毛細血管よりは背の高い上皮細胞が並んでいることと，内腔に血球がみられないことである．対照的に，多くの毛細血管（13）は内腔に血球を含んでいる．

皮質では，**小葉間動静脈** interlobular blood vessel（3）とそれより太い**葉間動静脈** interlobar vessels（7）が観察できる．小葉間動脈（3）は糸球体輸入細動脈（11）となり，血管極（8）でボーマン嚢（5b）に入り，糸球体（5a）毛細血管叢を形成する．

## 機能との関連 18-1 ■ 腎臓の細胞と尿細管

### メサンギウム細胞

毛細血管を取り囲む足細胞に加えて，糸球体には**メサンギウム細胞** mesangial cell と呼ばれる特殊な細胞が存在する．メサンギウム細胞は毛細血管に接しており，いくつかの重要な役割を果たしている．その一つとして細胞外マトリックスを産生し，糸球体毛細血管の構造を支える．血液が糸球体毛細血管で濾過されるときに，多くの蛋白質性高分子が糸球体の基底膜や濾過細隙のスリット膜に捕えられる．メサンギウム細胞は糸球体内で**マクロファージ** macrophage としてはたらき，濾過細隙や糸球体基底膜に蓄積した物質を貪食し，目詰まりを防いでいる．またこの細胞は，抗原抗体複合体を貪食し，糸球体が損傷した際にはそれに反応して数種類のインターロイキンを産生する．さらにメサンギウム細胞には収縮能もあり，血管極領域にあって，輸入細動脈と輸出細動脈のあいだで糸球体の血流と圧力変化を調節している．ここでは，それらの細胞は**糸球体外メサンギウム細胞**と呼ばれ，傍糸球体装置の一部を構成している．

### 腎臓の細胞

腎臓は体内環境の**恒常性** homeostasis を維持するために欠かせない器官である．腎臓は血圧，血液成分，pH，体液量，酸塩基平衡を調節している．また腎臓は次の三つの過程を経て尿を生成する．（1）糸球体における血液の**濾過** filtration，（2）近位および遠位曲尿細管を流れる限外濾液からの栄養素などの有益な物質の**再吸収** reabsorption，（3）代謝性老廃物や不要な化学物質の尿となる濾液への**分泌** secretion もしくは**排出** excretion．腎糸球体濾液の約 99%がネフロンにおいて体循環に再吸収され，残りの 1%が尿として排泄される．

さらに腎臓は**エリスロポエチン** erythropoietin と**レニン**の 2 種のホルモンを産生する内分泌機能を果たしている．腎臓皮質の尿細管周囲の毛細血管網の内皮細胞は，糖蛋白質ホルモンであるエリスロポエチンを産生する．このホルモンは，血液や組織の酸素濃度が低下する**低酸素状態**に反応して，赤色骨髄での赤血球の生産を刺激する成長因子である．レニンは腎細胞で産生され，血圧を調節し，糸球体の濾過圧を適切に保つ．

### 尿細管

#### 近位曲尿細管

すべてのネフロンは尿形成に関与する．糸球体からの限外濾液は，尿輸送細管と結合細管を通る時，内容と量が大きく変わり，その結果，代謝性老廃物を含んだ濃縮された尿がつくられる．近位曲尿細管 proximal convoluted tubule の細胞には，豊富な基底細胞膜の陥入があり，またそのあいだに細長いミトコンドリアが存在し，隣接する細胞との相互嵌合が観察できる．これらの特徴から，この細胞は分子や電解質を濾液から細胞膜をこえて間質へと能動輸送する細胞であることがわかる．ミトコンドリアは側面と底面の細胞膜にある $Na^+/K^+$ ATPase（ナトリウムポンプ）による $Na^+$ の能動輸送に必要な ATP（エネルギー）を供給する．

ボーマン囊のボーマン腔から運ばれた糸球体濾液からの物質の再吸収のほとんどは，能動輸送と受動輸送の両者によって近位曲尿細管で行なわれる．糸球体濾過液が近位曲尿細管に入ると，**グルコース**，**蛋白質**，**アミノ酸**のいずれもすべて，ほとんどの炭水化物，75〜80%の水，$Na^+$ と $Cl^-$ が周囲の間質と**傍尿細管毛細血管** peritubular capillary に再吸収される．近位曲尿細管の長く密な**微絨毛** microvillus（刷子縁）は管腔側の表面積を増大させ，濾過された物質の吸収を促進する．さらに近位曲尿細管は，特定の代謝物，水素，アンモニア，色素，そしてペニシリンなどの薬物を体内から濾液中に分泌する．尿素や尿酸などの代謝性老廃物は近位曲尿細管の濾液中にとどまり，尿中に排泄される．

### ヘンレ係蹄

傍糸球体ネフロンの**ヘンレ係蹄** loop of Henle の下行部と上行部は長く，髄質へと深くのびていて，それぞれの部位で異なる透過性と異なる機能を果たしている．その結果，腎皮質から腎乳頭の尖端への間質における浸透圧勾配をつくることで**高張性の尿** hypertonic urine が生成される．

複雑な対向流増幅系によって，塩化ナトリウムと尿素は腎髄質の間質細胞へ輸送され濃縮し，間質は高浸透圧になっている．ヘンレ係蹄は，濾液から間質へ水分が吸収されるために必要な高い浸透圧勾配の維持に関与し，**直細血管** vasa recta は髄質の浸透圧勾配を維持する手助けをしており，毛細血管のループにより髄質の間質から水分が吸収され，体循環に戻されている．ヘンレの係蹄の下行部は，水に対して透過性があるが，塩化ナトリウムに対しての透過性かなり低い．一方，上行部は塩化ナトリウムに対して透過性があるが，水に対しては透過性がない．髄質間質における細胞外液の高張性（高い浸透圧）により，下行部を流れる糸球体濾液から水が除去

## 機能との関連 18-1 ■ 腎臓の細胞と尿細管（続き）

される．その結果，$Na^+$と$Cl^-$の濃度が上昇する．上行部では，水は残ったままであるが，塩化ナトリウムは移動するために間質で濃縮される．ヘンレの係蹄の下行部と上行部における限外濾液の対向流は，髄質の間質において浸透圧の勾配を生じさせる．そして間質に入った水は，直細血管の毛細血管ループの対向流によって除去されることによって髄質の浸透圧濃度勾配が維持され，結果として水の維持と尿濃縮が行なわれる．この毛細血管ループは水に対して透過性があり，髄質の間質から水を取り込み，全身循環に戻す．

### 遠位曲尿細管

　遠位曲尿細管 distal convoluted tubule は近位曲尿細管に比べて短く湾曲が少ないので，皮質や腎小体の近くで観察される機会は少ない．近位曲尿細管と比較すると，遠位曲尿細管には刷子縁がみられず，尿細管細胞は小さく，1本の尿細管あたり多くの核がみられる．側面と基底面の細胞膜には，相互嵌合の増大と，嵌合突起内の細長いミトコンドリアがみられる．遠位曲尿細管の主要な機能は管腔内液の$Na^+$の能動的**再吸収**であり，管腔内液への$H^+$，$K^+$，$NH_4^+$の**排出**である．$H^+$の排出は$HCO_3^-$の吸収と尿の酸性を増すことに関係している．

　遠位曲尿細管におけるナトリウムの再吸収は，副腎皮質から分泌されるホルモンである**アルドステロン** aldosterone によって調節されている．アルドステロンの存在下において，遠位曲尿細管の細胞は積極的に濾液から$Na^+$と$Cl^-$を吸収し，細胞膜をこえて間質へ輸送する．これらのイオンは間質から迅速に**傍尿細管毛細血管**によって吸収され，体循環に戻される．その結果，尿中のナトリウムは減少する．これらの遠位曲尿細管の機能は体液と血液の酸塩基平衡を維持するために必須である．

## 図18-5 腎皮質：傍糸球体装置

　高倍率では腎皮質の腎小体，周囲の曲尿細管，傍糸球体装置が同定できる．

　中央の腎小体には，**糸球体毛細血管**(5)，**ボーマン嚢（糸球体嚢）**(8)の**壁側葉**(8a)と**臓側葉**(8b)，そして**ボーマン腔**(10)がある．腎小体を囲んで，刷子縁と好酸性細胞を特徴とする**近位曲尿細管**(7)がある．**遠位曲尿細管**(1, 6)は刷子縁がなく染色が淡く小さい細胞であることで区別できる．尿細管に対して，**集合[細]管**(11)は立方細胞の輪郭が明瞭であり，細胞質は淡く青白色に染色される．**基底膜**(12)が結合細管(11)を囲んでいる．

　腎小体には血管極があり，そこで**糸球体輸入細動脈** afferent glomerular arteriole(4)が入り，糸球体輸出細動脈が出ていく．腎小体の内部では，糸球体細動脈が糸球体毛細血管のネットワークをつくる．血管極の反対がわには**尿細管極**(9)があり，ここでボーマン腔(10)が近位曲尿細管(7)の内腔に続いている．腎皮質で血管極と尿細管極の両方が一つの断面で観察されることはまれであるが，この図では腎小体の一方で糸球体細動脈(4)が，反対がわに尿細管極(9)をみることができる．

　血管極で糸球体輸入細動脈(4)中膜の平滑筋細胞は，細胞質顆粒をもつ特殊な**傍糸球体細胞** juxtaglomerular cell(3)と呼ばれる類上皮細胞におきかわっている．また隣接する遠位曲尿細管において，傍糸球体細胞(3)に接する細胞は横幅が狭く円柱状になり，配列は密になっている．この領域の遠位曲尿細管は**緻密斑** macula densa(2)と呼ばれる．これらの糸球体輸入細動脈(4)の傍糸球体細胞(3)と遠位曲尿細管の緻密斑，および糸球体外メサンギウム細胞が傍糸球体装置を形成している．

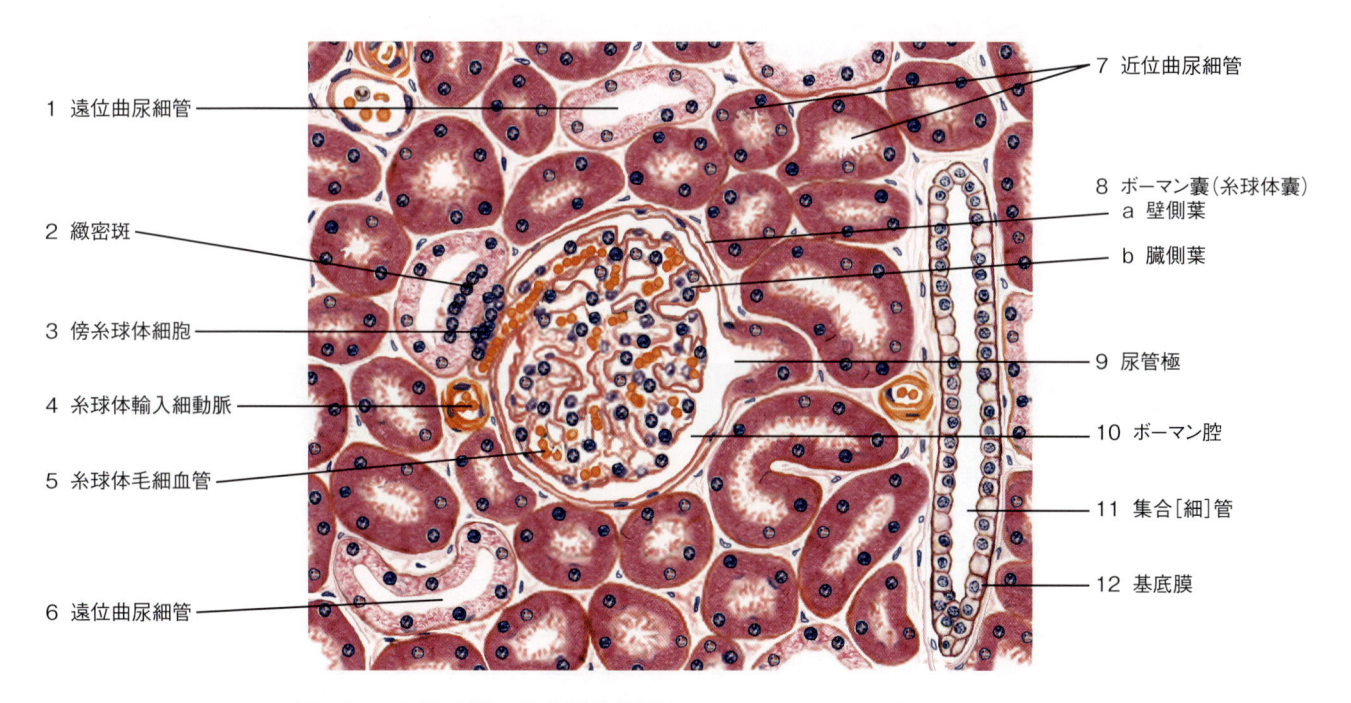

1 遠位曲尿細管
2 緻密斑
3 傍糸球体細胞
4 糸球体輸入細動脈
5 糸球体毛細血管
6 遠位曲尿細管

7 近位曲尿細管
8 ボーマン嚢（糸球体嚢）
　a 壁側葉
　b 臓側葉
9 尿管極
10 ボーマン腔
11 集合[細]管
12 基底膜

図18-5 ■ **腎皮質：傍糸球体装置**（ヘマトキシリン–エオジン染色，中倍率）

## 図18-6 腎：腎小体，傍糸球体装置，曲尿細管

　図の顕微鏡写真は尿細管に囲まれた腎小体を示している．腎小体は，**糸球体**(1)と**ボーマン嚢**(2)の**壁側葉**(2a)と**臓側葉**(2b)から構成される．壁側葉と臓側葉のあいだに，**ボーマン腔**(5)があり，ボーマン腔に面した臓側葉(2a)の表面に**足細胞**(4, 7)がある．腎小体の血管極において，血管は腎小体を出入りする．血管極に隣接して**傍糸球体装置**(3)がある．傍糸球体装置(3)は，血管極の輸入細動脈にある平滑筋細胞が特殊な形になった**傍糸球体細胞**(3a)と**遠位曲尿細管**(6, 9)の**緻密斑**(3b)および糸球体外メサンギウム細胞の3者から構成される．腎小体のまわりには，比較的暗く染まっている**近位曲尿細管**(8)と遠位曲尿細管(6, 9)がある．

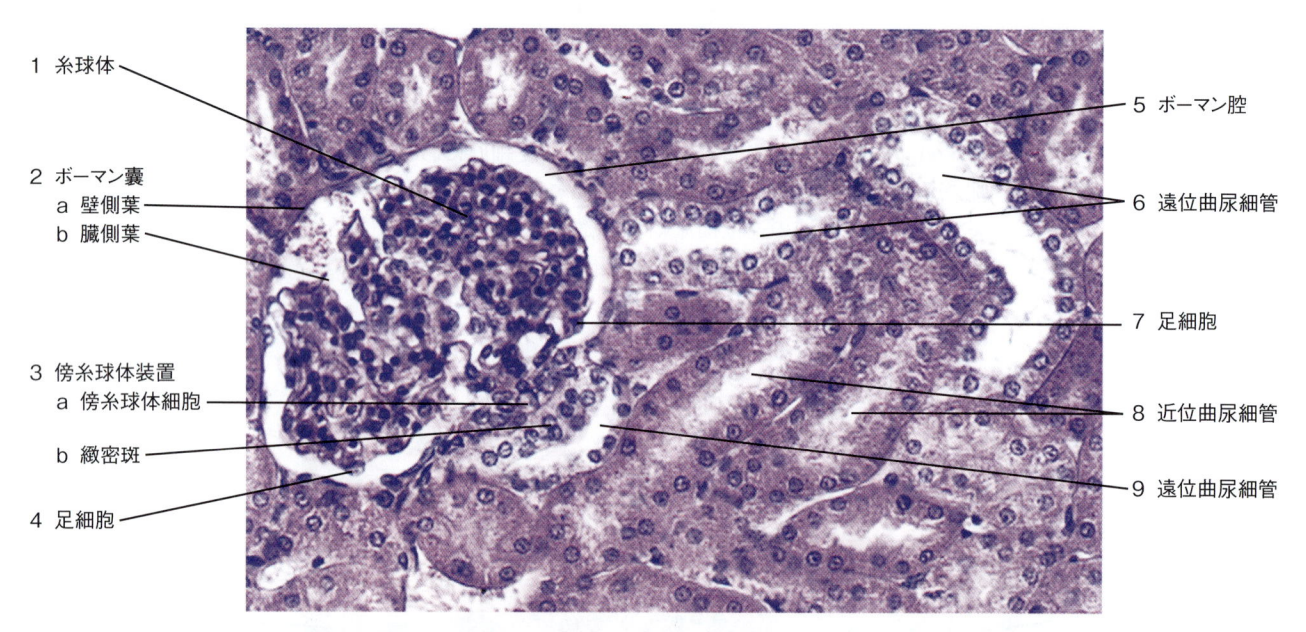

1　糸球体

2　ボーマン嚢
　a　壁側葉
　b　臓側葉

3　傍糸球体装置
　a　傍糸球体細胞
　b　緻密斑

4　足細胞

5　ボーマン腔

6　遠位曲尿細管

7　足細胞

8　近位曲尿細管

9　遠位曲尿細管

**図18-6** ■ **腎皮質：腎小体，傍糸球体装置，曲尿細管**(ヘマトキシリン-エオジン染色，×130)

## 機能との関連 18-2 ■ 傍糸球体装置

　腎小体と遠位曲尿細管に隣接して**傍糸球体装置** juxtaglomerular apparatus と呼ばれる特殊な細胞群がある．この装置は傍糸球体細胞と緻密斑，糸球体外メサンギウム細胞の3者から構成されている．

　**傍糸球体細胞**は，血管壁の**平滑筋細胞**が変形したもので，**輸入細動脈**がボーマン嚢を通って糸球体を形成する手前の血管極にある．傍糸球体細胞の細胞質には，**レニン**という酵素の膜結合型**分泌顆粒**があり，レニンはこの細胞で合成，貯蔵され，必要に応じて血液中に放出される．輸入細動脈の対側には**緻密斑**がある．緻密斑は変形した遠位曲尿細管細胞群で，細胞は密に集まっており，基底膜はうすい膜でへだてられているだけので，傍糸球体細胞と緻密斑は一体としてはたらく．

　傍糸球体装置のおもな機能は糸球体濾過に必要な血圧を維持することである．傍糸球体装置の細胞には圧受容器と化学受容器の二つの機能がある．傍糸球体細胞は輸入細動脈の血管壁の伸展に反応することによって**体循環の血圧の変化**をモニターする．緻密斑の細胞は**塩化ナトリウム濃度**の変化を感知する．血圧低下により糸球体濾過液量が低下すると，その結果，遠位曲尿細管の緻密斑を流れる濾液の $Na^+$ 濃度の低下がおこる．

　体循環の血圧低下，もしくは濾液の $Na^+$ 濃度低下により，傍糸球体細胞から血中へのレニンの放出が誘発される．レニンは血漿蛋白質の**アンギオテンシノゲン** angiotensinogen を**アンギオテンシンⅠ**に変える．さらにアンギオテンシンⅠは肺の毛細血管の**内皮細胞**

## 機能との関連 18-2 ■ 傍糸球体装置（続き）

endothelial cell にあるアンギオテンシン変換酵素によって**アンギオテンシンⅡ**に変換される．アンギオテンシンⅡは強力な**血管収縮活性**をもつホルモンであり，動脈の収縮を引きおこして全身の血圧を上昇させる．さらにアンギオテンシンⅡは副腎皮質からの**アルドステロン**の放出も促進する．

アルドステロンはおもに腎臓の集合管細胞と一部の遠位曲尿細管の細胞にはたらき，糸球体濾液からの Na$^+$ と Cl$^-$ の再吸収を促進する．それらのイオンの移動に伴う浸透圧の差によって，水も一緒に再吸収される．このため循環血液量が増加して全身の血圧が上昇し，腎臓の糸球体濾過率が上昇し，そして傍糸球体細胞からのレニンの放出が低下する．アルドステロンは K$^+$ と H$^+$ の排出も促進し，体の電解質平衡を保つために不可欠なホルモンである．

### 図18-7　腎臓の近位尿細管細胞の超微細構造

この中倍率の電子顕微鏡写真では，腎臓の近位尿細管の細胞が示されている．細胞の内腔側先端部に並ぶ非常に長く密な**微絨毛**(1)は，光学顕微鏡像では刷子縁として認識される．また，先端部には，多数の透明な**飲小胞** pinocytotic vesicle(6)と濃染された**リソソーム** lysosome(2, 5)がみられる．これらの細胞の細胞質には，限外濾液から栄養分を輸送するためのエネルギーを供給する**ミトコンドリア**(4, 7)が詰まっていることに注目して欲しい．これらの細胞の中心には**核**がある(3)．

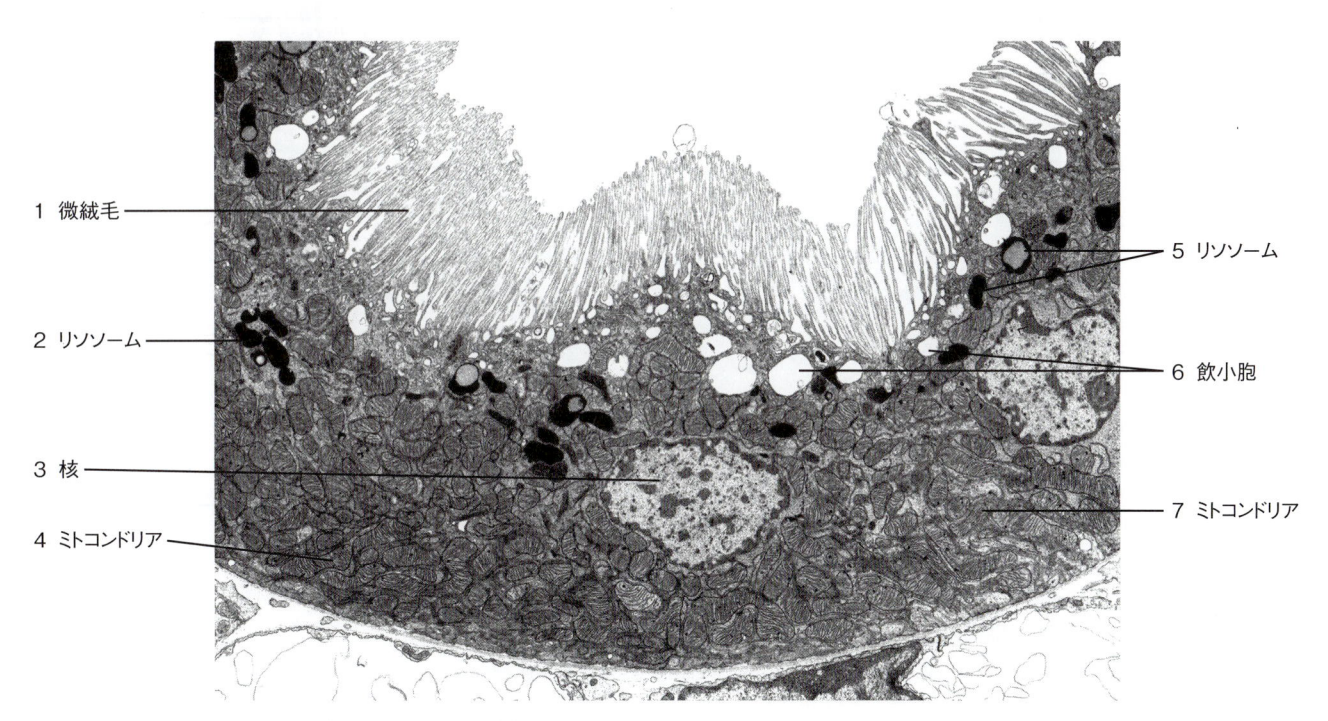

1 微絨毛
2 リソソーム
3 核
4 ミトコンドリア
5 リソソーム
6 飲小胞
7 ミトコンドリア

**図18-7 ■ 腎臓の近位尿細管細胞の超微細構造**（×55,000）
[Rex A. Hess 名誉教授（Comparative Biosciences, College of Veterinary Medicine, Illinois 州 Urbana 市）のご厚意による]

## 図18-8 腎臓の近位尿細管の頂部細胞表面の超微細構造

　　　この高倍率の電子顕微鏡写真では，腎臓の近位曲尿細管細胞の内腔側頂部を示す．刷子縁の長く密な**微絨毛**(1, 6)が内腔にのびている．細胞質には，透明な**飲小胞**(2, 7)もある．微絨毛の基部や細胞の先端部付近には，**接着複合体** junctional complex(3)が暗色の帯としてみえる．しかし近位尿細管では，細胞の側面の境界は細胞膜が複雑に嵌合していてみえない．また頂部の細胞質には，濃く染色された多数の**リソソーム**(4, 8)がみられる．これらのリソソームは，飲小胞(2, 7)によって細胞質内にもち込まれた物質を分解する．また頂部の細胞質には，多数の**ミトコンドリア**(5)と**核**の一部(9)もみられる．

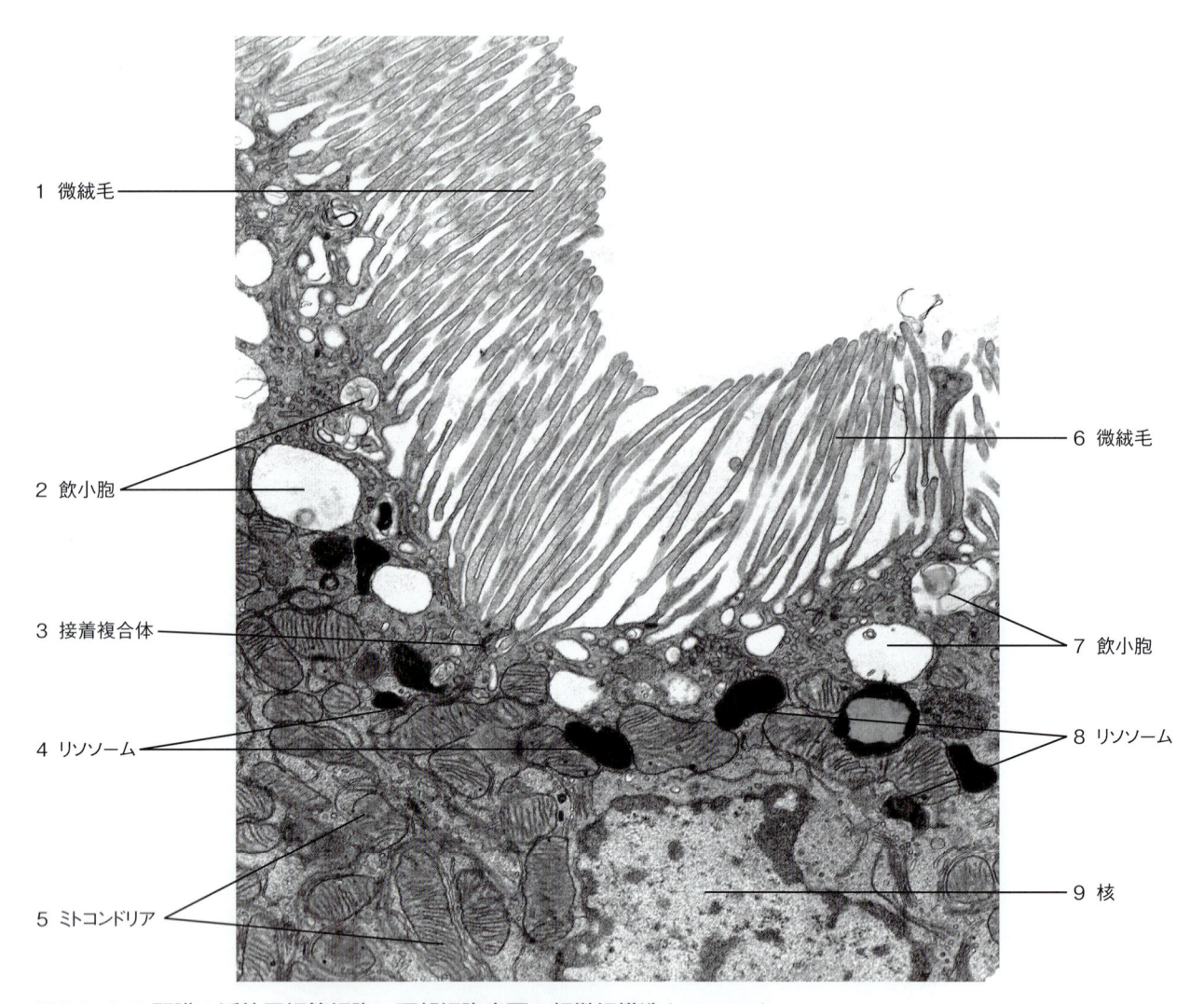

1 微絨毛
2 飲小胞
3 接着複合体
4 リソソーム
5 ミトコンドリア
6 微絨毛
7 飲小胞
8 リソソーム
9 核

**図18-8** ■ **腎臓の近位尿細管細胞の頂部細胞表面の超微細構造**(×8,000)

[Rex A. Hess 名誉教授(Comparative Biosciences, College of Veterinary Medicine, Illinois 州 Urbana 市)のご厚意による]

## 図18-9　腎臓：足細胞の走査型電子顕微鏡写真

　　この走査型電子顕微鏡写真はボーマン嚢の臓側葉と腎糸球体毛細血管を囲む足細胞の特徴的な形態を示している．**足細胞** podocyte（6）の扁平な細胞体から毛細血管の壁を囲む**一次突起** primary process（1, 3）がのびている．一次突起からさらに小さい**足突起** pedicle（2, 7）がのびている．足突起は他の足細胞の足突起と嵌合している．足突起（2, 7）のあいだには微小な**濾過細隙** filtration slit（5）がある．血液濾過の際に残った**蛋白質の残渣**（4）が濾過細隙（5）に溜まっている．腎小体の足細胞は暗くみえるボーマン腔に囲まれている．ボーマン腔は糸球体濾液を含んでいる．

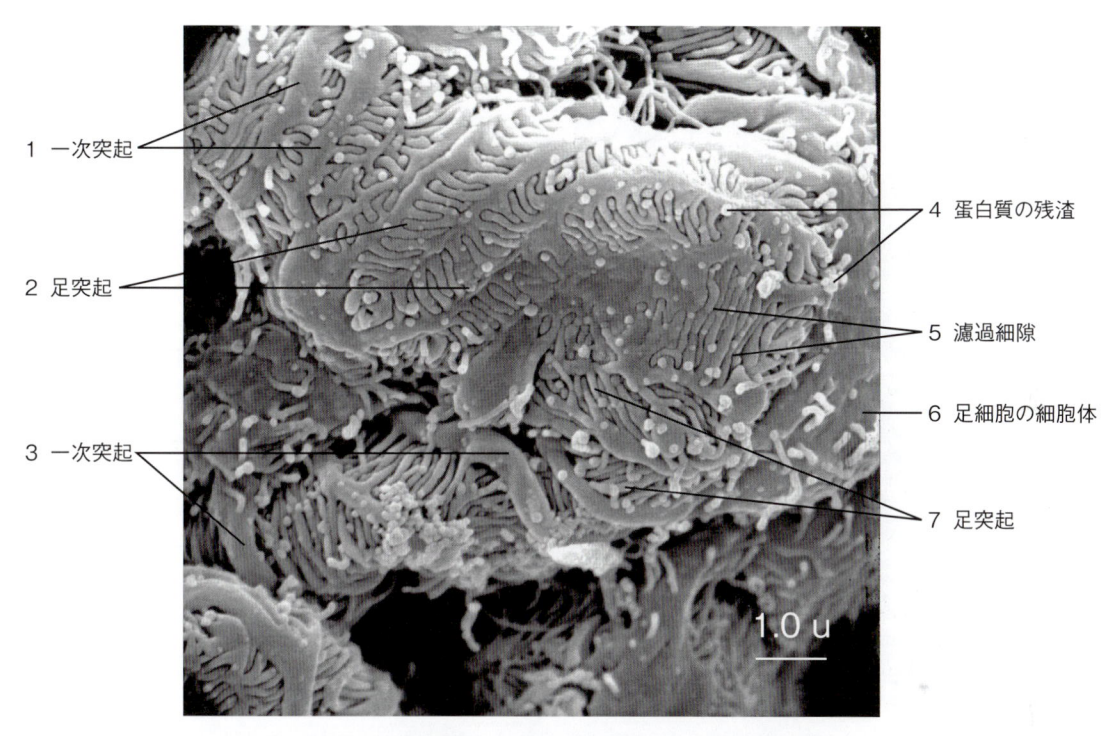

図18-9 ■ 腎臓：足細胞の走査型電子顕微鏡写真

## 図18-10　腎臓：足細胞と糸球体毛細血管の透過型電子顕微鏡写真

写真は腎小体の中の糸球体毛細血管と足細胞との関係を示している．足細胞の**核**(3)と**細胞質**(11)は隣接する**毛細血管の基底膜**(13)から離れている．**足細胞の一次突起**(12)は足細胞の細胞質(11)から毛細血管の壁までのびている．一次突起より出た小さい**足突起**(2, 5)は，一次突起からのびて毛細血管(13)の基底膜に付着している．足突起のあいだに**濾過細隙**(1)がある．**ボーマン腔**(4)が足細胞を毛細血管あるいは他の足細胞からへだてている．**毛細血管の内腔**(6, 8)には**内皮細胞の核**(10)と**赤血球**(7)と**白血球**(9)の断面がみられる．毛細血管の内腔(6, 8)には内皮の微小な窓(矢印)も認められる．

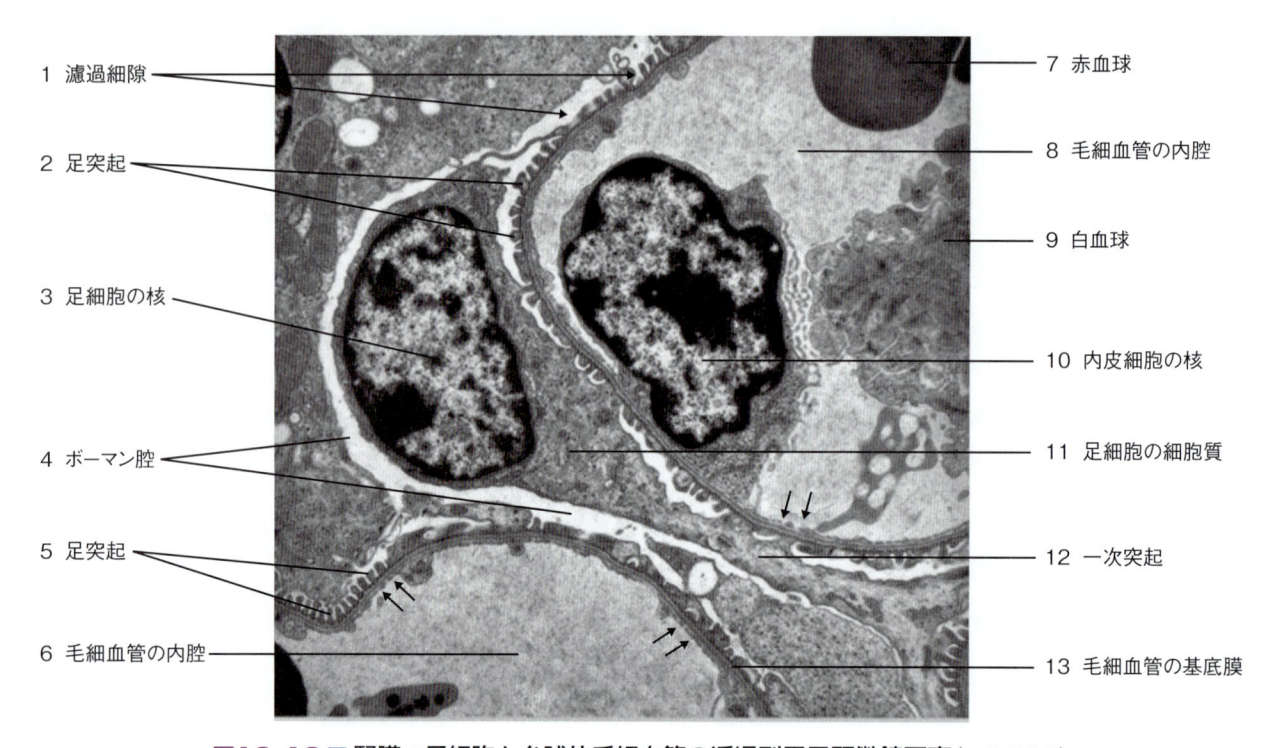

1　濾過細隙
2　足突起
3　足細胞の核
4　ボーマン腔
5　足突起
6　毛細血管の内腔

7　赤血球
8　毛細血管の内腔
9　白血球
10　内皮細胞の核
11　足細胞の細胞質
12　一次突起
13　毛細血管の基底膜

**図18-10** ■ **腎臓：足細胞と糸球体毛細血管の透過型電子顕微鏡写真**(×6,500)

## 図18-11　腎髄質：乳頭（横断面）

　　腎乳頭は小腎杯に面しており，結合細管の終末部である**乳頭管 papillary duct**（3）が走っている．乳頭管の直径は大きく，内腔は広く，管壁は淡染性の高円柱細胞である．乳頭には**遠位直尿細管（遠位尿細管の上行部）**（7, 10）と**近位直尿細管（近位尿細管の下行部）**（1, 6, 11）も存在する．髄質の近位および遠位直尿細管は皮質の曲尿細管とよく似ている．近位直尿細管と遠位直尿細管のあいだに，**ヘンレ係蹄の細い部分**（5, 8）がある．この細い部分は**毛細血管**（4, 9）や**細静脈**（2）と似ている．毛細血管（4,9）と細静脈（2）はうすい壁と内腔の血球の存在によってヘンレ係蹄の細い部分（5, 8）と区別できる．

　　尿細管周囲の**結合組織**（12）は腎臓の他の場所よりも豊富で，乳頭管（3）は他の場所よりも間隔があいて走行している．

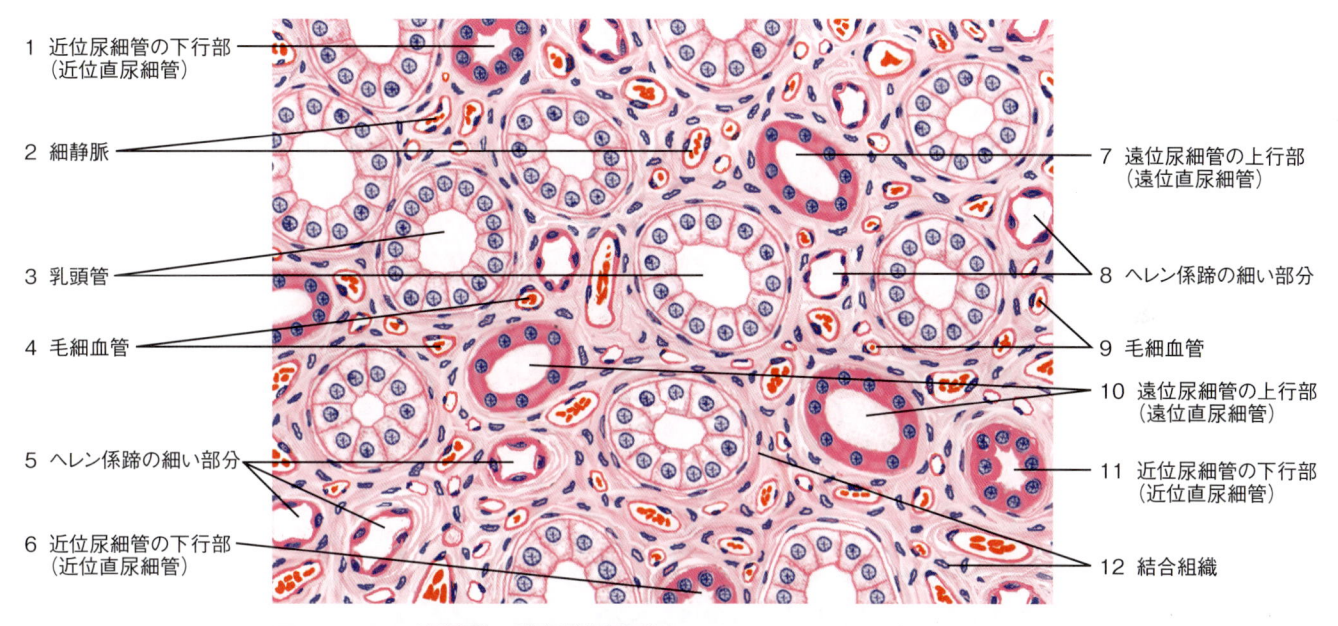

1　近位尿細管の下行部
　（近位直尿細管）
2　細静脈
3　乳頭管
4　毛細血管
5　ヘンレ係蹄の細い部分
6　近位尿細管の下行部
　（近位直尿細管）

7　遠位尿細管の上行部
　（遠位直尿細管）
8　ヘンレ係蹄の細い部分
9　毛細血管
10　遠位尿細管の上行部
　（遠位直尿細管）
11　近位尿細管の下行部
　（近位直尿細管）
12　結合組織

**図18-11 ■ 腎髄質：乳頭（横断面）**（ヘマトキシリン-エオジン染色，中倍率）

## 図18-12　腎髄質：乳頭末端(縦断面)

　　　複数の集合管は髄質で合流して，より太く，単層立方上皮もしくは単層円柱上皮の**乳頭管**(6)となる．乳頭管(6)は乳頭の先端部で開口しているために，乳頭は篩(ふるい)のような外観をしていて，篩状野と呼ばれる．乳頭管の内容物はそれぞれの乳頭を囲んでいる小腎杯へと入る．

　　　図では，重層の**被蓋上皮** covering epithelium(7)が乳頭の先端に並んでいる．通常では篩状野の被蓋上皮は乳頭管(6)に続く単層の高円柱上皮である．

　　　**ヘンレ係蹄の細い部分**(3, 5)は乳頭の深くまで下行する中空の細い管として同定される．**細静脈**(1)と直細血管の**毛細血管**(4)では内腔に血球が存在する．血管(1,4)と乳頭管を囲んでいるのは**腎間質** renal intestitium(**結合組織**)(2)である．

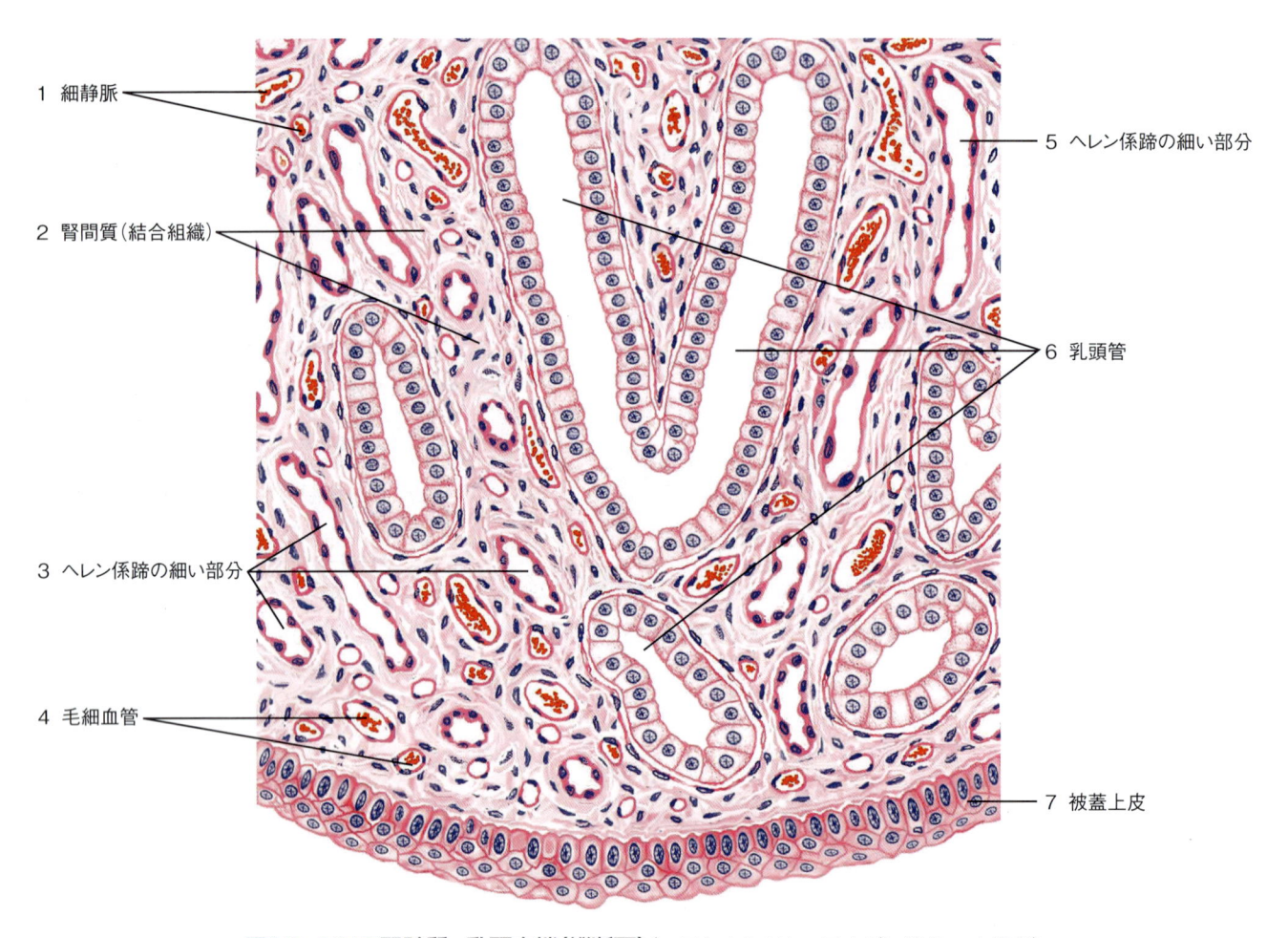

1　細静脈
5　ヘレン係蹄の細い部分
2　腎間質(結合組織)
6　乳頭管
3　ヘレン係蹄の細い部分
4　毛細血管
7　被蓋上皮

**図18-12** ■ **腎髄質：乳頭末端(縦断面)**(ヘマトキシリン–エオジン染色，中倍率)

## 機能との関連 18-3 ■ 結合細管，集合管と抗利尿ホルモン

糸球体の濾液は遠位曲尿細管から**集合**[**細**]**管**，集合管へと流れていく．通常は集合[細]管と集合管には水の透過性がないので，尿はうすまったままであり低張である．しかし過剰な水分喪失や脱水がおきると，**下垂体**後葉（神経下垂体）から**抗利尿ホルモン（ADH）**antidiuretic hormone が分泌され，血中の ADH の存在によって集合[細]管と集合管の上皮での水の透過性が高くなる．集合管で水の透過性をもつ細胞には**アクアポリン**と呼ばれる膜貫通型蛋白質が存在し，この蛋白質の水チャネルの役割によって水の透過性が上昇し，細胞内外の水の出入りが選択的に行なわれる．アクアポリンのはたらきは ADH が調節する．すなわち ADH は集合管細胞にある受容体と結合しアクアポリンを活性化させ，濾液からの水の吸収を増加させる．それにより，水は集合管内の濾液を離れ，ヘンレの係蹄と周囲の毛細管網である直細血管によって浸透圧が低くなっている間質に入る．間質の中の水は，傍尿細管毛細血管と直細血管を介して体循環に戻される．こうして集合管の中を流れる糸球体濾液は濃縮され，高張性の尿になる．

血中に ADH が存在しない場合は，結合細管と集合管の上皮が水を通さないため，糸球体濾液の水は集合管内にとどまり，結果として尿は希釈される．

## 図18-13　腎臓：髄質の尿細管（縦断面）

腎髄質は，さまざまな太さの尿細管，集合管，直細血管から構成されている．この顕微鏡写真では種々の尿細管と血管の縦断面が観察できる．染色されにくく大きな立方細胞をもつ管は**集合**[**細**]**管**(1)である．またこれらの集合[細]管に隣接して，濃染された立方細胞をもつ**ヘンレ係蹄の太い部分**（すなわち近位直尿細管と遠位直尿細管）(2)がある．尿細管のあいだに**直細血管**(4)と**ヘンレ係蹄の細い部分**(3)がある．直細血管は内腔に血球があることで，ヘンレ係蹄の細い部分と区別できる．

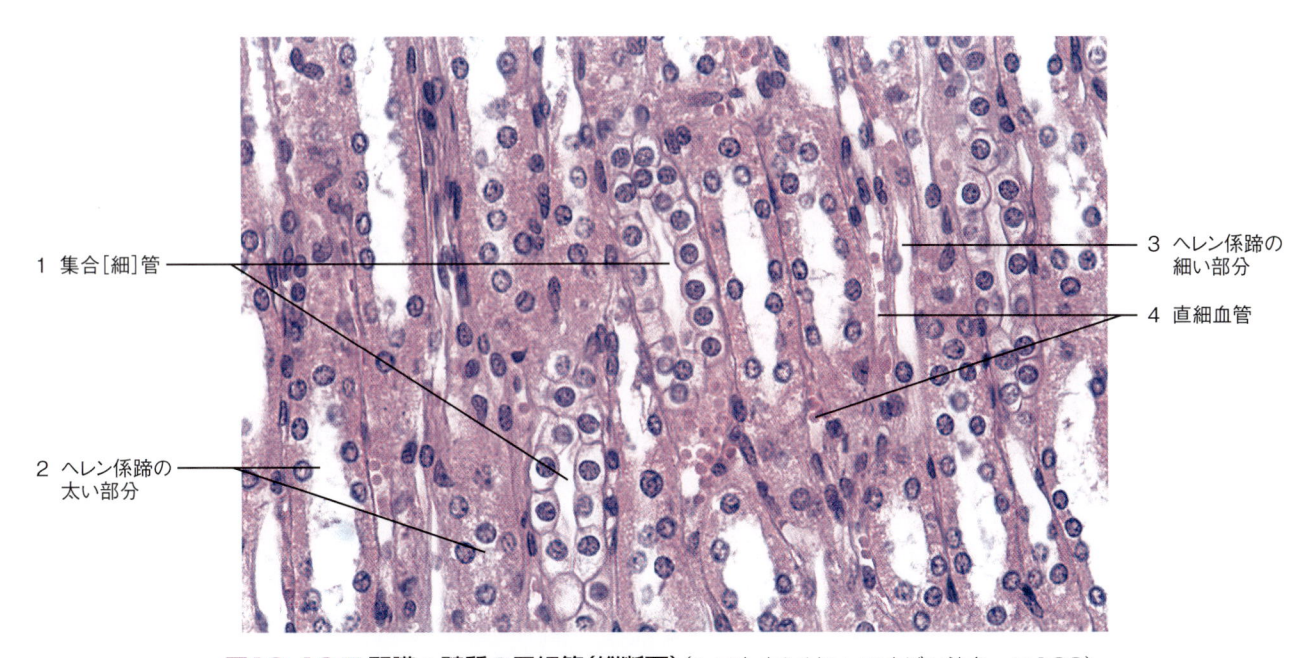

1　集合[細]管
2　ヘレン係蹄の太い部分
3　ヘレン係蹄の細い部分
4　直細血管

図18-13 ■ **腎臓：髄質の尿細管（縦断面）**（ヘマトキシリン–エオジン染色，×130）

## 図18-14　尿管(横断面)

　拡張していない**尿管内腔**(4)には筋肉の収縮によって粘膜に縦ひだがつくられる．尿管の壁を構成するのは，粘膜，筋層そして外膜である．

　尿管の粘膜は，**移行上皮** transitional epithelium(7)と厚い**粘膜固有層** lamina propria(5)で構成される．移行上皮は数層の細胞層で，最外層は大きな立方細胞の層である．中間の細胞は多面体であり，基底層の細胞は背の低い円柱もしくは立方細胞である．

　粘膜固有層(5)は弾性線維を含む結合組織で，上皮下では密に，筋層の近くでは疎になっている．散在性リンパ組織とリンパ小節を観察できることもある．

　尿管上部で平滑筋層は**内縦走筋層**(3)と**中輪状筋層**(2)の二つの層(明確に区別できない場合もある)からなり，膀胱に近い尿管の下部約1/3ではさらに外縦走筋層が加わる．

　**外膜**(9)は周囲の弾性線維に富む結合組織と**脂肪組織**(1, 10)とが混ざっていて，多くの**細動脈**(6)，**細静脈**(8)そして細い神経を含む．

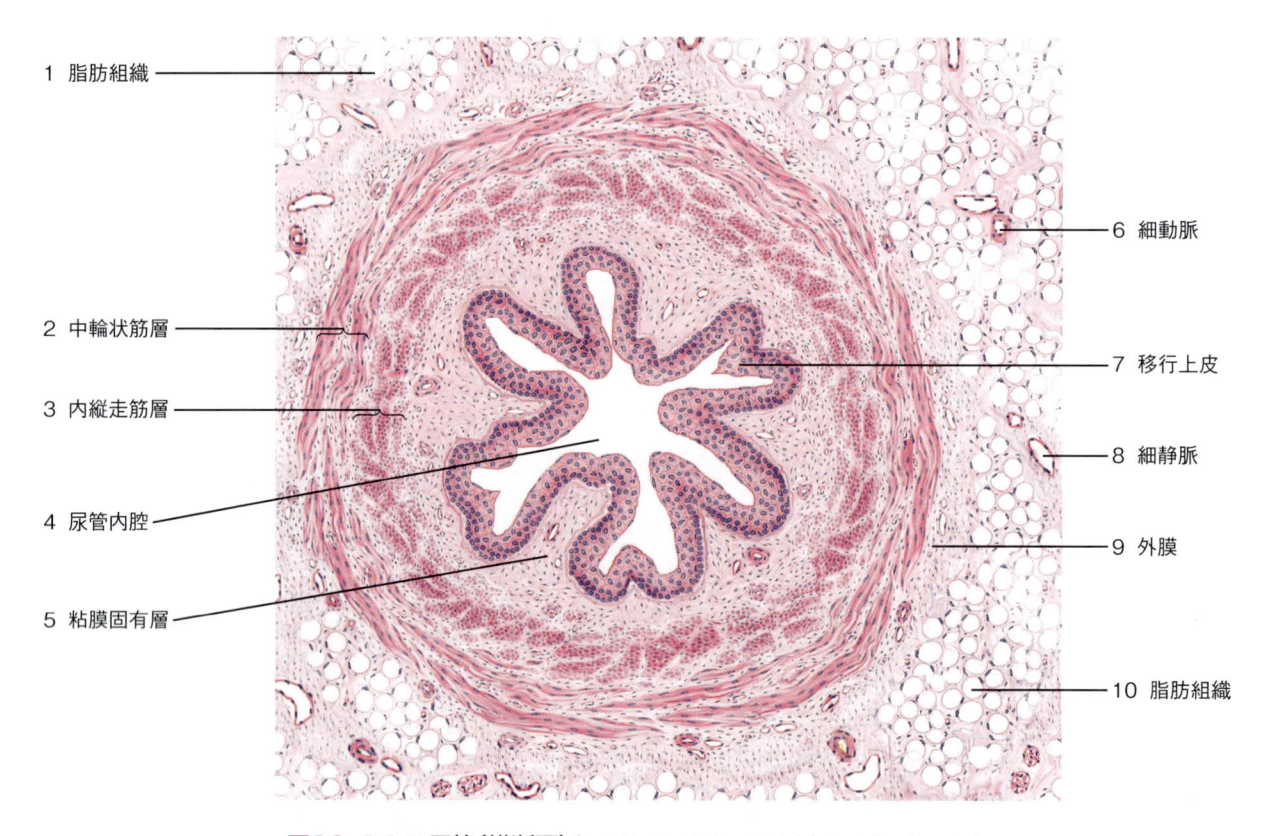

1　脂肪組織
2　中輪状筋層
3　内縦走筋層
4　尿管内腔
5　粘膜固有層
6　細動脈
7　移行上皮
8　細静脈
9　外膜
10　脂肪組織

**図18-14 ■ 尿管(横断面)**(ヘマトキシリン-エオジン染色，低倍率)

## 図18-15　尿管壁（横断面）

　　図は尿管の壁をやや高い倍率で示したものである．拡張していないときの尿管の**移行上皮**(7)には多数の**粘膜ひだ** mucosal fold(6)がみとめられる．移行上皮の表面の細胞には特殊な**表面膜** surface membrane(5)があり，尿と下層の組織のあいだの浸透圧バリアとなっている．うすい基底膜が上皮組織と**粘膜固有層**(9)のあいだの仕切りとなっている．

　　**筋層**(2, 8)では平滑筋が平滑筋束をつくって豊富な結合組織の中を分散して走行している．尿管上部には**内縦走筋層**(8)と**中輪状筋層**(2)があり，尿管下部3分の1では外縦走筋層が加わる．

　　**脂肪組織**(3)を伴った**外膜**(4)は，後腹壁の結合組織と混じって一体になっており，その結果，尿管は後腹壁に付着している．

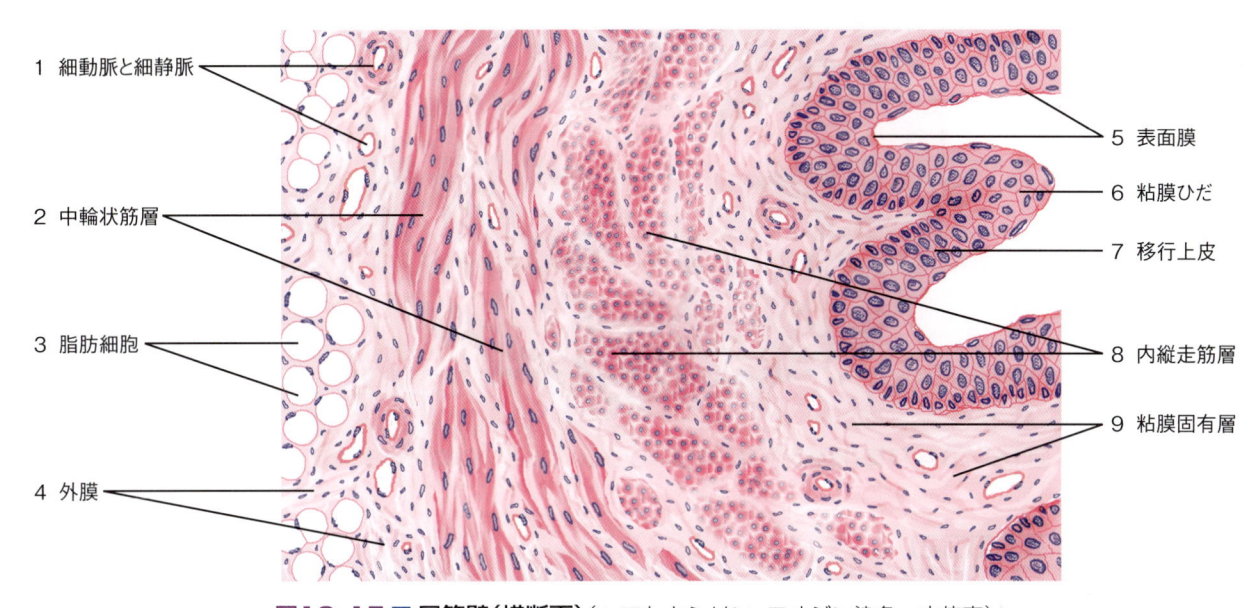

1　細動脈と細静脈
2　中輪状筋層
3　脂肪細胞
4　外膜

5　表面膜
6　粘膜ひだ
7　移行上皮
8　内縦走筋層
9　粘膜固有層

**図18-15 ■ 尿管壁（横断面）**（ヘマトキシリン–エオジン染色，中倍率）

## 図18-16　尿管(横断面)

　　　　尿管は尿管壁にある厚い平滑筋の収縮により，尿を腎臓から膀胱まで運ぶ．この低倍率の顕微鏡写真は尿管の横断面を示している．尿管の粘膜は大きいしわをつくり，厚い**移行上皮**(1)が内腔を囲んでいる．移行上皮の下に結合組織の**粘膜固有層**(2)がある．尿管の筋層には**内縦走筋層** inner longitudinal layer(3)と**中輪状筋層** middle circular muscle layer(4)の二つの層がある．膀胱に近い尿管の下部約1/3では外縦走筋層が加わる(図示されていない)．**血管**(5)と**脂肪組織**(7)を伴って結合組織の**外膜**(6)が尿管を取り囲んでいる．

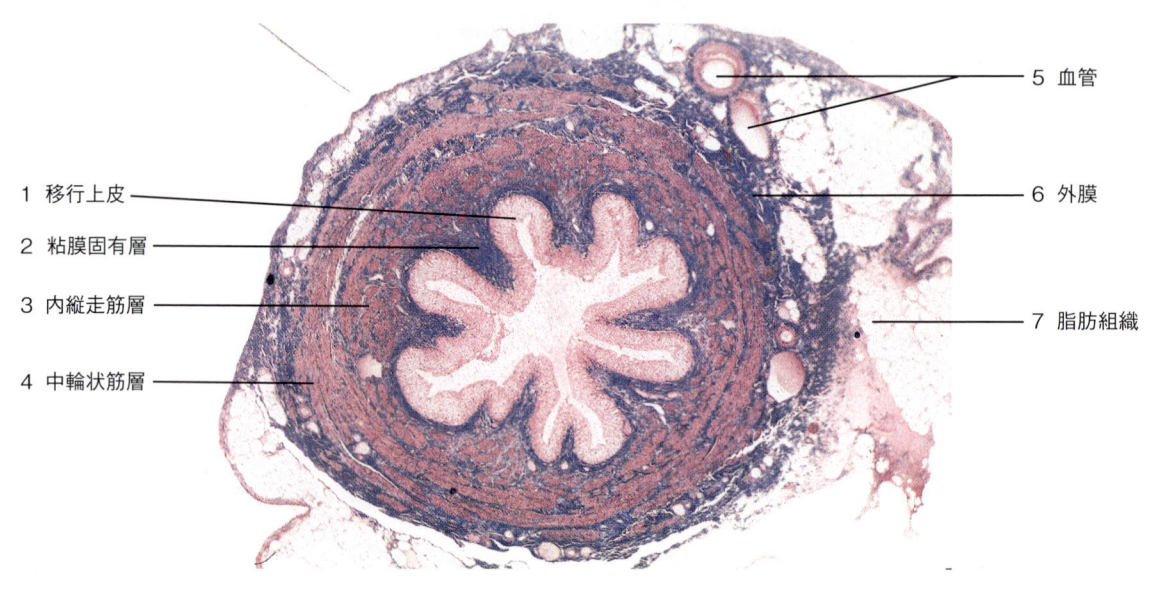

1　移行上皮
2　粘膜固有層
3　内縦走筋層
4　中輪状筋層

5　血管
6　外膜
7　脂肪組織

**図18-16** ■ **尿管(横断面)**(鉄ヘマトキシリン-アルシアン青(IHAB)染色，×10)

## 図18-17　膀胱：壁(横断面)

　　　　膀胱 urinary bladder の壁は厚い筋肉でできており，尿管の下部3分の1の壁に似ている．壁は内縦走筋層，中輪状筋層，外縦走筋層という三つのあいまいな配列の平滑筋層から構成

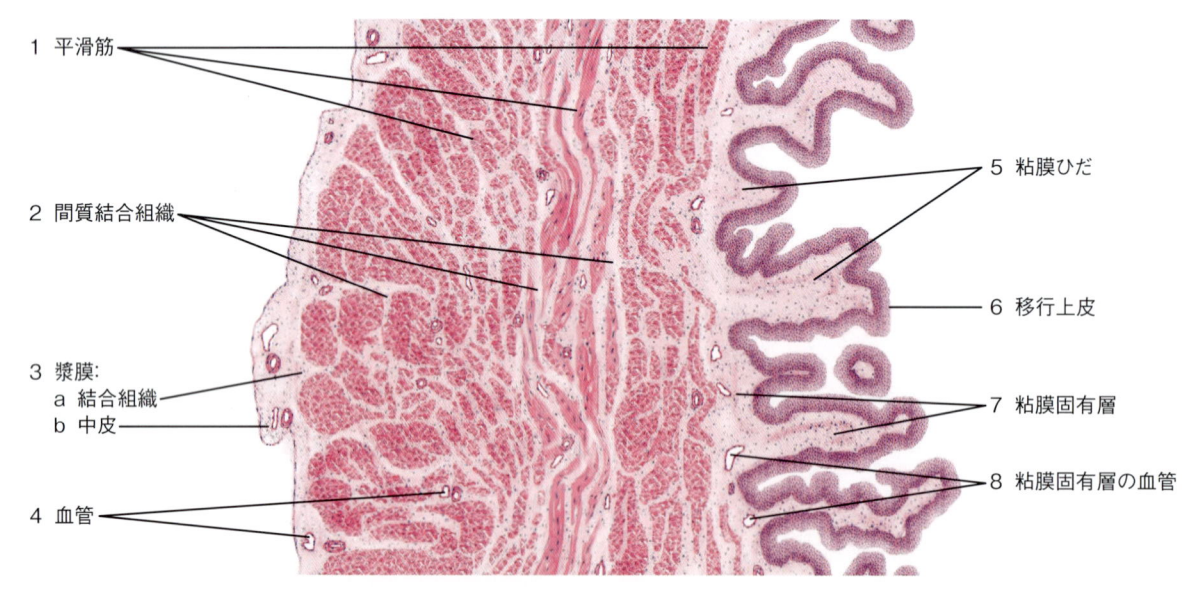

1　平滑筋
2　間質結合組織
3　漿膜:
　a　結合組織
　b　中皮
4　血管

5　粘膜ひだ
6　移行上皮
7　粘膜固有層
8　粘膜固有層の血管

**図18-17** ■ **膀胱：壁(横断面)**(ヘマトキシリン-エオジン染色，低倍率)

されていて，尿管と同様に筋層の差は明確ではない．三層の筋層では，**平滑筋束** smooth muscle bundle(1)が互いに吻合して走行し，それらのあいだに**間質結合組織**(2)がはさまれている．図では，筋束はさまざまな断面で切られている(1)ので，3層を明確に識別することは難しい．間質結合組織(2)は**漿膜** serosa(3)の結合組織と混ざっている．**中皮** mesothelium(3b)は**漿膜の結合組織**(3a)をおおっていて最外層である．漿膜(3)は膀胱の上面をおおっているが，下面は結合組織の外膜におおわれていて，外膜は隣接器官の結合組織と合流している．

　膀胱が拡張しているときはみえなくなるが，空のときは多数の**粘膜ひだ**(5)が存在する．**移行上皮**(6)は尿管のものより厚く，細胞の層は約6層である．上皮の深部にある**粘膜固有層**(7)は尿管の粘膜固有層よりも厚い．深部の疎性結合組織には弾性線維が多く含まれている．多数の**血管**(4, 8)が漿膜と，平滑筋束のあいだ，そして粘膜固有層内でみとめられる．

### 図18-18　膀胱：収縮した粘膜（横断面）

　空の収縮した膀胱の粘膜をさらに高倍率で示している．**移行上皮**(4)の表層の細胞は背の低い立方体形もしくは円柱形の細胞でドーム形をしている．また表層細胞の中には**二核細胞** binucleate cell(6)（核を二つもつ）もある．上皮表層細胞の**細胞膜**(5)は明瞭である．上皮の深部の細胞は円形であり(4)，基底細胞はさらに円柱形である（図4-7 参照）．

　上皮下にある**粘膜固有層**(3)には結合組織線維，多数の線維芽細胞，**細動脈**と**細静脈**(2)がある．筋層は不明瞭な3層であり，**平滑筋束**(1)の縦断面や横断面として観察できる．

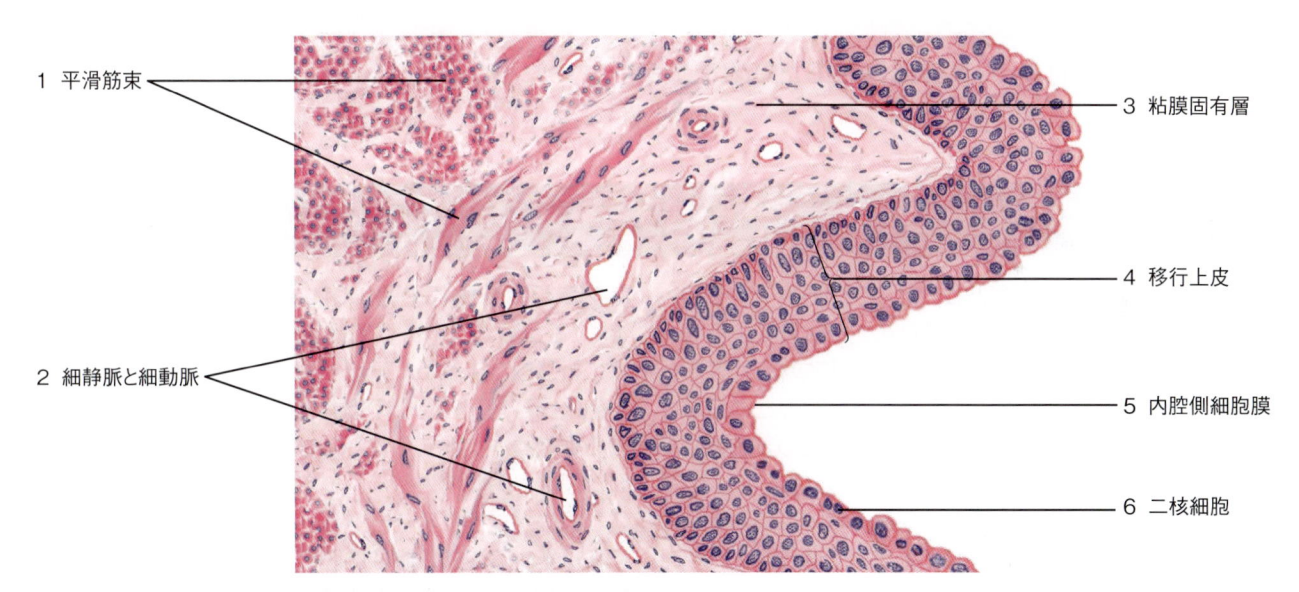

1　平滑筋束
2　細静脈と細動脈
3　粘膜固有層
4　移行上皮
5　内腔側細胞膜
6　二核細胞

**図18-18 ■ 膀胱：収縮した粘膜（横断面）**（ヘマトキシリン-エオジン染色，中倍率）

## 図18-19　膀胱：拡張した膀胱（横断面）

　　　　　膀胱が尿で充たされると**移行上皮**(1)は形を変える．膀胱の拡張により細胞層の数は減り，**表層細胞**(5)は扁平になり，移行上皮の細胞層の厚さは約3層に減る．これは粘膜の表面積の増加に対応して表層細胞が扁平になるためである．拡張した状態の移行上皮(1)は，他の器官でみられる重層扁平上皮に似ている．このとき膀胱壁のひだも消え，**基底膜**(2)も平らになる．空の膀胱（図18-18参照）のように，下の層の**結合組織**(6)には**細動脈**(7)と**細静脈**(3)がみられる．結合組織(6)の下には**平滑筋線維**(4, 8)があり，横断面(4)と縦断面(8)で切られている．

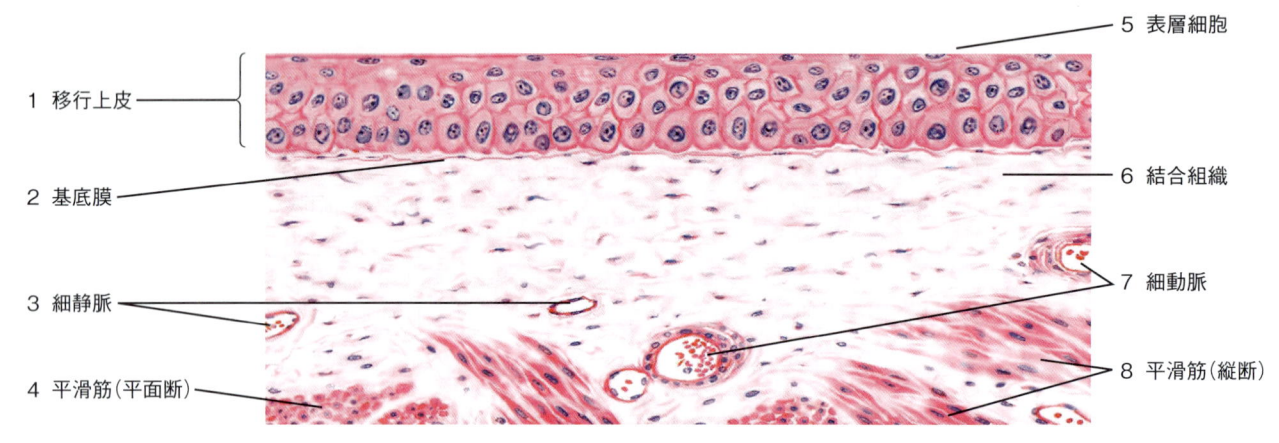

1 移行上皮
2 基底膜
3 細静脈
4 平滑筋（平面断）

5 表層細胞
6 結合組織
7 細動脈
8 平滑筋（縦断）

図18-19 ■ **膀胱：拡張した膀胱（横断面）**（ヘマトキシリン-エオジン染色，中倍率）

## 機能との関連 18-4 ■ 膀　胱

　**膀胱**は厚い筋肉の壁におおわれた中空の器官で，そのおもな機能は尿の貯留である．膀胱の内腔は移行上皮でおおわれているため，膀胱に尿が溜まるにつれて（変形し）伸展し拡張することができる．膀胱が空のときの**移行上皮**は厚い5～6層の細胞層である．上皮の表層細胞は立方形で，大きく，ドーム形で，内腔へ隆起している．しかし膀胱が尿で充たされると，尿量の増加に適応するために移行上皮は引きのばされ，上皮細胞はうすく扁平になる．

　こうした移行上皮の外観と細胞の形の変化は，表層細胞の細胞膜に**プラーク** plaque と呼ばれる肥厚した強固な領域が存在することによる．プラークはよりうすく短く柔軟性に富む**プラーク間領域** interplaque region と結合している．膀胱が空になると，プラーク間領域を軸にして「蝶番」のようなはたらきによってプラークが折り

たたまれて紡錘状小胞に閉じ込められる（取り込まれる）．こうしてプラーク間領域のところで細胞膜がひだ状に折りたたまれる．膀胱が尿で充たされると，紡錘状小胞の内容物が管腔側の細胞膜の一部となるため，管腔側の細胞膜が拡張することになる．蝶番としてプラーク間領域は，膀胱拡張時に上皮を拡げ，細胞の形状を立方体から扁平な形に変化させる．

　移行上皮の表層細胞は内腔に接する面の細胞膜が厚くなっている．さらに，上皮細胞の側面細胞膜の**デスモソーム** desmosome と**閉鎖結合** occluding junction によって細胞は互いに密着している．プラークは拡張しきっているときでさえ水，塩そして尿を通さない．移行上皮のこのような特性によって，膀胱内の尿と上皮下の結合組織とのあいだに，効果的な**浸透圧バリア** osmotic barrier が形成されている．

# 第18章 まとめ

## 泌尿器系

### 腎臓

- 泌尿器系は二つの腎臓，2本の尿管，膀胱，尿道からなる
- 腎門は腎洞に囲まれた腎動脈，腎静脈，腎杯を含んでいる
- 腎臓の外がわの暗い領域は皮質であり，内がわの明るい領域は髄質である
- 髄質には多数の腎錐体があり，皮髄境界部で皮質に面している
- 各腎錐体のまるい頂部は腎乳頭として腎盃に向かってのびている
- 腎錐体の側面へ拡がった皮質は腎柱を構成する
- それぞれの腎乳頭は小腎杯に囲まれていて，小腎杯は集まって大腎杯を形成する
- 大腎杯は集まって漏斗状の腎盂を形成し，筋性の尿管に向かい狭くなる
- 尿は血液の濾過および濾液からの吸収と濾液への分泌によってつくられる
- ほとんどの濾液が体循環に再吸収され，濾液の1%が尿として排出される
- 濾過圧を調節するレニンと赤血球を産生するためのエリスロポエチンを産生する

### 尿輸送細管

- 腎の機能単位は尿輸送細管である
- ネフロンと集合管で構成される

### ネフロン

- 2種類のネフロンがある：皮質にある皮質ネフロンと髄質にある傍髄質ネフロン
- ネフロンは腎小体と尿細管に分けられる

### 腎小体

- 血液は腎小体の糸球体毛細血管で濾過され限外濾液となる
- 腎小体は，糸球体と呼ばれる毛細血管と2層のボーマン囊から構成される
- ボーマン囊の臓側葉には，有窓性の糸球体毛細血管を包む足細胞が存在する
- 足細胞には一次突起があり，そこから小さい足突起が出ている
- 足突起は毛細血管のまわりに濾過細隙を形成していて，濾過細隙のスリット膜が，その細隙に張られている
- 壁側葉はボーマン囊の単層扁平上皮によっておおわれている
- 臓側葉と壁側葉のあいだはボーマン腔で，そこには糸球体濾液が入っている
- 血管極では，輸入細動脈と輸出細動脈がそれぞれ腎小体に入り，またそこから出ている
- 対極の尿細管極において，限外濾液は近位曲尿細管に入る

### 血液の濾過

- 腎小体において糸球体毛細血管を通る
- 毛細血管内皮，基底膜，足細胞/足突起で濾過される
- 糸球体濾液が臓側葉と壁側葉のあいだのボーマン腔に入る

### 糸球体における濾過障壁

- 糸球体内皮には窓があり，血球や大きな蛋白質を除いて透過性がある
- 基底膜はアルブミンの大きさの分子の通過を制限する
- 足突起間のスリット膜には膜貫通型蛋白質のネフリンが存在する
- 濾過細隙は分子量で選択する分子濾過を行なうため，糸球体の透過性を担う

### 尿細管

- 糸球体濾液は腎小体を出て尿細管に入り，集合管へと流れる
- 尿細管の起始部は腎小体の尿細管極から始まる近位曲尿細管である
- ヘンレ係蹄は近位直尿細管，細いループ部，遠位直尿細管から構成されている
- 遠位曲尿細管は腎皮質へ上行し集合管につながる
- 傍髄質ネフロンは非常に長いヘンレ係蹄をもつ
- 集合[細]管はネフロンの一部ではなく，合して太い集合

管に，さらにその後乳頭管となる
- 髄質深部において，乳頭管（内腔は円柱上皮）は篩状野で開口する
- 皮質の髄放線は集合管，血管，ネフロンの直尿細管から構成される

## 腎臓の血液供給
- 腎動脈は腎門において分かれ区動脈となり，さらに分かれて葉間動脈になる
- 皮髄境界部において，葉間動脈は枝分かれし弓状動脈になる
- 弓状動脈は小葉間動脈から，さらに糸球体輸入細動脈となる
- 糸球体輸入細動脈は糸球体毛細血管を形成した後，輸出細動脈として糸球体から出ていく
- 輸出細動脈は髄質において傍尿細管毛細血管と直細血管となる

## 腎臓の細胞

### メサンギウム細胞
- 腎小体内の毛細血管に付着し，重要なはたらきをする
- 細胞外マトリックスを産生し，糸球体毛細血管を構造的に支える
- 糸球体の貪食細胞として，抗原抗体複合体を貪食する
- 糸球体の傷害や損傷に反応してインターロイキンを産生する
- 収縮機能をもっていることにより，血圧を調節する
- 糸球体外メサンギウム細胞は，傍糸球体装置の一部を構成している

### 腎臓の細胞
- 生体の恒常性を司る
- 濾過，吸収，分泌によって尿をつくることに関与する
- レニンという酵素を産生して血圧を調節し，糸球体の濾過圧を適切に保つ
- 低酸素状態に反応して赤色骨髄で赤血球産生を促すエリスロポエチンを合成する

## 腎尿細管

### 近位曲尿細管
- 近位曲尿細管細胞の管腔側には刷子縁が分布していて，濾液のほとんどを吸収する
- 細胞膜の基底陥入には多数のミトコンドリアとナトリウムポンプが存在する
- ミトコンドリアは細胞膜から間質へのイオン輸送に必要

なエネルギーを供給する
- すべてのグルコース，蛋白質，アミノ酸，ほとんどすべての炭水化物，75〜85％の水分が吸収される
- 代謝性老廃物，水素，アンモニア，色素，薬物が濾液に分泌される
- 遠位曲尿細管より長く，腎小体近傍の皮質において大きな割合でみとめられる

### ヘンレ係蹄
- 傍髄質ネフロンにおいて，ヘンレ係蹄は対向流増幅系により高張尿を産生する
- ヘンレ係蹄の下行部と上行部での限外濾液の対向流によって，間質に高い浸透圧勾配がつくりだされる
- 間質の高浸透圧によってヘンレ係蹄を濾液が流れる際に，水が間質に移動する
- 直細血管は間質から水分を吸収し体循環に戻す

### 遠位曲尿細管
- 近位曲尿細管より短く，刷子縁がなく，皮質では少ない
- 側面と基底部の細胞膜には細胞膜陥入があり，多数のミトコンドリアが存在する
- アルドステロンの作用により，濾液から $Na^+$ が能動輸送により吸収される
- 尿細管周囲毛細血管は生体の酸塩基平衡を維持するためにイオンを体循環に戻す

### 傍糸球体装置
- 腎小体と遠位曲尿細管に隣接している
- 傍糸球体細胞，緻密斑および糸球体外メサンギウム細胞から構成される
- 傍糸球体細胞はボーマン嚢に入る前の輸入細動脈の平滑筋細胞が変形した細胞である
- おもな機能は腎小体の血液濾過のために適切な血圧を維持することである
- 傍糸球体細胞は輸入細動脈の壁にあり，圧受容体として伸展を感知する
- 緻密斑は遠位曲尿細管細胞が変形した細胞群である
- 緻密斑は糸球体濾液の塩化ナトリウム濃度の変化に反応する
- 血圧低下とイオン濃度の低下により，レニンが傍糸球体細胞から放出される
- レニンの放出によって最終的には血漿蛋白質が強力な血管収縮作用をもつアンギオテンシンⅡに変換される
- アンギオテンシンⅡは，おもに集合管に作用するアルドステロンの放出を促進する
- 遠位曲尿細管は水と一緒に塩化ナトリウムを吸収し，血液量と血圧を増加させる

・集合管は酸塩基平衡を保つために H$^+$ と K$^+$ を除去する

## 結合細管，集合管と抗利尿ホルモン(ADH)

・糸球体濾液は遠位曲尿細管から結合[細]管，さらに集合管へ流れる
・過剰な水分損失もしくは脱水症のときに，下垂体から ADH が放出される
・ADH は集合管の上皮細胞の水の透過性を高める
・水の透過性をもつ細胞は，水が通過するチャネルとして機能する膜貫通型細孔蛋白質であるアクアポリンを発現している
・ADH は受容体に結合してアクアポリンを活性化させることによって，アクアポリンを調節する
・間質に保持された水分は傍尿細管毛細血管と直細血管によって集められる
・ADH がないと増えた水分は集合管に保持され，尿は希釈される

## 尿　管

・管壁は移行上皮におおわれ，粘膜，筋層，外膜から構成されている
・上部尿管壁の筋層は内縦走筋層と中輪状筋層で構成されている
・尿管の下部 1/3 では筋層に 3 番目の層として外縦走筋層が加わる
・結合組織である外膜が尿管を囲んでいる

## 膀　胱

・不明瞭な 3 層の平滑筋が，厚い筋の壁をつくっている
・膀胱の上面を漿膜が，下面を外膜がおおっている
・空の膀胱の移行上皮は，約 6 層の細胞層である
・膀胱が拡張すると，移行上皮は重層扁平上皮のようにみえる
・上皮の変化は，表層細胞の厚い細胞膜と折りたたまれたプラークによっておこる
・弛緩した膀胱では，プラークは小胞内に局在する
・プラークが蝶番のようにはたらくことで，膀胱が拡張しているとき細胞は扁平にのびる
・厚い細胞膜と移行上皮は尿に対して浸透圧バリアとなる

# 第18章 復習問題

## 問　題

次の問題について，もっとも適切な答えを選びなさい．

1. レニンが放出される引き金となるのは？
   A. 濾過量の増加と血圧の上昇
   B. アルドステロンの放出と濾液中の高いナトリウム濃度
   C. 全身血圧の低下と濾液中のナトリウム濃度の低下
   D. 輸入細動脈の強い血管収縮
   E. アルドステロンの影響

2. アンジオテンシンⅡの腎機能に対するおもな作用は？
   A. 輸入細動脈を拡張し，血圧を低下させる
   B. 水の吸収を促進し，抗利尿ホルモン分泌を促進する
   C. アルドステロン放出を抑制し，ナトリウム吸収を低下させる
   D. 血管を収縮させ，アルドステロンを放出させる
   E. レニンの放出を増加させ，ナトリウムの吸収を低下させる

3. 抗利尿ホルモン(ADH)が作用する腎臓の構造は？
   A. 集合[細]管と集合管
   B. 近位曲尿細管
   C. 遠位曲尿細管
   D. ヘンレの係蹄の細い部分
   E. 直細血管

4. 膀胱の壁が伸長し膀胱が拡張することによって容積が増すための構造上の特徴は？
   A. 壁の平滑筋層が厚い
   B. 粘膜固有層の結合組織が厚い
   C. 表層細胞に膜プラークがある
   D. デスモソームと接合部複合体が増加する
   E. 膀胱壁を囲む結合組織の密度が高い

5. 移行上皮に特有の性質は？
   A. 濃縮された尿に対して浸透圧バリアを形成している
   B. 水や電解質を吸収する
   C. 粘液を生成して膀胱壁の内がわを潤滑する
   D. 尿が薄くなると水を透過する
   E. 尿を濃縮し続ける

## 解　答

1. 正解：C．全身血圧と濾液中のナトリウム濃度の低下．レニンはアンジオテンシンⅠという蛋白質を変換し，これが次に強力な血管収縮作用をもつアンジオテンシンⅡに変換され，それによって血管が収縮し，血圧が上昇する．

2. 正解：D．血管を収縮させ，アルドステロンを分泌させる．この作用により，塩化ナトリウムの再吸収が促進され，全身血圧と糸球体濾過量が上昇する．

3. 正解：A．集合[細]管と集合管．これらの管の細胞には水チャネルとして機能するアクアポリンが存在する．アクアポリンの機能は，ADHによって調節され，その結果，濾液からの水分吸収が増加する．

4. 正解：C．表層細胞に膜プラークがある．プラークは空の膀胱では折りたたまれており，小胞に内包されている．膀胱が伸展されると，プラークが頂部細胞膜の一部となって頂部の細胞膜が拡張する．

5. 正解：A．濃縮された尿に対する浸透圧バリアを形成している．頂部細胞膜は厚く，プラークは膀胱の内容物に対して透過性がない．

## 顕微鏡写真による補足

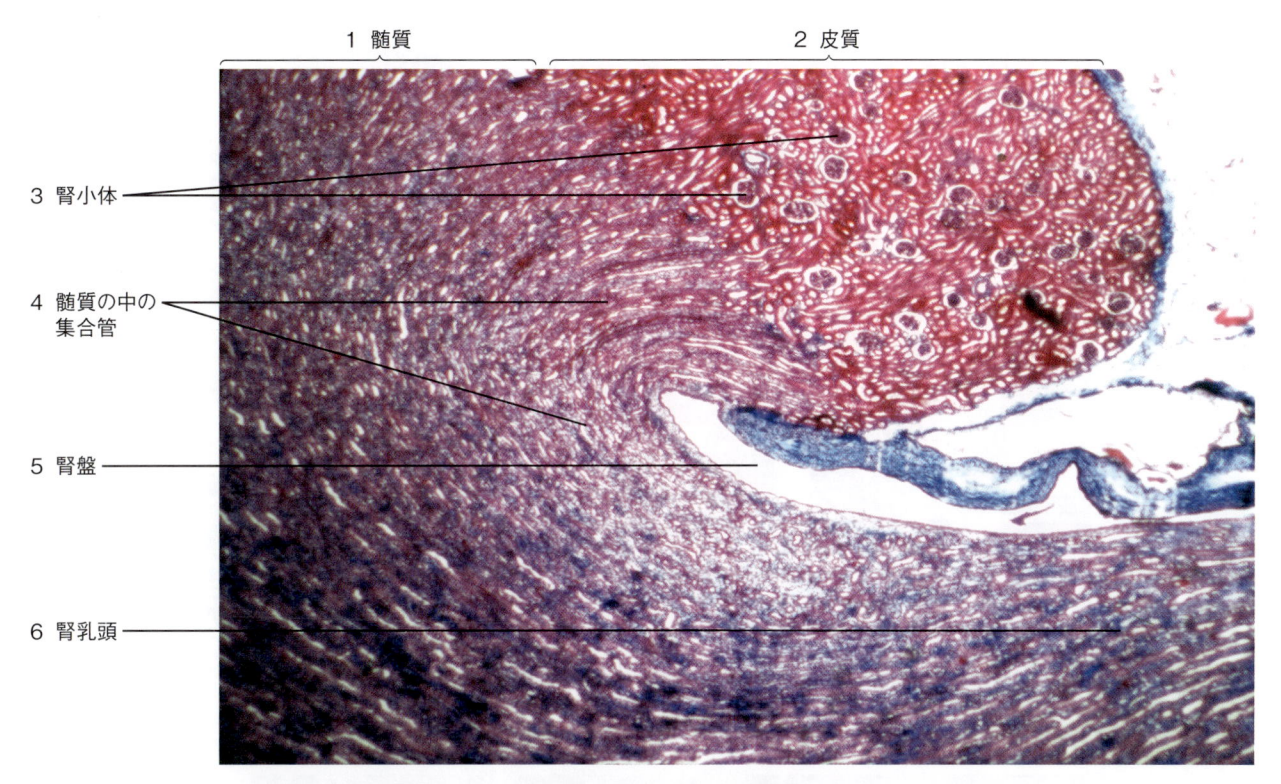

1 髄質　　　　　　　　2 皮質

3 腎小体

4 髄質の中の
集合管

5 腎盤

6 腎乳頭

**図18-20** ■ げっ歯類の単葉腎臓(ヒトでは腎臓は多葉)の低倍率顕微鏡写真(過ヨウ素酸−シッフ染色，×10)

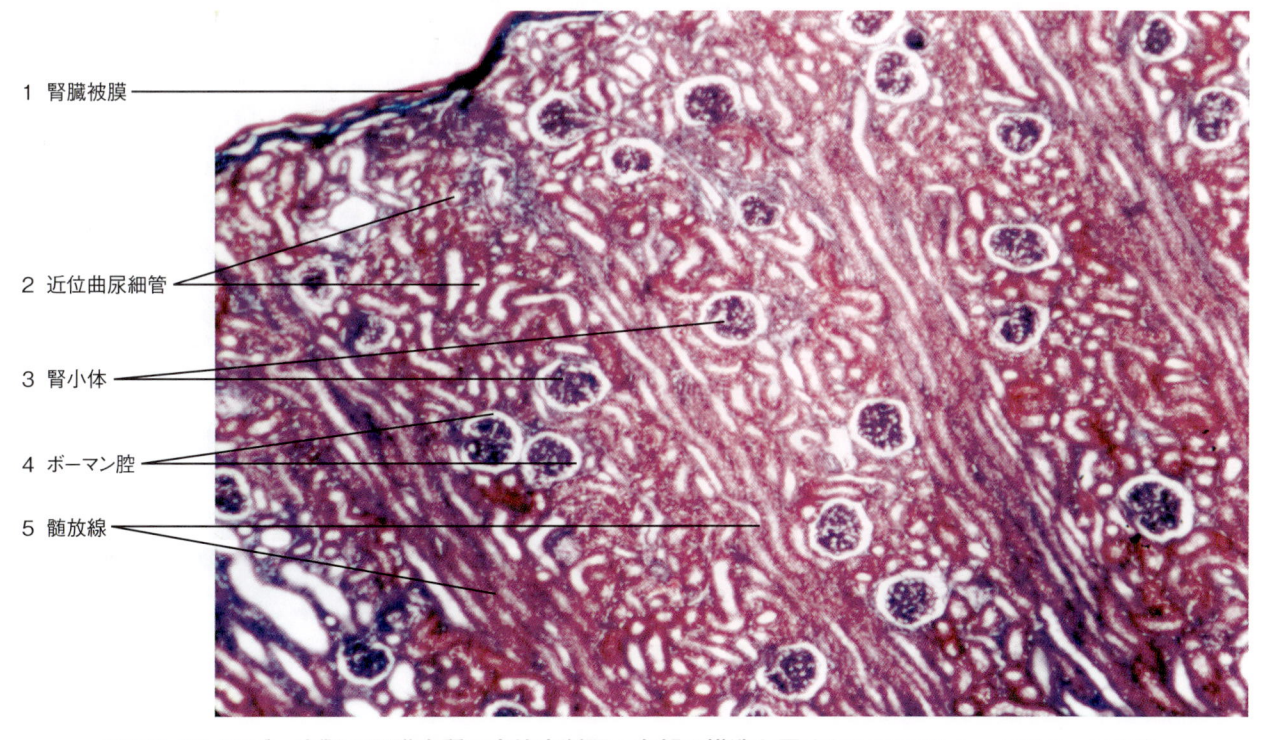

1 腎臓被膜

2 近位曲尿細管

3 腎小体

4 ボーマン腔

5 髄放線

**図18-21** ■ げっ歯類の腎臓皮質の高倍率断面：内部の構造を示す(過ヨウ素酸−シッフ染色，×40)

1　ボーマン嚢

2　ボーマン腔

3　近位曲尿細管

4　足細胞

5　毛細血管

6　傍糸球体装置
　a　緻密斑
　b　傍糸球体細胞

7　遠位曲尿細管

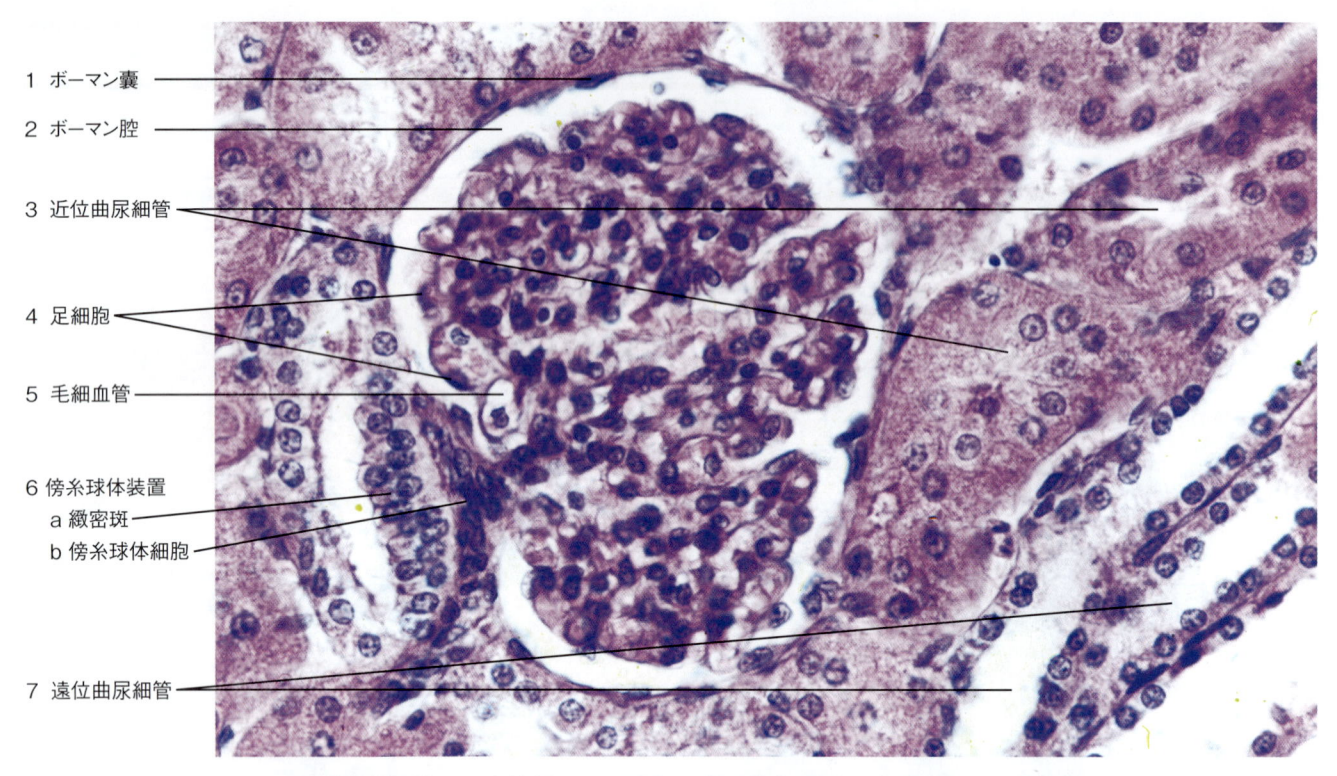

図18-22 ■ ヒトの腎臓皮質切片：腎小体部とその周囲の尿細管を示す（ヘマトキシリン-エオジン染色，×130）

1　直尿細管の
　太い部分

2　ヘレン係蹄

3　集合管

4　毛細血管
　（直細血管）

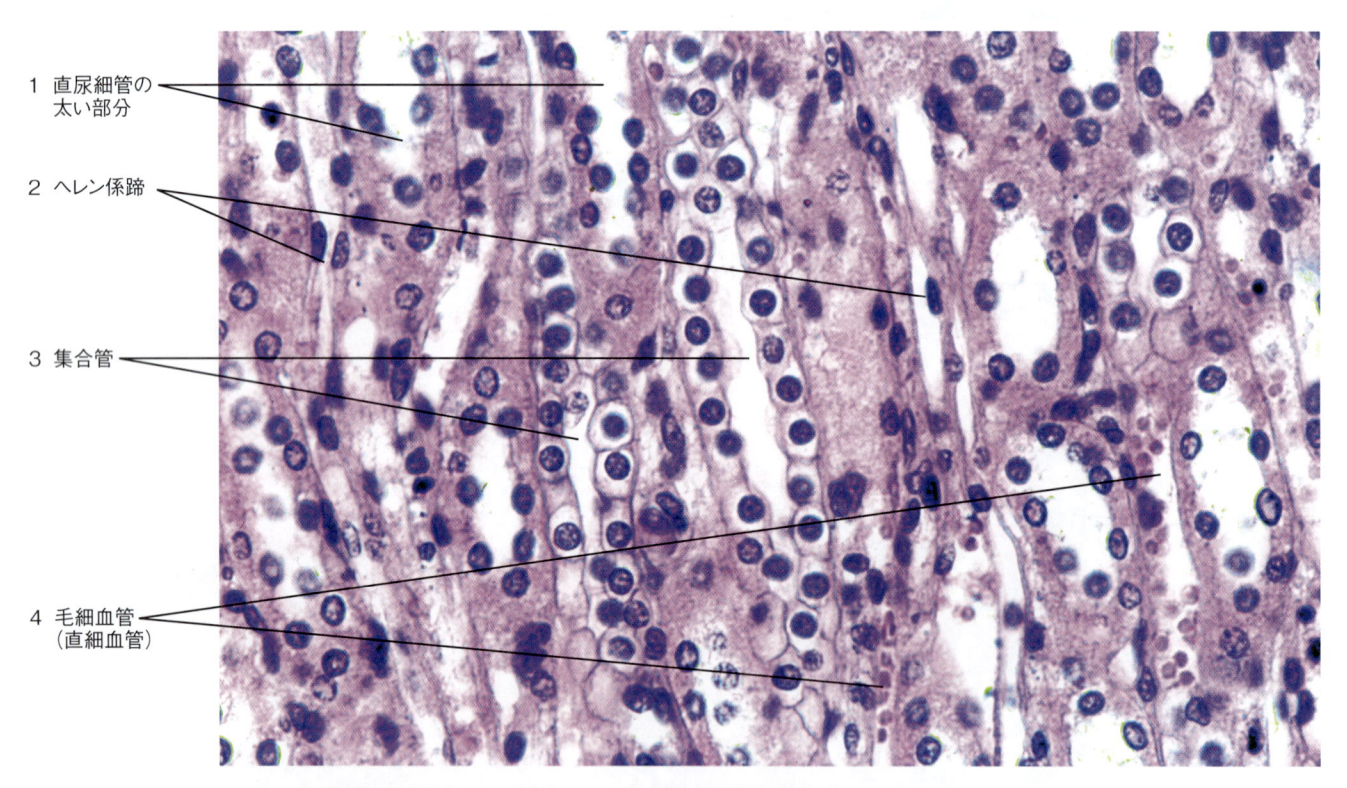

図18-23 ■ サルの腎臓の髄質領域の縦断面：尿細管と血管を示す（ヘマトキシリン-エオジン染色，×130）

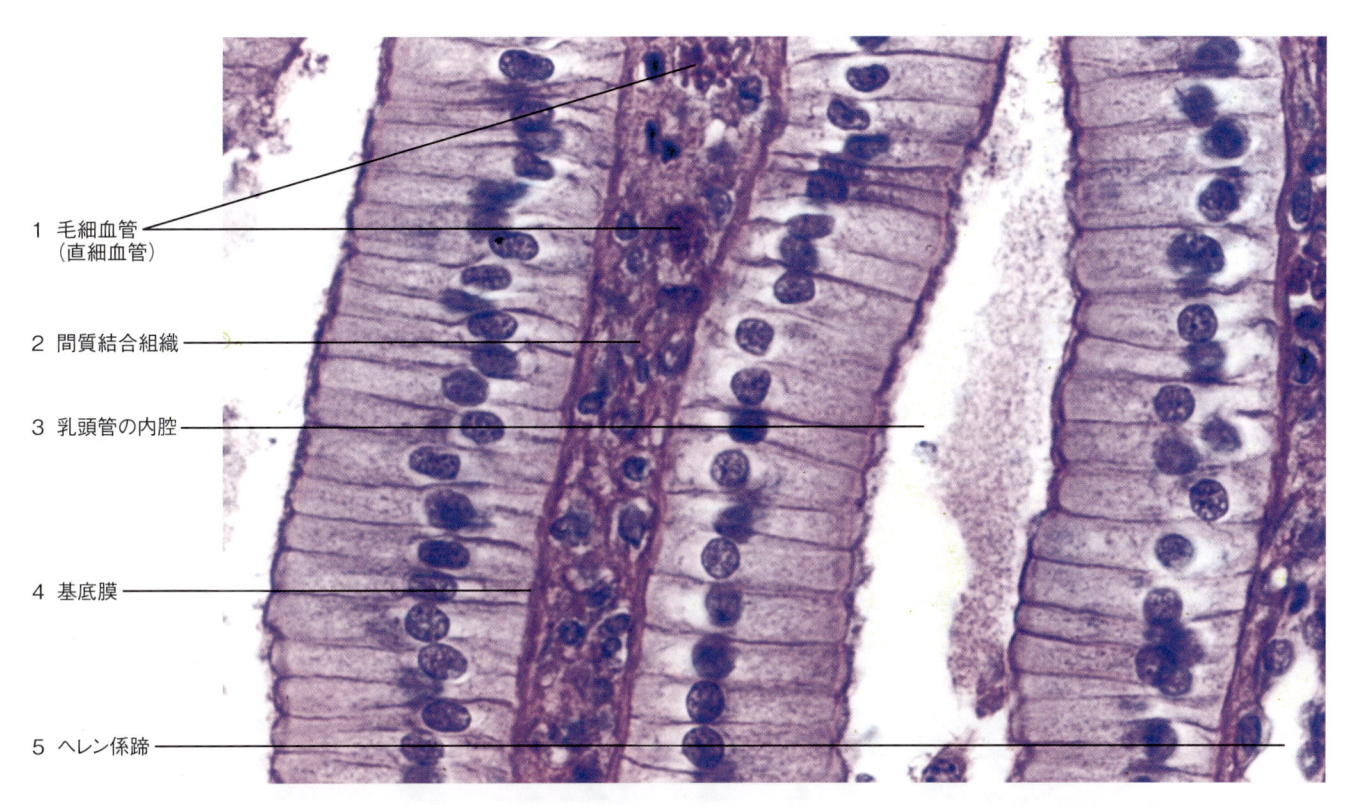

1 毛細血管
　（直細血管）

2 間質結合組織

3 乳頭管の内腔

4 基底膜

5 ヘレン係蹄

**図18-24** ■ サルの腎臓の乳頭部の乳頭管の縦断面：単層円柱上皮とその周囲の組織を示す
（ヘマトキシリン-エオジン染色，×205）

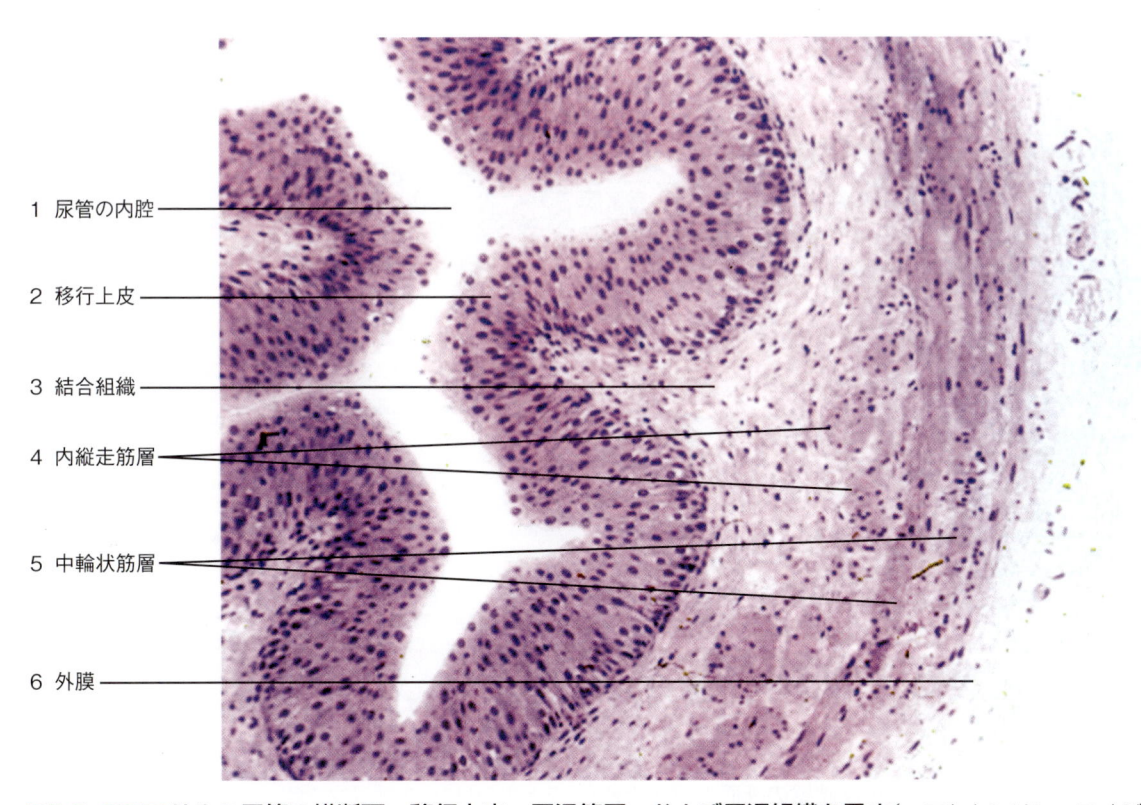

1 尿管の内腔

2 移行上皮

3 結合組織

4 内縦走筋層

5 中輪状筋層

6 外膜

**図18-25** ■ サルの尿管の横断面：移行上皮，平滑筋層，および周辺組織を示す（ヘマトキシリン－エオジン染色，×40）

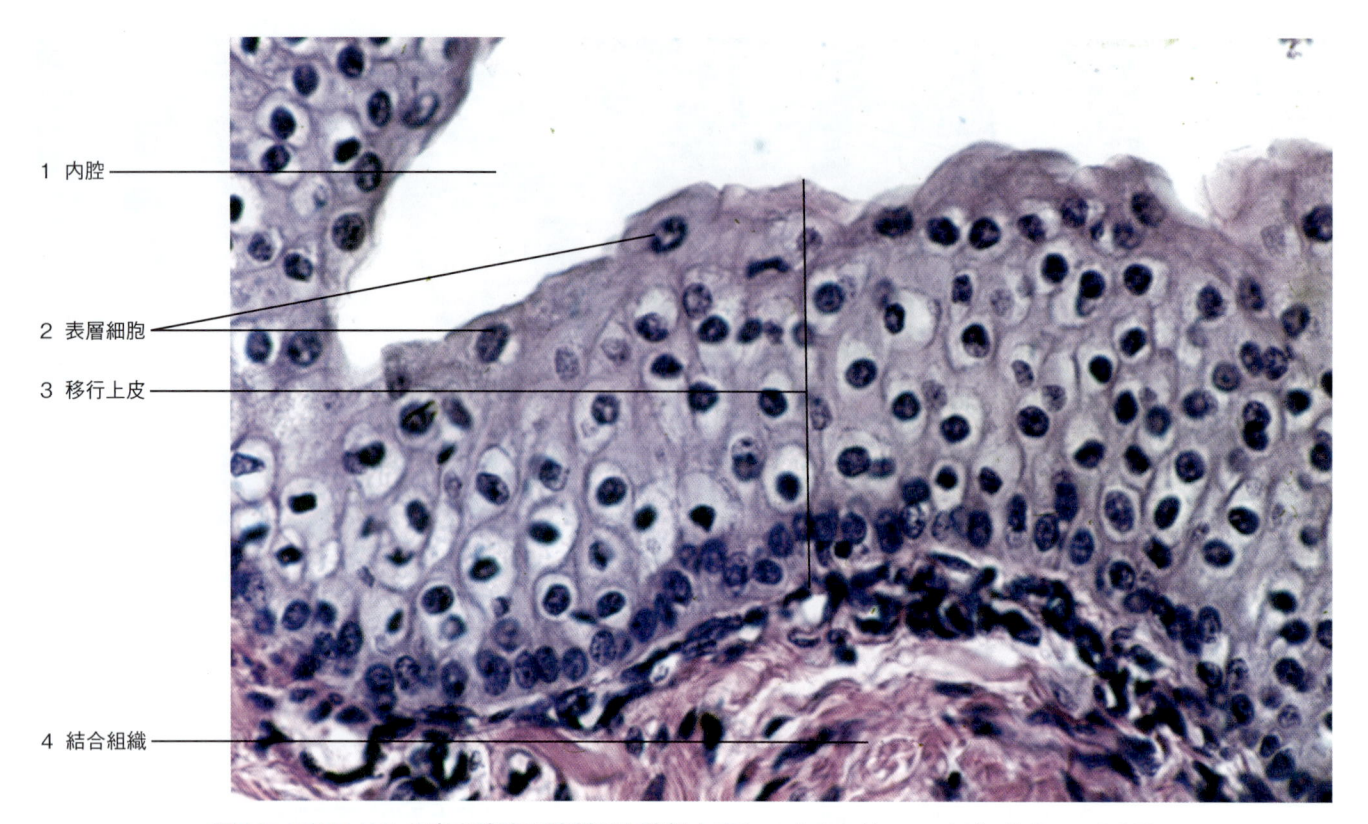

1 内腔
2 表層細胞
3 移行上皮
4 結合組織

**図18-26 ■ サルの空の膀胱の壁断面と移行上皮**(ヘマトキシリン-エオジン染色, ×130)

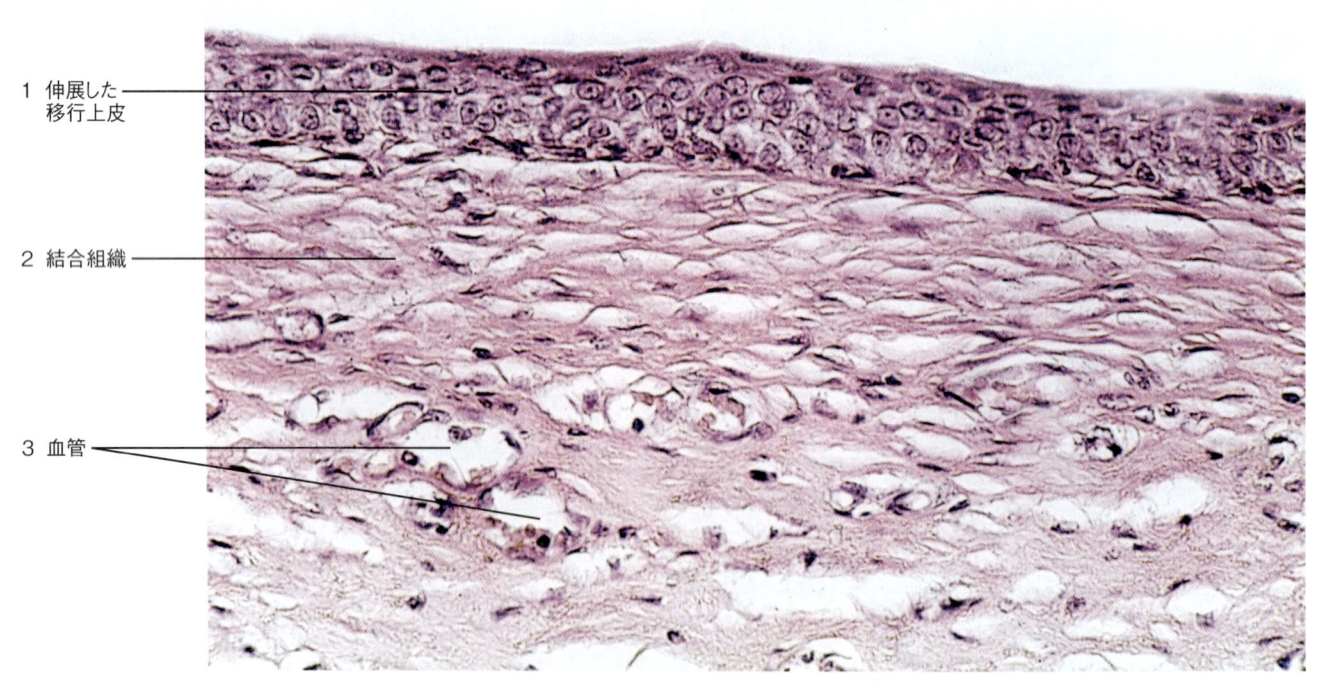

1 伸展した
　移行上皮
2 結合組織
3 血管

**図18-27 ■ 伸展したサルの膀胱壁の断面と移行上皮**(ヘマトキシリン-エオジン染色, ×100)

# 第19章 内分泌系

## 第1項 • 内分泌系とホルモン

　内分泌系は，**ホルモン** hormone を産生し分泌する細胞，組織，器官から構成される．ホルモンは間質の結合組織に分泌され，そこから血液またはリンパ循環に入る．その結果，内分泌細胞，組織，腺，あるいは器官は**導管をもたない**．さらに大部分の内分泌組織，器官の細胞は**索状**や**塊状**に配列し，**毛細血管網** capillary network がそれを囲んでいる．

　内分泌細胞によって産生されるホルモンにはペプチド，蛋白質，ステロイド，アミノ酸誘導体，カテコールアミンなどがある．ホルモンは産生部位から離れた部位に作用するので，まず血流に入り，**標的器官** target organ に輸送される．そこでホルモンは特異的な受容体に結合し作用することによって，標的器官の細胞に構造上あるいはあらかじめ決められている機能に影響を及ぼす．

　**ホルモン受容体** hormone receptor は標的細胞の細胞膜上，細胞質，核のいずれかに存在する．これらの受容体は特定のホルモンに対して特異的である．ペプチドや蛋白質ホルモンに対する非ステロイド系受容体は，これらのホルモンが細胞膜を透過しないので，細胞表面に存在することが多い．ほとんどのホルモンは，受容体との相互作用によって細胞内の**セカンドメッセンジャー** second messenger として**環状アデノシン一リン酸** cyclic adenosine monophosphate（**cyclic AMP**）の産生をうながす．cyclic AMP は特定のホルモンに対して特異的な一連の酵素や細胞の変化を細胞質内や核内，あるいはその両者でおこす．

　その他の受容体は**細胞内**にあるもので，**核** nucleus に局在し，細胞膜や核膜を通ったホルモンによって活性化する．ステロイドホルモンや甲状腺ホルモンは脂溶性であり，膜を通過する．標的細胞の中に入ると，これらステロイドホルモンは特定の受容体分子と結合し，その結果生じるホルモン–受容体複合体は核内に入って特定の遺伝子を活性化もしくは抑制する特定の DNA 配列に結合する．活性化された遺伝子は mRNA の合成を開始する．mRNA は細胞質に入り，ホルモン特異的な蛋白質を産生する．産生された蛋白質は特定のホルモンの作用に関係する細胞変化を生じさせる．このように細胞内受容体と結合するホルモンはセカンドメッセンジャーを介さずに，**遺伝子発現** gene expression に直接影響を与える．

　体内の多くの臓器では，個々の内分泌細胞あるいは組織が他の組織中に存在している．消化器系の器官では，個々の内分泌細胞が**びまん性神経内分泌系** diffuse neuroendocrine system（**DNES**）の一部となっている．外分泌器官が内分泌性の細胞や組織と一体をなしていることも少なくない．このような混合器官としては，膵臓，腎臓，男性および女性の生殖器官，胎盤がある．それらの内分泌細胞，組織については，それぞれの外分泌器官の章で解説されている．

　内分泌のみを行なう器官や腺としては（図 19-1），**下垂体** hypophysis あるいは pituitary gland（後述），**甲状腺** thyroid gland，**副腎** adrenal（suprarenal）gland，**上皮小体** parathyroid gland（第2項参照）がある．

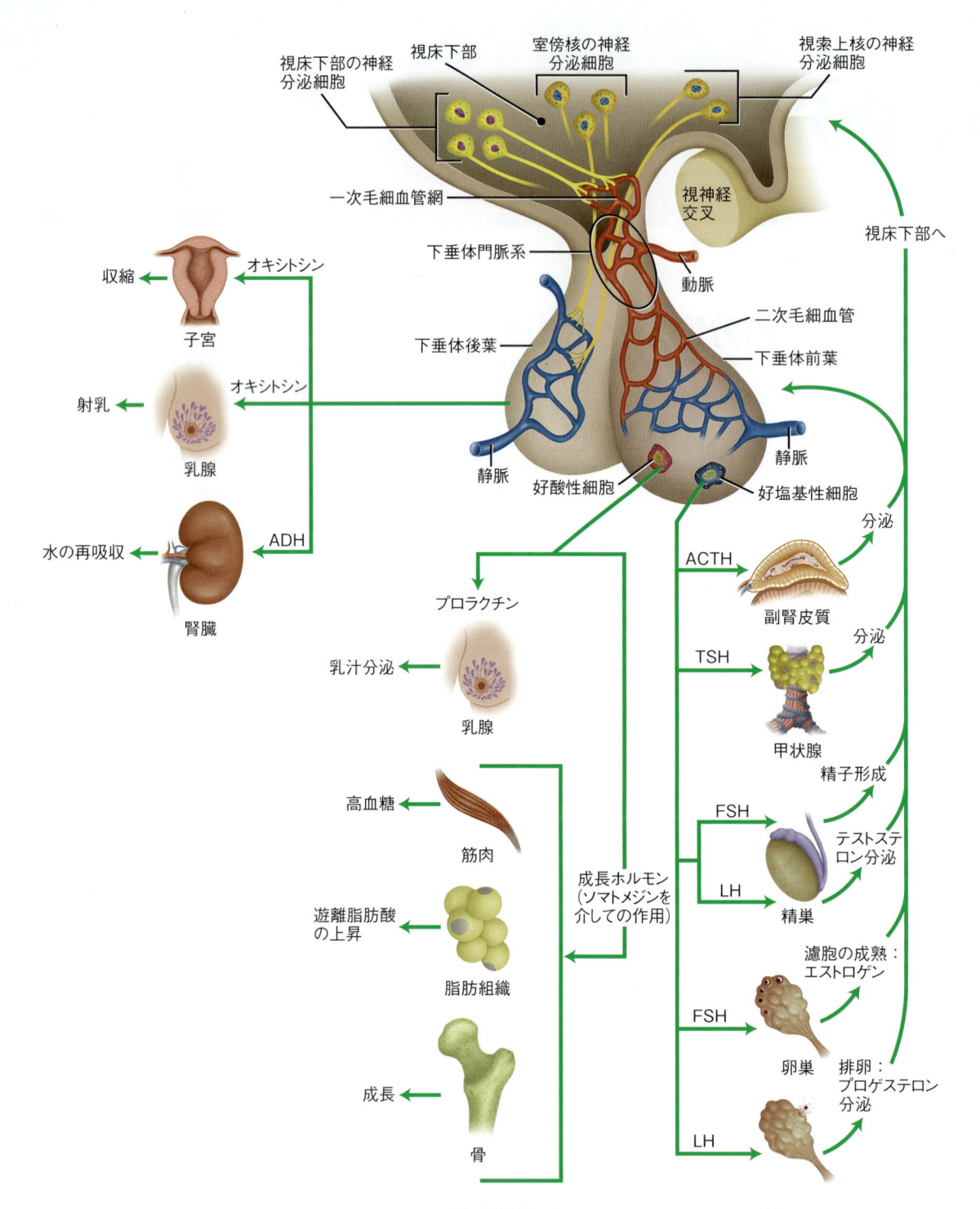

**図19-1** ■ 視床下部と下垂体．視床下部と下垂体の断面図によって視床下部と下垂体のあいだのニューロン，軸索，血管のつながりを示す．また，下垂体前葉（腺性下垂体）と後葉（神経性下垂体）から分泌されるホルモンの標的となるおもな細胞，組織，器官を図示している．

## 下垂体の発生

　　下垂体は末梢組織または臓器のはたらきに影響を与える多数のホルモンを分泌する．さらに脳の視床下部からの調節ホルモンが下垂体に輸送されることにより，**下垂体**は脳の視床下部によって制御されている．

　　下垂体の構造と機能は，この器官の発生の二重性を反映している．発生過程において，**咽頭蓋** pharyngeal roof（口腔の天井）の上皮から**下垂体嚢** hypophyseal pouch（**ラトケ嚢** Rathke's pouch）と呼ばれる上方へのポケット状のふくらみがのびだす．発生が進むにつれて，下垂体嚢が口腔から分離し，分泌性細胞からつくられた**腺性下垂体** adenohypophysis（**下垂体前葉** anterior pituitary）となる．同時に，発生過程にある脳の一部が下方にのびて，神経性の部分である**神経性下垂体** neurohypophysis（**下垂体後葉** posterior pituitary）を形成する．異なる由来をもつこの二つの組織が合体して下垂体はつくられるが，**視床下部** hypothalamus と呼ばれる脳の腹側拡張部に付着したままである．視床下部とのあいだは短い茎状の**漏斗** infundibulum でつながれ，神経回路も漏斗を経て下垂体と視床下部がつながっている状態である．視床下部のニューロンは下垂体前葉からのホルモンの分泌を制御するとともに，下垂体後葉へホルモンを輸送し，後葉ホルモンはそこで後葉に蓄えられ分泌される．

　　発生の過程が終わった後，下垂体は頭蓋底で視床下部の下方にある**トルコ鞍** sella turcica と呼ばれる蝶形骨の骨性の陥凹部に位置している．

## 下垂体の構造

　　上皮由来の腺性下垂体は前葉（遠位部），隆起部，中間葉の3部に分けられる．下垂体の大部分は**前葉** pars distalis である．**隆起部** pars tuberalis は漏斗を囲んでいる．**中間葉** pars intermedia は前葉と神経下垂体とのあいだのうすい細胞層である．中間葉は下垂体嚢（ラトケ嚢）の名残であり，ヒトでは退化しているが他の動物ではよく発達している．

　　腺性下垂体の後方に位置する神経性下垂体も正中隆起，漏斗，神経葉の3部に分けられる．**正中隆起** median eminence は，下垂体柄（**漏斗** infundibulum）がのびる視床下部の基部にあたる．漏斗の中には視床下部のニューロンからのびる多数の無髄神経軸索が走っている．神経性下垂体の大部分は**神経葉** pars nervosa である．ここには視床下部ニューロンが分泌するホルモンを貯蔵する無髄神経軸索の末端部がある．軸索周囲には軸索の保持を役目とする非分泌性の**後葉細胞** pituicyte がある．

## 下垂体の血管と神経

### 腺性下垂体

　　腺性下垂体は神経組織から発生しておらず，脳の**視床下部** hypothalamus とは血管のネットワークでつながっている．内頸動脈に由来する**上下垂体動脈** superior hypophyseal artery が隆起部，正中隆起，漏斗に血液を供給している．この動脈は視床下部基部の正中隆起で**一次毛細血管網** primary capillary plexus を形成する．視床下部の神経分泌ニューロンは腺性下垂体の細胞機能に直接影響を与えるホルモンを産生する．視床下部にあるこれらニューロンの軸索は一次毛細血管網の有窓性毛細血管までのび，そこへホルモンを放出する．

　　細静脈が，一次毛細血管網で分泌されたホルモンを含んだ血液を，腺性下垂体の前葉の細胞を囲む**二次毛細血管網** secondary capillary plexus へと運ぶ．視床下部の一次毛細血管網と腺性下垂体の二次毛細血管網を結ぶ細静脈が，**下垂体門脈系** hypophyseal portal system を構築している．血液からの細胞へ効率的にホルモンを輸送するために，一次と二次の毛細血管網の毛細血管は小孔がある**有窓性**である．

### 腺性下垂体の細胞

腺性下垂体の細胞は特定の染色に対する細胞質顆粒の親和性により，**色素嫌性細胞** chromophobe と**色素好性細胞** chromophil に分類された．淡染性の色素嫌性細胞は脱顆粒した色素好性細胞もしくは未分化幹細胞だと考えられている．色素好性細胞はさらに染色性により，**好酸性細胞** acidophil と**好塩基性細胞** basophil に分けられてきたが，現在では，これらの細胞は，免疫細胞化学的手法によって特定のホルモンの存在を基礎として分類される．腺性下垂体には，2種類の好酸性細胞（**成長ホルモン産生細胞** somatotroph と**乳腺刺激ホルモン産生細胞** mammotroph）と3種類の好塩基性細胞（**ゴナドトロピン産生細胞** gonadotroph，**甲状腺刺激ホルモン産生細胞** thyrotroph，**副腎皮質刺激ホルモン産生細胞** corticotroph）が存在する．

これら細胞から分泌されたホルモンは血流にのって標的器官に運ばれ，そこで標的細胞の特異的な受容体と結合し，その細胞の構造や機能に影響を与える．標的細胞が活性化されて，その細胞で産生した物質を分泌すると，**フィードバック機構** feedback mechanism（正もしくは負の）がこれらのホルモンのさらなる産生や分泌を制御する．この機序は，これらのホルモンを産生している腺性下垂体の細胞および／もしくは視床下部ニューロンへの直接の作用である．

## 神経性下垂体

腺性下垂体と異なり，神経性下垂体は脳と直接の神経連絡がある．神経性下垂体には神経細胞やホルモン産生細胞は存在せず，後葉細胞によって支持される多数の無髄神経軸索によって脳とつながっている．これら軸索の**神経細胞** neuron の細胞体 cell body は視床下部の**視索上核** supraoptic nucleus と**室傍核** paraventricular nucleus に存在する．視床下部から神経性下垂体にのびた無髄神経軸索は**視床下部下垂体路** hypothalamohypophysial tract と神経性下垂体の大部分を形成している．

視床下部の神経細胞は，まず神経下垂体から分泌されることになる複数のホルモンを産生する．これらのホルモンは担体糖蛋白質である**ニューロフィジン** neurophysin と結合し，視床下部から**軸索を下行**して神経性下垂体へ輸送される．神経性下垂体において，ホルモンは**ヘリング小体** Herring body として無髄神経軸索の膨張末端拡張部位に蓄積する．必要とされる際には，視床下部からの神経刺激により，神経性下垂体のホルモンは分泌され，隣接する神経葉の有窓性毛細血管に放出される．このように神経下垂体は，視床下部にある視索上核と室傍核で産生され，輸送された神経内分泌ホルモンの貯蔵場所しての機能を果たしている．

## 図19-2　下垂体（全体図，矢状断面）

　　下垂体は腺性下垂体と神経性下垂体から構成されている．腺性下垂体はさらに**前葉 anterior lobe**（遠位部 pars distalis）(5)，**隆起部 pars tuberalis**(7)，**中間葉 pars intermedia**(9)に分けられる．神経性下垂体は**神経葉 pars nervosa**(11)，**漏斗 infundibulum**(6)，正中隆起（図示されていない）に分けられる．隆起部(7)は漏斗(6)を囲み，矢状断面でみとめられる．漏斗(6)は下垂体と脳底の視床下部とを結びつけている．

　　前葉(5)は色素嫌性細胞と色素好性細胞の2種類の細胞を含んでいる．色素好性細胞は**好酸性細胞 acidophil**（α細胞 alpha cell）(4)と**好塩基性細胞 basophil**（β細胞 beta cell）(2)に分けられる．図 19-3 に拡大した図が示してある．

　　中間葉(9)と神経葉(11)は下垂体後葉を形成している．神経葉(11)はおもに無髄神経軸索とそれを支持する後葉細胞からつくられている．**結合組織被膜 connective tissue capsule**(1, 10)が前葉(5)と神経葉(11)を囲んでいる．

　　中間葉(9)は前葉(5)と神経葉(11)のあいだにあり，ラトケ嚢の管腔の痕跡である．中間葉(9)には通常，中間葉(9)の細胞に囲まれた**コロイド濾胞 colloid-filled vesicle**(9a)が存在する．

　　前葉(5)と神経葉(11)のどちらも，さまざまな太さの**動静脈**(8)や**毛細血管**(3)が分布している．

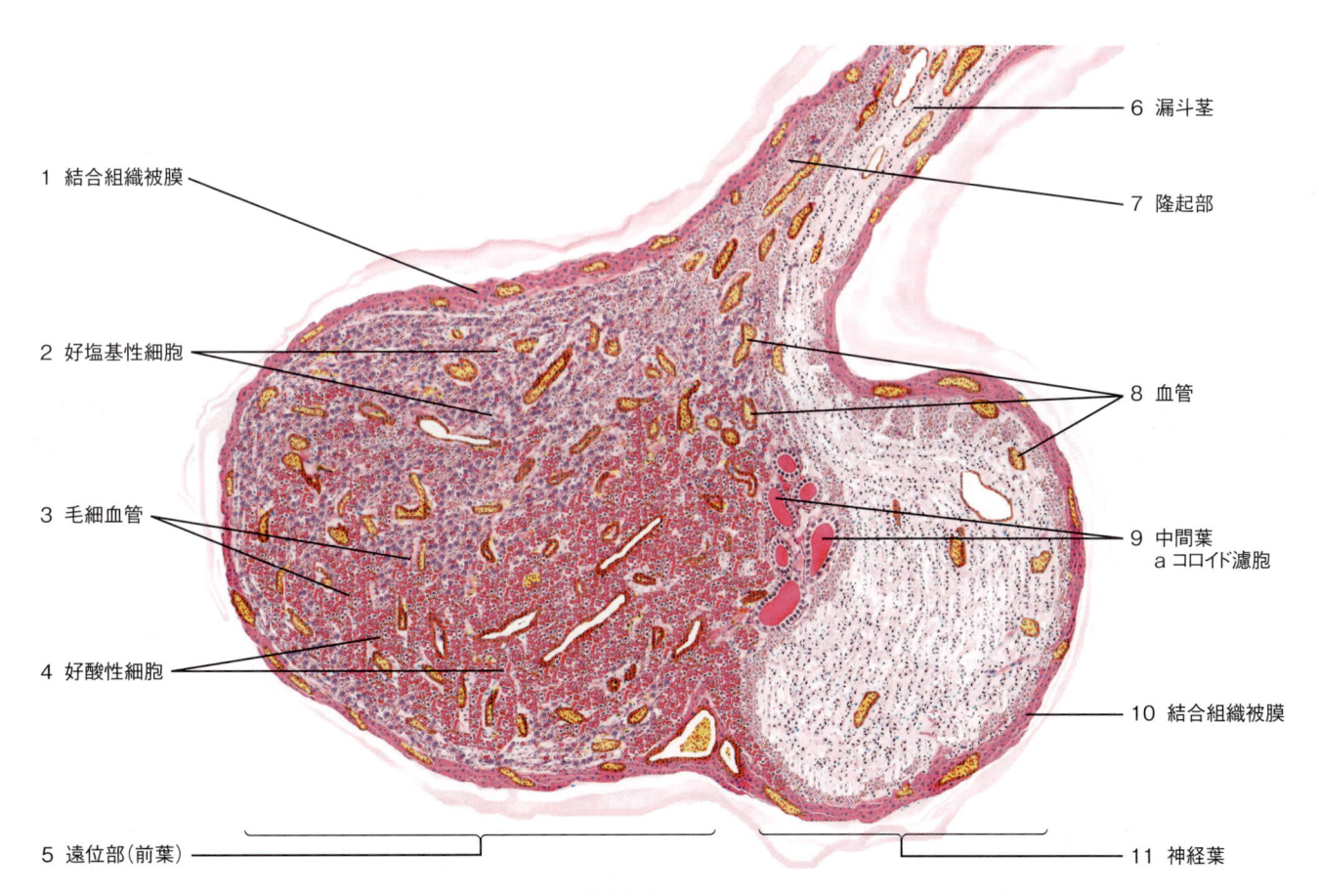

1　結合組織被膜
2　好塩基性細胞
3　毛細血管
4　好酸性細胞
5　遠位部（前葉）
6　漏斗茎
7　隆起部
8　血管
9　中間葉
　a　コロイド濾胞
10　結合組織被膜
11　神経葉

**図19-2 ■ 下垂体（全体図，矢状断面）**（ヘマトキシリン-エオジン染色，低倍率）

## 図19-3　下垂体：前葉，中間葉，神経葉

高倍率でみると，**洞様毛細血管** sinusoidal capillary（1）とさまざまな種類の細胞が前葉に存在することがわかる．**色素嫌性細胞** chromophobe cell（2）は明調で均質な細胞質をもち，色素好性細胞より小さい．色素好性細胞の細胞質は**好酸性細胞** acidophil（3）で赤く，**好塩基性細胞** basophil（4）で青く染まっている．

**中間葉**には**濾胞**（6）と**コロイド濾胞**（7）が存在する．好塩基性細胞（8）で囲まれる小胞もしばしば中間葉でみられる．

**神経葉**は無髄神経軸索とそれを支持する長円形の核をもつ**後葉細胞** pituicyte（5）が特徴的である．

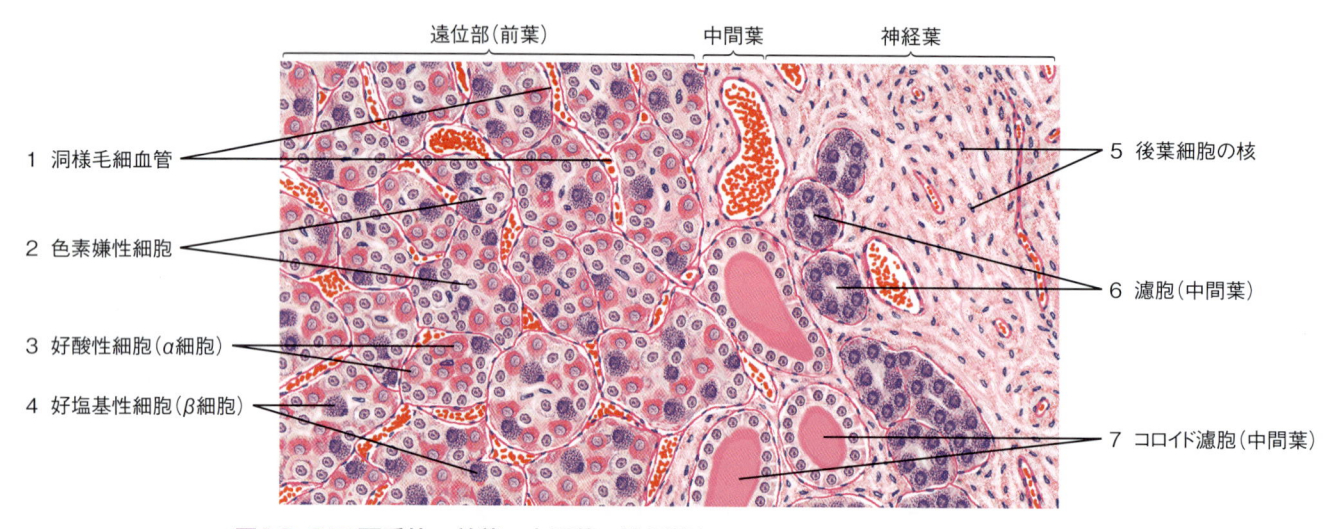

遠位部（前葉）　　中間葉　　神経葉

1　洞様毛細血管
2　色素嫌性細胞
3　好酸性細胞（α細胞）
4　好塩基性細胞（β細胞）
5　後葉細胞の核
6　濾胞（中間葉）
7　コロイド濾胞（中間葉）

**図19-3 ■ 下垂体：前葉，中間葉，神経葉**（ヘマトキシリン−エオジン染色，中倍率）

## 機能との関連 19-1 ■ 下垂体ホルモン

**視床下部** hypothalamus のニューロンでつくられる**放出ホルモン** releasing hormone は，腺性下垂体の6種類のホルモンの産生と分泌に対して，それぞれ特異的に直接制御している．これらの放出ホルモンは，甲状腺刺激ホルモン放出ホルモン，ゴナドトロピン放出ホルモン，副腎皮質刺激ホルモン放出ホルモン，および成長ホルモン放出ホルモンである．成長ホルモンとプロラクチンに対しては，放出ホルモンだけでなく，成長ホルモンの分泌を抑制するソマトスタチンと，プロラクチンの分泌を抑制する**ドーパミン** dopamine（プロラクチン阻害ホルモン）を**抑制ホルモン** inhibitory hormone として分泌する．

視床下部から分泌された放出ホルモンと抑制ホルモンは，視床下部の正中隆起の一次毛細血管網から**下垂体門脈系** hypophyseal portal system を介して腺性下垂体の二次毛細血管網へ運ばれる．腺性下垂体細胞に到達すると，ホルモンは細胞の特異的な受容体に結合し，ある特定のホルモンの体循環への分泌や分泌を促進もしくは抑制する．

一方，神経性下垂体はその場所ではホルモンを産生しない．その代わり，神経性下垂体は視床下部の**室傍核** paraventricular nucleus と**視索上核** supraoptic nucleus のニューロンによってつくられた**オキシトシン** oxytocin と**バソプレシン** vasopressin（抗利尿ホルモン antidiuretic hormone, ADH）をたくわえ，分泌する．これらのホルモンは視床下部から無髄神経軸索を経て神経性下垂体まで運ばれ，**ヘリング小体** Herring body として軸索の末端にたくわえられ，そこから神経葉にある毛細血管に分泌される（ヘリング小体は光学顕微鏡で観察できる）．

## 図19-4　腺性下垂体：前葉（断面）

　　　この図は腺性下垂体の前葉にある二つのおもな細胞の種類を示している．細胞は集塊をつくっている．それら細胞集団のあいだには多数の**毛細血管**(5)，**動静脈**(3)，および細胞集団をへだてるうすい**結合組織線維**(6)がみとめられる．前葉の細胞は細胞質顆粒の染色親和性によって区別できる．

　　　**色素嫌性細胞**(4)は細胞の輪郭がはっきりせず，淡く染まる核と細胞質をもつ．この図では色素嫌性細胞が集塊をつくっているのが示されている．

　　　**好酸性細胞**(2)は多く存在し，赤く染まった細胞質顆粒と青い核をもっていることによって区別できる．

　　　**好塩基性細胞**(1)は数が少なく，青く染まった細胞質顆粒を含む細胞としてみとめられる．細胞により顆粒の量と染色の濃さは異なる．

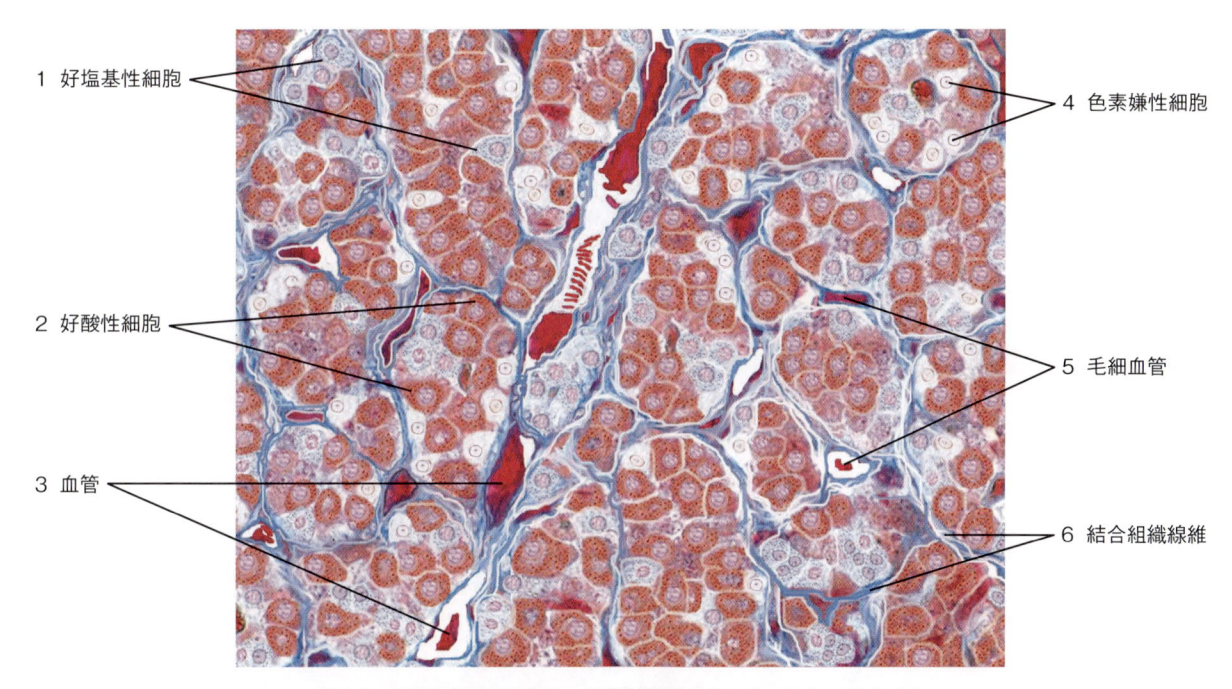

1　好塩基性細胞　　　　　　　　　　4　色素嫌性細胞
2　好酸性細胞　　　　　　　　　　　5　毛細血管
3　血管　　　　　　　　　　　　　　6　結合組織線維

**図19-4 ■ 腺性下垂体：前葉（断面）**（アザン染色，高倍率）

## 図19-5　下垂体細胞の種類

　　　アザン染色を行った下垂体にみられるさまざまな細胞の種類を高倍率で示している．すべての細胞の核はオレンジ色に染まっている．

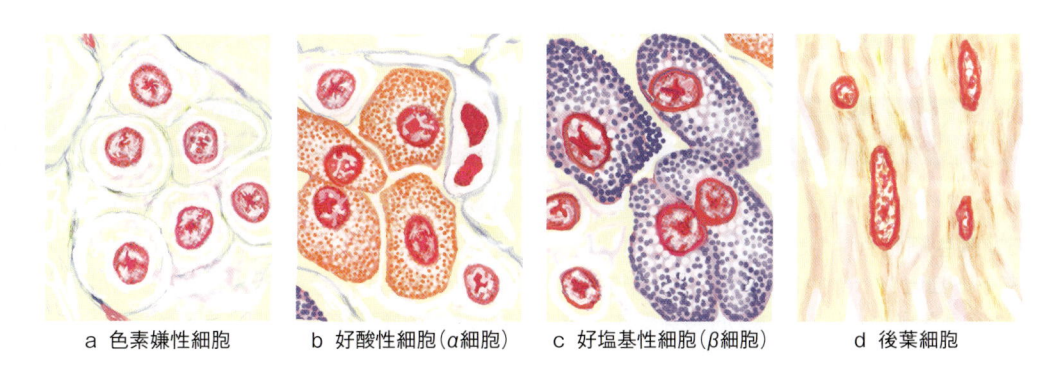

a　色素嫌性細胞　　　b　好酸性細胞（α細胞）　　　c　好塩基性細胞（β細胞）　　　d　後葉細胞

**図19-5 ■ 下垂体細胞の種類**（アザン変法染色，油浸）

　　色素嫌性細胞（a）は明るく淡いオレンジ色に染まった細胞質をもち，顆粒がなく，細胞境界が不明瞭である．

　　好酸性細胞（b）の細胞質顆粒は濃い赤色に染まり，細胞の輪郭は明瞭である．洞様毛細血管が好酸性細胞を囲んでいる．

　　好塩基性細胞（c）はさまざまな細胞の形をしており，大きさの異なる顆粒をもつ．

　　神経葉の後葉細胞 pituicyte（d）は細胞の形と大きさがさまざまであり，小さく，オレンジ色に染まった細胞質はわずかに確認できる程度である．

## 図19-6　下垂体：前葉，中間葉，神経葉

　　この高倍率写真では腺性下垂体の前葉と中間葉の細胞と，神経下垂体の明染された神経葉が示されている．この染色法では細胞型の違いがわかる．赤く染色された好酸性の細胞は**好酸性細胞**（5）である．青く染まった細胞質をもつ細胞は**好塩基性細胞**（4）である．好酸性細胞と好塩基性細胞のあいだに散在している明るく，染色されていない細胞は**色素嫌性細胞**（7）である．中間葉にはコロイドの充満する小さい**濾胞**（6）が存在する．

　　神経葉は，細胞体が視床下部に存在する分泌細胞の無髄神経軸索で充たされている．神経葉の赤く染まった核の多くは支持細胞の**後葉細胞**（2）である．神経葉にある軸索末端で神経分泌物質が集まったところは**ヘリング小体**（3）と呼ばれており，不整形で赤く染色される．ヘリング小体（3）は有窓性毛細血管と**動静脈**（1）に近接している．

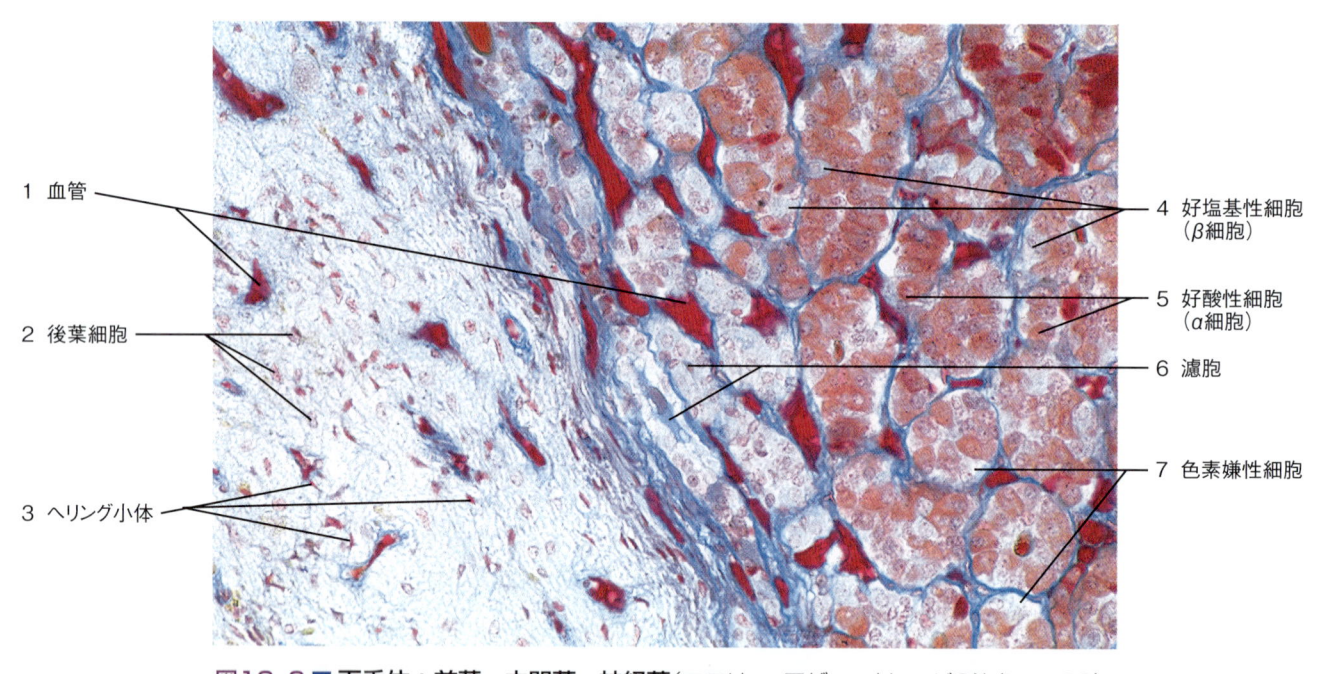

1　血管
2　後葉細胞
3　ヘリング小体

4　好塩基性細胞（β細胞）
5　好酸性細胞（α細胞）
6　濾胞
7　色素嫌性細胞

**図19-6 ■ 下垂体：前葉，中間葉，神経葉**（マロリー–アザン–オレンジG染色，×80）

## 機能との関連 19-2 ■ 腺性下垂体の細胞とホルモン

**好酸性細胞**

　**成長ホルモン産生細胞** somatotroph は成長ホルモン（GH）（**ソマトトロピン** somatotropin）を分泌する．このホルモンは全身を標的として身体の成長を促す．成長ホルモンは細胞の代謝，アミノ酸の吸収，および蛋白質合成を促進し，また肝臓にはたらき，インスリン様成長因子（IGF-1）とも呼ばれる**ソマトメジン** somatomedin を産生させる．ソマトメジンは発達途上あるいは成長中の長骨の**骨端板**にある軟骨細胞を増殖させ，骨の伸長を促す．また骨格筋の成長促進と，体細胞のエネ

## 機能との関連 19-2 ■ 腺性下垂体の細胞とホルモン（続き）

ルギー産生のための脂肪細胞からの脂肪酸の放出増加も促す．成長ホルモン分泌抑制ホルモンである**ソマトスタチン** somatostatin は，下垂体の成長ホルモン産生細胞からの成長ホルモンの分泌を抑制する．

**乳腺刺激ホルモン産生細胞** mammotroph は乳腺刺激ホルモンである**プロラクチン** prolactin を産生し，妊娠中の乳腺の発達を促進する．出産後および授乳期にプロラクチンは発達した乳腺における栄養素と母乳の産生を維持する．乳腺刺激ホルモン産生細胞からのプロラクチンの分泌は**ドパミン**と呼ばれるプロラクチン放出抑制ホルモンによって抑制される．

### 好塩基性細胞

**甲状腺刺激ホルモン産生細胞** thyrotroph は**甲状腺刺激ホルモン** thyroid-stimulating hormone（**サイロトロピン** thyrotropin，**TSH**）を分泌する．TSH は甲状腺の濾胞細胞を刺激して，サイログロブリンの産生と分泌，甲状腺ホルモンの産生と分泌を促進する．またTSH はプロラクチンの分泌を促す．

**ゴナドトロピン産生細胞** gonadotroph は**卵胞刺激ホルモン** follicle-stimulating hormone（**FSH**）と**黄体化ホルモン** luteinizing hormone（**LH**）を分泌する．女性の場合，FSH は卵胞の発達と成熟および発達した卵胞からの**エストロゲン** estrogen の分泌を促す．男性では，FSH は精巣における**精子形成** spermatogenesis とセルトリ細胞 Sertoli cell による**アンドロゲン結合蛋白質**

androgen-binding protein の精細管内への分泌を促進する．アンドロゲン結合蛋白質は適切な精子形成のために必要とされる精細管内テストステロン濃度の維持に必要である．

女性では，LH は FSH とともに排卵 ovulation を誘発し，卵胞の最終的な成熟と排卵後の**黄体** corpus luteum 形成を促進する．LH はさらに，黄体からのエストロゲンとプロゲステロンの分泌を促す．男性では LH は精巣の**間質細胞**（ライディッヒ細胞）interstitial cell（of Leydig）を刺激して，**テストステロン** testosterone を持続的に産生させる．そのために LH は間質細胞刺激ホルモン（ICSH）と呼ばれることもある．

**副腎皮質刺激ホルモン産生細胞** corticotroph は**副腎皮質刺激ホルモン** adrenocorticotropic hormone（**ACTH**）を分泌する．ACTH は**副腎皮質** adrenal cortex の細胞にはたらき，皮質の束状帯，網状帯における糖質コルチコイドと副腎由来アンドロゲンの合成と分泌を促進する．

### 中間葉

下等脊椎動物（両生類と魚類）では中間葉は発達しており，**メラニン細胞刺激ホルモン** melanocyte-stimulating hormone（**MSH**）を産生する．MSH はメラニン顆粒を分散させることにより皮膚の色素沈着を増加させる．ヒトやほとんどの哺乳類では，中間葉は痕跡になっている．

## 機能との関連 19-3 ■ 神経性下垂体の細胞とホルモン

### オキシトシン

神経性下垂体から分泌されるオキシトシンと抗利尿ホルモン（ADH）は，視床下部にある視索上核と室傍核で産生される．オキシトシンの分泌は出産前の腟と子宮頸部の拡張と，出産後の乳児への授乳によって刺激される．**オキシトシン** oxytocin のおもな標的は妊娠子宮の平滑筋である．分娩中，オキシトシンによって子宮の平滑筋が強く収縮し，その結果分娩がおこる．出産後，授乳時に乳児が乳首を吸う行動によって刺激され，乳腺の**射乳反射** milk ejection reflex がおこる．乳頭からの求心性刺激は視床下部のニューロンを刺激してオキシトシンが分泌される．オキシトシンは，授乳中の乳腺の腺房と導管の周囲にある**筋上皮細胞** myoepithelial cell の収

縮を促し，排出導管と乳頭へ乳汁が射出される．

### バソプレシン（抗利尿ホルモン，ADH）

ADH のおもな作用は，腎臓の**遠位曲尿細管**と**集合管**における**水の透過性**を高めることである．その結果，濾液から間質への水の再吸収量が増加し，体内に保持される水の量が増し，濃度の高い尿がつくられる．さらに血液浸透圧の上昇や循環血液量の低下が，視床下部にある浸透圧受容体細胞を刺激して，神経性下垂体のニューロンからの ADH の分泌を促す．その結果，腎尿細管へのADH 作用による水分保持と吸収量増加によって，体液量は増加し，体液の浸透圧バランスは回復する．

# 第19章 まとめ

## 第1項　内分泌系とホルモン

- 内分泌系は血液によって運ばれる物質を産生する細胞，組織，器官から構成される
- 内分泌器官は索状や塊状に並び導管のない腺からつくられており，毛細血管に囲まれている
- ホルモンは結合組織に移動した後，血流あるいはリンパに入る
- ホルモンは対応する受容体をもつ標的器官に作用する
- ホルモン受容体は細胞膜上，細胞質内，または核内に存在する
- 非ステロイドホルモンに対する受容体は細胞表面にある
- 蛋白質やポリペプチドのホルモンは，作用発現のためにセカンドメッセンジャー（cyclic AMP）を用いる
- ステロイドホルモンは標的の細胞内や核内に入り，特定の遺伝子発現に影響を与える
- 完全な内分泌器官と，内分泌細胞ないし組織が外分泌細胞および組織と一緒になっている混合器官の2種類がある

## 下垂体の発生

- 上皮性と神経性の二つの発生起源をもつ
- 上皮性の部分は咽頭蓋とラトケ嚢から発生する
- ラトケ嚢が分離し細胞の部分である腺性下垂体となる
- 脳が下方にのびて，神経の部分である神経性下垂体を形成する
- 神経性下垂体は漏斗で視床下部とつながっている
- 視床下部のニューロンは腺性下垂体からのホルモン分泌を制御している

## 下垂体の構造

- 腺性下垂体は三つの領域（前葉，中間葉，隆起部）分けられる
- 大部分は前葉（遠位部）である
- 中間葉はラトケ嚢の遺残であり，ヒトでは痕跡となっている
- 隆起部は漏斗を囲んでいる
- 神経性下垂体は三つの領域（正中隆起，漏斗，神経葉）に分けられる
- 正中隆起は視床下部の基部にある
- 漏斗は神経性下垂体と視床下部とをつなげる
- 大部分は神経葉であり，無髄神経軸索と後葉細胞から構成されている

## 下垂体の血管と神経の関係

### 腺性下垂体

- 血管により脳の視床下部と腺性下垂体は連係している
- 上下垂体動脈は正中隆起において，有窓性一次毛細血管網を形成する
- 視床下部の神経分泌細胞は毛細血管網までのび，そこでホルモンを分泌する
- 下垂体細静脈は腺性下垂体の二次毛細血管網へと続き，視床下部-下垂体門脈系を構築している
- 視床下部は腺性下垂体に対する放出ホルモンと抑制ホルモンを産生する
- 放出もしくは抑制ホルモンは門脈系を介して前葉の細胞へと運ばれる
- 放出ホルモンは前葉の細胞の特異的な受容体に結合する

### 腺性下垂体の細胞とホルモン

- 染色性により，好酸性細胞，好塩基性細胞，色素嫌性細胞の三種類の細胞に分けられる
- 好酸性細胞は成長ホルモン産生細胞と乳腺刺激ホルモン産生細胞に分けられる
- 好塩基性細胞は甲状腺刺激ホルモン産生細胞，ゴナドトロピン産生細胞，副腎皮質刺激ホルモン産生細胞に分けられる

### ◆成長ホルモン産生細胞

- 細胞の代謝と身体の成長のために成長ホルモン（ソマトトロピン）を分泌する
- 成長ホルモンは肝臓に作用しソマトメジンを産生させる
- ソマトメジンは骨端板の軟骨細胞に作用し長さ方向の成長を促す
- ソマトスタチンは成長ホルモン産生細胞からの成長ホルモンの分泌を抑制する

## ◆乳腺刺激ホルモン産生細胞
・妊娠中の乳腺の発達を促進するプロラクチンを産生する
・プロラクチンは出産後の母乳産生を維持する
・ドパミンと呼ばれる抑制ホルモンによりプロラクチンの分泌は抑制される

## ◆甲状腺刺激ホルモン産生細胞
・甲状腺ホルモンの産生と分泌を促進する甲状腺刺激ホルモン（TSH）を分泌する
・甲状腺細胞は，サイログロブリン，サイロキシンとトリヨードサイロニンを産生する

## ◆ゴナドトロピン産生細胞
・卵胞刺激ホルモン（FSH）と黄体形成ホルモン（LH）を分泌する
・女性において，FSHは卵胞の発達と成熟，そしてエストロゲン産生を促す
・男性において，FSHは精子形成とセルトリ細胞によるアンドロゲン結合蛋白質の分泌を促す
・女性において，LHは卵胞の成熟，排卵，黄体の形成を促す
・黄体はエストロゲンとプロゲステロンを分泌する
・男性において，LHは精巣の間質細胞のテストステロン（アンドロゲン）産生を促す

## ◆副腎皮質刺激ホルモン産生細胞
・副腎皮質の機能を調節するために，副腎皮質刺激ホルモン（ACTH）を分泌する
・フィードバック機構により，特定のホルモンがさらに合成され分泌されることを制御する
・ヒトの中間葉は痕跡となっているが，下等脊椎動物ではメラニン細胞刺激ホルモン（MSH）を産生する

## 神経性下垂体
・分泌細胞をもたず，神経分泌ニューロンは視床下部に存在する
・無髄神経軸索束によって視床下部と直接の神経連絡をもつ
・視床下部下垂体路の無髄神経軸索と後葉細胞と呼ばれる支持細胞を含んでいる
・軸索の細胞体は視索上核と室傍核に存在する
・神経細胞がホルモンを産生し，それが軸索末端に運ばれ，ヘリング小体として蓄えられる
・ホルモンは糖蛋白質担体であるニューロフィジンと結合して軸索末端へ輸送される
・軸索末端からオキシトシンと抗利尿ホルモン（ADH）（バソプレシン）の二つのホルモンが分泌される

## ◆オキシトシン
・陣痛のあいだの腟と子宮頸部の拡張と授乳によって分泌が促される
・出産の際に，子宮平滑筋の収縮を促す
・筋上皮細胞の収縮を促すことによって，乳腺における射乳を活性化させる

## ◆抗利尿ホルモン（ADH）
・腎臓の遠位曲尿細管と集合管における水の透過性を増加させる
・糸球体濾液からの水の再吸収によって，さらに高い濃度の尿をつくる
・血圧の低下と血液浸透圧の上昇によって分泌される
・血液浸透圧の上昇は浸透圧受容体を刺激してADHの分泌を促す
・水分貯留量の増加は，体液の浸透圧バランスを回復させる

# 第19章 復習問題：第1項

## 問　題

次の問題について，もっとも適切な答えを選びなさい.

1. 腺性下垂体の細胞に対する放出ホルモンが産生される部位は？
   A．前葉
   B．隆起部
   C．中間葉
   D．視床下部
   E．神経葉

2. 放出ホルモンが腺性下垂体の標的細胞に達する経路は？
   A．軸索輸送
   B．上下垂体動脈
   C．視床下部下垂体路
   D．視床下部-下垂体門脈系
   E．下垂体後葉

3. ヘリング小体に含まれているものは？
   A．放出ホルモン
   B．オキシトシンとバソプレシン(ADH)

   C．抑制ホルモン
   D．神経分泌ニューロン
   E．毛細血管叢

4. 身体の成長とエネルギー産生に影響を与えるホルモンは？
   A．副腎皮質ホルモン
   B．ドパミン
   C．ソマトスタチン
   D．成長ホルモン(ソマトトロピン)
   E．ソマトメジン

5. ゴナドトロピン産生細胞が産生するホルモンは？
   A．卵胞の発達と成熟および精子形成を促す
   B．身体の体液の保持を促す
   C．乳汁産生と乳腺からの射乳を促す
   D．副腎皮質からのホルモン分泌を促す
   E．プロラクチンの分泌を抑制する

## 解　答

1. 正解：D．視床下部．産生されたホルモンは視床下部-下垂体門脈系を介して腺性下垂体の細胞へ運ばれる.
2. 正解：D．視床下部-下垂体門脈系．この門脈系によって，視床下部のニューロンは腺性下垂体細胞と連携する.
3. 正解：B．オキシトシンとバソプレシン(ADH)．こ

   れらのホルモンは軸索末端部に貯蔵され，生体の求めに応じて分泌される.
4. 正解：D．成長ホルモン(ソマトトロピン)．このホルモンは全身の発達と成長に影響を与える.
5. 正解：A．卵胞の発達と成熟および精子形成を促す．このホルモンは男性と女性のどちらにおいても生殖器の成長と発達を促す.

## 第 2 項 • 甲状腺，上皮小体，副腎

### 甲状腺

**甲状腺** thyroid gland は喉頭の下の前頸部にある．甲状腺は大きな左右の葉が中央の峡部でつながれた単一の腺である．ほとんどの内分泌細胞，組織，器官は索状や塊状に配列し，分泌物を細胞質に蓄えるが，甲状腺では細胞が**濾胞** follicle と呼ばれる球状の構造の表層に並んでいて，その濾胞の中にホルモンが貯えられている．それぞれの濾胞では 1 層の濾胞細胞が表層に並び，その周囲を細網線維が囲んでいる．さらに毛細血管網が濾胞を囲み，そこから甲状腺ホルモンが血流に入る．濾胞の上皮は単層で扁平上皮，立方上皮，あるいは背の低い円柱上皮であり，その上皮の形状は腺の活性によって変化する．

濾胞は甲状腺の構造上と機能上の単位である．濾胞を囲む**濾胞上皮細胞** follicular cell は産生物を細胞外の濾胞腔へ放出し，それを濾胞腔に**コロイド** colloid と呼ばれるゼラチン状の物質として蓄える．濾胞細胞の濾胞腔側上端部はコロイドと接触している．コロイドはヨウ素化した糖蛋白質で貯蔵型の甲状腺ホルモンである**サイログロブリン** thyroglobulin である．サイログロブリンそのものにはホルモン活性はない．

濾胞上皮細胞のほかに，甲状腺には淡染性の大きい傍濾胞細胞 parafollicular cell（**C 細胞**）が存在する．この細胞は濾胞上皮の周辺の濾胞基底板内か，濾胞細胞間に集塊をつくって分布している．

### 上皮小体

哺乳類は一般に 4 個の**上皮小体** parathyroid gland をもつ．この小さな長円形の内分泌腺は甲状腺の後面にあり，うすい結合組織の**被膜** capsule によって甲状腺から分離されている．通常，上皮小体は甲状腺の両葉の上下に 1 個ずつ存在する．甲状腺とは対照的に，上皮小体の細胞は索状ないし塊状に並び，豊富な毛細血管網に囲まれていて，通常は隣にある甲状腺のように濾胞をもつことはない．

上皮小体には**主細胞** principal あるいは chief cell と**好酸性細胞** oxyphil cell の 2 種類の細胞

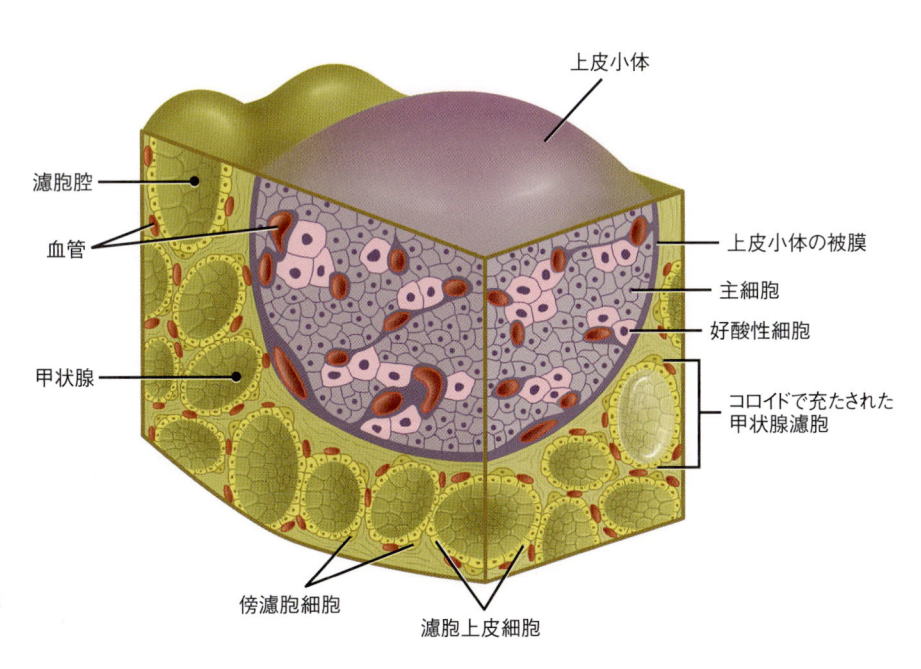

濾胞腔

血管

甲状腺

上皮小体

上皮小体の被膜

主細胞

好酸性細胞

コロイドで充たされた甲状腺濾胞

傍濾胞細胞

濾胞上皮細胞

**図19-7 ■ 甲状腺と上皮小体の微視的構成の模式図**

種が存在する（図 19-7）．好酸性細胞は主細胞より大きく，数が少なく，単体で存在するか小さな集団をつくっている．まれに小さなコロイドに充ちた濾胞が上皮小体で観察されることもある．

## 副　腎

　　**副腎** adrenal gland は左右の腎臓の上端にある内分泌器官である．副腎は密性不規則性結合組織の被膜でおおわれ，腎臓周囲を囲む脂肪組織の中に埋まっている．外がわの**皮質** cortex と内がわの**髄質** medulla から構成されている．これら二つの領域は共通の血管で結ばれ，一つの器官をつくっているが，発生起源，構造，および機能は異なっている．

## 皮　質

　　皮質は 3 層からなる同心円状の構造で，それぞれ球状帯，束状帯，網状帯と呼ばれている（図 19-8）．
　　**球状帯** zona glomerulosa は副腎の被膜直下のうすい層で，小さな塊状に細胞が並んでいる．
　　**束状帯** zona fasciculata は中間層で，3 層の中でもっとも厚い層である．この層では垂直方向に走る毛細血管に隣接して 1 層の厚さで垂直方向に細胞が並んでいる．多数の脂肪滴を含むために淡く染色される細胞が特徴である．
　　**網状帯** zona reticularis は皮質の最深部に存在し，髄質に接している．この層の細胞は索状ないし塊状に並んでいる．
　　これら 3 層の分泌細胞は有窓性毛細血管に隣接している．副腎皮質の細胞はステロイドホルモンである**鉱質コルチコイド** mineralocorticoid，**糖質コルチコイド** glucocorticoid，**性ホルモン** sex hormone を分泌する．

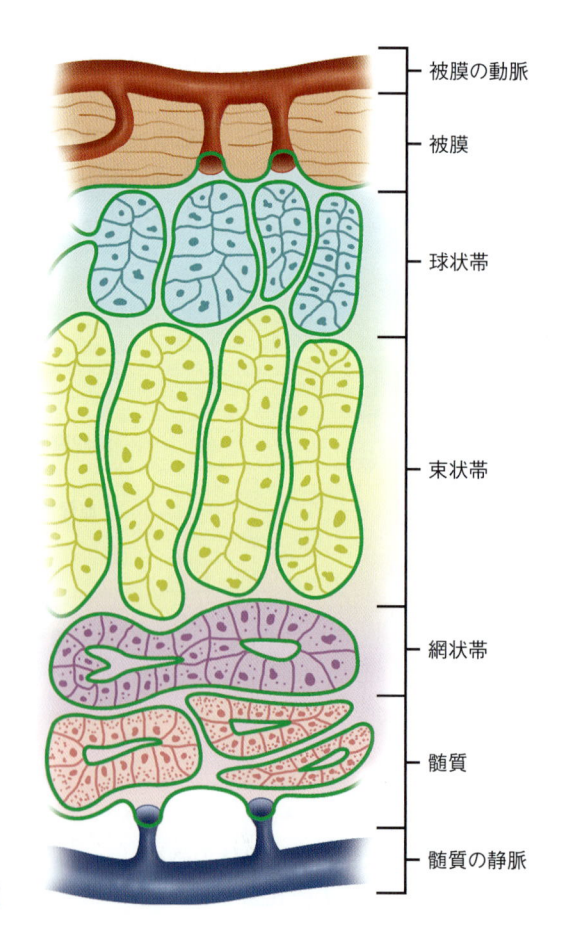

被膜の動脈
被膜
球状帯
束状帯
網状帯
髄質
髄質の静脈

**図19-8 ■ 副腎の微視的構成の模式図**

### 髄　質

　　髄質は副腎の中心にあり，細胞は小さい索状に配列している．髄質細胞は**クロム親和細胞** chromaffin cell とも呼ばれる．節後交感神経細胞が変形したものであり，発生過程で軸索と樹状突起を失い，分泌細胞となり**カテコールアミン** catecholamine（おもにアドレナリンとノルアドレナリン）を産生し分泌する．交感神経の節前軸索が副腎髄質細胞を神経支配している．神経節細胞も副腎髄質内に存在している．

### 図19-9　甲状腺：イヌ（全体図）

　　甲状腺には好酸性の**コロイド** colloid（1, 10）に充たされたさまざまな大きさの**濾胞** follicle（1, 10）が存在する．濾胞は**濾胞上皮細胞** follicular（principal）cell（5, 6）の単層立方上皮によっておおわれている．切片の中で濾胞の端で接線方向に切られた**濾胞**（6, 9）では，内腔がなく，上皮細胞集が集塊をつくっているようにみえる．濾胞上皮細胞（5, 6）はコロイドと甲状腺ホルモンを産生し分泌する．通常の染色標本では，コロイドは収縮して濾胞壁から剥がれていることが多い（10）．

　　甲状腺には**傍濾胞細胞** parafollicular cell（11）と呼ばれる細胞も含まれている．傍濾胞細胞は濾胞のまわりに単独もしくは集団で存在する淡く染色された細胞である．傍濾胞細胞はカルシトニンというホルモンをつくり分泌する．

　　甲状腺の被膜から**結合組織中隔** connective tissue septum（8）が腺の内部にのびていて，甲状腺を小葉へと分けている．多数の**細動脈**（3），**細静脈**（4），**毛細血管**（2）が結合組織中隔と濾胞のまわりに観察される．濾胞のあいだには**濾胞間結合組織** interfollicular connective tissue（7）がある．

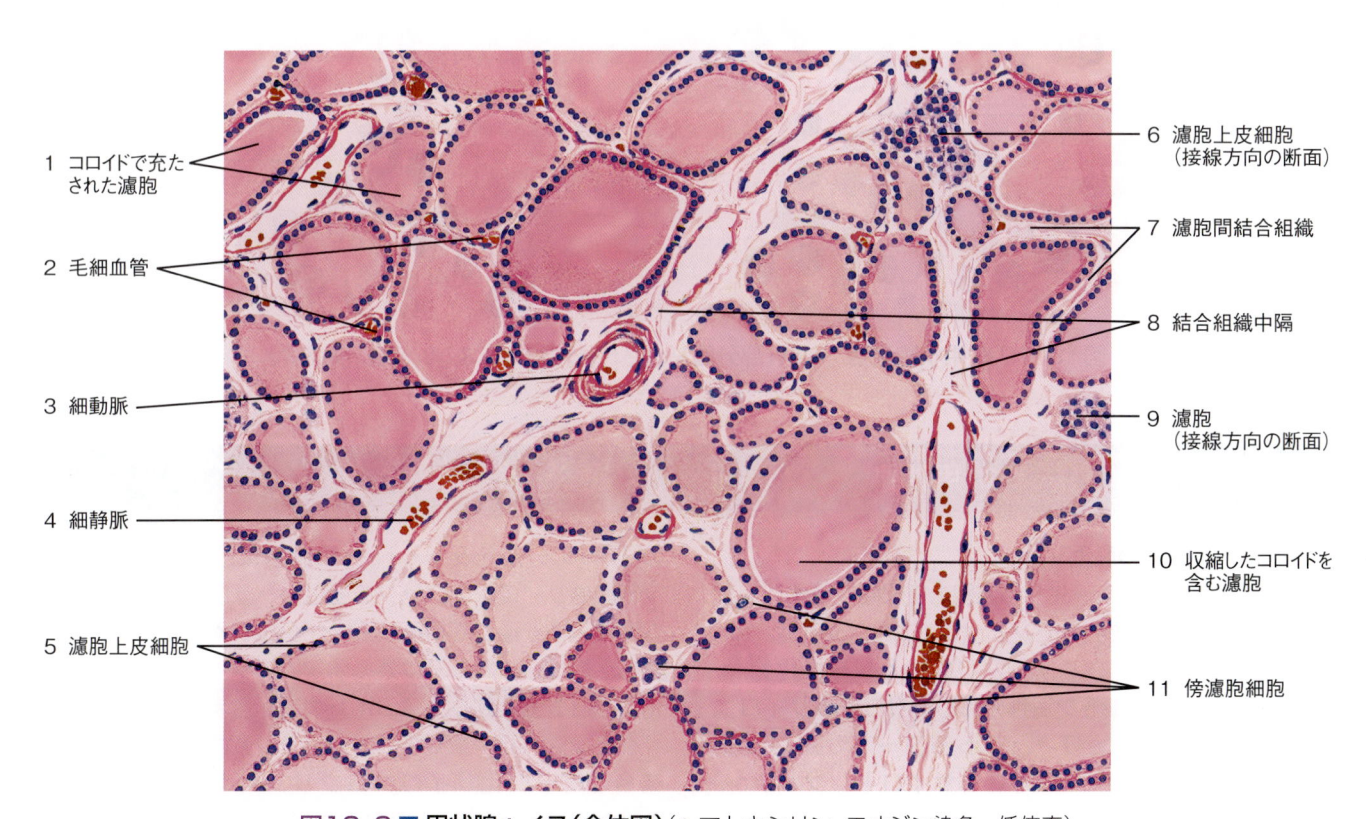

1 コロイドで充たされた濾胞
2 毛細血管
3 細動脈
4 細静脈
5 濾胞上皮細胞
6 濾胞上皮細胞（接線方向の断面）
7 濾胞間結合組織
8 結合組織中隔
9 濾胞（接線方向の断面）
10 収縮したコロイドを含む濾胞
11 傍濾胞細胞

**図19-9 ■ 甲状腺：イヌ（全体図）**（ヘマトキシリン-エオジン染色，低倍率）

## 図19-10　甲状腺濾胞：イヌ（部分図）

　　顕微鏡の倍率を高くすると個々の**甲状腺の濾胞**(7)をコロイドとともに観察できる．**濾胞上皮細胞**(2, 6, 10)の背の高さは，濾胞の機能状況によって異なる．活動性の高い濾胞では細胞は立方形(2,10)で，活動性の低い濾胞では細胞は扁平になっている．すべての甲状腺の濾胞(7)は**コロイド**(7)で充たされていて，そのうちのいくつかは標本作製の過程で用いられた化学薬品によって，縮んで濾胞の壁から**離れたり**(1)，**歪んでいる**(1)．

　　**傍濾胞細胞**（C 細胞）(3, 11)は濾胞の上皮内(11)や濾胞(7)のまわりに小集団(3)をつくり存在している．傍濾胞細胞(3, 11)は濾胞上皮細胞(2, 10)より大きく，長円形や不定形で明るく染まる細胞質をもつ．隣接する濾胞上皮細胞(2, 10)によって濾胞の内腔からへだてられているので，濾胞の内腔には接していない．

　　濾胞(7)，濾胞上皮細胞(2,10)，傍濾胞細胞（C 細胞）(3,11)の周囲を，多数の**動静脈**(5)と**毛細血管**(4, 8)が走るうすい**濾胞間結合組織**(9)が囲んでいる．

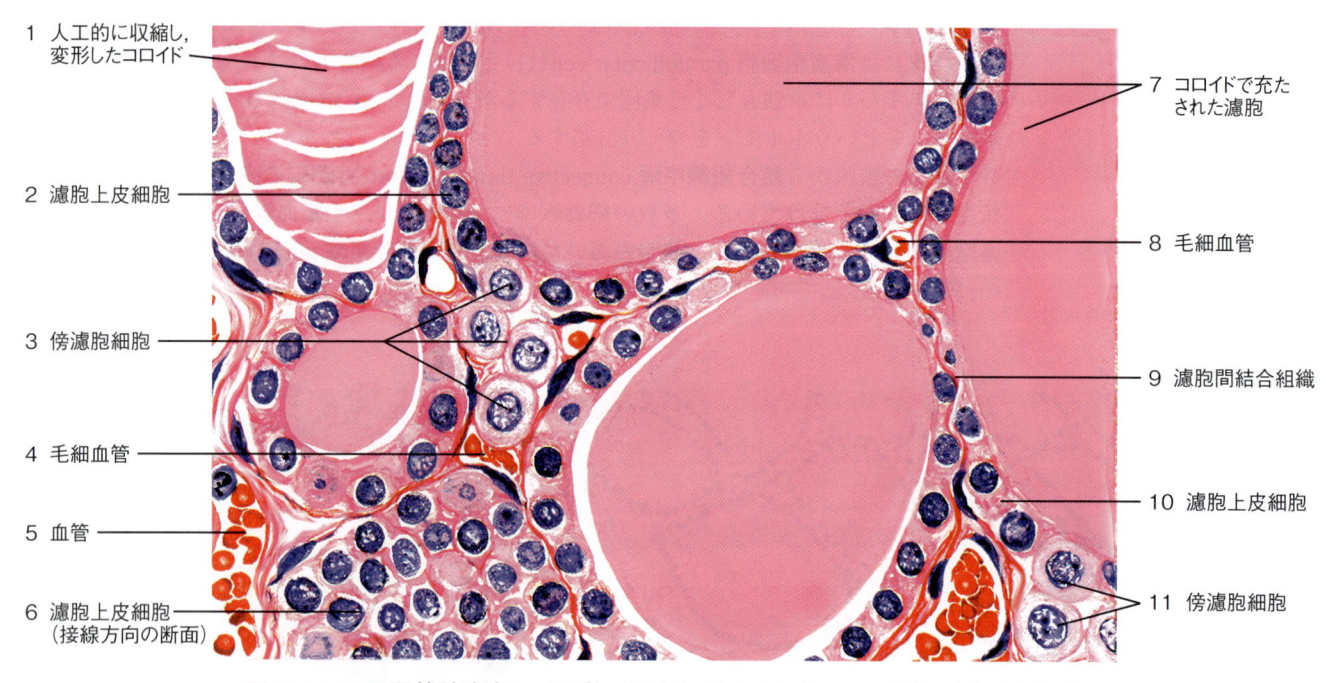

1　人工的に収縮し，変形したコロイド
2　濾胞上皮細胞
3　傍濾胞細胞
4　毛細血管
5　血管
6　濾胞上皮細胞（接線方向の断面）
7　コロイドで充たされた濾胞
8　毛細血管
9　濾胞間結合組織
10　濾胞上皮細胞
11　傍濾胞細胞

**図19-10 ■ 甲状腺濾胞：イヌ(部分図)**（ヘマトキシリン–エオジン染色，高倍率）

## 機能との関連 19-4 ■ 甲状腺

### 甲状腺ホルモンの産生

　　甲状腺ホルモンを産生する**濾胞上皮細胞**は下垂体前葉からの**甲状腺刺激ホルモン** thyroid-stimulating hormone（**TSH**）によって制御されている．**ヨウ化物** iodide は甲状腺ホルモン活性のある**トリヨードサイロニン** triiodothyronine（$T_3$）と**テトラヨードサイロニン** tetraiodothyronine，すなわち**サイロキシン** thyroxine（$T_4$）の産生に不可欠である．

　　血中の甲状腺ホルモン濃度の低下は，下垂体前葉からのTSHの分泌を促す．TSHの刺激に応答し，濾胞上皮細胞はサイログロブリンを産生し，基底膜上にあるヨウ素輸送体を通じて循環血液中から**ヨウ素イオン**を取り込む．取り込まれたヨウ素イオンは濾胞上皮細胞内で酸化されヨウ素となり，コロイド物質が含まれている濾胞腔へと運ばれる．濾胞腔においてヨウ素はチロシン基と結合して**ヨウ化サイログロブリン** iodinated thyroglobulin を形成する．ヨウ化サイログロブリンのおもなものはトリヨードサイロニン（$T_3$）とサイロキシン

## 機能との関連 19-4 ■ 甲状腺（続き）

（$T_4$）である．必要とされるまで $T_3$ と $T_4$ は，濾胞腔でヨウ化サイログロブリンと結合して不活性な状態にある．下垂体前葉からの TSH は甲状腺細胞を刺激し，血流へ甲状腺ホルモンを放出させる．

### 甲状腺ホルモンの分泌

　甲状腺ホルモンの分泌は，濾胞上皮細胞のサイログロブリンに対するエンドサイトーシス，リソソームの蛋白質分解酵素によるヨウ化サイログロブリンの加水分解，濾胞上皮細胞の基底部での**甲状腺ホルモン** thyroid hormone（$T_3$ と $T_4$）の周辺毛細血管への放出のプロセスを経る．分泌される甲状腺ホルモンのほとんどはサイロキシン結合蛋白質と強く結合している．$T_4$ は $T_3$ よりも多量に分泌されるが，生理活性は $T_3$ の方が $T_4$ よりもかなり強く，生体内でのはたらきはほとんど $T_3$ が担っている．甲状腺ホルモンの存在は体の代謝率を上げ，細胞の代謝，成長，分化，発達を増大させる．さらに，甲状腺ホルモンは蛋白質，炭水化物，脂質の代謝を亢進させる．

### 傍濾胞細胞

　甲状腺には**傍濾胞細胞**も存在する．傍濾胞細胞は濾胞上皮の周辺に単独に，あるいは濾胞間に集塊をつくっている．傍濾胞細胞は甲状腺濾胞の一部ではなく，濾胞腔内のコロイドには接していない．この細胞はイヌの甲状腺では非常に目立っていてみつけやすい．

　傍濾胞細胞は**カルシトニン** calcitonin（**サイロカルシトニン** thyrocalcitonin）を産生し，分泌する．下等動物ではカルシトニンは体内のカルシウム代謝を調節している．カルシトニンの作用は，**破骨細胞**の骨吸収を抑えることによって血中カルシウム濃度を低下させることである．またカルシトニンは，腎臓においてカルシウムイオンとリン酸イオンの尿中への排出を促進する．傍濾胞細胞からのカルシトニンの分泌は血中カルシウム濃度に依存し，下垂体ホルモンから完全に**独立**していて，単純な**フィードバック**機構によって血中カルシウム濃度がカルシトニンの分泌の調節を行なっている．

### 図19-11　甲状腺と上皮小体：イヌ（部分図）

　　甲状腺（7）の分泌材料であるコロイドを伴った**濾胞**（1）は，**上皮小体**（9）の細胞と接している．うすい**結合組織中隔**（3, 8）が甲状腺の被膜から甲状腺内にのびて，上皮小体（9）と甲状腺

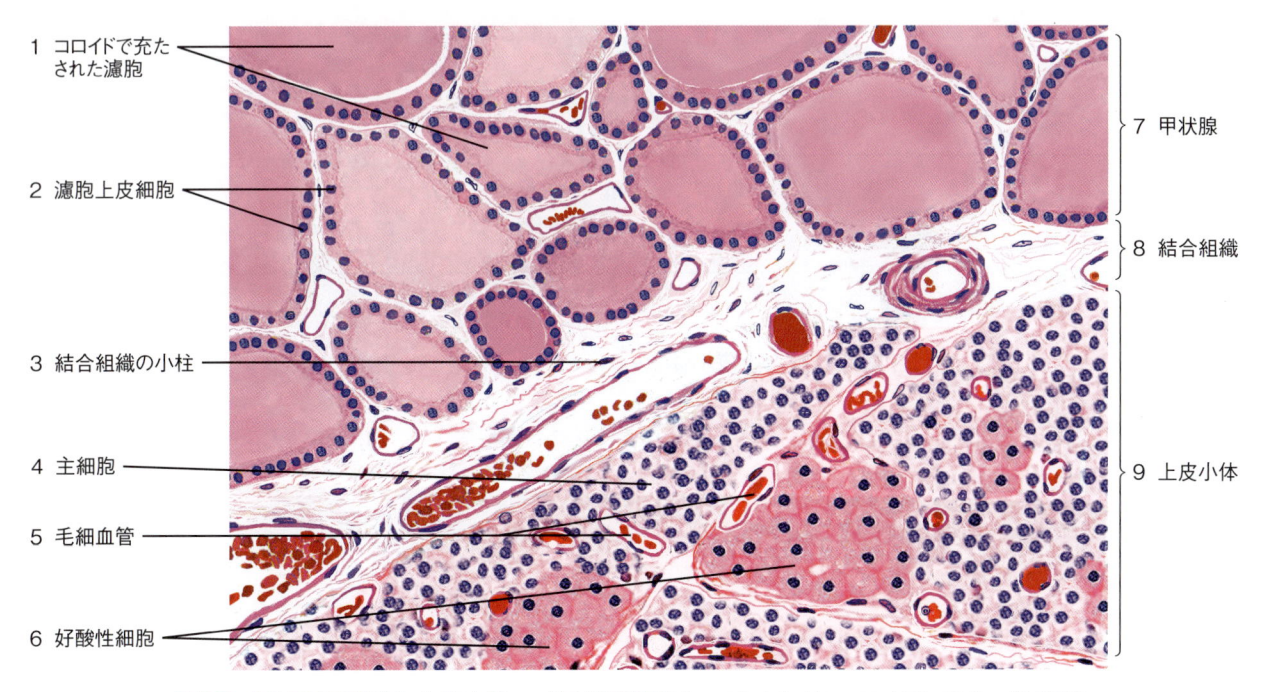

1　コロイドで充たされた濾胞
2　濾胞上皮細胞
3　結合組織の小柱
4　主細胞
5　毛細血管
6　好酸性細胞
7　甲状腺
8　結合組織
9　上皮小体

図19-11 ■ **甲状腺と上皮小体：イヌ（部分図）**（ヘマトキシリン-エオジン染色，低倍率）

(7)の濾胞細胞とをへだてている．結合組織(3,8)内には**毛細血管**へと枝分かれする血管(5)が，甲状腺(7)の濾胞(1)と上皮小体細胞(9)を囲んでいる．

　上皮小体(9)の細胞は，吻合する索や集塊をつくっていて，**濾胞上皮細胞**(2)に囲まれたコロイドで充たされた濾胞(1)をもつ甲状腺とは構造が異なる．しかし時に，コロイド物質を含む小さな濾胞が上皮小体で観察されることがある．上皮小体(9)には**主細胞**chief(principal) cell(4)と**好酸性細胞**oxyphil cell(6)の2種類の細胞がある．主細胞(4)はもっとも多く存在し，わずかに好酸性の細胞質をもつ．好酸性細胞(6)は主細胞より大きく，数が少なく，好酸性の細胞質と小さな暗染される核をもち，単独ないし小さな集塊をつくっている様子が観察される．好酸性細胞は年齢が増すとともに増える．

## 図19-12　甲状腺と上皮小体

　この顕微鏡写真は甲状腺に隣接する上皮小体を示している．うすい**結合組織中隔**(3)が両者をへだてている．**濾胞上皮細胞**(2)におおわれた，さまざまな大きさの**コロイド**(1)をもつ**濾胞**があるのが，甲状腺の特徴である．

　上皮小体には**主細胞**(4)と**好酸性細胞**(5)が存在する．好酸性細胞は大きく，数が少なく，その細胞質はエオジンで赤く染まる．多数の**血管**(6)が甲状腺と上皮小体の分泌細胞を囲んでいる．

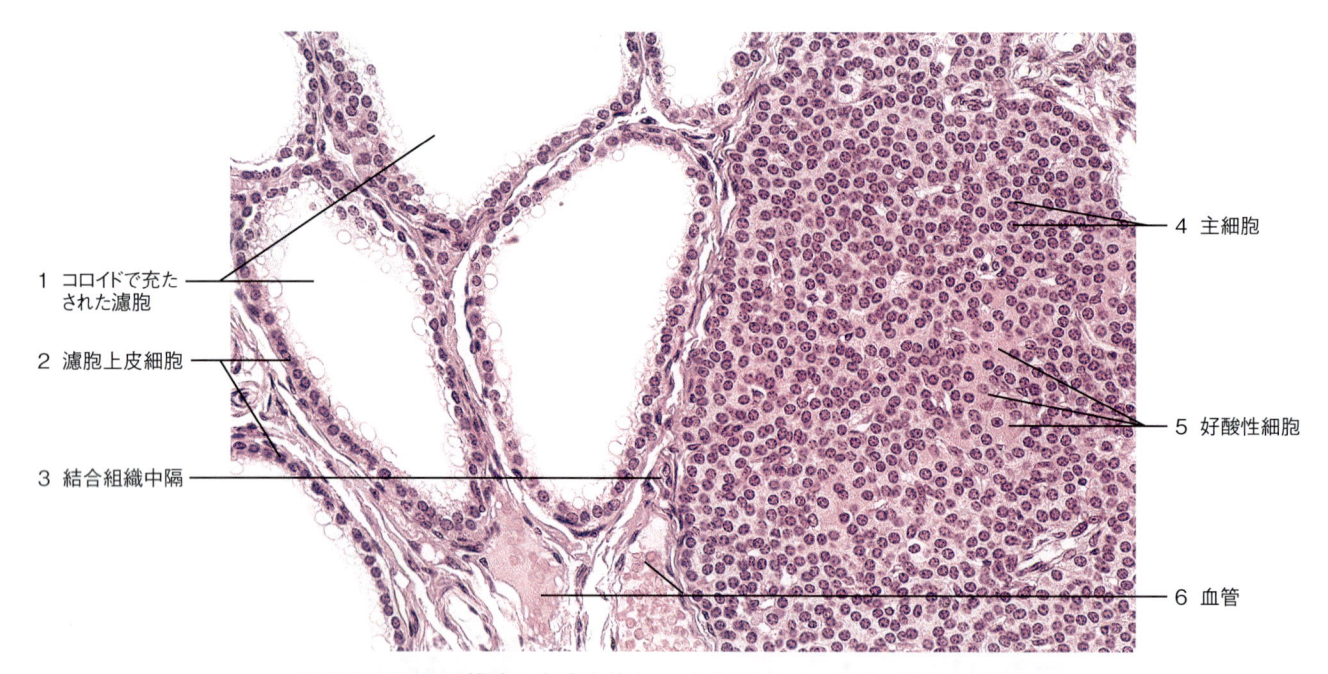

1　コロイドで充た
　された濾胞

2　濾胞上皮細胞

3　結合組織中隔

4　主細胞

5　好酸性細胞

6　血管

**図19-12** ■ **甲状腺と上皮小体**(ヘマトキシリン-エオジン染色，×80)

## 機能との関連 19-5 ■ 上皮小体

上皮小体の**主細胞**は**上皮小体ホルモン** parathyroid hormone（**パラトルモン** parathormone）を産生する．このホルモンのおもな役割は，血中のカルシウム濃度を上昇させることによって，細胞外液中の適切なカルシウム濃度とリン酸イオン濃度を維持することである．このはたらきは，甲状腺の傍濾胞細胞（C 細胞）で産生されるカルシトニンとは逆の，拮抗する作用である．

上皮小体ホルモンは間接的に骨組織の**破骨細胞** osteoclast の分化を促し，またそのはたらきを高める．しかし，上皮小体ホルモン受容体は骨前駆細胞，骨芽細胞，および骨細胞には存在しているが，破骨細胞にはなく，破骨細胞は骨芽細胞によって間接的に活性化される．上皮小体ホルモンは最初に**骨芽細胞** osteoblast を標的とし，骨芽細胞に **RANK リガンド**（**RANKL**）を産生させる．また破骨細胞前駆細胞は **RANK** を発現している．骨芽細胞でつくられた RANKL が破骨細胞側の RANK（受容体）と結合すると，RANK によって破骨細胞の分化機序が刺激される．こうして破骨細胞–骨芽細胞/RANK–RANKL 機構の活性化によって，破骨細胞の分化，増殖，機能亢進がおこる．このはたらきにより，骨再吸収が促されて多くのカルシウムとリン酸イオンが骨から血中へと放出され，それによって適切なカルシウム濃度が維持される．血中のカルシウム濃度が上昇すると，上皮小体ホルモンのそれ以上の産生は抑制される．

上皮小体ホルモンは腎臓と腸も標的とする．腎臓では遠位曲尿細管における糸球体濾液からのカルシウムの再吸収を増加させ，リン酸イオン，ナトリウムイオン，カリウムイオンの尿への排出を促進する．上皮小体ホルモンは腎臓において，活性型ビタミン D である**カルシトリオール** calcitriol の産生を促し，それによって消化管から血流へのカルシウムの吸収を増加させる．

上皮小体ホルモンの分泌はおもに血中のカルシウム濃度に依存し，下垂体ホルモンには依存しない．したがって上皮小体ホルモンは単純な**フィードバック**機構により血中カルシウム濃度に応じて調節されている．上皮小体ホルモンが血中カルシウム濃度を最適なレベルで維持しており，カルシウムは生命維持の必要な多くの重要な機能をもっているので，上皮小体は生命維持に不可欠であるといえる．

上皮小体の**好酸性細胞**の機能は現在のところ不明である．

## 図19-13　副　腎

　　副腎は外がわの**皮質** cortex（1）と内がわの**髄質** medulla（5）から構成されており，副腎の主要な動脈，静脈，神経（おもに無髄神経），リンパ管などを含む厚い結合組織の**被膜**（6）でおおわれている．血管を伴う**結合組織中隔**（2）が被膜（6）を通過して皮質内に侵入している．髄質（5）に血管を運ぶ中隔もある．有窓性洞様**毛細血管**（8, 10）と**動静脈**（14）が皮質（1）と髄質（5）に広く分布している状態がみられる．

　　副腎皮質（1）は同心円状の3層に分けられる．結合組織の被膜の直下には最外層である**球**

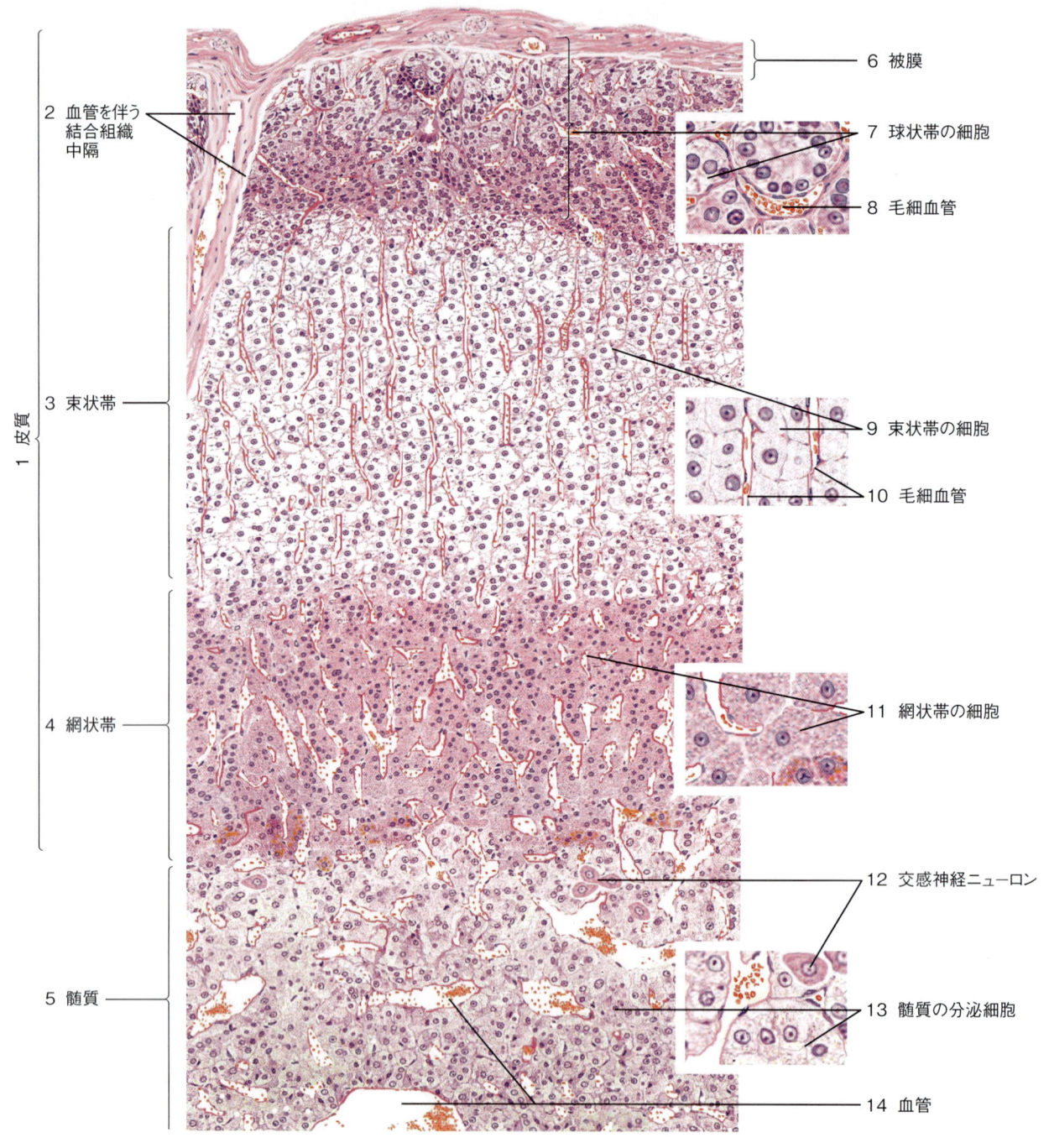

　　2　血管を伴う結合組織中隔
　　6　被膜
　　7　球状帯の細胞
　　8　毛細血管
　　3　束状帯
　　9　束状帯の細胞
　10　毛細血管
　　1　皮質
　　4　網状帯
　11　網状帯の細胞
　12　交感神経ニューロン
　　5　髄質
　13　髄質の分泌細胞
　14　血管

**図19-13 ■副腎**（ヘマトキシリン-エオジン染色，低倍率）

状帯 zona glomerulosa(7)がある．球状帯の**細胞**(7)は卵形の集団をつくっており，それらが無数の洞様毛細血管(8)に囲まれている．細胞の細胞質はピンクに染色され，少量の脂肪滴を含んでいる．

中間のもっとも幅広い細胞層は**束状帯** zona fasciculata(3, 9)である．**束状帯の細胞**(9)は垂直方向に円柱状に配列している．細胞質の脂肪滴が多いので，束状帯の細胞は通常の組織標本では明るく，空胞化してみえる．細胞柱のあいだを洞様毛細血管(10)が放射状に走っている．

第三の細胞層は**網状帯** zona reticularis(4, 11)であり副腎髄質(5)に隣接している．網状帯の**細胞**(11)は吻合する索状に並び，洞様毛細血管で囲まれている．

髄質(5)と皮質の境界は明瞭ではない．**髄質の分泌細胞**(13)の細胞質はよくみえる．重クロム酸カリウムで固定した後の組織では，髄質細胞に微細な茶色の顆粒がみえるようになり，それをクロム親和反応と呼ぶ．これらの顆粒は，細胞質にカテコールアミンであるアドレナリンとノルアドレナリンが存在していることを示している．髄質には**交感神経ニューロン**(12)も含まれており，単独もしくは小集団をつくっている．ニューロンでは核，核小体と辺縁に少量のクロマチンがみられる．

洞様毛細血管は髄質の内容物を髄質の血管(14)に送っている．

## 図19-14　**副腎：皮質と髄質**

副腎の切片の低倍率顕微鏡写真である．密性結合組織の**被膜**(1)の下に**球状帯**(2)があり，細胞が不規則な卵円状の集塊をつくっている．中間にあるもっとも幅広い層は束状帯(3)である．明るく染まる細胞が細い索状に並び，そのあいだに多くの毛細血管と結合組織がみられる．皮質の最内層は**網状帯**(4)である．細胞は枝分かれする索状ないし塊状の不規則な集団をつくっている．網状帯に隣接して**髄質**(5)があり，細胞は大型で塊状に並んでいる．髄質の中に太い**血管**(副腎静脈)(6)がある．

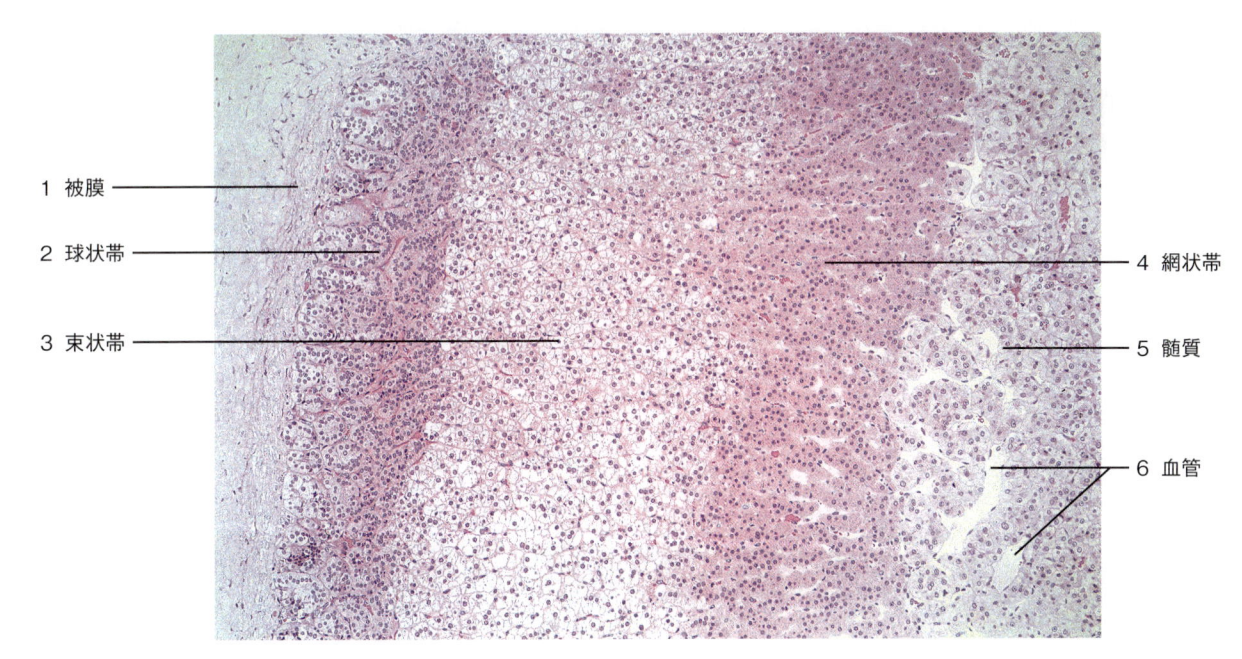

**図19-14 ■ 副腎：皮質と髄質**(ヘマトキシリン-エオジン染色，×25)

## 機能との関連 19-6 ■ 副腎の皮質と髄質

### 副腎皮質

　副腎皮質は下垂体の副腎皮質刺激ホルモン（ACTH）の制御をうけている．副腎皮質の細胞は鉱質コルチコイド，糖質コルチコイド，アンドロゲンの3種のステロイドを産生し分泌する．

　**球状帯**の細胞は**鉱質コルチコイド**mineralocorticoid hormone を産生する．糸球体濾過の場での動脈の濾過血圧低下と糸球体濾過中のナトリウム濃度の低下があると，腎臓の**レニン-アンギオテンシン系**を介して鉱質コルチコイドの分泌が促される．分泌の引き金となるこれらの変化は，腎皮質に存在する**傍糸球体装置**juxtaglomerular apparatus（輸入細動脈の傍糸球体細胞と遠位曲尿細管の緻密斑）によって感知される．

　アルドステロンはおもに腎臓の遠位曲尿細管を標的とし，体液と電解質バランスに影響を与える．アルドステロンのおもな作用は，腎臓の遠位曲尿細管の細胞による糸球体濾過液からの**ナトリウムの再吸収**とカリウムの尿への排出をともに増やすことである．この場合ナトリウムとともに水も移動するので，循環体液量の増加もおこる．体液量の増加によって血圧を上昇させ，電解質バランスを正常に戻す．

　束状帯の細胞は**糖質コルチコイド**glucocorticoid を分泌する．糖質コルチコイドの中で，**コルチゾール**cortisol と**コルチゾン**cortisone がもっとも重要であり，生理活性の低いアンドロゲンも少量分泌される．糖質コルチコイドはストレスに応じて分泌される．糖質コルチコイドは蛋白質，脂質，炭水化物の代謝を促進し，とくに糖新生の促進によって血中**グルコース**濃度を上昇させる．また糖質コルチコイド（コルチゾル）は，循環リンパ球数の減少とそれによる抗体産生の低下と組織損傷への反応を抑制することによって，免疫系を抑制し，抗炎症効果を発揮する．

　網状帯の細胞は性ステロイドホルモンを産生するが，おもに作用の弱いアンドロゲンである．アンドロゲンはテストステロンとエストロゲンに変換され，男性と女性のそれぞれの二次性徴の発育に影響を与える．糖質コルチコイドの分泌と束状帯と網状帯の分泌機能は下垂体とACTH からのフィードバックによって調整されている．

### 副腎髄質

　副腎髄質の機能は自律神経系の交感神経系を通じて視床下部によって制御されている．髄質の細胞はクロミウム塩によって染色されるので**クロム親和細胞**とも呼ばれる．髄質細胞は神経堤由来で，交感神経・副交感神経の神経節の節後ニューロンと同様に，節後ニューロンであると考えられているが，軸索と樹状突起を失っている．したがって，副腎髄質は交感神経節前ニューロンによって神経支配をうけていて，恐怖や急激な感情ストレスに反応して活性化され，カテコールアミンである**アドレナリン** epinephrine と**ノルアドレナリン** norepinephrine を分泌する．これらの物質の分泌により個体は「逃走－闘争反応」の準備を整える結果，心拍数，呼吸数の増加，心拍出量と血流量の増加，エネルギー補給のための肝臓から血中へのグルコースの放出がおこる．カテコールアミンはストレスを克服するために，身体的努力とエネルギーを最大限に使用する．

# 第19章 まとめ

## 第2項　甲状腺，上皮小体，副腎

### 甲状腺

- 前頸部にあり，二つの大きな葉をもつ
- 濾胞上皮細胞に囲まれ，内腔にはゼリー状のコロイド物質に充ちた濾胞が集まった器官である
- コロイドにはヨウ化されて不活性な貯蔵型甲状腺ホルモンであるサイログロブリンが含まれている
- 濾胞上皮細胞は甲状腺刺激ホルモン（TSH）によって制御されている
- ヨウ素イオンは甲状腺ホルモン産生に不可欠である
- 血中の甲状腺ホルモン濃度の低下は腺性下垂体からのTSH の分泌を促す
- 血液から取り込まれたヨウ素イオンは，ヨウ素へと酸化され，濾胞腔に輸送される
- ヨウ素はチロシン基と結合してヨウ化サイログロブリンをつくる
- トリヨードサイロニン（$T_3$）とテトラヨードサイロニン（$T_4$）がおもな甲状腺ホルモンである
- 甲状腺ホルモンの分泌にはサイログロブリンの濾胞上皮細胞へのエンドサイトーシスと加水分解が関与する
- 甲状腺ホルモンはサイロキシン結合蛋白質と結合する
- $T_4$ が多く産生されるが，生理活性は $T_4$ より $T_3$ の方が強い
- 甲状腺ホルモンは代謝，成長，分化，身体の発達を増進させる
- 傍濾胞細胞（C 細胞）は甲状腺の濾胞周辺に分布している
- 傍濾胞細胞（C 細胞）はカルシトニンを分泌し，破骨細胞の活性を低下させることによって，血中カルシウム濃度を下げる
- 傍濾胞細胞（C 細胞）の活性は下垂体から独立しており，血中カルシウム濃度に依存する

### 上皮小体

- 哺乳類は甲状腺の後面に 4 個の上皮小体をもつ
- 濾胞の代わりに，細胞が索状ないし塊状に配列し毛細血管叢に囲まれている
- 主細胞と好酸性細胞の 2 種類の細胞がある

- 主細胞は上皮小体ホルモン（パラトルモン）を産生し，適切な血中カルシウム濃度を維持する
- 上皮小体ホルモンはカルシトニンの作用に拮抗する
- 上皮小体ホルモンは RANKL を発現している骨芽細胞を標的としている
- 骨芽細胞の RANKL は，破骨細胞と結合して破骨細胞を刺激し，骨吸収活性を高める
- 上皮小体ホルモンは腎臓と消化管に作用し，カルシウムの吸収と保持を促す
- ホルモンの分泌は下垂体ではなく，血中カルシウム濃度に依存する
- 適切な血中カルシウム濃度の維持することで生命維持に不可欠である
- 好酸性細胞の機能は不明である

### 副　腎

- 腎上極付近に位置する
- 異なる発生起源，構造，機能をもつ
- 結合組織の被膜でおおわれており，外がわの皮質と内がわの髄質からなる
- 有窓性毛細血管と太い血管がそれぞれの領域に広く分布する
- 皮質は球状帯，束状帯，網状帯の 3 層からなる

### 皮　質

- 下垂体から分泌される ACTH の直接の影響下にある
- 鉱質コルチコイド，糖質コルチコイド，アンドロゲンの 3 種のステロイドホルモンを分泌する
- 球状帯の細胞は鉱質コルチコイド，おもにアルドステロンを分泌する
- アルドステロンは動脈圧と血中ナトリウム濃度の低下により分泌される
- 腎臓の傍糸球体装置は血圧を上昇させるためにレニン－アンギオテンシン系を起動する
- アルドステロンはナトリウムの再吸収を促進し，遠位曲尿細管の水の保持を増加させる
- 体液量の増加により血圧が上昇し，アルドステロンの分泌が抑制される
- 束状帯の細胞は糖質コルチコイド（とくにコルチゾール

やコルチゾンが重要である)を分泌する
・糖質コルチコイドはストレスに応答して分泌され，代謝とグルコース濃度を増加させ，炎症反応を抑制する
・網状帯は作用の弱いアンドロゲンを分泌し，第二次性徴の発達に影響を及ぼす

## 髄　質

・髄質の細胞は節後交感神経細胞が変形したもので，分泌細胞になっている
・クロミウム塩によって染色されるので，クロム親和細胞とも呼ばれる
・髄質細胞は軸索と樹状突起のない神経節細胞とも見なされる
・下垂体ではなく，自律神経系の交感神経系により制御されている
・細胞はカテコールアミン(アドレナリンとノルアドレナリン)を含み，急なストレスに応答する
・細胞は身体的努力とエネルギーの最大限の使用を起動する身体の「逃走-闘争反応」に備える

# 第19章 復習問題：第2項

## 問 題

次の問題について，もっとも適切な答えを選びなさい．

1. 傍濾胞細胞(C 細胞)の生体における重要な役割は？
   A．カルシトニンを分泌する
   B．破骨細胞の活性を促す
   C．フィードバック機構によって下垂体からの刺激を抑える
   D．上皮小体ホルモンを分泌する
   E．この細胞の役割はまだ知られていない

2. 破骨細胞に対して骨吸収を活性化させるのは？
   A．血中カルシウム濃度の高値
   B．カルシトニン濃度の上昇
   C．骨芽細胞からの破骨細胞活性化因子の分泌
   D．下垂体からの甲状腺刺激ホルモン
   E．上皮小体刺激ホルモンの分泌

3. アルドステロンの分泌を促す生体内での変化は？
   A．血圧の上昇
   B．血中カルシウム濃度の上昇
   C．ACTH の分泌の低下
   D．腎臓における濾過圧の低下
   E．濃縮尿量の増加

4. 副腎髄質から分泌されるものは？
   A．コルチゾルとコルチゾン
   B．アドレナリンとノルアドレナリン
   C．アルドステロンとナトリウム
   D．副腎皮質ホルモンとナトリウム
   E．アンドロゲン

5. 副腎髄質から分泌される化合物の機能と分泌を制御するのは？
   A．副腎皮質
   B．下垂体
   C．自律神経系
   D．ACTH
   E．血圧

## 解 答

1. 正解：A．カルシトニンを分泌する．カルシトニンは血中カルシウム濃度を下げることによってカルシウム濃度を調節している．
2. 正解：C．骨芽細胞からの破骨細胞活性化因子の分泌．これによって破骨細胞による骨再吸収と血液中へのカルシウム放出が活性化される．
3. 正解：D．腎臓における濾過圧の低下．糸球体濾液のナトリウム濃度の低下を傍糸球体装置が検知して，最終的にはアルドステロンの分泌を促す．
4. 正解：B．アドレナリンとノルアドレナリン．これらの物質はストレスに反応して分泌され，「逃走-闘争反応」がおこる状況への準備を生体にさせる．
5. 正解：C．自律神経系．副腎髄質の細胞は個体がストレスをうける状況に対して交感神経系によって活性化される．

# 顕微鏡写真による補足

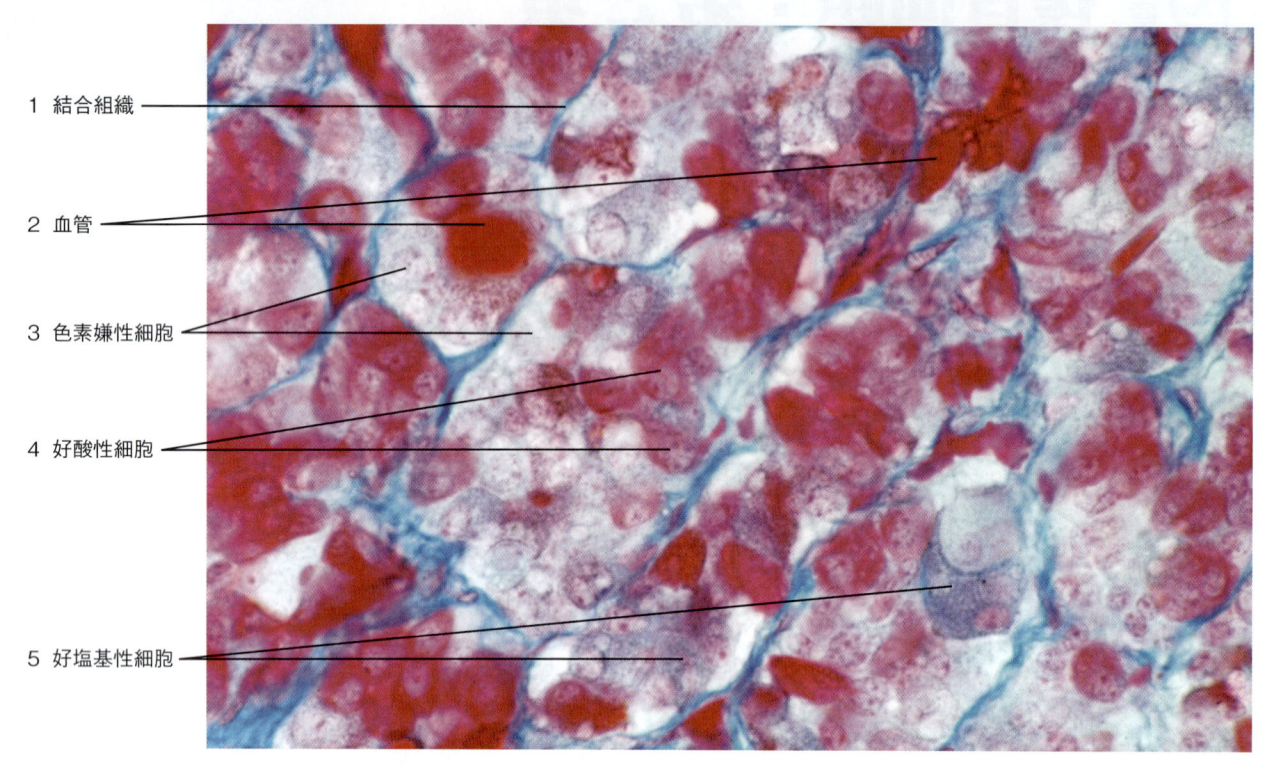

1 結合組織
2 血管
3 色素嫌性細胞
4 好酸性細胞
5 好塩基性細胞

**図19-15** ■ ヒトの下垂体前葉の高倍率像：さまざまな細胞の種類を示す（マロリー–アザン–オレンジG染色，×165）

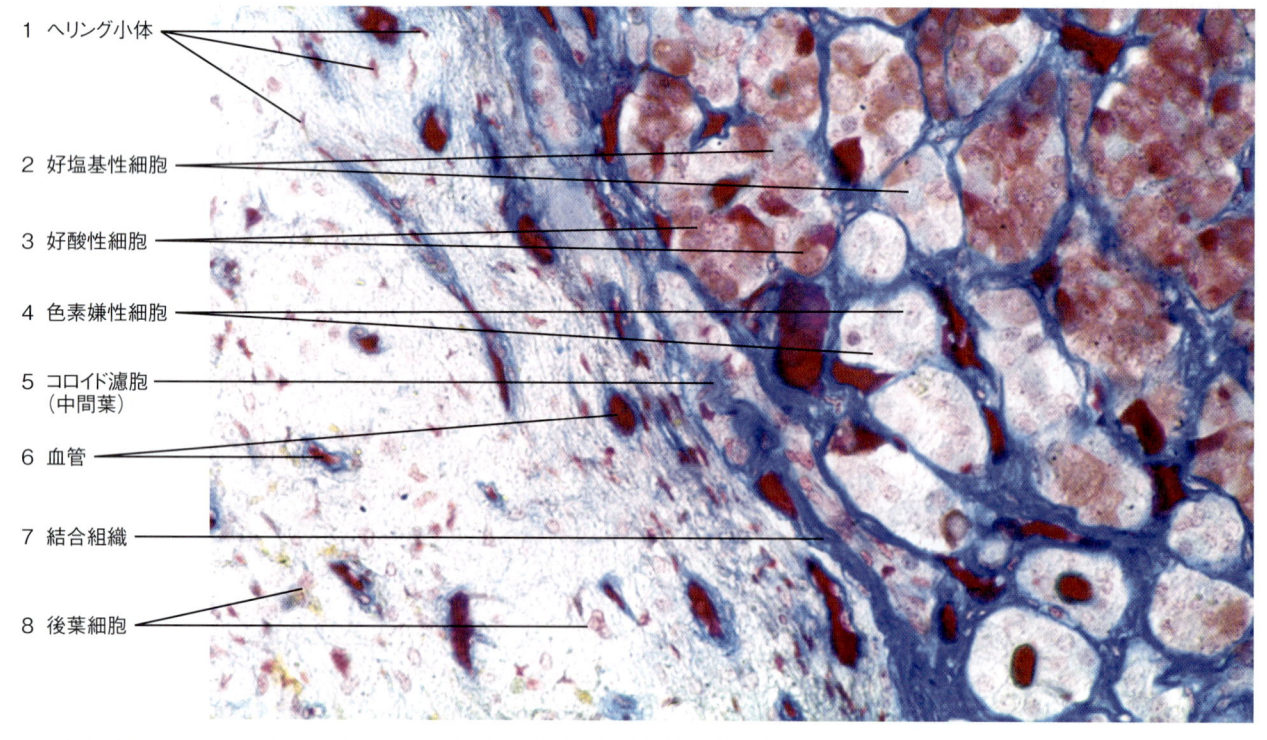

1 ヘリング小体
2 好塩基性細胞
3 好酸性細胞
4 色素嫌性細胞
5 コロイド濾胞（中間葉）
6 血管
7 結合組織
8 後葉細胞

**図19-16** ■ ヒトの下垂体の神経葉（左），中間葉（中）と前葉（右）（マロリー–アザン–オレンジG染色，×80）

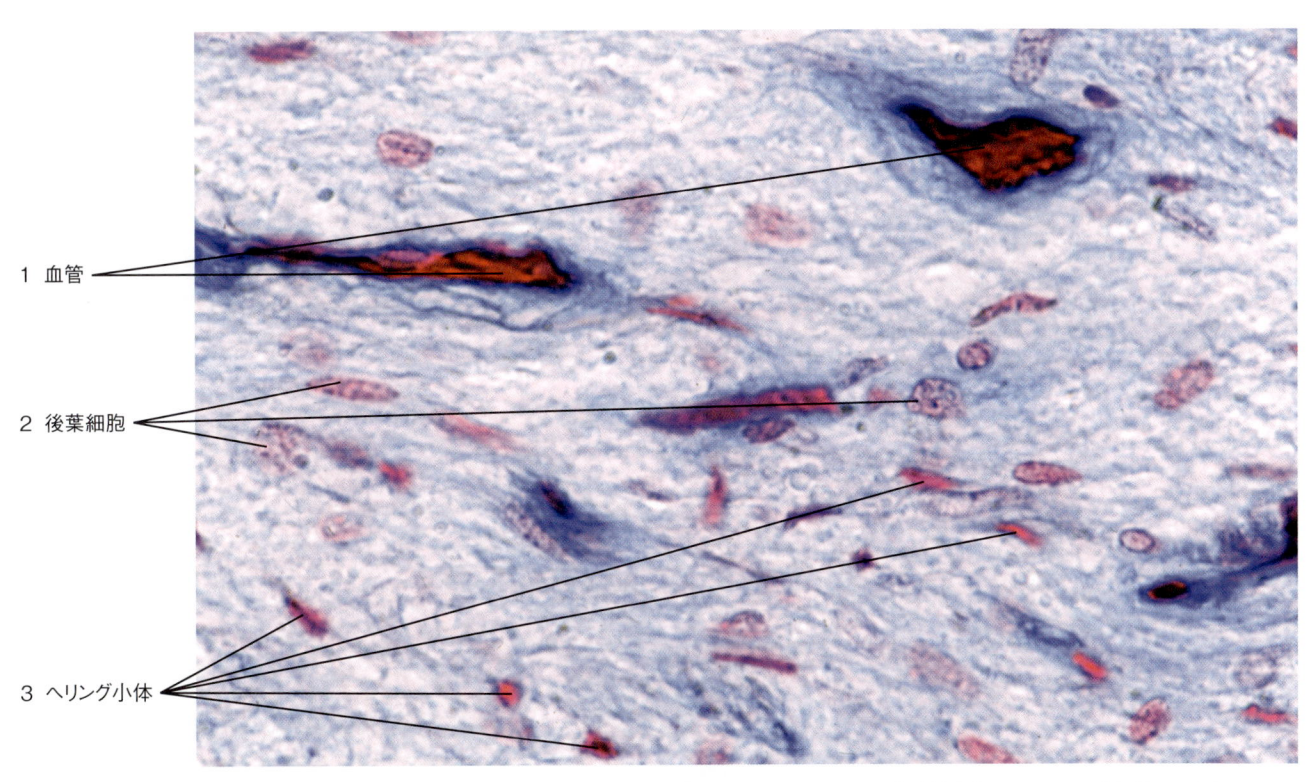

1 血管

2 後葉細胞

3 ヘリング小体

**図19-17** ■ ヒトの下垂体神経葉の高倍率像：無髄神経軸索で囲まれた後葉細胞とヘリング小体を示す
（マロリー−アザン−オレンジG染色，×205）

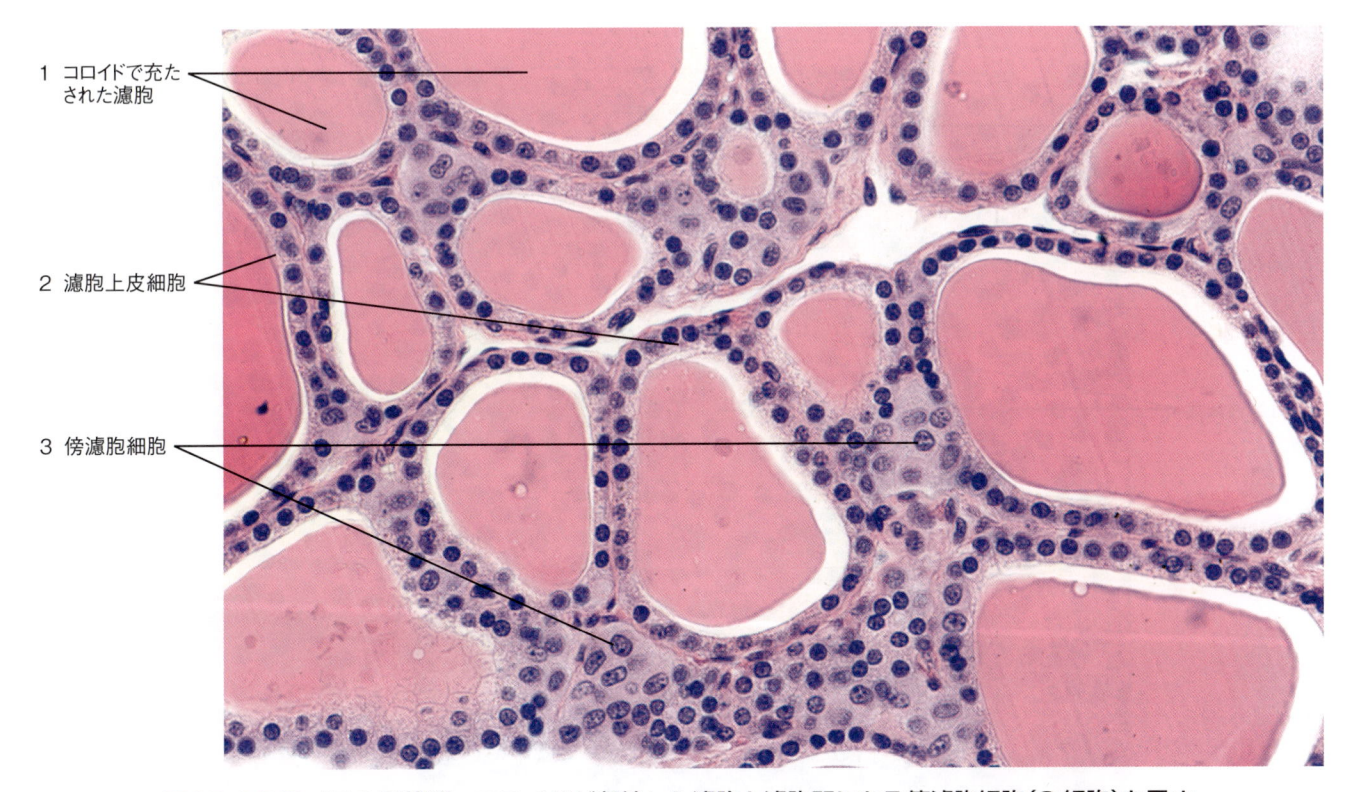

1 コロイドで充たされた濾胞

2 濾胞上皮細胞

3 傍濾胞細胞

**図19-18** ■ イヌの甲状腺：コロイドが収縮した濾胞と濾胞間にある傍濾胞細胞（C 細胞）を示す
（ヘマトキシリン−エオジン染色，×130）

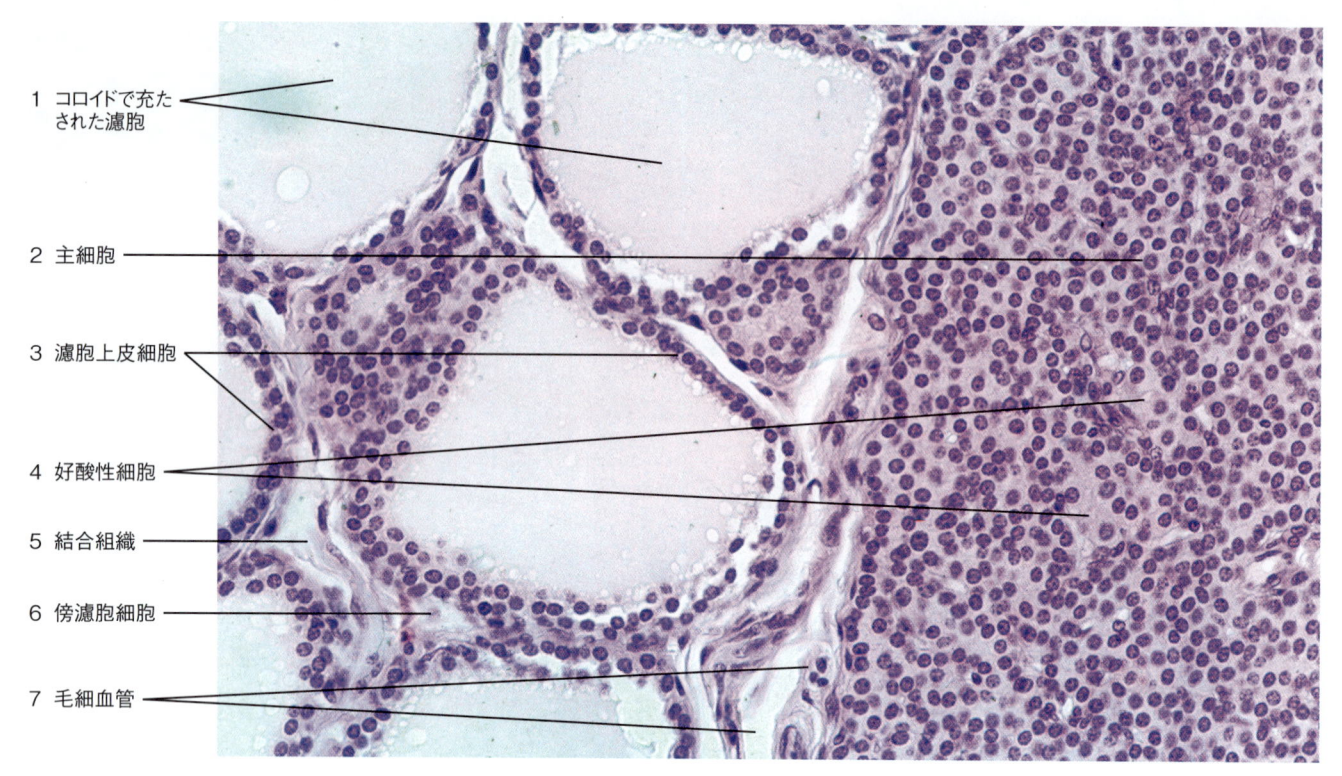

1 コロイドで充た　　された濾胞

2 主細胞

3 濾胞上皮細胞

4 好酸性細胞

5 結合組織

6 傍濾胞細胞

7 毛細血管

**図19-19** ■ **サルの甲状腺：濾胞と隣接する上皮小体（好酸性細胞を伴う）**（ヘマトキシリン-エオジン染色，×100）

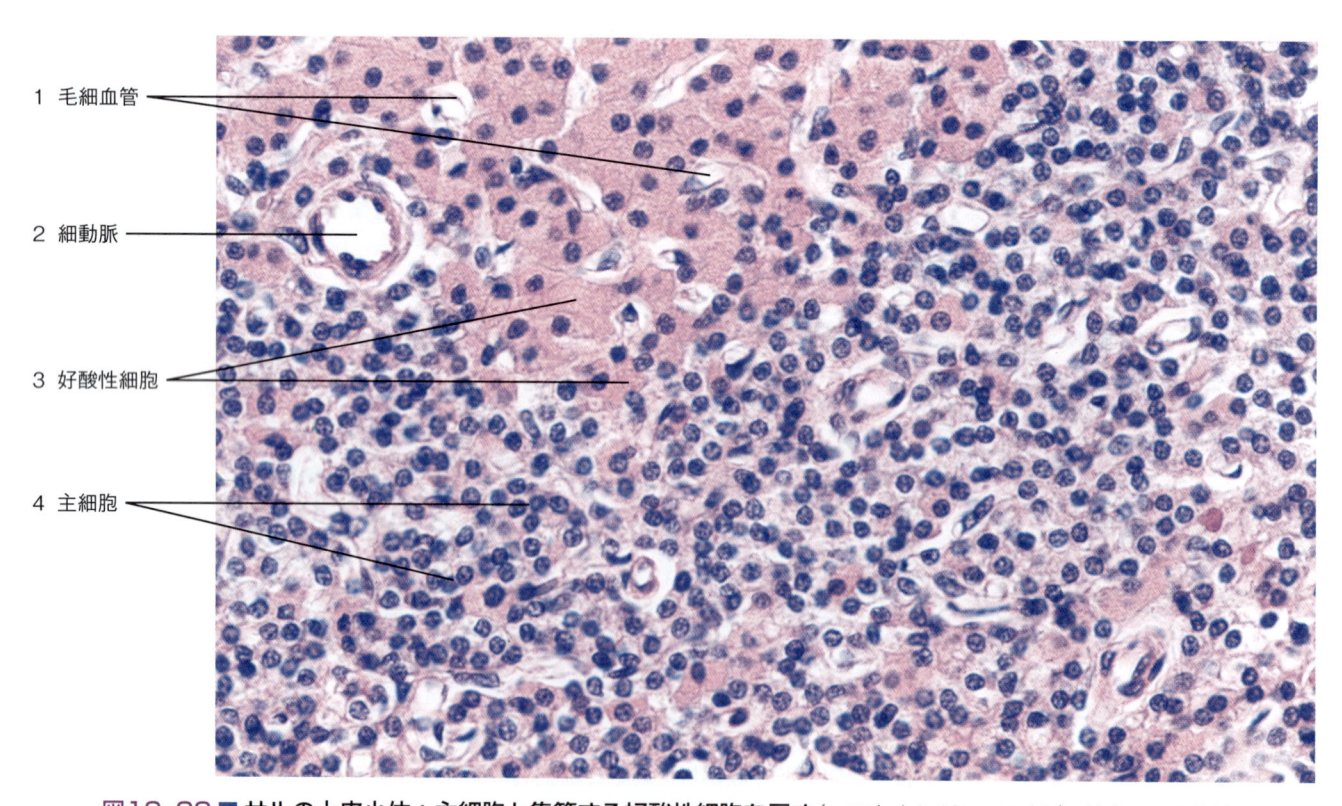

1 毛細血管

2 細動脈

3 好酸性細胞

4 主細胞

**図19-20** ■ **サルの上皮小体：主細胞と集簇する好酸性細胞を示す**（ヘマトキシリン-エオジン染色，×100）

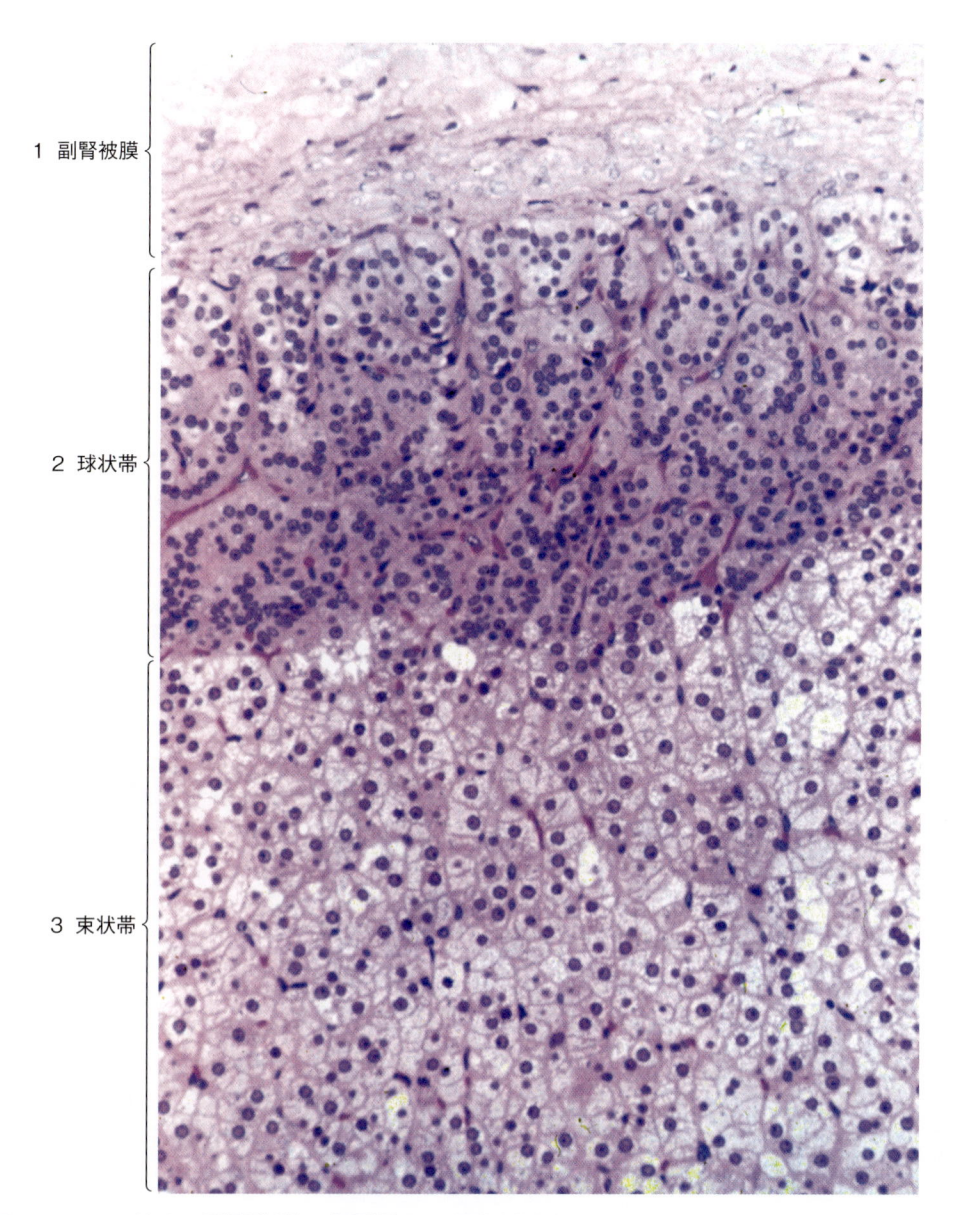

図19-21 ■ **サルの副腎皮質：表層側の 2 層を示す**(ヘマトキシリン-エオジン染色，×50)

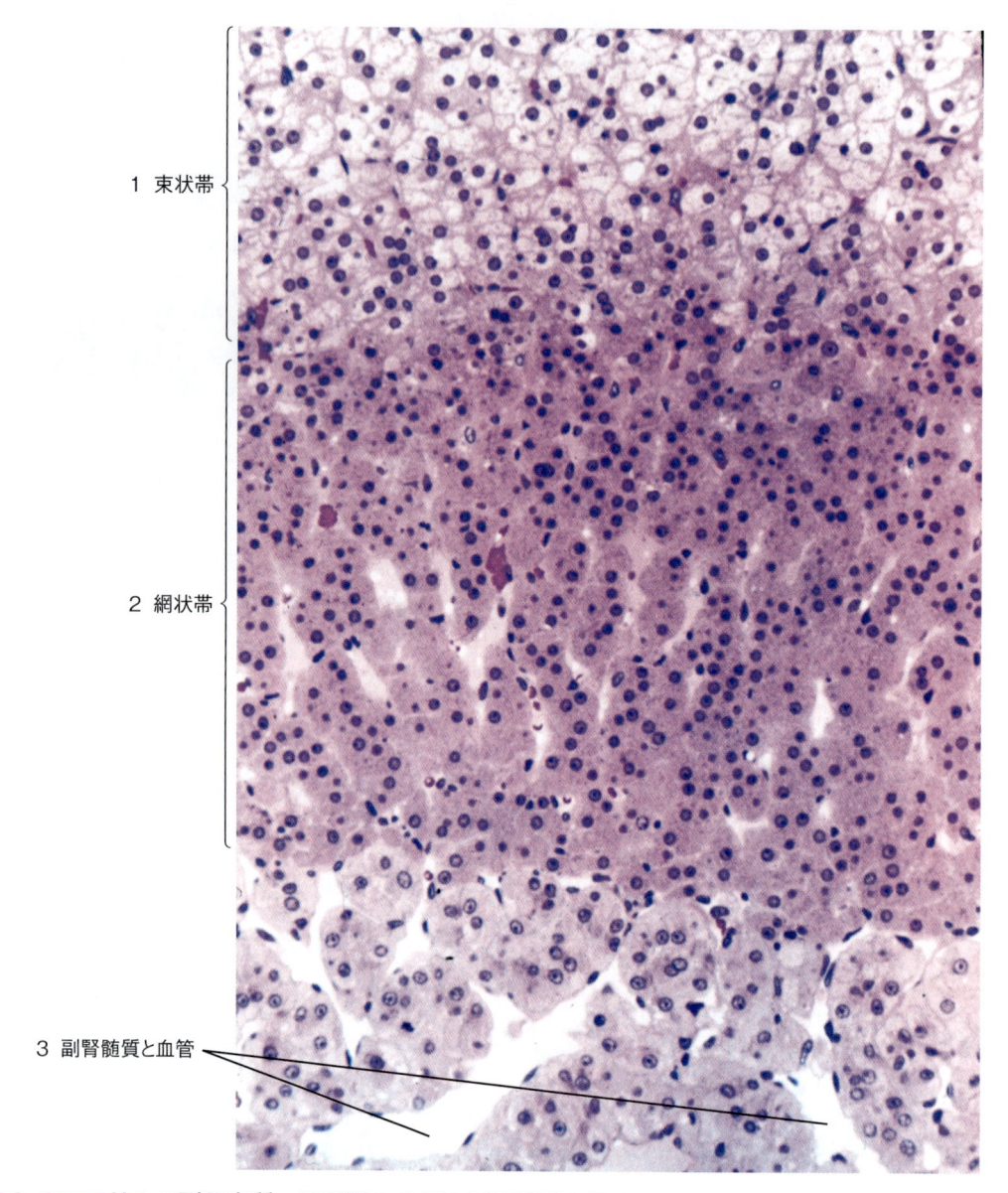

1　束状帯

2　網状帯

3　副腎髄質と血管

**図19-22 ■ サルの副腎皮質：深層側の 2 層と副腎髄質を示す**（ヘマトキシリン-エオジン染色，×50）

# 第20章 男性生殖器系

## 第1項・精　巣

　男性生殖器系は一対の精巣，精路，付属生殖腺から構成されている．付属生殖腺はさまざまな分泌物を産生し，それらの分泌物は精子に加えられて精液がつくられる．**精巣** testis には**精祖細胞幹細胞** spermatogenic stem cell が存在し，それらの細胞は絶えまなく分裂し，最終的に次の世代の精子 spermatozoa あるいは sperm となる細胞をつくり続ける．精子は精巣から精細管を通って**精巣上体** epididymis へ移動し，そこで貯蔵され，成熟する．性的に興奮して射精する時に，精子は**精管** ductus (vas) deferens を通って精巣上体から出て，**尿道** urethra を通り生殖器官から放出される．

　男性生殖器系の**付属生殖腺** accessory gland（前立腺，精嚢，尿道球腺）は第2項で述べられる．

### 陰　囊

　対をなす精巣は体腔の外の**陰囊** scrotum 内にある．陰囊内の精巣の温度は精巣が正常に機能して**精子発生** spermatogenesis が行なわれるため，体温より 2〜3℃ 低い．体腔の外に位置することに加え，陰囊表面から発汗し汗が蒸発することにより，精巣は周囲より低温の環境に保たれている．ただし，このような低温の環境は，精巣でのホルモン産生には必須ではない．

　精巣の温度が低くなっているのは，精巣へ供給される血管の走行も貢献している．陰囊へ下降する精巣動脈は精巣から上昇する**蔓状静脈叢** pampiniform plexus に囲まれている．精巣から戻ってくる蔓状静脈叢の血液は，精巣へと流れる動脈中の血液よりも温度が低い．この**対向流熱交換系** countercurrent heat-exchange mechanism によって，動脈血は精巣に入る前に静脈によって冷やされ，精巣の温度を低く保つために役立っている．

### 精　巣

　精巣は厚い結合組織の被膜である**白膜** tunica albuginea に包まれている（図 20-1）．精巣の後面では白膜は厚くなり，精巣の内部へとのびて**精巣縦隔** mediastinum testis を形成する．精巣縦隔からうすい結合組織の**中隔** septum がのびて，精巣を約 250 の小区画，すなわち**精巣小葉** testicular lobule に分けている．各精巣小葉には 1〜4 本のコイル状に屈曲している**精細管** seminiferous tubule がおさめられている．精細管の内腔は重層上皮の**精上皮** germinal epithelium でおおわれている．精上皮は増殖を続ける**精子形成細胞** spermatogenic cell（**生殖細胞** germ cell）と非増殖性の**支持細胞** supporting (sustentacular) cell である**セルトリ細胞** Sertoli cell から構成されている．精細管は精祖細胞が分化し，成熟し，精子となる場所である．

　それぞれの精細管のまわりには線維芽細胞，筋様細胞，神経，血管，リンパ管が分布している．さらに精細管のあいだには類上皮細胞である**ライディッヒ細胞（間質細胞）** interstitial cell (of Leydig) が集まっている．ライディッヒ細胞はステロイド分泌細胞であり，男性ホルモンである**テストステロン** testosterone を産生している．

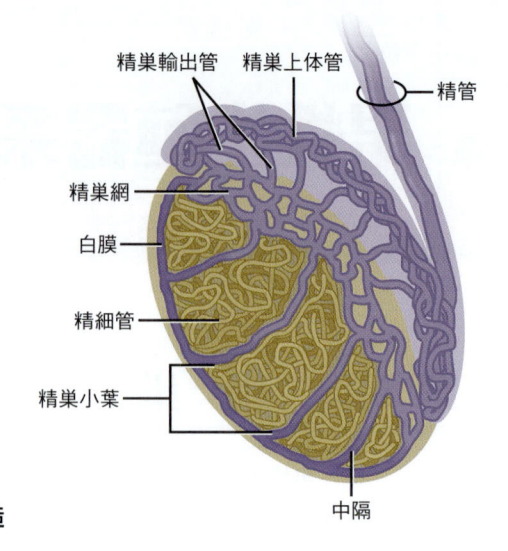

**図20-1 ■ 精巣の内部構造**

精巣輸出管　精巣上体管　精管
精巣網
白膜
精細管
精巣小葉
中隔

## 精子の形成：精子発生

　精子の形成の過程は**精子発生** spermatogenesis と呼ばれている．精子発生は，精細管の基底部にある精祖細胞幹細胞の有糸分裂から始まる．精祖細胞幹細胞は，A 型精祖細胞と B 型精祖細胞に分けられる．A 型暗調精祖細胞は幹細胞であり，分裂を続けて他の A 型暗調精祖細胞や A 型明調精祖細胞をつくる．A 型明調精祖細胞は自己複製し，B 型精祖細胞をつくる．B 型精祖細胞の有糸分裂によって，**一次精母細胞** primary spermatocyte がつくられ，その一次精母細胞は**第一減数分裂**を経て**二次精母細胞** secondary spermatocyte がつくられる．二次精母細胞はすぐに**第二減数分裂**を完了し，まるい**精子細胞** spermatid をつくる．この減数分裂のあいだに，各細胞の染色体の数と DNA の量が減少する．2 回目の減数分裂が終わると，精子細胞には 23 本の単一染色体(22 本 + X または 22 本 + Y)が含まれるようになる．精子細胞は分裂せず，**精子形成期**を迎え，複雑な形態変化，すなわちまるい細胞から核と運動性のある尾部(鞭毛)をもつ細長い精子へと変わる．精子によって卵子が受精すると，染色体の数は正常な 46 本にもどる．

　一度，精上皮の精祖細胞が分化して精子発生の過程を始めると，**細胞間橋** intercellular bridge によって互いにつながったままで，さらにその過程が進む．この細胞間橋は，精子発生・精子形成が進んだ精子細胞が，完全な精子となってセルトリ細胞の保持から離れて精細管内腔へ放出される時に壊される．

## 精子細胞の形態変化：精子形成

　精子形成は球状の精子細胞は大きさと形を変え，核の染色質が凝縮し，頭部は細長くなる(図 20-2)．最初の**ゴルジ期** Golgi phase において，精子細胞のゴルジ装置に小さな顆粒が蓄積し，核膜の近傍に膜結合型の**先体小胞** acrosomal vesicle の中に**先体顆粒** acrosomal granule を形成する．先体小胞の位置は発達しつつある精子の前方の領域にあたる．**先体期** acrosomal phase において，先体小胞と先体顆粒は，精子細胞の凝縮した核の前 3 分の 2 の領域に，**先体帽** acrosomal cap として拡がる．またこの時期に中心体は精子細胞の反対がわすなわち後極に移動し，微小管を集めて精子の尾部すなわち鞭毛をつくる．完成された先体には，ヒアルロニダーゼ，酸性フォスファターゼやトリプシン様活性をもつ蛋白質分解酵素などの数種類の加水分解酵素が含まれる．先体の酵素の放出は，排卵された卵母細胞を取り囲む細胞(放線冠)と膜(透明帯)を精子が通過する過程を促進し，受精を可能にさせる．**成熟期** matu-

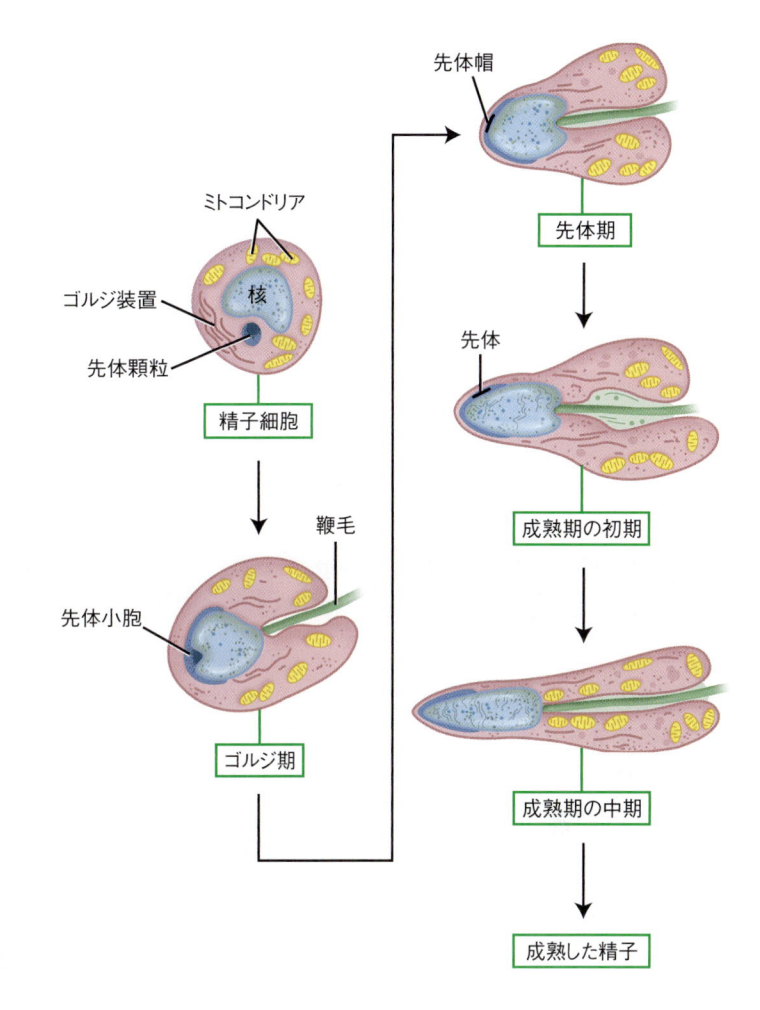

**図20-2 ■ 精子形成の各段階**

ration phase のあいだ，細長い精子細胞の頭部はセルトリ細胞の細胞質に埋まっている．また精子細胞の細胞膜は，発達しつつある**鞭毛** flagellum（精子の尾部）をおおうため，核から後方に移動し，鞭毛は精細管の内腔方向へとのびていく．ミトコンドリアも移動し，鞭毛の中間部の周囲に密に集まったミトコンドリア鞘を形成する．成熟期の最終段階では，精子細胞の**残余細胞質** residual cytoplasm（残余小体 residual body）の脱落と精細管の内腔への精子の放出が特徴である．そして，セルトリ細胞が残余の細胞質を貪食する．

　成熟した精子は，**頭部** head と核の前面を取り囲む先体，**頸部** neck，ミトコンドリア鞘が特徴的な**中間部** middle piece，そして（尾部の）**主部** principal piece から構成される（図 20-3）．

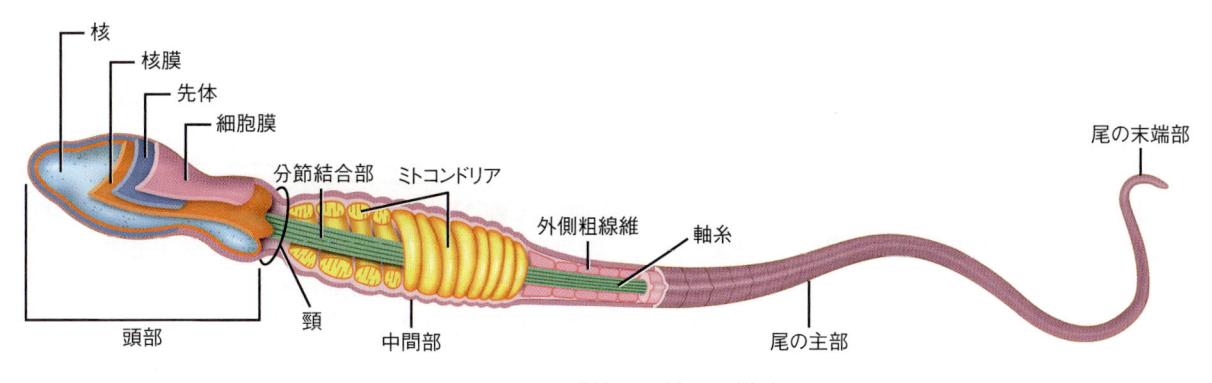

**図20-3 ■ 成熟した精子の構造**

## 精 路

　放出されたばかりの精子は運動性をもたず，精細管内の液体から，精巣とその上にある精巣上体とをつないでいる液体で充たされた精巣間精路へとうけ渡される．この精路は，**直精細管** straight tubule と**精巣網** rete testis から構成されている．精巣網は精巣縦隔内にある内腔を上皮でおおわれた管である．精子は精巣網から約12本の短い管である**精巣輸出管** efferent ductule に入り，さらにこの管から**精巣上体**頭部に送られる．直精細管の内腔はセルトリ細胞のみで，精巣網の内腔は単層立方/扁平上皮で，精巣輸出管の内腔上皮は線毛のない上皮細胞と背の高い線毛細胞が交互に並ぶ上皮で，それぞれおおわれている．

　精巣外の精路である，**精巣上体管** ductus epididymis，**精管** ductus（vas）deferens，および前立腺内の**射精管** ejaculatory duct を経て，精子は尿道へと送られる．性的に興奮し射精が起きる際に，**精巣上体管**を囲む**平滑筋**が強く収縮し，精子を放出する．

---

## 機能との関連 20-1 ■ 精 巣

### 精子発生

　精巣の機能は，**精子**の産生（精子形成）と男性ホルモンである**テストステロン**の合成である．テストステロンは男性の性徴と，付属生殖腺の正常機能の発達と維持に不可欠なホルモンである．

　精細管の精祖細胞は分裂し，分化し，**精子発生** spermatogenesis という過程を経て精子となる．その過程は以下のとおりである．

- 精祖細胞幹細胞が有糸分裂して精祖細胞となる
- 精祖細胞から**一次精母細胞** primary spermatocyte，そして**二次精母細胞** secondary spermatocyte がつくられる
- 一次精母細胞と二次精母細胞の**減数分裂** meiotic division により，染色体数が半分の**精子細胞** spermatid（22＋Xもしくは22＋Yの単染色体をもつ生殖細胞）となる
- まるい精子細胞が**精子形成** spermiogenesis と呼ばれる経過を経た形態変化によって，成熟して細長い精子となる

### セルトリ細胞

　セルトリ細胞は精巣の支持細胞であり，精細管の精祖細胞のあいだに存在する．セルトリ細胞は精細管の基底板に付着し，上部は管腔内へとのびている．精巣において複数の重要な機能を担っている．その機能はおもに下記のとおりである．

- 発生過程にある精子の前駆細胞を保持し，保護し，栄養を与える
- 成熟中の精子細胞の残余細胞質（残余小体）を貪食する

- セルトリ細胞が産生した液を含んだ精細管内に，成熟した精子が放出されるのを助ける
- 精子の栄養となり精子の輸送媒体となるフルクトースを豊富に含む精巣液を分泌する
- アンドロゲン結合蛋白質（ABP）を産生し放出する．ABPは精細管の内腔においてテストステロンと結合し，精子発生に不可欠なテストステロンの高濃度状態をおこさせる．セルトリ細胞は卵胞刺激ホルモン（FSH）に反応し，ABPの分泌は下垂体からのFSHの制御をうけている
- 下垂体からのFSHの放出を抑制するホルモンであるインヒビンを産生する
- 抗ミュラー管ホルモンもしくはミュラー管抑制ホルモンと呼ばれるホルモンを産生し，放出する．このホルモンは男性においてミュラー管の発達を抑制し女性生殖器の発達を抑制する

### 血液精巣関門

　隣接したセルトリ細胞は**閉鎖帯** tight junction でつながり，**血液精巣関門** blood-testis barrier をつくっている．精細管はこの関門によって上下の2段に仕切られている（**基底区画** basal compartment と**傍腔区画** adluminal compartment）．この重要な関門は精祖細胞を傍腔区画における精子発生のすべての段階から分離し，血漿蛋白質と血中の抗体を精細管から排除している．発生段階の進んだ精祖細胞は非自己として認識され，免疫反応を引きおこす可能性がある．精子形成過程にある精子に由来する**膜抗原** membrane antigen が血中に通過することを防ぐことによって，関門はこれらの細胞を免疫系から保護している．したがって，血液精巣関門

## 機能との関連 20-1 ■ 精　巣（続き）

は自身の精子に対する自己免疫反応，抗体形成，そして結局は精子形成過程の破壊と男性不妊を防いでいる．この関門は血中の有害な物質の胚上皮への侵入を防ぐはたらきもある．

### 図20-4　精巣周辺部（横断面）

精巣は**白膜** tunica albuginea（1）と呼ばれる厚い結合組織の被膜で包まれている．白膜の内がわは**血管膜** tunica vasculosa（2, 8）と呼ばれる疎性結合組織の血管層である．この血管膜から精巣内部に**間質結合組織** interstitial connective tissue（3, 12）が拡がっている．間質結合組織は**精細管** seminiferous tubule（4, 6, 9）を囲み，束ね，支えている．精巣縦隔（図20-10参照）から白膜（1）に向かってうすい線維性の**中隔** septum（7, 10）がのびて，精巣を精巣小葉と呼ばれる区画に分けている．それぞれの精巣小葉は1〜4本の精細管を含んでいる（4, 6, 9）．中隔（7, 10）は強固ではなく精巣小葉間では互いに連絡がある．

精細管を囲む間質結合組織（3, 12）には**血管**（13），疎性結合組織細胞，および**ライディッヒ細胞（間質細胞）**interstitial cell（of Leydig）（5, 11）が存在する．ライディッヒ細胞は精巣の内分泌細胞であり，男性ホルモンであるテストステロンを分泌する．

精細管（4, 6, 9）は精巣の中を曲がりくねって走る長い管で，切片ではその横断面（4），縦断面（6），接線断面（9）がみられる．精細管内腔は**精上皮** germinal epithelium（14）と呼ばれる重層上皮で囲まれている．精上皮は，精子になる前段階の精祖細胞と発生段階中の精子に栄養を与える支持細胞のセルトリ細胞の2種の細胞からなる．精上皮（14）は精細管（4, 6, 9）の基底膜上にある．精細管の細胞については，図20-5から図20-8までに詳細が示してある．

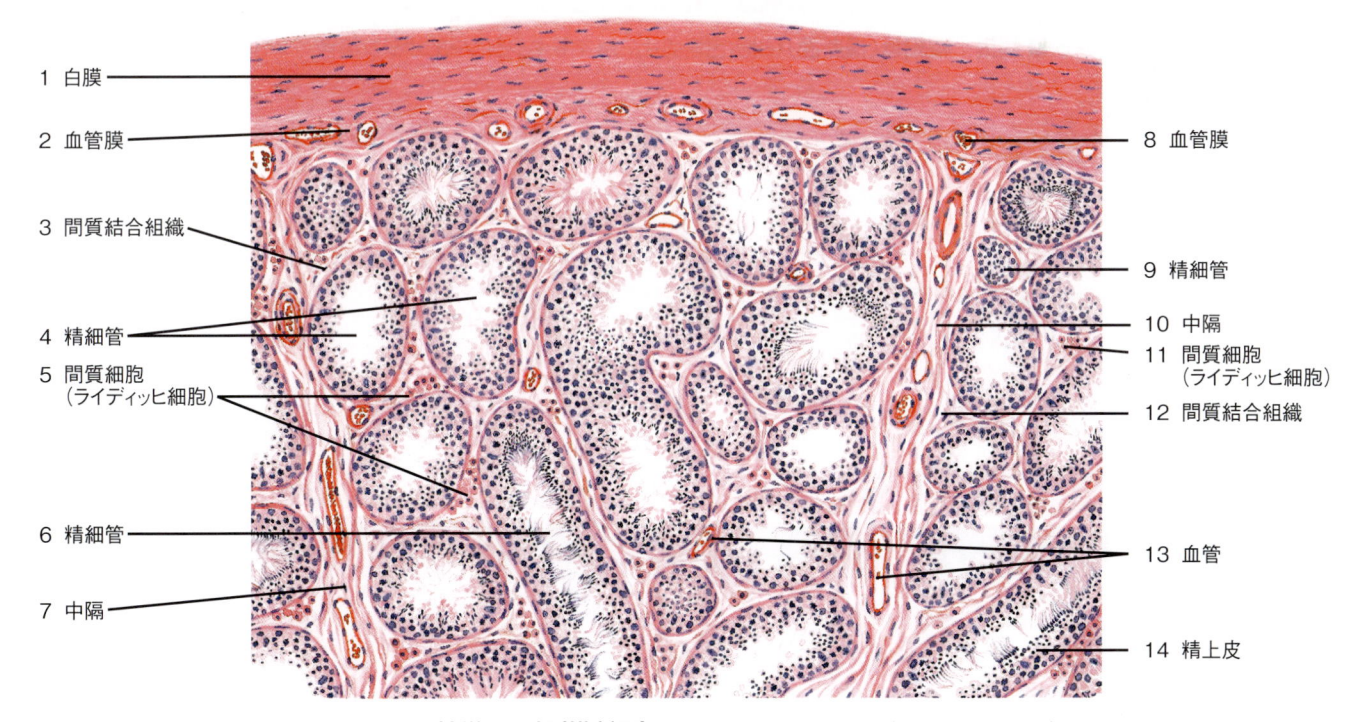

**図20-4** ■ **精巣周辺部（横断面）**（ヘマトキシリン−エオジン染色，低倍率）

## 図20-5　精巣：精細管（横断面）

図は**精細管**(5)とその隣接部分を示している．精上皮の厚い層はどの精細管にもみられる．**A型暗調**(1a)**精祖細胞**と **B型明調**(1b)**精祖細胞**(1)は精細管の基底部にある．**一次精母細胞**(2)と発生段階の異なる**精子細胞**(7)は内腔に隣接した精上皮に埋もれている．精子細胞の尾部は精細管の内腔に突出している．支持細胞である**セルトリ細胞**(6)は精上皮に広く分布している．

精細管(5)は線維筋性の間質**結合組織**(3)によって囲まれている．ここにテストステロンを分泌する**ライディッヒ細胞（間質細胞）**(4)が存在する．

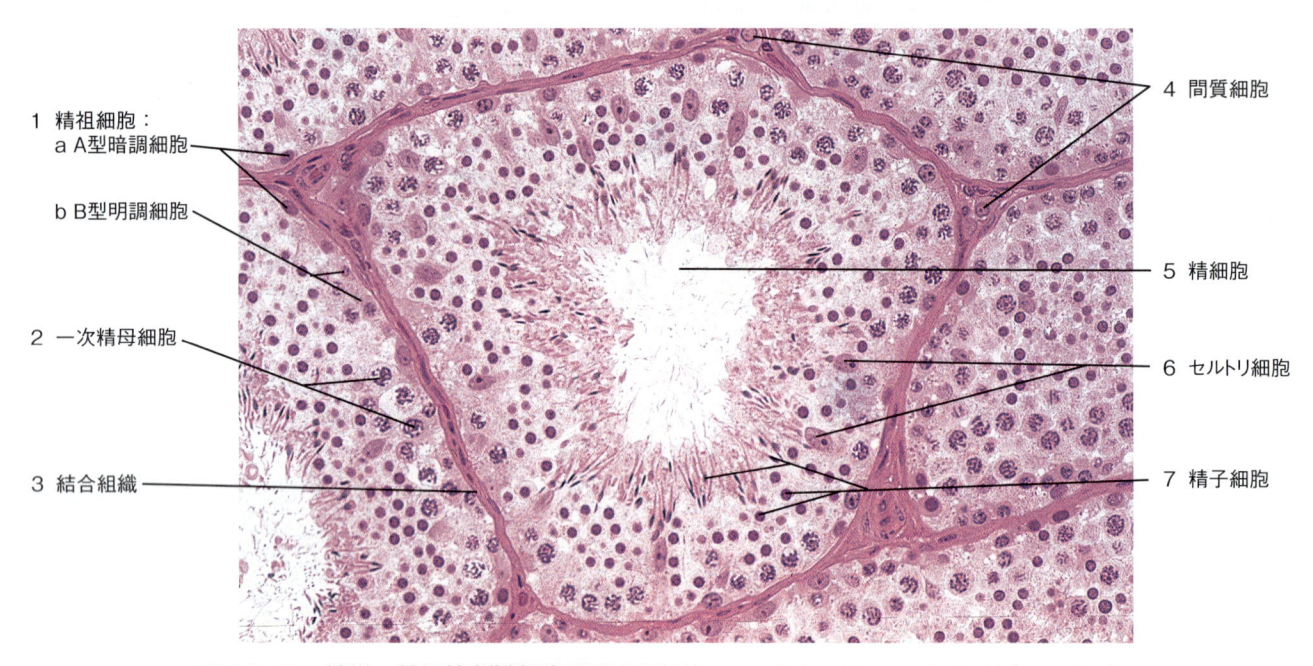

1 精祖細胞：
a A型暗調細胞
b B型明調細胞
2 一次精母細胞
3 結合組織
4 間質細胞
5 精細管
6 セルトリ細胞
7 精子細胞

図20-5 ■ **精巣：精細管（横断面）**（樹脂包埋切片，ヘマトキシリン-エオジン染色，×80）

## 図20-6　精巣：精細管における精子発生(横断面)

　　この**精細管** seminiferous tubule(8)の高倍率の図において精子発生の諸段階が描かれている．精細管(8)は，**基底膜** basement membrane(3)と**線維芽細胞** fibroblast(11)を含む結合組織層に囲まれている．精細管(8)のあいだには，線維芽細胞(11)，**血管**(5)，神経，リンパ管，**ライディッヒ細胞(間質細胞)** interstitial cell(of Leydig)(11, 15)がある．

　　精細管の重層上皮は，支持細胞である**セルトリ細胞** Sertoli cell(6, 10)と**精子形成細胞** spermatogenic cell(7)で構成されている．セルトリ細胞(6, 10)は不規則な輪郭をもつ細長い細胞で，基底膜(3)から精細管の内腔(8)へ向かってのびている．セルトリ細胞(6, 10)の核は卵形ないし長円形で，微細なクロマチンが散在している．セルトリ細胞(6, 10)は核小体が暗調で明瞭であるため，まわりの精子形成細胞と区別できる．

　　**精祖細胞** spermatogonium(7)は未熟な精子形成細胞で，精細管(3)の基底膜に隣接している．この細胞は有糸分裂して，2種類の精祖細胞をつくる．すなわち，**A型明調精祖細胞** pale type A spermatogonium(7b)は明るい細胞質と，青白く染まった微細顆粒状のクロマチンを含む球形ないし卵形の核をもつ．**A型暗調精祖細胞** dark type A spermatogonium(7a)はそれと似ているが，クロマチンがより暗く染まる．

　　A型暗調精祖細胞(7a)は精上皮の幹細胞であり，分裂してA型暗調精祖細胞とA型明調細胞を産生し，さらにA型明調細胞は分裂してB型精祖細胞を産生する．B型精祖細胞は最後の有糸分裂で**一次精母細胞** primary spermatocyte(2, 9)となる．

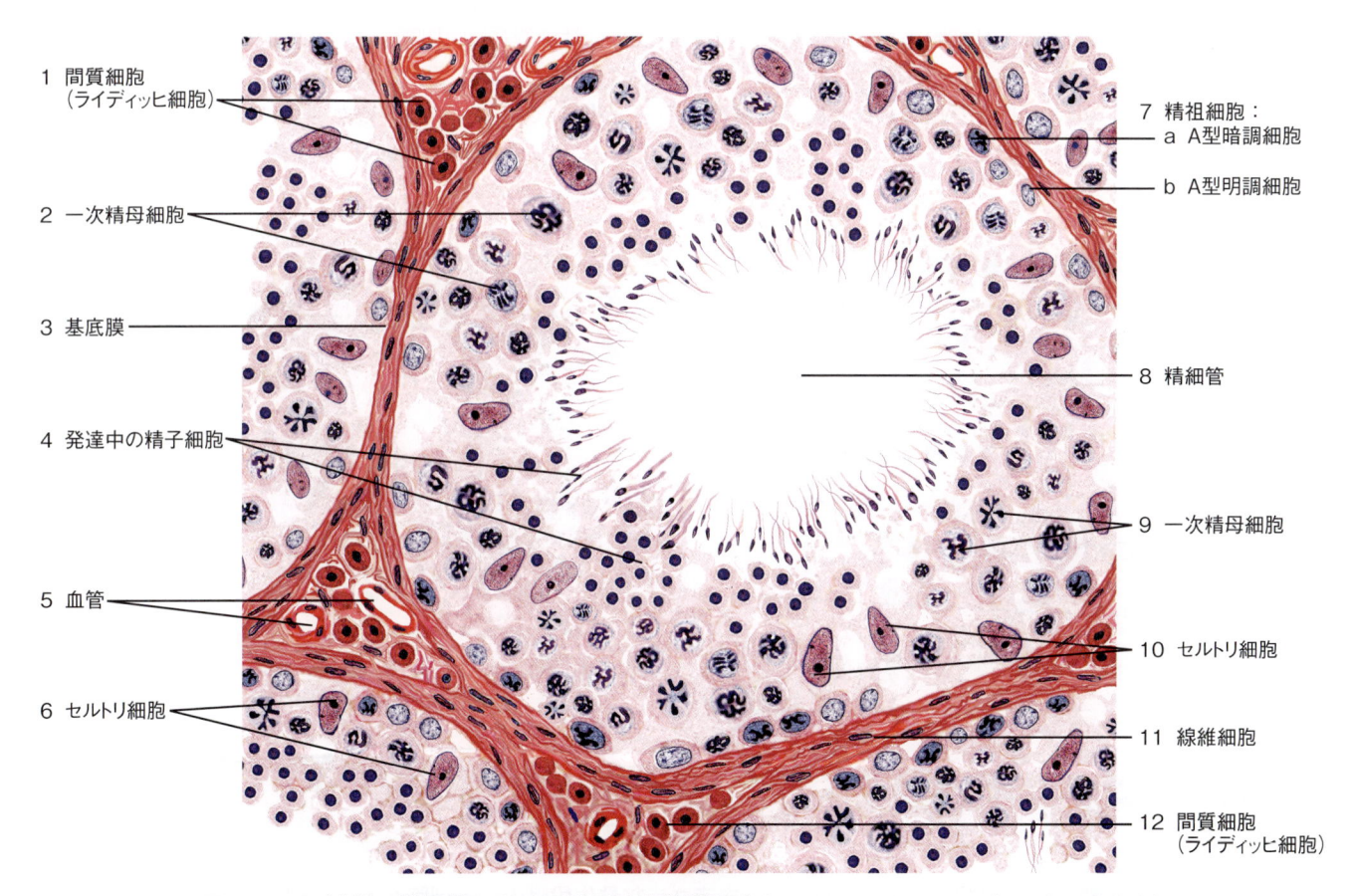

1　間質細胞
　　(ライディッヒ細胞)
2　一次精母細胞
3　基底膜
4　発達中の精子細胞
5　血管
6　セルトリ細胞

7　精祖細胞：
　a　A型暗調細胞
　b　A型明調細胞
8　精細管
9　一次精母細胞
10　セルトリ細胞
11　線維細胞
12　間質細胞
　　(ライディッヒ細胞)

**図20-6** ■ **精巣：精細管における精子発生(横断面)**(ヘマトキシリン-エオジン染色，中倍率)

一次精母細胞(2, 9)は精細管(8)の中でもっとも大きい生殖細胞であり，精上皮の内腔に向かって中ほどの部位を占めている．核は大きく，糸状ないし粗い塊状のクロマチンをもつ．一次精母細胞(図20-8 の 図Ⅰの5)の第一減数分裂によって生じる二次精母細胞(図20-8 の 図Ⅰの3)は小さく，クロマチンの染まりは淡い．二次精母細胞は生まれるとすぐに第二減数分裂を行なうため，精細管(8)で観察されることはまれである．

第二減数分裂により，より小さい**精子細胞 spermatid**(4)が生じる(図20-8 の図Ⅰの2)．精子細胞は精細管(8)の傍腔区画の中で集団をつくり，セルトリ細胞(6, 10)に密着している．比較的成熟した精子細胞(4 の上の引き出し線)が精上皮の辺縁部に濃縮し細長い頭部をもち，尾部を精上皮(8)の内腔に向かってのばしている．より未熟な精子細胞(4 の下部の引き出し線)は，濃く染色されたまるい核をもつまるい細胞で，精上皮の深部に位置する．すべての発達中の精子細胞(4)はセルトリ細胞(6, 10)の細胞質に埋まっており，精細管(8)の傍腔区画に集まっている．ここで精子細胞(4)は分化し，精子として精細管(8)内に放出される．

### 図20-7　セルトリ細胞，精祖細胞およびさまざまな発達段階の精子細胞を示す精細管（横断面）

この高倍率の顕微鏡写真は，精細管とその周辺の細胞をより詳細に示している．中央の精細管では，精上皮にもっとも大きな細胞である**一次精母細胞**(3)がみとめられる．右の精細管には，色の濃く染まってまるい核をもつ発達中の初期**精子細胞**(10)がある．中央の精細管には，細長く濃く染色された**後期精子細胞**(6)の核があり，その尾部は精細管(5)の内腔にのびている．精上皮の基底部には，**A 型暗調精祖細胞**(4)と**A 型明調精祖細胞**(7)がある．また，楕円形の核と特徴的な濃染核小体をもつ，非常に明瞭なセルトリ細胞(9, 12)もみえる．**セルトリ細胞**の細胞質は精上皮の基底部から精細管(5)の内腔までのびている．発達中の精母細胞(3)と精子細胞(6, 10)がセルトリ細胞(9, 12)の細胞質内に埋まって存在する．精細管の周囲を**基底膜**(11)と扁平な**線維細胞**(8)が囲んでいる．精細管のあいだにはテストステロンを分泌する**ライディッヒ細胞**(1, 13)があり，その一部は**毛細血管**(2)に接している．

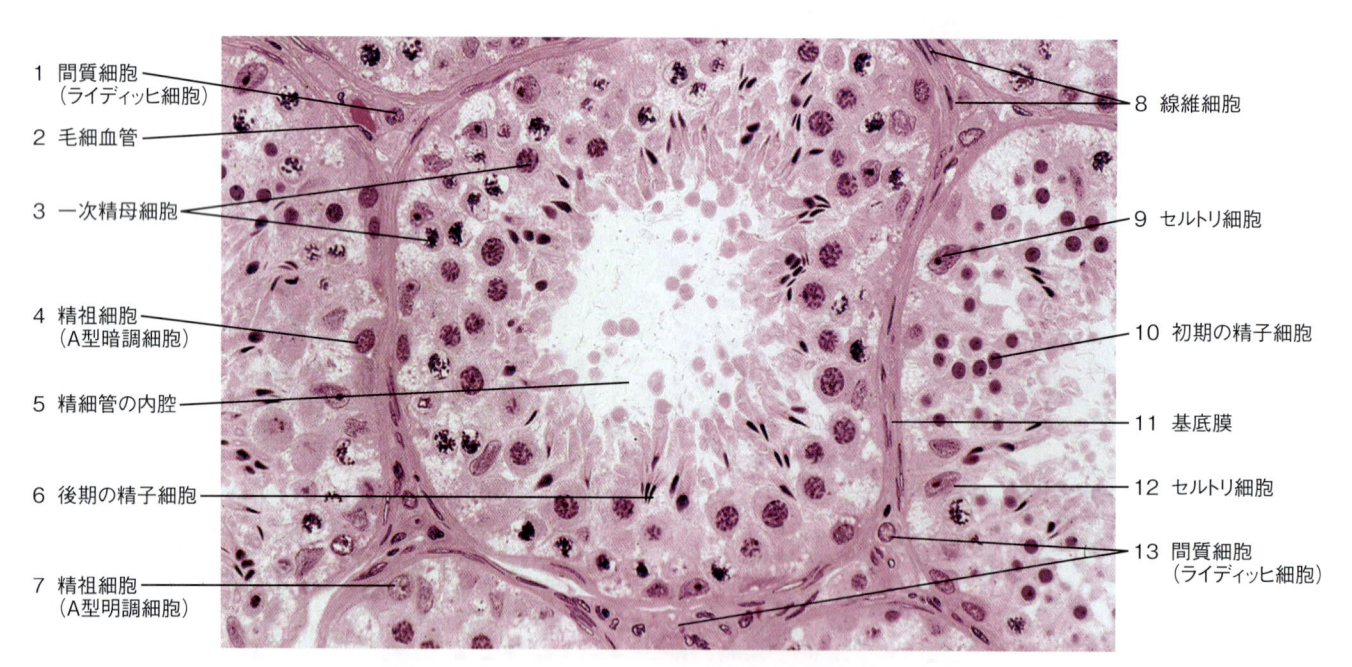

1 間質細胞（ライディッヒ細胞）
2 毛細血管
3 一次精母細胞
4 精祖細胞（A型暗調細胞）
5 精細管の内腔
6 後期の精子細胞
7 精祖細胞（A型明調細胞）
8 線維細胞
9 セルトリ細胞
10 初期の精子細胞
11 基底膜
12 セルトリ細胞
13 間質細胞（ライディッヒ細胞）

**図20-7** ■ セルトリ細胞，精祖細胞およびさまざまな発生段階の精子細胞を示す精細管（横断面）
（樹脂包埋切片，ヘマトキシリン-エオジン染色，×125）

## 図20-8　サルの精巣：精子発生の各段階

　　図は精子発生の三つの異なるステージを示している．左の図（Ⅰ）では，大型の**一次精母細胞**（5）が分裂して小さい**二次精母細胞**（3）をつくっている．二次精母細胞（3）は速やかに減数分裂し，**精子細胞**（1, 2）となる．初期の精子細胞（2）と成熟した精子細胞（1）はどちらも，**セルトリ細胞**（4）の細胞質に埋もれている．精細管の基底膜に接して暗調と明調の**A型精祖細胞**（6）がみとめられる．

　　中央の図（Ⅱ）では，放出される前の**精子細胞**（7）が精細管の内腔近くにある．まるい**精子細胞**（8）と大型の**一次精母細胞**（9）が**セルトリ細胞**（10）に接している．精細管の基底部の近くに**精祖細胞**（11）がある．

　　右の図（Ⅲ）で示されているのは，成熟した精子細胞が精子となって精細管に放出された後の状態で，精上皮にみられるは初期の**精子細胞**（8），**一次精母細胞**（9），**精祖細胞**（11），**セルトリ細胞**（10）のみである．

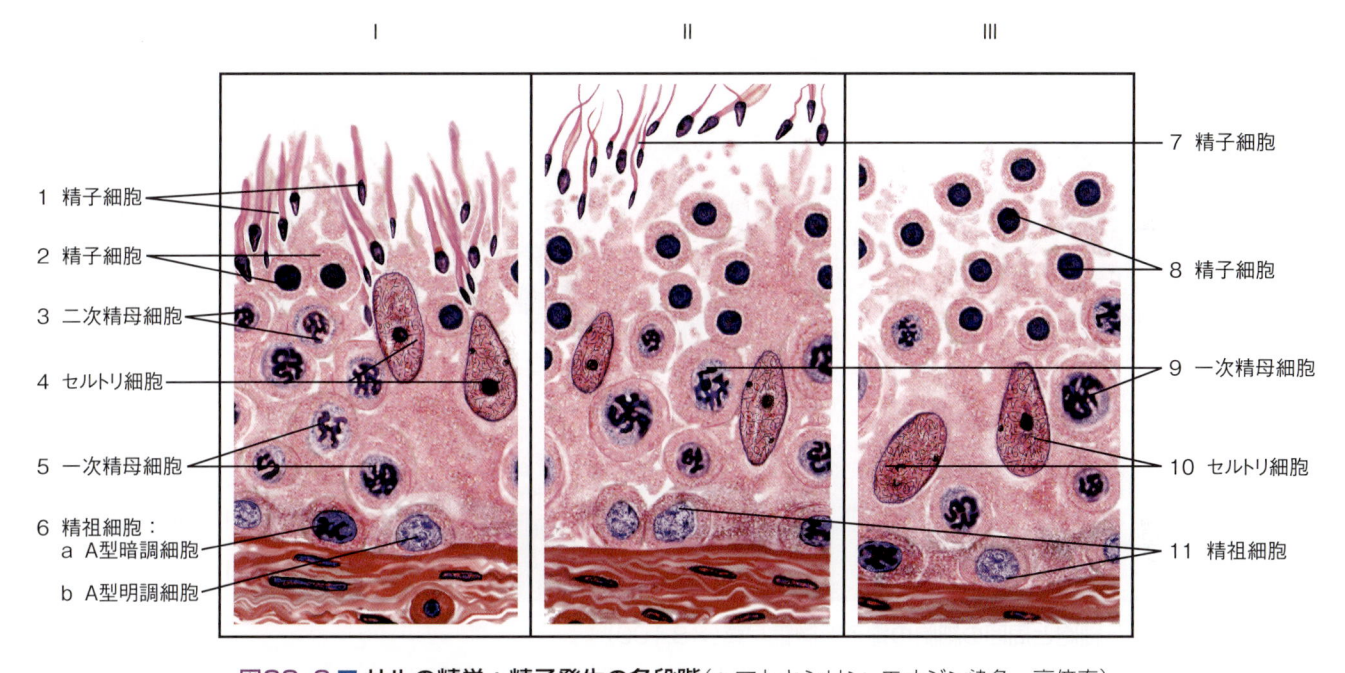

図20-8 ■ **サルの精巣：精子発生の各段階**（ヘマトキシリン–エオジン染色，高倍率）

## 図20-9　セルトリ細胞と周囲の細胞の電子顕微鏡写真

　　　　この電子顕微鏡写真の中央には，**セルトリ細胞の細胞質**(1)，特徴的な**セルトリ細胞の核**(2)，そして密な**セルトリ細胞の核小体**(9)がある．セルトリ細胞の右がわには，**ゴルジ装置**(8)をもつ**初期精子細胞**(7)の断面がみられる．隣接するセルトリ細胞とのあいだの明瞭な**接着複合体**(3, 10)によって，精上皮を基底区間と内腔区画に分ける血液精巣関門を形成している．セルトリ細胞(1, 2, 9)の下には，厚い基底膜(11)に接するうすい**基底板**(4)がある．基底膜(11)の反対がわには，**滑面小胞体**とまるいクリステをもつ**ミトコンドリア**(12)で充たされた**ライディッヒ細胞**(5)がある．左下隅には，隣接する精細管の**精祖細胞**(6)と思われる細胞の細胞質と核の断面がある．

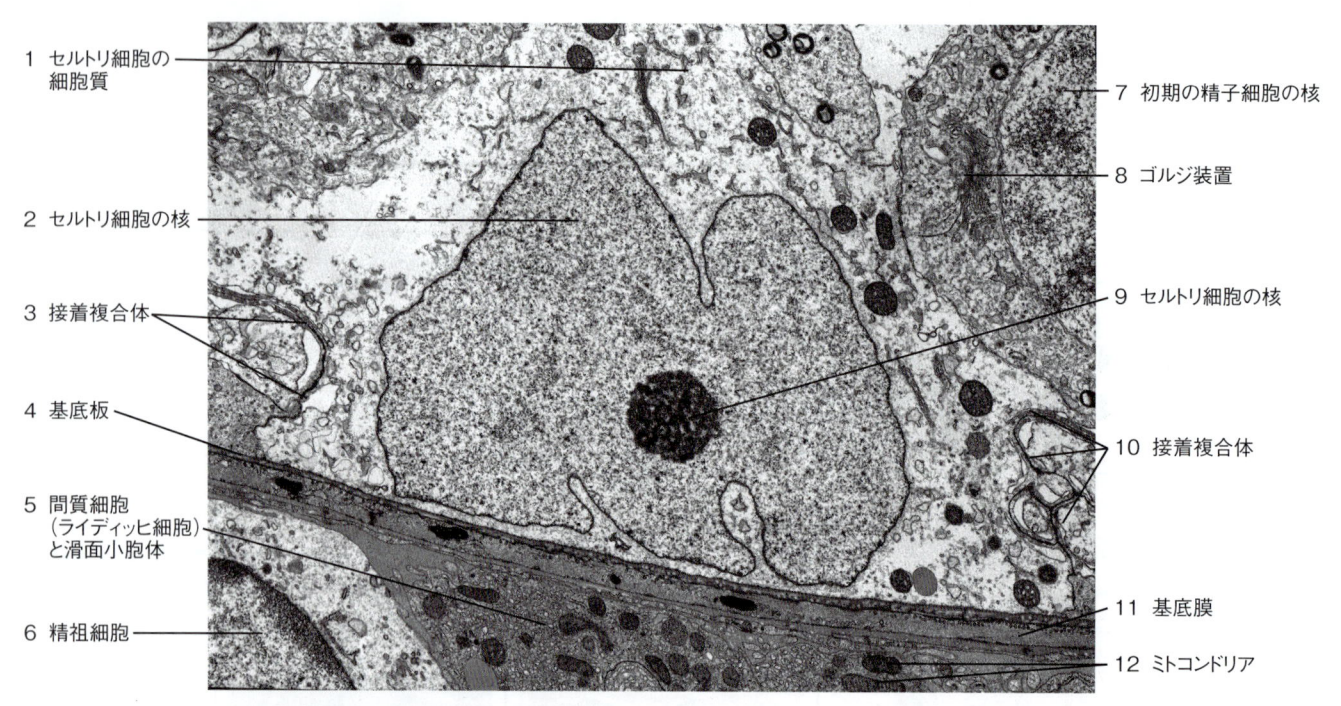

1　セルトリ細胞の細胞質
2　セルトリ細胞の核
3　接着複合体
4　基底板
5　間質細胞（ライディッヒ細胞）と滑面小胞体
6　精祖細胞
7　初期の精子細胞の核
8　ゴルジ装置
9　セルトリ細胞の核
10　接着複合体
11　基底膜
12　ミトコンドリア

**図20-9** ■ **セルトリ細胞と周囲の細胞の電子顕微鏡写真**(×8,100)

[Rex A. Hess 名誉教授(Comparative Biosciences, College of Veterinary Medicine, Illinois 州 Urbana 市)のご厚意による]

## 図20-10　精細管，直精細管，精巣網，精巣輸出管

　精巣の後部領域では，白膜が精巣内部にのびて**精巣縦隔** mediastinum testis（10, 16）となる．この図では，**精細管** seminiferous tubule（3, 5），精巣縦隔（10, 16）の結合組織と血管，精巣の導管である**精巣輸出管** ductulus efferens（efferent ductule）（9, 13）が示されている．

　図の左がわの精細管（3, 5）には精子をつくる上皮と支持細胞であるセルトリ細胞が内腔を囲んでいる．**間質結合組織** interstitial connective tissue（4）は精巣縦隔（10, 16）に続いており，ステロイド（テストステロン）を産生する**ライディッヒ細胞** interstitial cell（of Leydig）（1）を含んでいる．精巣縦隔（10, 16）において，精細管は**直精細管** straight tubule（2, 6）となる．直精細管は短い管で，内腔はセルトリ細胞のみの狭く立方ないし低円柱上皮が並んでいる．

　直精細管（2, 6）は精巣縦隔にある**精巣網** rete testis（7, 8, 12）へ続いている．精巣網（7, 8, 12）は吻合によってつくられている内腔が広い管のネットワークであり，内腔は単層立方扁平ないし低円柱上皮におおわれている．精巣網（7, 8, 12）の内腔は，それに続く精巣輸出管（9, 13）の近くでさらに広くなる．精巣輸出管（9, 13）は起始部はまっすぐだが，精巣上体の頭部では高度に屈曲する．精巣輸出管（9, 13）は精巣上体と精巣網（7, 8, 12）をつなげている（図 20-11 参照）．精巣網の管の一部と精巣輸出管（9, 13）には**精子** sperm（11, 14）がみえる．

　精巣輸出管（9, 13）の上皮は，円柱細胞群と微絨毛をもつ低い立方細胞群が交互に並ぶ構成になっている．細胞の高さが交互に変化するため，精巣輸出管の内腔は凸凹がある．

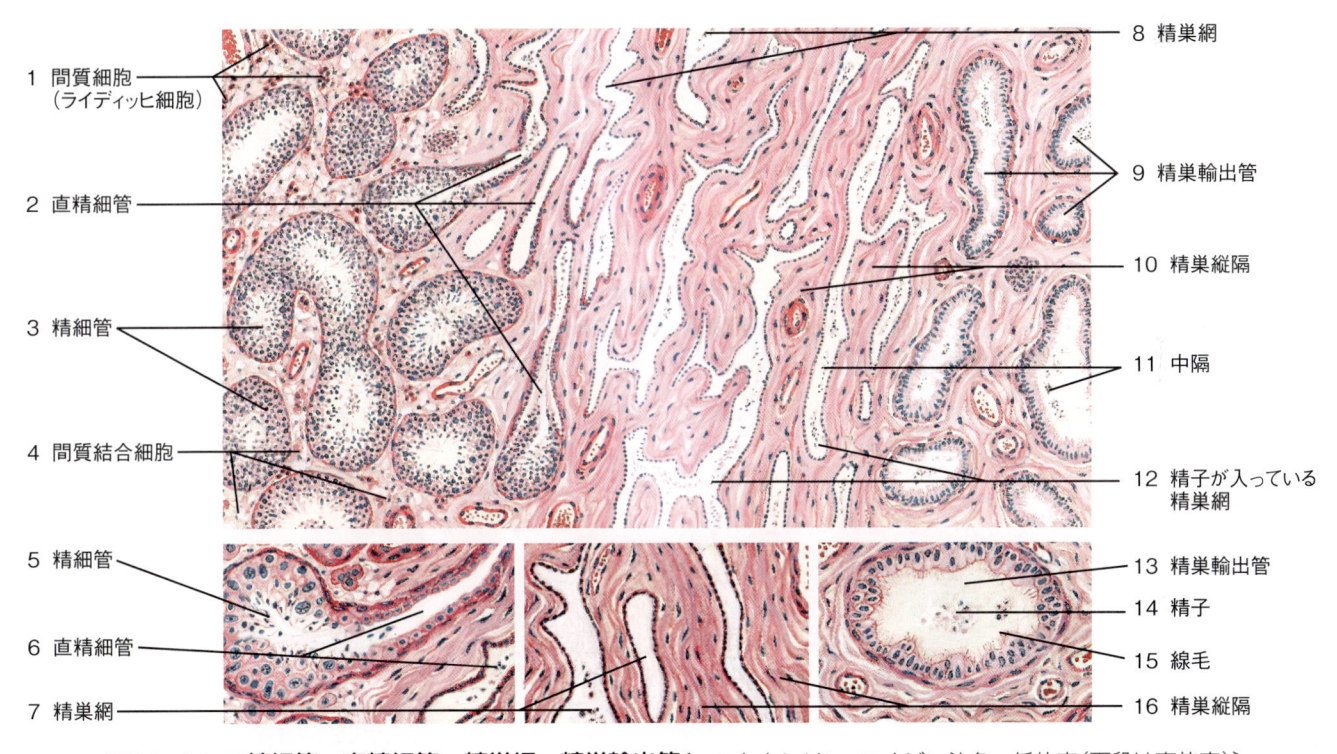

1　間質細胞（ライディッヒ細胞）
2　直精細管
3　精細管
4　間質結合細胞
5　精細管
6　直精細管
7　精巣網
8　精巣網
9　精巣輸出管
10　精巣縦隔
11　中隔
12　精子が入っている精巣網
13　精巣輸出管
14　精子
15　線毛
16　精巣縦隔

**図20-10** ■ **精細管，直精細管，精巣網，精巣輸出管**〔ヘマトキシリン-エオジン染色，低倍率（下段は高倍率）〕

## 機能との関連 20-2 ■ 男性生殖器のホルモン

　精子が正常につくられるためには，腺性下垂体 adenohypophysis のゴナドトロピン分泌細胞 gonadotroph から産生される**黄体化ホルモン** luteinizing hormone(**LH**)と**卵胞刺激ホルモン** follicle-stimulating hormone(**FSH**)の血中濃度が，どちらも適切なレベルに保たれることが必要である．LH は**ライディッヒ細胞**による**テストステロン** testosterone の産生を促進し，FSH は**セルトリ細胞** Sertoli cell による**アンドロゲン結合蛋白質** androgen-binging protein(ABP)の産生を促進する．ABP はテストステロンと結合し，精細管におけるテストステロン濃度を高め，精子形成過程を促

進する．精細管における正常な精子発生 spermatogenesis には，高濃度のテストステロンが必要である．さらに男性の二次性徴の発達と維持と同様に，付属生殖腺の構造と機能にも，適切なテストステロン濃度が必要である．

　過剰な血中濃度のテストステロンは視床下部ニューロンを**抑制**し，セルトリ細胞から分泌されるホルモンである**インヒビン** inhibin によってさらなる FSH の産生を抑制する．またセルトリ細胞は，FSH 放出に対して逆の正の作用を及ぼす**アクチビン** activin も産生する．

## 図20-11　精巣輸出管と精巣上体管

　**精巣輸出管** ductulus efferens(1)は精巣の後上面の縦隔から出て，精巣網を精巣上体管につなぐ管である．精巣輸出管は**結合組織** connective tissue(2, 12)の中にあり，精巣上体の頭部を形成している．

　精巣輸出管の内腔には**線毛をもつ**円柱上皮細胞群と**線毛がなく**微絨毛をもつ立方上皮細胞群とが交互に並んでいるため，内腔表面の輪郭が不規則になっている．基底膜の下に**平滑筋層** smooth muscle layer(5, 11)と結合組織層(2)がある．精巣輸出管の末端は精巣上体にあり，そこでは内腔は**多列円柱上皮** pseudostratified columnar epithelium(6, 8)でおおわれている．

　**精巣上体管** ductus epididymis(3, 4)は長く曲がりくねった管であり，結合組織(2)とうすい平滑筋層(5, 11)に囲まれている．図では精巣上体管の**横断面**(3)と**縦断面**(4)が示されている．精巣上体管の一部に成熟した**精子**(7)が含まれている．

　多列円柱上皮(6, 8)は**不動毛** stereocilium(8)と呼ばれる長く，非運動性の微絨毛をもつ円柱細胞の**主細胞** principal cell(9)と小さい**基底細胞** basal cell(10)からなる．

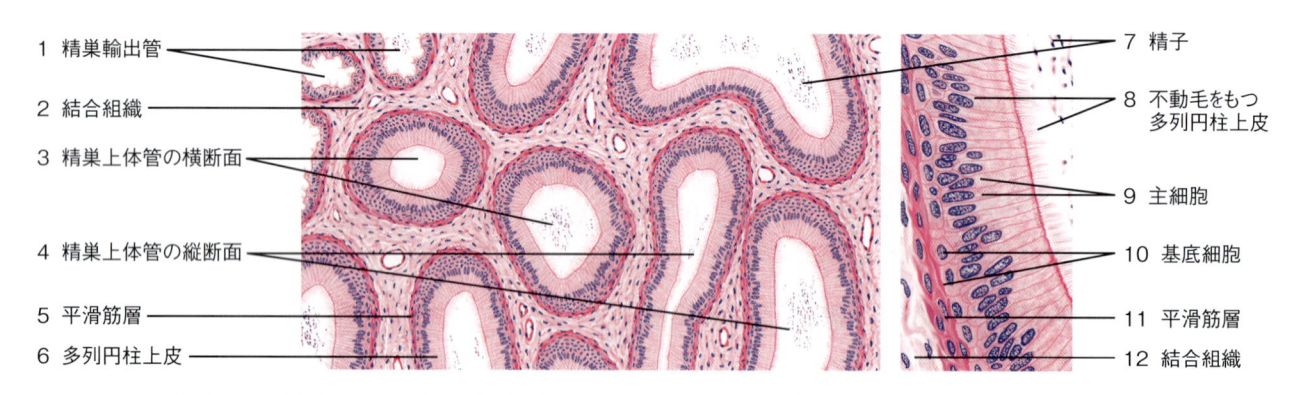

1　精巣輸出管
2　結合組織
3　精巣上体管の横断面
4　精巣上体管の縦断面
5　平滑筋層
6　多列円柱上皮
7　精子
8　不動毛をもつ多列円柱上皮
9　主細胞
10　基底細胞
11　平滑筋層
12　結合組織

図20-11 ■ **精巣輸出管と精巣上体管**(ヘマトキシリン–エオジン染色，左：低倍率，右：高倍率)

## 図20-12 精巣上体管(横断面)

　図は精巣上体管を示しており，その中には**精子**(1)で充たされている管もある．精巣上体管の上皮は**多列上皮** pseudostratified epithelium(2)である．**主細胞**(2a)は高円柱上皮細胞で，**不動毛**(5)でおおわれている．**基底細胞**(2b)は小さい球形の細胞で，上皮の基底近くに分布する．うすい**平滑筋**(3)の層が各精巣上体管を囲み，平滑筋層に隣接して**結合組織**(4)の細胞と線維がみられる．

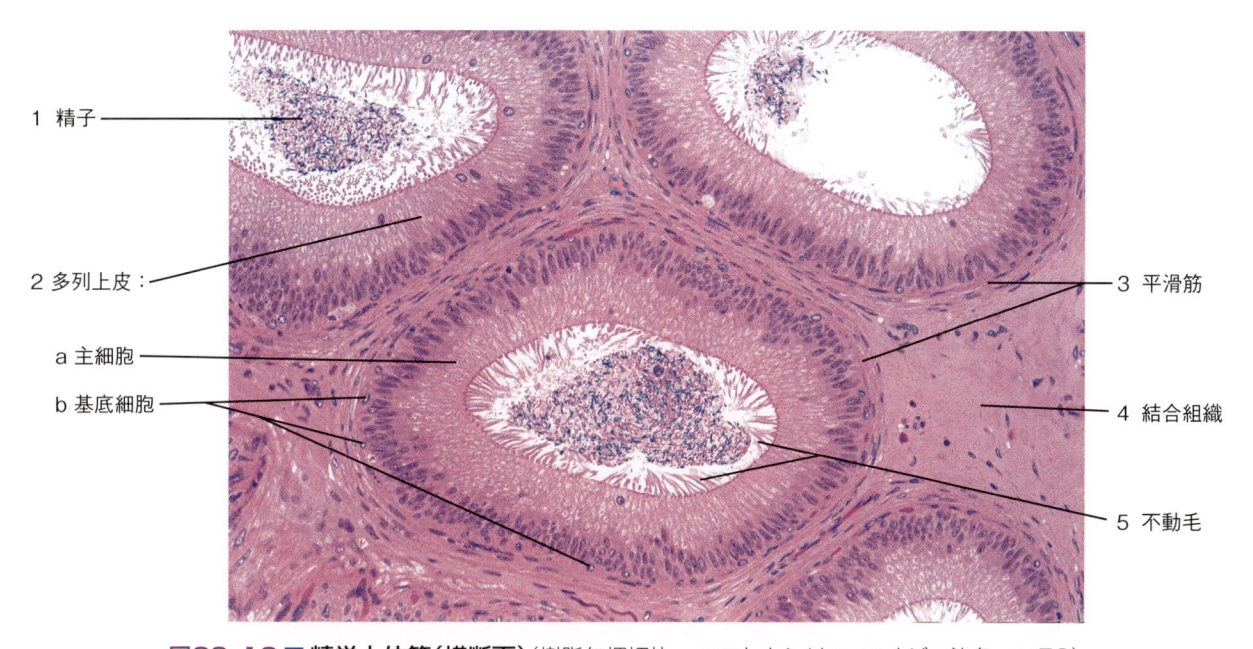

1 精子
2 多列上皮：
　a 主細胞
　b 基底細胞
3 平滑筋
4 結合組織
5 不動毛

**図20-12 ■ 精巣上体管(横断面)**(樹脂包埋切片，ヘマトキシリン-エオジン染色，×50)

## 図20-13 精管(横断面)

　精管の内腔は狭く，**粘膜縦ひだ** longitudinal mucosal fold(6)があり不規則で，管壁はうすい粘膜，厚い筋層，外膜から構成されている．

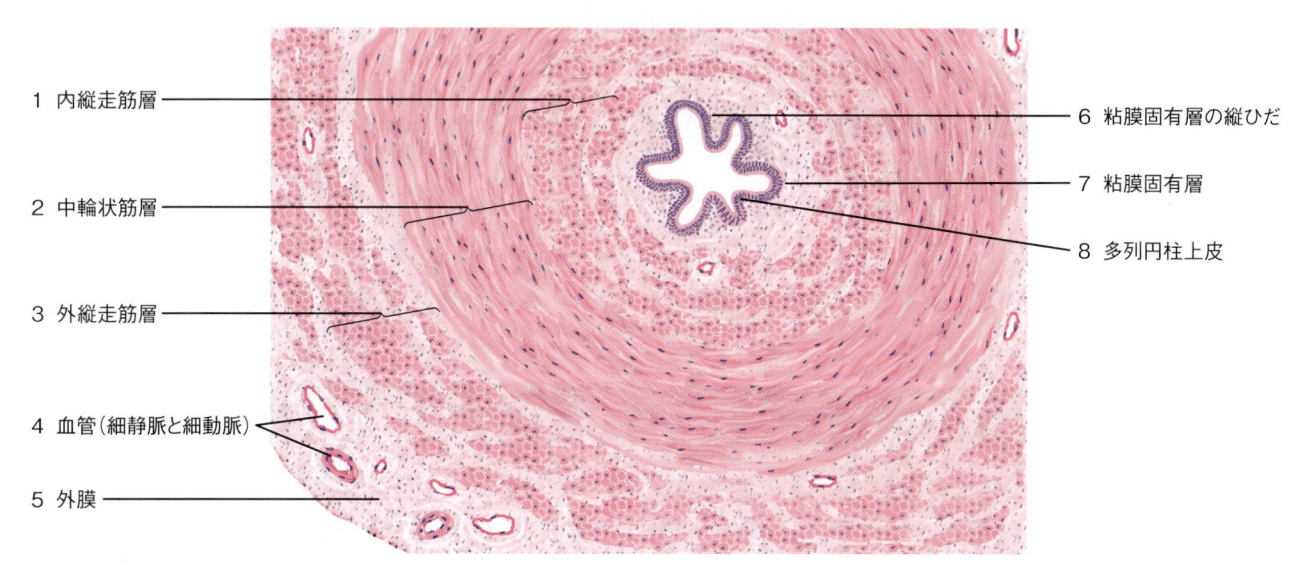

1 内縦走筋層
2 中輪状筋層
3 外縦走筋層
4 血管(細静脈と細動脈)
5 外膜
6 粘膜固有層の縦ひだ
7 粘膜固有層
8 多列円柱上皮

**図20-13 ■ 精管(横断面)**(ヘマトキシリン-エオジン染色，低倍率)

精管の内腔は不動毛をもつ**多列円柱上皮** pseudostratified columnar epithelium（8）でおおわれている．精管の上皮は精巣上体管の上皮よりやや低い．うすい**粘膜固有層** lamina propria（7）はコラーゲン線維と弾性線維からなる．

厚い筋層は3層の平滑筋層で，ややうすい**内縦走筋層** inner longitudinal layer（1），厚い**中輪状筋層** middle circular layer（2），ややうすい**外縦走筋層** outer longitudinal layer（3）からなる．筋層は**外膜** adventitia（5）に囲まれ，外膜には**血管（細静脈，細動脈）**（4）と神経が豊富に走っている．精管の外膜は精索の結合組織と混じり合っている．

## 図20-14　精管膨大部（横断面）

精管の終末部は拡張して精管膨大部になる．膨大部と精管は粘膜の構造に違いがある．

膨大部の**内腔** lumen（3）は精管より広い．粘膜には不規則で枝分かれする多数の**粘膜ひだ** mucosal fold（4）と，そのあいだに**腺様小窩** glandular diverticulum あるいは crypt（1）がみられる．内腔（3）と腺様小窩（1）をおおう腺上皮は単層円柱ないし立方状である．腺上皮の下に**粘膜固有層**（6）がある．

平滑筋層は精管のものに似ており，うすい**内縦走筋層**（7），厚い**中輪状筋層**（8），うすい**外縦走筋層**（9）からなる．膨大部を結合組織である外膜（5）が取り囲んでいる．

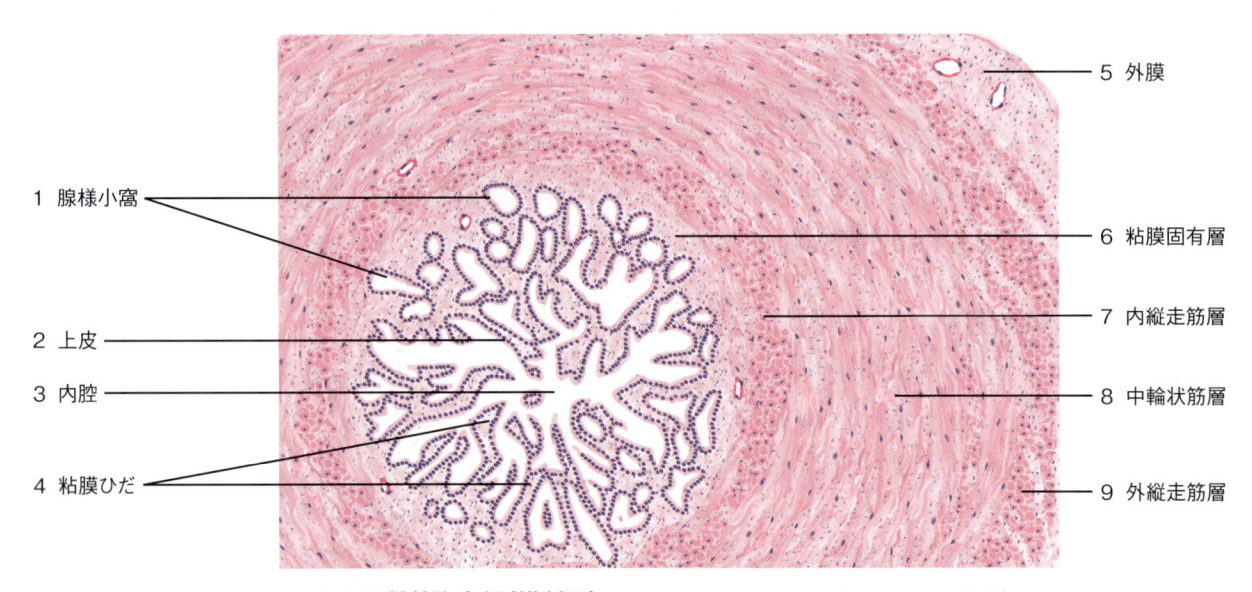

図20-14 ■ **精管膨大部（横断面）**（ヘマトキシリン-エオジン染色，低倍率）

## 機能との関連 20-3 ■ 精　路

### 精巣輸出管

　**精巣輸出管** efferent ductule の線毛には運動性があり，精細管から**精巣上体管** ductus epididymis への精子の輸送を助ける．さらに，これらの管壁の平滑筋の収縮も精子の輸送の助けとなる．線毛のない立方細胞も精巣輸出管の内腔上皮にあり，この細胞は精細管のセルトリ細胞で産生された精巣液のほとんどを吸収する．

### 精巣上体管

　高度に曲がりくねった精巣上体管は精子の**蓄積，貯蔵，形成**の場となっている．精巣上体に精子が入るときには，精子は運動能力と卵子との受精能力をもっていない．しかし，精巣上体管を通過するあいだに，精子は運動能力を獲得し，先体は成熟し，卵子との受精能をもつようになる．精子の形成過程には適切な濃度のテストステロンが必要である．

　精巣上体管の**主細胞** principal cell の内腔側には長い微絨毛である**不動毛** stereocilium が並んでいる．不動毛は精巣輸出管で吸収しきれなかった精巣液を吸収する．また主細胞はセルトリ細胞が除去しきれなかった残余小体や異常なまたは変性した精子を貪食する．さらに主細胞は糖蛋白質の**受精能獲得抑制因子**を分泌する．この因子は精子の細胞膜表面に結合し，精子が女性生殖器官にとどまって因子自身が除かれるまで精子の**受精能獲得を抑制**する．

　精子は女性生殖器内で，**受精能獲得** capacitation と呼ばれるプロセスによって活性化される．この作用により，精子は排卵された卵子の透明帯上の精子受容体と結合することができ，卵子と受精するための精子の親和性が高まる．これにより**先体反応** acrosomal reaction がおこり，先体酵素が放出され，その酵素のはたらきで排卵された卵子の周囲の細胞を分散させ，卵子の周囲の透明帯を消化して通りぬけ，卵子を受精させる．

# 第20章 **まとめ**

## 第1項　精　巣

- 精巣は1対であり，内部には精子を産生する精子形成細胞が含まれている
- 複数の精路を通って精子は精巣上体管へ運ばれ，そこで貯蔵され，成熟する
- 射精の際，精子は精管を経て，尿道から放出される
- 付属生殖腺には，前立腺，精囊，尿道球腺がある

## 陰　囊

- 精巣は，体腔外の陰囊の中にあって，体温より2〜3℃低い環境下にある
- 陰囊の温度は，発汗や蔓状静脈叢により低く保たれている
- 対向流熱交換系により，精巣に入る動脈血は冷やされる

## 精　巣

- 厚い結合組織の白膜が精巣を囲み，また精巣縦隔を形成している
- 精巣縦隔から，うすい結合組織の中隔が拡がり，精巣を精巣小葉に分けている
- 精巣小葉には精上皮が内腔をおおっている精細管が入っている
- 精上皮には精祖細胞と支持細胞であるセルトリ細胞を含まれている
- 精細管のあいだにはテストステロンを分泌するライディッヒ細胞が存在する

## 精子形成

- 精子形成幹細胞の有糸分裂を経てA型精祖細胞が生みだされる
- B型精祖細胞は，精細管でもっとも大きい細胞である一次精母細胞になる
- 一次精母細胞はより小さい二次精母細胞になる
- 精母細胞は減数分裂により染色体数とDNA量を減らす
- 二次精母細胞は分裂し精子細胞となる
- 精子細胞は分裂せず，23本の単染色体(22+Xもしくは22+Y)を含んでいる
- 精子細胞は精子形成(狭義)と呼ばれる形態変化の過程をたどる
- 精子細胞は，成熟した精子として精細管内へ放出されるまで，細胞間橋により相互に結合している

## 精子形成(狭義)

- 染色質の凝縮に伴い，まるい精子細胞の大きさと形が変わる
- 先体小胞の先体顆粒は先体として，凝縮した核の前面をおおう
- 先体は卵母細胞のまわりを取り囲む細胞のあいだを精子が通過するために必要な加水分解酵素を含んでいる
- 核をはさんで先体の反対がわでは，鞭毛(尾部)が形成され，中間部にミトコンドリアが凝集する
- 残余小体(余剰の細胞質)は精子細胞から脱落し，セルトリ細胞に貪食される
- 成熟した精子は，頭部，頸部，中間部，そして(尾部の)主部から構成される

## 精　路

- 放出された精子は，直精細管と精巣網を通り精巣輸出管へと進む
- 精巣中隔にある精巣輸出管は，精子を精巣上体管の頭部へ送る
- 精巣輸出管の内腔の上皮には，線毛のある細胞とない細胞が存在する
- 精巣輸出管の線毛は，精子と精巣液を精細管から精巣上体管へ運ぶ
- 線毛のない細胞は精巣上体管に向かって通るあいだに精巣液の大部分を吸収する
- 精子は精巣上体管，精管を経て尿道へ運ばれる
- 精巣輸出管，精巣上体管，精管のそれぞれの周囲にある平滑筋は精子の輸送を担う
- 主細胞と基底細胞からなる多列上皮が，精巣輸出管と精巣上体管の内腔上皮である
- 不動毛が精巣上体管と精管の内腔に面する細胞の表面にある

- 不動毛は精巣液を吸収し，主細胞は残余小体（余剰な細胞質）を貪食する
- 精巣上体管の主細胞は精子の受精能獲得を抑制する糖蛋白質を産生する
- 受精能獲得抑制因子が女性の生殖管内で取り除かれるまでは，精子の受精能力は抑制されている
- 精子の活性化とは，受精能獲得によって精子が排卵された卵子と結合して受精できるようになることである
- 先体反応により先体にある酵素が放出され，精子の卵子への侵入を助ける

## セルトリ細胞

- 成熟した精子を保持し，保護し，栄養を与え，精細管内に放出する
- 精巣液を分泌し，精子に栄養を与え，また精子を精路へ移動させる
- 精子細胞の残余小体を貪食する
- 精細管におけるテストステロン濃度を上昇させるためにABP（アンドロゲン結合蛋白質）を分泌し，また精子の輸送のために精巣液を分泌する
- インヒビン，アクチビンおよび抗ミュラー管ホルモンを分泌する

## 血液精巣関門

- 隣合ったセルトリ細胞のあいだの閉鎖帯により形成される
- 精細管を基底区画と傍腔区画に分ける
- 発生過程にある精子を自己免疫反応と有害な物質から守る

## 男性ホルモン

- 精子形成は下垂体で産生される LH と FSH に依存する
- LH はライディッヒ細胞の受容体に結合し，テストステロン産生を促進する
- FSH はセルトリ細胞の ABP 産生を促進し，ABP は精細管でテストステロンと結合する
- 精細管のテストステロンは精子形成と付属生殖腺機能に不可欠である
- セルトリ細胞は下垂体における FSH 産生を抑制するインヒビンと，下垂体からの FSH の放出をネガティブフィードバックで抑制するアクチビンとを産生する

# 第20章　復習問題：第1項

## 問　題

次の問題について，もっとも適切な答えを選びなさい．

1. 血液精巣関門を形成する細胞は？
   A．精母細胞
   B．精子細胞
   C．毛細血管内皮細胞
   D．セルトリ細胞
   E．ライディッヒ細胞

2. 血液精巣関門は男性生殖器系においてどのような重要な役割を果たしているか？
   A．精細管へのテストステロンの通過を防ぐ
   B．精子に対する自己免疫反応と不妊の誘発を防ぐ
   C．精細胞をセルトリ細胞からへだてる
   D．セルトリ細胞を毛細血管網からへだてる
   E．精細管近傍の内毛細血管内皮で閉鎖帯を形成する

3. 付属生殖腺の維持に不可欠なホルモンはどれか？
   A．テストステロン
   B．アンドロゲン結合蛋白質（ABP）
   C．インヒビン

D．黄体形成ホルモン（LH）
E．セルトリ細胞ホルモン

4. 精子が精巣上体に入ると？
   A．精子には運動性があり，卵子と受精することができる
   B．精子はさらに精子形成過程を進む
   C．精子は運動性がなく，卵子と受精することができない
   D．運動性を増加させるために液体が追加される
   E．不動毛の運動性が精子の運動性を高める

5. 精子はどこで活性化され，卵子と受精できるようになるか？
   A．精巣内
   B．精巣上体内
   C．精巣輸出管内
   D．女性生殖器内
   E．精細管内

## 解　答

1. 正解：D．セルトリ細胞．セルトリ細胞間の閉鎖帯は，精細管を傍腔区画と基底区画にへだてて，発生過程にある精子を自己免疫反応から守る．
2. 正解：B．精子に対する自己免疫反応と不妊の誘発を防ぐ．
3. 正解：A．テストステロン．テストステロンは，精子形成，付属生殖腺の維持，および男性の第二次性徴に必須である．

4. 正解：C．この段階では精子には運動性がなく，卵子と受精することができない．完全な成熟と受精能を得るには，精巣上体でさらに成熟する必要がある．
5. 正解：D．女性生殖器内．ここで精子は受精能獲得の過程を経て活性化され，受精能獲得抑制因子が取り除かれると，排卵された卵子と受精することができる．

# 第2項・付属生殖腺

　男性生殖器系の付属生殖腺は一対の**精囊** seminal vesicle，一対の**尿道球腺** bulbourethral gland，一つの**前立腺** prostate gland から構成されている（図 20-15）．これらの腺からの分泌物は精子と混ざり**精液** semen となる．陰茎は交接器官としてはたらき，尿道海綿体部は尿と精液の共通の通路である．

　精囊は膀胱の後方で前立腺の上方に位置している．両がわの精囊の導管は，それぞれ同側の精管の末端の拡張部である**精管膨大部** ampulla と合し，**射精管** ejaculatory duct となって前立腺を貫通し尿道の**前立腺部** prostatic urethra に開口する．

　前立腺は膀胱頸部の下方に位置する．膀胱から出る**尿道** urethra が前立腺の中を通っており，この部分を尿道の前立腺部という．射精管と複数の前立腺の導管が尿道の前立腺部に開口している．

　尿道球腺は小さい，豆粒大の腺で**陰茎** penis の根元に位置し，尿生殖隔膜内の骨格筋内に埋もれている．その導管は**尿道** urethra の近位部に開口している．

　**陰茎**は**勃起組織** erectile tissue である背側の一対の**陰茎海綿体** corpus cavernosum と腹側の一つの**尿道海綿体** corpus spongiosum で構成されている．尿道海綿体は陰茎先端の**陰茎亀頭** glans penis までのびているので，この部分は**尿道海綿体部**と呼ばれる．陰茎内の各海綿体は**白膜** tunica albuginea という結合組織の層で囲まれている．

　陰茎の海綿体組織は血管内皮細胞でおおわれた不規則な形状の血管腔からつくられている．これらを区切る小柱はコラーゲン線維，弾性線維，平滑筋から構成されている．血液は**陰茎背動脈** dorsal artery of the penis と**陰茎深動脈** deep artery of the penis から海綿体の血管腔に入り，周囲の静脈から出ていく．

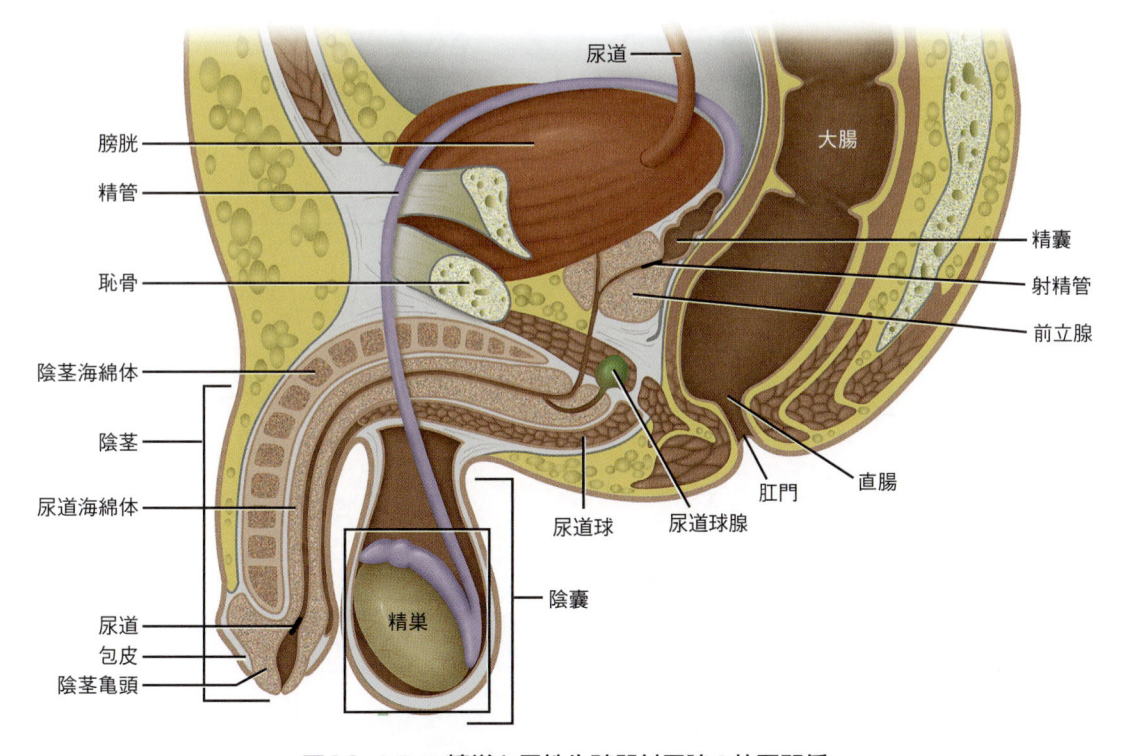

**図20-15 ■ 精巣と男性生殖器付属腺の位置関係**

## 図20-16 前立腺と尿道前立腺部

　前立腺は被膜におおわれ膀胱頸部の下方に位置する．尿道が膀胱から出て前立腺の中を通る部分を**尿道前立腺部** prostatic urethra(1)という．尿道前立腺部(1)の三日月状の内腔は**移行上皮** transitional epithelium(6)におおわれている．前立腺のほとんどは分岐管状**房状腺** prostatic gland(5, 11)で，腺房の中には固形分泌物が凝集した前立腺小石 prostatic concretion(11)をもつものもある．図において前立腺小石(11)は小さな赤い点としてみえる．**平滑筋束**(4)を伴いコラーゲン線維と弾性線維の混ざった特徴的な**線維筋性支質** fibromuscular stroma(10)が前立腺(5, 11)と尿道前立腺部(1)を囲んでいる．

　尿道前立腺部(1)には，腺をもたない線維筋性支質からなる縦長の尿道堤が拡がり，**精丘** colliculus seminalis(7)と呼ばれるドーム状の構造を形成して尿道に突出し，前立腺尿道部を三日月形にしている．精丘(7)の両がわには**前立腺洞** prostatic sinus(2)があり，その中に**前立腺**(9)の**導管（前立腺管）**が多数開口している．

　精丘の中央部に**前立腺小室** utricle(8)と呼ばれる盲管があり，尿道に開口する直前で拡張している．上皮は分泌性で単層ないし多列円柱上皮である．**射精管** ejaculatory duct(3)が前立腺小室の両がわに一つずつ開口している．

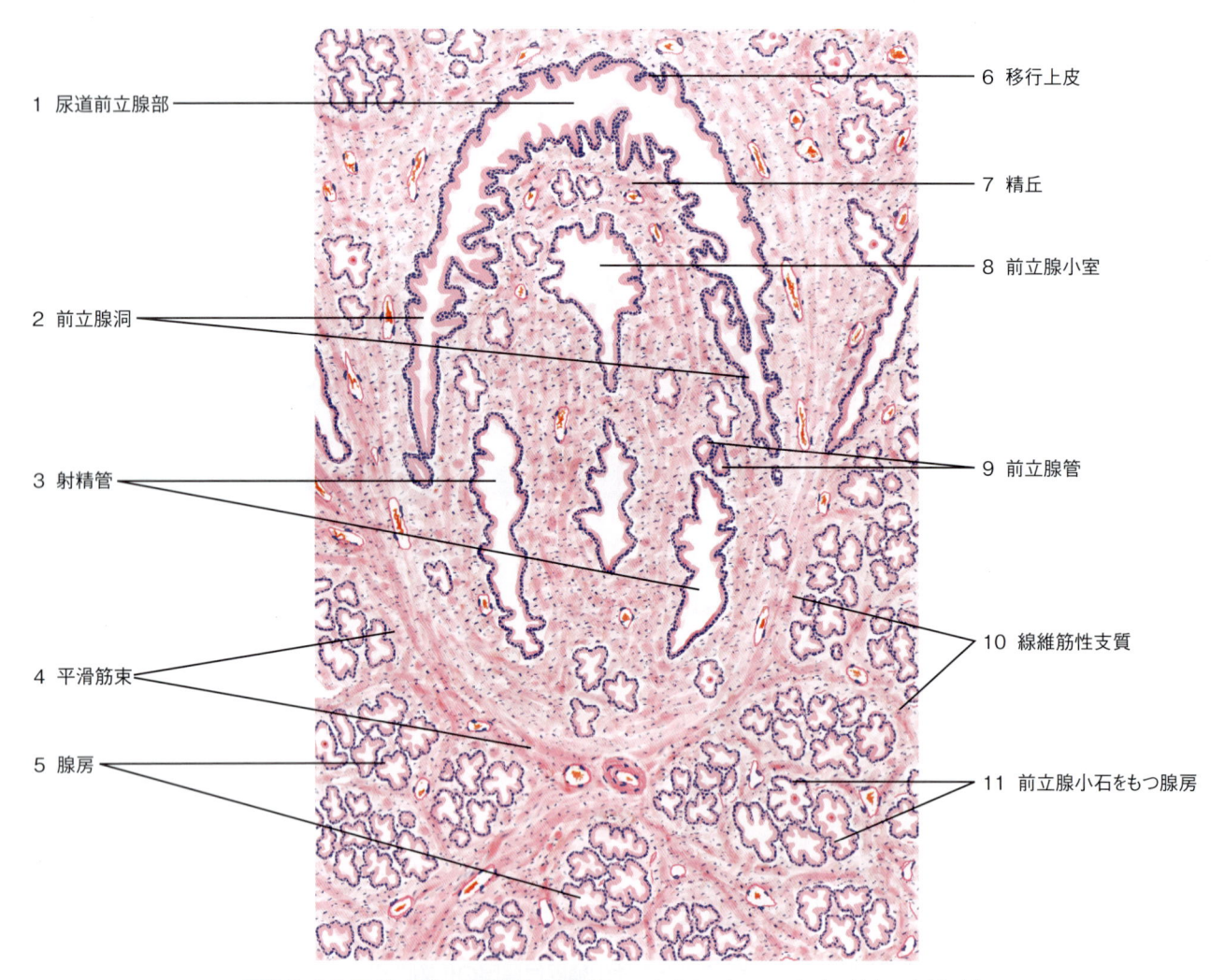

1 尿道前立腺部
2 前立腺洞
3 射精管
4 平滑筋束
5 腺房

6 移行上皮
7 精丘
8 前立腺小室
9 前立腺管
10 線維筋性支質
11 前立腺小石をもつ腺房

図20-16 ■ 前立腺と尿道前立腺部（ヘマトキシリン–エオジン染色，低倍率）

## 図20-17　前立腺：腺組織と前立腺小石

図 20-16 の前立腺の一部をやや高倍率で示している.

前立腺の**腺房**(1)はさまざまな形をしているが，通常は内腔が横に拡がっていて，かつ上皮でおおわれた**結合組織のひだ**(10)が突出しているために不規則な形をしている. いくつかの前立腺腺房(1)には，**前立腺分泌物** prostatic secretion(9)がみられる. **前立腺小石** prostatic concretion(4, 6, 8)という前立腺分泌物が濃縮されてできていて，前立腺の特徴となっている結石がみられる腺房もある. これは，加齢とともに数を増やし，石灰化することもある.

**腺上皮** glandular epithelium(5)は単層円柱ないし多列上皮であることが多いが，かなり変化に富み，ある部分では扁平上皮や立方上皮になっていることもある.

**前立腺の導管** excretory duct of the prostatic gland(2)は腺房(1)に似ていて，導管終末部の管腔上皮(2)は円柱上皮で，尿道に開口する近くでは濃く染色されている.

**線維筋性支質** fibromuscular stroma(7)は前立腺に特有の組織で，**平滑筋束**(3)と結合組織線維がまじり合っている.

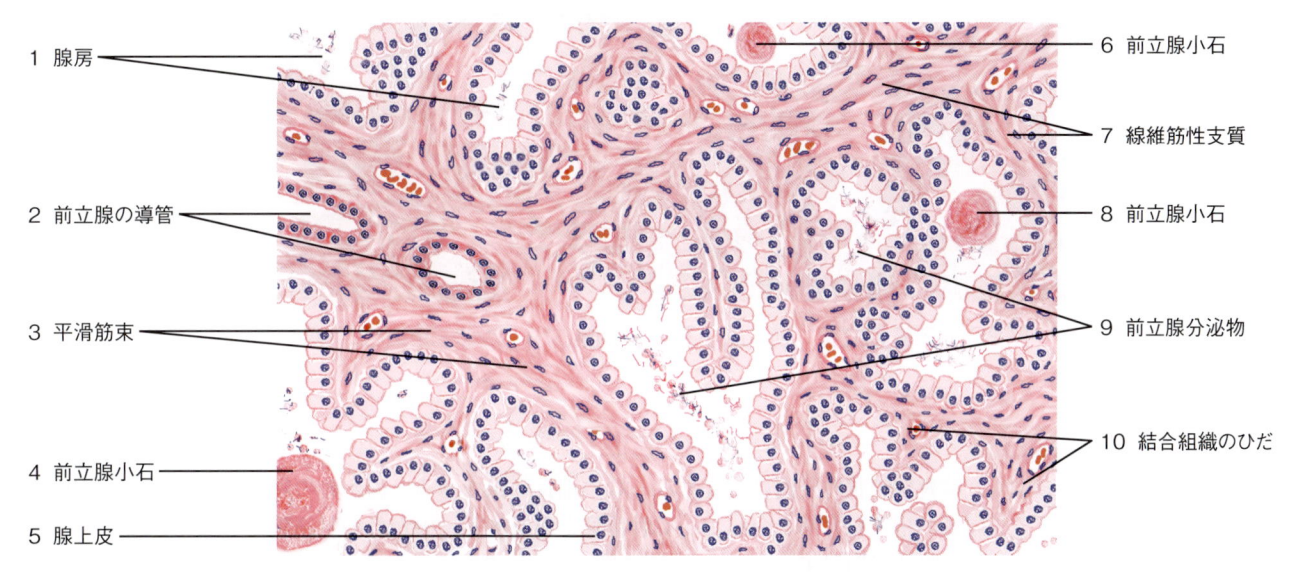

図20-17 ■ 前立腺：腺組織と前立腺小石(ヘマトキシリン-エオジン染色，中倍率)

## 図20-18　前立腺：前立腺小石をもつ腺

前立腺はさまざまな大きさと形の**腺**(3)からなる．腺の上皮も単層立方上皮や**円柱上皮**(2)から多列上皮までさまざまである．高齢者の前立腺(1)では，腺の分泌物が凝集して**前立腺小石**(1, 5)が形成されている．この写真のように線維筋性支質(4)がみられることも前立腺の特徴である．この顕微鏡写真では，線維筋性支質(4)の**平滑筋線維**(4a)が赤く，**結合組織線維**(4b)が青く染色されている．

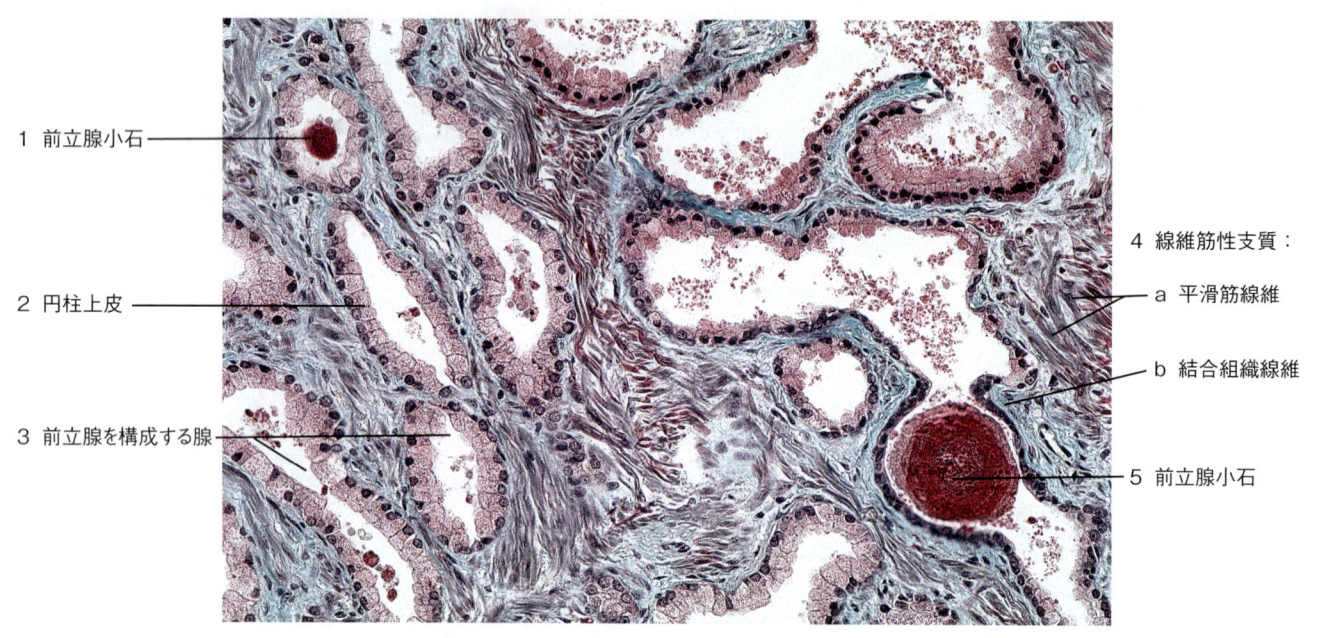

1　前立腺小石

2　円柱上皮

3　前立腺を構成する腺

4　線維筋性支質：

　a　平滑筋線維

　b　結合組織線維

5　前立腺小石

**図20-18 ■ 前立腺：前立腺小石をもつ腺**(マッソンの三色染色，×64)

## 図20-19　精　嚢

精嚢は膀胱の後面に位置する一対の細長い腺である．両がわの精嚢からの導管はそれぞれ同側の精管膨大部と合わさって射精管を形成する．両がわの射精管は前立腺を通りぬけ尿道前立腺部に開口する．

### 機能との関連 20-4 ■ 付属男性生殖腺

精嚢，前立腺，尿道球腺の分泌物は精子とまじって**精液**をつくる．精液は精子に輸送媒体と栄養を提供する．また，男性の尿道と腟の酸性環境を中和し，射精後の精子を活性化する．

**精嚢**は黄色みを帯びた粘性に富む液体を産生する．この液体は，精液のおもな炭水化物成分である**フルクトース** fructose を高濃度に含んでいる．フルクトースは精子によって代謝され，精子運動の**エネルギー**源として使われる．精嚢はプロスタグランジンや射精後に精液を凝固させるフィブリノゲンを含む精液の液性成分の大部分を産生している．

**前立腺**はクエン酸，酸性ホスファターゼ，アミラーゼ，前立腺特異抗原（PSA）に富んだ，やや酸性のうすい液体を産生する．PSA は前立腺がんでは血中濃度が増加するので，前立腺がんの診断に役に立つ．分泌液中にはフィブリノリジンという酵素があり，射精後に凝固する精液を液化する．

**尿道球腺**は透明で粘稠な粘液様の分泌液を産生する．この分泌液は性的に興奮すると分泌され，尿道の潤滑剤としてはたらくとともに，尿によって酸性になっている尿道を中和する．射精の際，尿道球腺からの分泌液は精液の他の成分より先に分泌される．

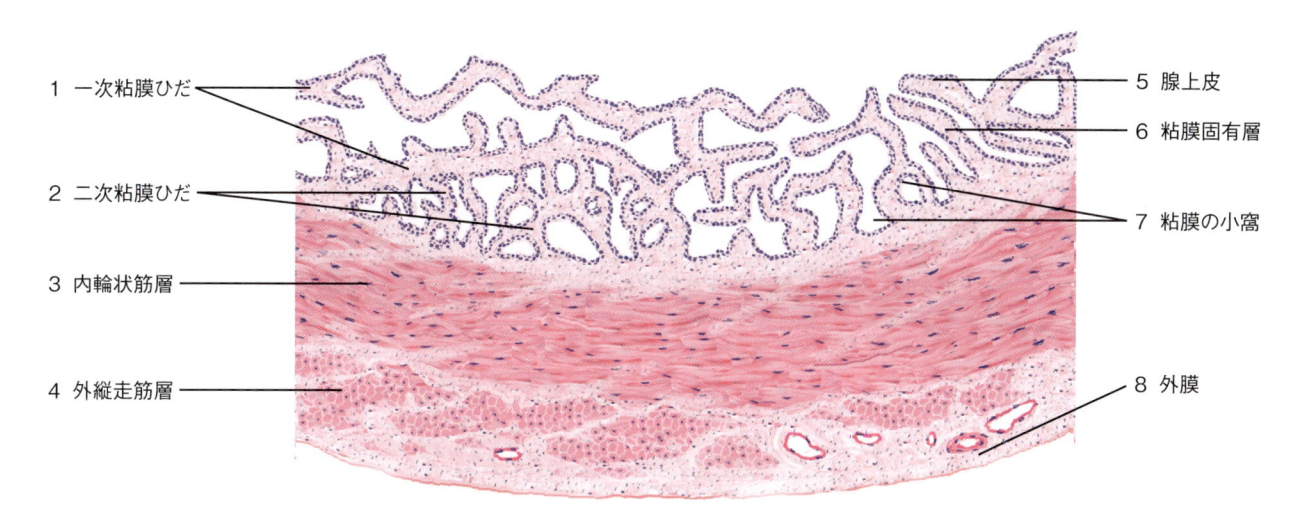

1　一次粘膜ひだ
2　二次粘膜ひだ
3　内輪状筋層
4　外縦走筋層
5　腺上皮
6　粘膜固有層
7　粘膜の小窩
8　外膜

**図20-19 ■ 精嚢**(ヘマトキシリン-エオジン染色，低倍率)

　精嚢は屈曲しており内腔は不規則である．腺組織の断面をみると，複雑な形の**一次粘膜ひ だ** primary mucosal fold(1)がみられる．このひだはさらに枝分かれして**二次粘膜ひだ** secondary mucosal fold(2)となる．二次粘膜ひだはしばしば吻合して不規則な内腔の**粘膜の小 窩** mucosal crypt(7)を形成している．**粘膜固有層** lamina propria(6)は，精嚢内腔へとのびて いる比較的太い一次粘膜ひだ(1)あるいは比較的細い二次粘膜ひだの中心の中にも入り，そ れらのひだの芯となっている．

　精嚢の腺**上皮** epithelium(5)の形態は多様であるが，通常は背の低い多列上皮で低円柱状 ないし立方状である．

　筋層は**内輪状筋層** inner circular muscle layer(3)と**外縦走筋層** outer longitudinal muscle layer(4)からなる．平滑筋の配列は粘膜が複雑なひだをつくっているため，区別しにくいこ とが多い．筋層を囲む**外膜** adventitia(8)が周囲の結合組織に混じっている．

## 図20-20　尿道球腺

　尿道球腺は一対で存在している複合管状房状腺である．弾性線維性被膜には，**結合組織** (3)，平滑筋線維，小葉間の**結合組織中隔**(5)の中の**骨格筋線維** skeletal muscle fiber(2, 7)な どが含まている．尿道球腺は尿生殖隔膜の中に位置するので，尿道球腺中には隔膜からの骨 格筋線維(2, 7)が存在する．被膜(3)からのびる結合組織中隔(5)が腺をいくつかの小葉に分 けている．

　分泌部は構造と大きさがさまざまで，粘液腺に似ている．腺には**腺房状**(6)と**管状の分泌 部**(1)がある．分泌細胞は立方状，低円柱状，もしくは扁平状であり，明調である．上皮細 胞の高さは腺のはたらきの状態に依存する．尿道球腺の分泌物はおもに粘液である．

　分泌部からの細い**導管**(4)の内腔は分泌細胞でおおわれているが，太い導管では多列ない し重層円柱上皮でおおわれている．

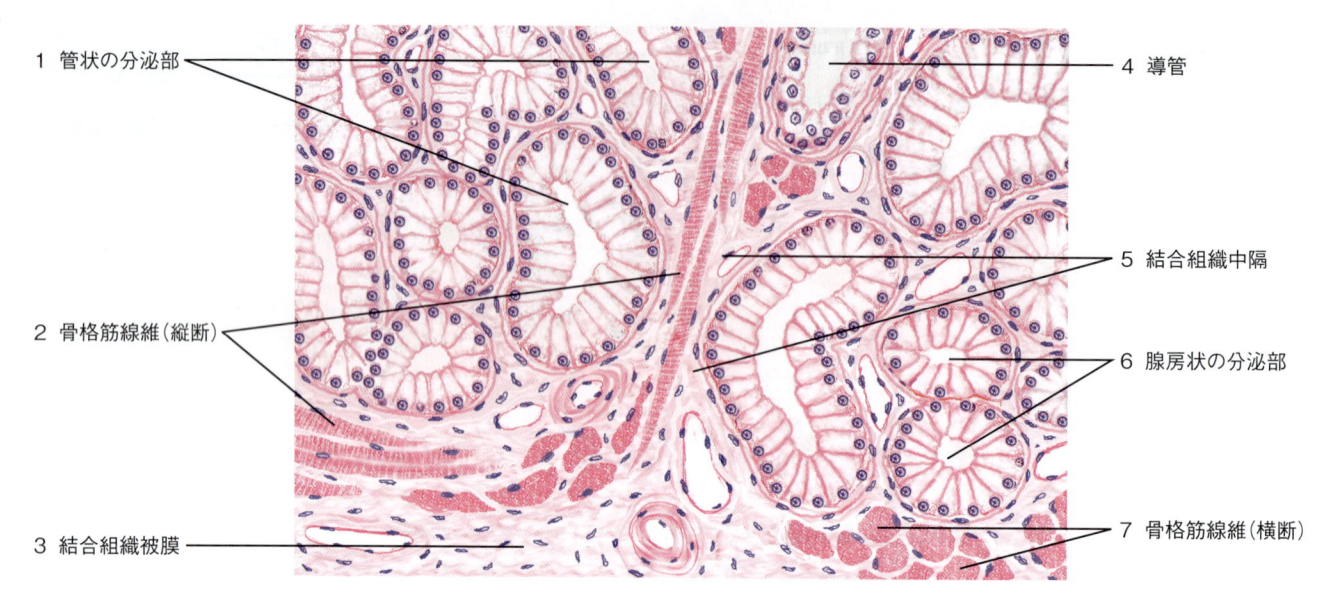

1 管状の分泌部

2 骨格筋線維（縦断）

3 結合組織被膜

4 導管

5 結合組織中隔

6 腺房状の分泌部

7 骨格筋線維（横断）

図20-20 ■ **尿道球腺**（ヘマトキシリン–エオジン染色，高倍率）

## 図20-21　陰茎（横断面）

　ヒトの陰茎の横断面であり，陰茎体を形成する二つの**陰茎海綿体** corpus cavernosum（15）と一つの**尿道海綿体** corpus spongiosum（21）を示している．尿道海綿体（21）の全長にわたって，その中を**尿道** urethra（9）が通っている．厚い結合組織の**白膜** tunica albuginea（4）が陰茎海綿体（15）を囲み，二つの陰茎海綿体のあいだにのびて，**陰茎中隔** median septum（17）を形成している．それよりうすい**白膜**（8）が平滑筋と弾性線維とともに尿道海綿体（21）を囲んでいる．

　三つの海綿体（15, 21）は疎性結合組織である**深陰茎筋膜**（バックの筋膜）deep penile

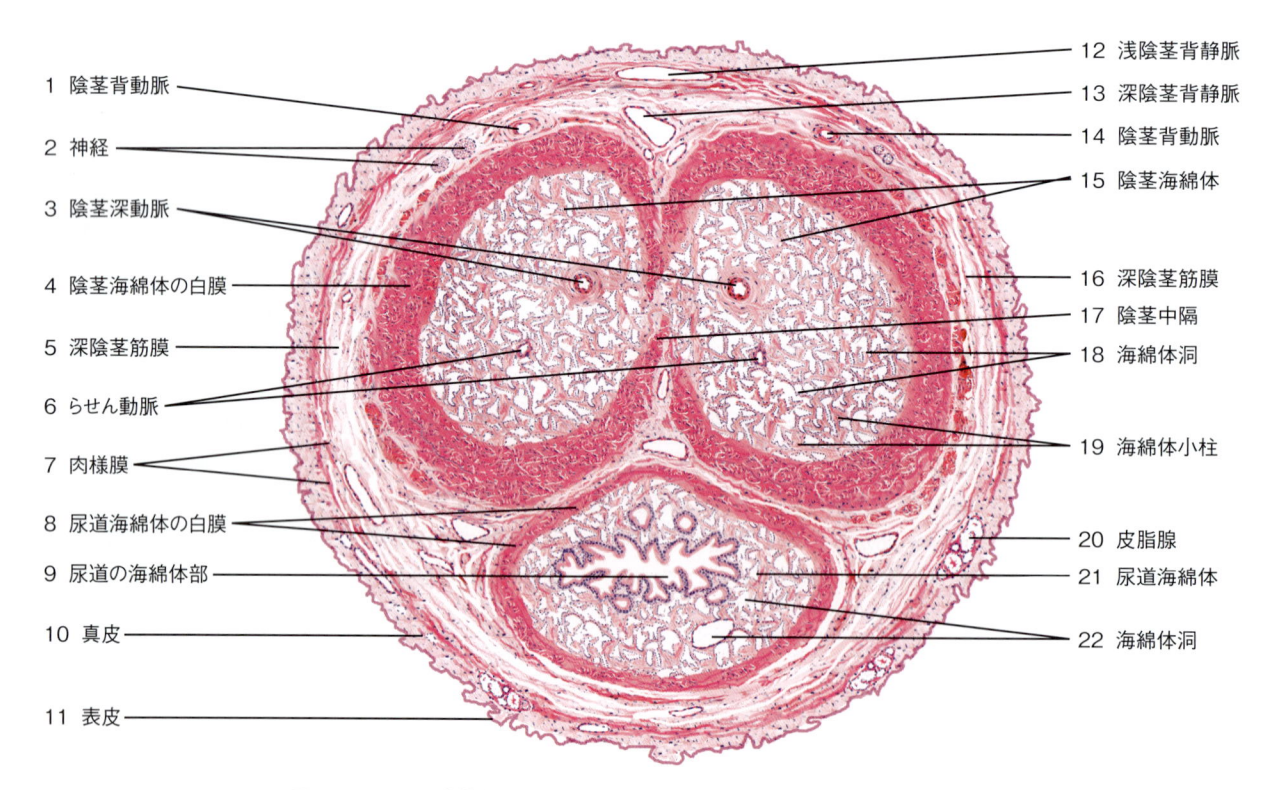

1 陰茎背動脈

2 神経

3 陰茎深動脈

4 陰茎海綿体の白膜

5 深陰茎筋膜

6 らせん動脈

7 肉様膜

8 尿道海綿体の白膜

9 尿道の海綿体部

10 真皮

11 表皮

12 浅陰茎背静脈

13 深陰茎背静脈

14 陰茎背動脈

15 陰茎海綿体

16 深陰茎筋膜

17 陰茎中隔

18 海綿体洞

19 海綿体小柱

20 皮脂腺

21 尿道海綿体

22 海綿体洞

図20-21 ■ **陰茎（横断面）**（ヘマトキシリン–エオジン染色，低倍率）

（Buck's）fascia（5, 16）で囲まれており，さらにその筋膜を**表皮**（11）下にある**真皮**（10）の結合組織がおおっている．真皮（10）には**肉様膜** dartos tunic（7）の平滑筋束，**神経**（2），**皮脂腺** sebaceous gland（20），血管が存在する．

　**小柱** trabeculae（19）はコラーゲン線維，弾性線維，神経線維，平滑筋線維でできており，陰茎海綿体（15）と尿道海綿体（21）の静脈洞すなわち**海綿体洞** cavernous sinus（18, 22）の中隔をつくっている．陰茎海綿体（15）の海綿体洞（18）の内腔は内皮細胞でおおわれており，**陰茎背動脈**（1, 14）と**陰茎深動脈**（3）から血液の供給をうけている．陰茎深動脈（3）の枝が陰茎海綿体（15）の中で枝分かれし，海綿体洞に直接流れこむ**らせん動脈** helicine artery（6）を形成している．尿道海綿体（21）の海綿体洞（22）は内陰部動脈から分かれた尿道球動脈から血液の供給をうけている．海綿体洞（18, 22）の血液は，おもに**浅陰茎背静脈**（12）と**深陰茎背静脈**（13）を通って排出される．

　陰茎の基部では，尿道（9）の内腔は多列ないし重層円柱上皮でおおわれている．尿道の出口では，上皮は重層扁平上皮に変わる．尿道（19）には（モルガーニの）尿道凹窩と呼ばれる陥入があり，そこには粘液細胞が分布している．分岐管状の（リトルの）尿道腺が，尿道凹窩に開口している．これらの腺は図 20-22 で拡大して示されている．

## 図20-22　尿道海綿体部（横断面）

　この図は**尿道海綿体部の内腔**（3）とそのまわりの**尿道海綿体**（9）の横断面を示している．尿道のこの部分の内腔は多列ないし**重層円柱上皮**（2）によっておおわれている．上皮の下にあるうすい**粘膜固有層**（5）が，まわりの尿道海綿体（9）の結合組織と混ざっている．

　多数の凹みである**尿道凹窩** urethral lacuna（4）が陰茎尿道の内腔（3）でみられ，粘液細胞が局在している．尿道凹窩（4）は粘液性の（リトルの）**尿道腺** urethral gland（of Littre）（6, 7）とつながっている．尿道腺は尿道海綿体（9）の結合組織内にあり，尿道海綿体部の全長にわたってみられる．尿道腺からの導管（6）も陰茎尿道の全長にわたって尿道の内腔（3）へ開口している．

　尿道海綿体（9）は，内腔を内皮細胞におおわれて平滑筋線維とコラーゲン線維からなる結合組織の**小柱**（8）によってへだてられた**海綿体洞**（1, 10）から構成されている．多数の**血管**（**細動脈**と**細静脈**）（11）が尿道海綿体に血液を供給している．尿道海綿体（9）の内部構造は図 20-21 で示されている陰茎海綿体の内部構造に類似している．

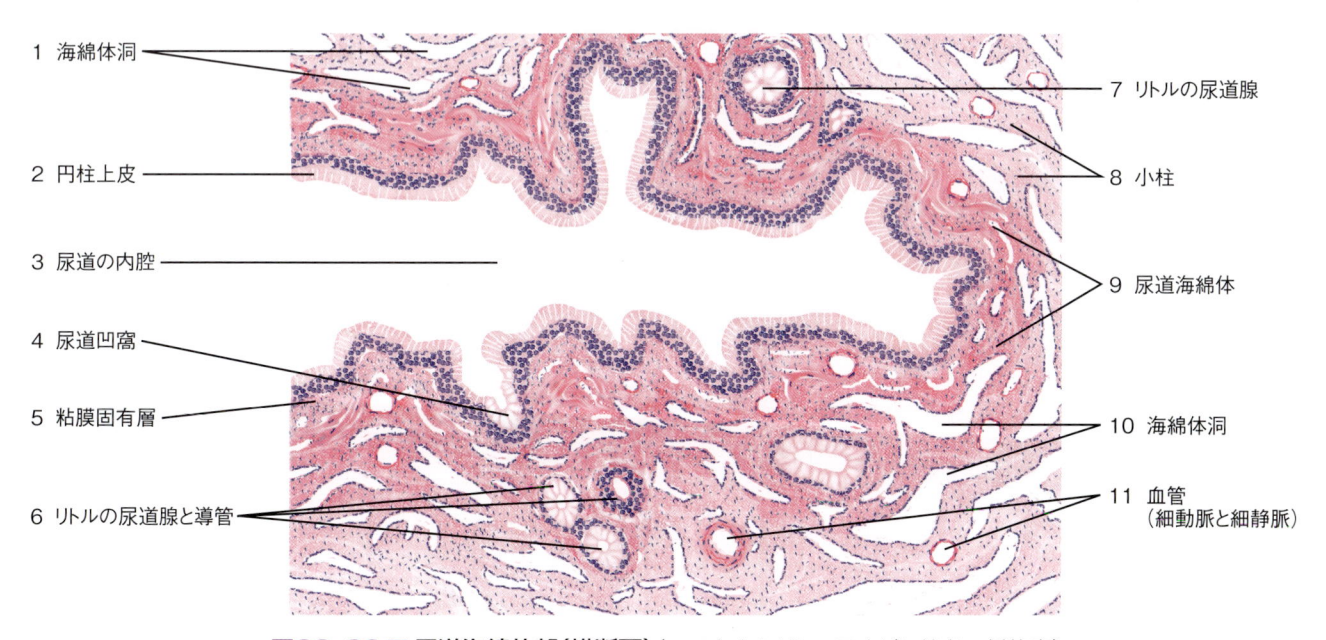

1 海綿体洞
2 円柱上皮
3 尿道の内腔
4 尿道凹窩
5 粘膜固有層
6 リトルの尿道腺と導管

7 リトルの尿道腺
8 小柱
9 尿道海綿体
10 海綿体洞
11 血管（細動脈と細静脈）

**図20-22 ■ 尿道海綿体部（横断面）**（ヘマトキシリン-エオジン染色，低倍率）

# 第20章 **まとめ**

## 第2項　付属生殖腺

### 精　囊

・膀胱の後部で，かつ前立腺の上部に位置する
・導管は精管膨大部と合して射精管となる
・射精管は前立腺を通り，尿道の前立腺部に開口する
・精子運動のおもなエネルギー源であるフルクトースを含む液体を産生する
・精液を凝固させるフィブリノゲンを含む精液の液性成分の大部分を産生している

### 前立腺

・膀胱頸部の下に位置する
・膀胱から出た尿道は前立腺の中を通過する（尿道前立腺部）
・前立腺からの排出管となっている射精管は尿道の前立腺部に入る
・尿道の前立腺部の内腔は移行上皮でおおわれている

・線維筋性支質と前立腺小石が特徴的である
・前立腺特異抗原（PSA）や精液を液状化するフィブリノリジンを含む水性分泌物を産生する

### 尿道球腺

・陰茎の根元に位置し，尿生殖隔膜の骨格筋中にある小分泌腺である
・導管は尿道海綿体部の近位部に開口している
・尿道を湿らせpHを中和させる粘液様の分泌物を産生する

### 陰　茎

・勃起組織である内皮細胞におおわれた脈管性間隙から構成されている
・陰茎海綿体は背側に，尿道海綿体は腹側に位置する
・海綿体を白膜が包んでいる
・陰茎背動脈と陰茎深動脈が勃起組織に血液を供給する

# 第20章 復習問題：第2項

## 問 題

次の問題について，もっとも適切な答えを選びなさい.

1. 射精管が分泌物を送るところは？
   A．尿道前立腺部
   B．尿道海綿体部
   C．精嚢
   D．前立腺
   E．精管膨大部

2. 精液中にフルクトースを分泌する付属生殖腺はどれか？
   A．前立腺
   B．精嚢
   C．尿道球腺
   D．精管膨大部
   E．いずれの付属生殖腺でもない

3. 尿道海綿体部を湿らすものは？
   A．前立腺からの分泌物
   B．精嚢からの分泌物
   C．精液
   D．アンドロゲン結合蛋白質（ABP）
   E．尿道球腺からの粘液分泌物

4. 射精の際，精液に先行するものは何か？
   A．前立腺からの分泌物
   B．精嚢からの分泌物
   C．フルクトースの分泌
   D．尿道球腺からの粘液分泌物
   E．アンドロゲン結合蛋白質

5. 射精液中にある精子のおもなエネルギー源は何か？
   A．テストステロン
   B．フルクトース
   C．アンドロゲン結合蛋白質
   D．前立腺特異抗原（PSA）
   E．フィブリノライシン

## 解 答

1. 正解：A．尿道前立腺部．精嚢の導管は精管と合流して射精管を形成し，前立腺に入り，尿道前立腺部に分泌物を排出する.
2. 正解：B．精嚢．フルクトースが精子運動のおもなエネルギー源となる.
3. 正解：E．尿道球腺からの粘液分泌物．この分泌物は尿道海綿体部に入り，その内腔を潤滑にし，尿道のpHを中和する.
4. 正解：D．尿道球腺からの粘液分泌物.
5. 正解：B．フルクトース．フルクトースは精嚢で産生され，精子の運動エネルギーとなる.

# 顕微鏡写真による補足

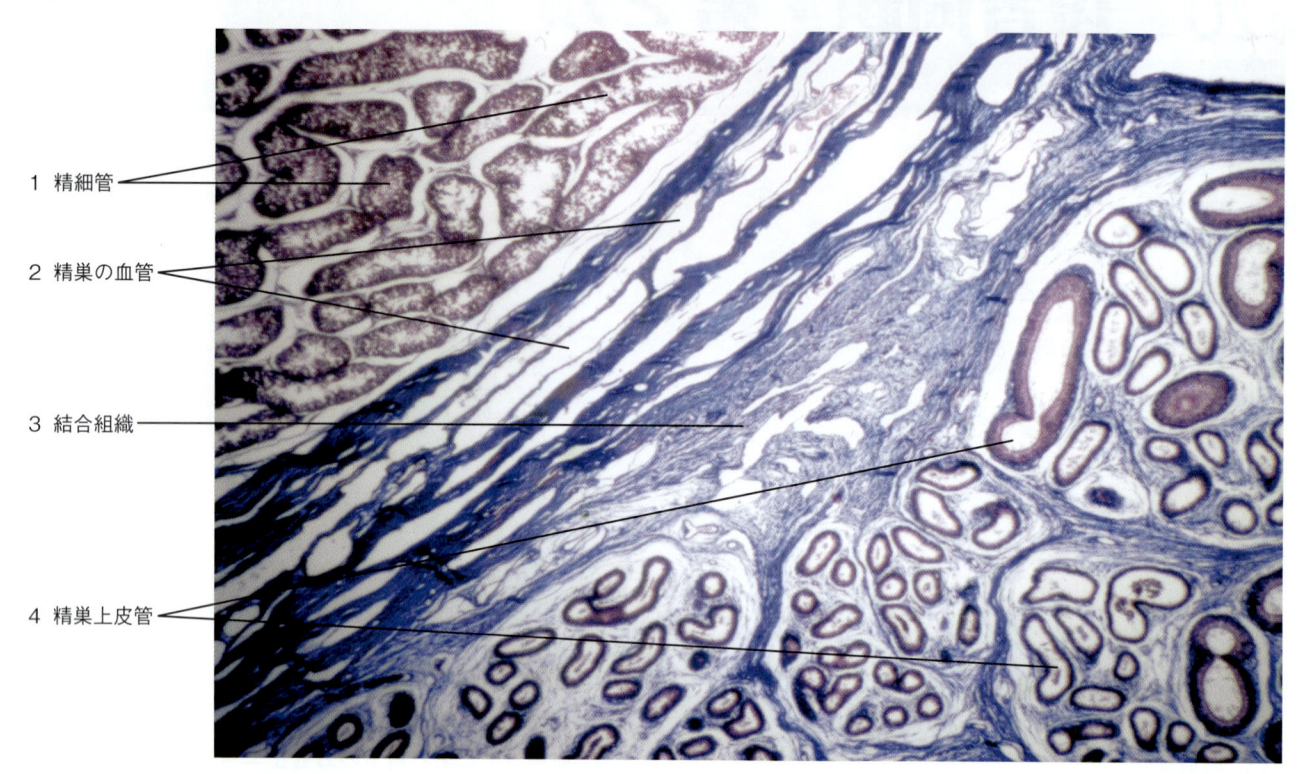

1 精細管
2 精巣の血管
3 結合組織
4 精巣上皮管

図20-23 ■ イヌの精巣，精巣の血管および精巣上体管の低倍率像（ヘマトキシリン-エオジン染色，×10）

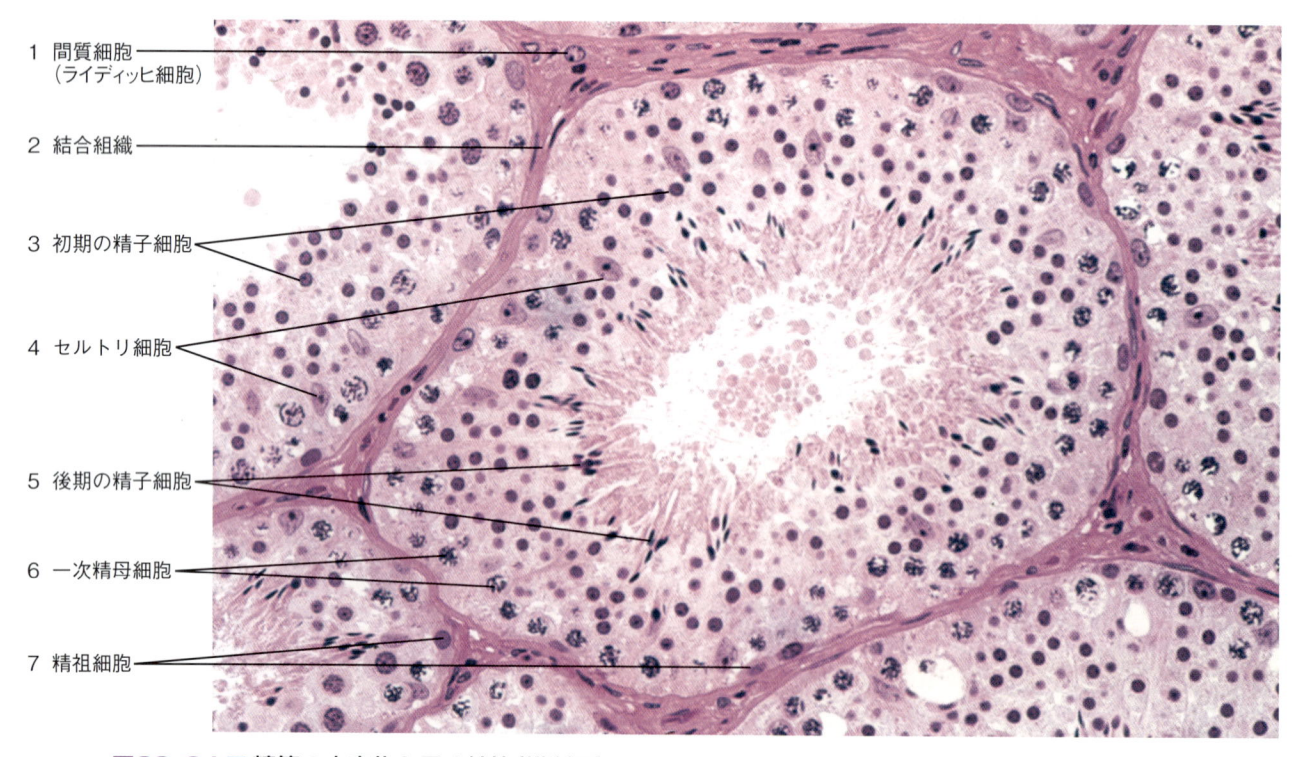

1 間質細胞
（ライディッヒ細胞）
2 結合組織
3 初期の精子細胞
4 セルトリ細胞
5 後期の精子細胞
6 一次精母細胞
7 精祖細胞

図20-24 ■ 精管の内容物を示す精管（横断面）（樹脂包埋切片，ヘマトキシリン-エオジン染色，×125）

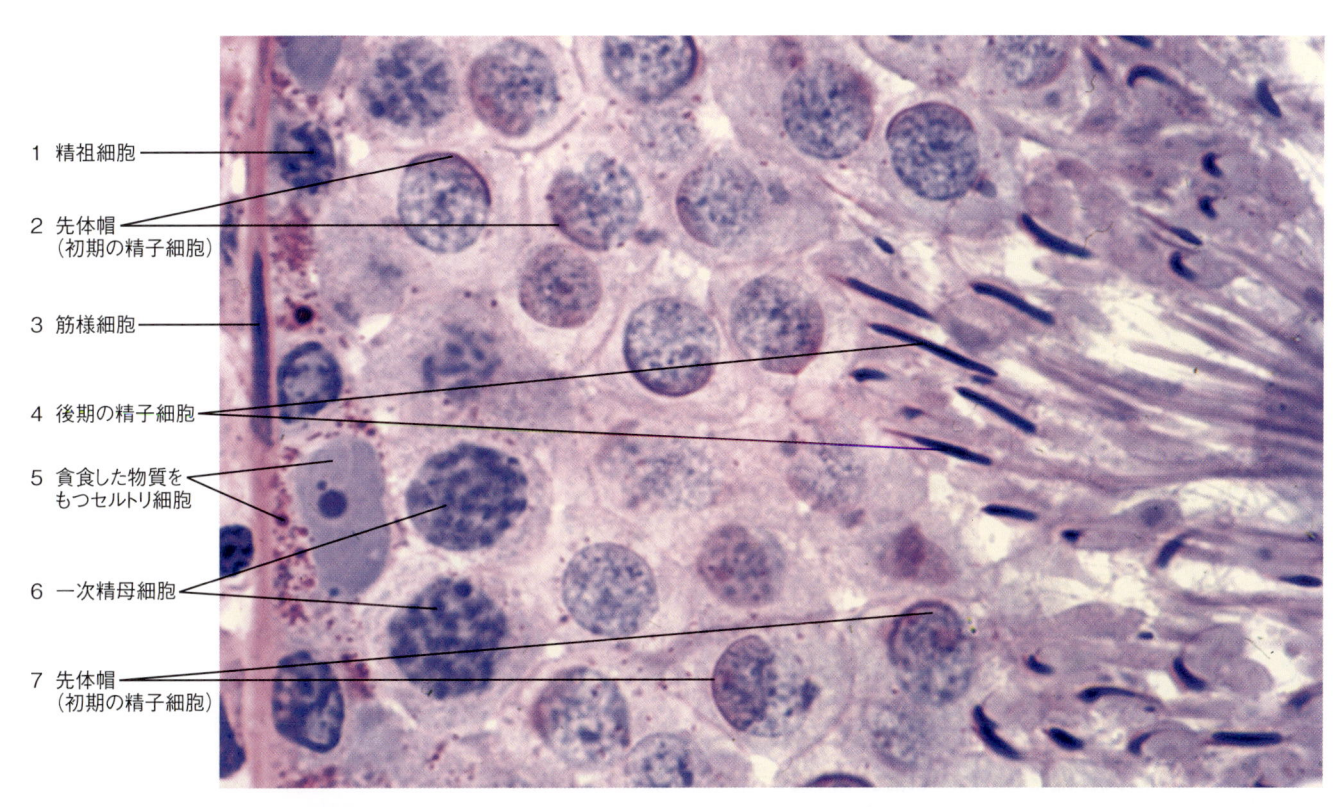

1 精祖細胞

2 先体帽
　（初期の精子細胞）

3 筋様細胞

4 後期の精子細胞

5 貪食した物質を
　もつセルトリ細胞

6 一次精母細胞

7 先体帽
　（初期の精子細胞）

**図20-25 ■ さまざまな種類と発生段階にある細胞を示すげっ歯類精細管の高倍率像**（過ヨウ素酸-シッフ染色，×403）

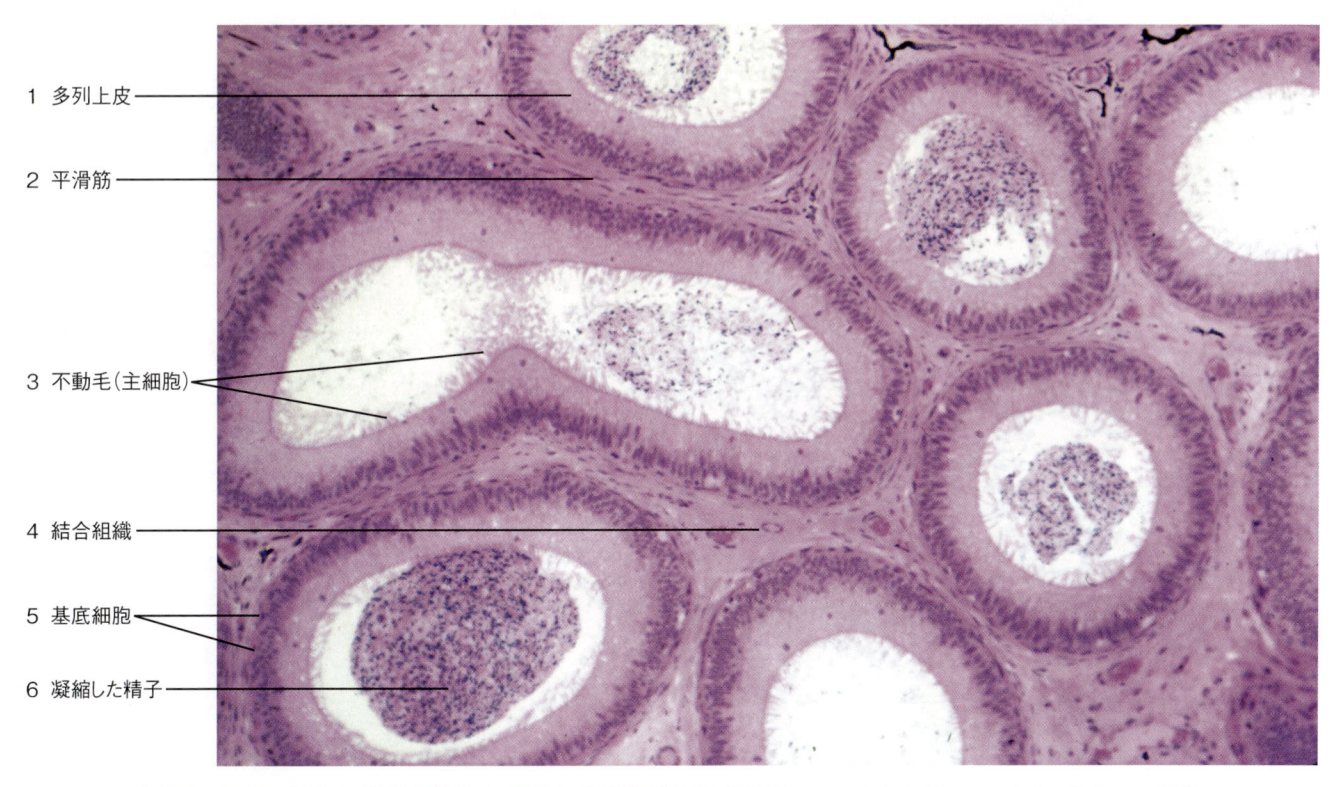

1 多列上皮

2 平滑筋

3 不動毛（主細胞）

4 結合組織

5 基底細胞

6 凝縮した精子

**図20-26 ■ サルの精巣上体管の構造と内容物**（樹脂包埋切片，ヘマトキシリン-エオジン染色，×30）

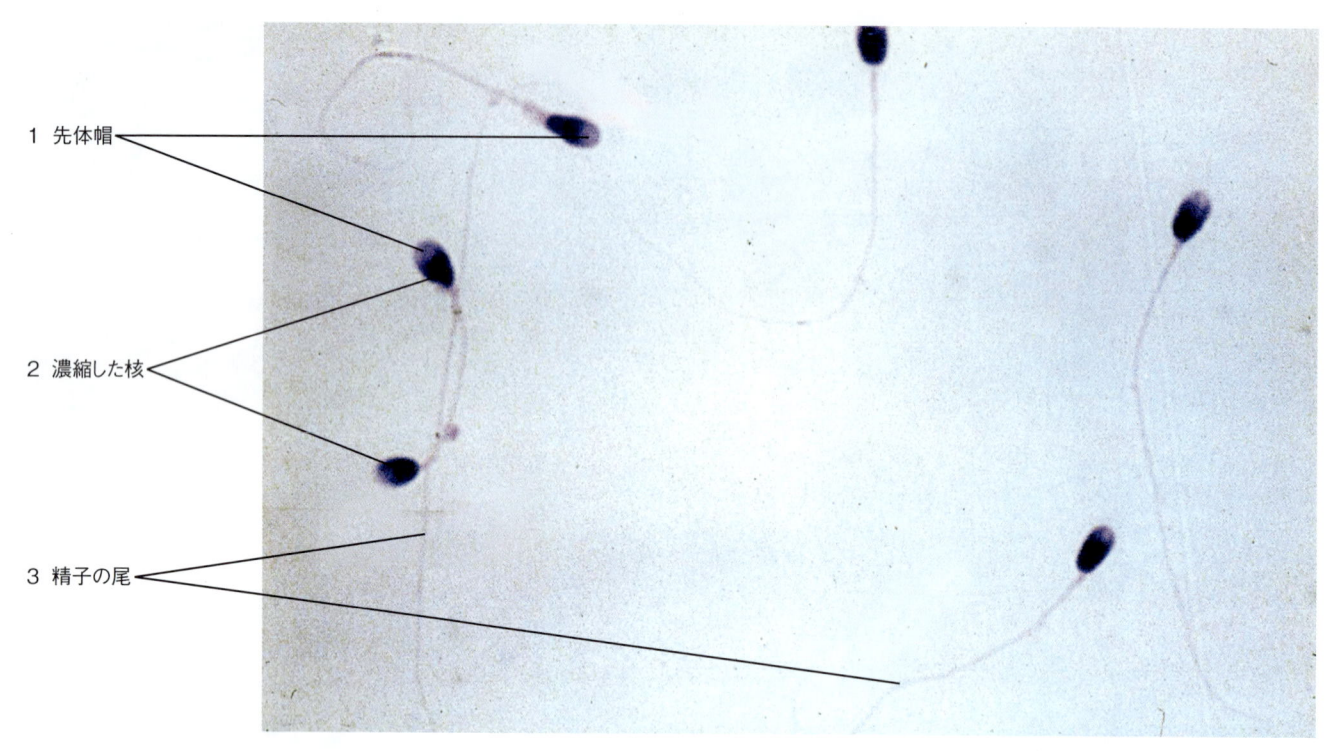

1 先体帽

2 濃縮した核

3 精子の尾

**図20-27** ■ **先体帽をもった成熟精子の外観を示すヒト精液の塗抹標本**（ヘマトキシリン-エオジン染色, ×320）

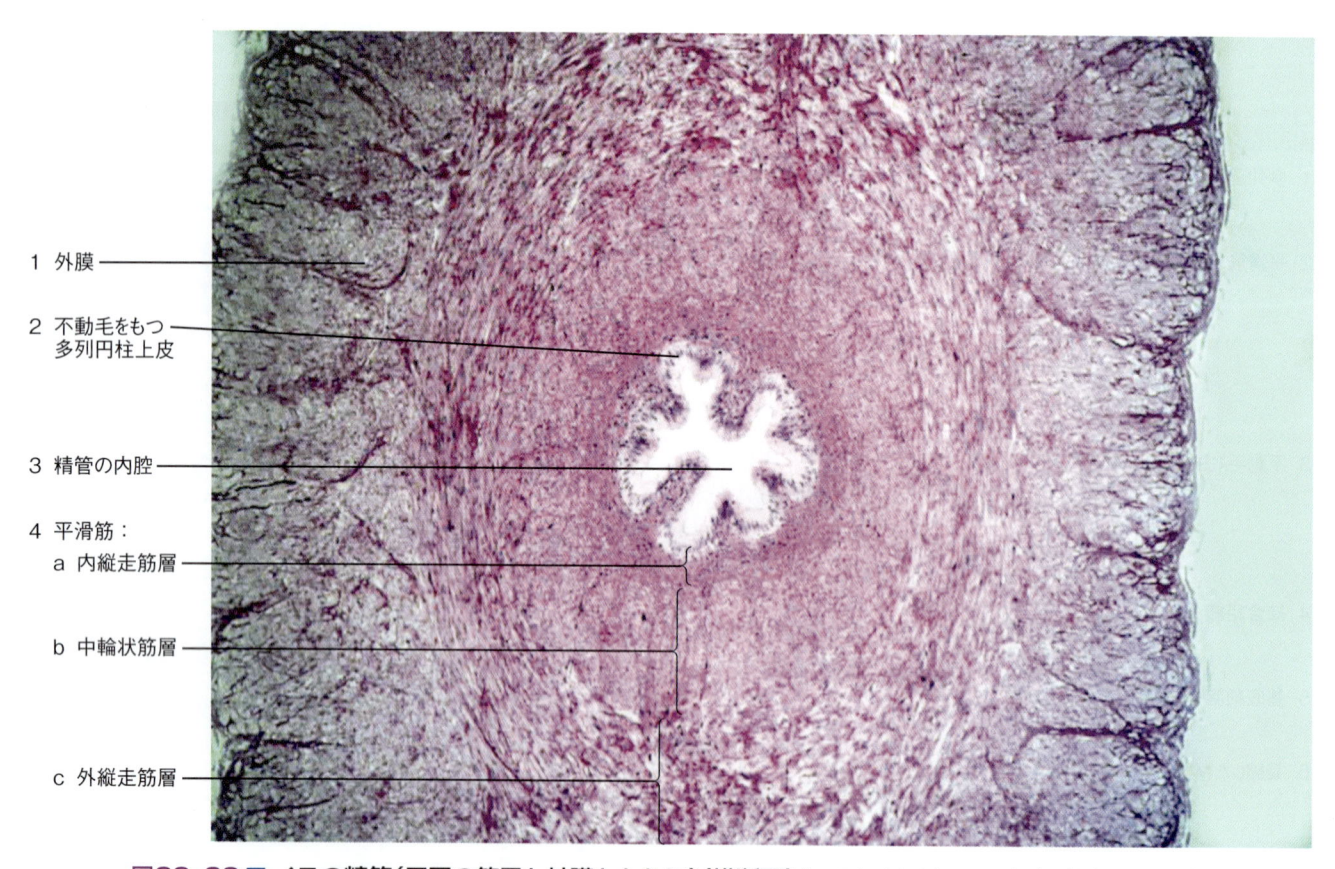

1 外膜

2 不動毛をもつ
　多列円柱上皮

3 精管の内腔

4 平滑筋：

　a 内縦走筋層

　b 中輪状筋層

　c 外縦走筋層

**図20-28** ■ **イヌの精管（周囲の筋層と外膜とともに）（横断面）**（ヘマトキシリン-エオジン染色, ×20）

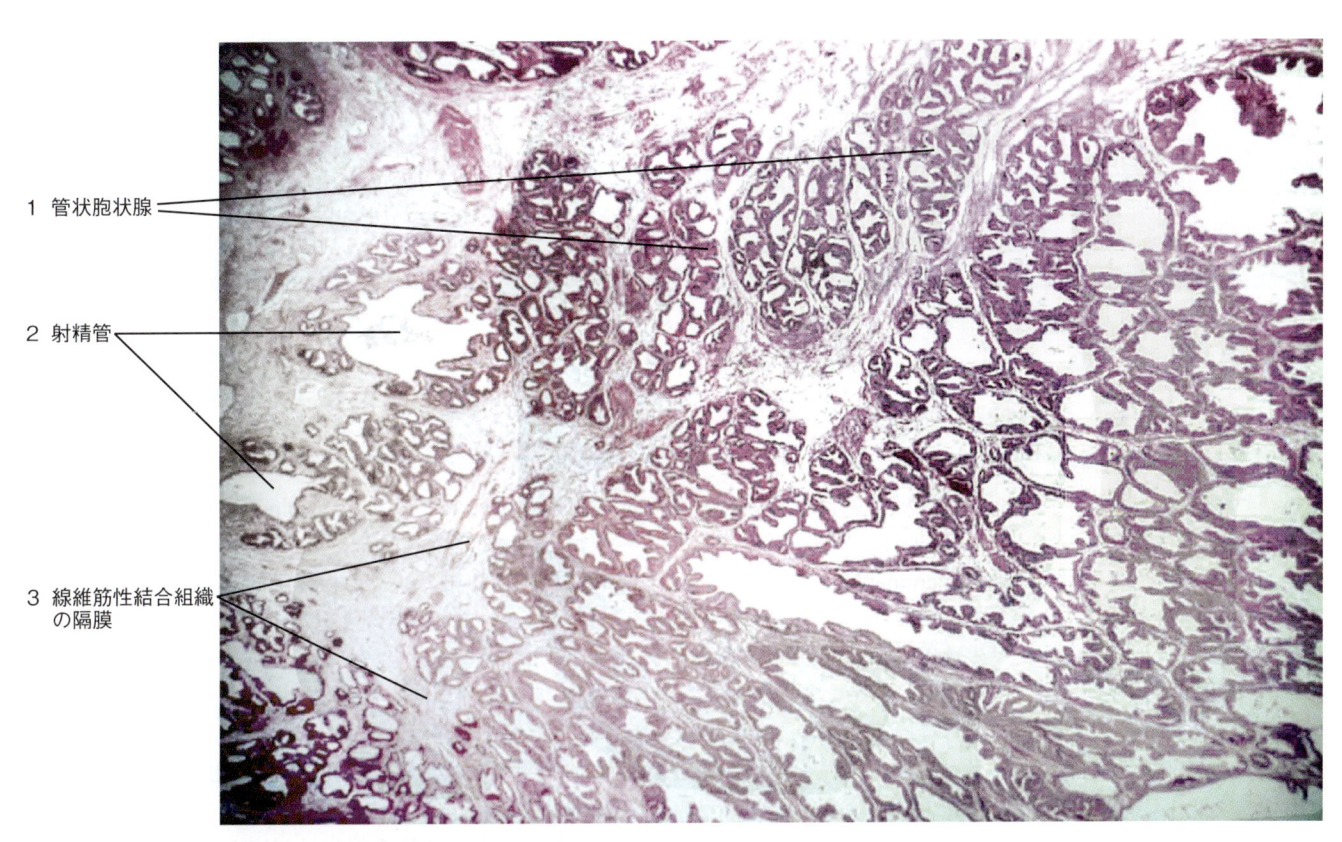

1 管状胞状腺

2 射精管

3 線維筋性結合組織
の隔膜

図20-29 ■ 腺の分布と線維筋性結合組織を示すイヌの前立腺の標本（ヘマトキシリン–エオジン染色，×6.5）

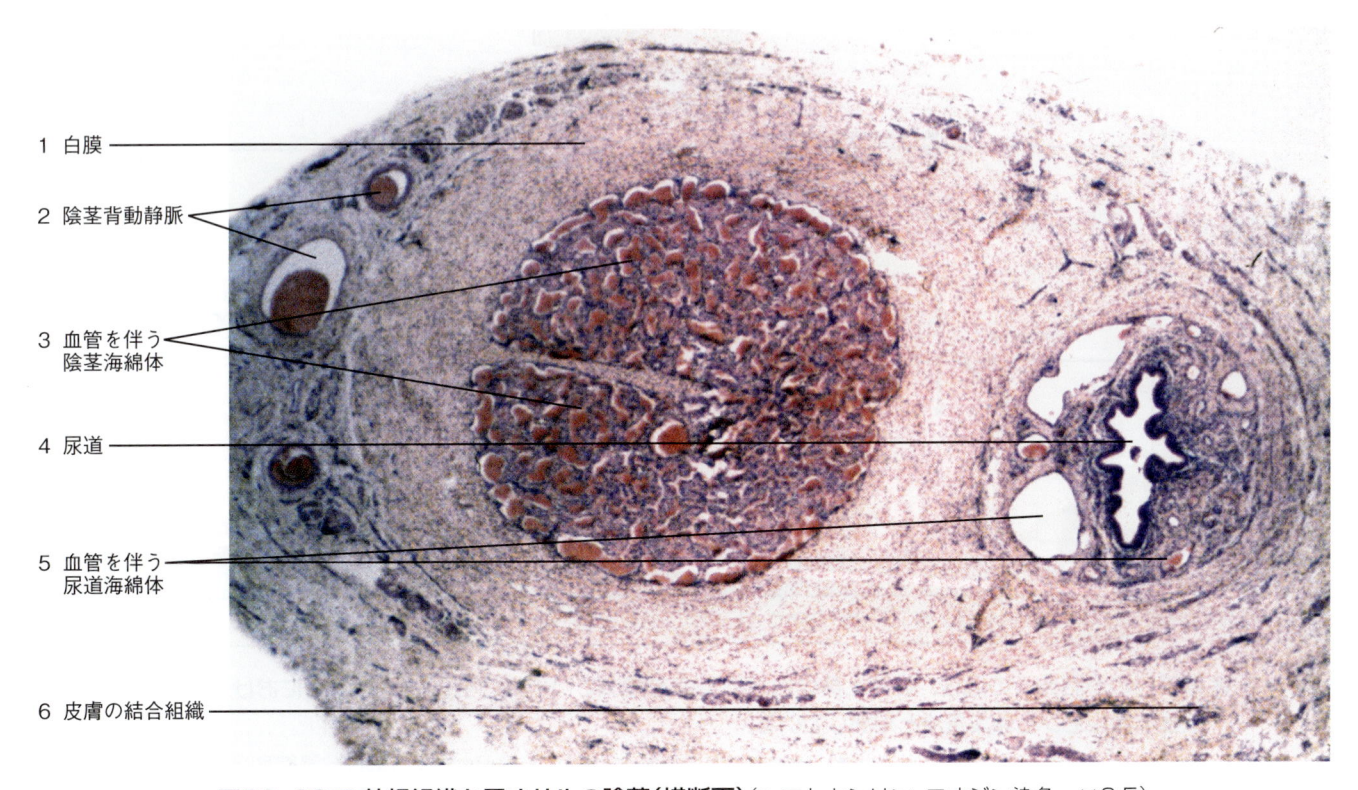

1 白膜

2 陰茎背動静脈

3 血管を伴う
陰茎海綿体

4 尿道

5 血管を伴う
尿道海綿体

6 皮膚の結合組織

図20-30 ■ 勃起組織を示すサルの陰茎（横断面）（ヘマトキシリン–エオジン染色，×6.5）

## 第 1 項 • 卵巣と子宮：概要

　女性生殖器系は腹腔内にある 1 対の**卵巣** ovary，1 対の**卵管** uterine（fallopian）tube，そして**子宮** uterus から構成されている．子宮の下方に，子宮頸 cervix を経て**腟** vagina がある．**乳腺** mammary gland は女性生殖器系の一部であるので，その組織学的構造と機能についても本章で扱う．

　生殖年齢の女性生殖器では，月単位の周期で構造と機能が変化する．この変化を**月経周期** menstrual cycle という．個人にとって初めての月経周期を**初経** menarche という．年齢を重ね，月経周期が最終的に消失することを**閉経** menopause という．

　月経周期は腺性下垂体から分泌される**卵胞刺激ホルモン**（FSH）と**黄体形成ホルモン**（LH）と，卵巣から分泌されるステロイドホルモンであるエストロゲンとプロゲステロンの，それぞれによって調節されている．下垂体からの FSH と LH の放出は視床下部のニューロンによって分泌されるゴナドトロピン放出ホルモン（GnRH）によって制御されている（図 21-1）．

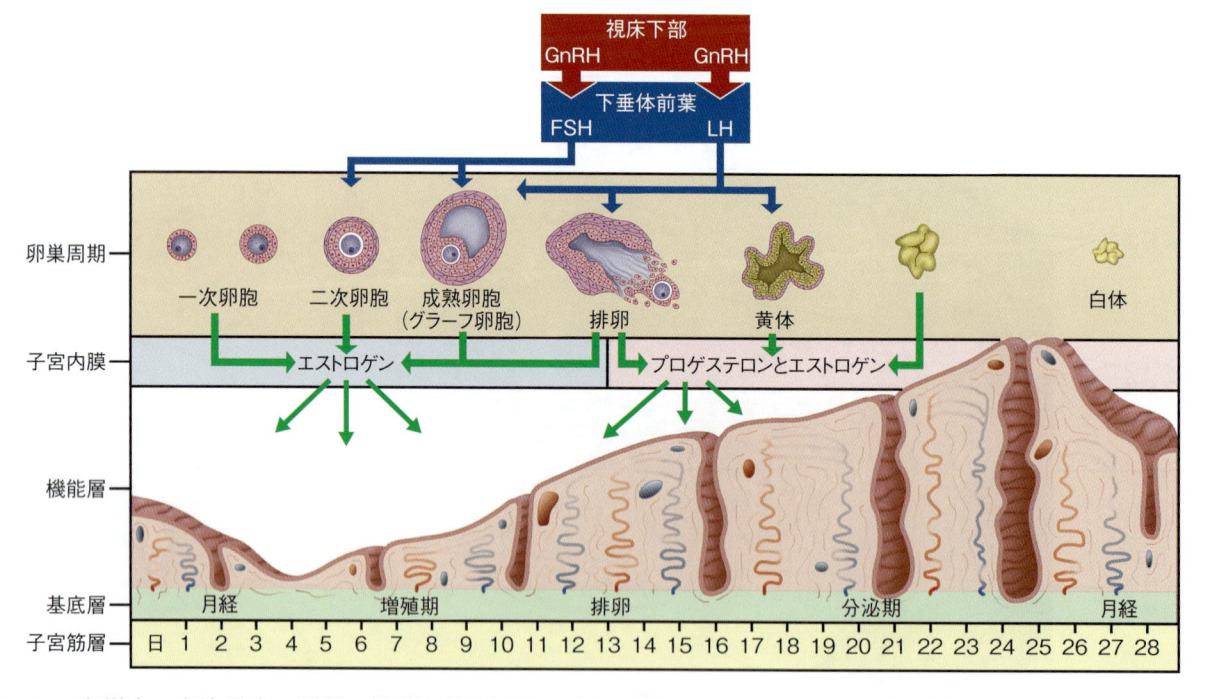

**図21-1** ■ 卵巣内の卵胞発育の過程．排卵と黄体形成に重点を置いている．さらに，月経周期における子宮壁の変化が下垂体ホルモンと卵巣機能と相関している．
GnRH：ゴナドトロピン放出ホルモン gonadotropin-releasing hormone，FSH：卵胞刺激ホルモン follicle-stimulating hormone，LH：黄体形成ホルモン luteinizing hormone

　　女性生殖器系の各器官は多様な機能を果たしている．たとえば，女性の性徴発達のための女性ホルモン（エストロゲンとプロゲステロン）の分泌，卵母細胞の産生，卵管での卵母細胞受精のための環境の提供，胚胞の子宮への輸送と着床，妊娠中の胎児への栄養と発育環境の提供，新生児への栄養の提供，などである．

　　ヒトでは，およそ 28 日周期で成熟卵胞が卵母細胞という未熟な卵を排卵し卵管に放出する．排卵された卵母細胞は，女性の生殖器官の中でおよそ 24 時間生存し，受精が成立しなければ変性する．**受精 fertilization** すれば，未熟な卵母細胞は成熟した卵すなわち卵子へ変わる．精子は，放線冠と呼ばれる卵母細胞の周囲の細胞に接触すると，先体反応がおこり，精子の頭部の先体から加水分解酵素が放出される．これによって卵母細胞周囲の細胞層がばらばらになり，精子は卵母細胞の透明層を通過して受精できる．

## 卵巣と卵胞の発育

　　卵巣はやや扁平な卵形をしており，骨盤腔深くに位置している（図 21-2）．卵巣の一部は，**卵巣間膜 mesovarium** と呼ばれる腹膜のひだを介して**子宮広間膜 broad ligament** につながり，また内側端は**固有卵巣索 ovarian ligament** によって子宮壁につながっている．卵巣の表面には**胚上皮 germinal epithelium** と呼ばれる 1 層の細胞層があり，この層が密性結合組織の**白膜 tunica albuginea** をおおっている．白膜の下は卵胞がある卵巣の皮質 cortex である．さらに深部に血管が豊富な結合組織の**髄質 medulla** があり，ここが卵巣の中心部である．皮質と髄質のあいだに明瞭な境界はなく，両者はまじり合っている．

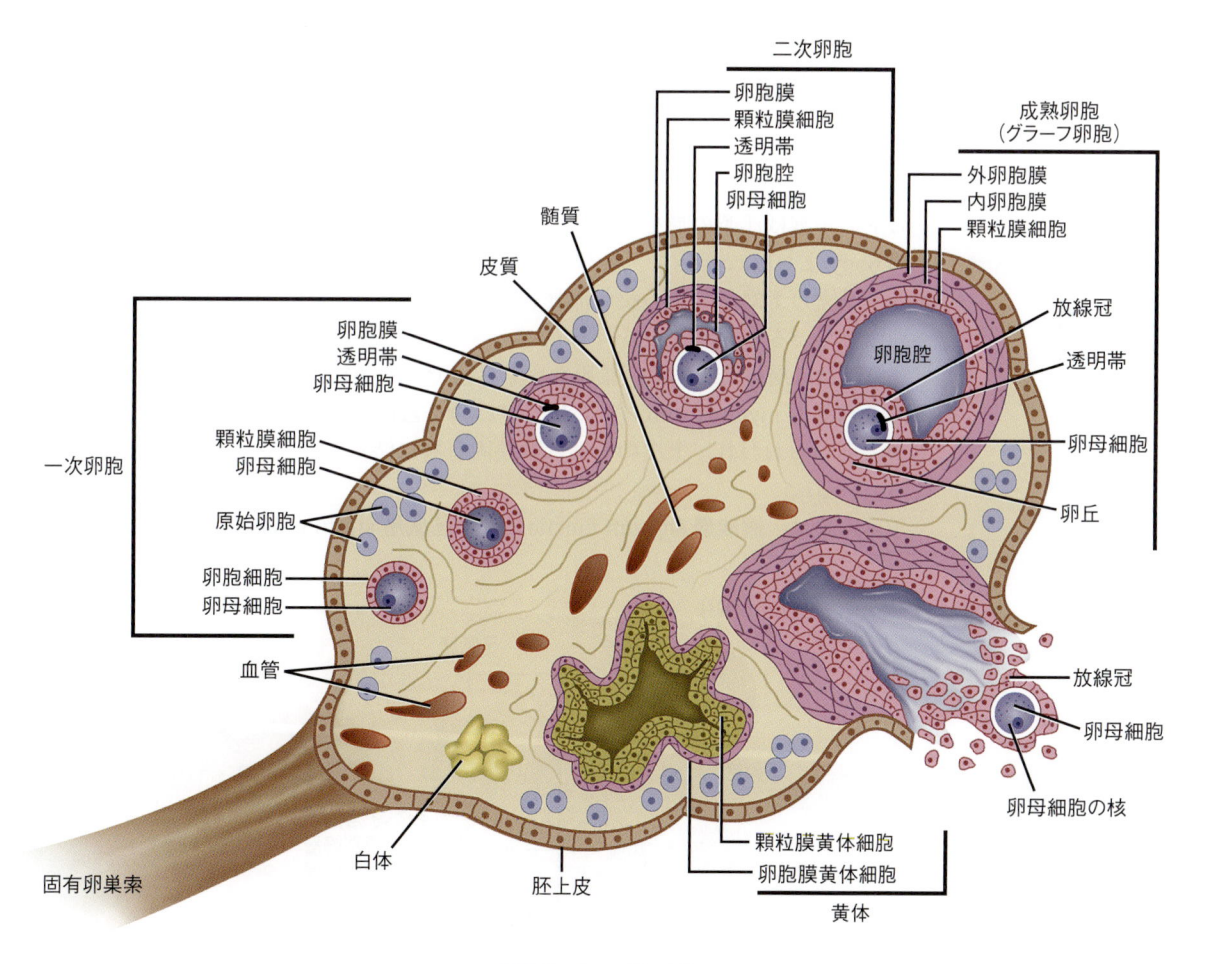

**図21-2 ■ 卵　巣**

　胎児発育期に，**原始生殖細胞** primordial germ cell は生殖堤に移動し，**卵祖細胞** oogonium へ分化する．その後も有糸分裂を続け，**減数分裂** meiotic division の最初の段階に入る．**一次卵母細胞** primary oocyte と呼ばれる状態まで分化すると分裂を停止する．単層扁平上皮の卵胞上皮細胞におおわれた一次卵母細胞からなる**原始卵胞** primordial follicle が胎児期に形成される．思春期の初期になると下垂体ホルモンの影響をうけて原始卵胞は発育し，**一次卵胞** primary follicle，**二次卵胞** secondary follicle そして**成熟卵胞** mature follicle となる．成熟卵胞は大きく，全体が卵巣の皮質から髄質にまで達する．

　卵巣の皮質にはさまざまな発育段階にある卵胞が豊富にみられる．さらに排卵後につくられる**黄体** corpus luteum，黄体が退縮してできた**白体** corpus albicans もみられる．ほとんどの卵胞（原始卵胞，一次卵胞，二次卵胞，成熟卵胞）が**卵胞閉鎖** atresia という退縮の過程に入ってマクロファージに貪食される．卵胞閉鎖は卵巣で多数にみられ，出生前から，生殖期が終わるまで続く．

# 卵　管

　卵管は，卵巣から子宮までのびる長さ 12 cm 前後の管である（図 21-3）．卵管の一端は子宮壁を通過して子宮内腔に開口し，他端は卵巣の近くで腹腔に開口している．卵管は通常は 4 部に分けられる．卵巣にもっとも近い漏斗状の領域は**卵管漏斗** infundibulum である．卵管漏斗からのびる指状の突起は**卵管采** fimbria と呼ばれ，卵巣に接している．卵管采に続く 2 番目の領域は**卵管膨大部** ampulla であり，卵管の中でもっとも幅が広く，長い領域である．両がわの卵管が子宮に接する狭く短い領域が**卵管峡部** isthmus である．卵管の最後の領域は**卵管壁内部** interstitial（intramural）region であり，卵管が子宮壁を貫いて子宮内腔に開口するまでの領域である．

# 子　宮

　ヒトの子宮は洋梨の形をしており，筋壁は厚い（図 21-3）．子宮の大部分を占めるのが**子宮体** body または corpus で，卵管の開口部より上のまるみをおびた部分が**子宮底** fundus である．子宮の下端部で幅の狭い部分を**子宮頸** cervix という．子宮頸は腟内に突出して腟管へ開口している．

　子宮壁は 3 層構造であり，漿膜ないし外膜である**子宮外膜** perimetrium，厚い平滑筋層である**子宮筋層** myometrium，および内がわの**子宮内膜** endometrium である．子宮内膜は単層の上皮におおわれ，上皮の一部は粘膜固有層に深く入り込んで**子宮腺** uterine gland をつくっている．

　子宮内膜は，**機能層** stratum functionale と**基底層** stratum basale の 2 層に分けられる．妊

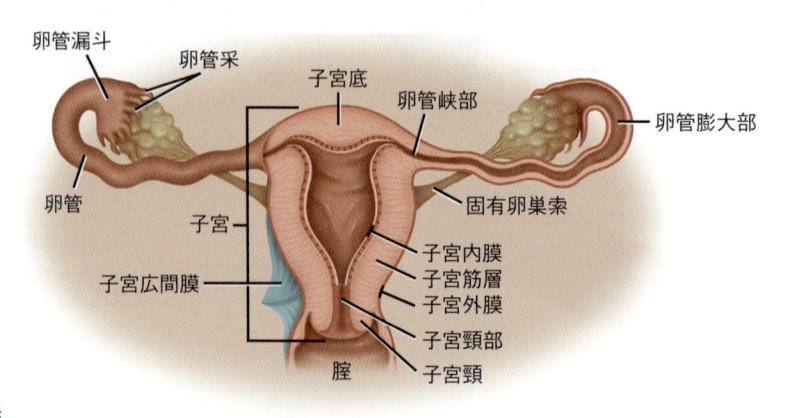

**図21-3** ■ **女性生殖器**

娠していない女性では，機能層は子宮腺や血管とともに**月経** menstruation の際に脱落するが，深層の基底層は損傷をうけることなく残り，残された子宮腺の基底側部分とともに，新しい機能層を再生するための細胞を供給する．子宮内膜に血液を供給している動脈は，月経期に重要な役割を果たしている．

　子宮広間膜の中を通る**子宮動脈** uterine artery は，**弓状動脈** arcuate artery になって子宮筋層内に入り，子宮をとりまくように走行する．弓状動脈はさらに枝分かれして，**直動脈** straight artery（基底動脈）と**らせん動脈** spiral artery を子宮内膜に送る．直動脈は短く，子宮内膜の基底層に分布するが，らせん動脈はコイル状にねじれた長い動脈で，機能層に分布する．直動脈と対照的に，らせん動脈は月経周期において血中ホルモン濃度に非常に鋭敏に反応する．月経周期において，エストロゲンとプロゲステロンの血中濃度が低下すると機能層が変性し脱落した結果，月経がおこる．

## 機能との関連 21-1 ■ 卵巣，卵胞とそれらの発育

　思春期から始まり生殖年齢を通じて，卵巣の構造と機能は約 28 日ごとの月経周期で変化する．この変化において多数の卵胞が発育し，その一部の卵胞が成熟する．そのような卵胞では，発育中の卵母細胞が第一減数分裂を終え，二次卵母細胞として成熟卵胞から排卵される．排卵の後，卵胞では黄体が形成されるが，胚子が受精し着床しないと，黄体は退縮して結合組織の白体が形成される．卵巣での原始卵胞の発育期の開始と活性化は，局所の成長因子と卵胞刺激ホルモン（FSH）および黄体形成ホルモン（LH）に依存していると考えられている．これらのホルモンは，比較的後期の卵胞の発育，成熟，排卵，およびエストロゲンとプロゲステロンなどのホルモン産生などにおいておもな役割を担っている．月経周期の前半は約 14 日間続き，この時期にいくつかの原始卵胞が成長する．この時期には，FSH が血液中にあるおもなゴナドトロピンであり，成長中の卵胞では卵母細胞を囲む顆粒膜細胞上に FSH に対する受容体を発現している．FSH は卵胞の発育と成熟を制御し，卵胞周辺部にある**内卵胞膜細胞**の発育を刺激する．内卵胞膜細胞は多数の LH 受容体を発現していて，LH の刺激をうけてエストロゲンの前駆体である**アンドロステンジオン**を分泌する．このアンドロステンジオンは卵胞内に拡散し，FSH に反応した**顆粒膜細胞**がこれを**アロマターゼ酵素**で**エストロゲン**に変換する．次にエストロゲンは顆粒膜細胞を刺激して増殖させ，卵胞を大きくする．卵胞が発育し成熟すると，血液中のエストロゲン濃度が上昇する．正常な条件下では，発育中の卵胞のうち一つだけが優位となり，完全に成熟すると卵母細胞を排卵するためにするが，他の卵胞はすべて変性し，**閉鎖卵胞**となる．エストロゲンの濃度が上昇すると，視床下部からのゴナドトロピン放出ホルモンの放出が抑制され，下垂体からの

FSH の放出が減少する．これによる血中 FSH 濃度の低下により，発育し始めた他の卵胞の閉鎖が誘発される．

　周期の中間期，すなわち排卵の少し前に，血中エストロゲンの濃度はピークに達し，下垂体に対する正のフィードバックがおこる．この血中エストロゲン濃度のピークは下垂体前葉からの LH の急激な放出（サージ）を引きおこし，同時に FSH が少量放出される．LH と FSH の両者の血中濃度が上昇すると，卵巣に以下のような変化がおこる：

- 排卵前に卵母細胞の第一減数分裂 first meiotic division は完了し，二次卵母細胞 secondary oocyte として卵管へ放出される
- 月経周期 14 日目前後で成熟卵胞が完全に**成熟** maturation した後，二次卵母細胞の**排卵** ovulation が行なわれる
- 排卵前に，卵胞斑（成熟卵胞による卵巣表面の膨らみ）をおおう狭い表面領域で血流が途絶える
- 排卵後に成熟卵胞は崩壊し，黄体が形成され顆粒膜細胞と卵胞膜細胞はそれぞれ顆粒膜黄体細胞と卵胞膜黄体細胞へと変化する
- 排卵後に卵胞は，黄体へ変化して一時的な内分泌器官としてはたらく
- 黄体内で血管が発達するとともに，LH 刺激により黄体細胞でのプロゲステロンとエストロゲンの産生が増加する

　二次卵母細胞が第二減数分裂によって最終的な成熟をとげるのは，精子とのあいだで受精が行なわれる時である．卵巣を離れた二次卵母細胞は卵管の中で約 24 時間にわたって受精能を保持しているが，受精が行なわれない場合には，その後，第二減数分裂を完了せずに変性する．

## 図21-4　卵巣：卵胞の発達段階（全体図）

　　　この低倍率の図は卵巣の矢状断面であり，通常は卵巣の機能上の異なる時期に観察される卵胞発育の各段階を示している．

　　　卵巣の表面は，**胚上皮** germinal epithelium（11）と呼ばれる単層立方ないし扁平上皮でおおわれている．この上皮は臓側腹膜の**中皮** mesothelium（13）の延長である．胚上皮（11）の下には密性結合組織層である**白膜** tunica albuginea（15）がある．

　　　卵巣の**皮質** cortex（10）には卵胞，線維細胞，コラーゲン線維と細網線維が含まれている．中央の**髄質** medulla（8）には血管，神経，リンパ管が含まれている．髄質（8）は典型的な密性不規則性結合組織であり，その延長が卵巣を固定する**卵巣間膜** mesovarium（23）である．**髄質からの比較的太い血管（8）**が枝分かれして，細い血管を皮質全体に送っている．卵巣間膜（23）の表面は卵巣の胚上皮（11）と腹膜の中皮（13）でおおわれている．

　　　さまざまな発育段階にある多数の卵胞が皮質（10）の間質にみられる．もっとも多い卵胞は**原始卵胞** primordial follicle（19）で，皮質（10）の辺縁で白膜（15）の下に分布している．原始卵

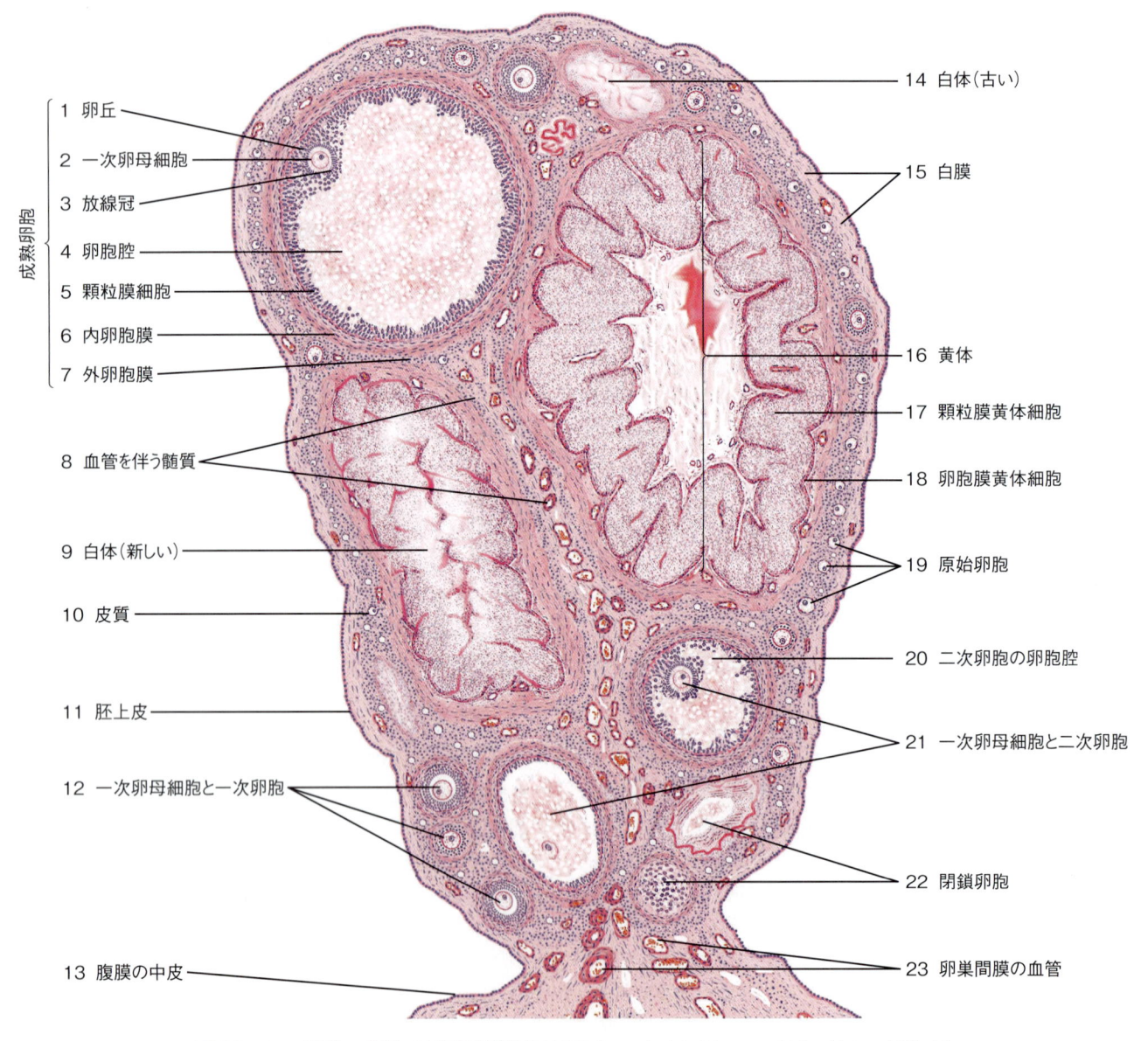

成熟卵胞
1　卵丘
2　一次卵母細胞
3　放線冠
4　卵胞腔
5　顆粒膜細胞
6　内卵胞膜
7　外卵胞膜

8　血管を伴う髄質

9　白体（新しい）

10　皮質

11　胚上皮

12　一次卵母細胞と一次卵胞

13　腹膜の中皮

14　白体（古い）

15　白膜

16　黄体

17　顆粒膜黄体細胞

18　卵胞膜黄体細胞

19　原始卵胞

20　二次卵胞の卵胞腔

21　一次卵母細胞と二次卵胞

22　閉鎖卵胞

23　卵巣間膜の血管

**図21-4 ■ 卵巣：卵胞の発育段階（全体図）**（ヘマトキシリン-エオジン染色，低倍率）

胞(19)はもっとも小さく，もっとも単純な構造をしており，単層扁平の卵胞細胞に囲まれている．原始卵胞(19)には未成熟の小さい一次卵母細胞があり，一次卵胞，二次卵胞，成熟卵胞へと卵胞が発育するにしたがって，次第に大きくなっていく．**一次卵母細胞** primary oocyte(2, 12, 21)は，成熟卵胞の排卵前のすべての発育過程にある卵胞に存在する．

　一次卵母細胞(12)が立方細胞，円柱細胞もしくは重層立方細胞に囲まれている卵胞を**一次卵胞** primary follicle(12)という．卵胞が大きくなるにしたがい，卵胞液が**顆粒膜細胞** granulosa cell(5)と呼ばれる卵胞細胞のあいだに蓄積し始める．液体部分は最終的に融合し，**卵胞腔** antrum(4, 20)と呼ばれる液体が充満した腔を形成する．卵胞腔をもつ卵胞を**二次卵胞** secondary(antral)follicle(21)という．二次卵胞(21)は大きく，皮質の深いところに存在する．一次卵胞(12)，二次卵胞(21)，**成熟卵胞** mature follicle などの比較的大きい卵胞にはすべて，顆粒膜上皮細胞層，**内卵胞膜(莢膜内層)**theca interna(6)，外がわの結合組織層である**外卵胞膜(莢膜外層)**theca externa(7)が備わっている．

　もっとも大きい卵胞は**成熟卵胞**であり，卵胞液で充たされた大きい卵胞腔(4)，一次卵母細胞(2)のまわりを細胞が囲んで集まっている**卵丘** cumulus oophorus(1)，一次卵母細胞(2)に直接接する細胞層の**放線冠** corona radiata(3)，卵胞腔(4)を取り囲む**顆粒膜細胞** granulosa cell(5)，内卵胞膜(6)，および外卵胞膜(7)を備えている．

　排卵後，卵胞はつぶれて，一時的な内分泌器官である**黄体** corpus luteum(16)に変わる．顆粒膜細胞(5)は明染される**顆粒膜黄体細胞** granulosa lutein cell(17)に変わり，内卵胞膜細胞(内莢膜細胞)(6)は黄体(16)内の暗染される**卵胞膜黄体細胞(莢膜黄体細胞)**theca lutein cell(18)となる．もし受精と着床がおこらなければ，黄体は退縮し変性し，最終的に結合組織の瘢痕である**白体** corpus albicans(9, 14)になる．この図では比較的大きく新しい白体(9)と小さく古い白体(14)が示されている．

　ほとんどの卵胞は成熟にいたらず，卵胞発育のさまざまな段階で退縮(変性)し，**閉鎖卵胞** atretic follicle(22)になる．閉鎖卵胞(22)は最終的に結合組織におきかわる．

## 図21-5　卵巣：卵胞と黄体がみられるネコの卵巣(縦断面)

　この低倍率顕微鏡写真はネコ(猫)の卵巣の断面である．表面は低い立方または扁平の**胚上皮**(1)でおおわれている．胚上皮(1)は，臓側腹膜の**中皮**(6)が連続したもので，固有卵巣索

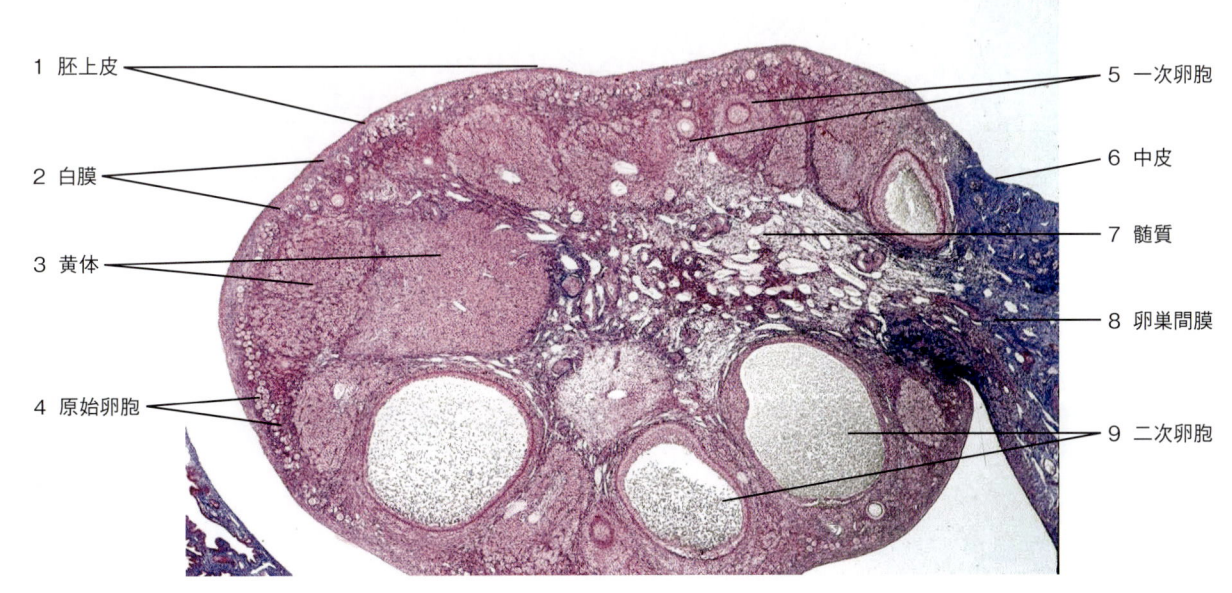

| | |
|---|---|
| 1 胚上皮 | 5 一次卵胞 |
| 2 白膜 | 6 中皮 |
| 3 黄体 | 7 髄質 |
| 4 原始卵胞 | 8 卵巣間膜 |
| | 9 二次卵胞 |

**図21-5 ■ 卵巣：卵胞と黄体がみられるネコの卵巣(縦断面)**(マロリー‒アザン染色，×6.5)

の密性結合組織をおおって**卵巣間膜**(8)をつくっている．血管，リンパ管，神経は卵巣間膜(8)内を通って**卵巣髄質**(7)に入り，分布する．胚上皮の下方に位置するのは，卵巣を包む結合組織である**白膜**(2)である．白膜(2)の下方には卵巣皮質があり，明るく染まって小さい**原始卵胞**(4)を含んでいる．皮質の深部には，発育中の**一次卵胞**(5)と，それより大きく卵胞液をもつ**二次卵胞**(9)がある．排卵後の成熟卵胞は，一時的な組織であるに**黄体**(3)に変化し，卵胞壁はかつて卵胞腔であった領域へと崩れる．卵胞腔を囲んでいた顆粒膜細胞は，黄体(3)の顆粒膜黄体細胞へと変わる．

## 図21-6　卵巣：卵巣皮質の発育中の卵胞

　この顕微鏡写真はやや高倍率の卵巣の断面である．卵巣の表面をおおっているのは胚上皮(1)の立方体の細胞のうすい層である．**胚上皮**(1)の下は厚い**白膜**(5)であり，さらにその下は**卵巣皮質**(8)の結合組織である．卵巣皮質には扁平な卵胞細胞に囲まれた**原始卵胞**(2)が多数含まれている．比較的大きい**一次卵胞**(4)は**一次卵母細胞**(3)を伴っていて，重層した立方形の顆粒膜細胞に囲まれている．他にも立方形の卵胞細胞を伴った**一次卵胞**(6)がみとめられる．右がわには，卵胞腔内に散在する顆粒膜細胞と濃縮した核をもつ比較的大きい卵胞があり，これは**閉鎖卵胞**(7)である．

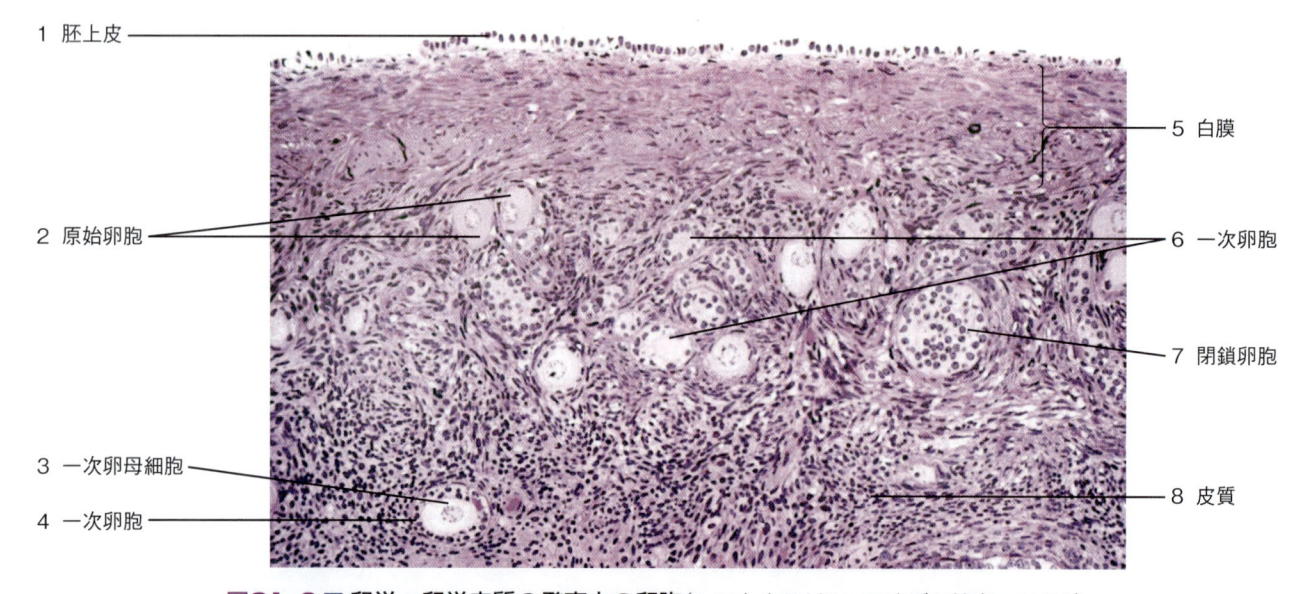

1 胚上皮

2 原始卵胞

3 一次卵母細胞

4 一次卵胞

5 白膜

6 一次卵胞

7 閉鎖卵胞

8 皮質

**図21-6 ■ 卵巣：卵巣皮質の発育中の卵胞**(ヘマトキシリン-エオジン染色，×64)

## 図21-7　卵巣：皮質，原始卵胞，一次卵胞

　　卵巣の表面は立方細胞からなる**胚上皮**(10)におおわれている．胚上皮(10)の直下に**白膜**(16)がある．**原始卵胞**(14, 17)が白膜の下の皮質に存在する．原始卵胞(14, 17)はそれぞれ単層で扁平な**卵胞細胞**(17)に囲まれている．卵胞が大きくなるにしたがい，原始卵胞(14, 17)の卵胞細胞(17)は立方形ないし低円柱形に変わり，**一次卵胞**(4, 11)になる．発育過程にある卵母細胞(4, 13)では核小体を伴った大きな**核** nucleus(7, 13)が細胞質内で偏在している．

　　発育中の一次卵胞(4, 11)において，卵胞細胞は**有糸分裂** mitosis(3)により増殖し，一次卵母細胞(4, 13)を取り囲む**顆粒膜細胞**(8, 12)と呼ばれる立方形の細胞の層が形成される．卵母細胞を囲む1層の顆粒膜細胞が**放線冠**(5)を形成する．

　　放線冠(5)と卵母細胞のあいだに，**透明帯** zona pellucida(6)と呼ばれる無細胞性の糖蛋白質の層がある．卵胞細胞の周囲にある間質細胞が顆粒膜細胞(8, 12)に隣接する**内卵胞膜**(9)へ分化する．うすい基底膜(図示されていない)が内卵胞膜細胞(9)と顆粒膜細胞(8, 12)をへだてている．

　　多くの原始卵胞，成長中の卵胞，成熟卵胞が，閉鎖と呼ばれる過程で変性し，消失する．変性しつつある**閉鎖卵胞**(1)が図の左上に示されている．**皮質の結合組織**(15)では多数の血管(2)が発育中の卵胞を囲んでいる．

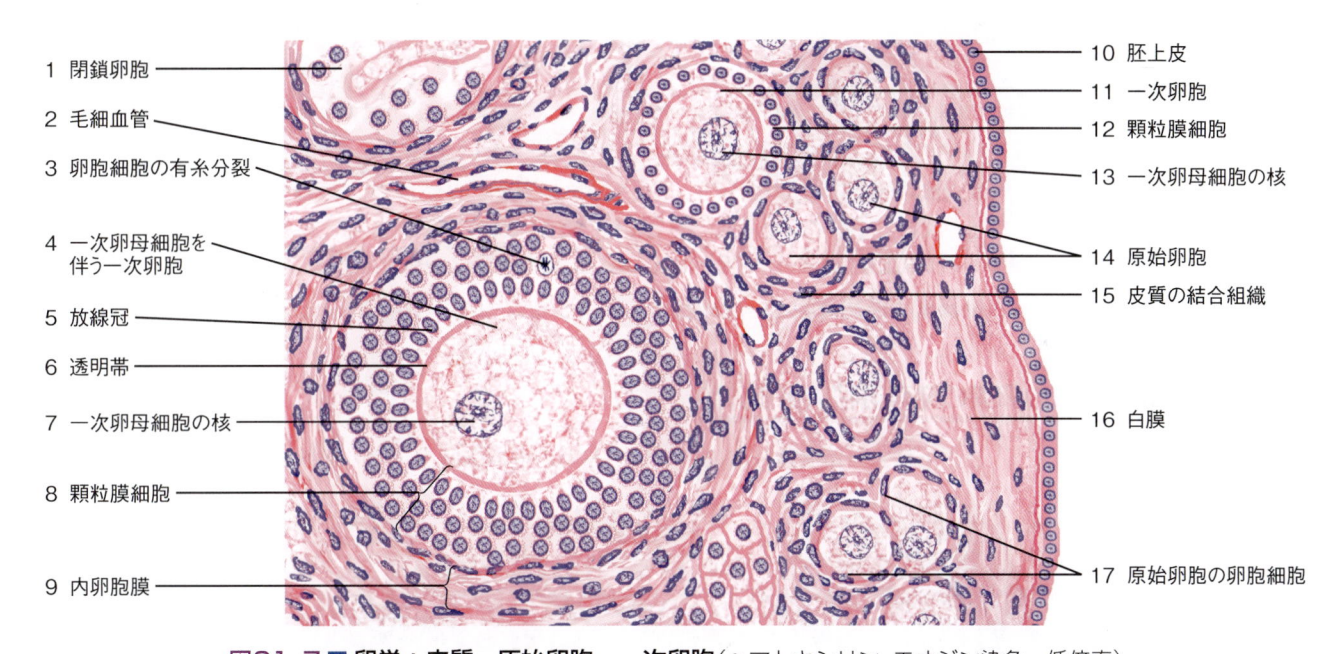

1　閉鎖卵胞
2　毛細血管
3　卵胞細胞の有糸分裂
4　一次卵母細胞を伴う一次卵胞
5　放線冠
6　透明帯
7　一次卵母細胞の核
8　顆粒膜細胞
9　内卵胞膜

10　胚上皮
11　一次卵胞
12　顆粒膜細胞
13　一次卵母細胞の核
14　原始卵胞
15　皮質の結合組織
16　白膜
17　原始卵胞の卵胞細胞

**図21-7** ■ **卵巣：皮質，原始卵胞，一次卵胞**(ヘマトキシリン–エオジン染色，低倍率)

## 図21-8　卵巣：原始卵胞と一次卵胞

　　この図は卵巣の皮質にあるさまざまな発育段階の卵胞を示している．**原始卵胞**(2)は発育前の未熟な卵胞で，**卵母細胞**(3)が単層の扁平な**卵胞細胞**(1, 7)に囲まれている．原始卵胞(2)が発育して**一次卵胞**(4)になると，卵母細胞を囲む扁平な卵胞細胞が立方形に変わる．さらに発育して大きくなった**一次卵胞**(8)では，卵胞細胞が増殖して重層の**顆粒膜細胞**(11)と呼ばれる細胞層をつくる．顆粒膜細胞(11)と未発育の卵母細胞(9)のあいだに**透明帯**(10)と呼ばれる糖蛋白質の層が発達して目立つようになる．

　　発育中の卵胞を取り囲む細胞にも変化がおこり，内外二つの細胞層が区別されるようになる．すなわちホルモンを分泌する**内卵胞膜**(12)と結合組織の層である**外卵胞膜**(13)である．内卵胞膜(12)と外卵胞膜(13)はうすい**基底膜**(6)によって，顆粒膜細胞(11)からへだてられている．卵巣皮質中の卵胞は**結合組織**(5)の細胞と線維で囲まれている．

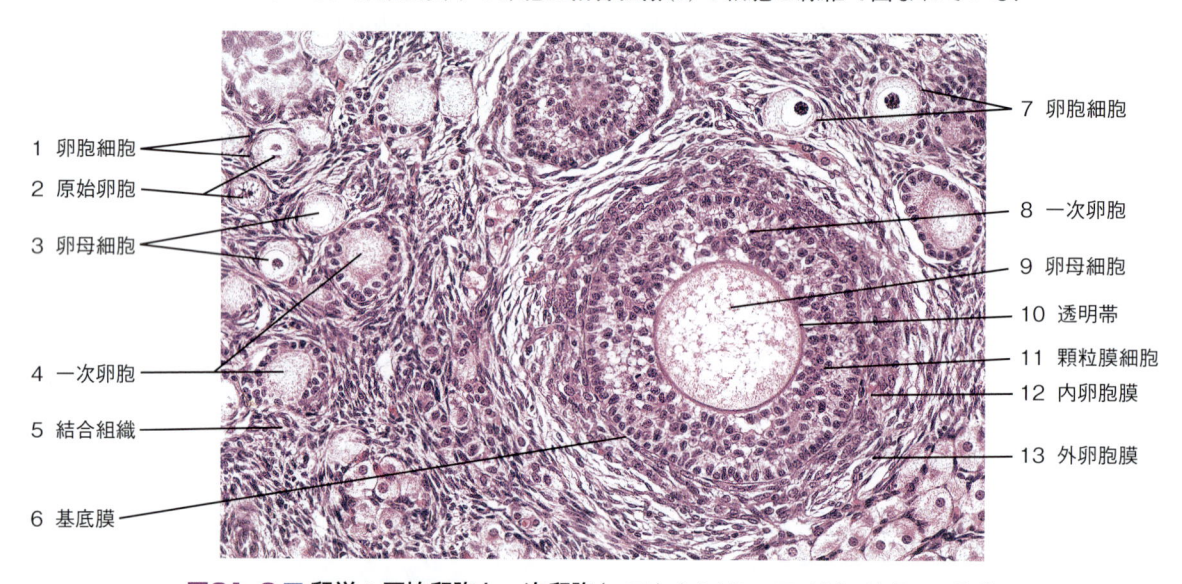

1　卵胞細胞
2　原始卵胞
3　卵母細胞
4　一次卵胞
5　結合組織
6　基底膜

7　卵胞細胞
8　一次卵胞
9　卵母細胞
10　透明帯
11　顆粒膜細胞
12　内卵胞膜
13　外卵胞膜

**図21-8 ■ 卵巣：原始卵胞と一次卵胞**（ヘマトキシリン-エオジン染色，×64）

## 図21-9　卵巣：ネコの卵巣の発育過程にある卵胞

　　この中倍率の顕微鏡写真は，ネコの卵巣の成熟卵胞を示す．卵胞液で充たされた部分が**卵**

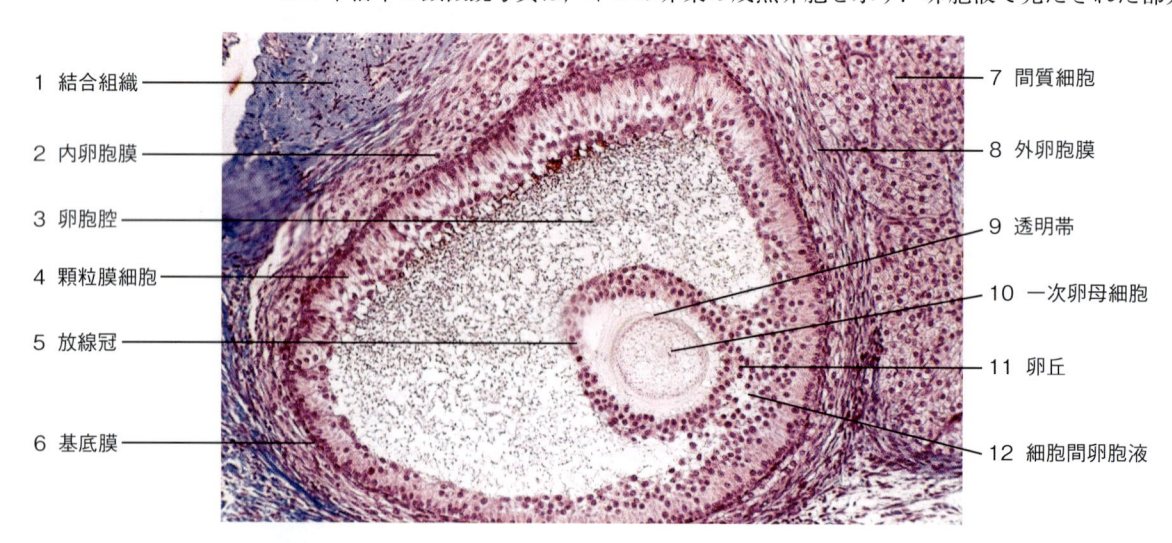

1　結合組織
2　内卵胞膜
3　卵胞腔
4　顆粒膜細胞
5　放線冠
6　基底膜

7　間質細胞
8　外卵胞膜
9　透明帯
10　一次卵母細胞
11　卵丘
12　細胞間卵胞液

**図21-9 ■ 卵巣：ネコの卵巣の発育過程にある卵胞**（マロリー-アザン染色，×45）

胞腔(3)で，**一次卵母細胞**(10)は卵胞の片がわに押しやられている．卵母細胞を囲むのは**透明帯**(9)である．一次卵母細胞(10)は細胞が集まって盛り上がっている部位である**卵丘**(11)にあるが，**細胞間卵胞液**(12)の蓄積によりこれらの細胞の集合体の一部は分離している．卵母細胞を囲む細胞は**放線冠**(5)を形成している．この図で卵母細胞と放線冠のあいだに空間があるのは固定の過程によるものである．卵丘(3)のまわりの細胞は**顆粒膜細胞**(4)である．これらはうすい**基底膜**(6)によって結合組織からへだてられており，この結合組織が変化して内がわの分泌上皮細胞層である**内卵胞膜**(2)と外がわの結合組織層である**外卵胞膜**(8)がつくられる．成熟卵胞の右がわには，明染された**間質細胞**(7)の集団があり，これは，卵胞閉鎖後に個々の細胞あるいは細胞群として残る内卵胞膜細胞(2)の残骸である．卵胞の近くには，皮質の**結合組織**(1)もみえる．

## 図21-10　卵巣：一次卵母細胞と成熟卵胞の壁

　　この成熟卵胞の拡大図は，一次卵母細胞，その周囲の細胞，および卵母細胞がある卵丘を示している．卵胞が成長する過程で，卵母細胞周囲の顆粒膜細胞のあいだに液体が蓄積し，卵胞腔が形成される．卵胞腔がみられる卵胞を二次卵胞という．

　　図は**一次卵母細胞**(3)の**細胞質**と**核**を示している．卵胞の隅に**顆粒膜細胞**(5)が厚くなった部分があり，一次卵母細胞(3)を囲んでいて，**卵胞腔**(4, 7)中に突き出ている．ここは**卵丘**(8)と呼ばれている．一次卵母細胞に隣接する1層の顆粒膜細胞の層が放線冠(1)を形成している．**放線冠**(1)と一次卵母細胞(3)の細胞質のあいだが**透明帯**(2)である．

　　顆粒膜細胞(5)は卵胞腔(4, 7)を囲み，卵胞腔を充たす卵胞液を分泌する．顆粒膜細胞(5)のあいだにも小さな**細胞間卵胞液** intercellular follicular fluid(6, 9)の蓄積がみられる．

　　顆粒膜細胞(5)の最外層の細胞はうすい**基底膜**(10)に接しており，顆粒膜細胞(5)と内卵胞膜細胞(11)とをへだてている．**内卵胞膜**(11)の細胞を囲んで**外卵胞膜層**(12)があり，この層は皮質の**結合組織**(13)と混ざっている．

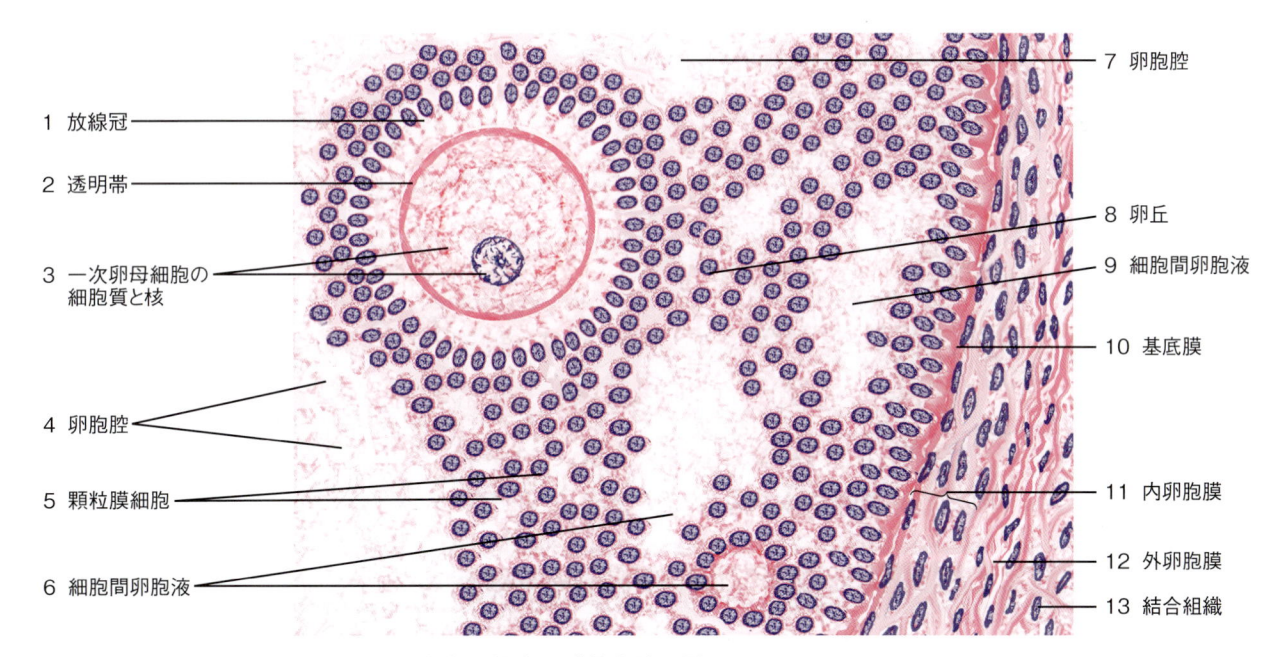

図21-10 ■ **卵巣：一次卵母細胞と成熟卵胞の壁**(ヘマトキシリン-エオジン染色，高倍率)

## 図21-11 黄体(全体図)

黄体は中心の内容物を失った腺上皮のかたまりであり，それを構成しているのは**卵胞膜黄体細胞** theca lutein cell(5)と**顆粒膜黄体細胞** granulosa lutein cell(6)である．卵胞膜黄体細胞(5)が**結合組織中隔** connective tissue septum(3)に沿って黄体のひだの中へのびている．

**外卵胞膜細胞**(2)は黄体を囲む不明瞭な被膜をつくり，また結合組織中隔を伴ってひだの中へのびている．

黄体の中心部であるかつての**卵胞腔**(9)の場所には卵胞液の残り，血清，血球，および外卵胞膜からの血管を伴う**疎性結合組織**(7)がみられる．この結合組織は増殖し，腺上皮内へとのびて，そこから黄体の中心部全体にひろがる．黄体によっては，かつて卵胞腔(9)であった場所に排卵後の**凝血** blood clot(8)を含むものもある．

黄体をとりまく**皮質の結合組織**(1)は血管(4)に富んでいる．

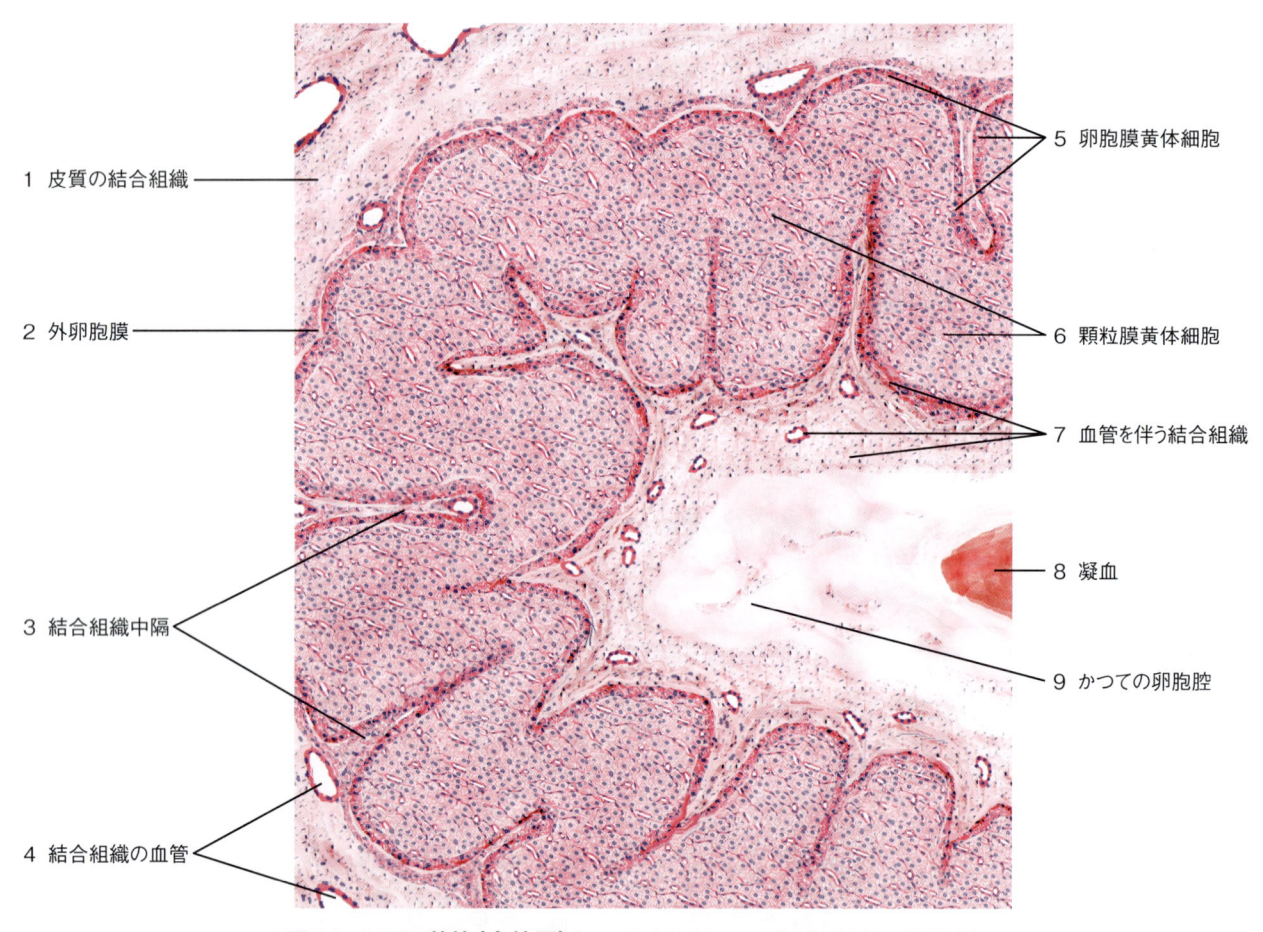

1 皮質の結合組織
2 外卵胞膜
3 結合組織中隔
4 結合組織の血管
5 卵胞膜黄体細胞
6 顆粒膜黄体細胞
7 血管を伴う結合組織
8 凝血
9 かつての卵胞腔

**図21-11 ■ 黄体(全体図)**(ヘマトキシリン-エオジン染色，低倍率)

## 図21-12　黄体：卵胞膜黄体細胞と顆粒膜黄体細胞

　　　　**顆粒膜黄体細胞**(6)はかつて成熟卵胞の顆粒膜細胞が大きくなったもので，黄体のひだの大部分を構成している．この顆粒膜黄体細胞(6)は大きく，大型の小胞状の核をもち，細胞質は脂質の小滴を含むため明るく染まる．**卵胞膜黄体細胞**(1, 7)は，かつて内卵胞膜であった細胞で，顆粒膜黄体細胞(6)の外がわという位置関係を保って，腺上皮の周辺部に存在する．卵胞膜黄体細胞(1, 7)は顆粒膜黄体細胞(6)より小さく，細胞質はより濃く染まり，核もより小さく，より濃く染まっている．

　　　　**動脈と静脈**(4)そして**毛細血管**(5)を伴った**外卵胞膜**(2)が顆粒膜黄体細胞(6)と卵胞膜黄体細胞(1, 7)の細胞間へ入りこんでいる．線維芽細胞を含む**結合組織中隔**(3)が卵胞膜黄体細胞(1, 7)のあいだに入りこんでいる．卵胞膜黄体細胞のあいだの中隔の線維芽細胞は細長く，扁平なため同定することができる．

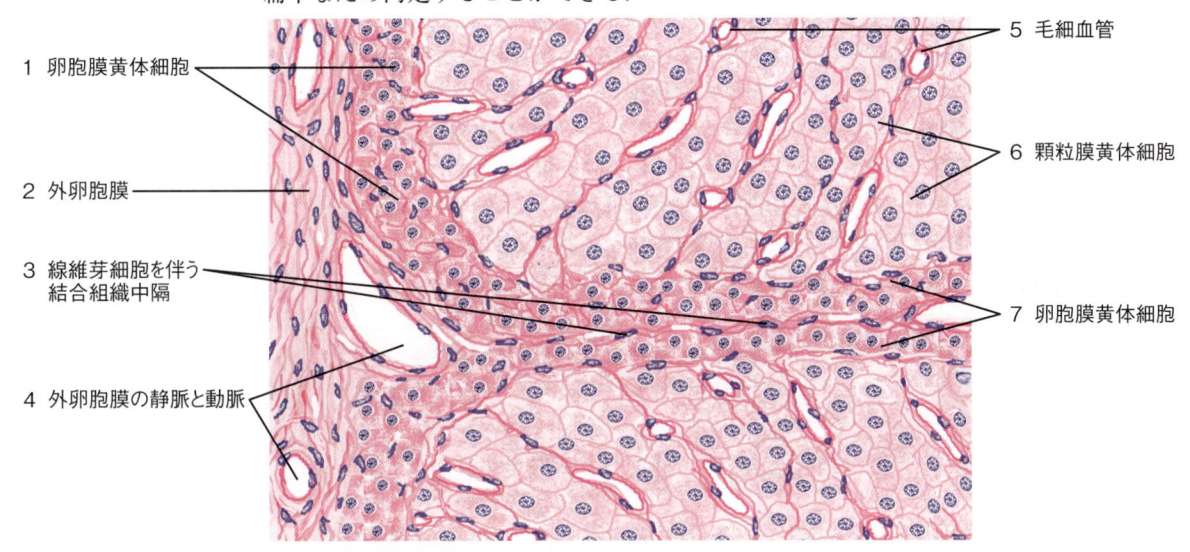

1 卵胞膜黄体細胞
2 外卵胞膜
3 線維芽細胞を伴う
　結合組織中隔
4 外卵胞膜の静脈と動脈

5 毛細血管
6 顆粒膜黄体細胞
7 卵胞膜黄体細胞

**図21-12** ■ **黄体：卵胞膜黄体細胞と顆粒膜黄体細胞**（ヘマトキシリン–エオジン染色，高倍率）

## 図21-13　ヒトの卵巣：黄体と白帯（断面図）

　　　　この低倍率顕微鏡写真はヒト卵巣の断面である．左がわにある黄体のひだ状の壁の断面には，肥大して明るく染まった**顆粒膜黄体細胞**(3, 5)とそれを囲んで濃染した**卵胞膜黄体細胞**

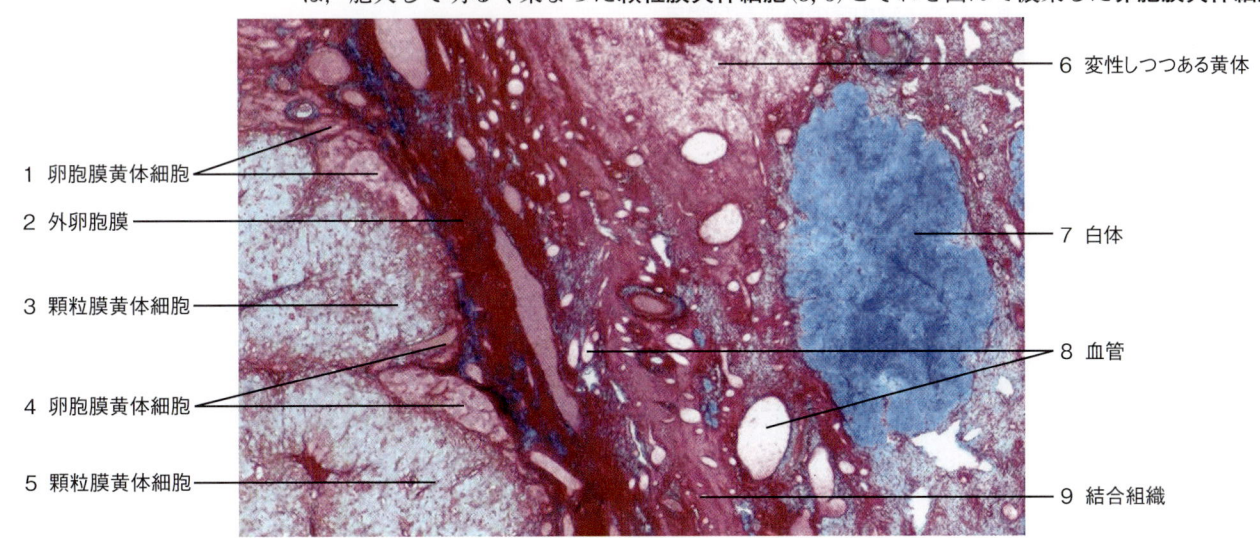

1 卵胞膜黄体細胞
2 外卵胞膜
3 顆粒膜黄体細胞
4 卵胞膜黄体細胞
5 顆粒膜黄体細胞

6 変性しつつある黄体
7 白体
8 血管
9 結合組織

**図21-13** ■ **ヒトの卵巣：黄体と白体（断面図）**（マロリー–アザン染色，×10.5）

(1, 4)がみられる．卵胞膜黄体細胞(1, 4)は黄体周辺部と顆粒膜黄体細胞(3, 5)のひだのあいだにある．黄体を囲んでいるのは高密度の結合組織層である**外卵胞膜** theca externa(2)である．図の右がわには，青く染色された黄体の結合組織の瘢痕である**白体**(7)があり，その上には**変性しつつある黄体**(6)がある．黄体と白体(7)のあいだには**血管**(8)が豊富な**結合組織**(9)がある．

## 機能との関連 21-2 ■ 黄　体

成熟卵胞から卵管漏斗へ二次卵母細胞が放出された後，破裂した卵胞の壁は壊れて，卵巣は**黄体期** luteal phase に入る．この黄体期には，LH の分泌により顆粒膜細胞と内卵胞膜細胞が大きくなり，それぞれ**顆粒膜黄体細胞**と**卵胞膜黄体細胞**に変化する．これらの変化によって排卵後の卵胞は一時的な内分泌器官である黄体へと変化する．さらに FSH と LH が黄体の細胞を刺激して，**エストロゲンとプロゲステロン**(大量)を分泌させる．高濃度のエストロゲンとプロゲステロンは受精や妊娠に対する準備として，**子宮**と乳腺の発育を促す．

黄体による血中のエストロゲンとプロゲステロン濃度の上昇は，視床下部のニューロンと下垂体前葉のゴナドトロピン分泌細胞の両者に作用して，FSH と LH の放出を抑制する．これにより，さらに他の排卵がおこることが抑制される．

排卵された二次卵母細胞が受精しなければ，黄体は約 12 日間ホルモンを分泌し続けてから，退縮し始める．退縮後は**月経黄体** corpus luteum of menstruation となり，最終的に**白体** corpus albicans と呼ばれる結合組織の瘢痕になる．黄体の機能低下に伴って，エストロゲンとプロゲステロン濃度が低下し，その影響が子宮内膜の血管に及び，結果として子宮内膜の機能層が脱落して月経出血がおこる．

黄体の機能が停止することにより，エストロゲン，プロゲステロンおよびインヒビンによる下垂体と視床下部への抑制作用が取り除かれる．その結果，再び FSH が下垂体前葉から放出され，次の卵胞が発育する卵巣周期が開始する．

### 黄体と妊娠

卵母細胞が受精し，胚が着床すると，黄体は大きくなり，**妊娠黄体** corpus luteum of pregnancy となる．着床した胚由来の胎盤の栄養膜細胞(絨毛細胞) trohoblast cell から分泌される**ヒト絨毛性ゴナドトロピン** human chorionic gonadotropin(hCG)が，黄体の黄体機能を刺激し続け，その退縮を防ぐ．hCG の作用は下垂体から分泌される LH の作用と似ていて，プロゲステロンの分泌機能を継続させる．その結果，妊娠黄体は数ヵ月間持続される．しかし妊娠が進むにつれて黄体の機能は低下し，妊娠 6 週目ごろよりその役割は胎盤に引き継がれる．妊娠中，**胎盤** placenta は一時的な内分泌器官として機能し，分娩時まで妊娠の維持に十分な量のエストロゲンとプロゲステロンを分泌し続ける．

## 図21-14 卵管：膨大部と卵管間膜(全体図, 横断面)

筋性の器官である卵管は両がわの卵巣の近傍からそれぞれ子宮までのびている. 一方の末端では卵管漏斗が卵巣の近傍の腹腔に開口し, 他方の末端は子宮壁を通りぬけ子宮の内腔に開口している. 卵管は排卵された卵母細胞を子宮へ運ぶ.

膨大部は卵管においてもっとも長い領域であり, 受精の場である. 膨大部では多数の**粘膜ひだ** mucosal fold(8)によってひだのあいだに深い溝ができていて, 複雑な形の**内腔**(7)になっている. これらのひだは子宮に近づくにつれて小さくなっている.

卵管の粘膜は**単層立方上皮**(6)で線毛のある上皮細胞と線毛のない上皮細胞からなり, その下は**粘膜固有層**(9)で, さらに筋層は**内輪状筋層**(5)と**外縦走筋層**(4)の二層の平滑筋層からなる. 筋層のあいだには**間質結合組織**(10)が豊富にあり, そのため筋層, とくに外層はあまりはっきりしていない. 多数の**細静脈**(3)と**細動脈**(2)が間質結合組織(10)に存在する. 臓側腹膜の**漿膜**(11)が卵管の最外層を形成し, 子宮広間膜の上縁の**卵管間膜**(1)につながっている.

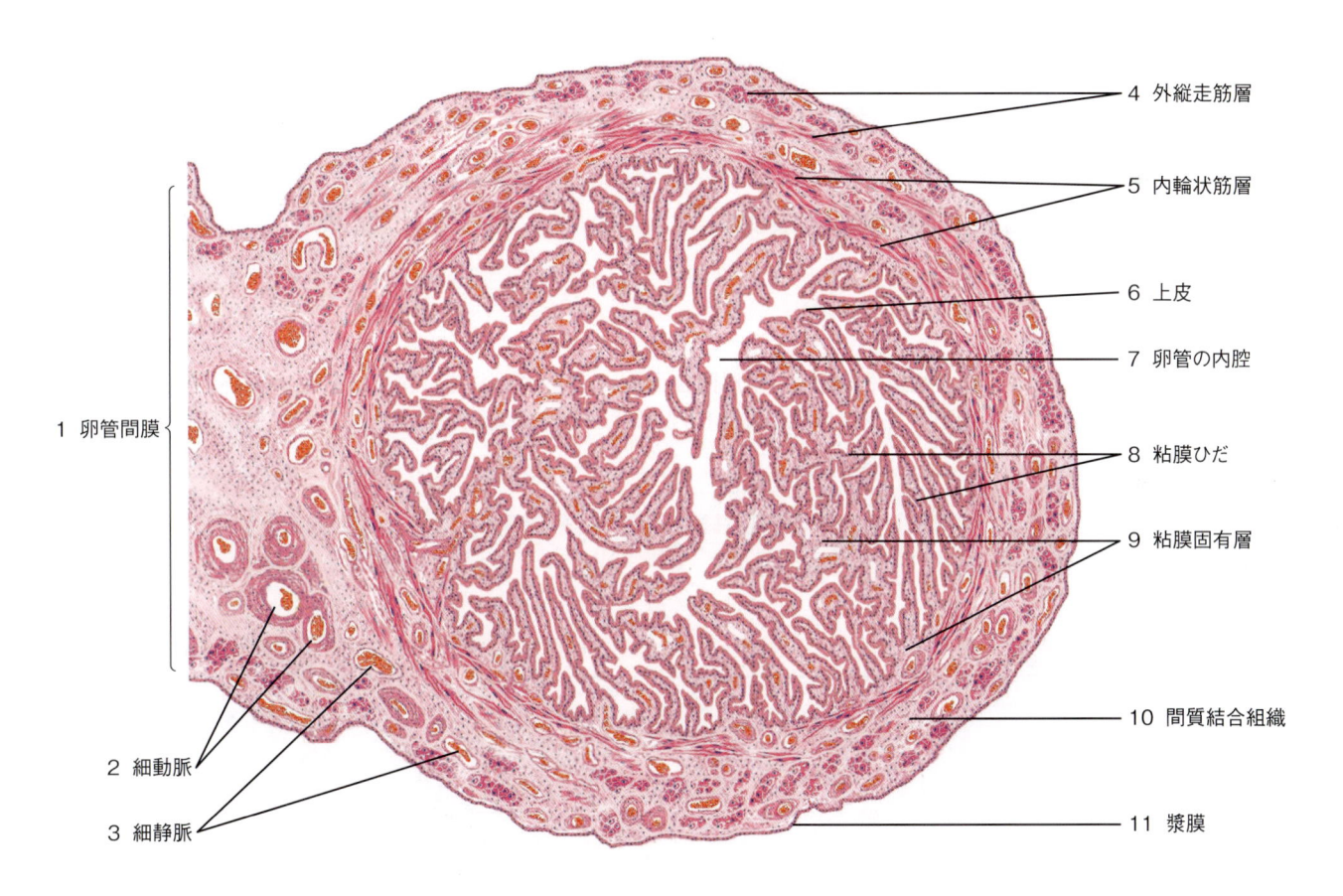

**図21-14 ■ 卵管：膨大部と卵管間膜(全体図, 横断面)**(ヘマトキシリン−エオジン染色, 低倍率)

## 図21-15　卵管：粘膜ひだ

　　　　卵管の粘膜ひだの高倍率の図であり，**線毛細胞** ciliated cell(3)と線毛のない**小桿細胞（分泌細胞）**peg(secretory)cell(1)から構成されている上皮を示している．線毛細胞(3)は卵管の漏斗と膨大部においてもっとも多い細胞である．この線毛は子宮の方向になびく．上皮の下に明瞭な**基底膜**(2)と**血管**(5)とを伴った疎性結合組織の**粘膜固有層**(4)がみられる．月経周期の増殖期の初期とエストロゲンの影響下では，線毛細胞(3)が肥大し，線毛がのびて，この細胞が目立つようになる．さらに線毛のない分泌細胞の分泌活動が活発になる．卵管の上皮は周期的な変化を示し，線毛細胞と非線毛細胞の割合は月経周期とともに変化する．

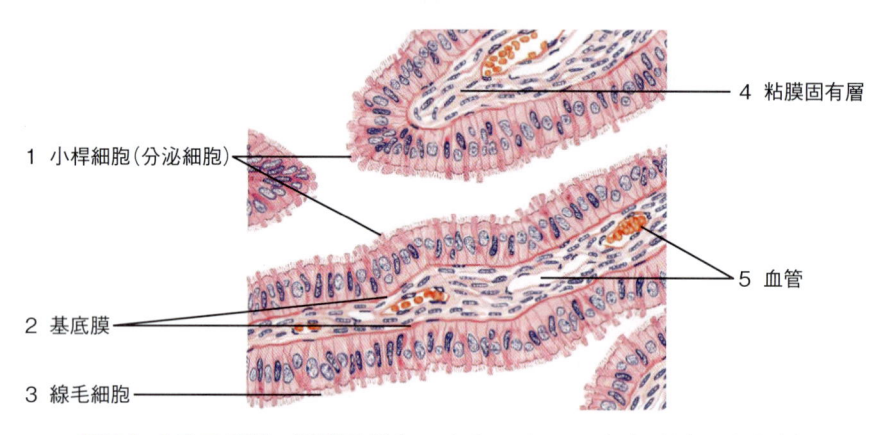

図21-15 ■ **卵管：粘膜ひだ**(ヘマトキシリン–エオジン染色，高倍率)

## 図21-16　卵管：上皮

　　　　この高倍率の図は，**単層円柱上皮**(2)におおわれた粘膜ひだをもつ卵管壁を示している．
　　　　内腔の上皮には**線毛細胞**(5)と線毛がなく線毛細胞の上方に先端が突出している**小桿細胞**

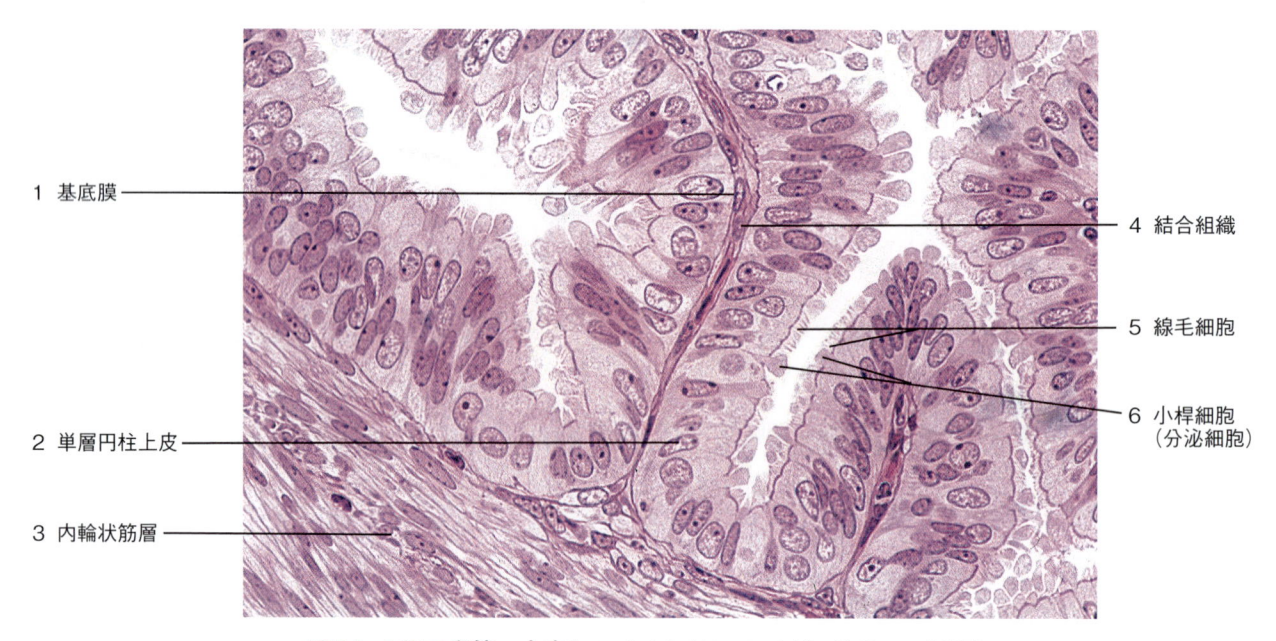

図21-16 ■ **卵管：上皮**(ヘマトキシリン–エオジン染色，×130)

（6）の2種類の細胞がある．**基底膜**（1）は内腔の上皮とその下で粘膜ひだの芯となっている**結合組織**（4）とをへだてている．卵管を囲む**内輪状筋層**（3）の一部が図の左がわにみられる．

## 機能との関連 21-3 ■ 卵　管

　卵管はいくつかの重要な生殖機能を果たしている．成熟卵胞から排卵がおこる直前に，指のような形をした卵管漏斗の**卵管采** fimbria が卵巣の表面を掃き集めるような運動をし始め，放出された卵母細胞を捕捉する．この機能は卵管壁と卵管采の平滑筋の穏やかな**蠕動収縮** peristaltic contraction によって行なわれる．さらに，卵管采には多数の線毛細胞があって，放出された卵母細胞を卵管漏斗へと導く流れをつくり出している．線毛の運動と卵管壁の平滑筋の収縮によって，捕らえた卵母細胞あるいは受精卵は卵管を通って子宮へと運ばれる．

　卵管は**受精** fertilization の場でもあり，受精は通常は膨大部 ampulla でおこる．卵管の分泌細胞（小桿細胞）は卵母細胞，発生初期の受精卵，そして胚に対して，必要な栄養物質を供給する．また，分泌物は卵管における精子の生存能力を維持し，**受精能獲得** capacitation をおこさせる．受精能獲得は，精子を活性化して卵子に結合し受精できるようにする生化学的および構造上の過程である．受精をきっかけにして，排卵された二次卵母細胞は**第二減数分裂**を行ない，精子と受精できる卵子となる．

　精子が二次卵母細胞に到達すると，まず卵母細胞の周囲の保護層である**放線冠**を通りぬけなければならない．卵子と受精するためには，さらに精子はまわりを囲んでいる**透明帯**にも侵入し，透明帯の受容体と結合して受精能獲得の過程を完了しなければならない．この結合によって**先体反応** acrosome reaction がおこり，精子の核の上にかぶさっている先体から加水分解酵素が透明帯内に放出され，精子が卵子内に侵入できるようになる．精子の侵入によって，卵子内にある皮質顆粒から放出されたプロテアーゼのはたらきによって透明帯をバリアでおおい，**皮質反応**と呼ばれる**多精子受精阻害機構**がはたらく．この反応により，一つの精子のみが通りぬけて卵子と受精することになる．

　卵管の上皮は卵巣周期にあわせて変化する．上皮の高さが最大になるのは，卵胞が成熟しつつあり，循環血液中のエストロゲン濃度が上昇している卵胞期である．

## 図21-17　子宮：増殖期(卵胞期)

　　　　子宮内膜 endometrium の表面は単層円柱**上皮** epithelium(1)であり，その下に**粘膜固有層**(2)がある．上皮(1)の一部が粘膜固有層(2)の結合組織の中へのびて，長い管状の**子宮腺** uterine gland(4)をつくっている．増殖期では子宮腺(4)は子宮内膜の表層部ではほぼ直行するが，筋層に近い深部では分岐するものもある．そのため，子宮腺(4)の横断面が数多くみえる．

　　　　子宮壁は，内層の子宮内膜(1〜4)，平滑筋である中間層の**子宮筋層** myometrium(5, 6)，漿膜である外層の子宮外膜(図示せず)の3層で構成されている．さらに子宮内膜は，子宮筋層(5)に接する深部のうすい**基底層** basalis layer(8)と子宮内腔まで達する厚い**機能層** functionalis layer(7)の2層に分かれている．

　　　　月経周期の中で，子宮内膜は卵巣の機能と密接に関連した形態変化を示す．妊娠していないときの子宮の周期変化は，増殖期(卵胞期)，分泌期(黄体期)，月経期の3期に分けられる．

　　　　増殖期には，卵巣エストロゲン濃度の増加の影響によって，機能層(7)は厚みを増し，子

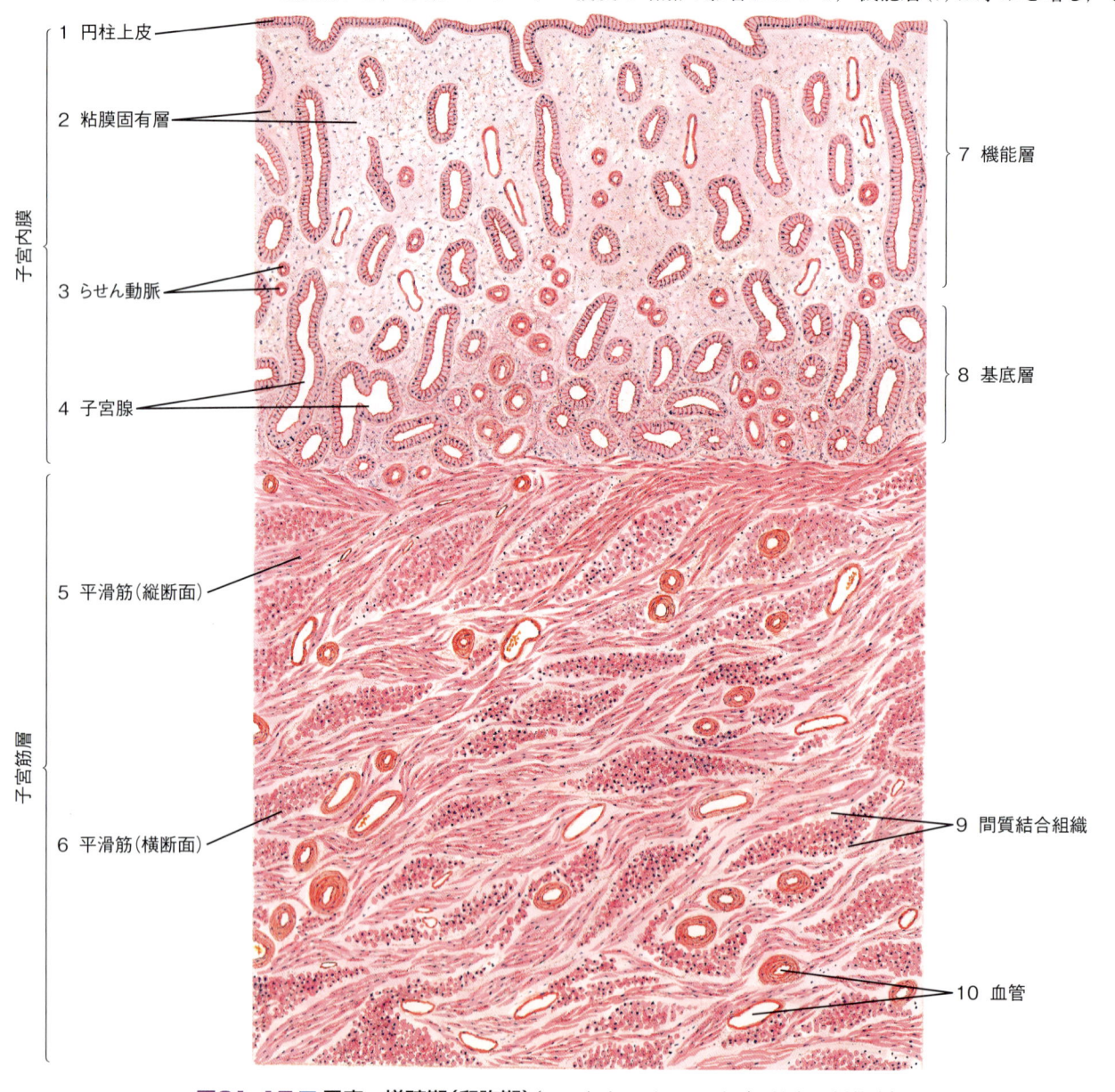

**図21-17 ■ 子宮：増殖期(卵胞期)**(ヘマトキシリン–エオジン染色，低倍率)

宮腺(4)は長くなり内腔面へ向かってまっすぐのびる．**らせん動脈** coiled(spiral)artery(3, 断面)はおもに子宮内膜の深部にみられる．子宮内膜上部にある粘膜固有層(2)は間葉系組織に類似している．**基底層**(8)の結合組織は密で，この図では濃く染まってみえる．子宮筋層(5, 6)は子宮内膜の下にあり，密に配列する**平滑筋束**(5, 6)から構成されているほか，**血管**(10)を伴う**間質の結合組織**(9)が細いひも状になって筋束を分離している．その結果，これらの筋束の横断，斜断，縦断面がみえている．

## 図21-18　子宮：分泌期(黄体期)

　　月経周期の分泌期(黄体期)は成熟卵胞の排卵後から始まる．子宮内膜の変化は黄体から分泌されるエストロゲンとプロゲステロンによりおきる．これにより，**子宮腺の分泌物**(5)が増加し，**粘膜固有層**(6)が浮腫状になるため，子宮内膜の**機能層**(1)と**基底層**(2)が厚くなる．

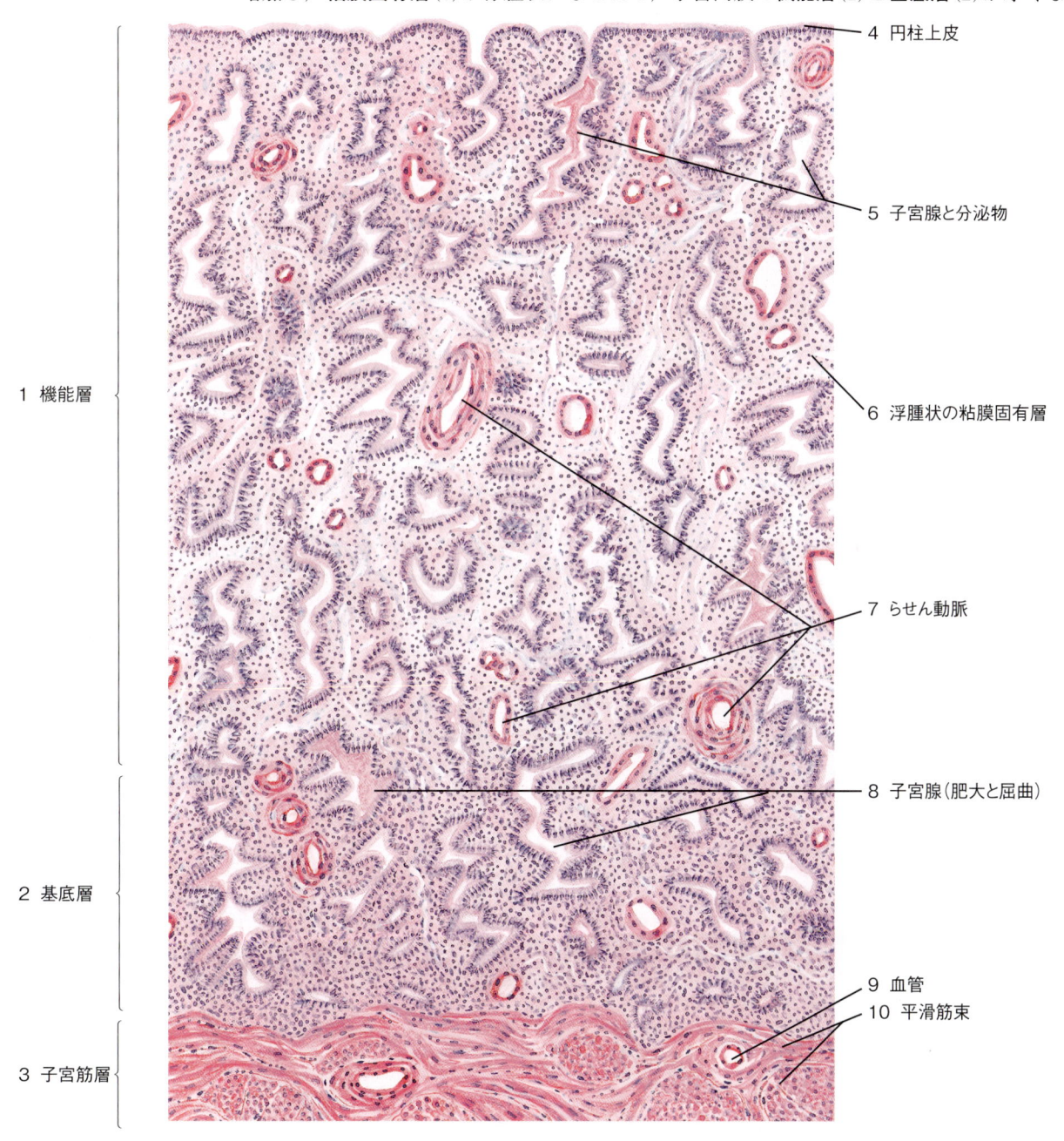

1　機能層

4　円柱上皮

5　子宮腺と分泌物

6　浮腫状の粘膜固有層

7　らせん動脈

8　子宮腺(肥大と屈曲)

2　基底層

9　血管
10　平滑筋束

3　子宮筋層

**図21-18 ■ 子宮：分泌期(黄体期)**(ヘマトキシリン-エオジン染色，低倍率)

　　子宮腺(5,8)の上皮細胞は，大量の分泌物を蓄えるため大きくなっている．子宮腺(5,8)は強いらせん状となり，内腔は炭水化物に富む**分泌物**(5)で充たされて拡張する．**らせん動脈**(7)は，子宮内膜の上部(機能層)(1)にまでのびている．らせん動脈(7)の壁が厚みを増しているため，組織切片上で目立つようになる．

　　表層の**円柱上皮**(4)，子宮腺(5)および粘膜固有層(6)の変化は，月経周期の分泌期(黄体期)における子宮内膜の機能層(1)を特徴づけている．基底層(2)はほとんど変化しない．基底層の下には**子宮筋層**(3)があり，さまざまな方向の断面を示す**平滑筋束**(10)と**血管**(9)がある

## 図21-19　子宮壁(子宮内膜)：分泌期(黄体期)

　　分泌期(黄体期)の子宮内膜を低倍率で示した顕微鏡写真である．子宮内膜の表層の明るく厚い部分が**機能層**(1)である．機能層の深部の暗い部分が**基底層**(2)である．**子宮腺**(3)は高度に蛇行しており，グリコゲンに富む栄養物質を腺腔に分泌している．

　　子宮内膜の浮腫が進んでいるために明るくみえる**結合組織**(4)が子宮腺(3)を囲んでいる．基底層(2)の下に，**子宮筋層**(5)の一部がみえている．

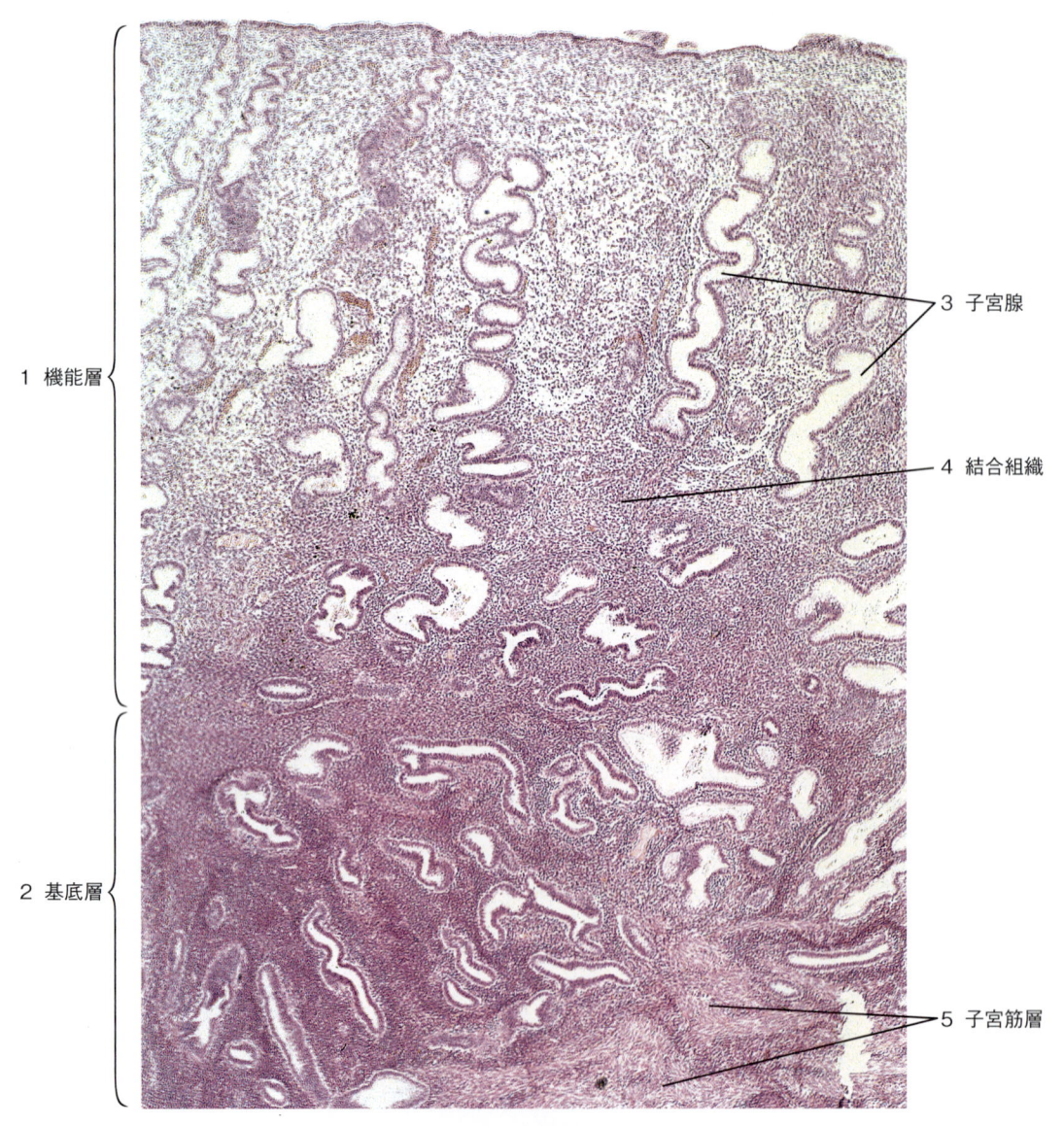

**図21-19** ■ **子宮壁(子宮内膜)：分泌期(黄体期)**(ヘマトキシリン-エオジン染色，×10)

## 図21-20　子宮：月経期初期

　　卵子の受精と胚の着床がおこらなければ，子宮は月経期に入り，着床のために準備していた子宮内膜の変化の大部分は失われる．月経期の子宮内膜の**機能層**(1)は変性し，月経によって剥離する．脱落する子宮内膜組織には，分解した間質の断片，**凝血**(7)，子宮腺が含まれている．子宮腺(2)の一部は，**血液**(6)で充たされている．子宮内膜の深層の**基底層**(4)には，**子宮腺の底部**(9)が月経で機能層が脱落しても剥離せず損傷もうけずに残っている．

　　機能層の大部分の子宮内膜間質にも，こわれた血管から間質中に出た赤血球(7)の凝集が含まれている．さらに，子宮内膜間質にはリンパ球と好中球も浸潤している．

　　基底層(4)は月経期に変化しないで残っている．**らせん動脈**(3,8)は，末梢(表層部)が壊死に陥るが，深層部は無傷で残っている．

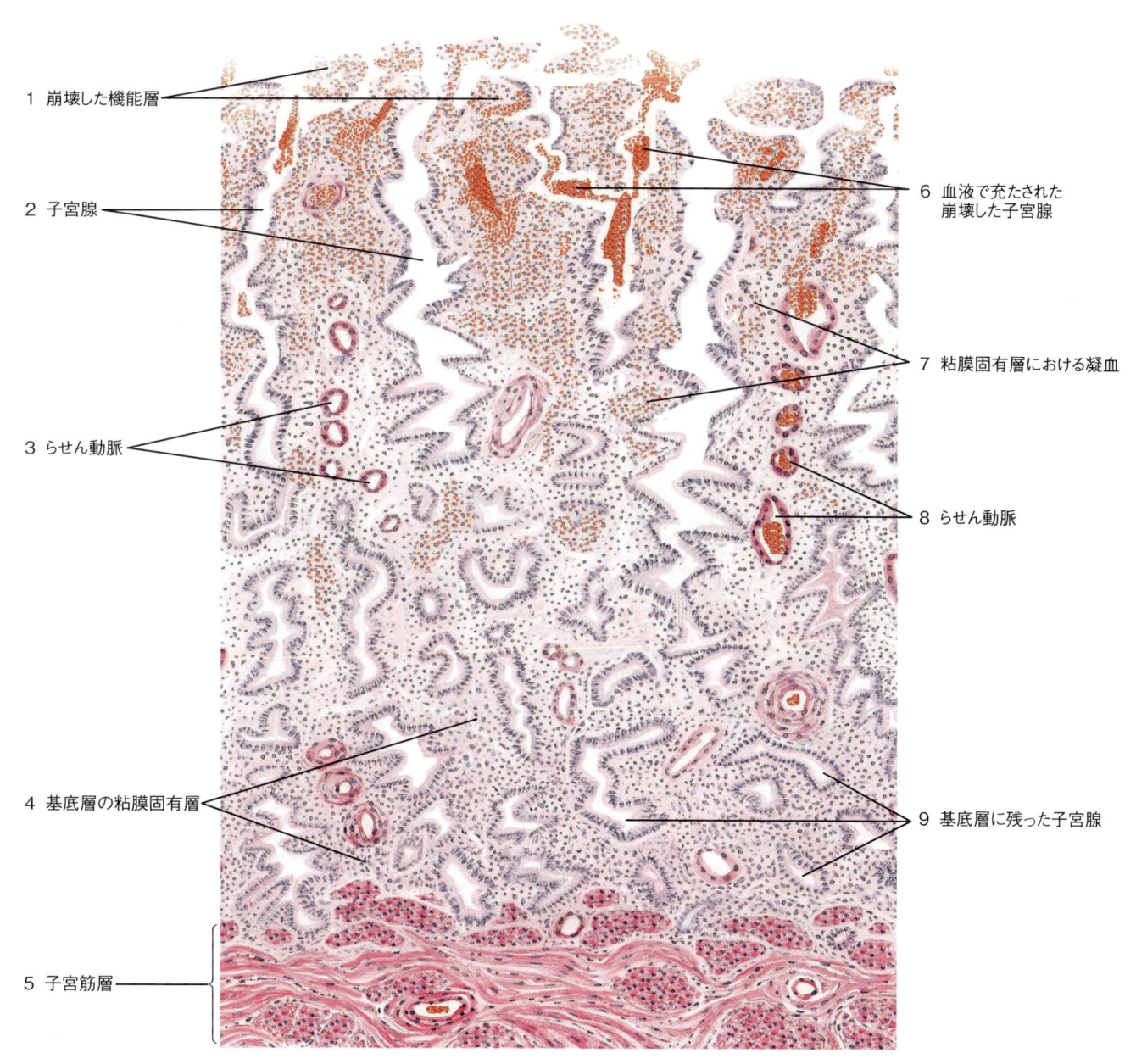

1　崩壊した機能層

2　子宮腺

3　らせん動脈

4　基底層の粘膜固有層

5　子宮筋層

6　血液で充たされた崩壊した子宮腺

7　粘膜固有層における凝血

8　らせん動脈

9　基底層に残った子宮腺

図21-20 ■ **子宮：月経期初期**(ヘマトキシリン-エオジン染色，低倍率)

## 機能との関連 21-4 ■ 子　宮

子宮内膜は，卵巣ホルモンの**エストロゲン**と**プロゲステロン**による調節をうけて，構造と機能を周期的に変化させる．この子宮の変化は，胚が**着床** implantation して育つ場を提供することに関係している．黄体からのプロゲステロンの分泌によって，子宮は胚の着床，胎盤形成，および胎児の発育に適した環境の提供などの準備を行なう．もし卵母細胞の受精や胚の着床がおこらなければ，子宮内膜の**機能層**が**剥離**して，月経血として流れる．生殖年齢のあいだは子宮内膜は月経周期ごとに増殖期，分泌期，月経期の各期の変化を繰り返す．

**増殖期**（**排卵前期**，**卵胞期**）proliferative phase（pre-ovulatory phase, follicular phase）の特徴は，子宮内膜の急激な増殖と再生である．増殖期の子宮内膜の粘膜再生と増殖は**卵胞**の発育と卵胞からの**エストロゲン**分泌量の上昇と時期的に一致する．増殖期は月経の終了すなわち月経周期の第5日目ごろに始まり，14日目まで続く．**粘膜固有層**と**基底層**に残っていた**子宮腺**の細胞分裂が活発になり，新しい細胞と間質がつくられ，月経の際に壊れてむき出しになった粘膜表面をおおい，その後，新しい機能層がつくられる．子宮内膜の機能層が厚くなるのに伴い，子宮腺は増殖して長くのびて密度を増し，分泌機能を発揮するようになる．**らせん動脈**が子宮内膜の表面に向かってのびて，らせん状になり始める．

**分泌期**（**排卵後期**，**黄体期**）secretory phase（post-ovulatory phase, luteal phase）は，月経周期第15日目ごろの排卵後から始まり，およそ28日目まで続く．分泌期は排卵後に形成される黄体の働きと，黄体細胞（顆粒膜黄体細胞と卵胞膜黄体細胞）からの**プロゲステロン**と**エストロゲン**の分泌に依存する．排卵後の分泌期の期間を通じて子宮内膜は厚さを増し，組織液が貯留して**浮腫状**になる．さらに，子宮腺が大きくなり屈曲を増し，その内腔は栄養分，とくに**糖蛋白質**と**グリコゲン**に富む分泌液で充たされるようになる．子宮内膜のらせん動脈は長さを増し，らせんを強くしながら子宮内膜の表面近くにまで達する．これらの変化は子宮内膜における腺上皮の肥大と血管の増加，および浮腫の結果である．

受精と着床がおこらなかった場合には，黄体が退縮するために，血中プロゲステロン（およびエストロゲン）濃度が低下し，**月経期**が始まる．子宮内膜のらせん動脈はプロゲステロンとエストロゲンの濃度に非常に敏感で，ホルモン濃度が低下すると，らせん動脈は間欠的に収縮し，子宮内膜の機能層への血流の遮断が誘発される．この血管の収縮により機能層への酸素を含んだ血液の流れが妨げられ**虚血** ischemia をきたし，血管壁と機能層が壊死する．らせん動脈が収縮する期間を経て，らせん動脈は拡張し，血管壁が破れ間質中に出血が生じ，壊死した機能層が剥離する．機能層からの血液，組織液，間質細胞，分泌物，上皮細胞がまじりあって，**月経血** menstrual flow として約5日間月経が続く．ホルモン濃度の変化に対して感受性がなく依存していない血管によって基底層は血液の供給をうけているために，このようなホルモンの変化に影響されない．その結果，基底層への血流は途切れることなく，周期的変化を示さない．

子宮内膜の機能層の剥離は基底層がむき出しになるまで続く．月経期の最後には基底層はうすい結合組織層と子宮腺の残った部分から構成される状態となっていて，これらの組織は新しい機能層を再生のための細胞の供給源となる．増殖期には，血中エストロゲン濃度の上昇によって基底層の細胞が急速に増殖し，失われた基底層を再生し，次の月経周期のための子宮の準備が整う．

# 第 21 章　**まとめ**

## 第 1 項　卵巣と子宮：概要

### 女性生殖器系の概要

- 1 対の卵巣と卵管，そして子宮から構成される
- 子宮は子宮頸を経て腟へとつながる
- 月経周期により各臓器は月単位の変化を繰り返す
- 初めての月経周期を初経といい，月経周期が終わることを閉経という
- 月経周期は下垂体からの FSH と LH，そして卵巣のエストロゲンとプロゲステロンにより調節される
- ゴナドトロピン放出ホルモンにより下垂体からの FSH と LH の放出は制御される
- 28 日ごとに卵母細胞が完全に成熟していない状態で卵管へ放出される

### 卵巣と卵胞の発育

- 胚上皮が結合組織の白膜をおおっている
- 外がわは皮質，内がわは髄質で，それらのあいだの境界は不明瞭である
- 胚発生の時期に，生殖堤で卵祖細胞が分裂する
- 卵祖細胞は第一減数分裂を行ない，原始卵胞内で一次卵母細胞のままでとどまる
- 思春期に，原始卵胞は一次卵胞，二次卵胞，そして成熟卵胞となる
- 卵胞は発育のいずれの段階においても閉鎖卵胞となり得る
- 一次卵母細胞をもつ原始卵胞は扁平な卵胞細胞に囲まれている
- 原始卵胞の発育の開始と活性化は局所の成長因子とゴナドトロピンの刺激に依存する
- 一次卵胞には単層立方ないし重層の顆粒膜細胞が存在する
- 二次卵胞には顆粒膜細胞のあいだにできた卵胞腔に卵胞液が貯留している
- もっとも大きい卵胞は成熟卵胞であり，皮質の厚さをこえて髄質に及ぶ大きさを占める
- 成熟卵胞において，卵母細胞は卵胞腔内へ盛り上がった卵丘の中にある

- 内卵胞膜と外卵胞膜が，大きく成長した卵胞でみられる
- 一次卵母細胞は透明帯と放線冠により囲まれている
- 卵胞の後期の発育，成熟，排卵には FSH と LH が関与する
- 月経周期の前半と卵胞の発育期には FSH がおもなホルモンである
- FSH は卵胞の後半の成長を制御し，卵胞を刺激してエストロゲンを産生させる
- LH は，多数の LH 受容体をもつ内卵胞膜細胞(内莢膜細胞)を刺激し，エストロゲンの前駆体であるアンドロステンジオンを分泌させる
- 卵胞の顆粒膜細胞でアロマターゼ酵素により，エストロゲンステロイド前駆体はエストロゲンに変換される
- 血中 FSH 濃度の低下は，発育中の他の卵胞の閉鎖を誘導する
- 月経中期にエストロゲン濃度はピークになり，LH の急激で大量の放出(サージ)がおこる
- FSH と LH によって成熟卵胞の最終的な成熟と排卵が誘発される
- 排卵時には，第一減数分裂が完了した二次卵母細胞が放出される
- 成熟卵胞の排卵部分は，卵胞斑と呼ばれるうすくなって血流の途絶えた卵巣表面の膨隆部位である
- 排卵した卵胞は崩れ，血管が増殖し，一時的に黄体となる
- 第二減数分裂は卵母細胞が精子と受精したときにのみ完了する
- 卵母細胞は受精しなかった場合，24 時間で変性する
- 卵巣の間質細胞は卵胞閉鎖後の内卵胞膜細胞の遺残物である

### 黄　体

- 二次卵母細胞の排卵後に形成される
- LH は顆粒膜細胞と内卵胞膜細胞の肥大と黄体形成を促す
- LH はエストロゲンの放出とプロゲステロン濃度の上昇を促す
- 受精しなければ，黄体は 12 日で退縮する
- 黄体は退縮すると最終的に結合組織の瘢痕である白体と

なる
- 退縮後，エストロゲンとプロゲステロンによる視床下部・下垂体前葉に対するFSHとLHの分泌抑制作用は解除される
- FSHとLHが再び放出され，新しい卵胞発育の卵巣周期が始まる
- 受精がおこると，黄体は妊娠黄体となる
- 栄養膜細胞で産生されるヒト絨毛性ゴナドトロピンhCGが黄体を刺激する
- 妊娠中に胎盤がエストロゲンおよびプロゲステロン産生の役割を引き継ぐまで黄体は残る
- 胎盤は黄体の機能を引き継ぎ，一時的な内分泌器官となる

## 卵　管

- 卵巣から子宮へとのびている器官で，4部に分けられる
- 卵管漏斗の卵管采は卵巣に隣接する
- 粘膜はひだが豊富で，不整形な内腔が形成されている
- 上皮は線毛細胞と分泌細胞（小桿細胞）からなる単層円柱上皮である
- 線毛細胞は子宮への流れをつくり，増殖期ではこの細胞がおもな細胞となる
- 小桿細胞は卵母細胞，受精卵，および発生初期の胚に栄養物質を提供する
- 卵管分泌物は精子を維持し，受精能獲得を促進する
- 平滑筋は蠕動収縮を行ない，排出された卵母細胞の捕捉を助ける
- 上皮の変化は卵巣周期に関係する
- 精子が透明帯の受容体に結合すると，受精能獲得が完了し，先体反応が誘発される
- 先体反応によって加水分解酵素が放出され，卵子において皮質反応がおこり多精子受精が阻止される

## 子　宮

- 子宮体，子宮底，子宮頸の3部分に分けられる
- 子宮壁は子宮外膜，子宮筋層，および子宮内膜で構成されている
- 子宮内膜は機能層と基底層に分けられる
- 毎月の月経周期において，機能層は剥離し，月経出血がおこる
- 子宮内膜の形態はエストロゲンとプロゲステロン，そして卵巣機能によって影響される
- 増殖期は，月経期の終了後にエストロゲンの分泌が開始されてから始まる
- 卵巣のエストロゲンによって子宮内膜は増殖し，新しい機能層の形成が促進される
- 分泌期は排卵と黄体形成の後に始まる
- エストロゲンと増加したプロゲステロンによって，子宮腺の栄養物質の分泌が促される
- らせん動脈は子宮内膜の表面付近までのびる
- 排卵した卵母細胞の受精と着床がおこらなかった場合，月経期が始まる
- らせん動脈はホルモン濃度の低下に敏感に反応して，間欠的に収縮する
- 虚血によりらせん動脈の血管壁と機能層が損傷をうける
- らせん動脈の拡張により血管壁が破れ，機能層が剥離し，月経がおこる
- 直動脈はプロゲステロンとエストロゲンの濃度に影響をうけないために，基底層は無傷のままである
- 月経の際に基底層は剥離せず，血流は維持されている
- 基底層は新しい機能層をつくる細胞の供給源となる

# 第21章 **復習問題：第1項**

## 問 題

次の問題について，もっとも適切な答えを選びなさい.

1. 先体反応のおもな機能は？
  A. 卵母細胞が第一減数分裂を行なうのを活性化する
  B. 卵管内で精子の受精能獲得を誘導する
  C. 多精子受精を阻止する
  D. 精子から加水分解酵素を放出させ，精子を卵母細胞に侵入させる
  E. 精子の運動性を高める

2. 月経周期の増殖期には，どのような変化が子宮壁にみられるか？
  A. 新しい機能層を形成するための基底層細胞の増殖と粘膜の再生
  B. 子宮内膜での水分量の増加
  C. 機能層のらせん動脈の収縮と拡張
  D. 分泌腺の栄養蓄積の増加
  E. 基底層の血流の再確立

3. 月経周期の月経期には，子宮内膜にどのような変化が起こるか？
  A. 基底層では結合組織の増殖が亢進する
  B. 機能層は虚血（血液供給不足）により変性する
  C. らせん動脈はコイル状になり高度に拡張する
  D. 基底層の動脈が子宮内膜への血液供給を遮断する
  E. 基底層と機能層が虚血状態になり，脱落する

4. 黄体はその機能を終えて退縮した後に，何になるか？
  A. 閉鎖卵胞
  B. 新しい黄体
  C. 間質細胞
  D. 白体
  E. 黄体細胞

5. 血中のプロゲステロンとエストロゲンの濃度の減少が子宮内膜に及ぼす影響は？
  A. 子宮腺の栄養分泌を減少させる
  B. 機能層への血流を止める
  C. 基底層への血流を止める
  D. 子宮内膜の浮腫を増加させる
  E. 子宮への血流を止める

## 解 答

1. 正解：D. 精子から加水分解酵素を放出させ，精子を卵母細胞に到達させる. この反応により精子は受精のために卵母細胞の周囲の放射冠と透明帯を通りぬけることができる.
2. 正解：A. 新しい機能層を形成するための基底層細胞の増殖と粘膜の再生. 月経によって機能層が剥がれ落ちるが，子宮腺の一部は血液供給を失わない基底層に残る. 増殖期には，ホルモンの刺激によって残った細胞が増殖し，子宮内腔壁が再度おおわれ，新しい機能層が形成される.
3. 正解：B. 機能層は虚血（血液供給不足）により変性する. 機能層のらせん動脈はホルモン濃度の低下に反応して収縮し，それによって機能層が変性し，月経の際に脱落する.
4. 正解：D. 白体. これは結合組織となった瘢痕で，機能していた黄体が変性して機能しなくなった後に形成される.
5. 正解：B. 機能層への血流を止める. らせん動脈はプロゲステロンとエストロゲンの血中濃度に非常に敏感で，これらのホルモンの濃度が低下すると，らせん動脈は収縮し始め，最終的には機能層が脱落する.

# 顕微鏡写真による補足

1　胚上皮
2　白膜
3　皮質と卵胞
4　発達中の卵胞
5　卵母細胞
6　髄質の血管
7　黄体内の顆粒膜
　　黄体細胞
8　崩壊した卵胞腔

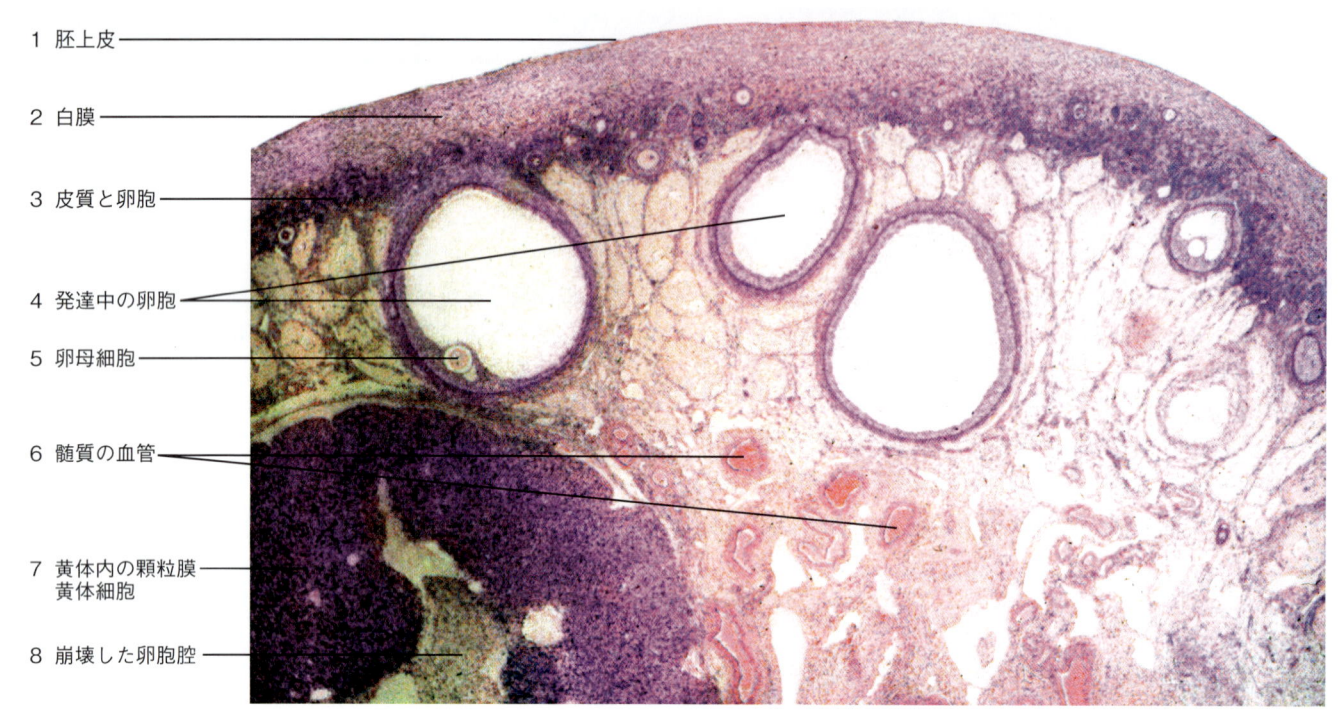

**図21-21** ■ **種々の発育段階の卵胞を示すネコの卵巣**（ヘマトキシリン-エオジン染色，×8）

1　卵胞閉鎖
2　透明帯
3　卵母細胞の核
4　顆粒膜細胞
5　基底膜
6　内卵胞膜
7　外卵胞膜
8　結合組織

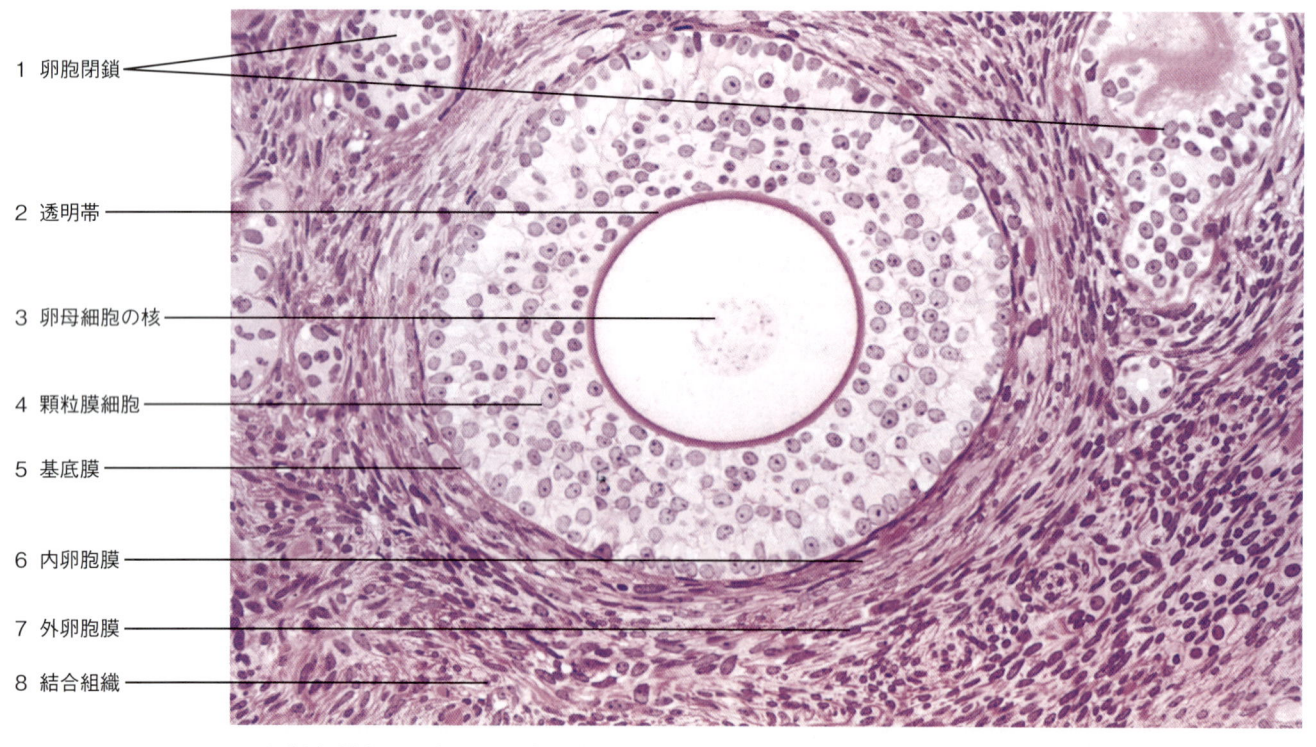

**図21-22** ■ **卵巣皮質内で発育中の一次卵胞とその周囲の細胞，および閉鎖しつつある隣接する卵胞**
（ヘマトキシリン-エオジン染色，×65）

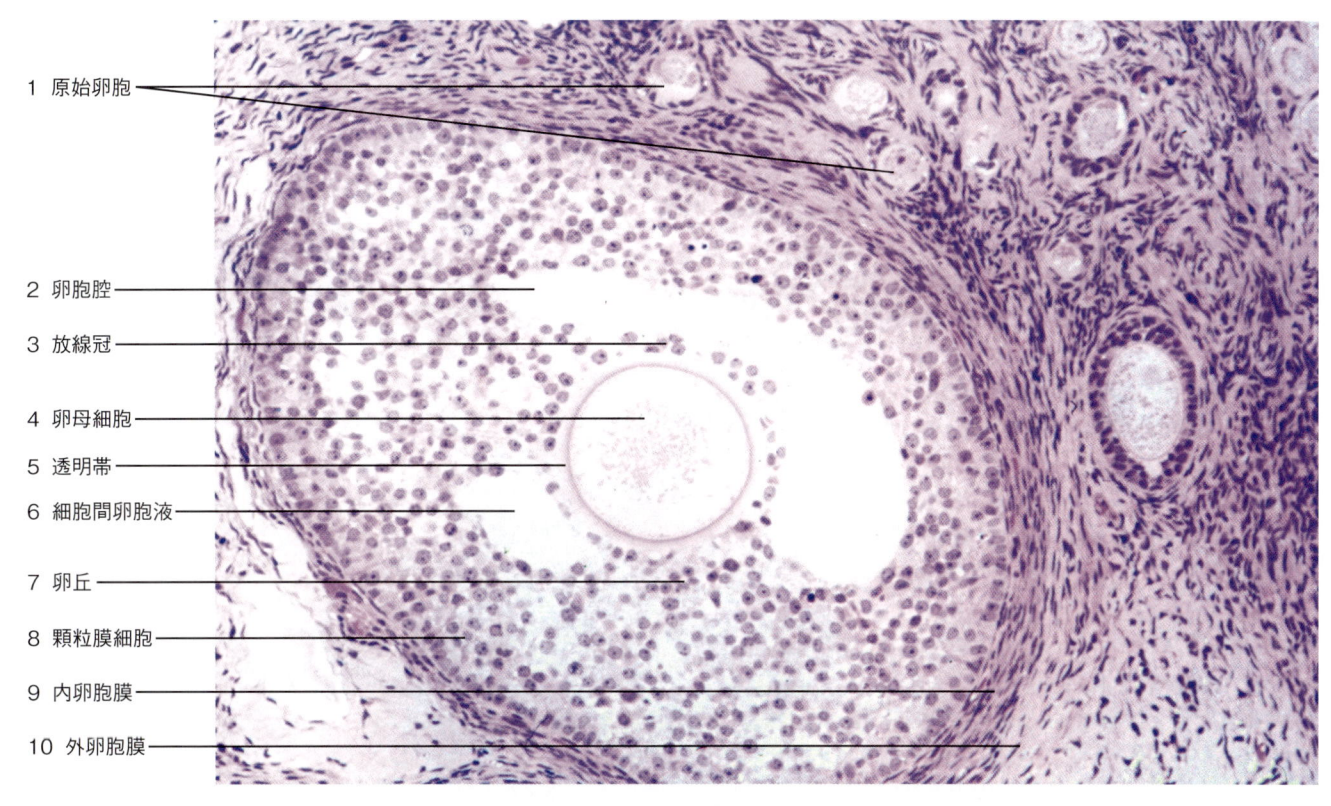

1　原始卵胞
2　卵胞腔
3　放線冠
4　卵母細胞
5　透明帯
6　細胞間卵胞液
7　卵丘
8　顆粒膜細胞
9　内卵胞膜
10　外卵胞膜

**図21-23 ■ 卵巣皮質にある成熟期の二次卵胞の特徴**（ヘマトキシリン-エオジン染色, ×65）

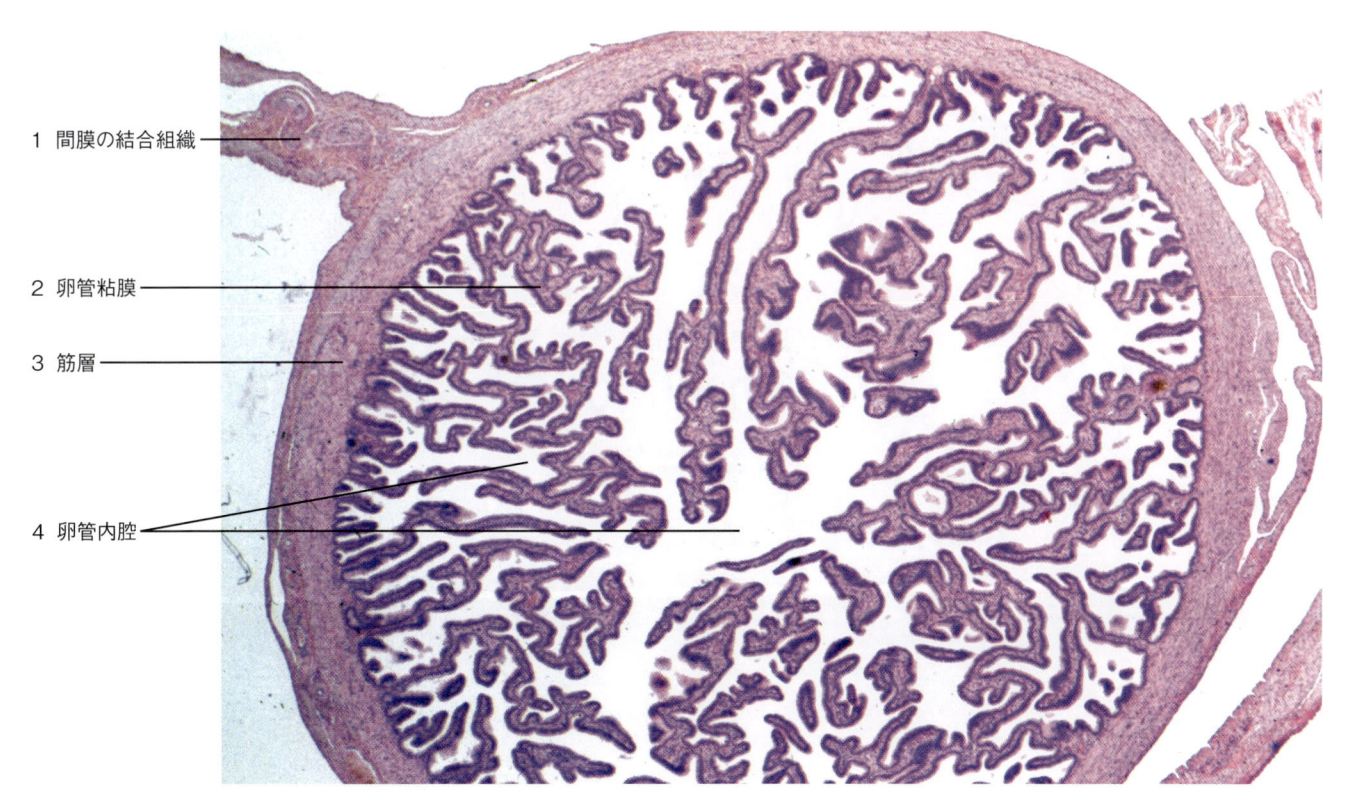

1　間膜の結合組織
2　卵管粘膜
3　筋層
4　卵管内腔

**図21-24 ■ サルの卵管膨大部の粘膜**（ヘマトキシリン-エオジン染色, ×13）

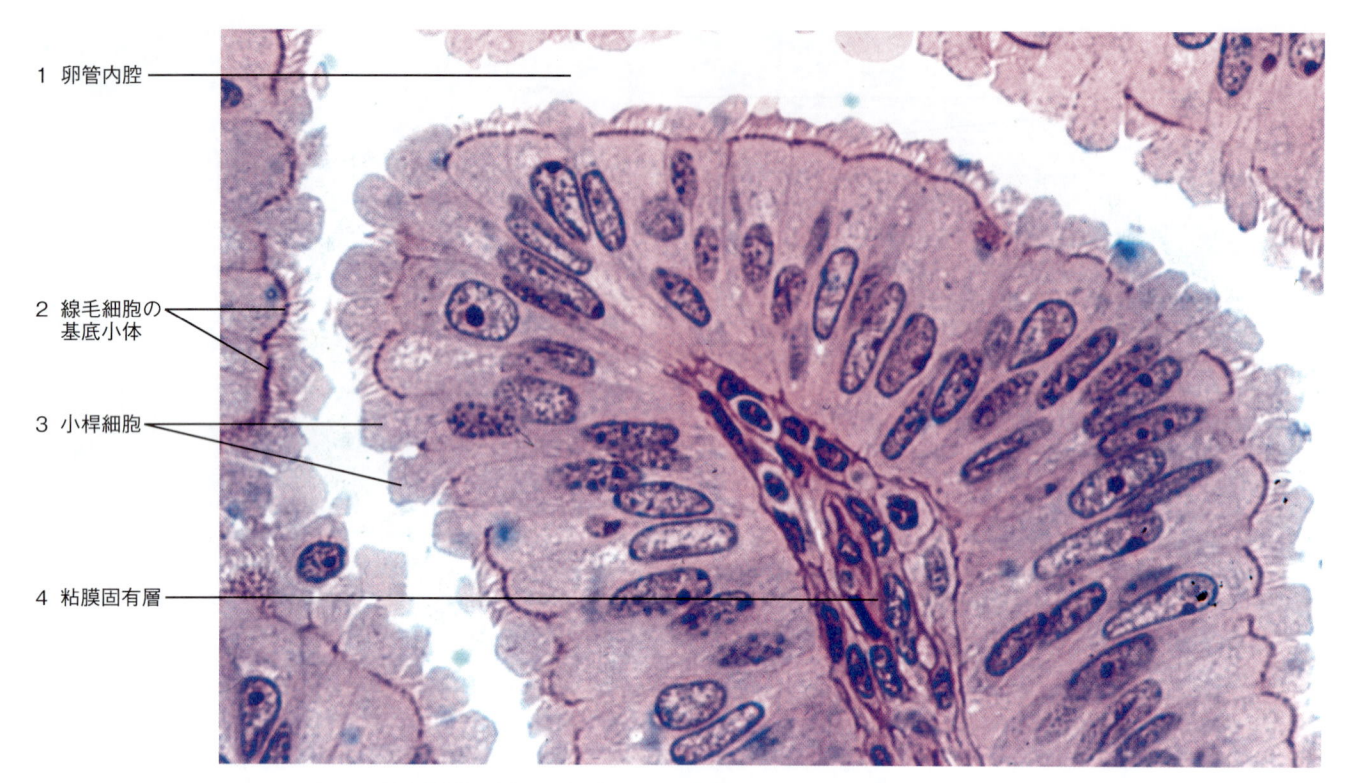

1　卵管内腔

2　線毛細胞の
　　基底小体

3　小桿細胞

4　粘膜固有層

**図21-25 ■ サルの子宮粘膜の種々の細胞**（樹脂包埋切片，ヘマトキシリン–エオジン染色，×205）

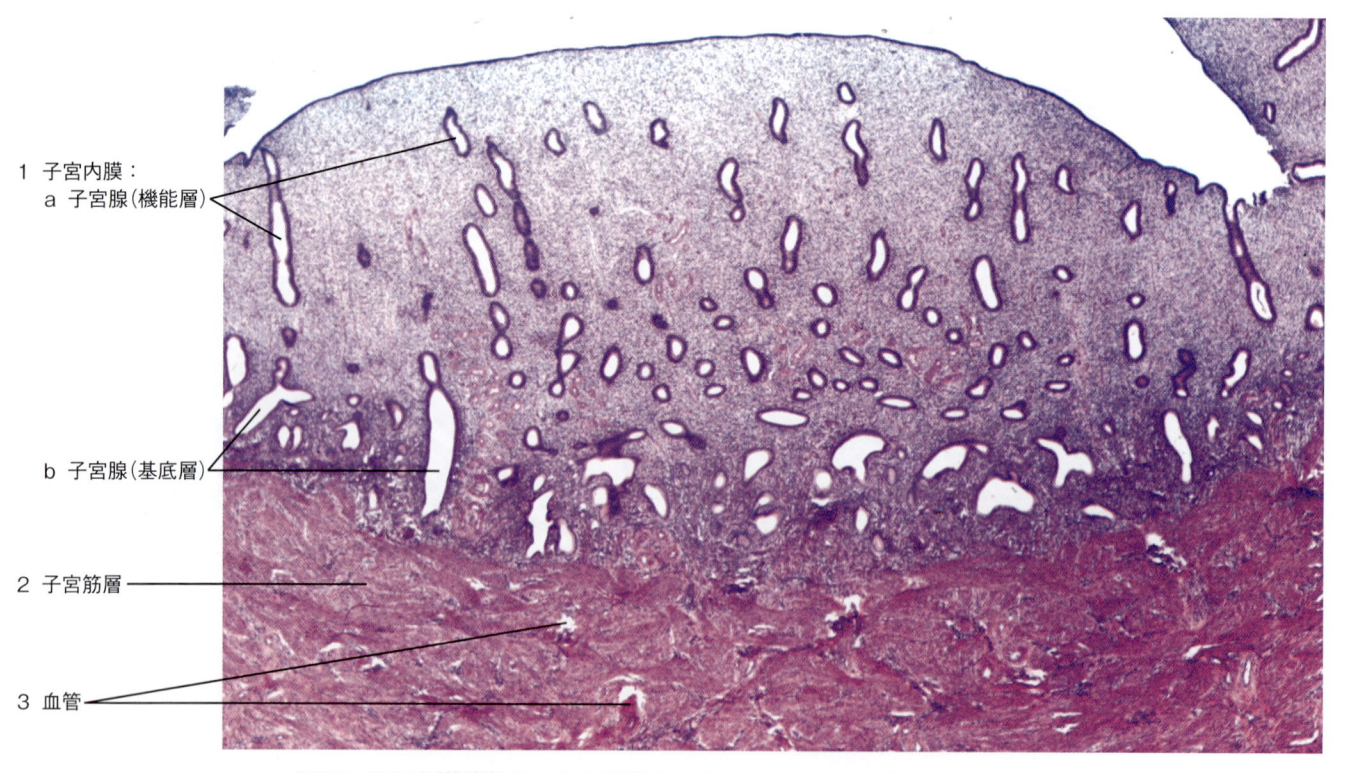

1　子宮内膜：
　　a　子宮腺（機能層）

　　b　子宮腺（基底層）

2　子宮筋層

3　血管

**図21-26 ■ 増殖期のヒトの子宮**（ヘマトキシリン–エオジン染色，×6.5）

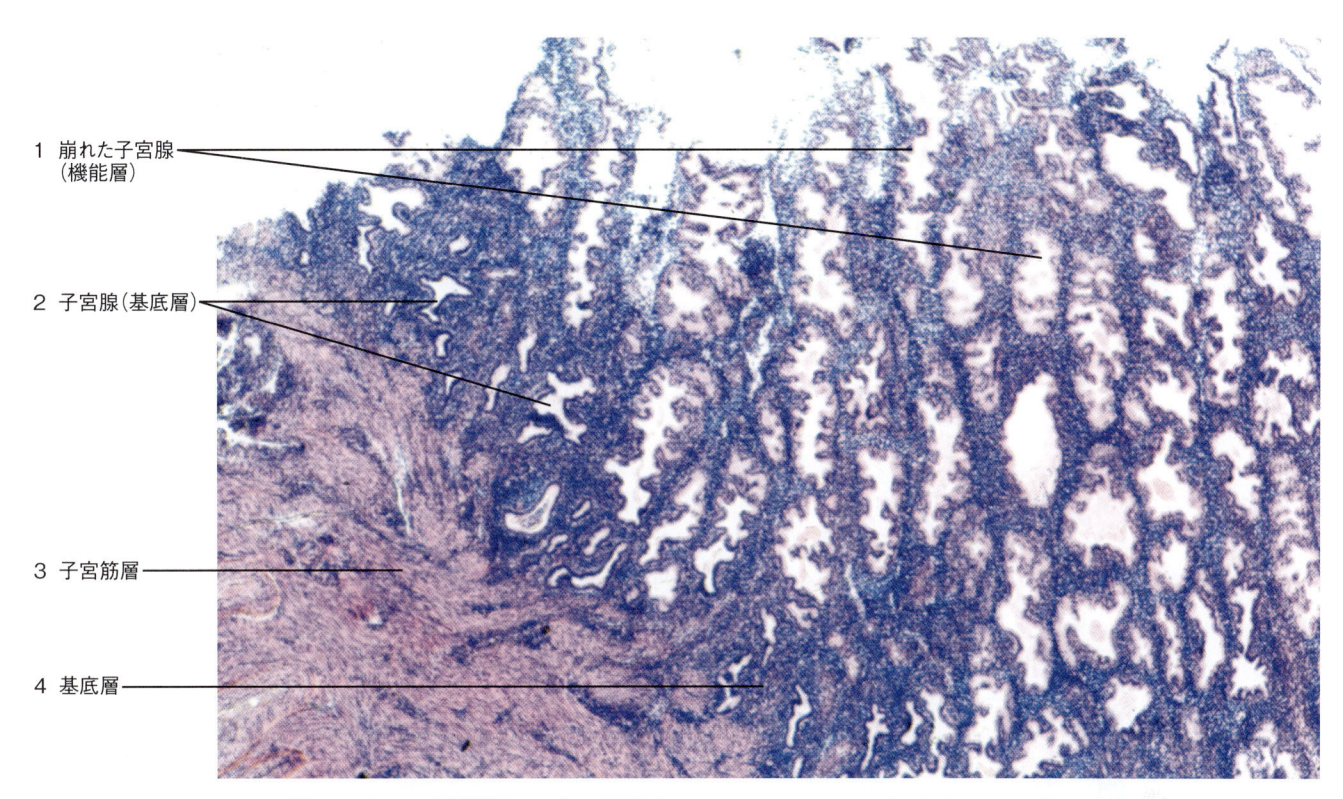

1 崩れた子宮腺
（機能層）

2 子宮腺（基底層）

3 子宮筋層

4 基底層

**図21-27** ■ **月経期のヒトの子宮**（ヘマトキシリン-エオジン染色，×6.5）

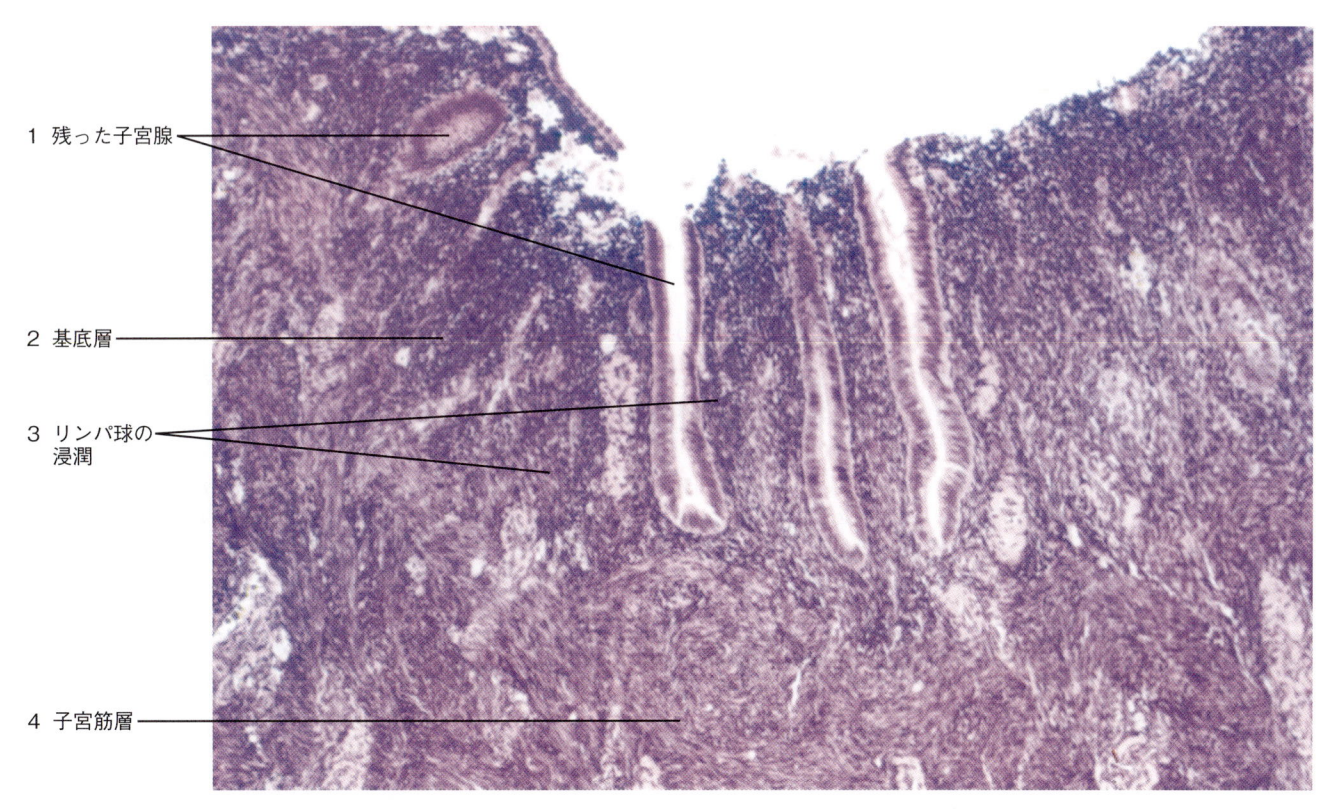

1 残った子宮腺

2 基底層

3 リンパ球の
浸潤

4 子宮筋層

**図21-28** ■ **月経後期のヒトの子宮．月経で機能層が脱落した後の基底層と子宮腺の遺残を示す**

（ヘマトキシリン-エオジン染色，×6.5）

# 第2項 • 子宮頸，腟，胎盤，乳腺

## 子宮頸と腟

　　子宮頸は子宮の下方の部分にあたり，腟管の内腔へ**子宮腟部** portio vaginalis として突出している．**子宮頸管** cervical canal が子宮頸の中を通り，子宮に通じる開口部を**内子宮口** internal os といい，腟への開口部を**外子宮口** external os という．子宮頸の粘膜は単層円柱上皮であり，分岐した粘液分泌腺である子宮頸腺を伴っている．この部分の子宮内膜は月経周期のあいだはほとんど変化せず，月経時に剥離することもない．月経周期の各期に応じて，**子宮頸腺**の分泌活動は変化する．月経周期における子宮頸腺の分泌物の量と種類の変化は，卵巣ホルモン濃度の変動によってもたらされる．

　　**腟** vagina は子宮頸から外性器の前庭に至る線維筋性の管である．腟壁には多数のひだがあり，内層の**粘膜** mucosa，中層の**筋層** muscular layer，外層の**外膜** adventitia からなる．腟壁には腺組織がなく，内腔は非角化重層扁平上皮 stratified squamous epithelium でおおわれている．**子宮頸腺**が分泌する粘液が腟の内腔を潤している．腟の平滑筋層の内腔側にある粘膜固有層は，弾性線維性疎性結合組織と豊富な血管で構成されている．子宮頸の上皮と同様に，腟は月経時に剥離しない．

## 胎　盤

　　**胎盤** placenta は一時的に存在する器官であり，**胚盤胞** blastocyst と呼ばれる状態の胚子が子宮内膜に着床すると形成される．胎盤は**胎児部** fetal portion（**絨毛膜板** chorionic plate とそこから分岐した**絨毛膜絨毛** chorionic villus で構成される）と**母体部** maternal portion（子宮内膜の**基底脱落膜** decidua basalis から形成される）の2部から構成される．胎児と母体の血液は胎盤の絨毛で接近する．両者の血液中に含まれる栄養，ミネラル，ホルモン，抗体，ガス成分，代謝老廃物の交換は，絨毛を介して行なわれる．胎児の血液は1対の**臍動脈** umbilical artery を通って胎盤に入り，絨毛を通過したのちに1本の**臍静脈** umbilical vein を通って胎児に戻る．

## 乳　腺

　　大人の乳腺は約20個ほどの乳腺葉からなる**複合管状胞状腺** tubuloalveolar gland である．すべての乳腺葉は**乳管** lactiferous duct につながり，乳管は**乳頭** nipple に開口している．乳腺葉は結合組織と脂肪組織により互いにへだてられている．

　　非活動期（休止期）の乳腺は小さく，おもに**導管** duct で構成されており，発達した分泌性腺胞はみられない．非活動期の乳腺は，わずかではあるが月経周期に応じた周期的変化を示す．エストロゲン刺激により，分泌細胞の背が高くなり，導管に内腔が現われ，少量の分泌物の蓄積がみられる．

## 図21-29　子宮頸，頸管，腟円蓋（縦断面）

　　子宮の下方に子宮頸があり，この図は子宮頸，**頸管** cervical canal（5），**腟円蓋** vaginal fornix（8）の一部，および**腟壁** vaginal wall（10）の縦断面である．

　　頸管（5）の内腔は粘膜を分泌する高**円柱上皮** columnar epithelium（2）でおおわれている．この上皮は子宮内膜から続いているが，子宮の上皮とは性質が異なる．子宮頸の上皮には分岐管状腺の子宮頸腺（3）が分布している．**子宮頸腺** cervical gland（3）は頸管から**粘膜固有層** lamina propria（12）へ斜めにのび，内腔が閉塞しているものや，小さい**腺嚢胞** glandular cyst（4）をつくっているものがある．子宮頸部の粘膜固有層（12）の結合組織は子宮のものより線維が豊富で，血管，神経，そして時に**リンパ小節**（11）がみられる．

　　子宮頸の下端である**外子宮口** os cervix（6）は**腟管** vaginal canal（13）の内腔に突き出している．頸管（5）の円柱上皮（2）は非角化重層扁平**上皮**に突然おきかわり，子宮頸の**腟部** portio vaginalis（7）と腟円蓋（8）の外表面をおおっている．腟円蓋の基部で，上皮は折り返し，腟壁の**腟上皮** vaginal epithelium（9）になる．

　　平滑筋の**筋層**（1）が子宮頸部まで続いているが，子宮体の筋層ほど密ではない．

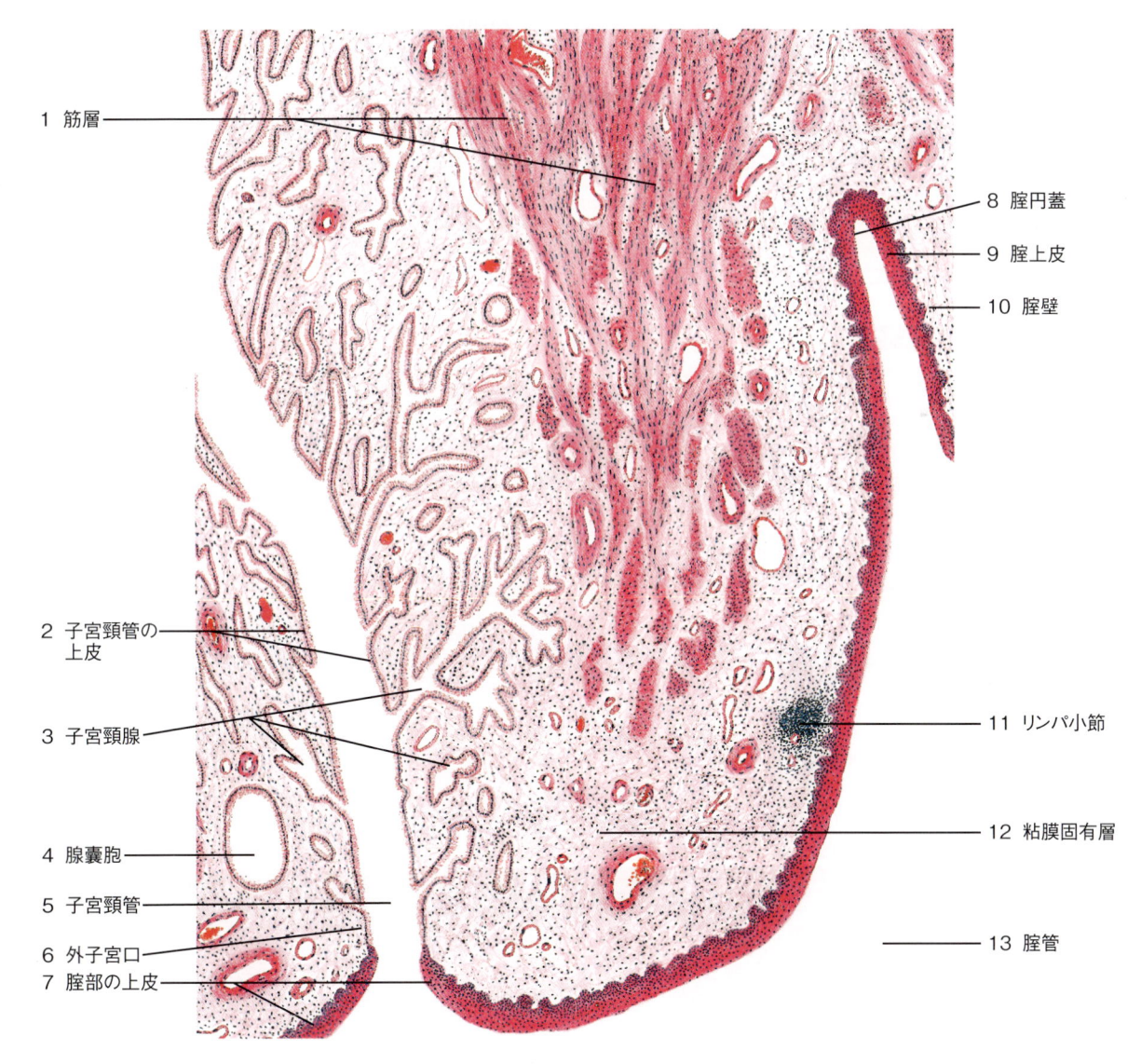

**図21-29** ■ **子宮頸，頸管，腟円蓋（縦断面）**（ヘマトキシリン-エオジン染色，低倍率）

## 機能との関連 21-5 ■ 子宮頸

　子宮頸の粘膜は月経周期において大きな変化を示さない．しかし，子宮頸腺は月経周期にしたがって精子の通過に影響する機能変化を示す．月経周期の**増殖期**において，子宮腺からの分泌物はうすく水様液であり，精子が子宮頸から子宮へ移動しやすい．しかし**分泌期（黄体期）**には妊娠中と同様に，プロゲステロン分泌の上昇により，子宮頸腺の分泌物は変化し粘性が非常に高くなり，子宮頸管に**粘液栓** mucus plug をつくる．粘液栓は精子や微生物が腟から子宮へ侵入するのを防いでいる．このようにして子宮頸管にある子宮頸腺は卵母細胞の受精のための精子の通過を助け，後には子宮内で発育する胚を保護する重要な役割を担っている．

### 図21-30　腟（縦断面）

　腟の粘膜には不規則な**粘膜ひだ**(1)があり，表面は非角化重層扁平上皮(2)でおおわれている．その下の結合組織**乳頭**(3)が粘膜とのあいだで凹凸をつくっている．

　**粘膜固有層**(7)は弾性線維を伴う密性不規則性結合組織を含み，弾性線維は筋層の中まで**間質線維**(10)としてのびている．**リンパ組織**(8)，**リンパ小節**(4)，**小血管**(9)が粘膜固有層(7)にみとめられる．

　腟壁の筋層はおもに**平滑筋**(5)の**縦走筋束**(5a)と斜走筋束からなる．平滑筋の**輪状筋束**(5b)は少ないが，内層でしばしば観察される．間質の結合組織(10)は弾性線維に富んでいる．**外膜**(6,12)には**血管**(11)と神経束が豊富に存在する．

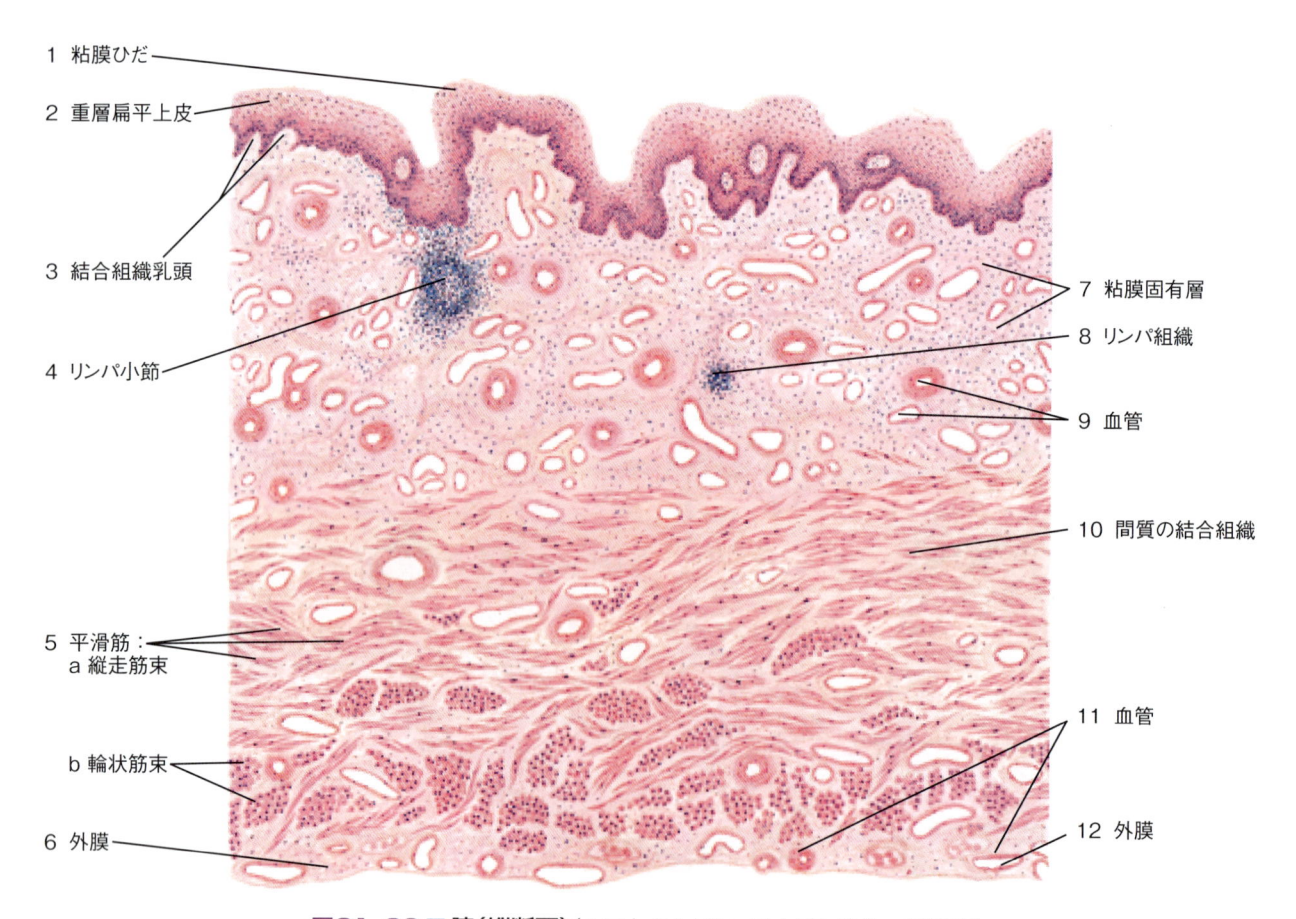

1 粘膜ひだ
2 重層扁平上皮
3 結合組織乳頭
4 リンパ小節
5 平滑筋：
　a 縦走筋束
　b 輪状筋束
6 外膜
7 粘膜固有層
8 リンパ組織
9 血管
10 間質の結合組織
11 血管
12 外膜

図21-30 ■ **腟（縦断面）**（ヘマトキシリン-エオジン染色，低倍率）

## 図21-31　ヒト腟上皮のグリコゲン

　　グリコゲンは腟上皮に豊富にある成分である．ただし最深層の細胞は例外で，全く存在しないか，あってもわずかである．月経周期の卵胞期において，グリコゲンは腟上皮に蓄積し，排卵直前に最大量に達する．グリコゲンはヨードの蒸気もしくはヨードの鉱油溶液を使って検出でき（マンチーニ法），この方法でグリコゲンは赤紫色に染まる．

　　図(a)と図(b)は無水アルコールとホルムアルデヒドで固定したものである．(a)では**卵胞間期**の腟上皮のグリコゲン量を示している．**卵胞期(b)**においては，グリコゲンは中間層と表層の細胞で増加している．

　　図(c)は図(b)と同じ標本からつくったものである．アルトマン‐ゲルシュ法(真空凍結乾燥法)で固定し，組織があまり縮まないようにしている．この方法により，グリコゲンは**卵胞期(c)**に腟上皮に広く分布しているのがわかる．

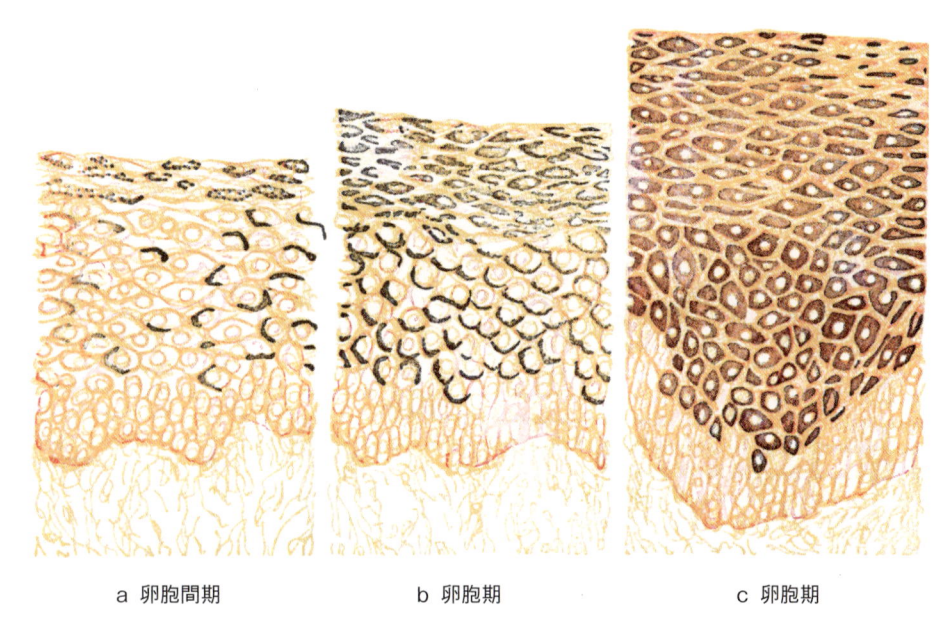

a　卵胞間期　　　　　　b　卵胞期　　　　　　c　卵胞期

**図21-31 ■ ヒト腟上皮のグリコゲン**（マンチーニのヨード法による染色，中倍率）

## 機能との関連 21-6 ■ 腟

　　腟壁は粘膜，平滑筋層，外膜から構成されており，腺組織は存在しない．腟管の表面は**子宮頸腺**からの分泌物で潤って滑らかになっている．

　　腟上皮は月経周期にしたがってわずかに変化する．増殖期にエストロゲン刺激により，腟上皮は厚みを増し，さらに上皮細胞は腟内腔に向かって移動しながら**グリコゲン** glycogen の産生と蓄積を増し，最終的には上皮細胞は剥離する．腟内細菌叢はグリコゲンを**乳酸** lac-tic acid に代謝して腟管の酸性度を高めている．これにより腟管内腔は微生物や病原性の侵襲から守られている．

　　**パップスメア** Pap smear と呼ばれる腟と子宮頸の粘膜細胞を顕微鏡検査する細胞診により，臨床上重要な診断情報を得ることができる．パップスメアは子宮頸がんにつながる恐れのある上皮の病的変化を，早期に発見するために定期的に実施される．

## 図21-32　各期（月経周期，妊娠初期，閉経期）における腟塗抹標本

卵巣周期と関連付けた腟塗抹標本である．各標本において特定の細胞型が存在することによって，通常の月経周期やホルモン療法後における卵胞の活動状態を把握する助けとなる．子宮頸由来の細胞も含んでいるので，腟塗抹標本は子宮頸や腟のがんを早期に発見するための重要な情報ともなる．

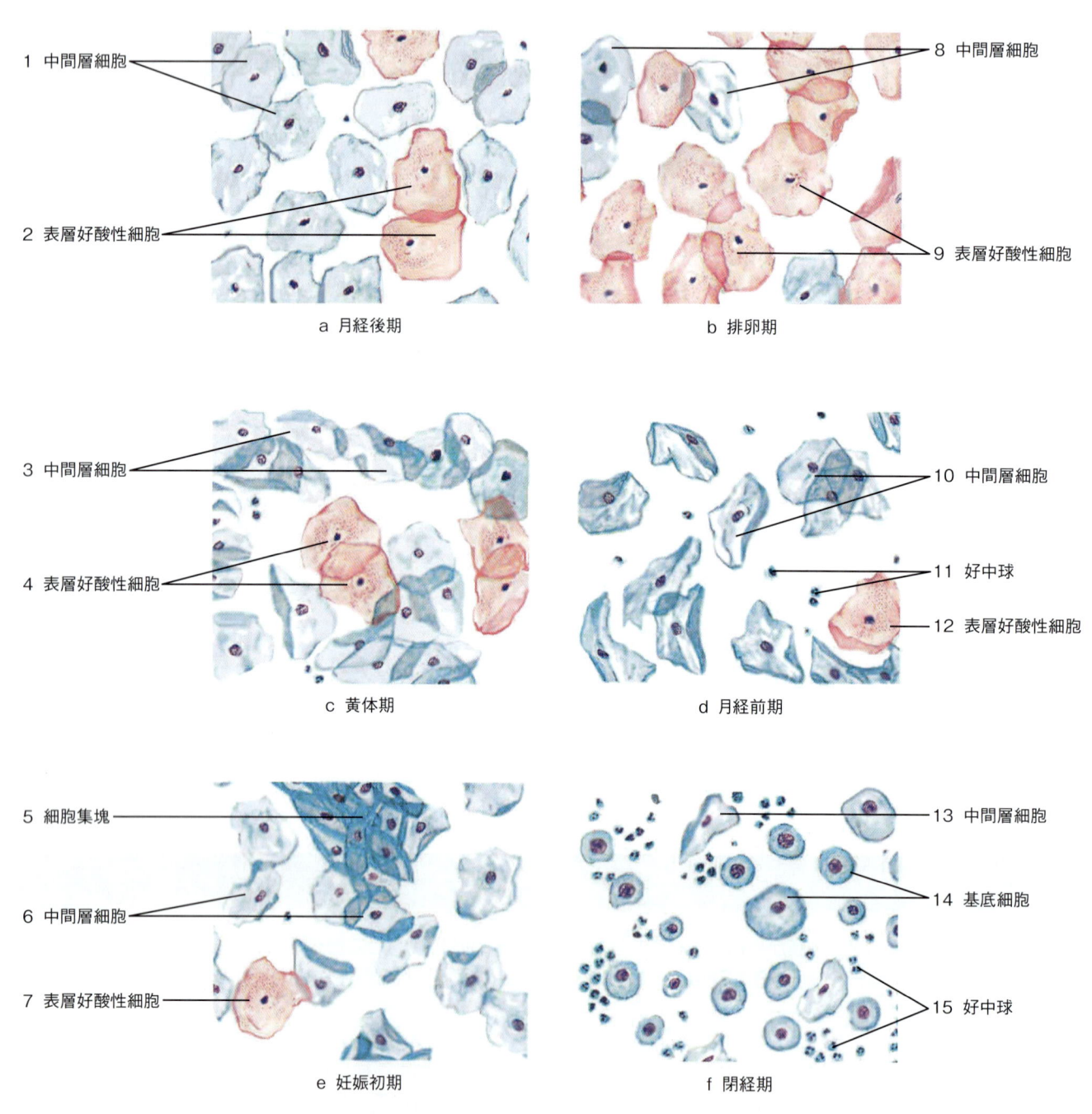

1 中間層細胞
2 表層好酸性細胞
a 月経後期

8 中間層細胞
9 表層好酸性細胞
b 排卵期

3 中間層細胞
4 表層好酸性細胞
c 黄体期

10 中間層細胞
11 好中球
12 表層好酸性細胞
d 月経前期

5 細胞集塊
6 中間層細胞
7 表層好酸性細胞
e 妊娠初期

13 中間層細胞
14 基底細胞
15 好中球
f 閉経期

図21-32 ■ 各期（月経周期，妊娠初期，閉経期）における腟塗抹標本
（ヘマトキシリン，オレンジG，アズール-エオジン染色，中倍率）

この図は各期(月経周期,妊娠初期,閉経期)における細胞の腟塗抹標本である.ヘマトキシリン,オレンジ G,アズール・エオジンの各色素の組み合わせにより種々の細胞型を見分けることができる.月経周期のほとんどの時期において,表層の扁平細胞は小さく,暗染される濃縮した核と大きさを増した細胞質をもつ.

図(a)は**月経後期** postmenstrual phase(月経周期 5 日目)の腟塗抹標本である.中間層由来の**中間層細胞** intermediate cell(1)(角化前の腟の表層細胞)が多く,少数の**好酸性表層細胞** superficial acidophilic cell(2)と白血球がみとめられる.

図(b)は**排卵期** ovulatory phase(月経周期 14 日目)のものである.**中間層細胞**(8)は少なく,白血球は存在しない.大型の好酸性表層細胞(9)がこの期の特徴である.この標本は正常な排卵前にみられる高エストロゲン刺激に特徴的なものである.**好酸性表層細胞**(9)はエストロゲン濃度の上昇とともに成熟し,好酸性となる.閉経後の女性でも,高用量のエストロゲン投与をうけていると,これと似た型の所見が得られる.

図(c)は**黄体期(分泌期)** luteal(secretory)phase のものであり,プロゲステロン濃度の上昇による影響を示している.縁が折れ曲がった大型の**中間層細胞**(3)が集まってかたまりをつくっているのが,この標本の特徴である.少数の**好酸性表層細胞**(4)がみられ,白血球はほとんどない.

図(d)は**月経前期** premenstrual phase のものである.縁が折れ曲がった**中間層細胞**(10)がおもにみられ,**好中球** neutrophil(11)が増加し,わずかな**好酸性表層細胞**(12),粘液が豊富なことがこの期の特徴である.

図(e)は**妊娠初期** early pregnancy のものである.縁が折れ曲がった**中間層細胞**(6)が密集して**集塊** conglomeration(5)を形成している.わずかに**好酸性表層細胞**と好中球が存在する.

図(f)は閉経期の腟塗抹標本である.他のどの時期のものとも異なっている.**中間層細胞**(13)が少ないのに対して,おもな細胞は楕円形の**基底細胞**(14)である.**好中球**(15)も豊富である.閉経期の腟塗抹標本の所見に一定ものはなく,閉経の時期とエストロゲン濃度によって異なる.

## 機能との関連 21-7 ■ 腟細胞診(塗抹標本)の細胞の特徴

腟上皮の**好酸性表層細胞**は扁平で輪郭は不規則,直径 35~65 $\mu$m,小さく濃縮した核と明るい赤ないしオレンジに染まる好酸性の細胞質をもつ.

**中間層細胞**は表層細胞と同じく扁平であるが,それより小さく,直径 20~40 $\mu$m,好塩基性の青緑色の細胞質をもつ.表層細胞に比べ,核は大きく,しばしば小胞状である.中間層細胞は縁が折れ曲がって細長く,偏在性の核をもつ.

**基底細胞**は腟上皮の基底層に由来する.基底細胞はすべて卵形であり,直径 12~15 $\mu$m,大きな核と明瞭なクロマチンをもつ.基底細胞の多くは好塩基性である.

## 図21-33　腟：表層上皮

　　腟上皮とその下の結合組織のやや高倍率の顕微鏡写真である．腟の表層の上皮は**非角化重層扁平上皮**(1)である．大部分の腟上皮細胞は細胞質が空洞になっているようにみえる．これは細胞質に蓄積したグリコゲンが組織標本作製に使われた試薬によって溶出してしまったためである．

　　**粘膜固有層**(2)は密性不規則性結合組織であり，ここに腺はないが，多数の**血管**(4)と**リンパ球**(3)がみられる．

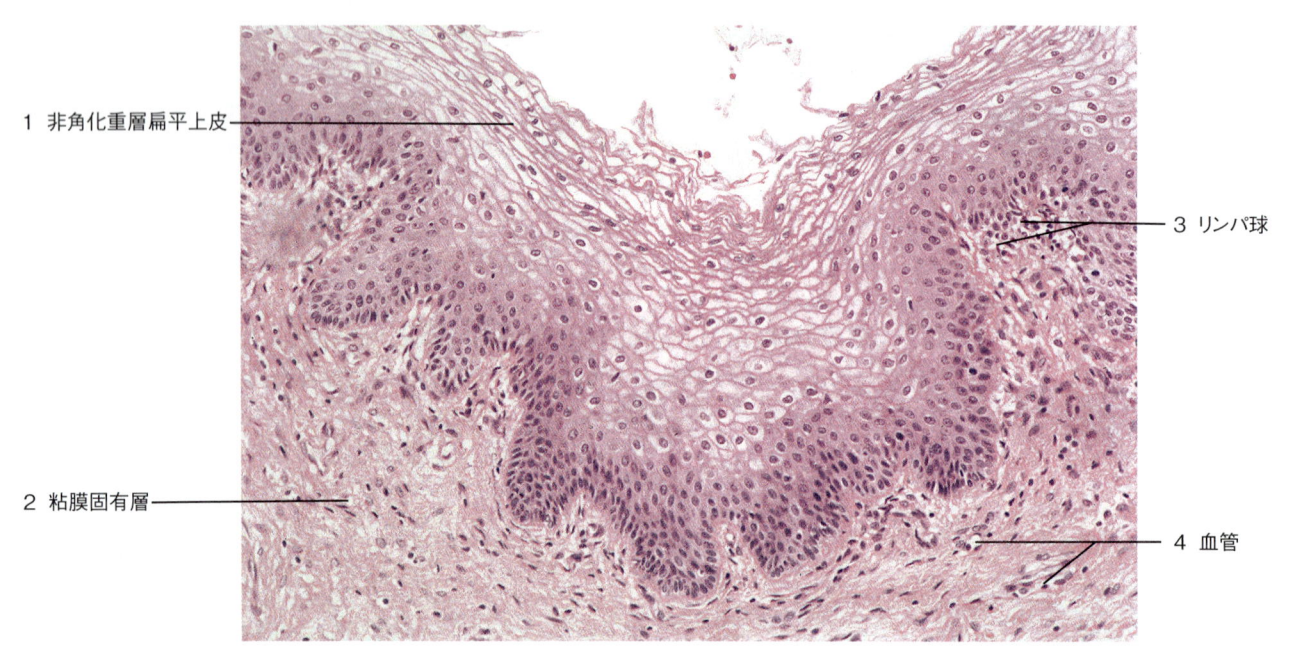

1　非角化重層扁平上皮

2　粘膜固有層

3　リンパ球

4　血管

**図21-33** ■ **腟：表層上皮**(ヘマトキシリン-エオジン染色，×50)

## 図21-34　ヒト胎盤（全体図）

　図の上の領域は胎盤の胎児部であり，**絨毛膜板** chorionic plate（1）と**絨毛膜絨毛** chorionic villus（2, 10, 12, 14）が含まれている．胎盤の母体部分は子宮内膜の**基底脱落膜** decidua basalis（15）であり，胎盤胎児部の下方に位置する．**羊膜の表面** amniotic surface（8）は**単層扁平上皮**（8）でおおわれていて，その下に絨毛膜の**結合組織**（1）がある．結合組織の下方に絨毛膜（1）の**栄養膜細胞** trophoblast cell（9）が存在する．栄養膜 trophoblast（9）とそれにおおわれた結合組織によって絨毛膜板（1）が形成されている．

　**付着絨毛** anchoring chorionic villus（2, 14）が絨毛膜板（1）から子宮壁に至るまでのびて，**基底脱落膜**（15）に付着している．さまざまな断面をみせる多数の**浮遊絨毛** floating villus（chorion frondosum）（3, 10, 12）が付着絨毛（2）から多方向にのびている．これらの絨毛は，**母体の血液**が充満する**絨毛間腔** intervillous space（11）に"浮遊"している状態になっている．

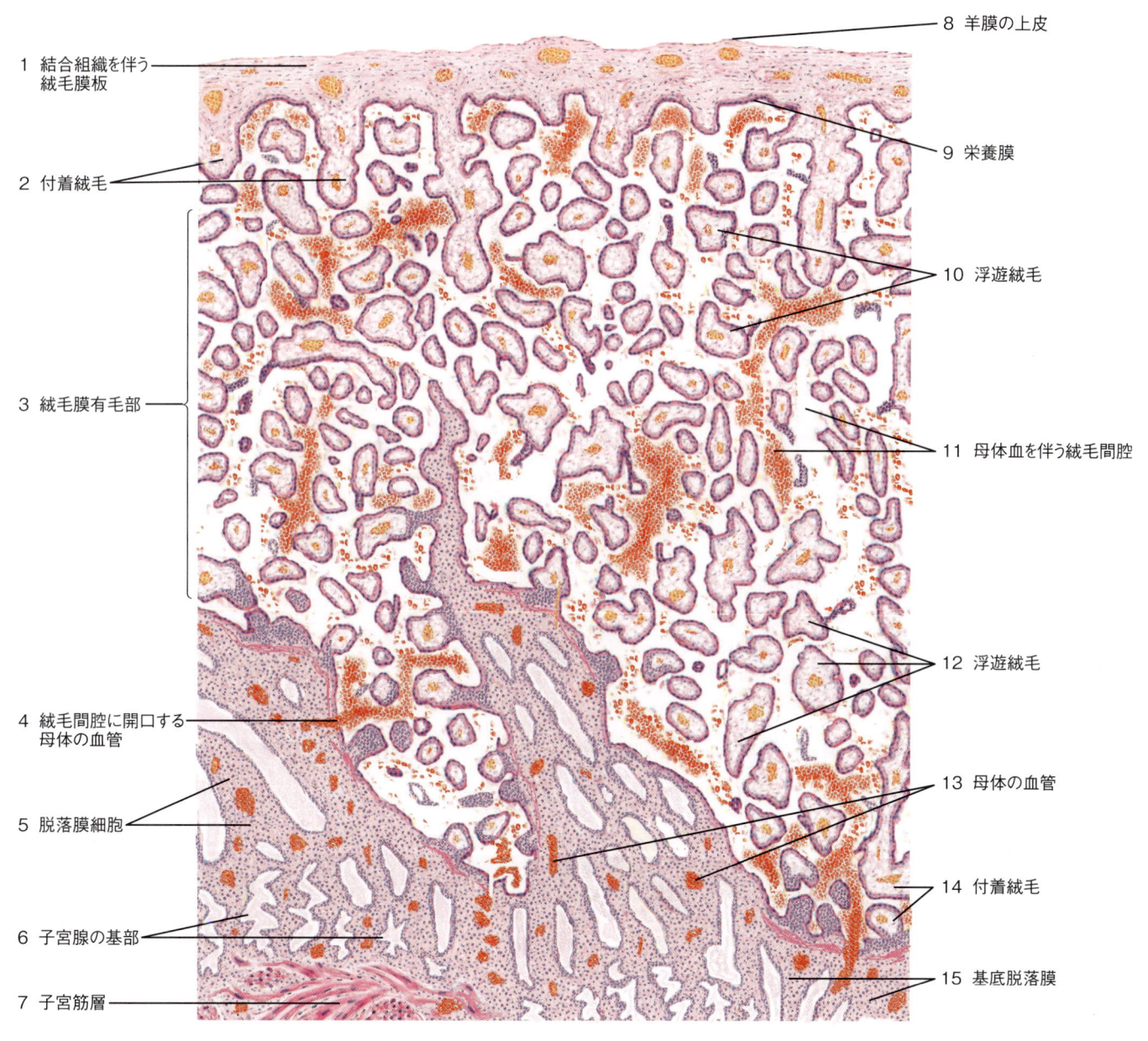

1　結合組織を伴う絨毛膜板
2　付着絨毛
3　絨毛膜有毛部
4　絨毛間腔に開口する母体の血管
5　脱落膜細胞
6　子宮腺の基部
7　子宮筋層
8　羊膜の上皮
9　栄養膜
10　浮遊絨毛
11　母体血を伴う絨毛間腔
12　浮遊絨毛
13　母体の血管
14　付着絨毛
15　基底脱落膜

**図21-34** ■ **ヒト胎盤（全体図）**（ヘマトキシリン–エオジン染色，低倍率）

　　胎盤の母体部である基底脱落膜(15)には，付着絨毛(14)，大きな**脱落膜細胞 decidual cell**(5)，および典型的な間質が含まれている．基底脱落膜(15)には**子宮腺 uterine gland**(6)の基底部も含まれる．基底脱落膜の**母体の血管**(13)はその太さや，内腔に血球細胞が存在することにより同定できる．**母体の血管**(4)が絨毛間腔(11)へ開口するところもみられる．

　　平滑筋の**子宮筋層**(7)の一部が図の左端にみられる．

### 図21-35　絨毛膜絨毛：妊娠初期の胎盤

　　図は妊娠初期の胎盤の**絨毛膜絨毛**(6)を高倍率で示している．栄養膜細胞は胎盤の胎児由来の部分である．絨毛膜絨毛(6)は絨毛膜板からのびたもので，濃染される外層の**栄養膜合胞体層 syncytiotrophoblast**(1, 10)と淡染される内層の**栄養膜細胞層 cytotrophoblast**(2, 9)からなる栄養膜上皮に周囲を囲まれている．

　　絨毛膜絨毛(6)の中心部は胎児性結合組織である間葉で，紡錘状の**間葉細胞 mesenchyme cell**(8)と濃染される**マクロファージ（ホーフバウエル細胞）macrophage（Hofbauer cell）**(4)の2種類の細胞がある．臍動静脈の枝である**胎児の血管**(3, 7)が絨毛膜絨毛(6)の中心部にあり，この血管の中には有核の赤芽細胞と無核の赤芽細胞のどちらもみることができる．**絨毛間腔 intervillous space**(11)には**母体の血球**(5)と無核の赤芽細胞が流れている．

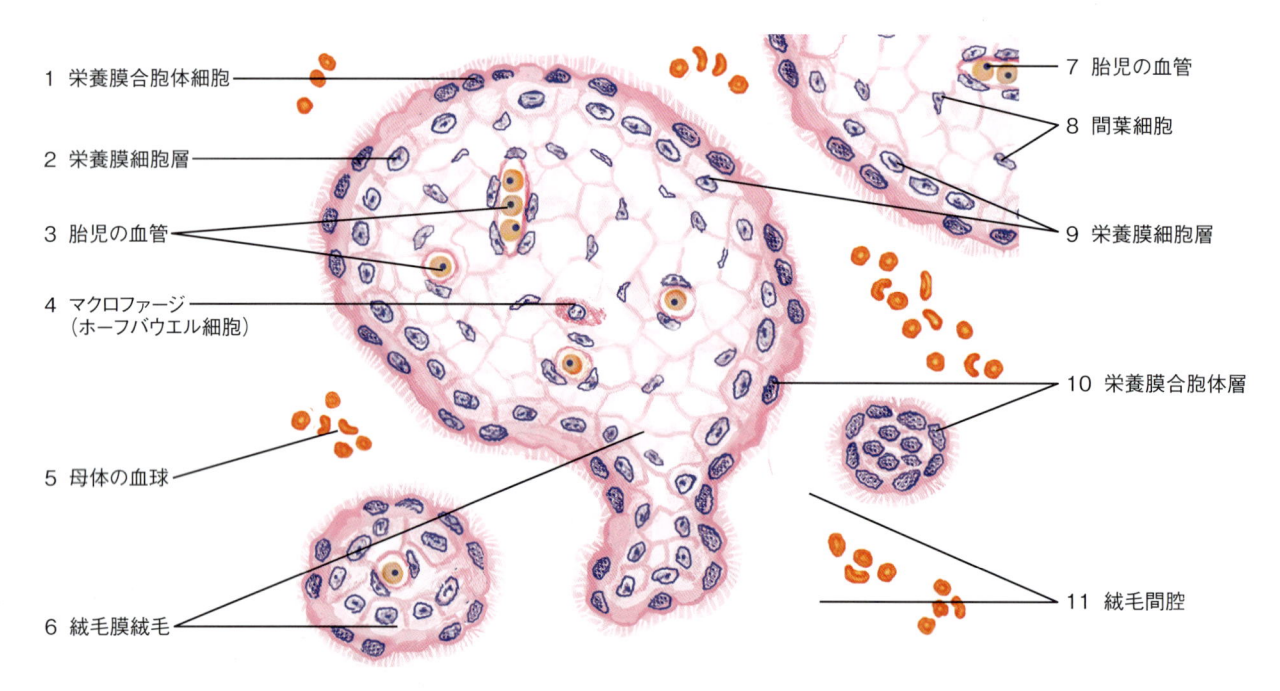

1　栄養膜合胞体細胞
2　栄養膜細胞層
3　胎児の血管
4　マクロファージ（ホーフバウエル細胞）
5　母体の血球
6　絨毛膜絨毛
7　胎児の血管
8　間葉細胞
9　栄養膜細胞層
10　栄養膜合胞体層
11　絨毛間腔

図21-35 ■ **絨毛膜絨毛：妊娠初期の胎盤**（ヘマトキシリン–エオジン染色，高倍率）

## 図21-36　絨毛膜絨毛：妊娠満期の胎盤

　　妊娠満期の絨毛膜絨毛が示されている．妊娠初期の胎盤の絨毛膜絨毛とは異なり，妊娠満期の胎盤の絨毛上皮はうすい**栄養膜合胞体層**(1)のみである．絨毛の結合組織はより多くの線維と**線維芽細胞**(4)へ分化し，円形の**マクロファージ（ホーフバウエル細胞）**(5)を含んでいる．絨毛では妊娠中に増加した成熟した血球が**胎児の血管**(2)の中にみられる．**絨毛間腔**(6)には**母体の血球**(3)が流れている．

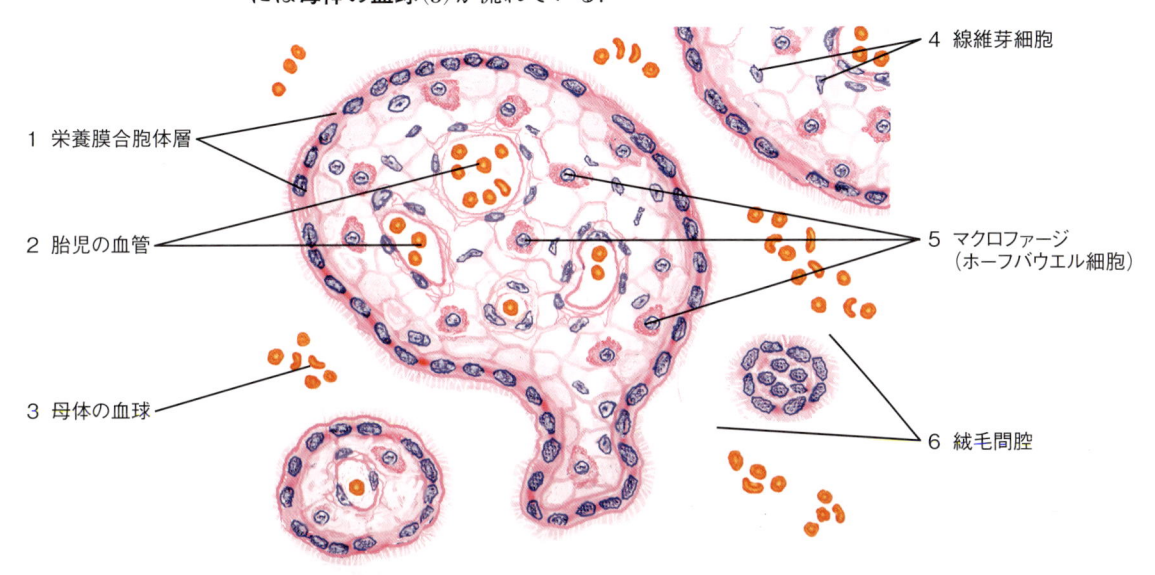

1　栄養膜合胞体層
2　胎児の血管
3　母体の血球
4　線維芽細胞
5　マクロファージ（ホーフバウエル細胞）
6　絨毛間腔

図21-36 ■ 絨毛膜絨毛：妊娠満期の胎盤（ヘマトキシリン-エオジン染色，高倍率）

## 機能との関連 21-8 ■ 胎　盤

　胎盤は妊娠のあいだ，母体循環と胎児循環とのあいだの物質の**交換**を調整する重要な機能を担う器官である．胎盤の片方は子宮壁に付着しており，反対がわは臍帯を介して胎児につながっている．母体血は子宮内膜にある血管を通り，胎盤へ入り，**絨毛間腔**に送られ，胎児の血液が流れている血管を含む**絨毛**の表面を流れる．**胎盤の関門**を形成する栄養膜合胞体層と栄養膜細胞層の二重層によって，絨毛膜絨毛内部は絨毛間腔からへだてられている．代謝老廃物，二酸化炭素，ホルモン，水分が胎児循環から絨毛間腔を流れる母体循環へ移動し，酸素，栄養素，ビタミン，電解質，ホルモン，免疫グロブリン（抗体），代謝産物などはそれと反対方向に移動する．母体血は絨毛間腔から子宮内膜の静脈へ出て行く．母体血液と胎児血液は混ざり合うことはなく，胎盤の関門がこの分離を確実なものにしている．

　胎盤は，一時的ではあるが，妊娠の維持に不可欠なホルモンを産生する主要な**内分泌器官** endocrine organ でもある．**胎盤細胞** placental cell である**栄養膜合胞体層細胞** syncytiotrophoblast は，受精卵着床後すぐに**ヒト絨毛性ゴナドトロピン**(hCG)を分泌し始める．

　ヒトにおいて，絨毛性ゴナドトロピンは妊娠 10 日以内に尿中に現われるので，市販の**妊娠**判定キットはこのホルモンの存在を利用している．hCG は構造も機能も黄体化ホルモン(LH)に似ており，妊娠初期に**黄体** corpus luteum を維持し，黄体を刺激して妊娠を維持するために不可欠であるエストロゲンとプロゲステロンの産生を維持させる．また胎盤は糖蛋白質の**絨毛性ソマトマンモトロピン** chorionic somatomammotropin を分泌する．このホルモンは**乳腺刺激**作用と全身の**成長促進**作用を示す．

　妊娠が進むにつれて，胎盤は黄体に代わって，エストロゲンとプロゲステロンを産生するようになり，出産まで妊娠を維持するのに十分な量のプロゲステロンを産生する．分娩が近くなると，胎盤は**リラキシン** relaxin というホルモンを産生する．このホルモンは，分娩の際に産道が拡がるように子宮頸と恥骨結合の線維軟骨を柔らかくする．また胎盤は**胎盤性ラクトゲン** placental lactogen というホルモンを分泌して，母体の乳腺の発達を促す．

## 図21-37　乳腺：非活動期

　　非活動期の乳腺は，結合組織が豊富なことと腺の要素が少ないことが特徴である．乳腺は月経周期によって，わずかに周期的な変化を示す．

　　腺の**小葉** lobule(1)は立方ないし低円柱上皮が内腔を囲んでいる**小葉内導管** intralobular duct(4, 7)によって構成されている．上皮の基底部には，収縮性の**筋上皮細胞** myoepithelial cell(6)がある．比較的太い**小葉間導管** interlobular duct(5)が小葉(1)と小葉内導管(4, 7)の周囲にみられる．

　　小葉内導管(4, 7)を囲む疎性の**小葉内結合組織** intralobular connective tissue(3, 8)には，線維芽細胞，リンパ細胞，形質細胞，好酸球が含まれている．小葉を囲む密性の**小葉間結合組織** interlobular connective tissue(2, 10)に**細静脈と細動脈**(9)がみられる．

　　乳腺には15〜25個の小葉があり，それぞれは複合管状胞状腺である．各小葉は密性の小葉間結合組織によってへだてられている．乳管は各々の小葉から出て独立して乳頭の表面に現れる．

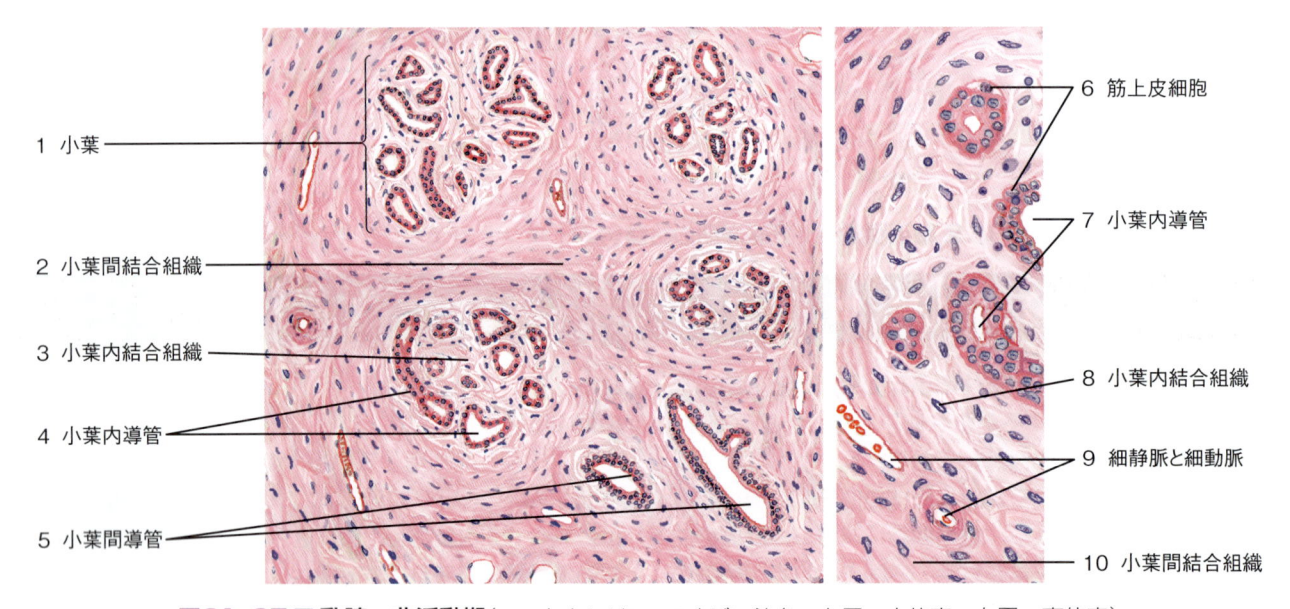

1　小葉
2　小葉間結合組織
3　小葉内結合組織
4　小葉内導管
5　小葉間導管

6　筋上皮細胞
7　小葉内導管
8　小葉内結合組織
9　細静脈と細動脈
10　小葉間結合組織

**図21-37 ■ 乳腺：非活動期**(ヘマトキシリン–エオジン染色，左図：中倍率，右図：高倍率)

## 図21-38　乳腺：非活動期

　　　活動していない，あるいは未成熟の乳腺は，未発達の腺管と密性不規則性結合組織からつくられている．**小葉間結合組織**(4)は腺小葉(3)のあいだにあり，また**小葉内結合組織**(7)は**小葉内導管**(1)のあいだにある．太い**小葉間導管**(6)は小葉(3)の外にある．小葉内導管(1)と小葉間導管(6)のまわりをどちらも収縮性の**筋上皮細胞**(2,5)が囲んでいる．

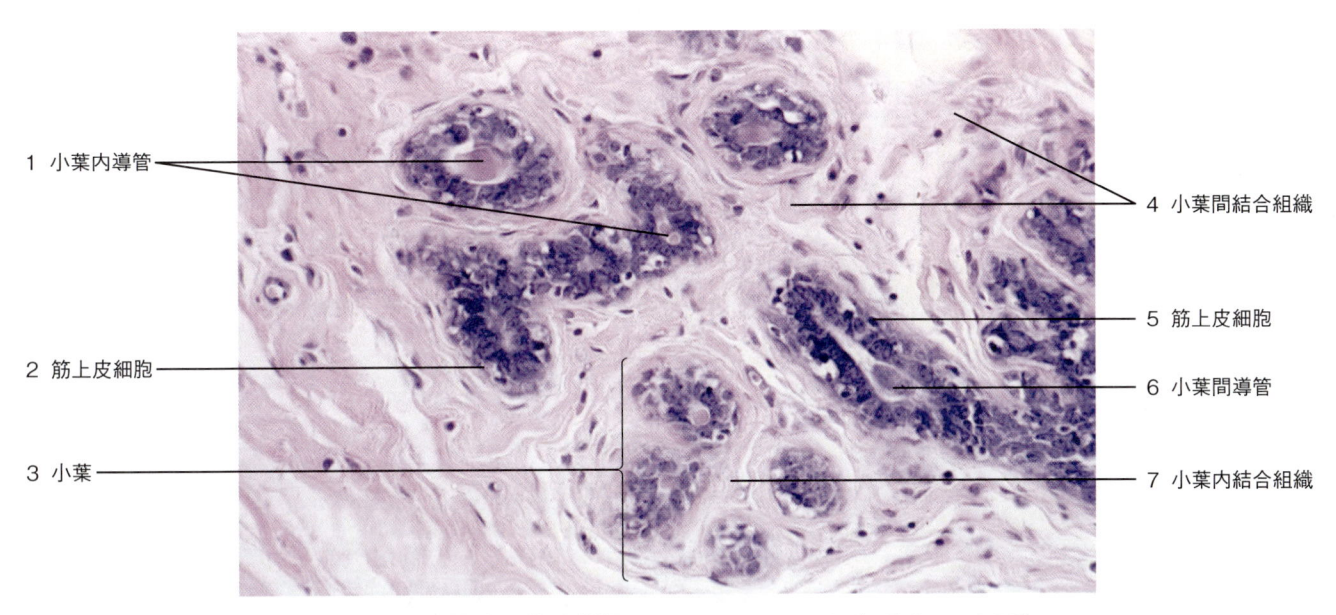

1　小葉内導管
2　筋上皮細胞
3　小葉
4　小葉間結合組織
5　筋上皮細胞
6　小葉間導管
7　小葉内結合組織

**図21-38** ■ **乳腺：非活動期**(ヘマトキシリン-エオジン染色，×102)

## 図21-39　妊娠前期の増殖期の乳腺

　　　乳汁の分泌に備えて，乳腺の構造は変化する．妊娠の前半では，小葉内導管が増殖して末端部が**腺胞** alveolus(2,7)に分化する．この段階では，ほとんどの腺胞は空であり，**細い小葉内導管**(10)と腺房(2,7)を区別することはむずかしい．小葉内導管(10)は腺胞に比べて上

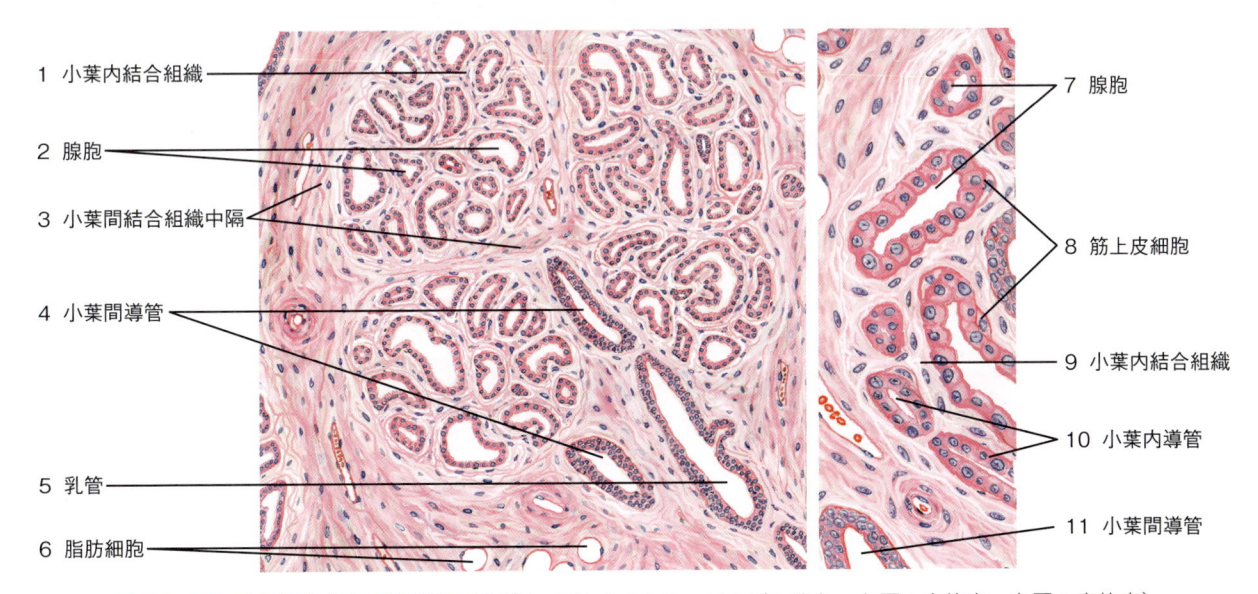

1　小葉内結合組織
2　腺胞
3　小葉間結合組織中隔
4　小葉間導管
5　乳管
6　脂肪細胞
7　腺胞
8　筋上皮細胞
9　小葉内結合組織
10　小葉内導管
11　小葉間導管

**図21-39** ■ **妊娠前期の増殖期の乳腺**(ヘマトキシリン-エオジン染色，左図：中倍率，右図：高倍率)

皮層が明瞭である．小葉内導管(10)と腺胞(2, 7)の内腔は内腔上皮と基底層である扁平な**筋上皮細胞** myoepithelial cell(8)の2層で囲まれている．

　疎性の**小葉内結合組織**(1, 9)が腺胞(2, 7)と小葉内導管(10)を囲んでいる．**脂肪細胞**(6)を伴う密性結合組織が各小葉を囲み，**小葉間結合組織中隔**(3)を形成している．その**小葉間結合組織中隔**(3)の中を，高円柱形の細胞が内腔が囲む**小葉間導管**(4, 11)が走っている．さらにこの管は太い**乳管** lactiferous duct(5)につながっている．乳管の内腔は，多列低円柱上皮でおおわれている．各乳管(5)が，小葉の分泌物を集めて乳頭へ運ぶ．

## 図21-40　発達段階初期の活動期の乳腺

　活動期の乳腺には，よく発達した**分泌腺房**(3)と分岐した**小葉内導管**(6)がみとめられる．小葉内導管(6)の上皮は単層立方上皮で，導管内には分泌産物がみられる．腺房(3)と小葉内導管(6)はどちらも**筋上皮細胞**(7)に囲まれている．腺房(3)と小葉内導管(6)のあいだには**血管**(5)がある．個々の腺小葉は密性**結合組織隔膜**(4)によってへだてられているが，**小葉間結合組織**(1)と**小葉内結合組織**(2)はそれよりうすく，密度は低い．

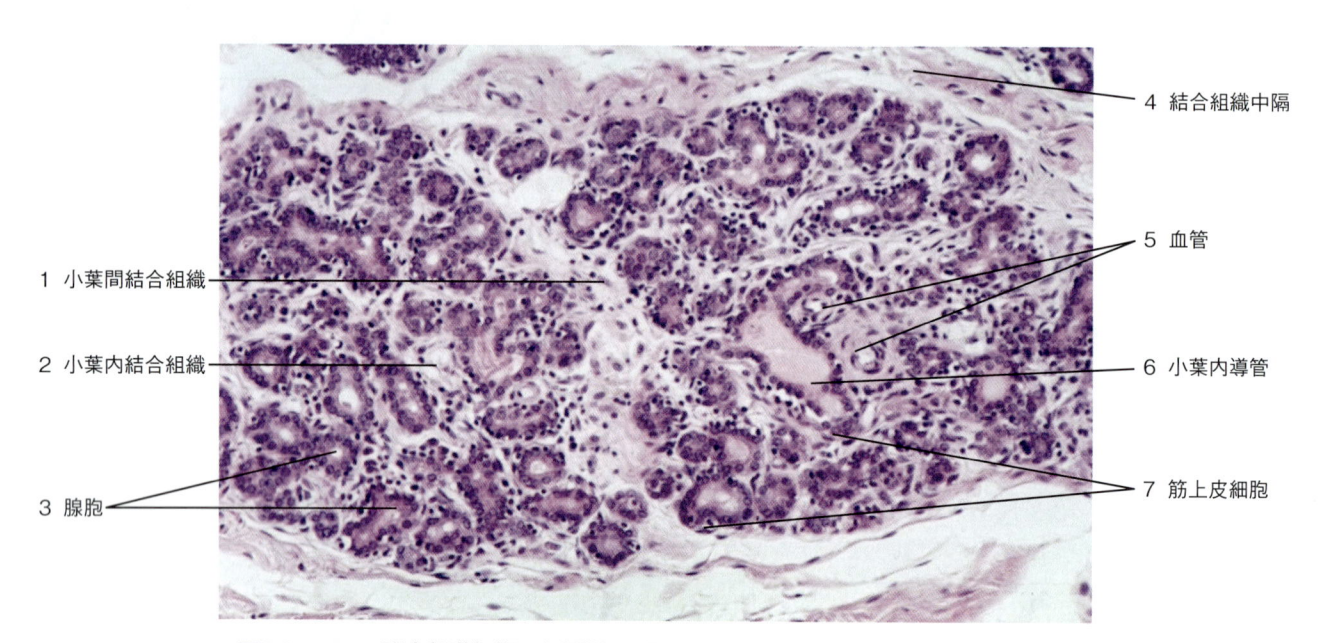

1　小葉間結合組織
2　小葉内結合組織
3　腺胞
4　結合組織中隔
5　血管
6　小葉内導管
7　筋上皮細胞

**図21-40 ■ 発達段階初期の活動期の乳腺**(ヘマトキシリン-エオジン染色，×85)

## 図21-41　妊娠後期の乳腺

　　図は乳腺の小葉，結合組織および導管を，中倍率(左図)と高倍率(右図)で示している．妊娠中，腺上皮は分泌性となり，**腺胞**(2, 8)と**導管**(1, 7, 13)が大きくなる．腺胞(2)には分泌物(2の上の引き出し線)を含むものもある．しかし，乳腺による乳汁の分泌は分娩後まで始まらない．**小葉内導管**(1)にも分泌物があるので，腺胞と導管の区別はむずかしい．

　　妊娠が進むと，**小葉内結合組織**(4, 11)の量が減るのに対して，腺組織が拡大するため**小葉間結合組織**(3, 9)の量が増える．腺胞を囲む扁平な**筋上皮細胞**(10, 12)が右の高倍率像で明瞭にみられる．小葉間結合組織(3, 9)の中には，**小葉間導管**(7, 13)，内腔に分泌物を伴う**乳管**(14)，さまざまな太さの**血管**(5)，**脂肪細胞**(6)などがみえる．

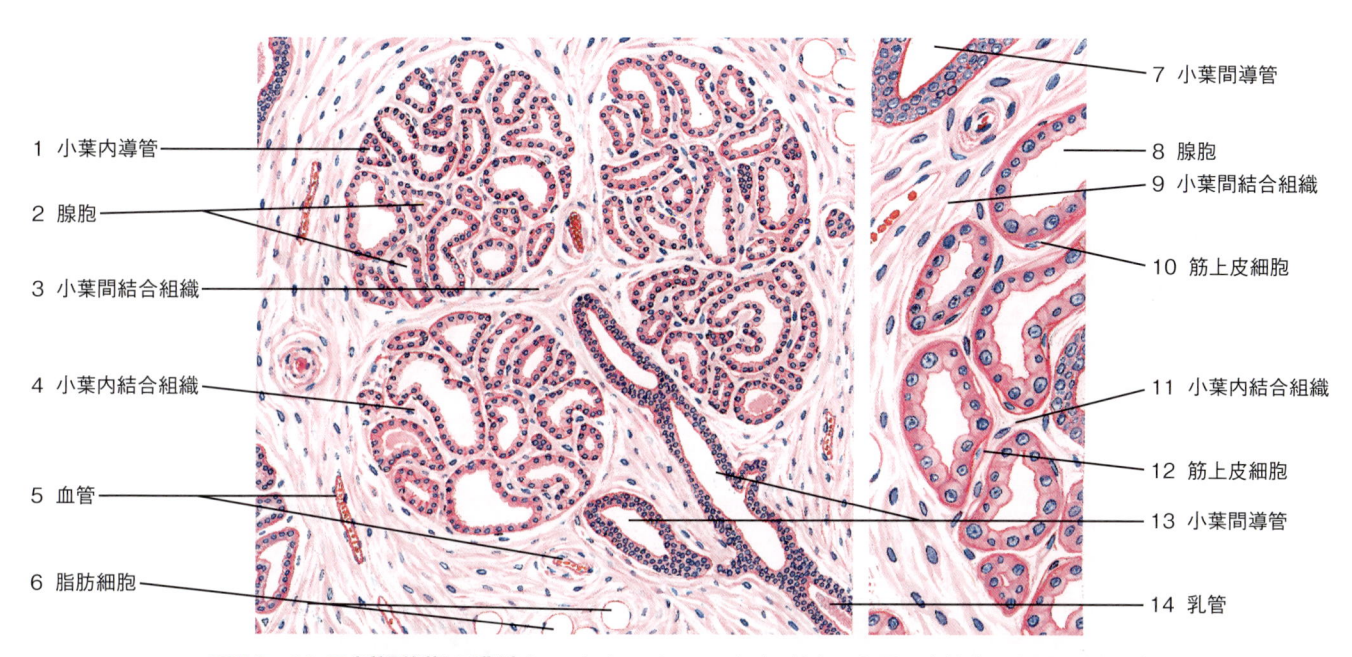

1　小葉内導管
2　腺胞
3　小葉間結合組織
4　小葉内結合組織
5　血管
6　脂肪細胞

7　小葉間導管
8　腺胞
9　小葉間結合組織
10　筋上皮細胞
11　小葉内結合組織
12　筋上皮細胞
13　小葉間導管
14　乳管

**図21-41 ■ 妊娠後期の乳腺**(ヘマトキシリン–エオジン染色，左図：中倍率，右図：高倍率)

## 図21-42　授乳期の乳腺

　図は授乳期の乳腺を中倍率(左図)と高倍率(右図)で示している.

　授乳期の乳腺では,**分泌物**と**空胞**で充ちた膨らんだ**腺胞**(1, 5, 9)がみられる.一部の腺胞は不整形の**分岐像**(1)を示す.腺胞の腺上皮と**脂肪細胞**(10)が大きくなるために,**小葉間結合組織中隔**(3, 7)は非活動期よりも縮小している(図21-37と図21-38).

　授乳期のあいだ,すべての腺胞が分泌しているわけではない.活動中の腺胞(1, 5, 9)の内腔は背の低い上皮でおおわれ,乳汁で充たされている.乳汁は好酸性(桃色)に染まり,脂肪滴 fat droplet(1, 5, 9)の溶出によって空胞ができている.細胞質に分泌物を蓄えている腺胞もあり,その場合には標本作製中に脂肪がぬけ落ちたため,細胞の先端に空胞がみられ,明るくそまっている.その他,**休止中**の腺胞(4)と思われるものでは,内腔が空で上皮の背が高い.

　腺房を囲んで,腺房細胞と基底板とのあいだに筋上皮細胞(8)が存在する.切片の断面によっては,筋上皮細胞(8, 上の引き出し線)が分泌細胞をバスケットのように囲んでいるようにみえる.筋上皮細胞の収縮によって乳汁が**小葉間導管**(2, 6)内へ押し出される.

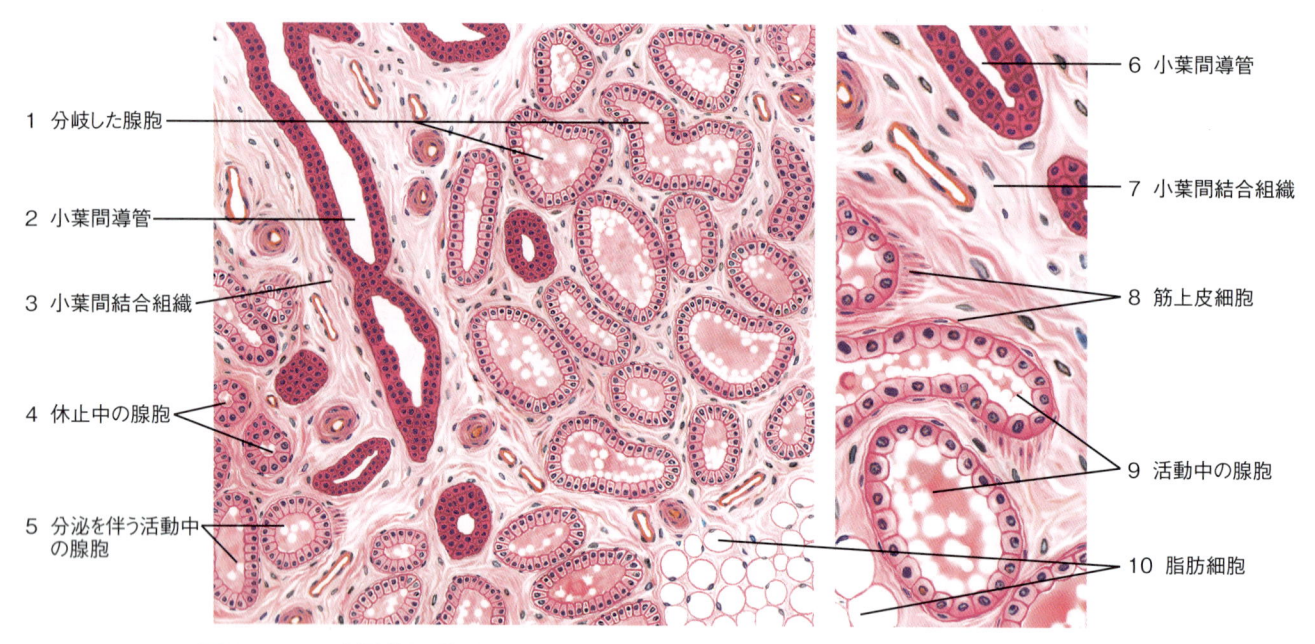

1　分岐した腺胞

2　小葉間導管

3　小葉間結合組織

4　休止中の腺胞

5　分泌を伴う活動中の腺胞

6　小葉間導管

7　小葉間結合組織

8　筋上皮細胞

9　活動中の腺胞

10　脂肪細胞

**図21-42 ■ 授乳期の乳腺**(ヘマトキシリン-エオジン染色,左図:中倍率,右図:高倍率)

## 図21-43　授乳期の乳腺

　　授乳期の乳腺小葉を示す顕微鏡写真である．小葉はうすい**結合組織**(5)の層で隣の小葉とのあいだをへだてられ，さらに**腺胞**(2,3)は**分泌物**(6)(乳汁)を含んでいて，同様に結合組織(5)の中隔でへだてられている．単一腺の腺胞(3)と分岐腺の腺胞(2)がみられる．すべての腺胞はより太い導管につながっていて，乳汁は導管から乳管を介して乳頭へ運ばれる．乳腺には授乳期のあいだ，多くの**脂肪組織**(1,4)が存在する．

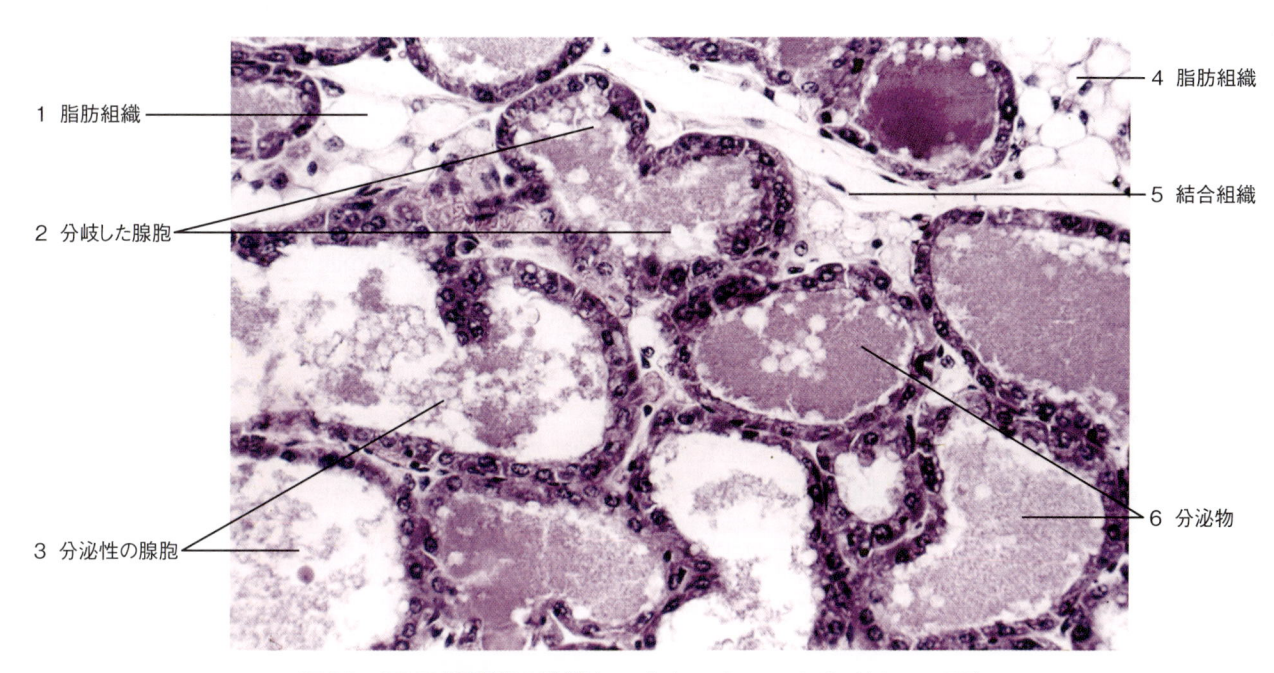

1 脂肪組織
2 分岐した腺胞
3 分泌性の腺胞
4 脂肪組織
5 結合組織
6 分泌物

図21-43 ■ **授乳期の乳腺**(ヘマトキシリン-エオジン染色，×75)

## 機能との関連 21-9 ■ 乳　腺

　思春期以前では，乳腺は未発達であり，分岐した**小葉間導管**（乳頭で開口する）で構成されている．男性では，乳腺は未発達のままであるが，女性では思春期になると月経周期に伴ってエストロゲンとプロゲステロンの刺激により乳腺はおおきくなる．すなわち，脂肪組織と結合組織が蓄積し，導管の分岐が増え，多数の分泌性腺房が形成される．

　妊娠するまでは乳腺は非活動性の状態にある．妊娠時にはエストロゲンとプロゲステロンによる長期間の刺激によって乳腺が発達する．その結果，乳腺は構造的にも機能的にも成熟する．これらのホルモンは，はじめのうちは卵巣の黄体でつくられるが，その後は胎盤でつくられるようになる．これに加えて，乳腺がさらに発達するためには下垂体性**プロラクチン** prolactin，**胎盤性ラクトゲン** placental lactogen，および**副腎コルチコイド** adrenal corticoid に依存する．これらのホルモンは乳腺の小葉内導管を刺激して，増殖と分岐，多数の**腺房** alveolus の形成を促す．腺房が大きくなって，授乳期を通じて乳汁分泌を行なう．腺房はすべて，収縮能をもつ**筋上皮細胞** myoepithelial cell に囲まれている．

　出産により妊娠が終わると，腺胞は**初乳** colostrum をつくり始める．初乳は，蛋白質，ビタミン，ミネラル，および新生児に免疫を与える抗体（IgA）を豊富に含むが，ふつうの乳汁と異なり，脂肪をほとんど含まない．乳汁は出産後 2〜3 日まで産生されない．黄体と胎盤からのエストロゲンとプロゲステロンの血中濃度が低下するまで乳汁産生は抑制されている．

　分娩により胎盤が除かれると，乳汁分泌を抑制していたホルモンも除かれ，乳腺は活発に乳汁を分泌し始める．下垂体ホルモンである**プロラクチン**が乳汁分泌を活性化すると，初乳の産生は終わる．授乳中は，乳児が乳頭を吸う触覚刺激によって，プロラクチンの放出がさらに促進され，乳汁の産生が長期間続く．また乳児による乳頭の触覚刺激は，**射乳反射** milk ejection reflex をおこす．この反射によって神経下垂体から**オキシトシン** oxytocin が放出され，このホルモンが乳腺の腺房と導管のまわりにある筋上皮細胞を収縮させて，乳汁を乳腺から乳頭へ向けて射出させる．

　授乳の機会が減少すると，短期間のうちに乳汁分泌が止まり，やがて乳腺は退縮して休止状態になる．

# 第 21 章　まとめ

## 第 2 項　子宮頸，腟，胎盤，乳腺

### 子宮頸

- 子宮と腟のあいだに位置する
- 月経周期に伴う変化はほとんど示されない
- 子宮頸腺は月経周期に依存した分泌活性の変化を示す
- 増殖期には，分泌物は水様性で，精子の子宮への通過を助ける
- 分泌期には，分泌物は粘性で粘液栓を形成し，子宮を保護する

### 腟

- 子宮頸と外生殖器のあいだにある
- 腺をもたず，内腔は重層上皮におおわれていて，子宮頸腺によって潤っている
- 上皮はエストロゲン刺激により厚くなるが，月経周期の中で剥離することはない
- 増殖期には上皮にグリコゲンが蓄積し，剥離した上皮細胞が代謝されて腟内は酸性になる
- 腟の塗抹標本（パップスメア）の所見は卵巣周期と密接に関係する
- 卵胞の活性は，腟上皮塗抹標本にみられる主要細胞から判断することができる
- 上皮塗抹標本は子宮頸がんもしくは腟がんの診断に非常に有効である

### 胎盤

- 胎児部は絨毛膜板と絨毛膜絨毛からなる
- 母体部は子宮内膜の基底脱落膜からなる
- 絨毛膜板から生じた付着絨毛が基底脱落膜に付着する
- 母体血は，胎児の血液が流れている絨毛のあいだにある空間，すなわち絨毛間腔を流れる
- 母体循環と胎児循環のあいだの重要な物質の交換を調整する
- 妊娠後すぐに胎盤の細胞がヒト絨毛性ゴナドトロピン（hCG）を分泌し始める
- hCG は尿中に現われ，妊娠検査に使用される
- hCG は黄体を刺激し，エストロゲンやプロゲステロン，その他の物質の分泌を促進する
- 分娩までのあいだ，黄体の役割をうけ継ぐ

### 乳腺

- 思春期以前では，おもに乳頭で開口する乳管で構成されている
- 非活動期の乳腺は結合組織と導管，およびそれらを囲む筋上皮細胞からなる
- エストロゲンとプロゲステロンが女性における乳腺の発達を誘導し，管状胞状腺を形成する
- 乳腺の発達はその他に，プロラクチン，胎盤性ラクトゲン，副腎コルチコイドに依存する
- 妊娠期間中，導管は枝分かれし，大きくなり，末端部で腺房が発達する
- 妊娠後期には，腺胞は分泌物（乳汁ではない）を含む
- 妊娠末期には，腺胞は蛋白質と抗体が豊富な初乳をつくる
- 授乳期では，脂肪を含んだ分泌物で膨張する腺胞もある
- 胎盤が除去されると，プロラクチンが乳汁分泌を促す
- 授乳によりオキシトシンが放出され，筋上皮の収縮がおこり，乳汁が放出される

# 第21章 復習問題：第2項

## 問　題

次の問題について，もっとも適切な答えを選びなさい.

1. 腟粘膜の特徴は？
   - A．上皮細胞は乳酸を産生する
   - B．粘膜を湿らせる粘液細胞がある
   - C．子宮頸腺によって湿っている
   - D．粘膜下腺によって湿っている
   - E．月経時に脱落する

2. ヒト絨毛性ゴナドトロピン(hCG)が産生される場所は？
   - A．下垂体
   - B．子宮内膜
   - C．卵巣
   - D．黄体
   - E．栄養膜合胞体層

3. 乳汁分泌を活性化するホルモンは？
   - A．プロラクチン
   - B．オキシトシン
   - C．エストロゲン
   - D．プロゲステロン
   - E．卵胞刺激ホルモン(FSH)

4. 母体と胎児の血液は：
   - A．絨毛間腔で混ざる
   - B．臍帯静脈で代謝産物や栄養素を交換する
   - C．胎盤関門でへだてられている
   - D．絨毛で混ざる
   - E．胎盤関門で混ざる

5. 胎児のために栄養素と代謝産物が交換される場所は？
   - A．胎盤関門
   - B．臍静脈
   - C．絨毛膜絨毛
   - D．臍動脈
   - E．絨毛間腔

## 解　答

1. 正解：C．子宮頸腺によって湿っている．その表面は湿った非角化重層扁平上皮でおおわれているが，子宮頸腺によって湿っている.

2. 正解：E．栄養膜合胞体層．hCGは胎盤の栄養膜合胞体層によって産生され，妊娠約10日以内に妊婦の尿からの検出が可能となり，その存在は妊娠の判定に使用される.

3. 正解：A．プロラクチン．分娩によって胎盤，エストロゲン，プロゲステロンが除かれた後，乳腺は下垂体ホルモンのプロラクチンによって刺激され，乳汁を分泌する.

4. 正解：C．胎盤関門によってへだてられている．栄養膜合胞体層と栄養膜細胞層が胎盤関門を形成し，母体と胎児の血液が混ざらないようにしている.

5. 正解：E．絨毛間腔．妊娠中はこの場所で栄養と老廃物の交換が行なわれる.

## 顕微鏡写真による補足

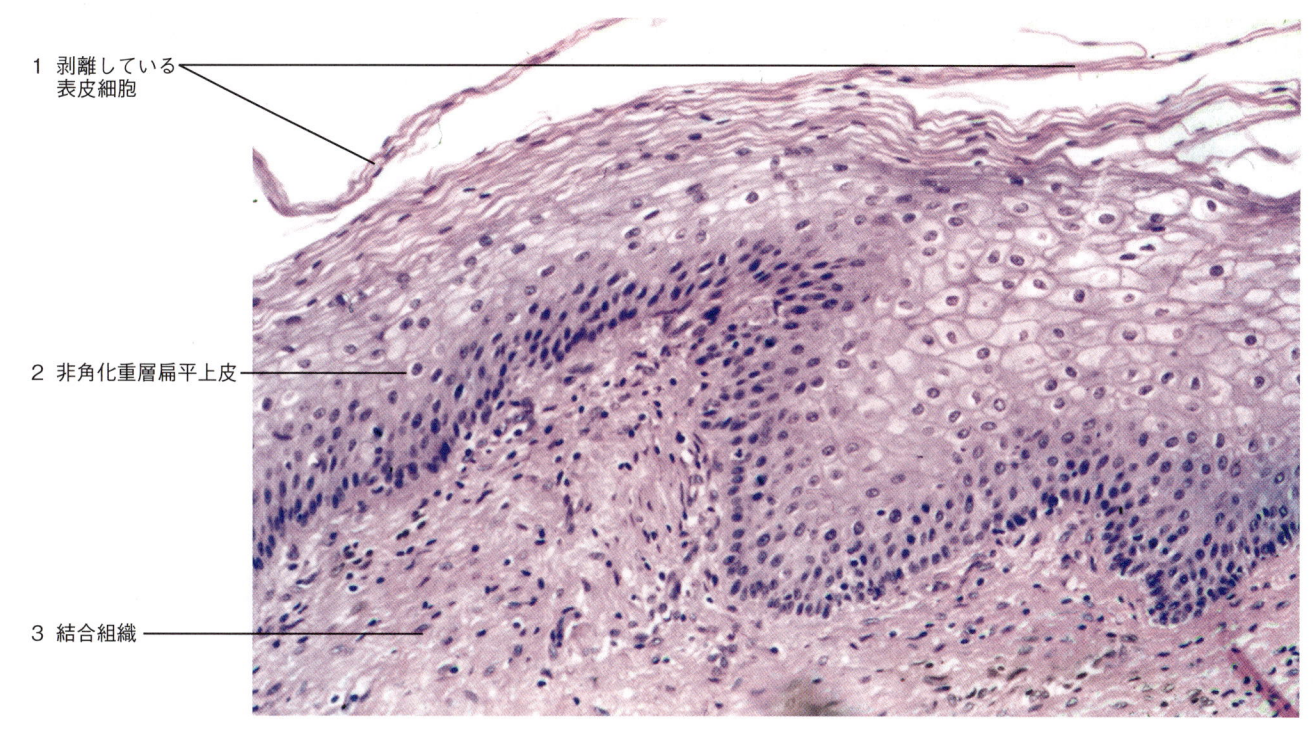

1　剥離している表皮細胞

2　非角化重層扁平上皮

3　結合組織

図21-44 ■ サルの腟の上皮とその下の結合組織（ヘマトキシリン-エオジン染色，×50）

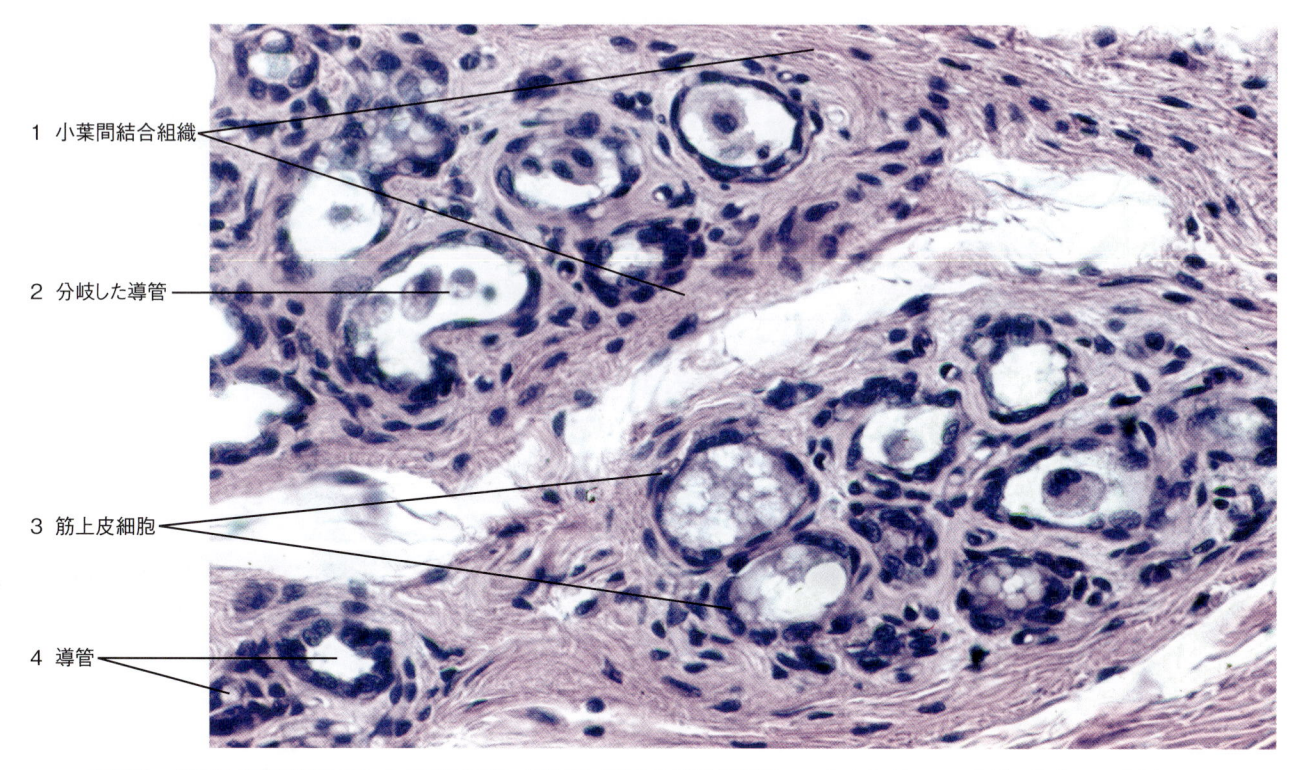

1　小葉間結合組織

2　分岐した導管

3　筋上皮細胞

4　導管

図21-45 ■ 非活動期のヒト乳腺小葉：導管と周囲の結合組織（ヘマトキシリン-エオジン染色，×80）

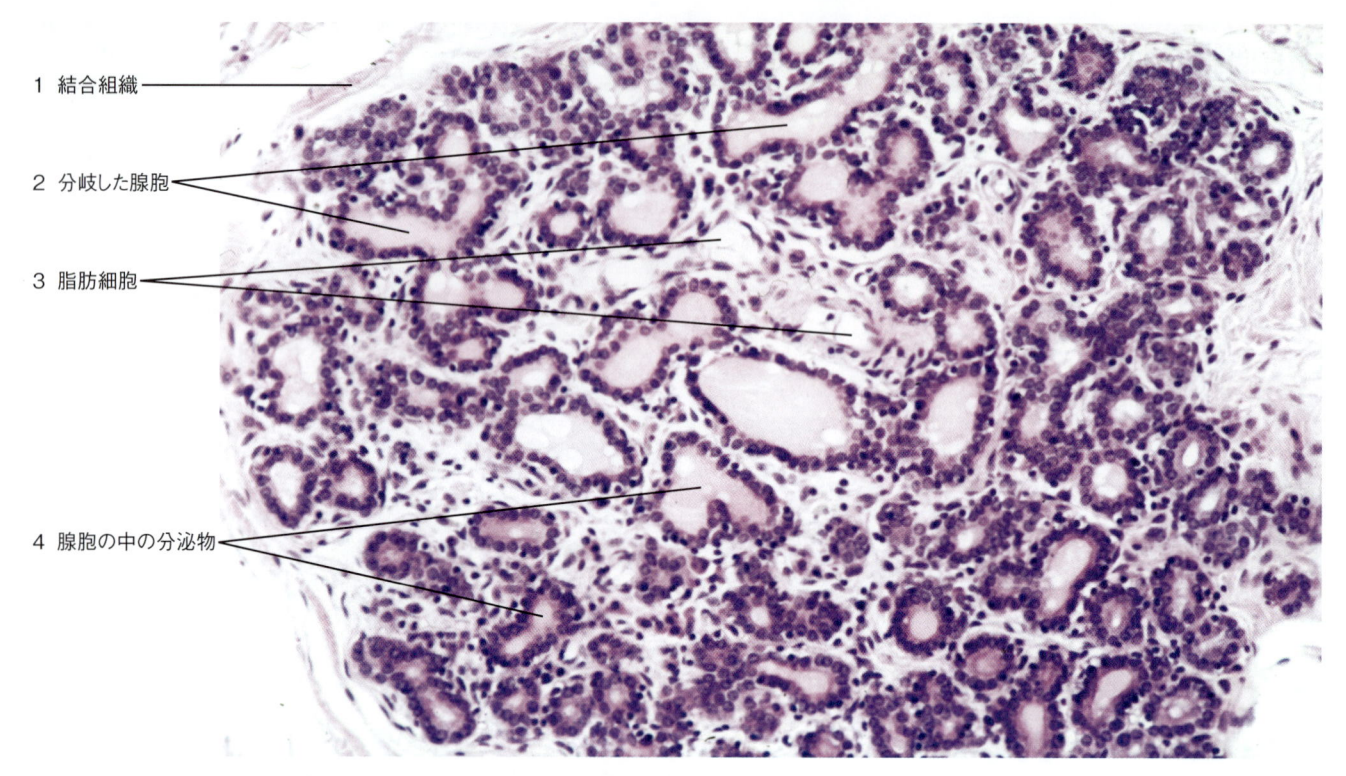

1 結合組織

2 分岐した腺胞

3 脂肪細胞

4 腺胞の中の分泌物

**図21-46** ■ **発達した腺房を示す妊娠中の活動期サル乳腺の小葉**(ヘマトキシリン-エオジン染色, ×50)

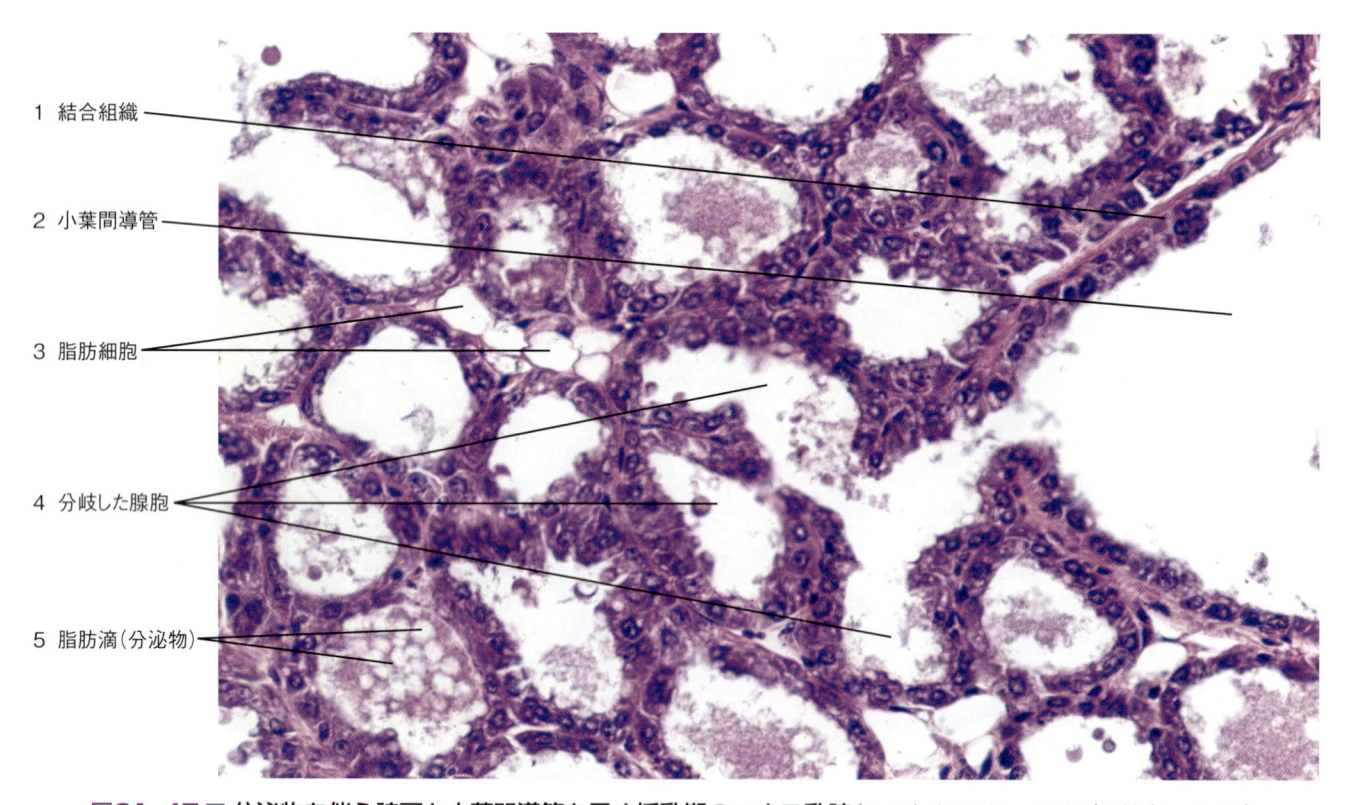

1 結合組織

2 小葉間導管

3 脂肪細胞

4 分岐した腺胞

5 脂肪滴(分泌物)

**図21-47** ■ **分泌物を伴う腺房と小葉間導管を示す授乳期のマウス乳腺**(ヘマトキシリン-エオジン染色, ×80)

## 第1項・視覚系

　視覚系においては，眼は光，形，色の認識をつかさどる特殊感覚器官である．眼は頭蓋内の**眼窩** orbit と呼ばれる腔内にある．両眼とも，眼の形態を保持する保護的組織，焦点を合わせるための水晶体，光の刺激に反応する光感受性細胞，視覚情報を処理する細胞が含まれている．視細胞からの視覚刺激は**視神経** optic nerve の軸索を介して脳へ伝えられる．

### 眼球壁の層構造

　眼球は三つの層で囲まれている．外がわの線維層は角膜と強膜からなり，中間層は血管層，内がわの層は感覚性網膜である．

### 角膜と強膜

　眼球の前6分の1は，線維性の**強膜** sclera が透明な**角膜** cornea に変わっていて，そこから光が眼に入る（図22-1）．眼球の後ろ6分の5の強膜は，密性結合組織の不透明な層で，角膜から視神経まで眼球をおおっている．強膜の内がわは脈絡膜に接していて，この層には結合組織線維と，マクロファージやメラノサイトなどの細胞が含まれている．

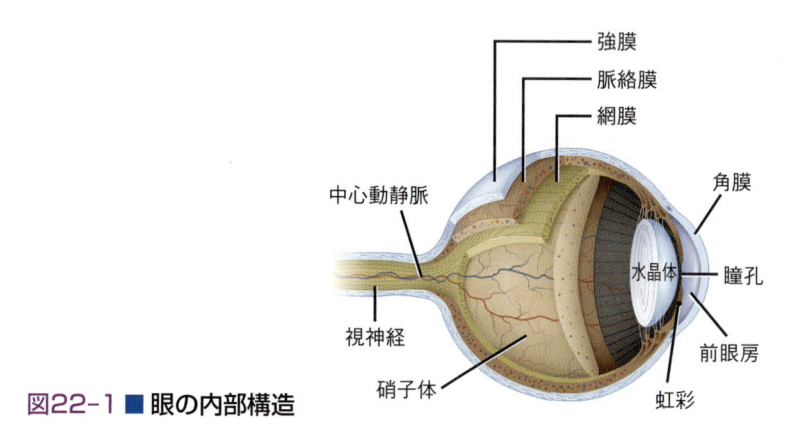

強膜
脈絡膜
網膜
中心動静脈
角膜
水晶体
瞳孔
視神経
前眼房
硝子体
虹彩

**図22-1** ■ 眼の内部構造

### 血管層（ぶどう膜）

　強膜の内がわには中間層である血管層（ぶどう膜 uvea）がある．この層は，**脈絡膜** choroid，**毛様体** ciliary body，**虹彩** iris の3部に分かれ，それぞれ色素が集積している層である．脈絡膜はメラノサイトを含んだ暗褐色の層で，強膜と光感受性網膜のあいだにある．脈絡膜には血管があり，網膜の視細胞や眼球を構成する組織に栄養を与えている．

### 網　膜

　　網膜 retina は後眼房の最内層であり脈絡膜と接している．網膜の後4分の3は**光を感じる** photosensitive 部分で，杆体，錐体，およびさまざまな**介在ニューロン** interneuron から構成されていて，それらは光によって刺激され，あるいは光に反応する（図22-2）．網膜の光感受性領域は，眼球の前の部分において**鋸状縁** ora serrata で終わっており，ここから前は**非光感受性** nonphotosensitive 領域であり，毛様体内側部と虹彩の後部の面まで続いている．

## 眼　房

　　眼は，次の三つの領域に分けられる．
・**前眼房** anterior chamber は角膜，虹彩，水晶体のあいだにある
・**後眼房** posterior chamber は虹彩や毛様体突起，毛様体小帯，水晶体のあいだに位置している．小帯線維は毛様体突起から放射状にのびて水晶体包に入り，水晶体を眼球に固定する毛様体小帯を形成する．
・**硝子体腔** vitreous chamber は水晶体と毛様体小帯，網膜に囲まれた後ろがわの比較的広い領域である．

### 眼房の内容物：眼房水と硝子体

　　前眼房と後眼房は，**眼房水** aqueous humor と呼ばれる透明な水様の液体で充たされている．この液体は，後眼房の虹彩の後方にある**毛様体突起** ciliary process の上皮細胞で持続的に産生されている．眼房水は後眼房から前眼房へと循環したあと，静脈から排出される．

　　硝子体腔は**硝子体** vitreous body と呼ばれる透明なゲル状の物質で充たされている．硝子体には水と水溶性蛋白質が含まれている．硝子体の液体成分は**硝子体液** vitreous humor と呼ばれている．

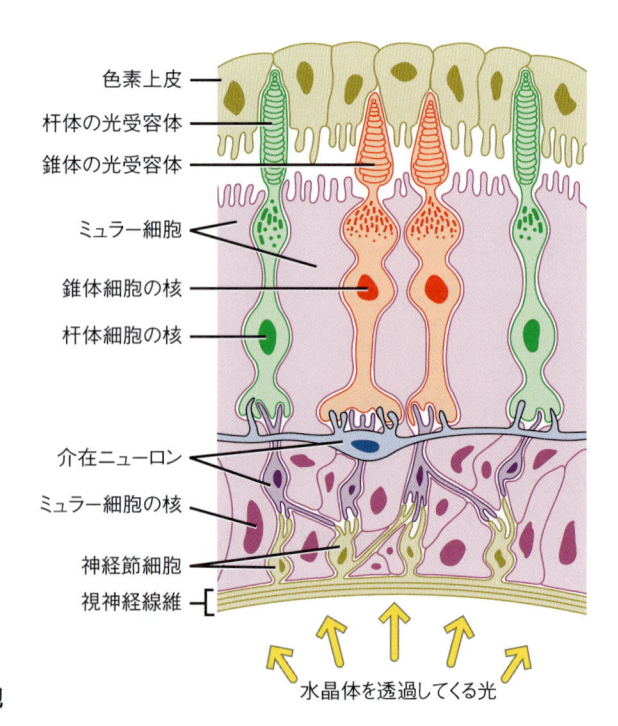

色素上皮
杆体の光受容体
錐体の光受容体
ミュラー細胞
錐体細胞の核
杆体細胞の核
介在ニューロン
ミュラー細胞の核
神経節細胞
視神経線維
水晶体を透過してくる光

**図22-2** ■ **光感受性網膜を構成する細胞**

## 視覚部

　光を感知する網膜には，種々の細胞が存在し，それぞれ明瞭に分かれた細胞層に分布している．光を感知する層には**杆体** rod と**錐体** cone と呼ばれる細胞があり，水晶体を通過した光によって刺激される（図 22-2 参照）．網膜からは**求心性（感覚性）軸索** afferent（sensory）axon（神経線維）が出て，光刺激を網膜から**視神経**を経由して脳に伝え，そこで視覚的解釈が行なわれる．

　眼球の後部には**黄斑** macula lutea と呼ばれる黄色の色素斑がある．黄斑の中心には中心窩と呼ばれるくぼみがあり，ここには杆体や血管がなく，その代わり錐体が密集している．

### 図22-3　眼瞼（矢状断面）

　眼瞼の外面はうすい皮膚である（図の左）．**表皮** epidermis（4）は重層扁平上皮で，乳頭がみられる．下層の**真皮** dermis（6）には**皮脂腺** sebaceous gland（3）と**汗腺** sweat gland（5）を伴った**毛包** hair follicle（1, 3）がある．

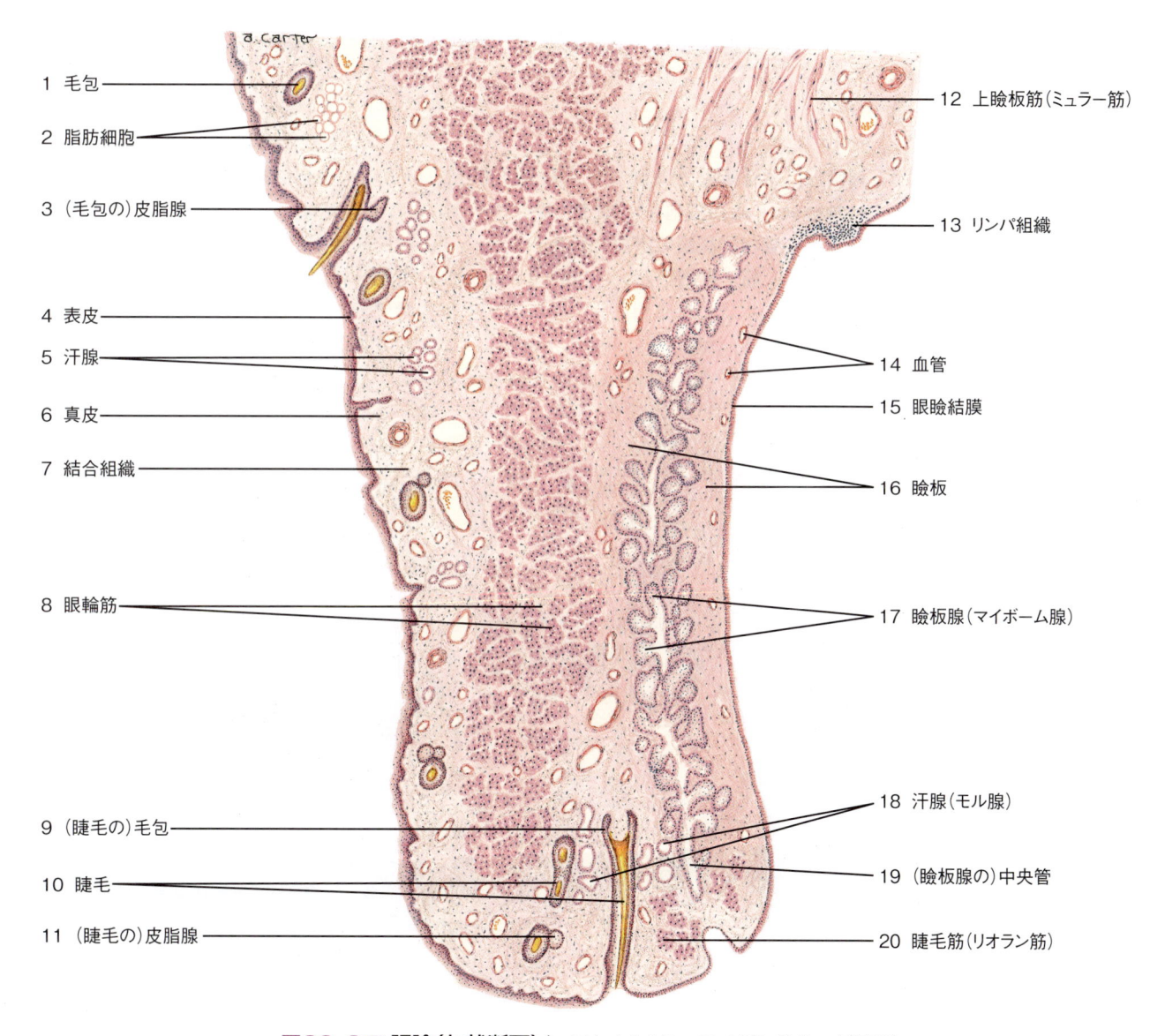

1　毛包
2　脂肪細胞
3　（毛包の）皮脂腺
4　表皮
5　汗腺
6　真皮
7　結合組織
8　眼輪筋
9　（睫毛の）毛包
10　睫毛
11　（睫毛の）皮脂腺

12　上瞼板筋（ミュラー筋）
13　リンパ組織
14　血管
15　眼瞼結膜
16　瞼板
17　瞼板腺（マイボーム腺）
18　汗腺（モル腺）
19　（瞼板腺の）中央管
20　睫毛筋（リオラン筋）

図22-3 ■ **眼瞼（矢状断面）**（ヘマトキシリン-エオジン染色，低倍率）

　　眼瞼の内面は粘膜で**眼瞼結膜** palpebral conjunctiva(15)と呼ばれ，その上皮は高さが低い重層円柱上皮で，杯細胞が少数みられる．眼瞼は眼球に接する位置にある．眼瞼の外面のうすい皮膚の重層扁平上皮(4)は，眼瞼の辺縁をこえたところで，眼瞼の内面の眼瞼結膜(15)の重層円柱上皮に移行する．

　　眼瞼結膜(15)粘膜固有層はうすく，弾性線維とコラーゲン線維を含んでいる．その粘膜固有層の下に，密なコラーゲン線維からつくられた結合組織の層板があり，**瞼板** tarsus(16)と呼ばれる．この瞼板の中に，特殊な皮脂腺である**瞼板腺** tarsal gland(**マイボーム腺** meibomian gland)(17)がある．この瞼板腺(17)の腺房は，**中央管** central duct(19)に開口する．中央管は眼瞼結膜(15)と平行して走り，眼瞼の辺縁に開口する．

　　眼瞼の自由縁には**睫毛**(まつ毛)eyelash(10)がある．睫毛は長く大きい毛包(9)から生えている．この睫毛(10)には小さい**皮脂腺**(11)が付属している．また，睫毛(10)の毛包(9)のあいだに**モル腺** gland of Moll という大きい**汗腺**(18)がある．

　　眼瞼には3系統の筋線維がある．一つは**眼輪筋** orbicularis oculus(8)と呼ばれる骨格筋の眼瞼部であり，もう一つは**睫毛筋** ciliary muscle(**リオラン筋** muscle of Riolan)(20)という骨格筋で，睫毛(10)の毛包(9)と瞼板腺(17)の近くにある．三つ目は上眼瞼の平滑筋で，**上瞼板筋** tarsal muscle(**ミュラー筋** Müller muscle)(12)という．

　　眼瞼の**結合組織**(7)には，**脂肪細胞**(2)，**血管**(14)，**リンパ組織**(13)がみられる．

## 図22-4　涙　腺

　　涙腺は，**結合組織**(2)の隔壁により分けられた4〜5葉の小葉で構成されている．その隔壁には**神経**(4)，**脂肪細胞**(6)，**血管**(9)が含まれている．涙腺は，小葉構造であることと大小さまざまな**管状房状腺の腺房** tubuloalveolar acini(8)をもつ点で唾液腺と似た漿液腺である．よく発達した**筋上皮細胞** myoepithelial cell(1, 5)がそれぞれの腺房(8)を囲んでいる．

　　単層立方上皮または単層円柱上皮の細い**小葉内導管** intralobular excretory duct(7)が管状房状腺の腺房(8)のあいだにみえる．それより太い**小葉間導管** interlobular excretory duct(3)の管腔上皮は2層の低い円柱上皮か多列上皮である．

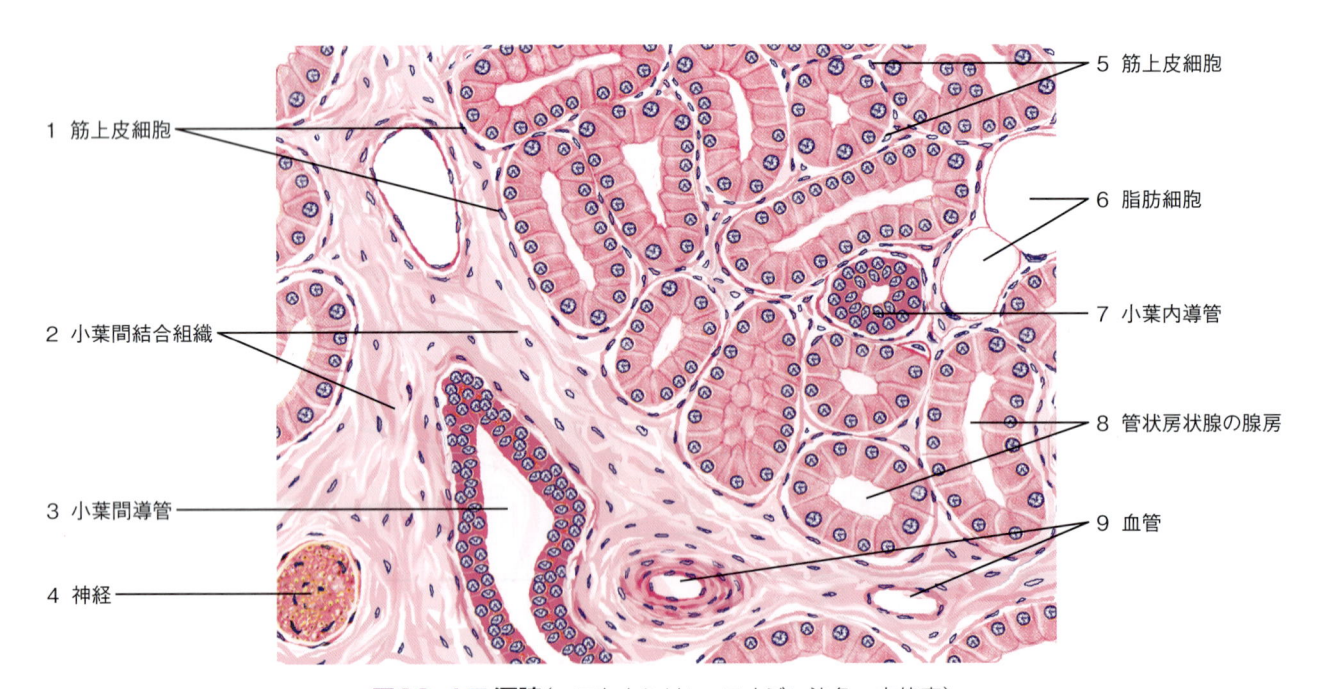

1　筋上皮細胞
2　小葉間結合組織
3　小葉間導管
4　神経
5　筋上皮細胞
6　脂肪細胞
7　小葉内導管
8　管状房状腺の腺房
9　血管

**図22-4 ■ 涙腺**(ヘマトキシリン-エオジン染色，中倍率)

## 図22-5　角膜(横断面)

　角膜は厚く，血管がなく透明である．角膜の前面は，非角化性で5層以上の細胞の層で形成された**重層扁平上皮性角膜上皮** stratified squamous corneal epithelium(1)である．その基底層は円柱細胞の層で，厚く均質な**前境界膜** anterior limiting membrane(**ボーマン膜** Bowman's membrane)(4)で支えられたうすい基底膜の上に配列している．その下層の**角膜支質** corneal stroma(**固有質** substantia propria)(2)は角膜の本体の部分で，平行に走る**コラーゲン線維束** collagen fiber(5)と扁平な**線維芽細胞** fibroblast(6)の層で構成されている．

　角膜支質(2)の後面にも**後境界膜** posterior limiting membrane(**デスメ膜** Descemet's membrane)(7)という厚い基底膜がある．角膜の後面は前眼房に面し，**後面上皮** posterior epithelium(3)という単層扁平上皮でおおわれている．上皮細胞は前眼房の眼房水に直接に接している．

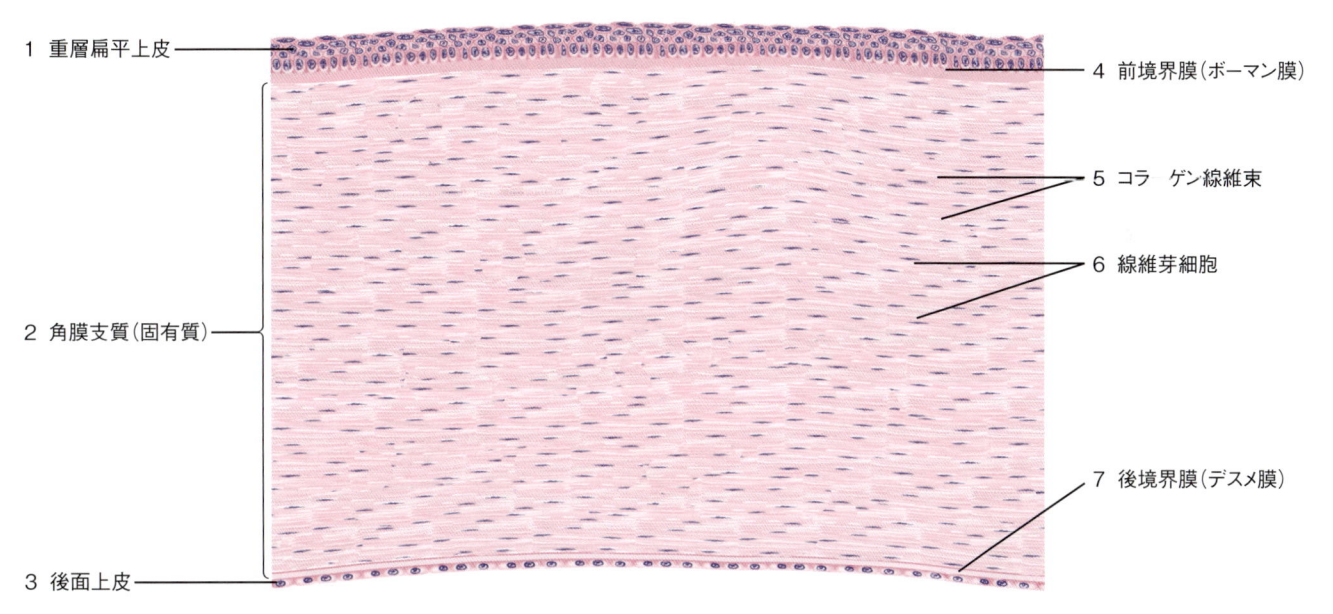

1　重層扁平上皮
2　角膜支質(固有質)
3　後面上皮
4　前境界膜(ボーマン膜)
5　コラ　ゲン線維束
6　線維芽細胞
7　後境界膜(デスメ膜)

**図22-5 ■ 角膜(横断面)**(ヘマトキシリン-エオジン染色，中倍率)

## 図22-6　眼球（矢状断面）

　　眼球は３層の膜によって包まれている．最外層は丈夫な線維性結合組織の層でつくられた**強膜 sclera**(18)か**角膜 cornea**(1)である．中層は血管層（ぶどう膜）で，血管と色素に富む**脈絡膜 choroid**(7)，**毛様体 ciliary body**（**毛様体突起 ciliary process** と **毛様体筋 ciliary muscle**）(4, 14, 15)，**虹彩 iris**(13)から構成されている．最内層は光を感知する**網膜 retina**(8)である．

　　強膜(18)は白い不透明な膜で，緻密なコラーゲン線維でつくられた丈夫な結合組織の層である．強膜(18)は眼球の硬さを保持しており，"白眼"の外観をつくっている．角膜と強膜のあいだの移行部位は**角膜縁 limbus**(12)と呼ばれ，眼球の前部にある．眼球後方領域の**視神経 optic nerve**(10)が眼球被膜を貫くところは，強膜(18)が中枢神経系の結合組織である**脳硬膜 dura mater**(23)へ移行している部位である．

　　強膜(18)の内がわに接しているのは脈絡膜(7)と毛様体(4, 14, 15)である．眼球の矢状断面でみると毛様体(4, 14, 15)は三角形で，**毛様体筋**(14)が局在している部分と**毛様体突起**(4, 15)から構成されている．毛様体筋(14)は縦走，輪走，および放射状に走る平滑筋線維である．毛様体突起(4, 15)は毛様体がひだをつくって内方へのびた部分で，血管が豊富であり，そこから**毛様体小帯 zonular fiber**(5)（チン小帯）という線維によって**水晶体 lens** の赤道部とつながっている．毛様体筋(14)が収縮すると，毛様体小帯の緊張が弱くなり，その結果，水晶体はさらに強い凸面をつくる．

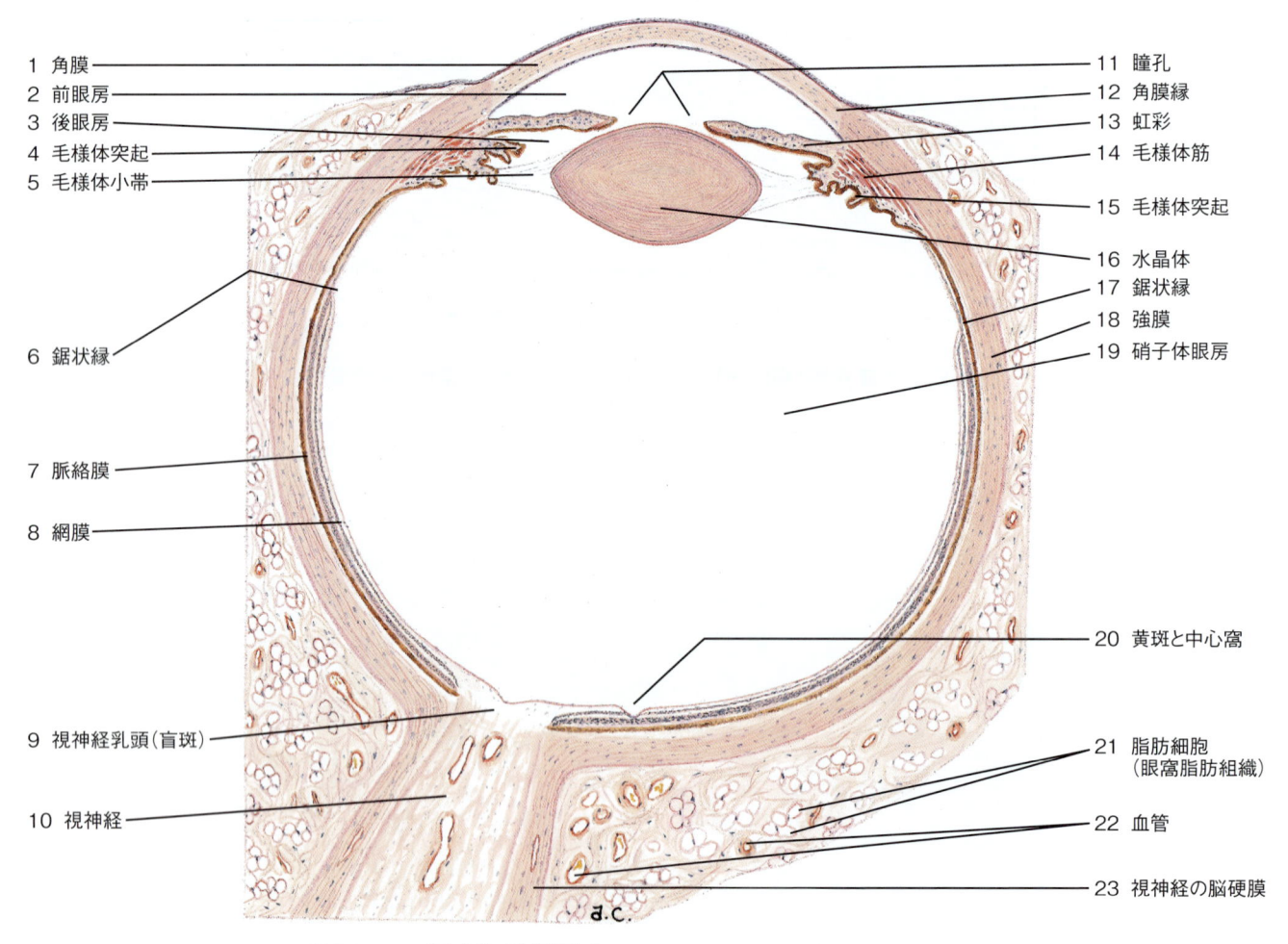

1　角膜
2　前眼房
3　後眼房
4　毛様体突起
5　毛様体小帯

6　鋸状縁

7　脈絡膜

8　網膜

9　視神経乳頭（盲斑）

10　視神経

11　瞳孔
12　角膜縁
13　虹彩
14　毛様体筋
15　毛様体突起
16　水晶体
17　鋸状縁
18　強膜
19　硝子体眼房

20　黄斑と中心窩

21　脂肪細胞（眼窩脂肪組織）
22　血管
23　視神経の脳硬膜

**図22-6** ■ **眼球（矢状断面）**（ヘマトキシリン-エオジン染色，低倍率）

虹彩(13)は水晶体の一部をおおっている眼の有色部分である．虹彩には平滑筋線維が輪状および放射状に走っていて，**瞳孔** pupil(11)というまるい開口をつくっている．

眼球内部の水晶体の前方部分は，さらに二つの区域に分けられる．すなわち，虹彩(13)と角膜(1)のあいだの**前眼房** anterior chamber(2)と，虹彩(13)と水晶体(16)のあいだの**後眼房** posterior chamber(3)であり，いずれも眼房水と呼ばれる水様の液体で充たされている．水晶体の後方にある眼球の後方部分は**硝子体眼房** vitreous body(19)で，硝子体液というゼラチン状の物質で充たされている．

毛様体(4, 14, 15)の後方には**鋸状縁** ora serrata(6, 17)があるが，これは網膜(8)の光感受性領域の明確な最前部の境界である．複数の細胞層が網膜(8)を構成しており，そのうちの1層には光を感知する細胞である杆体と錐体が分布している．鋸状縁(6, 17)から前方の網膜は光に対して非感受性の領域で，眼球内の前方へと連続し，毛様体(4, 14, 15)から虹彩(13)に至る部分の後面をつくっている．鋸状縁(6, 17)より後ろの部分が光感受性網膜(8)である．網膜の詳細な組織像については図 22-8，図 22-9 で述べる．

眼球の後壁内面には**黄斑** macula lutea(20)と**視神経乳頭** optic papilla（視神経円板 optic disk）(9)がある．黄斑(20)は黄色の色素が含まれている小さい斑点で，その中央の浅いくぼみは**中心窩** fovea(20)と呼ばれ，網膜の中でもっとも正確にものがみえる領域である．中心窩(20)の中央には錐体細胞のみがあり，杆体細胞と血管はない．

視神経乳頭(9)は**視神経** optic nerve(10)が眼球から出ていく場所で，この部位には光を感知する杆体も錐体も存在していないために盲斑と呼ばれる．

強膜(18)の外がわには眼窩組織があり，疎性結合組織，眼窩脂肪組織(21)の**脂肪細胞**，神経線維，**血管**(22)，リンパ管，分泌腺などがある．

## 図22-7　眼球後部：強膜，脈絡膜，視神経乳頭，視神経，網膜，中心窩

眼球後部の網膜像をさらに高倍率で示した．ここには，血管が豊富で，色素が含まれている**脈絡膜**(7)と，結合組織性の**強膜**(8)がみられる．浅くくぼんだ部分は**中心窩**(5)で，おもに光を感知する**錐体**(6)から構成されている．網膜の残りの部分には，**杆体と錐体**(3)と，さまざまな細胞と線維，**視神経線維**(1)などが観察できる．視神経線維は集まって**視神経乳頭**(2)をつくり，**視神経**(4)となって，眼球から出ていく．

光感受性網膜を構成する特殊な細胞や線維については図 22-8，図 22-9 で詳しく述べられている．

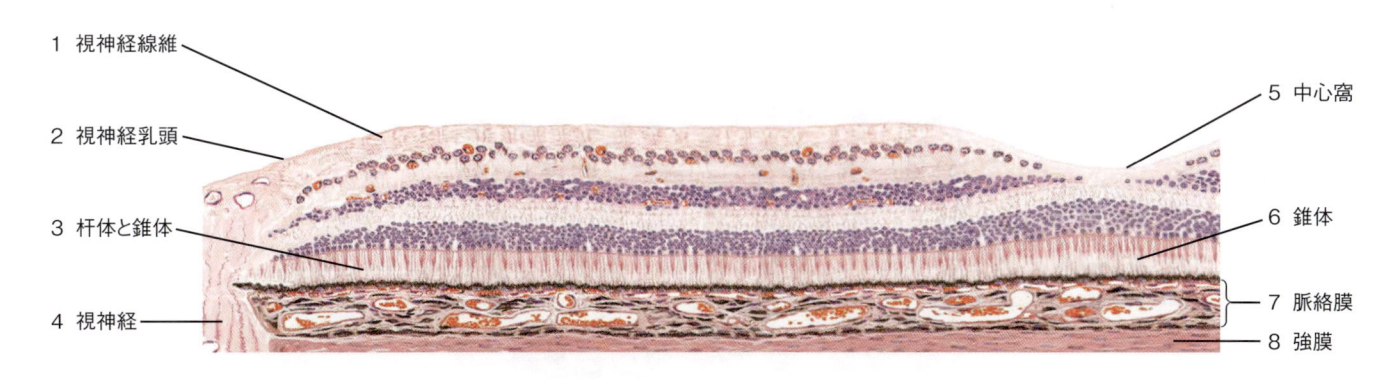

1　視神経線維
2　視神経乳頭
3　杆体と錐体
4　視神経
5　中心窩
6　錐体
7　脈絡膜
8　強膜

図22-7 ■ 眼球後部：強膜，脈絡膜，視神経乳頭，視神経，網膜，中心窩（ヘマトキシリン-エオジン染色，中倍率）

## 図22-8　脈絡膜と網膜(詳細図)

　　強膜(10)の内がわに接した脈絡膜は，**メラノサイト melanocyte を含む脈絡上板(上脈絡膜)** suprachoroid lamina(11)，**血管板 vascular layer(1)**，**脈絡毛細血管板 choriocapillary layer(12)**，および透明な境界膜すなわち硝子膜(ブルーフ膜)の各層に分けられる．

　　脈絡上板(11)には細いコラーゲン線維，弾性線維のネットワーク，線維芽細胞，およびメラノサイトが含まれている．血管板(1)には中径ないし大径の**血管(1)**が豊富である．これらの血管(1)のあいだの結合組織中にメラノサイト(2)が分布しているため，この層は暗い色調を呈する．脈絡毛細血管板(12)には，内腔が広い毛細血管がみられる．脈絡膜の最内層は硝子板(ブルーフ膜)で，網膜の**色素上皮細胞 pigment epithelium cell(3)**に接している．

　　網膜の最外層は色素上皮層(3)で，その基底膜は脈絡膜の基底板の最内層にあたる．色素上皮層(3)の色素細胞の細胞質には，メラニン(色素)顆粒が含まれている．

　　色素上皮層(3)に接して，細長い**杆体(4)**と横幅のある**錐体(5)**から構成された杆体錐体層(視細胞層)がある．さらに，ミュラー細胞と呼ばれるグリア細胞の突起によって構成されている**外境界膜 outer limiting membrane(6)**がある．

　　**外顆粒層 outer nuclear layer(13)**は，**杆体の核(4, 7)**と**錐体の核(5, 7)**およびミュラー細胞の外方の突起を含んでいる．**外網状層 outer plexiform layer(14)**には杆体と錐体(4, 5)の軸索

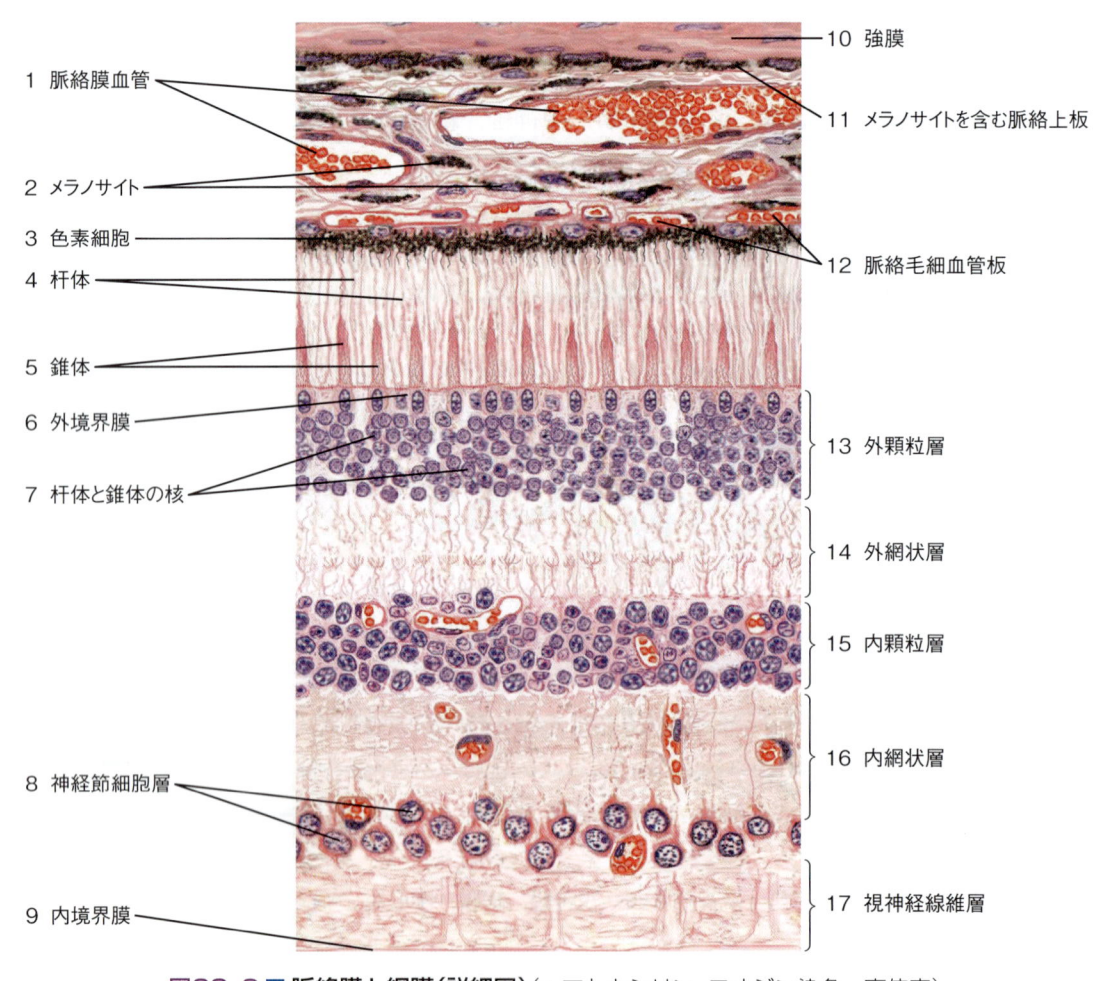

図22-8 ■ **脈絡膜と網膜(詳細図)**(ヘマトキシリン-エオジン染色，高倍率)

があり，それらの軸索は杆体(4)や錐体(5)を**神経節細胞層**(8)につなぐ双極細胞および水平細胞の樹状突起とシナプスをつくる．**内顆粒層** inner nuclear layer(15)は，双極細胞，水平細胞，アマクリン細胞，およびグリア性のミュラー細胞の，それぞれの核を含む層である．**内網状層** inner plexiform layer(16)は，双極細胞の軸索が，神経節細胞(8)とアマクリン細胞の樹状突起とシナプスをつくる層である．

神経節細胞層(8)は，神経節細胞とグリア細胞の細胞体を含む層である．神経節細胞の樹状突起は内網状層(16)の中にのびてシナプスをつくっている．

**神経線維層** optic nerve fiber layer(17)には，神経節細胞(8)の軸索とミュラー細胞の線維状の突起が含まれている．神経節細胞(8)の軸索は視神経乳頭に向かって集束し，神経線維層(17)をつくる．ミュラー細胞の内方の突起の先端は拡がって，網膜の**内境界膜** inner limiting membrane(9)をつくる．

網膜の血管は神経線維層(17)の中を走り，内顆粒層(15)の深さまで達している．

## 図22-9　網膜と脈絡膜

光感受領域の網膜の顕微鏡写真を高倍率で示した．**脈絡膜**(1)には血管に富んだ外層で，そこには疎性結合組織とメラノサイトがみられ，網膜の最外層である**色素上皮層**(2)(単細胞層の色素上皮層)と接している．その下には光感受性の**杆体と錐体**(3)がつくる層がある．この層は**外境界膜**(5)によって細胞が密な**外顆粒層**(4)とへだてられている．外顆粒層の下には，**外網状層**(6)というニューロンがシナプスをつくる透明な層がみられる．

**内顆粒層**(7)は統合ニューロン integrating neuron の細胞体が密になっている層で，その下は透明な**内網状層**(8)である．内網状層(8)では，内顆粒層にあるニューロンの軸索が視覚路をつくるニューロンの軸索とシナプス結合を形成している．視覚路をつくるニューロンの細胞体が**神経節細胞層**(9)をつくり，それらの細胞体の求心性軸索により明るく染まっているのが**視神経線維層**(10)である．網膜の最内層は**内境界膜**(11)であり，網膜と眼球の硝子体とのあいだにある．

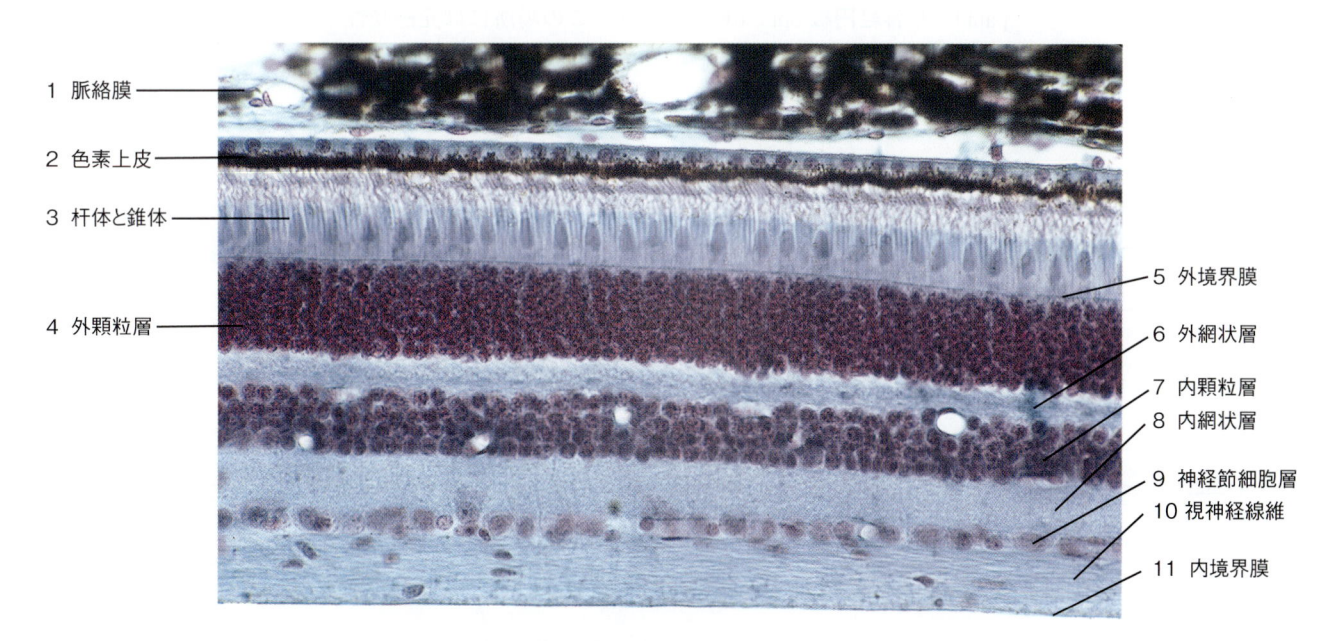

1 脈絡膜
2 色素上皮
3 杆体と錐体
4 外顆粒層
5 外境界膜
6 外網状層
7 内顆粒層
8 内網状層
9 神経節細胞層
10 視神経線維
11 内境界膜

**図22-9 ■ 網膜と脈絡膜**(マッソンの三色染色，×100)

## 図22-10　眼球後部(中心窩の網膜を示す)

　　　眼球の後方部には，**中心窩**と呼ばれる浅い陥凹がある．ここの網膜には血管がなく，網膜の層はうすくなり，視細胞はほとんどすべて錐体である．中心窩の両がわには，中心窩より厚くなった網膜層がみえる．濃染された**神経節細胞**(1)，**内顆粒層**(2)，**外顆粒層**(3)，**脈絡膜**(4)層に隣接する**色素上皮**(8)がみえる．また，**内網状層**(5)，**外網状層**(6)，色素上皮(8)に隣接する杆体および錐体(7)もみとめられる．眼球の周囲を囲んでいるのは**強膜**(9)である．

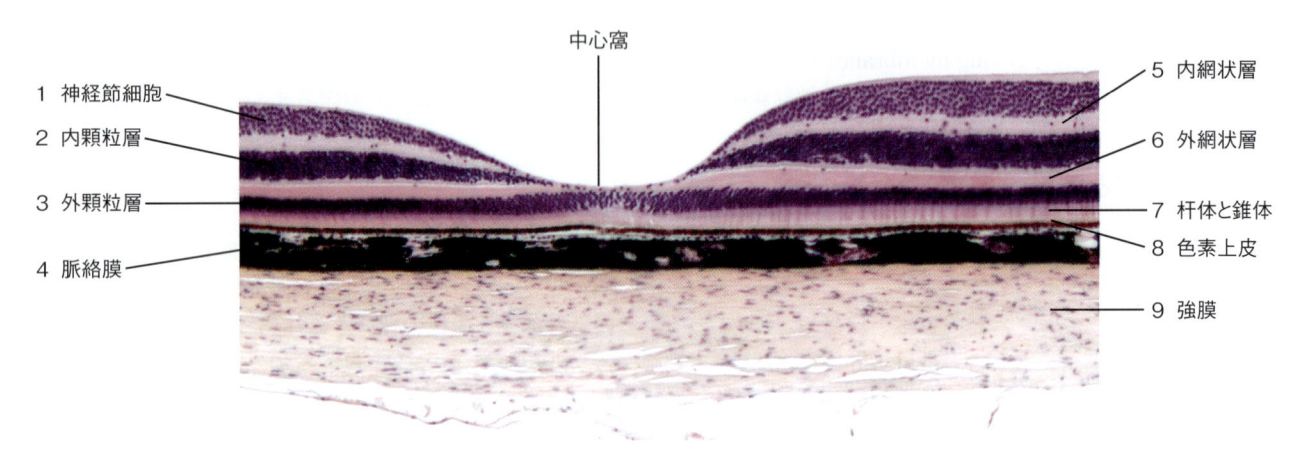

図22-10 ■ **眼球後部(中心窩の網膜を示す)**(ヘマトキシリン-エオジン染色，×17)

## 図22-11　眼球後部の視神経乳頭，視神経および網膜

　　　網膜の神経節細胞からの**網膜軸索**(5)は，眼球の後部で集束して**視神経**を形成し，**強膜**結合組織(3)を貫通して眼球から離れる．視神経が眼球から離れる場所は**視神経乳頭** optic papilla(**視神経円板** optic disk)であり，この場所には光感受性のある細胞がないため光に全

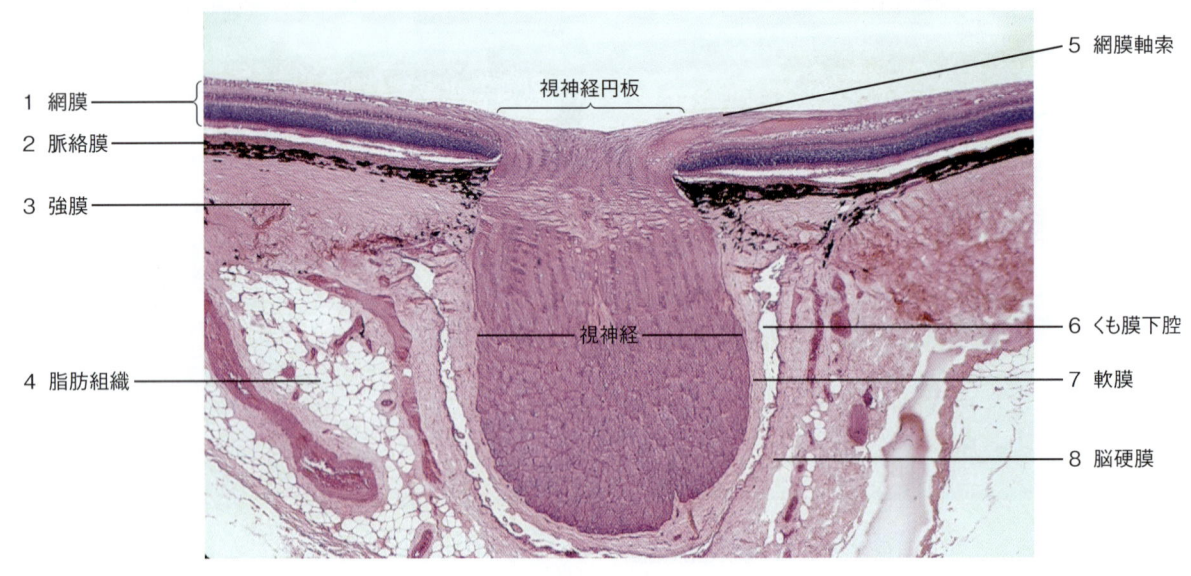

図22-11 ■ **眼球後部の視神経乳頭，視神経および網膜**(ヘマトキシリン-エオジン染色，×10.5)

く反応せず，したがって盲斑となっている．視神経は眼球を出た後，頭蓋骨の眼窩内で脳髄膜での**軟膜 pia mater**(7)，**くも膜下腔 subarachnoid space**(6)，厚い**硬膜 dura mater**(8)に囲まれる．この低倍率顕微鏡写真には，**網膜**のさまざまな暗く染まった細胞層と明るく染まった層(1)，およびそれらに接する濃く染まった**脈絡膜**(2)がみられる．眼球の外がわを囲んでいるのは脂肪組織(4)の細胞である．

### 図22-12　黄斑の黄色色素と眼球後部網膜

　　特殊な染色により，後部網膜にある黄斑の黄色い領域をみることができる．黄斑は網膜の中心窩を囲む小さな黄色の領域で，眼球後部の視神経円板の近くにある．この顕微鏡写真では黄斑の黄色がみられているが，これは中心窩の神経節細胞に蓄積した**黄色色素（キサントフィル xanthophyll）**(7)によるものである．**神経節細胞層 ganglion cell layer**(2)と**網膜軸索 retina axon**(1)は中心窩から側方へとはずれているため，光が妨げられず中心窩の中心にある光感受性の高い錐体細胞に届く．この染色では，神経節細胞層(2)，**内網状層**(8)，**内顆粒層**(3)，**外網状層**(9)，**外顆粒層**(4)，視細胞（**杆体**および**錐体**）(10)も観察することができる．濃染された**脈絡膜**(6)に隣接する**色素上皮層**(5)がかろうじてみえている．網膜を囲むのは結合組織の**強膜**(11)である．

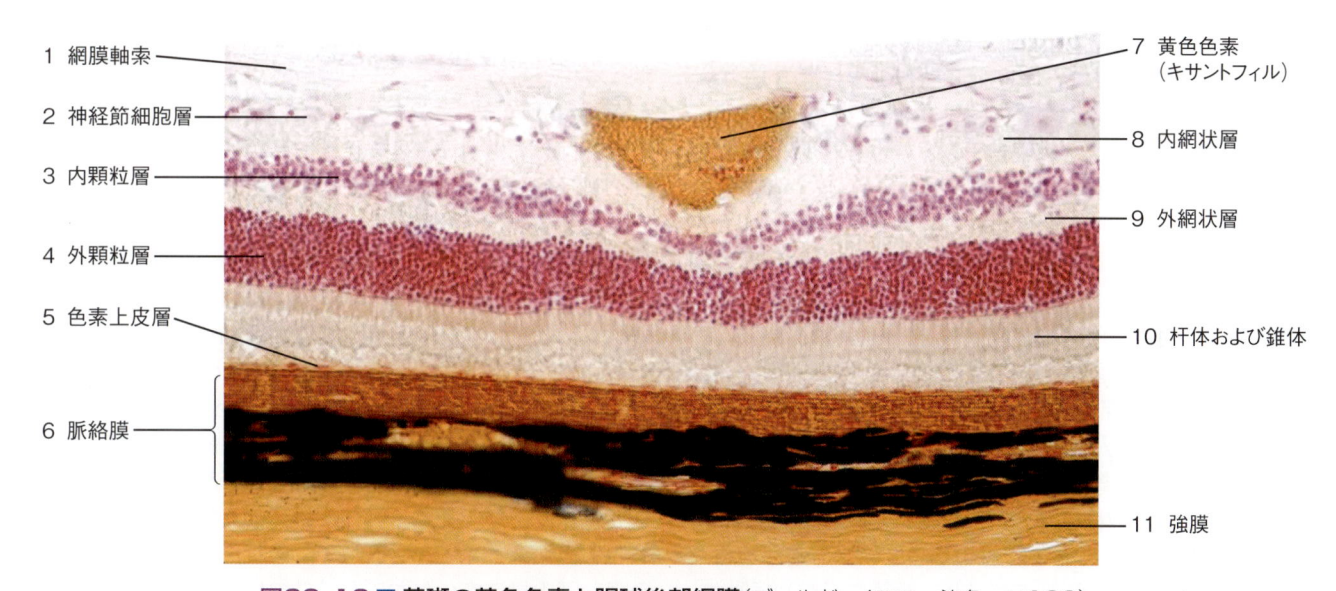

1　網膜軸索
2　神経節細胞層
3　内顆粒層
4　外顆粒層
5　色素上皮層
6　脈絡膜

7　黄色色素（キサントフィル）
8　内網状層
9　外網状層
10　杆体および錐体
11　強膜

**図22-12 ■ 黄斑の黄色色素と眼球後部網膜**（ゴールド−イエロー染色，×100）

## 機能との関連 22-1 ■ 眼

### 涙　液

　眼球は，前面を**眼瞼** eyelid と眼瞼の辺縁から生える細い**睫毛** eyelash でおおわれ，異物や強すぎる光から守られている．眼の上方には**涙腺** lacrimal gland があり，**涙液** lacrimal secretion or tear を絶えまなく分泌している．瞬きによって涙液は眼球の表面と眼瞼の内がわに拡がる．涙液にはさまざまな蛋白質（涙液アルブミン，ラクトフェリン），粘液，塩分，抗菌酵素の**ライソザイム**（リゾチーム）lysozyme が含まれる．涙液は眼の表面（結膜と角膜）を清潔にし，保護し，保湿し，滑らかにしている．

　**瞼板腺** tarsal gland で産生された油性の分泌物は，涙液の表面に油膜をつくり，涙液の膜が蒸発することを防ぎ，眼球の表面を湿った状態に保っている．**汗腺** sweat gland（モル腺 gland of Moll）は分泌液を睫毛の毛包に排出している．

### 眼房水

　眼房水 aqueous humor は**毛様体突起**の毛様体上皮 ciliary epithelium でつくられる．この水様性の液は後眼房から瞳孔を通って角膜と水晶体のあいだにある前眼房へと流れる．眼房水は眼内圧を維持し，血管のない**角膜** cornea と**水晶体** lens を湿らせ，それらに栄養や酸素を与えている．眼房水は継続的に角膜と虹彩のあいだにある眼角のシュレム管と強膜の静脈へ吸収される．

### 硝子体

　硝子体眼房は水晶体の後ろがわにあり，中にはおもに水で構成された無色透明なゼラチン物質である**硝子体** vitreous body が入っている．さらに硝子体にはヒアルロン酸や非常に細いコラーゲン線維，グリコサミノグリカン，および数種の蛋白質も含まれている．硝子体は角膜から入ってきた光を反射することなく透過させる．また，眼圧と眼球の形状を維持し，網膜を衝撃や振動から守っている．

### 網　膜

　網膜は光を感知するところであり，視細胞の**杆体** rod と**錐体** cone，**双極細胞** bipolar cell，**神経節細胞** ganglion cell がそれぞれ網膜を構成する層に分布している．杆体と錐体は，視覚に必須の受容体神経細胞であり，双極細胞とシナプスをつくる．双極細胞は杆体と錐体を神経節細胞につなげる役目を果たす．さらに神経節細胞からの求心性軸索が，眼球の後部の**視神経乳頭** optic papilla（視神経円板）のところに集束し，**視神経** optic nerve となって眼球から出ていく．視神経乳頭の部分は軸索のみが集まっていて視細胞を欠いているため，**盲斑** blind spot と呼ばれる．

　杆体や錐体は網膜の脈絡膜層に接している場所にあるため，光線が光を感知する杆体や錐体に到達してそれらに刺激を与えるには，まず神経節細胞や双極細胞の層を通過しなければならない．また脈絡膜の**網膜色素上皮層** retinal pigmented epithelial layer は光線を吸収し，まぶしさの原因となる網膜からの反射を防いでいる．さらに，網膜色素上皮の細胞は，更新の過程で絶えず切り離される杆体や錐体の古くなった外節成分を貪食している．また網膜色素上皮層はビタミン A を貯蔵している．ビタミン A は，視覚刺激を開始するロドプシンの前駆体である．網膜色素上皮細胞はビタミン A を利用して，杆体と錐体の視覚色素分子を合成する．さらに色素上皮の細胞は，血液網膜関門をつくって網膜の杆体細胞と錐体細胞を血液から隔離し，網膜毛細血管と網膜組織とのあいだのイオン，細胞，その他の物質の移動を制限している．

### 杆体と錐体

　杆体は，光に対する感受性がきわめて高く，薄明や夜間の**微かな光** low light にもよく反応する．暗いところでは**ロドプシン** rhodopsin という視覚色素が合成され，杆体細胞内に蓄えられる．ロドプシンが光に反応すると，視覚反応がおこる．一方，錐体は杆体より数は少なく，弱い光には感受性が劣るが，**明るい光** bright light によく反応する．錐体は正確な視力と**色覚** color vision の役割を担っていて，**ヨードプシン** iodopsin という視覚色素が含まれ，その色素によって赤色，緑色，あるいは青色に対して最大限の反応性があり，それぞれの色に対して視覚反応がおこる．杆体と錐体のそれぞれに含まれている色素は，光線を吸収して，それに対して反応して色素分子の構造変化がおこる．この構造変化によって杆体と／または錐体が興奮し，視覚神経刺激がつくられる．

　眼球の後部にある網膜の浅いくぼみは，**中心窩** fovea と呼ばれる領域で，その中央には**錐体**のみが存在し，その上を血管は走っていない．視軸は中心窩の中心を通るため，光線は錐体が密に集まった中心窩を直接刺激する．そのため，中心窩では非常に高い**視力** visual acuity と鋭敏な**色の識別** color discrimination 能力が得られる．中心窩に隣接した周囲は**黄斑**と呼ばれ，黄色くみえる網膜の小さな領域である．黄斑の黄色は，その部位の外がわにある神経節細胞に黄色色素の**キサントフィル**が蓄積しているためである．

# 第22章 まとめ

## 第1項　視覚系

- 眼球は頭蓋骨の眼窩内で保護されている
- 視覚情報は眼から視神経を介して脳へ送られる

### 眼を構成する層

- 最外層の強膜は密性結合組織で構成されている
- 強膜の内がわには，網膜と眼球を栄養する血管に富んだ血管層（ぶどう膜）がある
- 血管層は，色素を含む脈絡膜と毛様体，虹彩から構成される
- 最内層には網膜があり，後部の3/4に光受容体が分布している
- 網膜の最前端は鋸状縁で，ここは光に対して非感受性の部分である

### 眼球

- 強膜は"白眼"にあたり，眼球の固さを保っている
- 強膜前部は光を通す角膜に変化している
- 強膜に隣接して脈絡膜と毛様体がある
- 毛様体突起は毛様体小帯（チン小帯）で水晶体とつながっている
- 虹彩は水晶体を部分的におおい，眼の色を決めている
- 放射状に並んだ平滑筋が虹彩を構成していて，虹彩の開口部が瞳孔である

### 眼房

- 前眼房は角膜，虹彩，水晶体のあいだに位置する
- 後眼房は虹彩，毛様体突起，毛様体小帯，水晶体のあいだに位置する狭い空間である
- 硝子体眼房は水晶体と毛様体小帯の後ろの，網膜に囲まれている広い空間である

### 光感受領域

- 網膜の杆体と錐体が光を感知する
- 求心性ニューロンが網膜から出て，眼から脳へ刺激を伝え，脳で視覚情報を解釈する

### 涙液

- 眼球は皮脂腺と汗腺（モル腺）をもつ眼瞼でおおわれている
- 眼球の上方には涙液を産生する涙腺がある
- 涙腺の腺房を筋上皮細胞が囲んでいる
- 涙液には粘液，塩，殺菌性のライソザイム（リゾチーム）が含まれている
- 皮脂腺の分泌により，涙液の表面に油層がつくられ，眼球の表面から水分が蒸発することを防ぎ，表面の湿潤性を保っている

### 眼房の内容：眼房水と硝子体

- 眼房水は毛様体上皮で産生され，前眼房と後眼房を充たす
- 眼房水は血管がない角膜と水晶体を湿らせ，栄養分と酸素を供給する
- 眼房水は瞳孔を通って後眼房から前眼房へ流れる
- 眼房水は角膜と虹彩のあいだでつくる角にあるシュレム管と強膜静脈へ吸収される

### 硝子体

- 硝子体眼房は水晶体の後ろに位置し，硝子体というゼラチン様物質で充たされている
- おもに水と水溶性蛋白質でつくられている
- 光を反射することなく透過させ，眼球内圧を保つ役割を担っている
- 網膜を眼球の色素上皮層に押し付けている
- 網膜を衝撃や振動から保護する

### 網膜

- 3種類のニューロンがそれぞれ異なる層に含まれている
- 杆体と錐体は視覚に必要不可欠な受容細胞で，双極細胞とシナプスを形成している
- 神経節細胞が双極細胞とつながり，その軸索が視神経乳頭の後方に集まる
- 視神経乳頭には視神経の軸索のみが存在し，盲斑をつくっている
- 入射光は網膜のすべての層を透過し，杆体と錐体を刺激する
- 網膜の外がわに接している脈絡膜の色素上皮層は光を吸

収し，反射を防いでいる
・色素上皮層は血液網膜関門を形成し，光感受性細胞を隔離している

## 脈絡膜

・脈絡上板，血管板，脈絡毛細血管板の3層に分けられる
・脈絡上板には結合組織線維と多くのメラノサイトが含まれている
・血管板には多数の広い内腔をもつ血管とメラノサイトが含まれる
・脈絡毛細血管板には大きい腔をもつ毛細血管が含まれる
・脈絡膜の最内層には硝子板（ブルッフ膜）が存在し，色素上皮層に接している
・色素上皮層が網膜と脈絡膜をへだてている
・色素細胞は貪食能をもち，ビタミンAを貯蔵し，杆体や錐体の色素を産生する

## 杆体と錐体

・杆体はロドプシンを合成し，光に対する感受性が高く，弱い光に対してはたらく
・錐体は明るい光に対して感受性が高く，視力と色覚に必要不可欠である
・錐体はヨードプシンを合成し，赤，緑，または青の波長に対して非常に高い感受性をもつ
・視覚色素が光と反応して分子構造を変化させることにより，杆体や錐体が興奮する
・黄斑の神経節細胞にはキサントフィルという色素が蓄積している
・中心窩は黄斑の中心部にあり，杆体と血管がなく，錐体のみが存在する
・中心窩には光感受性がある錐体が高度に集積している
・中心窩は視力がもっともよく，色識別が鋭敏な部位である
・血管は網膜の中心窩の上を通らない

# 第22章　復習問題：第1項

## 問　題

次の問題について，もっとも適切な答えを選びなさい．

1. 眼房水は
   - A．眼球の後眼房を充たしている
   - B．水晶体の表面をおおって水分を保つ
   - C．毛様体突起の細胞で産生される
   - D．硝子体眼房のゲル状物質である
   - E．涙腺で産生される

2. 抗菌酵素のリゾチームはどこにあるか？
   - A．前眼房内
   - B．硝子体液中
   - C．涙液中
   - D．後眼房内
   - E．眼房水中

3. 眼の盲斑はどの部位を指しているか？
   - A．視神経乳頭
   - B．網膜の光非感受性部
   - C．網膜黄斑部
   - D．網膜の中心窩
   - E．脈絡膜

4. ロドプシンとは？
   - A．脈絡膜の黄色色素
   - B．脈絡膜の黒色色素
   - C．錐体の視覚色素
   - D．杆体の視覚色素
   - E．杆体で濃縮されている

5. 中心窩にあるのは？
   - A．錐体の集積
   - B．盲斑
   - C．黄斑
   - D．杆体の集積
   - E．キサントフィル色素

## 解　答

1. 正解：C．毛様突起の細胞で産生される．後眼房の虹彩の後方にある毛様体突起から産生される眼房水で前眼房も後眼房も充たされている．
2. 正解：C．涙液中．眼瞼にある涙腺が，リゾチーム酵素を含む涙液を分泌する．
3. 正解：A．視神経乳頭．ここは視神経が眼球から離れる部分であり，光感受性細胞は存在しない．
4. 正解：D．桿体の視覚色素．この色素が光と反応すると，視覚刺激が開始される．
5. 正解：C．黄斑．黄斑は中心窩を囲む構造で，黄色の色素を含む．

## 第2項・聴覚系

聴覚系 auditory system は外耳，中耳，内耳の3部から構成されている．耳は，聴覚と平衡感覚のために特化した構造をもつ感覚器官である．

### 外　耳

外耳 external ear の**耳介** auricle あるいは pinna で周囲の環境から集められた音波は，**外耳道** external auditory canal を通って**鼓膜** tympanic membrane に達し，中耳に伝えられる（図22-13）．

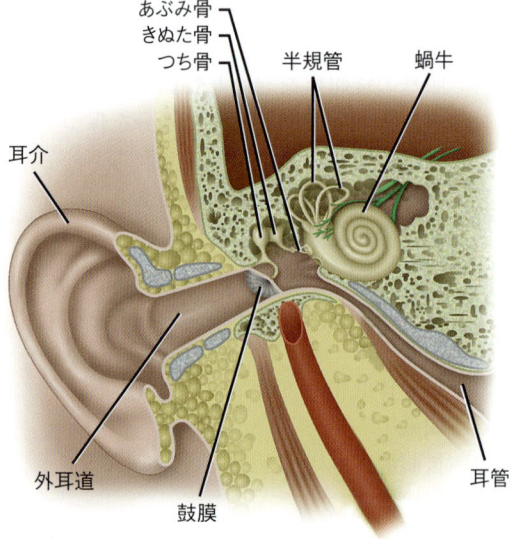

あぶみ骨
きぬた骨
つち骨
半規管
蝸牛
耳介
外耳道
鼓膜
耳管

**図22-13 ■ 耳の内部構造**

### 中　耳

**中耳** middle ear は空気で充たされた小さい空洞で**鼓室** tympanic cavity と呼ばれ，側頭骨内で守られている．外耳と中耳をへだてているのは**鼓膜**である．中耳には3個の**耳小骨** auditory ossicle（**あぶみ骨** stapes，**きぬた骨** incus，**つち骨** malleus）があり，それらは鼓膜と内耳の蝸牛に接している．音波は鼓膜を振動させ，その振動は耳小骨を介して内耳へ伝えられる．また中耳には**耳管** auditory tube（**エウスタキオ管** eustachian tube）が開口していて，耳管を通じて中耳は鼻咽頭とつながっている．そのために，嚥下や鼻をかむことで鼓膜の内外の気圧が等しくなっている．

### 内　耳

**内耳** inner ear は側頭骨の深部にあり，相互に連絡している小さい空洞と小管，すなわち**半規管** semicircular canal，**前庭** vestibule，**蝸牛** cochlea から構成されている．これらはまとめて**骨迷路** osseous または bony labyrinth と総称される．骨迷路の中はすべて，ナトリウムが豊富で脳脊髄液（CSF）と組成が似ている外リンパで充たされている．骨迷路の内部には**膜迷路**があり，うすい壁で囲まれた区画で構成されて．それらは相互に連結していて，その内部は**内リンパ** endolymph と呼ばれる液体で充たされている．

### 蝸　牛

蝸牛 cochlea は聴覚に特化した器官で，内耳の中にある（図22-14）．蝸牛は文字どおりかたつむりの殻に似たらせん状の骨性の管で，**蝸牛軸** modiolus と呼ばれる骨性の柱のまわり

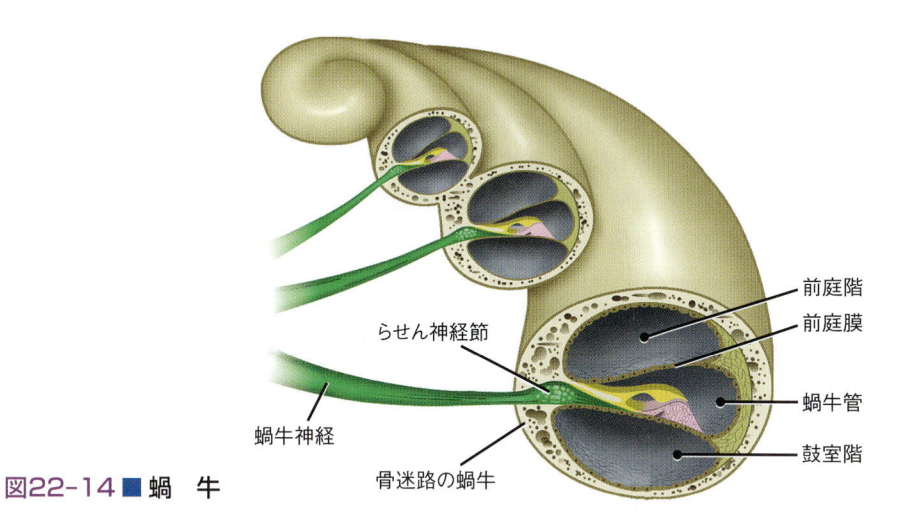

図22-14 ■ 蝸　牛

を3回転している．

蝸牛の内部は**前庭階** vestibular duct（scala vestibuli），**鼓室階** tympanic duct（scala tympani），**蝸牛管** cochlear duct（**中央階** scala media）の3階構造になっている．蝸牛管の中に音を感知する特殊な受容細胞があり，これを**コルチ器** organ of Corti という（図22-25）．コルチ器は，**基底板** basilar membrane の上にあり，構成しているのは多数の聴覚受容細胞，すなわち**有毛細胞** hair cell と，さまざまな音の周波数に反応する支持細胞である．有毛細胞には長く固い**不動毛** stereocilium があり，その不動毛は液体で充たされている蝸牛管内へと突き出ている．音の刺激は受容細胞である有毛細胞から**蝸牛神経**の求心性軸索へと伝えられ，さらに蝸牛神経 cochlear nerve を介して脳に伝えられ，音として識別される．コルチ器の上には**蓋膜** tectorial membrane が被さっている．

### 前庭器官

前庭器官には，**球形嚢** utricle，**卵形嚢** saccule，および三つの**半規管**があり，**平衡感覚** balance and equilibrium にかかわる**前庭機能** vestibular function をつかさどる．

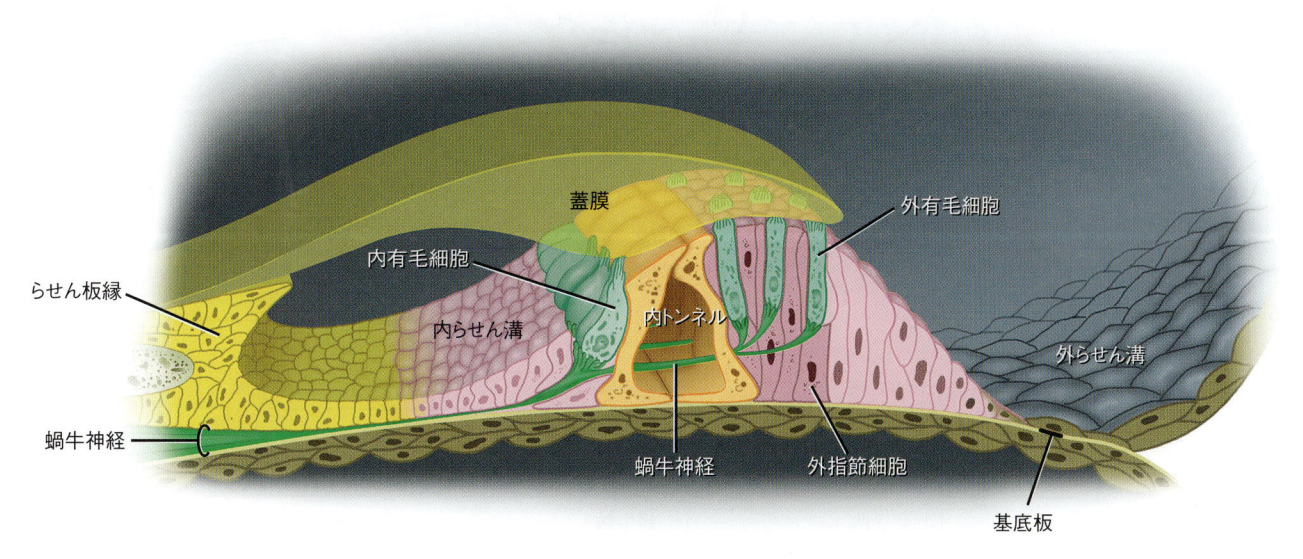

図22-15 ■ コルチ器

## 図22-16　内耳：蝸牛（垂直断面）

　　内耳の迷路を低倍率で示している．**蝸牛** cochlea の**骨迷路** osseous あるいは bony labyrinth (14, 16)が，海綿骨でつくられた**蝸牛軸** modiolus(15)を中心に，らせんを巻いている．蝸牛軸(15)の中には**らせん神経節** spiral ganglion(7)があり，双極性の求心性（感覚）ニューロンから構成されている．その**双極性ニューロン**(7)からの樹状突起はのびて**コルチ器** organ of Corti(12)の有毛細胞に達している．求心性ニューロンの長い軸索突起は集まって蝸牛軸(15)の中で**蝸牛神経** cochlear nerve(13)となる．

　　骨迷路(14, 16)の内部は，**骨らせん板** osseous(bony) spiral lamina(6)と**基底板** basilar membrane(9)によって二つの区画に分けられている．骨らせん板(6)は蝸牛軸(15)から外方に張り出して蝸牛らせん管の内腔の中ほどまでのびている．基底板(9)は骨らせん板(6)から**らせん靭帯** spiral ligament(11)までのびる．らせん靭帯(11)は，**蝸牛らせん管**(8)の**外側壁骨包** outer bony wall(8)の結合組織性骨膜が肥厚したものである．

　　二つに分かれた蝸牛らせん管の区画のうち，下が**鼓室階** tympanic duct(scala tympani)(4)，上が**前庭階** vestibular duct(scala vestibuli)(2)である．分かれた鼓室階と前庭階はらせんを描いて蝸牛の先端部に向かって進み，そこで**蝸牛孔** helicotrema(1)という小さい孔を介して互いにつながっている．

　　**前庭膜** vestibular membrane(**ライスネル膜** Reissner's membrane)(5)は前庭階(2)と**蝸牛管** cochlear duct(**中央階** scala media)(3)とをへだて，蝸牛管(3)の上壁になっている．さらに前庭膜(5)は蝸牛らせん管(8)の外側壁骨包のらせん靭帯(11)に付着している．聴覚にたずさわる感覚神経細胞は，蝸牛管の下壁になっている基底板(9)の上のコルチ器(12)の中にある．コルチ器(12)の上に**蓋膜** tectorial membrane(10)がおおっている（図22-17から図22-19も参照）．

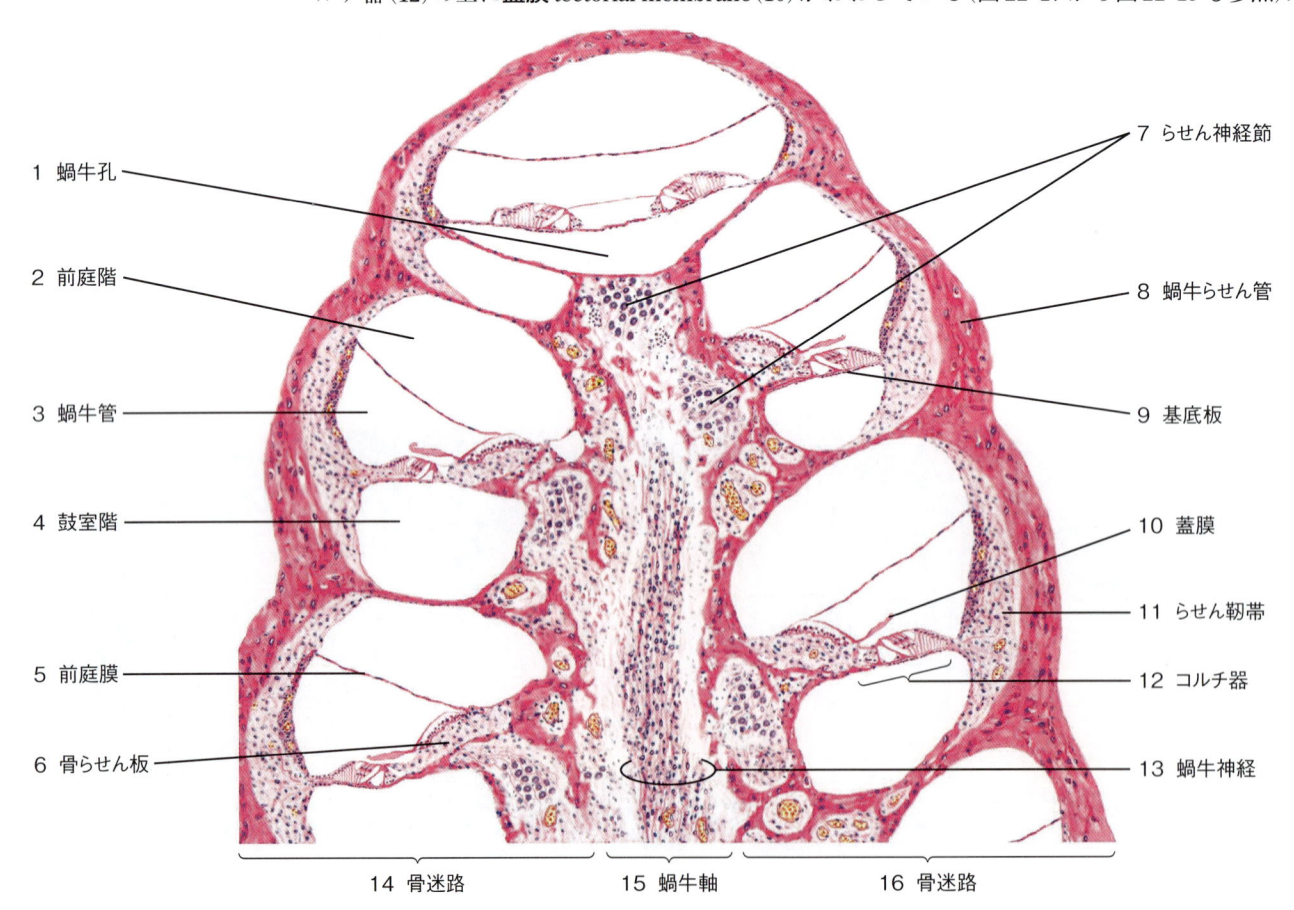

図22-16 ■ **内耳：蝸牛（垂直断面）**（ヘマトキシリン-エオジン染色，低倍率）

## 図22-17　内耳：蝸牛管(中央階)とコルチ器

蝸牛管(9)，コルチ器(13)とそれらの細胞を中倍率で示している．

蝸牛管(9)の外側壁は**血管条** stria vascularis(15)と呼ばれる血管に富む組織である．血管条(15)をおおう重層上皮には，**らせん靭帯** spiral ligament(17)の結合組織に分布する上皮内血管網が存在する．このらせん靭帯(17)にはコラーゲン線維，色素を含む線維芽細胞，豊富な血管が含まれている．

蝸牛管の上壁は**前庭膜(ライスネル膜)**(6)で，これが**前庭階**(7)と蝸牛管(9)の境界である．前庭膜(6)は，蝸牛管(9)外側壁で血管条(15)の上部に位置するらせん靭帯(17)から，**らせん板縁** spiral limbus(1)付近の**骨らせん板** osseous spiral lamina(2)の肥厚した骨膜までのあいだに張られている．

らせん板縁(1)は骨らせん板(2)の結合組織が肥厚して蝸牛管内に膨隆した部分で，蝸牛管(9)の床の一部となっている．らせん板縁(1)は円柱状の**上皮**(5)でおおわれ，骨らせん板(2)の側方への延長部分によって支えられている．らせん板縁(1)の上皮の細胞外部分が，らせん板縁(1)をこえて外方にのびて**蓋膜** tectorial membrane(10)となっている．蓋膜は**内らせん溝** inner spiral tunnel(8)とコルチ器(13)の一部をおおっている．

蝸牛管(9)の下壁となっている**基底板**(16)は血管の豊富な結合組織で，その線維の上にコルチ器(13)がのっており，そこには感覚器である**外有毛細胞** outer hair cells(11)とその支持細胞，および関連する内らせん溝(8)と**内トンネル** inner tunnel(12)が存在している．

**らせん神経節** spiral ganglion(3)の双極細胞から出た**蝸牛神経**(4)の求心性線維は，骨らせん板(2)を通りコルチ器(13)の外有毛細胞(11)とシナプスを形成している．

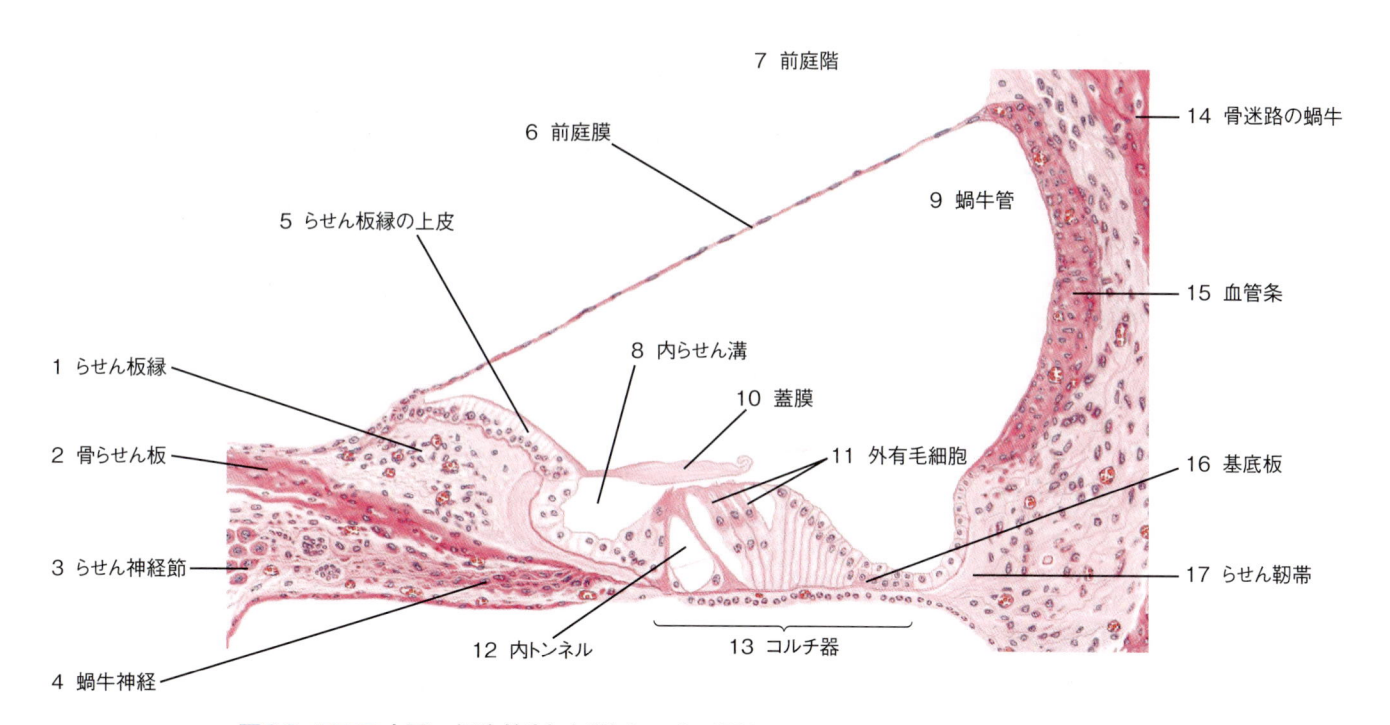

図22-17 ■ **内耳：蝸牛管(中央階)とコルチ器**(ヘマトキシリン-エオジン染色，中倍率)

## 図22-18　内耳：蝸牛管とコルチ器

　　倍率を上げて内耳を示した顕微鏡写真である．**蝸牛の骨迷路** bony cochlea(1, 9)の中にある蝸牛管と聴覚器官の**コルチ器**(8)がみえる．骨迷路の蝸牛らせん管の内部は，**前庭階** vestibular duct(scala vestibuli)(10)，**蝸牛管(中央階)** cochlear duct(scala media)(3)，**鼓室階** tympanic duct(scala tympani)(14)の三つの区画に分けられる．うすい**前庭膜**(2)が蝸牛管(3)と前庭階(10)をへだてている．さらに**基底板** basilar membrane(7)が，蝸牛管(3)と鼓室階(14)をへだてている．

　　基底板(7)は**らせん靭帯**(6)の結合組織からのびたもので厚みを増して**らせん板縁** spiral limbus(11)になる．基底板(7)は，コルチ器(8)の**有毛細胞** hair cell(5)と支持細胞を支えている．らせん板縁(11)からのびる**蓋膜**(4)が，コルチ器(8)の一部と外有毛細胞(5)をおおっている．双極性の感覚ニューロンである**らせん神経節細胞**(13)が，蝸牛の骨迷路(1, 9)の中にある．このらせん神経節細胞(13)の求心性神軸索は，**骨らせん板**(12)の中を走って，コルチ器(8)の有毛細胞(5)とシナプスをつくる．

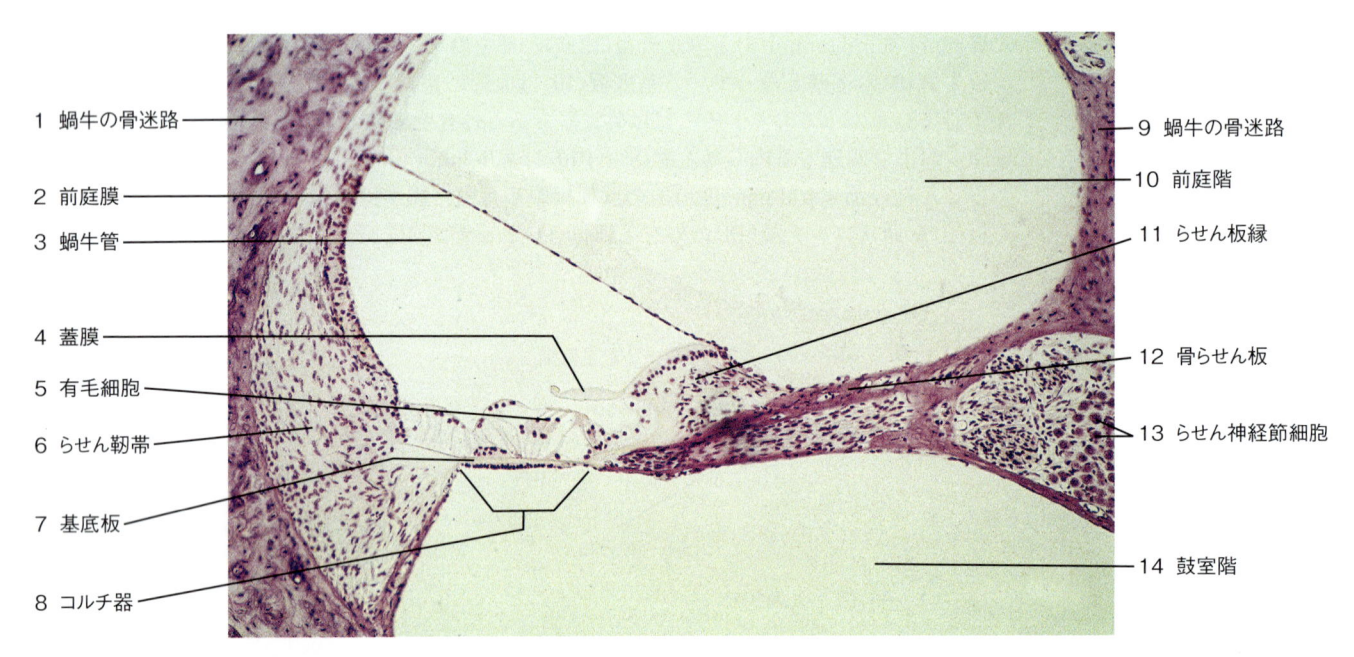

1　蝸牛の骨迷路
2　前庭膜
3　蝸牛管
4　蓋膜
5　有毛細胞
6　らせん靭帯
7　基底板
8　コルチ器

9　蝸牛の骨迷路
10　前庭階
11　らせん板縁
12　骨らせん板
13　らせん神経節細胞
14　鼓室階

**図22-18 ■ 内耳：蝸牛管とコルチ器**(ヘマトキシリン–エオジン染色，×30)

## 図22-19　内耳：蝸牛管のコルチ器

　　この顕微鏡写真は図22-18の画像を拡大したもので，内耳の蝸牛とその周囲の細胞をより詳細に示している．この顕微鏡写真では，おもに**蝸牛管**(2)と，**基底板**(6)上にある**コルチ器**(14)の細胞と構造に焦点が当てられている．コルチ器(14)にみえるのは，**外有毛細胞**(12)，**内トンネル**(13)，および細胞を分離している**外トンネル**(5)である．外有毛細胞(12)の上方には**蓋膜**(4)があり，**内らせん溝**(11)は蓋膜(4)の下方に位置している．うすい**前庭膜**(8)が，前庭階(1)と蝸牛管(2)をへだてている．蝸牛管(2)に面しているのは，結合組織性のらせん**靭帯**(7)の上をおおう**血管条 stria vascularis** の上皮(3)である．前庭膜(8)は**らせん板縁**(9)に付着し，その下に**蝸牛神経**(10)の軸索がある．

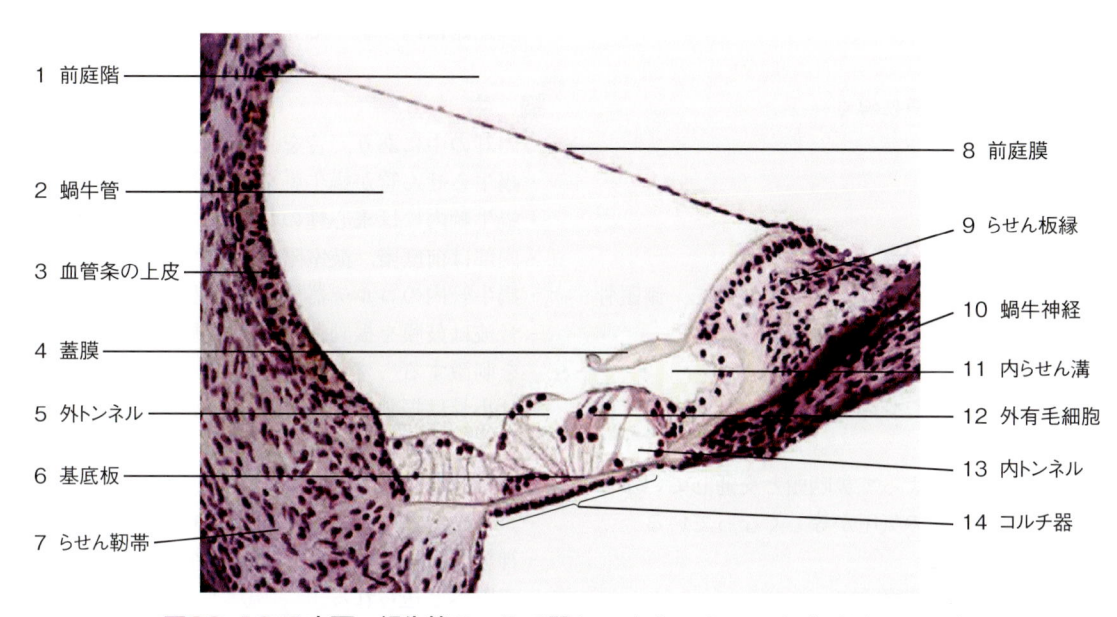

1　前庭階
2　蝸牛管
3　血管条の上皮
4　蓋膜
5　外トンネル
6　基底板
7　らせん靭帯

8　前庭膜
9　らせん板縁
10　蝸牛神経
11　内らせん溝
12　外有毛細胞
13　内トンネル
14　コルチ器

図22-19 ■ **内耳：蝸牛管のコルチ器**（ヘマトキシリン－エオジン染色，×50）

---

## 機能との関連 22-2 ■ 内　耳

### 蝸　牛

　内耳の蝸牛には聴覚器官である**コルチ器**が入っている．耳に入った音波は**外耳道**を通って鼓膜で機械的な振動をつくり，その振動が中耳の三つの**耳小骨**（あぶみ骨，きぬた骨，つち骨）を振動させる．この振動は空気で充たされた**中耳**（鼓室）を通って，液体で充たされた**内耳**に伝えられる．こうして音は聴覚の受容細胞であるコルチ器の有毛細胞がある**基底板**を振動させる．コルチ器は物理エネルギーを電気エネルギーに変換する器官で，音によるコルチ器の基底板の振動と，有毛細胞の不動毛とその上に載っている**蓋膜**とのあいだのズリ運動・屈曲運動によって，**有毛細胞**の基底部のシナプスから求心性軸索へ神経伝達物質が放出される．すなわち有毛細胞にある不動毛の機械的偏位が**神経刺激**に変換され，聴覚情報として脳へ伝達される．

　音の信号は内耳の**らせん神経節**にある双極性**神経節細胞**の軸索を伝わる．らせん神経節からの軸索は集まって**蝸牛神経**を形成する．蝸牛神経はコルチ器の受容細胞からの音の信号を脳に伝え，そこで音が解釈される．

### 前庭器

　前庭器は**球形嚢，卵形嚢，半規管**から構成されている．これらの受容器は頭の直線的ないし回転の動きあるいは加速度変化を感知する．これらの前庭器からの感覚刺激は非常に複雑な神経路を伝わり，平衡を維持するために特定の骨格筋を刺激し，体を通常の位置に保つ．

# 第22章 まとめ

## 第2項　聴覚系

・耳は聴覚，平衡感覚をつかさどる特殊感覚器官である

### 外　耳

・耳介は音波を集め，外耳道に導く
・音波は鼓膜に到達する

### 中　耳

・鼓室と呼ばれる空気で充たされた小さな空間で，側頭骨の中にある
・鼓膜は中耳と外耳道をへだてている
・あぶみ骨，つち骨，きぬた骨の三つの耳小骨が入っている
・耳管（エウスタキオ管）によって鼻咽頭と交通している
・耳管により鼓膜の両がわの気圧が等しくなっている

### 内　耳

・側頭骨の深部にある

・骨迷路と呼ばれる半規管，前庭，蝸牛から構成される
・骨迷路の中には膜迷路と呼ばれるリンパで充たされた一連の部屋がある
・骨迷路のすべての場所は外リンパで充たされている
・膜迷路は内リンパで充たされている

### 蝸　牛

・内耳の中にあり，音を受容し伝える
・蝸牛らせん管が蝸牛軸を中心に3回転している
・蝸牛軸内には求心性の双極性ニューロンがある
・内部は前庭階，鼓室階，蝸牛管に分かれている
・蝸牛管内のコルチ器には受容細胞である有毛細胞がある
・音波は鼓膜を振動させ，その振動によって中耳の耳小骨を刺激する
・耳小骨は振動を内耳に伝え，基底板を振動させる
・コルチ器は基底板の上にあり，振動するとそこにある有毛細胞が刺激される
・コルチ器の有毛細胞は振動を神経刺激に変換する
・神経刺激は蝸牛神経節の求心性神経から，蝸牛神経を経て脳へと送られる

# 第22章　復習問題：第2項

## 問　題

次の問題について，もっとも適切な答えを選びなさい.

1. 耳の鼓膜がへだてている構造は？
   A. 耳小骨
   B. 外耳道と中耳
   C. 耳管と中耳
   D. 内耳と中耳
   E. 上咽頭と中耳

2. 耳管のおもなはたらきは？
   A. 音を鼓膜に伝える
   B. 耳管内の骨小骨を補強する
   C. 音を鼓膜から遠ざける
   D. 鼓膜の両がわの圧力を同じにする
   E. 何もない

3. 耳の骨迷路を充たしているものは？
   A. 外リンパ
   B. 空気
   C. 有毛細胞
   D. 内リンパ
   E. 耳小骨

4. コルチ器がある場所は？
   A. 蓋膜
   B. 前庭管
   C. 基底板
   D. 鼓膜
   E. 蝸牛管

5. 音の感知における蓋膜の役割は？
   A. その振動によって音を外耳道から中耳に伝える
   B. 音を伝えるために骨小骨を動かす
   C. 有毛細胞の不動毛との相互作用により，音の伝達が刺激される
   D. 聴覚器官がその膜に付着している
   E. 外耳と内耳のあいだの音波を均一化する

## 解　答

1. 正解：B．耳の鼓膜は，外耳道と中耳をへだてている.
2. 正解：D．鼓膜の両がわの圧力を同じにする．この機能は嚥下や鼻をかむ時など耳に影響を及ぼす圧の変化があるときにはたらき，耳に影響を与える.
3. 正解：A．外リンパ．この液体は中枢神経系の脳脊髄液に類似している.
4. 正解：C．基底板．音は基底板を振動させ，コルチ器の有毛細胞の不動毛を刺激し，音を解釈するための神経信号を脳へ送る.
5. 正解：C．有毛細胞の不動毛との相互作用により，音を伝達する神経の刺激がおこる．この神経刺激により神経伝達物質が放出され，聴覚信号が脳に伝達される.

# 顕微鏡写真による補足

1　視神経乳頭
2　網膜軸索
3　網膜の血管
　　a：細動脈
　　b：細静脈
4　脈絡膜
5　強膜
6　視神経

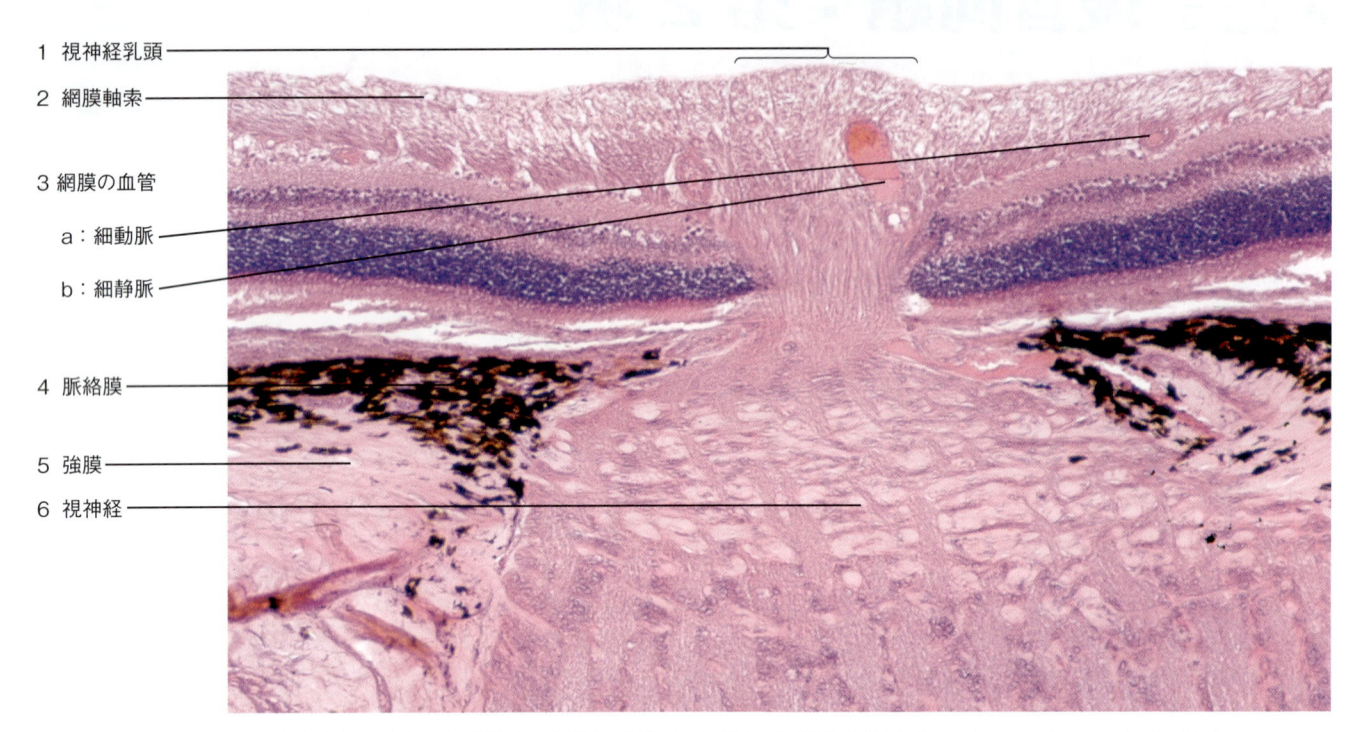

**図22-20** ■ サルの眼球後部：視神経が視神経乳頭で眼球から離れる部位を示す（ヘマトキシリン-エオジン染色，×25）

1　脈絡膜
2　色素上皮
3　杆体
4　錐体
5　外境界膜
6　外顆粒層
7　外網状層
8　内顆粒層
9　内網状層
10　神経節細胞層
11　網膜の血管

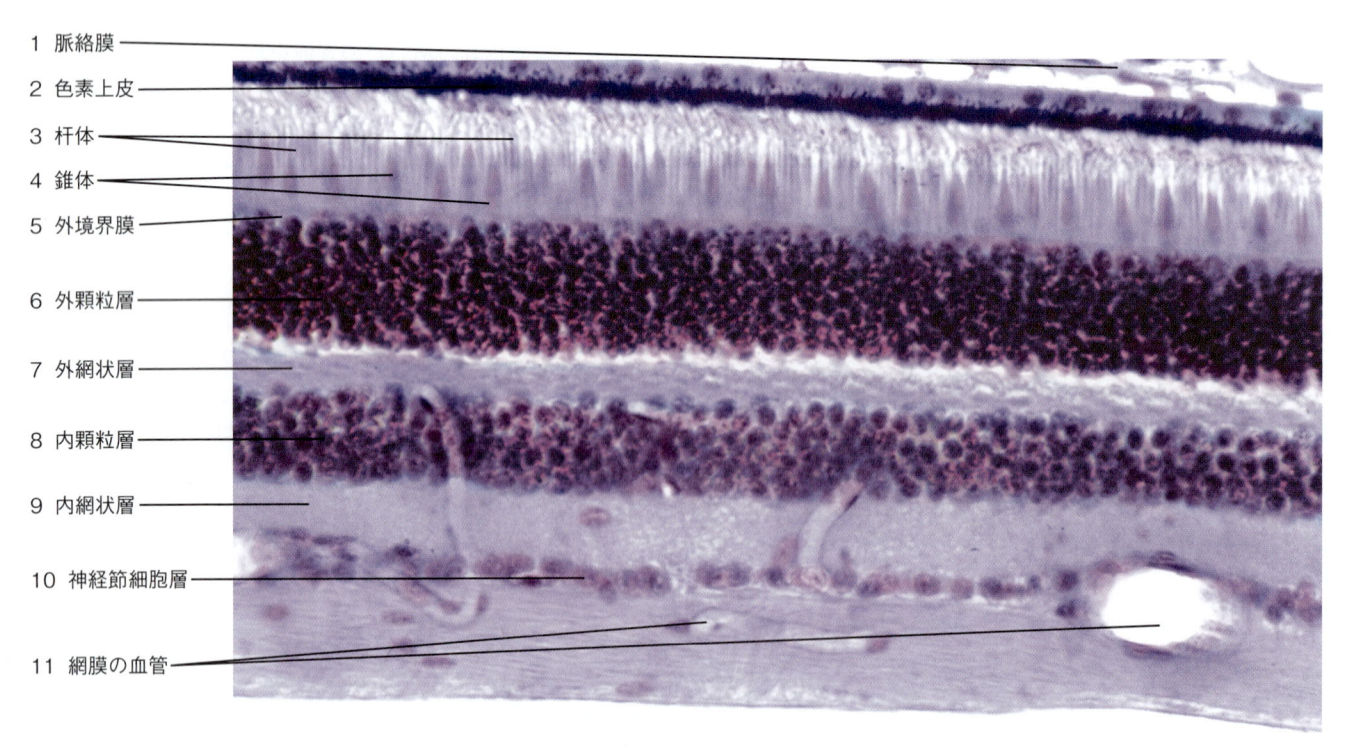

**図22-21** ■ サルの網膜の断面：網膜の各層を示す（ヘマトキシリン-エオジン染色，×205）

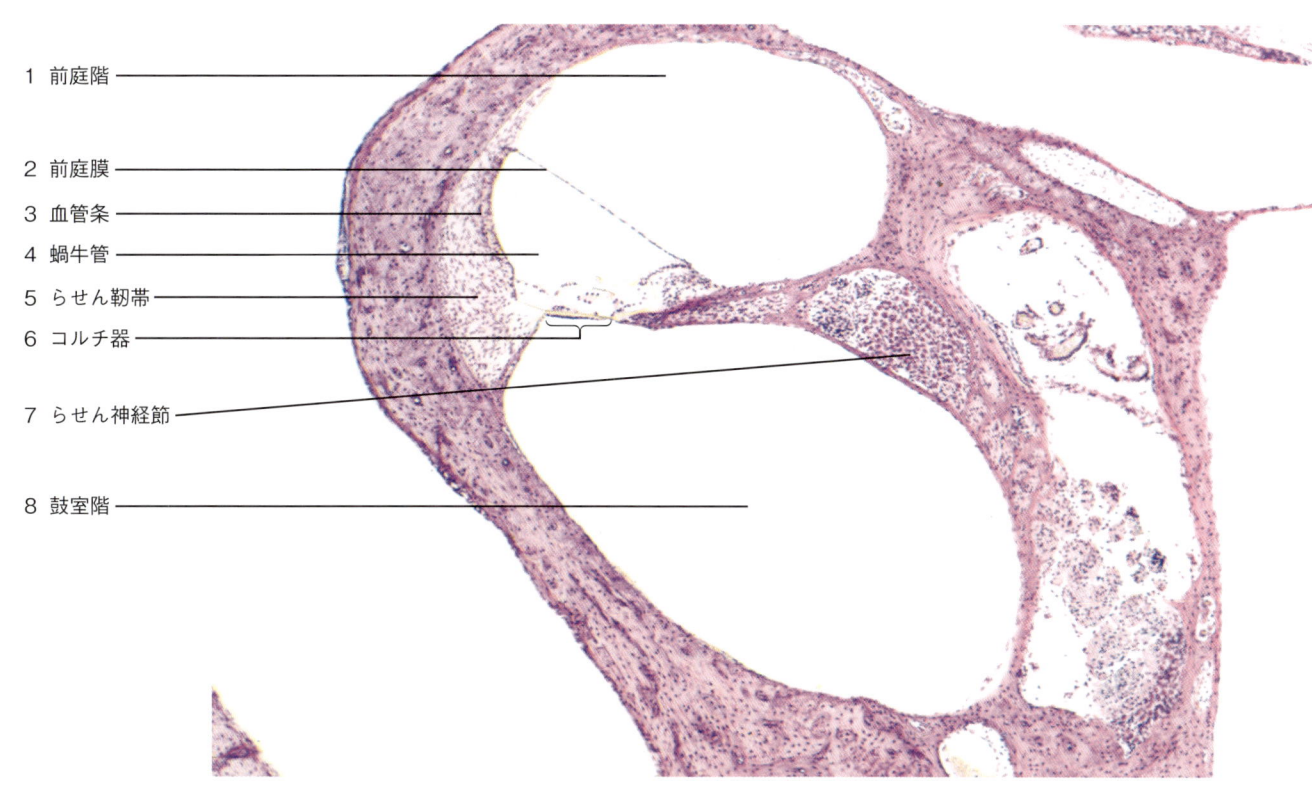

1 前庭階
2 前庭膜
3 血管条
4 蝸牛管
5 らせん靭帯
6 コルチ器
7 らせん神経節
8 鼓室階

**図22-22** ■ **サルの蝸牛の断面：蝸牛らせん管とその内容物および周囲の構造を示す**（ヘマトキシリン–エオジン染色，×13）

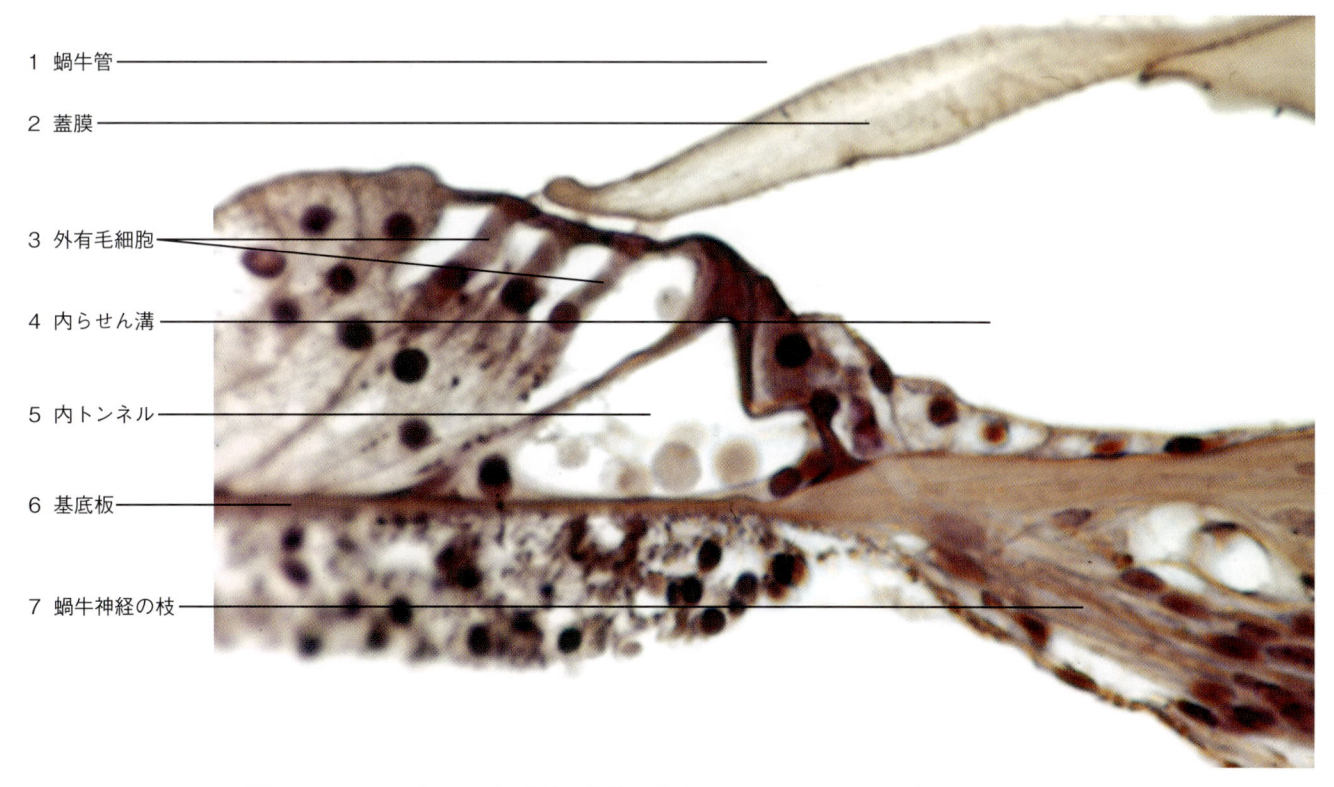

1 蝸牛管
2 蓋膜
3 外有毛細胞
4 内らせん溝
5 内トンネル
6 基底板
7 蝸牛神経の枝

**図22-23** ■ **サルのコルチ器の高倍率図**（ヘマトキシリン–エオジン染色，×320）

舌腺 301
接着結合 21
接着性糖蛋白質 82, 97
接着帯 21, 46
接着複合帯 20, 21, 440, 498
接着分子 255
舌乳頭 298, 301
舌粘膜 408
接平面状 9
──の断面 9
接平面状切片 8
舌扁桃 299, 306
切片の染色 3
セメント細管 308
セメント質 307, 308
セメント小腔 308
セルトリ細胞 489, 492, 494, 495,
　496, 497, 500
──の核 498
──の核小体 498
──の細胞質 498
セロトニン 97
線維 132
線維芽細胞 22, 52, 53, 73, 75, 76,
　77, 78, 80, 82, 83, 84, 85, 86, 121,
　123, 213, 337, 495, 557, 573
線維筋性支質 508, 509
線維細胞 55, 74, 78, 79, 84, 158,
　166, 169, 208, 211, 212, 215, 216,
　496
線維性構造 7
線維性星状膠細胞 196, 198
線維束間結合組織 83, 85
線維軟骨 119, 123, 124, 125
線維輪 236, 237
浅陰茎背静脈 513
腺窩 299
前角 185
前角灰白質 183
前眼房 570, 575
前期（細胞周期） 38
前境界膜 573
前行性輸送 189
前骨髄球 111
前根 183, 185
腺上皮 509, 511
線条部 312, 313, 315, 316, 317
腺小葉 559
染色質 19, 20, 22, 23, 25, 27, 39
染色体 38
染色分体 39
腺性下垂体 461
──の遠位部 463
──の前葉 465
──の中間葉 463
──の隆起部 463
前正中裂 183, 185
前赤芽球 109, 110
前舌腺 301
前象牙質 309, 310
腺組織 332
先体顆粒 28, 490
先体期 490
先体小胞 490
先体反応 503, 535
先体帽 490

選択的透過性 14
選択的な分子フィルター 430
前庭 584
前庭階 585, 586, 587, 588
前庭器 589
前庭器官 585
前庭機能 585
前庭ひだ 409
前庭膜 586, 587, 588, 589
蠕動運動 171, 331
蠕動収縮 535
セントロメア 39
腺嚢胞 549
全分泌腺 60
腺胞 559, 561, 562, 563
腺房 63, 310, 390, 509, 564
腺房細胞 388, 389
腺房状の分泌部 511
腺房中心細胞 388, 389, 390, 391,
　392
線毛 18, 19, 20, 21, 24, 46, 52, 406,
　407
──のある多列円柱上皮 409
線毛円柱上皮細胞 402
線毛細胞 52, 419, 534
泉門 136
前葉 461, 463
腺様小窩 502
前立腺 507, 508, 510
──の導管 509
前立腺管 508
前立腺小室 508
前立腺小石 508, 509, 510
前立腺洞 508
前立腺部 507
前立腺分泌物 509

足細胞 429, 434, 438, 441
──の一次突起 441, 442
──の核 442
──の細胞質 442
即時型過敏反応 75
束状帯 472, 479
──の細胞 479
側柱 183
足底 281
足突起 429, 441, 442
側脳室脈絡叢 180
鼠径部 255
組織因子 97
組織液 73
組織学 12
組織間液（リンパ） 227
組織球 74, 77
組織切片 2, 7
組織マクロファージ 29
疎水性の尾部 14
疎性結合組織 73, 77, 80, 530
疎性不規則性結合組織 81
ソマトスタチン 391, 467
ソマトトロピン 466
ソマトメジン 466
粗面小胞体 16, 25, 26, 199
粗面小胞体槽 27, 28

**た**

第一減数分裂 490
対向流熱交換系 489
胎児性軟骨芽細胞 120
胎児の血管 556, 557
胎児部 548
代謝にかかわる物質の交換 202
大十二指腸乳頭 393
体循環 224
大腎杯 429
体性求心性線維 189
胎性結合組織 79
大唾液腺 310
大腸 297, 353, 365, 369
タイチン 154
大動脈 224, 234
大動脈壁 234
タイトジャンクション 46
第二減数分裂 490, 535
ダイニン 189
大脳皮質 192
大脳皮質第Ⅴ層 193
大肺胞細胞 418
胎盤 532, 548, 555, 557
──の関門 557
胎盤細胞 557
胎盤性ラクトゲン 557, 564
大リンパ球 77, 78, 98, 100
唾液 317
唾液アミラーゼ 317
唾液腺 63, 297
──の導管 310, 312
多核細胞 154
多極神経細胞 184
多極性運動ニューロン 184, 186
多極性ニューロン 181, 215
多形層 193
多細胞性 60

多精子受精阻害機構 535
多染性赤芽球 108, 109, 111
脱落 274, 283
脱落膜細胞 556
縦ひだ 326
多能性幹細胞 110
多能性骨髄系幹細胞 94
多能性造血幹細胞 94
多能性リンパ球系幹細胞 94
多面体型 55
多列円柱上皮 46, 500, 502
多列上皮 44, 52, 501
多列線毛円柱上皮 52, 410, 411,
　413
多列線毛上皮 402, 404
単一外分泌腺 60
単一細胞性 60
単一腺 60
単一不分岐管状腺 61
単一分岐管状腺 62
単核食細胞系 202
──の前駆細胞 102
単核食細胞システム 75
胆管 380
単球 75, 96, 101, 102, 103
単球コロニー刺激因子 94, 134
単極性ニューロン 181, 214, 215,
　216
単細胞腺 61
胆汁 264, 380, 383, 394
炭水化物 73
炭水化物代謝 16
弾性型動脈 224, 240
──の壁 234
弾性線維 73, 76, 77, 81, 123, 124,
　224, 232, 234, 240, 394
弾性組織染色 5
弾性軟骨 118, 123, 124
弾性膜 410
単層円柱上皮 46, 49, 50, 334, 335,
　336, 338, 353, 357, 360, 362, 366,
　372, 394, 415, 433, 534, 536
単層上皮 44, 46
単層線毛上皮 404
単層扁平上皮 46, 47, 49, 402, 555
単層立方上皮 46, 49, 50, 404, 416,
　418, 533
胆嚢 380, 383, 393, 394
胆嚢壁 394
蛋白質 342, 435
──の残渣 441
蛋白質合成 16, 17
蛋白質性網目構造 211

**ち**

腟 520, 548, 550, 551
腟円蓋 549
腟管 549
腟細胞診 553
腟上皮 549, 551, 554
腟塗抹標本 552
腟部 549
腟壁 549
緻密骨 132, 139, 143, 144, 145, 146
緻密斑 437, 438
チムリン 261

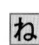

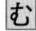

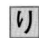

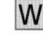

**diFiore 人体組織図譜（原書第13版）**

| 2025 年 4 月 25 日　発行 | 著　者　Victor P. Eroschenko |
|---|---|
| | 訳　者　相磯貞和 |
| | 発行者　小立健太 |
| | 発行所　株式会社 南 江 堂 |
| | ☎113-8410 東京都文京区本郷三丁目 42 番 6 号 |
| | ☎（出版）03-3811-7236　（営業）03-3811-7239 |
| | ホームページ https://www.nankodo.co.jp/ |
| | 印刷・製本 小宮山印刷工業 |
| | 装丁 葛巻知世（Amazing Cloud） |

Atlas of Histology with Functional Correlations, Thirteenth Edition
© Nankodo Co., Ltd., 2025